临床医疗护理常规（2019 年版）

超声科诊疗常规

姜玉新　李建初　主　　编
北京医师协会　组织编写

中国健康传媒集团
中国医药科技出版社

内 容 提 要

本书是超声科医师临床工作规范指南，根据原卫生部《医师定期考核管理办法》的要求，由北京医师协会组织超声科专家、学科带头人及中青年业务骨干共同编写而成，介绍了超声科医师日常工作的基本知识和技能。体例清晰、明确，内容具有基础性、专业性、指导性及可操作性等特点，既是超声科医师应知应会的基本知识和技能的指导用书，也是北京市超声科领域执业医师定期考核业务水平的唯一指定用书。本书适合广大执业医师、在校师生参考学习。

图书在版编目（CIP）数据

超声科诊疗常规 / 姜玉新，李建初主编. —北京：中国医药科技出版社，2021.3
（临床医疗护理常规：2019 年版）
ISBN 978-7-5214-2015-9

Ⅰ. ①超… Ⅱ. ①姜…②李… Ⅲ. ①超声波诊断 Ⅳ. ①R445.1

中国版本图书馆 CIP 数据核字（2020）第 176580 号

美术编辑 陈君杞
版式设计 易维鑫

出版 **中国健康传媒集团** | 中国医药科技出版社
地址 北京市海淀区文慧园北路甲 22 号
邮编 100082
电话 发行：010-62227427 邮购：010-62236938
网址 www.cmstp.com
规格 787×1092mm 1/16
印张 33 3/4
字数 819 千字
版次 2021 年 3 月第 1 版
印次 2021 年 3 月第 1 次印刷
印刷 三河市万龙印装有限公司
经销 全国各地新华书店
书号 ISBN 978-7-5214-2015-9
定价 **238.00 元**

《临床医疗护理常规（2019 年版）》编委会

《超声科诊疗常规（2019 年版）》
编委会

主　　编　姜玉新　李建初

副 主 编　唐　杰　王建华　陈　涛

编　　委（按姓氏笔画排序）

王　浩（中国医学科学院阜外医院）

王　彬（北京大学第一医院）

王建华（中国人民解放军总医院第七医学中心）

吕　珂（中国医学科学院北京协和医院）

吕秀章（首都医科大学附属北京朝阳医院）

朱天刚（北京大学人民医院）

华　扬（首都医科大学宣武医院）

严　昆（北京肿瘤医院）

李建初（中国医学科学院北京协和医院）

杨　娅（首都医科大学附属北京安贞医院）

杨　筱（中国医学科学院北京协和医院）

杨文利（首都医科大学附属北京同仁医院）

吴青青（北京妇产医院）

何　文（首都医科大学附属北京天坛医院）

汪龙霞（中国人民解放军总医院第一医学中心）

张　青（中国医学科学院北京协和医院）

陈　涛（北京积水潭医院）

武敬平（中日友好医院）

孟　华（中国医学科学院北京协和医院）

赵汉学（首都医科大学附属北京同仁医院）

郝玉芝（中国医学科学院肿瘤医院）
姜玉新（中国医学科学院北京协和医院）
姚克纯（中国人民解放军空军特色医学中心）
贾立群（首都医科大学附属北京儿童医院）
钱林学（首都医科大学附属北京友谊医院）
郭发金（北京医院）
郭瑞君（首都医科大学附属北京朝阳医院）
唐　杰（中国人民解放军总医院第一医学中心）
崔立刚（北京大学第三医院）
戴　晴（中国医学科学院北京协和医院）

秘　　书　王丹丹（北京积水潭医院）
于静淼（北京积水潭医院）

参编人员（按姓氏笔画排序）
王　玉（首都医科大学附属北京儿童医院）
王　勇（中国医学科学院肿瘤医院）
王亚红（中国医学科学院北京协和医院）
王晓曼（首都医科大学附属北京儿童医院）
丛　悦（北京肿瘤医院）
冯彦红（首都医科大学附属北京友谊医院）
刘　冬（首都医科大学附属北京友谊医院）
刘　赫（中国医学科学院北京协和医院）
孙　琳（首都医科大学附属北京安贞医院）
吴伟春（中国医学科学院阜外医院）
张一休（中国医学科学院北京协和医院）
张仲一（北京肿瘤医院）
张红霞（首都医科大学附属北京天坛医院）
胡向东（首都医科大学附属北京友谊医院）
段福建（中国医学科学院阜外医院）

Preface
序言

为适应现代医疗卫生事业的发展需要，及时更新医学知识，北京医师协会 2018 年 10 月决定对北京市《临床医疗护理常规（2012 年版）》的内容进行补充修订。北京医师协会与北京地区 52 个专科医师分会组织医学专家和业务骨干，以现代医学理论为指导，致力于促进北京地区医疗质量与患者安全的持续改进和提高。经过有关专科医师分会和专家的共同努力，修编后的《临床医疗护理常规（2019 年版）》内容更加丰富，相关知识、技能更加先进，更能满足北京地区临床一线医师的需求。作为北京市各级各类医疗机构医务人员日常医疗护理工作规范，各类专科医师应知应会的基本知识与技能，北京市执业医师定期考核唯一指定用书，《临床医疗护理常规（2019 年版）》必将有效地帮助医疗机构提高工作质量，规范医疗行为，维护医务人员合法权益，推动北京地区临床医疗护理工作的持续改进和提高，为实现健康中国的宏伟目标作出积极的贡献。

在此，也向积极参与《临床医疗护理常规（2019 年版）》修编工作的各位专家和业务骨干表示衷心地感谢。

郭积勇

2019 年 12 月

《临床医疗护理常规（2019 年版）》
修编说明

2012 年 3 月北京医师协会受北京市原卫生局委托，组织北京地区 35 个专科医师分会的医学专家和业务骨干，以现代医学理论为指导，结合北京地区临床实践经验，对《临床医疗护理常规（2002 年版）》进行了认真修编，推出了《临床医疗护理常规（2012 年版）》。

《临床医疗护理常规（2012 年版）》是按照北京医师协会已经成立的各专科医师分会所涉及的医疗专业类别进行编写的。推出 7 年来，对提高各级各类医疗机构医疗质量，规范医护人员医疗行为，保障医务人员及患者安全方面发挥了重要作用。

随着我国医疗卫生事业的快速发展，涌现出许多新的医疗技术手段，北京医师协会的专科医师分会也由 2012 年的 35 个发展到目前的 59 个。为了更好地规范医疗服务行为，适应现代医疗卫生工作的需要，借鉴、吸收国内外先进经验，紧跟医学发展步伐，自 2018 年 10 月开始，北京医师协会组织专科医师分会对《临床医疗护理常规（2012 年版）》有关内容进行补充修编，现共计推出 33 个专科的《临床医疗护理常规（2019 年版）》。《临床医疗护理常规（2019 年版）》凝聚着有关专家和业务骨干的心血，是北京地区临床医疗护理工作的一份宝贵财富。

尚需说明：

1. 关于《临床医疗护理常规（2019 年版）》的修编，内科医师分会、康复医学科医师分会、泌尿外科医师分会、烧伤科医师分会、耳鼻咽喉科医师分会认为本专科技术变化不大，未进行修编。原《儿科诊疗常规》分为《儿内科诊疗常规》和《儿外科诊疗常规》两册。由于北京医师协会近期成立了重症专科医师分会和疼痛专科医师分会，故本次修订增加了《重症医学科诊疗常规》和《疼痛科诊疗常规》。全科医学医师分会提前对《全科医学科诊疗常规》进行了修订，已于 2018 年 7 月出版。老年专科医师分会于 2017 年成立后即出版了本专科的《老年医学诊疗常规》。

2. 为进一步完善北京市医师定期考核工作，保证医师定期考核工作取得实效，修编后的《临床医疗护理常规（2019 年版）》旨在积极配合专科医师制度的建设，各专科分册独立程度高、专业性强，为各专科医师提供了应知应会的基本知识和技能。《临床医疗护理常规（2019 年版）》将成为各专科执业临床医师定期考核业务水平测试的重要内容。

3.《临床医疗护理常规（2019 年版）》的修编仍然是一项基础性工作，目的在于为各级医护人员在临床医疗护理工作中提供应参照的基本程序和方法，以利于临床路径工作的开展，促进医学进展的学术探讨和技术改进。

4. 本次修编仍不含中医专业。

北京医师协会

2019 年 10 月

Foreword

前 言

随着超声医学影像技术的飞速发展，超声医学在临床应用的范围日益拓展，在临床诊断与治疗上发挥了越来越重要的作用。超声影像具有实时性、无放射性及高分辨力等特点，同时，超声检查具有很强的操作者依赖性。为了促进超声检查及报告书写标准化、规范化，不断提高超声医学临床应用的整体水平，在北京医师协会的策划下，北京医师协会超声专科医师分会于 2012 年组织北京市的 28 位超声医学专家，编写了《超声科诊疗常规》。2019 年超声专科医师分会组织北京超声医学专家对其进行了修编，《超声科诊疗常规（2019 年版）》应运而生。全书共包括 14 章，第一章至第十二章分别介绍了心血管、消化系统、泌尿系统、妇产科、浅表器官、肌肉骨关节系统及儿科的超声检查方法、常见疾病声像图特点、诊断和鉴别诊断要点、注意事项及病例示范报告，第十三章介绍了介入超声主要应用领域及穿刺的适应证、禁忌证、术前准备和注意事项等，第十四章介绍了超声造影技术及其临床应用，旨在为超声工作者提供一本有参考价值的规范的从业指导用书。

在本书撰写及修编过程中得到了许多专家的大力支持和帮助，在此对他们的无私奉献及精心审阅表示诚挚谢意！由于编写时间仓促，错误和疏漏之处在所难免，敬请广大读者批评、指正。

编　者

2020 年 11 月

Contents

目 录

第一章 北京市超声诊断科管理规范草案

第一节 超声科的设置与业务范围

一、超声医学科设置

全国三级医疗机构（包括公立医院与民办医院）、综合性医院与专科医院必须成立超声医学科，以便更好地进行学科集中管理和规范。

二、诊疗范围

(1) 腹部、血管、浅表器官、心脏、妇产科常规超声检查。

(2) 介入性超声，包括介入性诊断和介入性治疗。

(3) 其他，如超声造影、超声弹性成像等。

三、基本组成

(1) 超声检查最小团组需配备检查者、记录者及辅助人员(维持秩序，如导诊、登记、联络等)，即 1 机 3 人组合。多台超声仪同时开放检查时，可改为 1 机 2 人组合，检查者负责超声仪器操作及超声检查，记录者根据检查者的检查详情，为受检者出具准确无误的超声检查报告单，辅助人员根据情况另外加配。

介入性超声最小团组需配备操作者 1 名、助手 1 名、仪器调节及记录者 1 名、护士 1 名、辅助人员(用药、送检验、内外勤人员)1 名，即 1 机 5 人组合。低于上述组合人数，会影响诊疗水平和服务态度，且不能有效完成常规检查及处理突发事件。

(2) 每台超声诊断仪检查病种及数量应根据检查者不同职称、受检者不同病种以及疾病疑难复杂情况而定，如中级人员在配备记录者时每台超声设备半天(4h)检查数的(常见病、多发病)上限建议：腹腔器官 25～30 人次(或 100～120 个脏器)，浅表器官 25～30 人次，心脏、脑血管或周围血管为 10～15 人次，胎儿心脏 6～10 人次，妇科 30～35 人次，中孕期胎儿筛查 6～9 人次，除中孕期胎儿筛查外产科 8～10 人次。

超声造影和介入性超声每台超声设备半天(4h)检查或治疗的脏器数应根据不同疾病、不同部位、不同要求以及实际操作的难易程度而定，一般不超过 5～10 人次。

(3) 超声科组织结构如下。

①设 1 名科主任。

②设 1～2 名副主任。

③博士、硕士应占科室专业人员组成总数的 20%以上。

④根据腹部、心脏、浅表、血管、妇产及介入性超声等不同专业特色，可以分专业小组，并设立 1 名专业组长。

第二节　超声科的执业条件

一、超声科医师

最低学历为医学专业本科，具备扎实的临床医学基础、超声诊断基础与操作技能。超声诊断医师应具“医师执业证书”(应为医学影像和放射治疗专业)。

(1) 独立从事临床超声诊断的医师应具备以下条件。

①取得《医师资格证书》和《医师执业证书》。

②新参加工作人员必须参加住院医师规范化培训并获得合格证书。

③通过国家卫生行政部门委托中国医师协会组织的全国医师定期考核。

④从事一般性超声检查，必须经过国家卫生行政部门批准举办的超声继续教育专业学习班正规培训，经考试、考核，获得合格证书。

⑤从事专科特性很强的超声检查，如血管超声、超声造影、产前筛查等，必须经过专业培训，掌握相关专业规范化操作指南，通过考核，并获得国家卫生行政部门或授权中国医师协会超声医师分会颁发的合格证书。

(2) 从事介入性超声工作的医师除具备超声科医师规定的所有条件之外，还应符合以下条件。

①完成超声医学专业住院医师规范化培训并考核通过。

②有 2 年以上临床诊疗工作经验。

③经过国家卫生行政部门批准举办的介入性超声专业正规培训，并获得国家卫生行政部门或授权中国医师协会超声医师分会颁发的合格证书。

④进行肝脏、甲状腺肿瘤等消融治疗需具备主治或主治医师以上专业技术职称任职资格，并从事介入性超声工作满 2 年，独立完成介入操作 200 例。

二、超声科护士(仅超声介入室配)

应由具备一定的临床经验、经过专业培养合格、并取得“护士资格证书”者任职。

护士从事超声诊断和介入性超声的辅助工作，亦参加宣传、维护秩序、安排受检者候诊、清洁消毒、与医院其他部门联系等工作。

第三节　超声科的质量管理

一、检查场所设施要求

(一) 工作室选位、内装修及附加配备

1. 选位

远离多尘、多烟区，附近应无高压电线，远离放射科、理疗室，远离电话总机房、空调机房、广播室，远离手术室(高频电刀影响)。特别强调不能将检查设备放置在通风不良、阴暗潮湿的地下室内，此种环境常可致机内电路间短路甚或烧毁元器件，或使主机、

配件、材料等发生霉变，影响机器使用寿命，而且图像质量不能达标。

2. 实用面积(以1室1机计算)

①一般诊断：原则上应≥15m²(至少有一个30m²的检查室以保证急症及危重患者推床入室方便)。②超声造影、介入超声室：原则上应≥30m²，高度不低于2.5m。上述面积不包括更衣室、储藏室、受检者候诊区及介入术后留察的恢复室。

3. 房顶、地面、墙壁

①房顶：坚固、光洁、不脱落建材细屑，涂料以无毒、白色或奶黄色为妥。介入超声室建议用石膏顶或其他光滑、不沾尘、抗燃烧的塑料板顶。

②地面：诊断室及造影室选用环保、无毒的木质或PVC地板。地面材料应保持清洁、卫生，亦应考虑探头不慎跌落时尽可能减少破碎的概率。介入超声室：地面建议选用质地光滑的地板，便于清洁、消毒，并应装置地漏。

③墙壁：选环保、无毒油漆，色淡为宜。介入超声室墙壁贴瓷砖，便于清洗、消毒。

4. 通风

这一条件最为重要，但最容易被忽视。通风是维持空气新鲜，预防呼吸道疾病交叉传播的要点之一，要强调满足通风条件。除设计合理保证自然通风外，还可加装空气滤器、空气净化机或排气风扇(三者中至少有其一；不宜选用噪声过大的排气风扇，以免“噪声污染”)。进入医院必须禁烟，而超声室内应绝对禁烟。

5. 室温

保持23～27℃，可使受检者在此环境中充分暴露受检(或介入治疗)部位；并可使周围血管疾病(脉管炎、雷诺征等)受检者的血管舒缩程度与血流保持常态，减低超声检查中的测值变异。恒温条件通过中央空调、立式空调或其他设备获得。除中央空调外，其他恒温设备均需专用电源供电，与超声诊断仪及工作站等电源分离。

6. 遮光

红黑双重窗帘或其他材料、其他形式的窗帘均可用。应达到观看一般电视屏幕或液晶式屏幕的要求，不需达到“暗室”条件。透入检查室的少量光线应分布均匀，否则必然影响超声图像细节的识别。

7. 照明

(1) 超声诊断室中的光源要求如下。

①检查室或打印报告人员配备台灯1盏，使用15W白炽灯泡或其他。

②登记叫号人员配备台灯1盏，使用15～25W白炽灯泡或其他。

③应急充电手电筒1个。

(2) 介入超声及超声造影室中的光源要求如下。

①手术室用插灯，白炽灯泡＞100W，2个(1个备用)。

②其他照明设备(如无影灯等)。

8. 防尘

超声仪器由多组高级精密的微电子器件组成，对清洁要求极高。飞入小尘埃在线路中吸水后容易打火，甚至烧毁精密元件。小则降低性能，大则烧毁设备，防尘有利于仪器的稳定性及延长使用寿命，因此必须重视防尘工作。灰尘来源主要有两个方面：大气污染与伴随人员走动。超声检查室选址时应避免设在底楼，可在入门前先换鞋或用一次性鞋套、铺地毯等防尘措施。

9. 供水

每一超声检查室（和介入超声室）应设置供水系统，包括进水管、洗手池和出水管。水龙头可配感应式开关，至少选脚踏式开关（使用时手部不与龙头直接接触）。开关质量必须确实可靠，以防松脱后“水满机房”而报废价格昂贵的仪器（洗手池附近最好装地漏）。在介入超声室，应具两套供水系统：一套供洗手、洗清洁物用；另一套供清洗墙、地及其他办公设备等使用（或医疗污水处理池，并有专用下水道与医院专用污水处理池相连）。目前不具备此要求的，应在 1 年内完善。

10. 供氧设施

11. 室内必备物件

（1）检查床　高度 50～90cm，宽 60～80cm。最好选择配置手动或电动的可升降、床的整体及上部可分别倾斜调节的金属床。如床脚具滚轮者应有锁定装置。一侧床边与超声设备间距 3～5cm，可用泡沫塑料等隔开（或配备防撞缓冲装置）。

（2）写字桌或电脑桌　1～2 张。

（3）座椅　至少 3 张。固定式或高度可调式均可，应选具有靠背及把手型，底座最好不用滚轮；另配置 2 把椅子备用（受检者检查前后使用）。

（4）橱柜（储物柜）　放置各种纸单、文具、仪器说明书、探头盒、操作手册、记录材料（热敏打印机、光盘等）、耦合剂、一次性塑料薄手套等。

（5）急救推车（介入检查室必备）　1 辆，内装有清毒隔离套、清洁纸、酒精棉球筒、2% 碘伏、注射器、注射塑料管、消毒针筒及针头（一次性，5ml 及 10ml 各 1 个）、止血带、听诊器、血压计、急救药、手电筒等急救设备。

（二）供电要求及切实防止漏电、电击

（1）诊断、治疗设备　要求稳压、可靠。最好专线供电。一般选择用磁共振式稳压器（亦可用性能可靠的电子稳压器），其外负载功耗应不大于稳压器输出最大功率的 90%。

（2）照明设备　最好专线供电。如接入诊疗设备，则应将照明消耗总功率加入外负载计算。

（3）室内立式空调　用专线供电，不宜接在超声仪器专用稳压器的输出端。

（4）将电源插座的地线端、稳压器金属外壳、超声设备地线接头、铁床床架及其他电器的地线，一律接在打入地下 3m 深铜棒的导线上。三头插座中的地线、自来水管均非良好地线；煤气管绝对禁作接地线！！

（5）在接妥地线后，再用测电笔测试各设备，如氖泡发光，表示仍有漏电，应逐一处理。如超声设备漏电，不得贸然施用于人体，以免发生电击！若必须使用该仪器，应在设备与电源间装接性能合格、可靠的“隔离变压器”，并再对超声仪作漏电测试，保证用电安全。

（三）防止高频电干扰

高压电源开关触点、高频电发射、电焊接、高频及中频理疗、短程无线电话、手机通话等，均可经探头及电缆感应进入超声放大系统而成为声像图上的噪声，严重时可致图像模糊，必须逐一排除。

（四）超声诊断仪数量

三级医院超声科室配备彩色多普勒超声诊断仪，并配置与检查项目相关的探头及软件。

超声诊断仪数量应配备如下。

超声检查数量<500人次/日，超声设备数10～15台；超声检查数量>500～1000人次/日，超声设备数16～25台；门诊量>1000人次/日，每增加100人次/日，增加超声设备2～3台。

二、仪器设备使用管理

（一）制定科室仪器设备使用及管理制度

(1) 每日交接班时认真交接所有仪器及配套设施，特别检查探头有无损坏，有无软、硬件故障，若有故障及时登记并上报。

(2) 严格按照仪器操作规章制度进行启闭。

(3) 遇有突然停电时，应及时关机，来电后待电压达到稳定状态后再按顺序开机。

(4) 按照拟行检查部位对诊断仪进行适当调节，在保证安全使用的条件下，力求获得最佳的声像图。

(5) 检查时必须做到轻拿轻放探头，避免碰撞或跌落探头等事故发生；如有此类事件发生，应及时报告技师和科主任。

(6) 每一位受检者检查完毕后，应用柔软纸巾擦去探头上的耦合剂，以保持探头的清洁。

(7) 结束检查时，及时按冻结键，避免不必要的设备及探头损耗。

(8) 每周彻底清洁仪器及对过滤网除尘一次，做定期保养并登记。

(9) 新来或进修人员在未掌握仪器使用方法前，不得独立操作；使用过程中出现异常时，应立即关机，报告相应负责人。

（二）专人总负责与使用者分管负责结合

建立仪器技术档案（说明书、故障及维修记录等）。

（三）注意事项

超声诊断设备应特别注意通风、降温、防漏电、防尘、防潮。

三、超声报告单书写、签发

临床对超声检查的需求量大，临床医师在开具超声检查申请单时应仔细询问病史，认真进行体格检查。超声检查申请单可手写开单亦可电子申请单形式，填写申请单时应完整填写简要病史、体检发现、其他医学影像报告与有关检验结果，并写明检查目的、要求和部位。

由于超声检查报告是临床诊治的重要参考依据之一，又是法律纠纷处理中的参考资料，所以必须认真客观地详细描述检查内容，供临床医师参考。遇特殊疑难病例时，及时与送检医师沟通检查情况。报告中专业用词必须是统一的、科学的、通用的超声医学术语。

（一）超声检查报告单书写基本要求

1. 针对性

根据超声检查所见对申请单提出的问题给予有针对性的阐述，做出明确的肯定或否定回答。

2. 客观性

应对病变的部位、形态、大小、数目、回声特点、动态变化及毗邻关系等进行准确的客观描述。重要的阴性所见也应描述，供鉴别诊断参考。

3. 独立性

超声检查只是临床检查的一种手段，因此对超声图像的分析必须注意参考临床表现。任何结论不能脱离临床表现，但也不能脱离声像图的客观表现去迎合临床诊断。

4. 系统性

有的病变在其发展过程中，声像图也会出现动态变化，有必要进行系统的超声随访来复核最初的诊断，超声诊断报告应正确地把这种变化反馈给临床。

5. 科学性

如不能直接用临床疾病的术语来描述病变的声像图表现，则不能只描述某幅图像的平面特点而不注意描述病变的立体形态。

6. 真实性

手写超声检查报告单字迹应工整、清晰，无错字、无涂改；计算机打印方式生成电子报告中无错字、无涂改。只出具 1 次超声诊断报告单，经诊断医师签字生效。在任何情况下不得出具不真实的超声诊断报告单。

（二）规范化超声检查报告中的结论书写要求

1. 按可能性大小依次提示

(1)“符合……” 如果具有一项确诊指标加两项辅助诊断指标，可以采用“符合……”。如超声在右侧输卵管内发现胚囊、胚芽、胎血管搏动、彩色多普勒血流成像(CDFI)发现滋养层血管，加上停经史和尿妊娠试验阳性，则诊断结论为：右侧输卵管混合性包块(符合输卵管妊娠)。

(2)“不能排除……” 如果超声诊断具有确诊指标，而辅助指标不全或缺项，可以采用“不能排除……”。仍举上例，超声在右侧输卵管发现确诊指标：胚囊、胚芽、胚胎血管搏动或滋养层血管，但停经史不详或尿妊娠试验结果尚未报告，则诊断结论为：右侧输卵管混合性包块(性质请结合临床，不能排除输卵管妊娠)。

(3)“考虑……可能性大” 如果超声诊断未发现确诊指标，而两项辅助指标完全，可以采用“考虑……可能性大”。例如：经腹二维灰阶超声在右侧输卵管发现胚囊、胚芽，但是未发现确诊指标：即胚胎血管搏动或滋养层血管，但有停经史和尿妊娠试验阳性，则诊断结论为：右侧输卵管混合性包块(性质请结合临床，考虑输卵管妊娠可能性大)。此时应进一步建议受检者进行经阴道彩色多普勒超声检查(CDS)，可以早于经腹超声一周发现胚胎血管搏动和滋养层血管，减少异位妊娠破裂的危险。

(4)“考虑……可能” 如果超声诊断不具有确诊指标，而辅助指标也不全或缺项，则可以采用“考虑……可能”。如果腹部超声在右侧输卵管发现胚囊、胚芽样混合型包块，而经阴道超声也未发现确诊指标：胚胎血管搏动或滋养层血管，但有停经史和(或)尿妊娠试验阳性，则诊断结论为：右侧输卵管混合性包块(考虑输卵管妊娠可能，建议进一步检查)。这时应建议受检者作血、尿人绒毛膜促性腺激素β亚单位(β-HCG)测定，诊断性刮宫，经阴道后穹窿穿刺或腹腔镜检查等，以进一步明确诊断。

(5)“考虑……待排除” 如果超声诊断发现异常，但不具确诊指标，而辅助指标也不全或缺项，可以采用“考虑……待排除”。仍举上例，经腹部超声发现子宫内膜稍增厚，右侧输卵管发现混合性包块，经腹部和经阴道超声均未找到胎血管搏动或滋养层血管，而且停经史不详和(或)尿妊娠试验阴性，可以诊断为：右侧输卵管混合性包块(性质请结合临床，炎性改变可能大，输卵管妊娠待排除）。虽然此时输卵管妊娠的诊断依据已经不足，但是还需排除陈旧性输卵管妊娠的可能性。

2. 按分级作提示

(1) 一级诊断　有典型的声像图，仅凭超声即可明确诊断，如胆石症、囊肿、多囊肝、多囊肾、妊娠。

(2) 二级诊断　有明显的声像图异常，可提示或符合某种临床诊断，这时可以在结论中提出可能的诊断及必要的鉴别诊断。如：肝右叶实性占位性病变(肝癌可能性大)。如不能从图像资料作出疾病确定诊断者，不提示病名诊断。

(3) 三级诊断　声像图上有异常所见，但无法解释或提示何种疾病，可直接描述而不作任何结论。

(4) 四级诊断　未能在检查部位发现异常。

(5) 五级诊断　由于某些因素的干扰，未能得到满意的供诊断用的超声图像，应在诊断报告中予以说明。如腹腔胀气胰腺显示不清。

(三) 报告签发制度

(1) 检查医师在对受检者检查过程中遇到疑难病例及特殊病例应交由上级医师进一步会诊、复核。

(2) 检查医师应对超声检查申请单上的项目及要求与报告单上所检脏器及内容逐项核对，发现申请单上内容或要求与超声诊断范围不符时，应与开单医师联系商榷；发现报告单受检内容与申请单不符或漏检时，应通知受检者复查。

(3) 检查医师应对报告单的上项(包括受检者姓名、性别、年龄、超声号等)、中项(声像图描述)、下项(检查日期、检查医师、书写报告医师等)一一核对，不留缺项。

(4) 检查医师应在报告中使描述内容与诊断保持一致性。发现问题后应提出对受检者进行复查、有关检验或其他医学影像学检查的建议。

(5) 检查医师在申请单要求以外的超声检查阳性发现，亦需在报告单上写出。

(6) 检查医师应在报告单上签名。超声检查准确性受诸多因素影响，如受检者自身因素(肥胖、气体干扰、准备不充分、不能配合、病变位置特殊、疾病所处不同阶段等)、设备因素(仪器型号及性能不同，其图像质量和分辨率有差异)、检查者因素(超声结论依据国内外公认的影像特征，对超声影像的判读不同检查者之间可能存在差异)等。超声报告是影像检查结果，要以病理诊断或临床最后诊断为准，与超声检查相关的医疗活动应充分与临床医生沟通。在发送超声检查报告时要将上述情况明确告知受检者。

(四) 记录与信息储存

1. 手写、手画超声报告

超声医师每天都需要书写大量的超声诊断报告书。部分医院超声医生仍使用手写和手画图像记录。医生的字迹潦草难于辨认时，容易造成误写、误读至误诊。超声诊断系依据图像分析所得，图像是重要的医疗证据，手画图像属示意式，亦难复制、存储。纸质报告大量堆积，照片褪色，胶卷霉变，超声检查的图文信息易丢失。

2. 计算机生成超声报告

每个拥有计算机的超声科室均可制作自己的超声报告系统。这样的系统要求不高，只要熟悉计算机办公室自动化软件如 Microsoft Office 系列软件中的 Microsoft Access(微软公司出品的数据库软件，Office 系列的组件之一）就可制作简易的超声报告系统。调入预先准备好的各式超声报告模板，完成报告书写和打印，并将结果保存在数据库中。该超声报告系统的最大缺点是无图像记录。

3. 单机超声图文工作站

超声工作站由计算机、采集卡、视频连接线、超声影像报告管理软件、打印机等组成。超声工作站和超声视频输出口（模拟信号）连接后，即可和超声设备同步显示图像，还可对采集的图像进行二次处理，如加彩阶、标注文字和测量等；然后可将受检者的个人信息及医师结论组成报告，存储和打印输出。

四、消毒

（一）探头

（1）常规探头　一般接触皮肤的探头必要时使用一次性保护性手套或专用探头套以防止交叉感染。疑肝炎、性病（外生殖器周围检查）等疾病，检查结束后除规范处置探头外保护套（膜）外，尚应在水龙头下（探头面向下，电缆接线在上，避免进水）以软绒沾肥皂水擦拭和冲洗多次。

（2）直肠内探头、阴道内探头　每日在使用结束后清洁保存。每次使用前必须先用消毒纸巾将整个探头全面擦拭消毒，再加套质量可靠的消毒隔离套（如医院条件设备不完善，可暂且使用清洁安全套），用后丢入专用污物桶中。在使用过程中如发生外套破裂、脱落，即刻用 75%乙醇消毒擦拭探头 2 遍，肥皂水轻擦 3min 及流水冲洗 2min，吸干后，再加套使用。直肠、阴道等腔内探头所用耦合剂需经灭菌处理。

（3）食管内探头　在每次使用结束后先按上述“拭、擦、冲”过程处理。然后吸干水滴，2%戊二醛泡 20min（消毒要求）或 10h（灭菌要求）。方可供下一受检者使用。

（4）血管内导管式探头、尿道内探头　严格按说明书要求操作使用。

（5）术中探头、腹腔镜内探头　与食管内探头消毒要求相同。

注：超声仪器的所有探头，均禁用碘酒、有机汞或氯化高汞、有机溶剂、过氧乙酸、酸性液、碱性液等清洗。不准用加温煮沸或高压蒸汽消毒。除极少数特殊探头可用 75%乙醇浸泡消毒外，其他各种探头可按厂家说明书规定消毒（如使用甲醛气体或其他气体熏蒸等）。

（二）耦合剂

选用无刺激性、不致敏、无毒、不致癌、不影响皮肤色素、不腐蚀探头面材及保护层、不溶解塑料外壳及胶合剂、不发生色素渗入探头内部的耦合剂。耦合剂应为中性（pH 值为 7.0±0.5），不含金属离子或有机溶剂，加热至 180℃不变质、不霉变及不生长细菌。在介入性超声操作过程中，使用专用的密封包装灭菌耦合剂，亦可事先置入手术器械包高压蒸汽消毒，或无菌甘油临时替代。

（三）床单

已知为甲、乙类传染性疾病者，应加铺消毒床单或一次性纸床单，防止交叉感染。对极度衰弱、大小便失控、肠造瘘、膀胱造瘘、尿失禁、脓性液外漏或引流液渗漏、阴道流血的受检者及婴幼儿检查时，应铺橡皮（或塑料）床单。

（四）室内消毒

1. 一般超声检查室

（1）紫外线消毒　可在中午或下班后进行，每天 1 次。最佳杀菌效果为：λ=2540μm，

$(1.5w/m^3) \times 1h$（最大有效距离：3m）。每半年检查一次紫外线消毒器具的性能。

(2) 擦拭与打扫　每天下班前进行。

(3) 污染物、污染地面消毒　发现污染物应即予清除。可用 0.5%洗必泰或 0.5%新洁尔灭擦洗污染面。禁止使用乳酸、甲醛及过氧乙酸等腐蚀仪器的化学品。

(4) 空气消毒　建议使用“空气净化机”。

2. 介入性超声室

(1)、(2)、(3)、(4) 同上。

(5) 每周彻底清洁消毒 1 次。可使用 2%～3%苯酚、0.5%洗必泰或 0.5%新洁尔灭等。

五、受检者隐私保护及介入性超声术前告知

(1) 超声科全体成员均需尊重受检者的隐私权。

(2) 超声检查室原则上应一室一检查床，检查床应有垂直布帘以遮蔽外界视线，并与非工作区相隔；特殊检查（如经阴道、直肠等超声）必须一室一检查床。未达到上述标准的医院，应在 1 年内达标（有关超声检查室条件要求，可参阅第二节一、中检查场所设施要求）。

(3) 凡进行女性乳腺检查或经阴道超声检查者，必须有 2 名工作人员同时在场，其中 1 位必须为女性；做经直肠检查者，必须有 2 名工作人员在场。

(4) 做介入性超声检查前应做好必要的化验等检查，并填写“介入超声手术患者知情同意书”。

六、留观及抢救

留观指受检者接受介入性超声诊疗术后或作常规超声检查时受检者体力极度衰弱、自述疼痛或不适、少量出血或不能即刻判断是否发生并发症而在检查后需短时间观察者。抢救是指进入超声室的受检者（不论超声诊断或介入性超声）突发意外、出现严重威胁生命体征者。

（一）留观（留观时间为建议留观的最短时间）

1. 抽液后

(1) 抽大量胸腔积液后留观 10～15min。无气急加重或血压降低者，可解除留观。

(2) 抽心包积液后留观 20～30min。无胸闷、气急、心律失常或心率加速等心包压塞征者，可解除留观。

(3) 抽大量腹水后留观 15～20min。无腹部再度膨胀、腹痛、血压降低者，可解除留观。

(4) 抽盆腔积液、积脓后留观 15～20min。无腹痛或血尿者，可解除留观。

2. 穿刺抽吸后

用细针穿刺抽吸，穿刺点＜4 点，穿刺顺利者，留观 30min，测血压 2 次（15 及 30min）。在局部无明显疼痛，穿刺点无渗血、血肿，血压平稳后，可解除留观。穿刺点＞4 点或估计受穿脏器可能受到内部损伤，受检者诉疼痛明显者，留观 2h，待血压平稳后，解除留观并详细交代术后注意事项。

3. 穿刺活检后

用 18G 或更粗的活检针取材顺利者，留观 2h 以上，测血压 3 次（15、30 及 45min）。无局部及全身反应者，待血压平稳后解除留观。穿刺活检＞4 处，受检者诉疼痛明显及全身反

应者，建议留院观察 12h 以上，密切观察其生命体征。前列腺及浅表脏器穿刺活检无出血者，留观时间可缩短(一般至少留观 1h)。

4. 放置引流管后

置管固定后观察引流液。无新鲜出血及皮肤置管部无渗血者，可解除留观，在离院前应给受检者“术后注意事项告知书”。内引流管放置者应留院观察或住院处理。在血压平稳，无重要生命体征紊乱者，方可出院。

(二) 抢救

(1) 科室应备有抢救器械和药品。

(2) 科室应有紧急情况抢救预案。

(3) 科室人员定期培训有关抢救知识。

(4) 一旦出现突发意外，立即电话通知急诊科或相关科室，并立即向医务处(科)或医院总值班报告。

(5) 应边抢救边等待临床医师赶到。

七、事故登记

(1) 严格按超声诊断规范操作流程进行，杜绝或尽量减少事故发生。

(2) 建立医疗意外和事故登记本，实事求是地记录发生的时间、地点、具体情况，处理、抢救方法及过程与当事人的情况，及时报告科室领导与医院职能部门，以便进一步处理和解决。

(3) 发生差错应及时报告科主任，一旦发生事故，应及时由科主任报告医务科，并积极采取补救措施，以减少或消除由于差错事故造成的不良后果。

(4) 发生严重差错或事故后，由专人对各种有关记录作妥善保管，不得擅自篡改销毁。

(5) 差错事故发生后，按其性质与情节，组织全科人员进行讨论，必要时提交事故鉴定小组进行讨论，吸取教训，改进工作，并将有关情况答复受检者家属。

(6) 发生差错事故的个人，如不按规定报告，有意隐瞒，事后经领导或他人发现时，须按情节轻重给予处分。

(7) 科主任定期组织医务人员，分析差错事故发生的原因，并提出防范措施。

第四节　超声检查质量的监督管理

一、质量控制专人负责与自查

(1) 各超声诊断科应重视质量控制工作。

(2) 在超过 10 名工作人员的科室，建议质量控制由专人负责；少于 10 名的科室，可建议由科室主任兼管。

(3) 质量控制的具体要求及质控督查评分标准，按卫生行政部门下发的专项文件执行。由于每年卫生行政部门下发新的文件与法规，以及每年对质控水平有所提高，故质控的具体内容及打分应作相应改变。

(4) 超声质控工作应在每年 2 次督查前，由医院各科室先自行检查，发现问题，及时改正。超声质控中心要求填写的表格及文字内容，务必及时反馈，并将其纳入质控督查内容之中。

二、人员考核

(1) 全科室在职人员(医师、技术人员、护士)均按医院统一规定的各级工作人员工作职责及培养要求进行医、教、研及日常工作表现进行考核，每年 1～2 次。

(2) 各级人员的考核应根据医院规定期限，由科室统一安排。专人负责，认真执行。考核结果存入档案，供晋级与奖惩参考。

三、医疗质量考评奖罚

(1) 准时上班。迟到、早退、无故脱岗者给予批评教育和相应的经济处罚。

(2) 对待受检者要有良好的服务态度，对受检者的问题要耐心解释，如与受检者发生争吵，产生医疗纠纷者，取消本年度评优评先资格，并需作出深刻检讨，向受检者道歉，并给予相应的经济处罚。

(3) 进行检查时尊重受检者隐私，对隐私部位检查时需要有第三者在场，违反者给予批评教育和相应的经济处罚。

(4) 实行医疗安全一票否决制，凡发生等级医疗事故的个人，一律取消当年各种先进的评选资格，并予以严厉处分。

(5) 对医疗事故的直接责任人必须给予一定的经济处罚。

(6) 对表现突出、成绩显著者给予通报表彰，对屡发事故或性质恶劣者予以全科通报批评。

(7) 注意安全保卫工作，若仪器设备发生被盗事件，追究相关人员责任，并扣除一个月以上奖金或按医院相关规定处理。

(8) 值班医师，需坚守岗位，亲自检查，不执行者按脱岗处理。超声检查报告书写规范、整洁，超声物理诊断正确、病理诊断提示合乎逻辑。发生严重错误者做出检讨，并扣除当月奖金。

四、病例随访

(1) 订立随访制度，由专人或分组(定人)负责进行。

(2) 采用超声质控中心的随访表和随访要求。

(3) 随访对象　①经手术或病理检验的受检者；②虽未经手术或病理证实，但经其他影像学确诊或其他检验确诊的受检者。

(4) 每月统计随访结果，总结定位诊断及物理性质诊断的正确率。

(5) 对随访中发现超声诊断过程中有价值或典型病例，应及时提交科室作病例讨论学习内容。

五、声像图阅读

(1) 定期对疑难病例、漏误诊病例和特殊病例进行集体阅图，全科或分组进行。

(2) 由当班负责医师或部门组长选择疑难病例及具有教学意义的病例，作为阅图及分析内容。

第二节　正常超声表现

胸部超声扫查无特定标准扫查切面，声像图最表层呈强回声的线样结构，为皮肤层，其深方依次可见皮下脂肪、胸壁肌层、肋骨及肋间肌等结构（女性患者前胸壁尚可见乳腺结构）。

胸壁各层组织可分别显示：皮肤为线状高回声，皮下脂肪为弱回声，肋间外肌、内肌、最内肌三层显示为不均匀实质弱回声，纵断面显示肌束排列自然有序，互相平行，为较强的线状或条状回声；横断面显示肌肉呈中等回声，中间有网状、带状分隔及点状强回声。肋骨呈弧形强回声伴典型声影，肋软骨呈均匀低回声的类圆形结构，有时中央可见钙化，呈斑块样强回声。

第三节　胸 壁 疾 病

一、胸壁炎性疾病

【诊断要点】

1. 胸壁急性蜂窝组织炎

主要表现为病变区软组织增厚，回声不均匀减低、边界不清楚，形态不规则，局部彩色血流信号增多。邻近软组织可出现不同程度的水肿，回声可增强，皮肤层增厚。

2. 胸壁脓肿

早期表现为病变内低回声不均匀，出现液化坏死区时呈不规则的无回声，并逐渐融合扩大，形成不规则厚壁脓腔，腔内可见随探头加压流动的细点状中低回声或团絮状杂乱中等回声沉积物，少数内部可见分隔样中等回声。脓肿边缘多不规则或模糊不清，脓肿壁上可见血流信号，脓腔液化区内无血流信号。

3. 胸壁结核

病变部位正常胸壁层次结构破坏甚至消失。病变多呈低回声，形态不一，局限性结核可呈结节状改变，回声较均匀；较大的病变形态不规则，内部回声不均匀。病变处血供大多较丰富。病变周边组织回声多增强。当出现干酪样坏死时，病变内可见不规则液化无回声区，常可见强回声钙化影，后伴声影。坏死区内无血流信号。当形成寒性脓肿时，可见不规则的厚壁脓腔，内壁不规整，腔内可见碎屑样回声。病变可侵犯邻近的肋骨和肋间肌。可合并出现脓胸或肺内病变（图 2－3－1）。

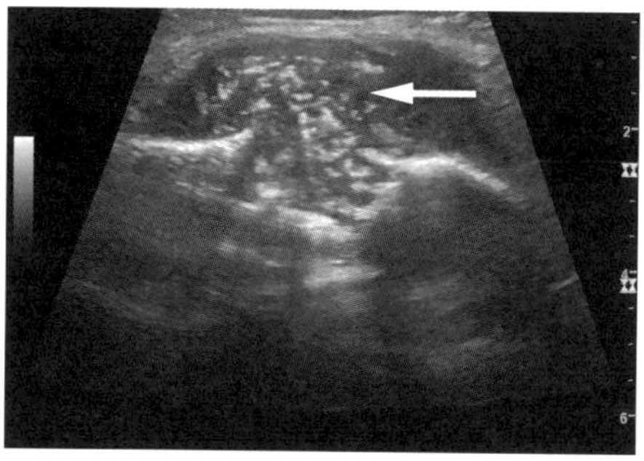

图 2－3－1　胸壁结核

胸壁内不均质回声区（箭头），内见多发强回声，侵犯邻近肋骨

【鉴别诊断】

胸壁局灶性的炎性病变应与胸壁肿瘤相鉴别。后者多为实性低回声包块，边界清，质地较硬，部分肿瘤可见包膜，抗炎治疗或抗结核治疗后无明显

变化，必要时可行超声引导下穿刺活检加以确诊。胸壁脓肿可经超声引导下穿刺引流脓液送检以明确诊断。

超声可显示病变的形态、内部回声、血供情况以及与周围组织结构的关系等，为诊断胸壁炎性病变提供客观的依据，并可对病变的转归情况进行随访观察。对胸壁脓肿可行超声引导下穿刺引流治疗。

【病例示范报告】

超声检查所见：左侧后胸壁软组织内可见一混合回声包块，大小约3.2cm×2.8cm×1.1cm，边界尚清，形态不规则，内部回声不均匀，可见多发片状强回声，与周边肋骨分界欠清。CDFI：包块内未见明显血流信号，周边可见少许血流信号。

超声提示：左侧后胸壁软组织包块，考虑胸壁软组织结核可能性大，建议超声引导下穿刺活检进一步确诊。

二、胸壁肿瘤

【诊断要点】

1. 胸壁良性肿瘤

(1) 胸壁软组织良性肿瘤　肿瘤位于胸壁的软组织层内，声像图表现多样，大多呈圆形或椭圆形，形态较规则，边界清。脂肪瘤(图2-3-2)、皮样囊肿(图2-3-3)及皮脂腺瘤回声往往较高，内部血流信号很少。

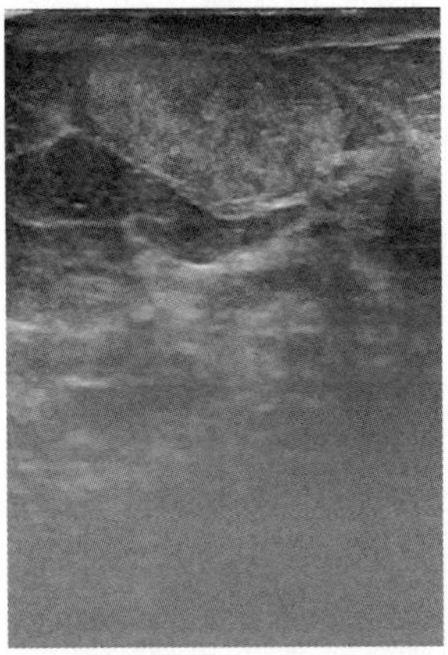

图2-3-2　胸壁脂肪瘤

胸壁皮下脂肪层内见偏高回声，边界尚清

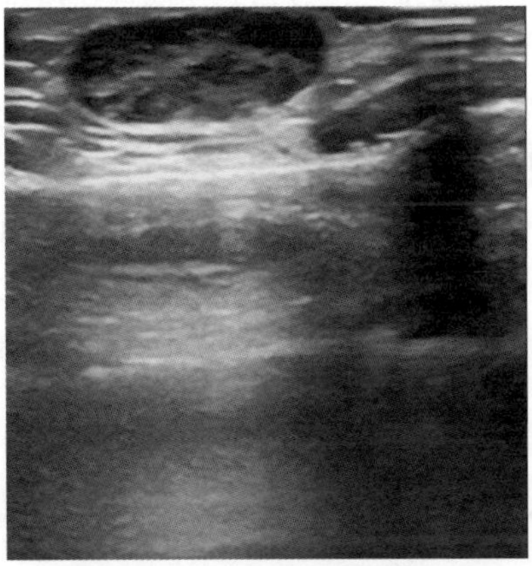

图2-3-3　胸壁皮样囊肿

胸壁皮下混合回声，边界尚清

脉管瘤的声像图表现取决于管腔的内径：管腔较大者呈囊样无回声，呈多房样或迂曲管样结构；管腔很小者呈较高回声。探头加压时淋巴管瘤内部无血流信号，血管瘤内部大多可见较丰富的血流。

神经鞘瘤和神经纤维瘤多为单发，呈结节状或分叶状低回声，有时可见包膜，后方回声可轻度增强，内部回声较均匀，有时可伴有囊变或钙化，多数肿瘤的两端可显示增粗的神经与其连接。多发者病变沿神经走行分布。

(2) 来源于骨骼的胸壁良性肿瘤　可位于肋骨、肩胛骨或锁骨等处，表现为突出骨表面的实性中低回声病变，呈结节状或分叶状，后方回声大多衰减，内部血流不丰富。部分肿瘤可致骨皮质强回声线连续性中断。

2. 胸壁恶性肿瘤

(1) 胸壁纤维肉瘤　好发成人，以皮下多见，较小的肿瘤呈圆形或类圆形，边界清晰，内部回声呈低回声或偏低回声，回声均匀，肿瘤生长速度快；较大者形态多样，边界欠清晰，内部回声多不均，有时还可见肿瘤向周围组织浸润征象。

(2) 瘢痕癌　发生于手术切口的瘢痕部位，质地硬，边界清，边缘不整，多沿手术切口呈长条状，肿瘤实质呈不均匀低回声。

多为周边原发恶性肿瘤转移而来，好发部位在切口周围，也可以发生于其他部位，单发或多发。手术切口周围的转移癌多位于胸壁深处。声像图表现为类圆形肿块或不规则的低回声型肿块，肿瘤边界清晰，边缘多不规整，内部回声欠均匀。血供是否丰富与原发肿瘤有关。

【鉴别诊断】

(1) 良性肿瘤生长缓慢，形态较规则，表面光滑，边界清晰，内部血流信号较少，肿瘤呈膨胀性生长，较大者可能对周围结构产生压迫而非破坏性改变。

(2) 恶性肿瘤生长迅速，形态不规则，表面不规整，边界不清楚，内部血流丰富，肿瘤呈浸润性生长，易对周围结构产生侵袭和破坏性改变。然而，大多数胸壁肿瘤仅凭超声声像图表现难以明确病理类型，需进行超声引导下穿刺活检以进一步明确。

(3) 超声检查可显示胸壁各层结构，可显示胸壁肿瘤的位置、大小、形态、边缘、内部回声、血流情况，观察其与胸壁的相对运动，周围组织的受累情况等，为临床提供可靠的诊断信息。对于胸壁占位性病变，由于病变位置较为表浅，超声引导下穿刺活检操作简便易行，可在超声引导下穿刺行细胞学或组织学检查以确诊。

【病例示范报告】

超声检查所见：右侧后胸壁脂肪层内可见一高回声结节，大小约 2.0cm×1.8cm× 0.9cm，边界清，形态规则，内部回声均匀。CDFI：结节内未见明显血流信号。

超声提示：右侧后胸壁软组织实性结节，考虑脂肪瘤可能性大。

第四节　胸 膜 疾 病

一、胸腔积液

【诊断要点】

1. 游离性胸腔积液

正常情况下，脏、壁胸膜呈一光滑的高回声带，其间的微量液体不易显示；当胸腔存在积液时，脏、壁层胸膜分开，其内出现无回声区，这是胸腔积液最基本的超声表现。

(1) 少量胸腔积液　少量胸腔积液因重力作用积聚于胸腔底部，在膈肌与肺底间可见一窄带样无回声区。其形态和宽度随体位和呼吸而变动，后侧肋膈窦的积液通常呈三角形，吸气时无回声区变小或消失，呼气时增大。

(2) 中等量胸腔积液　其上界不超过第 6 后肋水平，胸腔积液超出肋膈窦向上扩展，液性暗区范围增大，深度加宽，且受呼吸及体位变化影响，坐位时呈上窄下宽分布，仰卧位时液体主要下注至背部，腋后线无回声区范围最大。

(3) 大量胸腔积液　其上界超过第 6 后肋水平，大部分胸腔呈液性无回声，纵隔及心脏向健侧移位，呼吸及体位改变对于胸腔积液的范围及深度影响不大，肺组织受压萎陷，呈低回声，其内可见支气管及其内的气体样强回声(图 2-4-1)。

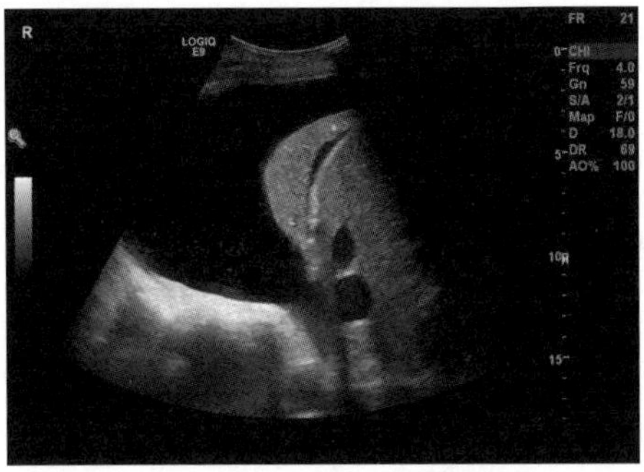

图 2-4-1　胸腔大量积液

膈肌与肺叶间可见无回声区

2. 包裹性积液

胸腔积液位于胸壁与肺之间，位置局限，可形成大小不等的圆形、卵圆形及半月形无回声，与肺组织分界清晰，其内壁多不光滑，腔内可见分隔，以及条索样回声等成分。

3. 脓胸

多继发于邻近器官感染，如肺炎及肺化脓症等。超声通常表现为包裹性的液性暗区，呈低至等回声，相对均匀，其内可有浮动的密集点状高回声，可随体位及剧烈震动移动。通常伴局部胸膜增厚，回声增强，有时可伴有钙化。

【鉴别诊断】

(1) 超声对于胸腔积液的诊断一般比较明确，但是对于积液的性质需要进行鉴别，漏出液通常呈无回声，渗出液可以为无回声也可为有回声，脓胸或血胸通常为均一点状回声，但也可表现为无回声，明确诊断需要进行穿刺。超声引导下胸腔穿刺显著提高了其成功率。

(2) 超声显示胸腔积液的敏感性和特异性均较高，尤其当患者站立位时检查，可检出的最少积液量为 5ml。

【病例示范报告】

超声检查所见：患者坐位超声检查，右侧胸腔肋膈角可见无回声区，上达第 6 肋间隙，其内透声佳；左侧胸腔肋膈角未见明显异常。

超声提示：右侧胸腔积液(中量)。

二、胸膜肿瘤

【诊断要点】

1. 胸膜间皮瘤

(1) 局限性间皮瘤　肿瘤呈圆形或扁平形，与胸壁相连续，包膜完整，肿瘤呈较均匀低回声，可有囊变及钙化形成。

(2) 弥漫性恶性间皮瘤　在胸膜增厚的基础上，可见多发、大小不等的低回声凸起，表面凹凸不平，无完整包膜，与胸膜界限不清，较大肿瘤内发生出血和坏死时可见无回声，肿瘤后方多伴有回声衰减，常伴有血性胸腔积液。

2. 胸膜转移瘤

肿瘤通常呈低至等回声，位于脏层和(或)壁层胸膜表面，呈结节样、圆形、半球样或者宽基底息肉样表现，当存在胸腔积液时，病灶更易检出。

【鉴别诊断】

(1) 胸膜间皮瘤和转移性胸膜肿瘤超声声像图均缺乏特异性，应与包裹性胸腔积液、弥漫性胸膜增厚、恶性淋巴瘤等相鉴别。

(2) 超声可观察胸膜肿瘤的位置、大小、形态和数量，有助于鉴别诊断，但是由于胸膜间皮瘤和转移性胸膜肿瘤超声声像图均缺乏特异性，单发、边界清晰的转移性胸膜肿瘤与良性肿瘤鉴别困难，因此，其最终确诊仍需要进行穿刺活检取得组织学诊断，超声引导下穿刺活检可明显提高取材的成功率。

第五节 肺部疾病

一、肺肿瘤

【诊断要点】

肺癌的超声表现为结节状或不规则类圆形团块，内部回声不一，通常呈低回声、等回声或混合回声，甚至部分表现为近似无回声，当合并出血或坏死时，内部可出现不规则无回声区，与支气管相通的空洞内可见不规则点状强回声。病灶周围可测及低速低阻的动脉血流，或动静脉瘘血流信号，部分血流可伸向肿瘤内部(图 2-5-1)。

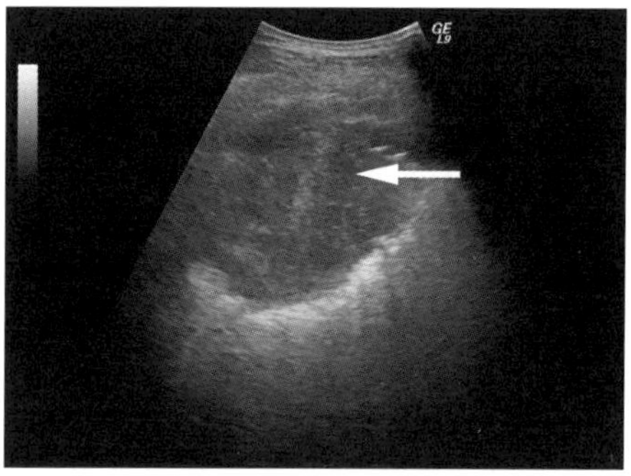

图 2-5-1 右肺肺癌

右肺与胸膜间可见一低回声包块(箭头)

肿瘤对胸膜及胸壁侵犯是临床分期、决定治疗方案和判定预后的重要依据。当仅累及脏层胸膜时，超声图像上表现为胸膜线状强回声中断、肥厚或消失，呼吸时肿瘤尚可移动；当累及壁层胸膜或侵犯胸壁时，肿瘤与其分界不清，呼吸时肿瘤与胸壁同步运动，或活动消失。

【注意事项】

在肺癌的诊断中，超声是放射学检查方法的有效补充，超声图像可提供额外的信息。但是超声对于早期肺癌、弥漫性及中心性肺癌的显示较为困难，只有当邻近胸壁、与脏层胸膜的肺组织<1cm、发生肺实变或合并胸腔积液时才易显示。对于肿瘤分期及个体化治疗计划，则主要依据 CT 或磁共振成像(MRI)检查获得肺部病变的整体情况而定。

【病例示范报告】

超声检查所见：右肺与胸膜间可见一低回声包块，大小约 3.5cm×3.6cm×3.1cm，边界尚清，形态欠规则，周边可见小毛刺，随呼吸运动移动不明显。CDFI：可见少许血流信号。

超声提示：右肺实性占位，考虑肺癌可能性大，建议超声引导下穿刺活检进一步确诊。

二、肺炎症性病变

(一) 肺炎、肺实变

【诊断要点】

超声检查对大叶性肺炎某些阶段发生肺实变的肺炎具有一定价值。声像图显示病灶呈低回声，边界清晰，病灶内可见含气支气管的管状强回声、含液支气管的管状无回声及肺实质内残留空气所引起的点状强回声。但是在不同病理时期，其表现各异。

(1) 类似肝脏回声的肺实质。

(2) 肺实质内的空气残留。

(3) 支气管气像。

(4) 狭窄后的支气管液像。

(5) 边缘模糊或呈锯齿状。

【注意事项】

由于肺组织的炎性部分不断充气增大，空气的反射遮挡了深部的炎症，故超声对肺炎的范围评估可能会造成低估，但是超声对于评估疾病病程，尤其是妊娠期妇女和儿童有较大的意义。

(二) 肺脓肿

【诊断要点】

呈圆形或卵圆形的无回声，早期边界不清，内部呈不均匀低回声，其内可见含小气管的强回声，后期液化坏死形成脓肿后，周边呈高回声，边界较清晰，中心呈不规则无回声，若脓肿向支气管开放，脓液咳出后，脓肿上方表现为气体强回声，下方为脓液及坏死物质的低回声。

【注意事项】

通过痰或者支气管灌洗所获得的用于细菌学检查的材料有限，而通过超声引导下抽吸来获取样本进行病原学检查则具有较高的准确性，约 80%的肺感染病因可通过此方法确诊。

第六节　纵隔常见肿瘤

一、畸胎瘤

1. 良性囊性畸胎瘤

通常为圆形、椭圆形或分叶状，多为单房性，也可为多房性，边界清晰，有完整包膜，内壁可见实质性结节状回声，若囊腔内为稀薄液体与油脂样皮脂同时存在，则两者分层，前者为无回声，位于下方，后者为高回声，位于上方，称为脂液分层征。

2. 实质性畸胎瘤

肿瘤大部分为实质性较均匀低回声，其内可见不规则团状或片状高回声，肿瘤边界清晰，远场回声一般不衰减。当肿瘤内含有骨骼或牙齿时，可出现局限性强回声，后方伴声影。如果肿瘤体积增大较快，内部回声不均匀，边缘不规则，合并心包及胸腔积液，通常提示肿瘤为恶性或者恶变。

二、胸腺瘤

1. 良性胸腺瘤

呈圆形、椭圆形或分叶状，边界清晰，可见包膜，肿瘤内部回声均匀，可发生囊变，当有钙化灶时可见斑点状强回声。无周围组织浸润。

2. 恶性胸腺瘤

肿瘤包膜不完整，边界模糊，形态不规则，内回声不均匀，血流信号分布紊乱，可见胸膜及远处转移。

三、神经源性肿瘤

1. 神经鞘瘤

肿瘤边界清晰，光整，呈圆形或椭圆形，有时可呈哑铃形，可见包膜，呈低回声，发生囊变及出血时可出现大小不等的无回声区。

2. 神经节细胞瘤

是交感神经系统最常见的良性肿瘤，常见于青少年，肿瘤表现为等回声或低回声，分布不均，边界清晰，血流信号不丰富。

3. 神经纤维瘤

为圆形、椭圆形或分叶状，边缘清晰，无完整包膜，内部呈等回声或低回声，可有远场回声增强。血流信号不丰富。

四、淋巴瘤

霍奇金淋巴瘤与非霍奇金淋巴瘤超声表现类似，以低回声为主，有时可表现为无回声，肿块常呈圆形、椭圆形、分叶状或不规则形。彩色多普勒常显示周边及内部较丰富血流信号，可测及动脉频谱。淋巴瘤常可并发心包积液及胸腔积液，如果淋巴瘤压迫支气管，可引起肺不张或阻塞性肺炎。

第三章 心脏及大血管

第一节 概 述

随着超声新技术的普及应用，心脏及大血管超声检查在临床诊疗中的作用日趋重要。目前，心脏和大血管超声诊断技术包括常规经胸超声心动图、负荷超声心动图、经食管超声心动图、心腔内超声心动图、胎儿超声心动图、心脏声学造影和血管内超声等。本节主要介绍经胸超声心动图检查相关内容。

【适应证】

1. 临床听诊发现心脏杂音

心脏杂音合并心脏和呼吸系统症状，虽无症状但心脏器质性病变可能性大或器质性心脏病变可能性虽小但不能完全除外者。

2. 临床怀疑心血管原因导致的胸痛

临床存在瓣膜、心包或原发心肌病变者，疑诊急性心肌缺血但常规心电图和其他实验室检查未能诊断者，疑诊主动脉夹层者，胸痛合并血流动力学不稳定且对一般治疗反应不佳者。

3. 心脏瓣膜病

评价心脏瓣膜形态结构和功能(狭窄和/或关闭不全)改变程度以及相应血流动力学改变；瓣膜病介入治疗和外科手术的术前、术中和术后评估；瓣膜病的定期随访。

4. 先天性心脏病

临床疑诊先心病，存在心脏杂音、发绀、缺氧的症状和体征，心电图或X线检查异常，先心病肺动脉高压的随访，先心病介入治疗的术前筛选、术中监测和疗效评估，先心病术后定期随访。

5. 缺血性心脏病

心肌缺血和(或)梗死部位和范围的评估，心肌梗死并发症(如室壁瘤、附壁血栓、室壁穿孔等)的诊断，心肌存活性评价，缺血性心脏病的疗效评价和预后评估，心功能评价和定期随访。

6. 心肌病变和心力衰竭

疑诊心肌病或临床诊断心衰患者的左心室大小和功能状态评估；呼吸困难合并心脏病临床表现者；水肿伴中心静脉压增高并疑诊心脏病变为基本原因，或水肿但中心静脉压不明又高度疑诊心脏病变者；难以解释原因的特别是发生在重症监护病房的低血压者；临床资料疑诊肥厚型心肌病者；药物性心肌损害的心功能监测。

7. 心包疾病

疑诊心包疾病者(如心包积液、心包缩窄、心包肿瘤等)，心包穿刺术的超声引导和监测。

8. 心脏占位性病变

心脏肿瘤的定位以及血流动力学评估。

9. 大血管疾病

主动脉夹层的诊断以及夹层修补术后随访，主动脉瘤、主动脉壁内血肿、主动脉破裂、马方综合征等导致的主动脉根部扩张的诊断。

10. 肺及肺血管疾病

肺栓塞、疑诊肺动脉高压、心源性或非心源性呼吸困难的鉴别诊断、肺动脉高压的随访和疗效评估、可疑肺源性心脏病的诊断。

11. 临床怀疑心源性原因导致的动脉栓塞

任何年龄的突发外周或主要内脏动脉栓塞者，较年轻的脑血管事件患者，年龄较大、但无脑血管疾病和其他明显病因的神经系统意外患者。

12. 心律失常

临床怀疑有器质性心脏病的心律失常患者，房颤复律前评估。

【超声检查技术】

1. 患者准备

(1) 检查前静息 5min。

(2) 不能配合检查的儿童需要镇静后接受检查。

(3) 经食管超声心动图检查应禁食和禁水 8h。

2. 体位

体位因探头放置部位不同而异。常用体位包括：①探头置于胸骨旁、心尖部检查时通常取左侧卧位或仰卧位；②探头置于胸骨上窝检查时需取肩部垫高的仰卧位；③探头置于剑突下检查时取膝关节并拢蜷曲的仰卧位。

3. 仪器

一般采用带有相控阵探头的彩色多普勒超声诊断仪。根据受检者年龄和体型等情况选择探头频率并调节增益、扫查深度等参数。

(1) 成人一般采用探头频率为 2.0～5.0MHz 的探头，儿童则用 5.0～7.0MHz 的探头。

(2) 二维超声心动图帧频应≥30 帧/秒。

(3) 尽量采用最小检测深度和尽量高的超声波发射频率。

(4) M 型扫查和频谱多普勒测量时，为保证时间测量结果可靠，图像记录速度设定为 100mm/s。

(5) 连接同步心电图以确定心动周期时相。

4. 扫查方法

(1) 检测声窗　常规检测声窗包括胸骨旁区和心尖区，根据需要可增加剑突下区和胸骨上窝区等检测部位。

(2) 检查方法　经胸超声检查包括二维和 M 型超声、彩色多普勒血流成像、频谱多普勒成像、组织多普勒成像和超声斑点跟踪成像等多种检查方法。一般首先应用二维超声观察心脏的解剖结构和形态、各结构间相互连续和毗邻关系以及整体运动状态等；对于特殊感兴趣结构(如瓣膜或室壁)，可应用 M 型超声观察其运动轨迹并进行定量分析；应用彩色多普勒血流成像观察心腔内血流分布和途径，应用频谱多普勒超声测量瓣口和心腔内血流速度；应用组织多普勒成像定量分析室壁和房室瓣环的运动速度。最后，综合分析各种检查方法所获信息，对患者的心脏结构、血流动力学和心脏功能作出综合诊断，为临床诊疗提供客观依据。

【检查内容】

(1) 确定心脏的位置以及心脏和内脏的位置关系。

(2) 检测心脏和大血管形态结构和连续关系是否存在异常，主要观察内容如下。

①心脏各房室腔大小、形态。

②心室壁厚度、运动方向和运动幅度。

③各瓣膜形态结构、启闭情况。

④心脏各结构相互连续关系以及空间毗邻位置关系。

⑤大血管（主动脉、肺动脉、肺静脉和腔静脉等）和心脏的连续关系以及空间毗邻位置、大血管内径。

(3) 检出异常回声　如心腔、大血管和心包内以及心脏周围是否存在异常回声。

(4) 评价心脏和大血管存在的血流动力学异常　检测心腔和大血管内的血流方向、时相和速度；定量或半定量评价瓣膜狭窄或关闭不全程度；评价心内存在的异常分流和分流压差等。

(5) 心脏收缩及舒张功能的评价。

第二节　正常超声表现

一、二维超声心动图

（一）常用切面及观测内容

1. 胸骨旁左心室长轴切面（图 3-2-1）

可显示主动脉根部、主动脉瓣、升主动脉近端、二尖瓣、左心房、左心室、左心室流出道、左心室后壁、室间隔、右心室以及右心室流出道等，也是 M 型超声心动图取样的标准切面。主要观测内容如下。

(1) 左心房、左心室及右心室大小以及心腔内有无异常回声。

(2) 右心室前壁、室间隔与左心室后壁厚度、运动方向和幅度。

(3) 主动脉根部（主动脉瓣环、主动脉窦、升主动脉起始部）形态和内径。

(4) 主动脉瓣形态和启闭情况。

(5) 二尖瓣形态和启闭情况。

(6) 心包有无积液或占位病变。

(7) 冠状静脉窦有无扩张。

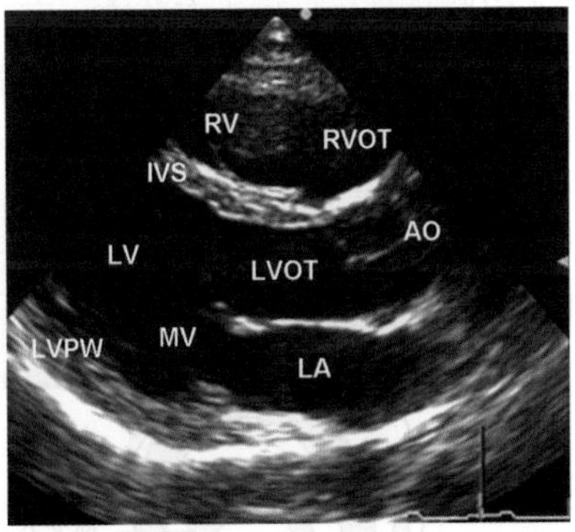

RV. 右心室；RVOT. 右心室流出道；IVS. 室间隔；LV. 左心室；LVOT. 左心室流出道；AO. 主动脉；LVPW. 左心室后壁；MV. 二尖瓣；LA. 左心房。

图 3-2-1　胸骨旁左心室长轴切面

2. 胸骨旁主动脉瓣水平短轴切面（图 3-2-2）

主要显示和观测内容如下。

(1) 主动脉瓣　包括瓣叶数目、活动度、瓣口面积、有无赘生物附着等。

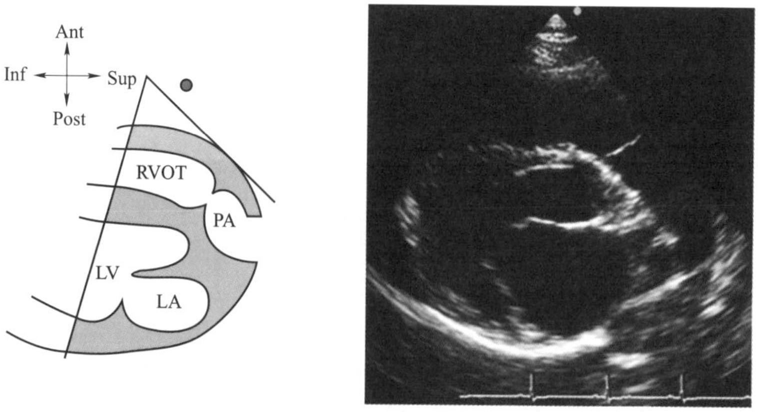

RVOT. 右心室流出道；PA. 肺动脉；LV. 左心室；LA. 左心房。

图 3-2-6 胸骨旁右心室流出道切面

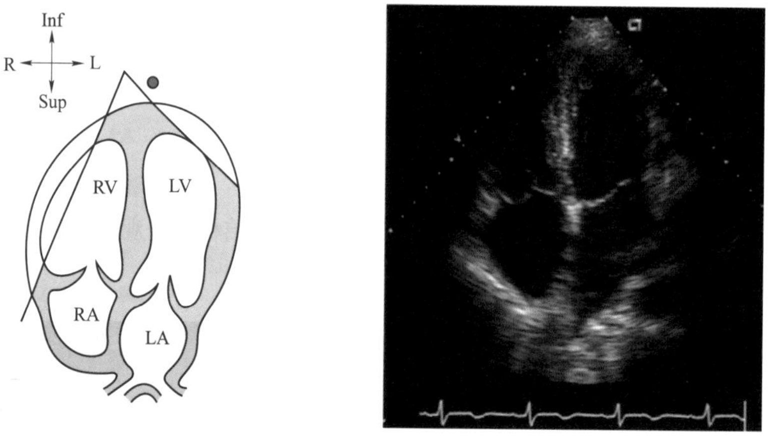

LV. 左心室；RV. 右心室；LA. 左心房；RA. 右心房。

图 3-2-7 心尖四腔心切面

主要观测内容如下。

(1) 评价各腔室的相对大小，测量其横径和上下长径。

(2) 观察二、三尖瓣位置、形态和活动，是诊断二、三尖瓣脱垂以及三尖瓣下移畸形的常用切面。

(3) 观察房间隔和室间隔的连续性以确定是否存在缺损、缺损大小、部位及其分型。

(4) 观察肺静脉和左心房的连续关系、上腔静脉和右心房的连续关系，是诊断肺静脉异位引流的重要切面。

(5) 应用脉冲多普勒测量二、三尖瓣口血流速度。

(6) 测量心腔容积、计算心房和心室功能。

8. 心尖五腔心切面

主要用于观察左心室流出道、室间隔膜部和主动脉瓣等结构，同时是应用频谱多普勒测量左心室流出道和主动脉瓣口血流速度的常用切面。

9. 剑突下四腔心切面(图 3-2-8)

是评价房间隔以及房室瓣形态和结构的常用切面，对诊断房间隔缺损尤为重要，因为该切面声束与房间隔近似垂直不易出现回声失落。

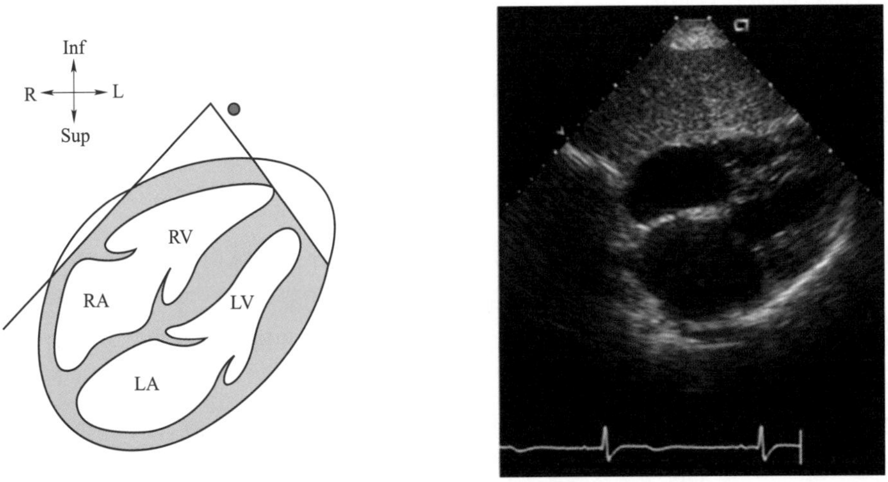

LV. 左心室；RV. 右心室；LA. 左心房；RA. 右心房。

图 3-2-8　剑突下四腔心切面

10. 胸骨上窝主动脉弓长轴切面（图 3-2-9）

可显示升主动脉、主动脉弓及其分支、降主动脉近端的结构，是诊断主动脉缩窄、动脉夹层、主动脉弓离断等疾病的必要切面。

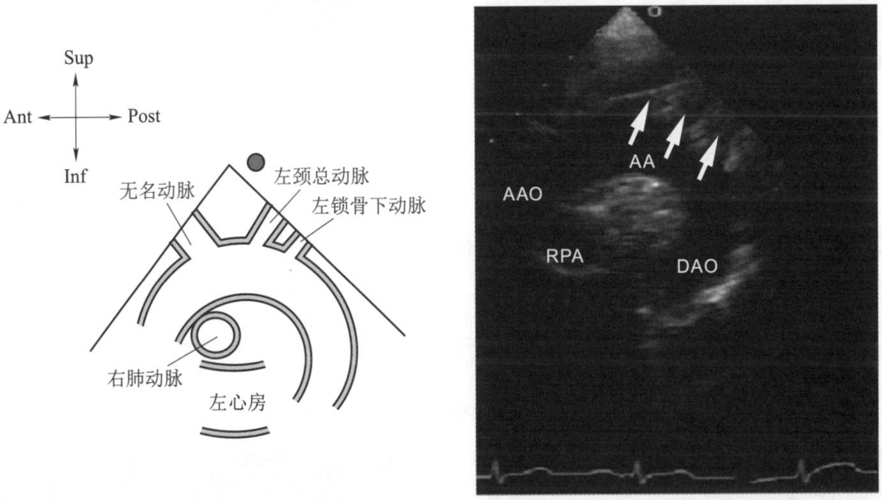

AAO. 升主动脉；AA. 主动脉弓；DAO. 降主动脉；RPA. 右肺动脉。

图 3-2-9　胸骨上窝主动脉弓长轴切面

（二）二维超声心动图测量方法

1. 心腔或大血管内径和厚度测量

取样线应与双侧解剖结构界面垂直。与声束方向平行或近于平行的距离的测量采用从回声前缘测到回声前缘的方法，与声束方向垂直或近于垂直的距离的测量采用从黑白界面测到黑白界面的方法，面积的测量均采用黑白界面的描绘法。

2. 运动幅度的测量

测量两点间的垂直距离。

3. 心室舒张末期和收缩末期确定

舒张末期可选取心动周期中心室内径最大的一帧图像，收缩末期可选取心动周期中心室内径最小的一帧图像。

（三）测量常用切面和参数

1. 胸骨旁左心室长轴切面

（1）收缩末期主动脉瓣环内径、主动脉窦部内径、升主动脉内径和左心房前后径测量（图 3-2-10）　窦部内径测量应当避开右冠状动脉开口的漏斗部，升主动脉内径测量部位为窦管线上 2cm 处，左心房测量应避开膨大的无冠窦窦壁和肺静脉开口。必要时在主动脉瓣下 1cm 处测量左心室流出道前后径。

（2）心室测量（图 3-2-11）　舒张末期右心室前后径、左心室前后径、室间隔和左心室后壁厚度，必要时测定收缩末期左心室前后径。

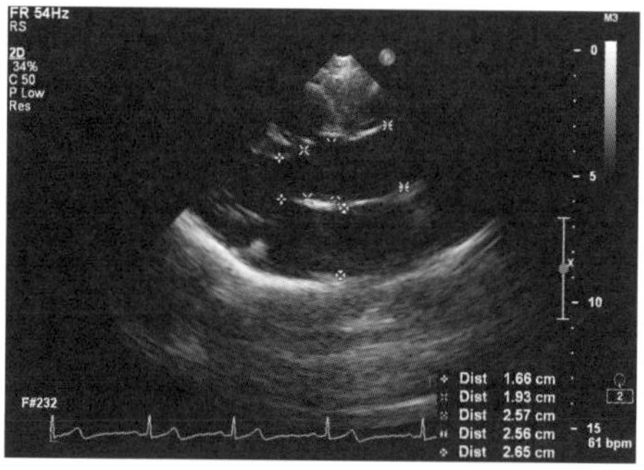

图 3-2-10　胸骨旁左心室长轴切面主动脉根部和左心房内径测量方法

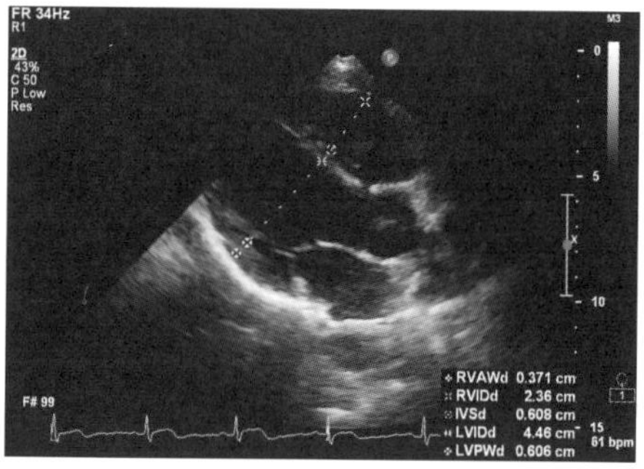

图 3-2-11　胸骨旁左心室长轴切面心室内径和室壁厚度测量方法

2. 胸骨旁肺动脉长轴切面

收缩末期测量肺动脉瓣环、肺动脉主干和左、右肺动脉内径（图 3-2-12）：在肺动脉瓣瓣上 1cm 处测量肺动脉主干内径，在左、右肺动脉起始处远端 1cm 处测量左、右肺动脉内径。必要时在肺动脉瓣下 2cm 处测量右心室流出道内径。

3. 心尖四腔心切面

（1）舒张末期左心室、右心室长径和中份横径（图 3-2-13）。

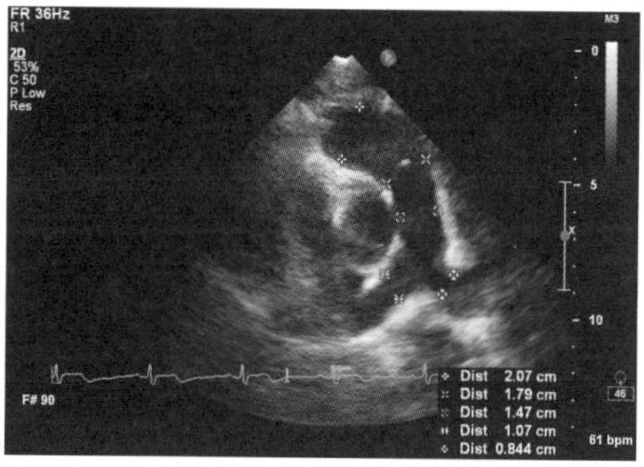

图 3-2-12　胸骨旁肺动脉长轴切面肺动脉内径测量方法

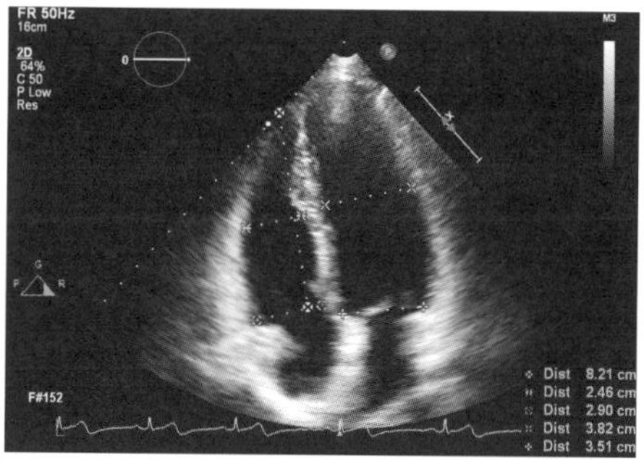

图 3-2-13　心尖四腔心切面心室横径和长径测量方法

(2) 收缩末期左心房、右心房的长径、横径(图 3－2－14)。

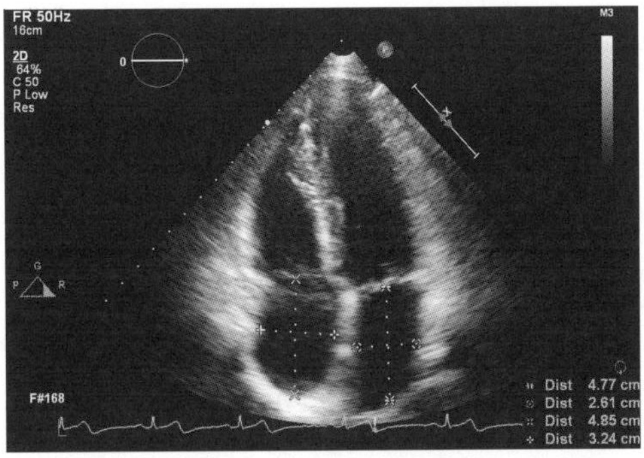

图 3－2－14　心尖四腔心切面心房横径和长径测量方法

4. 剑突下四腔心切面舒张末期测量右心室游离壁厚度(图 3－2－15)

可采用局部放大确定心内膜和心外膜后进行测量。

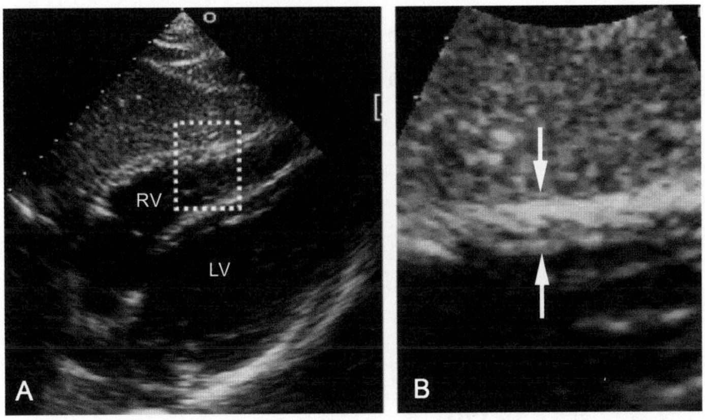

LV. 左心室；RV. 右心室。

图 3－2－15　剑突下四腔心切面右心室游离壁厚度测量方法

5. 胸骨上窝主动脉弓长轴切面

收缩末期测量主动脉弓和降主动脉内径(图 3－2－16)：主动脉弓内径测量位置为无名动脉与左颈总动脉开口位置之间，降主动脉内径测量位置为左锁骨下动脉远心端 1cm 处。

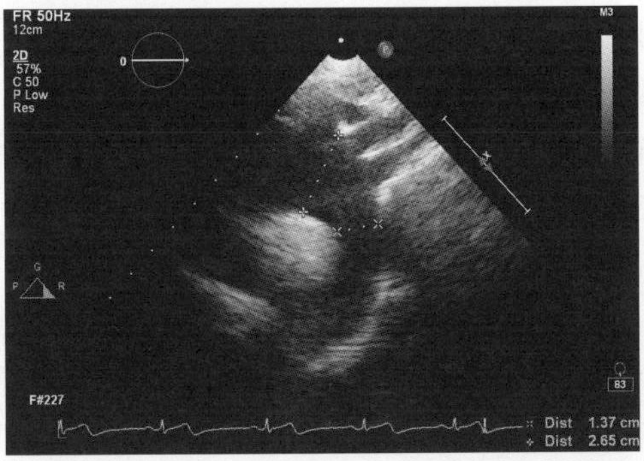

图 3－2－16　胸骨上窝主动脉弓长轴切面主动脉弓和降主动脉内径测量方法

（四）二维超声心动图常用正常参考值范围

1. 主动脉

瓣环内径：24.0mm±2.5mm。

2. 肺动脉

瓣环内径：20.2mm±2.9mm，主干内径：22.5mm±2.5mm。

3. 左心房

前后径：28.9mm±4.3mm（男），28.1mm±3.9mm（女）。

横径：31.7mm±3.6mm（男），30.5mm±5.1mm（女）。

长径：44.0mm±9.1mm（男），43.0mm±6.3mm（女）。

4. 左心室

前后径：52.1mm±2.0mm（男），49.6mm±1.6mm（女）。

横径：47.0mm±3.6mm（男），41.0mm±6.3mm（女）。

长径：81.27mm±7.48mm。

5. 右心房

横径：35.8mm±5.7mm（男），31.9mm±6.9mm（女）。

长径：46.4mm±4.9mm（男），43.5mm±4.7mm（女）。

6. 右心室

前后径≤25mm，横径 26.0～32.8mm，长径 50.6～65.5mm。

7. 室壁厚度

室间隔和左心室后壁厚度 7～11mm，右心室前壁厚度≤5mm。

二、M 型超声心动图

（一）常用波群和观测内容

1. 心底波群（4 区）（图 3-2-17D）

解剖结构自前至后依次为胸壁、右心室流出道、主动脉根部及左心房，可观察右心室流出道有无增宽或狭窄、主动脉内径、主动脉瓣活动及左心房大小。

（1）主动脉根部曲线　心底波群中有两条明亮且前后同步的活动曲线，上线代表右心室流出道后壁与主动脉前壁，下线代表主动脉后壁和左心房前壁。两线在收缩期向前，舒张期向后。

（2）主动脉瓣曲线　主动脉根部前、后壁两条强回声曲线之间可见六边形盒样结构的主动脉瓣活动曲线。收缩期两线分开，舒张期则迅速闭合成一条直线。上方曲线代表右冠瓣，下方曲线代表无冠瓣。收缩期主动脉瓣开放，曲线分离处称 K 点，位于心电图 R 波及第一心音之后，相当于射血期开始。T 波之后，心脏舒张，主动脉瓣关闭，射血期结束，前后两条曲线闭合，此点称 G 点，恰当第二心音处。

2. 二尖瓣波群

在胸骨左缘 3～4 肋间探测可见一组较特异波群，其内有一活动迅速、幅度较大的曲线，为二尖瓣前叶。以此为标志，可向前或向后逐层识别其他解剖结构。由于二尖瓣在这些结构中特异性最强，故命名为二尖瓣波群。此波群包含以下主要曲线。

（1）二尖瓣前叶曲线（3 区）　正常人呈双峰，曲线上各段依次命名为 A、B、C、D、E、

F、G。A 峰位于心电图 P 波之后，相当于心房收缩所致的心室主动充盈期；E 峰位于心电图 T 波之后，相当于心室舒张所致的心室快速充盈期；C 点相当于第一心音处、二尖瓣关闭；D 点在第二心音后等容舒张期末、二尖瓣开放。

(2) 二尖瓣前后叶曲线(2b 区)(图 3-2-17C)　收缩期二尖瓣前叶和后叶合拢，在曲线上形成共同之 CD 段。舒张期瓣口开放，后叶与前叶分开，形成与二尖瓣前叶活动方向相反，幅度较小，呈倒影样单独活动的后叶曲线。

3. 心室波群(2a 区)(图 3-2-17B)

解剖结构依次为胸壁、右心室前壁、右心室腔、室间隔、左心室腔(及其腱索)与左心室后壁。由于心腔大小与室壁厚度等均在此测量，故称为心室波群。

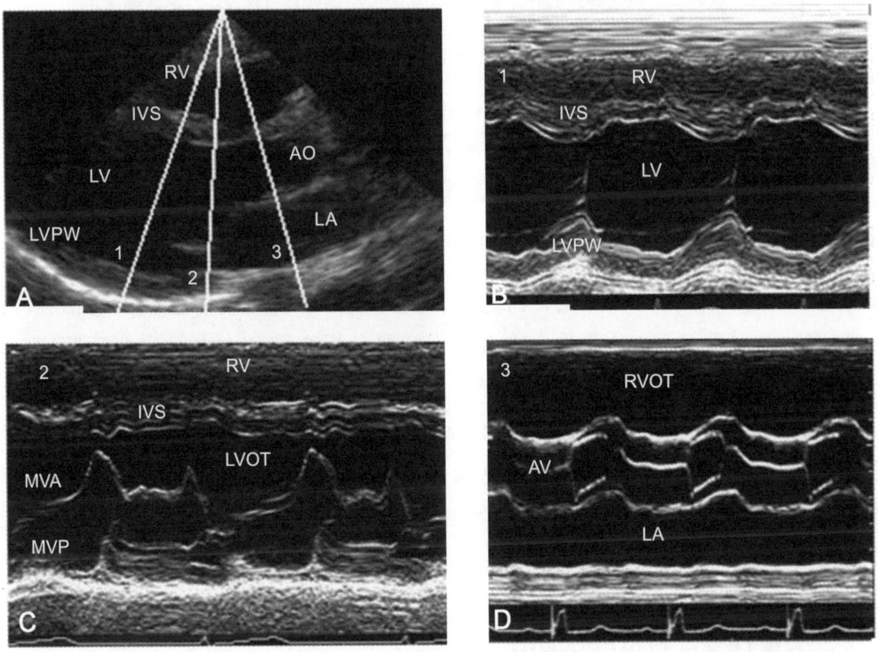

RV. 右心室；RVOT. 右心室流出道；IVS. 室间隔；LVPW. 左心室后壁；LV. 左心室；LVOT. 左心室流出道；LA. 左心房；AO. 主动脉；AV. 主动脉瓣；MVA. 二尖瓣前叶；MVP. 二尖瓣后叶。

图 3-2-17　M 型超声常用波群和观测内容

A. 左心室长轴切面 M 型取样线放置方法；B. 心室波群(2a 区)；C. 二尖瓣波群(2b 区)；D. 心底波群(4 区)

4. 肺动脉瓣波群

通常为后瓣曲线，收缩期肺动脉瓣开放，曲线向后；舒张期瓣膜关闭，曲线向前。

(二) M 型超声测量

目前 M 型超声测量主要应用于 2a 区心室波群。常规测量参数包括：右心室舒张末期前后径、室间隔和左心室后壁舒张末期厚度、左心室舒张末期和收缩末期内径(图 3-2-18)。正常值范围可参照二维超声心动图相关数值。

三、多普勒超声心动图

多普勒超声心动图包括：①彩色多普勒血流成像(CDFI)：主要用于观察心脏和大血管

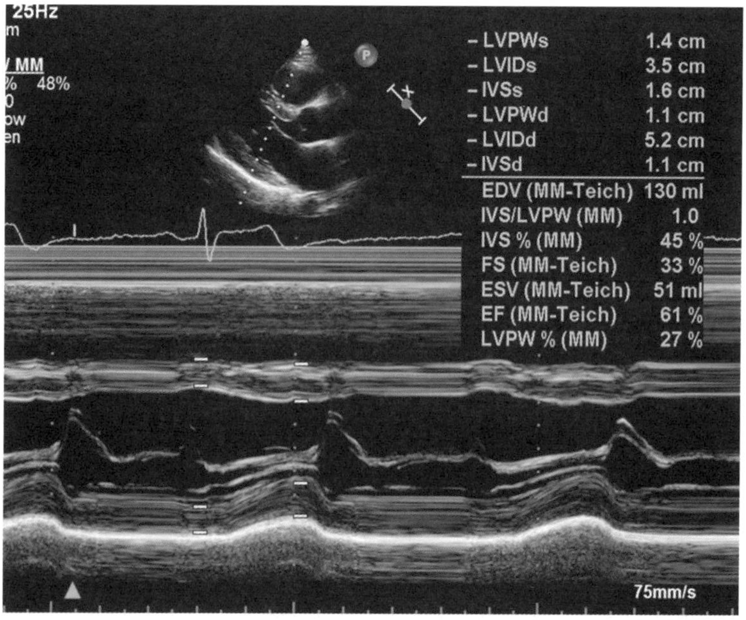

图 3-2-18　胸骨旁左心室长轴切面引导 2a 区 M 型超声心动图测量方法

内血流的起源、方向、路径、时相、流速、性质等信息；②频谱多普勒：包括脉冲波多普勒(PW)和连续波多普勒(CW)两种，主要用于定量分析心腔和大血管内血流速度、压差和血流间期等血流动力学参数。脉冲波多普勒主要用于心腔和大血管正常血流速度的定位测量，而连续波多普勒主要用于测量异常的高速血流。

多普勒超声心动图检查时应特别注意选择合适切面使得观测的血流方向和声束方向间的夹角尽量小于 20°，以保证血流显示及速度测定的准确性。一般而言，二尖瓣或三尖瓣血流的检测以心尖四腔心切面为首选，主动脉瓣或左心室流出道的检测以心尖五腔心切面为首选，肺动脉瓣或右心室流出道血流的检测以大动脉短轴切面为首选。

(一) 二尖瓣口多普勒超声心动图

1. CDFI

在心尖四腔心切面显示舒张期红色为主血流由左心房经二尖瓣口流入左心室。

2. PW(图 3-2-19)

在心尖四腔心切面将 PW 取样容积置于二尖瓣口可探及舒张期正向、双峰、窄带频谱。第 1 峰(E 峰)为舒张早期左心室快速充盈所致，第 2 峰(A 峰)较低，为舒张晚期左心房收缩所致。测量参数包括 E 峰、A 峰和 E 峰减速时间(DT)。正常参考值：E 峰为 60～130cm/s，DT 160～240ms；50 岁以下成年人 E 峰＞A 峰。

(二) 三尖瓣口多普勒超声心动图

1. CDFI

在心尖四腔心切面显示舒张期红色为主血流由右心房经三尖瓣口流入右心室。

2. PW(图 3-2-20)

在心尖四腔心切面将 PW 取样容积置于三尖瓣口可探及舒张期正向、双峰、窄带频谱。第 1 峰(E 峰)为舒张早期右心室快速充盈所致，第 2 峰(A 峰)较低，为舒张晚期右心房收缩所致。正常参考值：E 峰为 30～70cm/s，50 岁以下成年人 E 峰＞A 峰。

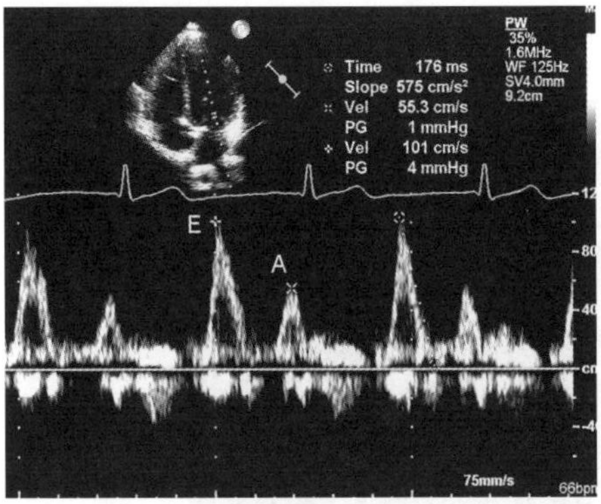

图 3-2-19　二尖瓣口血流频谱参数测量方法

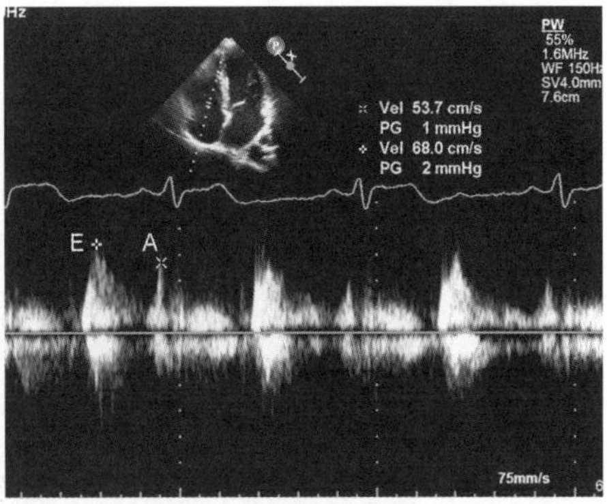

图 3-2-20　三尖瓣口血流频谱参数测量方法

(三) 主动脉瓣口多普勒超声心动图

1. CDFI

在心尖五腔心切面显示收缩期蓝色为主血流由左心室经主动脉瓣口射入主动脉。

2. PW(图 3-2-21)

在心尖五腔心切面将 PW 取样容积置于主动脉瓣口可探及收缩期负向、单峰、窄带频谱,上升支速率略大于下降支速率。成人主动脉瓣口收缩期峰值流速正常参考值范围为 90～170cm/s。

(四) 肺动脉瓣口多普勒超声心动图

1. CDFI

在大动脉短轴切面显示收缩期蓝色为主血流由右心室经肺动脉瓣口射入肺动脉。

2. PW(图 3-2-22)

大动脉短轴切面将 PW 取样容积置于肺动脉瓣口可探及收缩期负向、单峰、窄带频谱。成人肺动脉瓣口收缩期峰值流速正常参考值范围为 50～100cm/s。

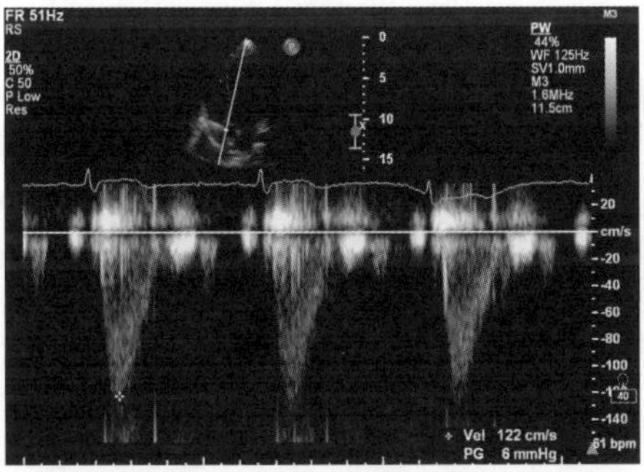

图 3-2-21　主动脉瓣口血流频谱参数测量方法

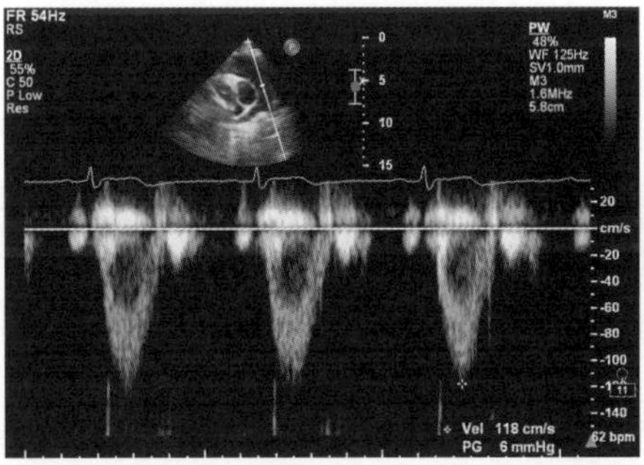

图 3-2-22　肺动脉瓣口血流频谱参数测量方法

(五) 肺静脉多普勒超声心动图表现

1. CDFI

在心尖四腔心切面显示红色为主血流由右上肺静脉进入左心房。

2. PW(图 3-2-23)

在心尖四腔心切面将 PW 取样容积置于右上肺静脉瓣口可探及三相波频谱。第 1 峰为收缩期 S 波，第 2 峰为舒张期 D 波，S、D 波均为正向波；第 3 波在心电图 P 波后出现，呈一负向低振幅 a 波，系左心房收缩导致少量血液反流入肺静脉所致。

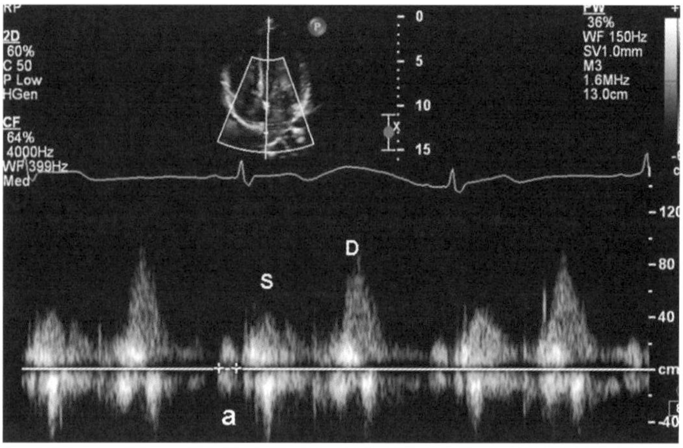

图 3-2-23　肺静脉血流频谱参数测量方法

【正常报告】

超声心动图报告应包括基本信息、超声图像、参数测量、超声检查所见和超声诊断五部分内容。超声图像应提供支持超声诊断的图片。常规参数测量请参见本节前述相关内容。

超声检查所见：①各房室腔大小、形态正常；②室壁厚度和运动幅度正常；③各瓣膜形态和活动正常；④大血管内径和波动幅度正常；⑤CDFI：未见异常血流信号；⑥PW 显示各瓣口前向血流速度和频谱形态正常。

超声提示：心内结构和血流未见异常。

第三节　心室功能测定

一、左心室功能测定

左心室功能测定包括左心室整体功能和室壁节段功能测定两部分。本节涉及左心室整体功能测定，室壁节段功能评价可参照缺血性心脏病相关章节。左心室整体功能测定包括收缩功能和舒张功能测定两部分。超声心动图是临床评价左心室整体功能的首选和常规方法，对于指导临床诊疗、评估疗效和预后具有重要价值。

（一）左心室收缩功能测定

评价左心室收缩功能的指标包括容积参数、等容收缩期压力最大上升速率、心肌组织多普勒参数、心肌应变和扭转参数、收缩同步性参数等。目前临床常规应用的方法主要是容积参数测定，其中，左心室射血分数（LVEF）是临床最常用的左心室收缩功能指标。

1. 常用容积参数

①左心室收缩末期容积（LVESV）；②左心室舒张末期容积（LVEDV）；③每搏量（SV）：SV=左心室舒张末期容积－左心室收缩末期容积；④左心室射血分数：LVEF（%）= 左心室每搏量/左心室舒张末期容积×100%=（左心室舒张末期容积－左心室收缩末期容积）/左心室舒张末期容积×100%；⑤心输出量（CO）：CO=每搏量×心率；⑥心脏指数（CI）：CI=CO/体

表面积。

2. 检测方法

一般应用超声方法测算左心室收缩末期和舒张末期容积，然后再计算出左心室射血分数、每搏量和心输出量等参数。超声测算左心室容积的方法包括 M 型超声、二维超声和容积三维超声技术。

(1) M 型超声（图 3－2－18） 在胸骨旁左心室长轴切面上将 M 型取样线放置在 2a 区以获取心室波群曲线，测量左心室收缩末期和舒张末期内径，根据公式：容积（V）$=D^3$ 或 Teicholz 公式 $V=\left[\dfrac{7.0}{2.4+D}\right]D^3$ 可计算左心室收缩末期和舒张末期容积。由于测算仅依据某一节段内径，同时假设左心室短轴切面横径和前后径相等，所以 M 型超声所测左心室容积参数只适合心脏形态结构没有明显改变、同时不伴节段性室壁运动异常的患者。

(2) 二维超声（图 3－3－1） 最常采用 Simpson 法。对于左心室形态接近正常者，一般用单平面 Simpson 法，即：在心尖四腔心或两腔心切面上描绘心内膜轮廓，测量左心室长径，计算机软件可沿左心室长轴将左心室自动等分为数十个圆盘，依据公式 $V=\pi/4H\Sigma D^2$ 计算左心室容积，式中 D 是与左心室长径垂直的左心室短径。在左心室严重变形患者应采用双平面 Simpson 法，即：在心尖四腔心切面基础上增加一个与之正交的心尖两腔心切面，采用 Simpson 法则计算左心室容积。这种方法是目前二维超声计算左心室容积公式中较准确和实用的方法。

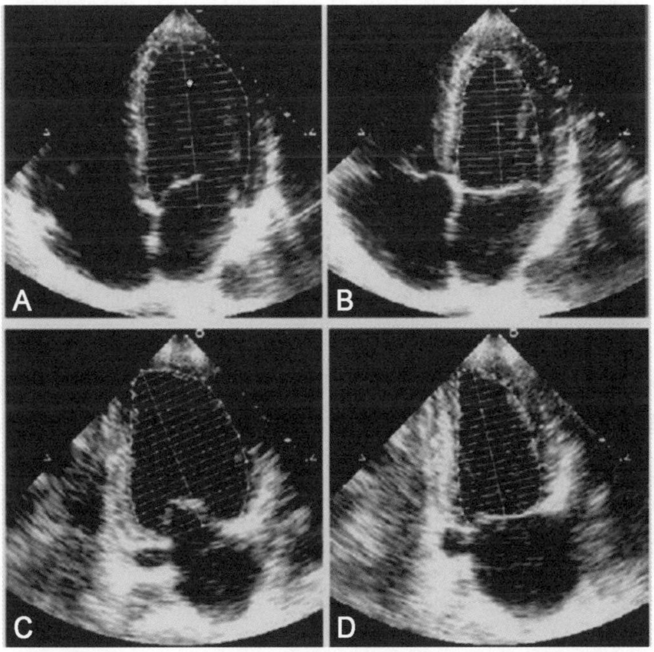

图 3－3－1 双平面 Simpson 法测量左心室容积参数

A，B. 心尖四腔心切面舒张末期和收缩末期左心室容积测量方法；

C，D. 心尖两腔心切面舒张末期和收缩末期左心室容积测量方法

(3) 三维容积成像 使用三维容积探头技术采集容积图像，并应用左心室三维容积计算机分析软件自动处理可获得左心室容积参数并计算 LVEF。由于本方法不需要对左心室进行

任何几何图像假设的近似计算，因此对于任何形态的左心室均能够准确地评价左心室容积的变化。

3. 常用参数及其正常值范围

(1) 左心室舒张末期容积指数　左心室舒张末期容积指数=左心室舒张末容积/体表面积，正常范围(70±20)ml/m^2。

(2) 左心室收缩末期容积指数　左心室收缩末期容积指数=左心室收缩末容积/体表面积，正常范围(24±10)ml/m^2。

(3) 左心室每搏量　正常范围为60～120ml。

(4) 心输出量　正常范围为3.5～8L/min。

(5) 心脏指数　正常范围为2.7～4.2L/(min•m^2)。

(6) 左心室射血分数　正常值为(67±8)%。在静息状态下LVEF＜50%是诊断左心室收缩功能减低的标准。

(二) 左心室舒张功能测定

心室舒张期包括心室主动舒缓抽吸的心室松弛期以及被动充盈的心室顺应期，其相应时相的舒张功能分别称为心室的松弛性和顺应性。松弛期是主动耗能过程，任何影响心肌能量代谢的病理过程均可影响心室的松弛功能；顺应期是心室在血流惯性和心房收缩压力作用下的被动充盈过程，当心室发生肥厚或纤维化等可能导致心肌僵硬度增加的病理改变时，必然影响到心肌的顺应性。

左心室舒张功能评价的金标准是有创性心导管检查，常用参数包括：①表示心肌松弛性的心室内压力下降速率(－dP/dt)和心室等容松弛时间常数(Tau)；②代表心室顺应性的容积/压力曲线(ΔV/ΔP)。虽然目前超声心动图尚不能直接测定上述参数，但合理应用超声检测方法仍然能够为临床左心室舒张功能评价提供有效参考。目前临床常用的检测方法包括二尖瓣口舒张期血流频谱检测、肺静脉血流频谱检测和二尖瓣环舒张期运动速度测定。

1. 常用检测方法和参数

(1) 二尖瓣口舒张期血流频谱检测(图 3－2－19)　由于二尖瓣血流频谱反映了舒张期左心室和左心房之间的压力变化，因此，测量二尖瓣口舒张期血流参数可以间接判断左心室舒张功能。主要检测参数包括舒张早期峰值流速E、E峰减速时间(DT)、心房收缩期峰值流速A、E/A比值。正常情况下，二尖瓣口E/A＞1，DT在160～240ms之间。当舒张早期松弛性受损时，左心室压力下降缓慢、充盈减少，舒张晚期充盈量相对增加，导致E/A＜1和DT延长。当舒张功能进一步受损、左心室顺应性减低导致左心房压升高时，二尖瓣口压差增加导致左心室充盈模式呈“假性正常”。如果左心室顺应性进一步减低、左心房压显著增高，则导致二尖瓣口血流频谱呈现“限制性充盈”，表现为E峰高尖、A峰低矮甚至消失，E/A＞2和DT＜160ms，往往是舒张功能严重受损的表现，并提示患者预后不良。

(2) 肺静脉血流频谱(图3－2－23)　包括收缩期S波、舒张期D波和舒张晚期逆向波a。测定参数包括S、D、a波速度和a波持续时间。研究表明，在左心室舒张功能改变时，肺静脉频谱各波速度和持续时间呈现规律性变化，在一定程度上可以反映左心室舒张功能的改变。但由于肺静脉血流频谱同时受到左心房压力和左心房收缩性等诸多因素影响，因此，临床上多同时结合二尖瓣口血流频谱和二尖瓣环运动速度的改变，综合分析左心室舒张功能异常的类型和程度。

(3) 二尖瓣环舒张期运动速度(图 3-3-2)测定　应用组织多普勒成像技术可以测量二尖瓣环的运动速度，为左心室整体舒张功能评价提供有价值的诊断信息。二尖瓣环舒张期频谱呈双峰，e′和 a′。正常情况下，e′大于 a′，e′/a′>1。当舒张功能减低时，e′减低，e′/a′<1。不同于二尖瓣口血流频谱的是，在“假性正常”和限制性充盈时 e′依然是减低的，是反映左心室松弛性的敏感性和特异性指标。

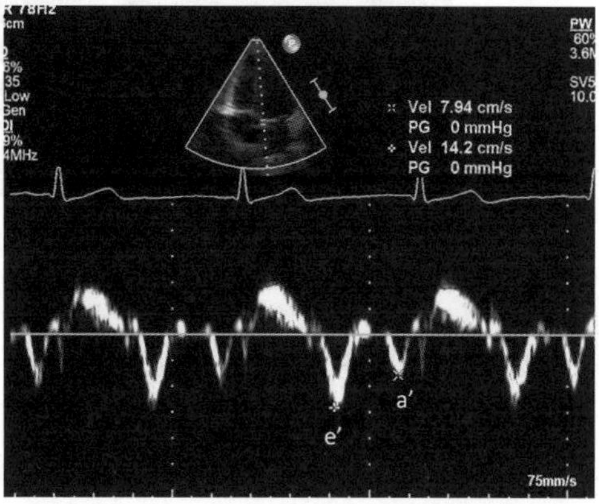

图 3-3-2　二尖瓣环室间隔侧组织多普勒运动速度测量方法

(4) 左心房最大容积指数测量　获取二尖瓣开放前 1～2 帧心尖四腔心和两腔心切面以显示左心房最大长径和横径，应用圆盘法或面积长度法计算左心房容积，以体表面积校正后获得左心房最大容积指数。

(5) 三尖瓣峰值反流速度　在胸骨旁或心尖四腔心切面，应用彩色多普勒血流成像显示三尖瓣收缩期反流束并引导 CW 取样线以获取三尖瓣峰值反流速度。

2. 左心室舒张功能综合评价

(1) 左心室射血分数正常时，舒张功能评价指标　包括：①二尖瓣环 e′减低(室间隔侧 e′<7cm/s、侧壁 e′<10cm/s)；②平均 E/e′>14；③左心房最大容积指数>34ml/m²；④三尖瓣峰值反流速度>2.8m/s。如果其中 3 项或以上指标阳性则提示左心室舒张功能异常；如果 3 项或以上指标阴性，则提示左心室舒张功能正常；当出现 2 项指标阳性时不能得出结论，需要参照其他临床资料判断。

(2) 在左心室射血分数减低的患者和射血分数保留的心肌病变患者，左心室充盈压评估和舒张功能分级标准　①如果 E/A≤0.8 且 E≤50cm/s，提示左心房压正常、Ⅰ级舒张功能异常；②如果 E/A≥2，提示左心房压升高、Ⅲ级舒张功能异常；③如果 E/A ≤0.8、E>50cm/s 或 E/A>0.8～<2.0 时，需要进一步评估如下 3 个指标：平均 E/e′ >14、左心房最大容积指数>34ml/m² 和三尖瓣峰值反流速度>2.8m/s。如果其中 2 或 3 个指标阳性，提示左心房压升高、Ⅱ级舒张功能异常；如果 2 或 3 个指标阴性，提示左心房压正常、Ⅰ级舒张功能异常。

二、右心室功能测定

(一) 右心室收缩功能测定

1. 右心室面积变化分数(RVFAC)(图 3-3-3)

在心尖四腔心切面分别测量舒张末期和收缩末期右心室面积，采用公式 FAC=(舒张末期右心室面积－收缩末期右心室面积)/舒张末期右心室面积×100%求得。研究证明，RVFAC 和磁共振所测右心室射血分数显著相关，同时是心力衰竭、猝死、卒中、心梗或肺栓塞后死亡率的独立预测因子。RVFAC<35%是诊断右心室收缩功能减低的标准。

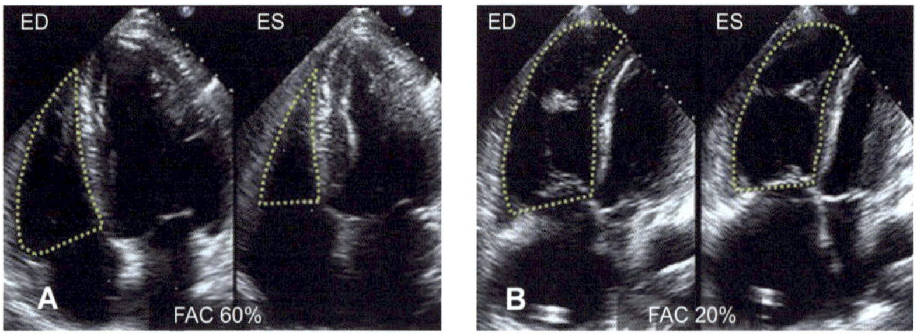

图 3-3-3 心尖四腔心切面右心室面积变化分数的测量方法

A. 正常人，FAC 为 60%；B. 右心室扩大患者，FAC 为 20%

2. 右心室容积测定和右心室射血分数（RVEF）

由于右心室并非规则的几何体，而且流出道和流入道也不在同一平面，尤其在疾病状态下其形态更是可出现多种变化，因此，超声测定右心室容积十分困难。与左心室容积测定类似，右心室容积测定虽然已经提出多种几何体假设，但准确性均不高，因此未能在临床得到广泛应用。实时三维超声心动图不依赖于心室几何形状的假设，测量的右心室容积和磁共振技术所得结果有高度的一致性，有望为临床评价右心室容积提供可靠的检测手段。虽然二维超声在测定右心室容积上误差较大，但计算射血分数时收缩末和舒张末容积的测量误差倾向于相互抵消，故测量右心室射血分数的准确性高于右心室容积。同理，实时三维超声理论上应该是测量右心室射血分数的可靠方法。

3. 三尖瓣环位移测定（TAPSE）（图 3-3-4）

M 型超声测量三尖瓣侧壁瓣环收缩期最大位移可以评价右心室长轴方向上的收缩功能，在不存在节段性室壁运动异常时亦可作为右心室整体收缩功能指标。由于本方法简单、易行，可重复性较好，推荐其作为临床常规评价右心室收缩功能的指标。TAPSE 正常值≥16mm，如果 TAPSE＜16mm 则提示右心室收缩功能减低。

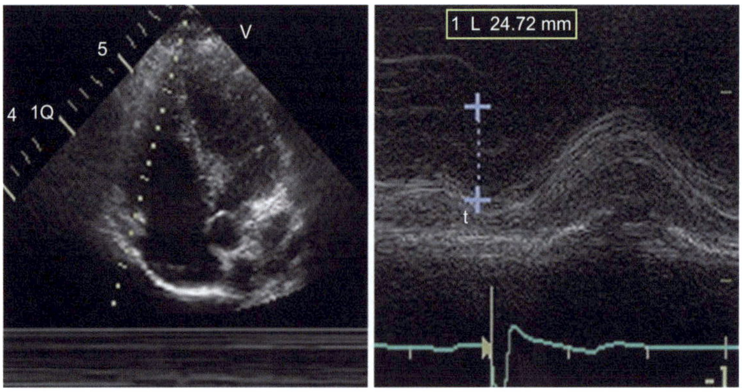

图 3-3-4 M 型超声测量三尖瓣侧壁瓣环收缩期最大位移

4. 三尖瓣环收缩期运动速度

组织多普勒技术测定的三尖瓣侧壁瓣环收缩期最大速度（Sa）是独立评价右心收缩功能的敏感指标，当 Sa 小于 10cm/s 时提示右心室收缩功能减低（图 3-3-5）。

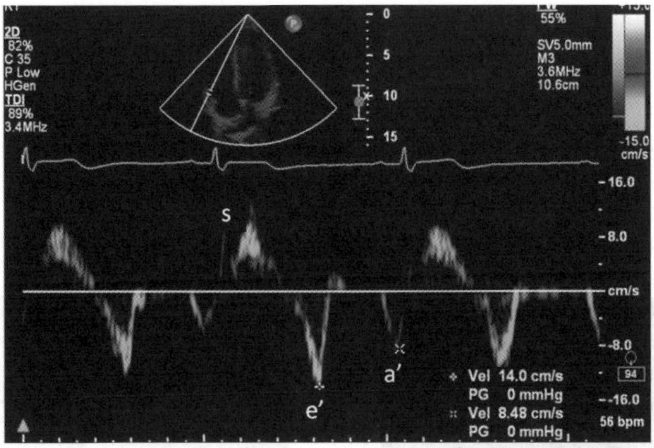

图 3-3-5　三尖瓣环侧壁组织多普勒频谱测量方法

(二) 右心室舒张功能测定

1. 常用参数和测量方法(图 3-2-20，图 3-3-5)

常用参数包括三尖瓣口舒张早期和房缩期血流速度比值(E/A)、E 峰减速时间、三尖瓣口舒张早期 E 峰和三尖瓣环舒张早期运动速度 e′比值(E/e′)、右心房大小。测量这些参数时应注意：①在呼气末采取；②采集连续 5 个心动周期并取其均值；③三尖瓣存在显著反流时不适合。

2. 右心室舒张功能异常的评价标准

①E/A＜0.8 提示右心室松弛异常；②E/A 在 0.8～2.1 之间，且 E/e′＞6 或肝静脉呈现舒张期血流为主时提示假正常化；③E/A＞2.1 且 DT＜120ms 提示限制性充盈障碍。

第四节　后天获得性心脏病

一、心脏瓣膜病

由于后天获得性原因(如炎症、缺血性坏死、创伤、退行性改变等)导致的单个或者多个瓣膜结构、功能的异常称之为后天获得性心脏瓣膜病。在我国，后天获得性心脏瓣膜病仍以风湿性心脏病为主，而在西方发达国家瓣膜退行性病变为主要病因。随着我国老龄化人口的增加，退行性瓣膜病呈逐年增加的趋势。超声心动图可以对心脏瓣膜的结构与功能进行实时、准确地评估，是心脏瓣膜病最重要的临床诊断和评价方法。

(一) 二尖瓣狭窄

正常人二尖瓣质地柔软，舒张期瓣口面积 4～6cm^2。二尖瓣狭窄(MS)的最主要病因是风湿性心脏病，其他少见原因为二尖瓣钙化，导致二尖瓣叶开放受限，舒张期瓣口面积减小，左心房进入左心室血流受阻，左心房压力升高。

【诊断要点】

(1) 二维超声心动图上可见二尖瓣叶增厚，回声增强，前后叶交界粘连，开放受限。胸骨旁左心室长轴可见二尖瓣叶特征性的“屈膝样”改变，胸骨旁左心室短轴切面可见二尖瓣口呈“鱼口样”改变。M 型超声可见二尖瓣叶呈“城垛样”改变(图 3-4-1)。

(2) 二尖瓣狭窄的心脏形态学变化最初是左心房扩大，继而随着病情的加重患者可能会出现右心室扩大。单纯二尖瓣狭窄很少出现左心室扩大的情况。

(3) 多普勒超声　舒张期二尖瓣血流速度增快，跨瓣压差增大。观察是否合并二尖瓣反流及反流的严重程度。根据三尖瓣反流速度估测肺动脉收缩压。

(4) 狭窄程度评估常用方法如下。

①二维超声心动图于胸骨旁左心室短轴切面直接测量瓣口面积(图 3-4-2)。

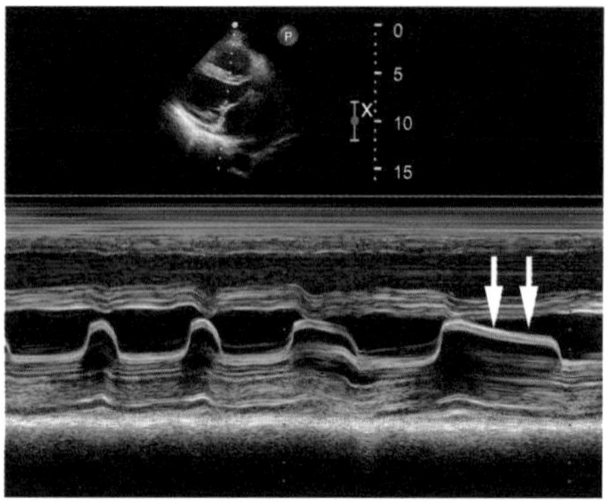

图 3-4-1　M 型超声

房颤心律不齐，二尖瓣前叶呈“城垛样”改变(箭头)

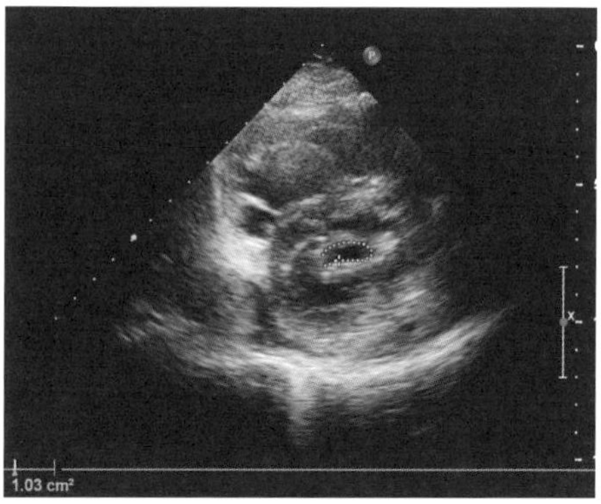

图 3-4-2　左心室短轴切面测量二尖瓣口开放面积约为 1.0cm^2

②压力减半时间法(PHT)：瓣口面积= 220/PHT。

③瓣压差：包括二尖瓣峰值跨瓣压差及平均跨瓣压差。

二尖瓣狭窄程度超声心动图评价见表 3-4-1。

(5) 另外，要多切面仔细观察左心房及左心耳，了解是否合并左心房血栓，尤其对于合并房颤的患者。

表 3-4-1　二尖瓣狭窄程度超声心动图评价

	MVA (cm^2)	PG (mmHg)	MG (mmHg)	PHT (MS)
轻度狭窄	1.5～2.0	＜10	＜5	＜147
中度狭窄	1.0～1.5	10～20	5～10	146～220
重度狭窄	0.5～1.0	＞20	＞10	＞220

MVA：二尖瓣瓣口面积；PG：峰值跨瓣压差；MG：平均跨瓣压差；PHT：压差减半时间。

【鉴别诊断】

1. 二尖瓣狭窄病因鉴别

风湿性二尖瓣狭窄需与退行性及先天性二尖瓣狭窄鉴别，风湿性二尖瓣狭窄主要累及瓣膜交界处，瓣体及瓣环较少累及，而退行性病变主要影响瓣环及瓣体。根据病史及超声表现，一般均能作出鉴别。

2. 二尖瓣狭窄程度的评估

上述评估二尖瓣狭窄程度的方法均为临床常用的方法。二维超声心动图胸骨旁左心室短轴切面直接测量瓣口面积是最常用可靠的方法，但受二维图像质量的影响。PHT 法简单方便，但容易受到容量负荷的影响，所以不适合应用于重度的二尖瓣反流以及主动脉瓣反流的二尖瓣瓣口面积测量。平均跨瓣压差法评估狭窄程度与患者血流动力学状态有关，受测量时患者心率、心输出量以及是否伴有二尖瓣反流的影响。因此对于狭窄程度的评价需综合几种方法并结合临床表现、房室大小及肺动脉压力综合评估。

3. 经胸超声心动图

可以发现左心房内的血栓，但是受声窗限制，左心耳内的血栓的探查需行经食管超声心动图检查以明确诊断。

4. 超声心动图

能够无创地准确测量心脏房室大小、评估二尖瓣狭窄程度，监测有无并发症发生，是本病诊断、制定手术方案和随访的首选方法。

【病例示范报告】

超声检查所见：左心房增大，余房室内径正常范围。室间隔及左心室壁厚度正常，收缩幅度及增厚率正常。左心室射血分数正常。二尖瓣叶增厚，回声增强，尤以瓣尖明显，交界粘连，开放受限，舒张期瓣口面积减小约 $1.0cm^2$，关闭欠佳。瓣下腱索增粗。舒张期二尖瓣血流速度增快，跨瓣压差增大，平均跨瓣压差约 10mmHg，收缩期探及少量反流。余瓣膜形态、结构未见明显异常。收缩期三尖瓣少量反流。估测肺动脉收缩压约 60mmHg。

超声提示：风湿性心脏病，二尖瓣狭窄（中－重度）并反流（轻度），三尖瓣反流（轻度），左心房增大，肺动脉高压。

（二）二尖瓣关闭不全

【诊断要点】

(1) 二尖瓣装置（瓣环、瓣叶、腱索、乳头肌、左心房和左心室）的任一部分发生结构异常或者功能失调均可导致二尖瓣关闭不全（MI），主要原因有风湿性心脏病、二尖瓣脱垂、二尖瓣腱索断裂、乳头肌功能不全以及先天性发育异常等。

(2) 应用二维超声心动图仔细观察二尖瓣结构、形态及启闭运动。二尖瓣关闭不全可以有多种原因，需要根据二尖瓣叶启闭形态并结合病史准确判断。风湿性瓣膜病可显示瓣膜及腱索增厚、钙化、缩短，瓣叶收缩期关闭不佳，关闭线间可见缝隙。因腱索断裂引起的关闭不全可显示二尖瓣叶关闭错位或者脱垂，并可见到甩动的腱索断端。左心室下后壁节段性运动减低常常是引起乳头肌功能不全而导致二尖瓣关闭不全的原因（图 3－4－3）。

(3) 多普勒超声　彩色多普勒显示收缩期自左心室经二尖瓣而进入左心房的反流信号，二尖瓣脱垂多为偏心性反流（图 3－4－4）。

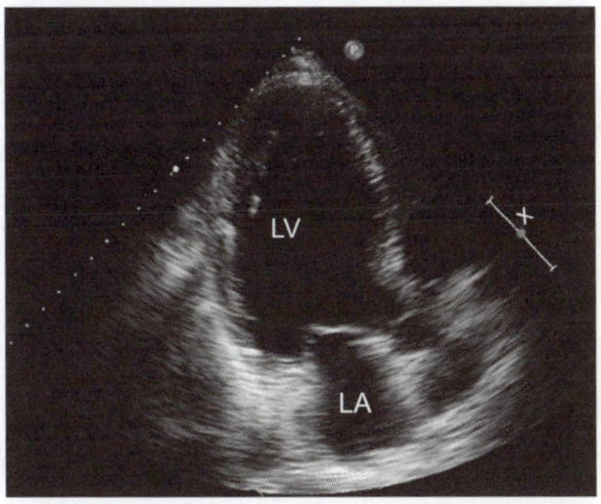

图 3－4－3　心尖三腔心切面显示二尖瓣瓣尖收缩期闭合欠佳

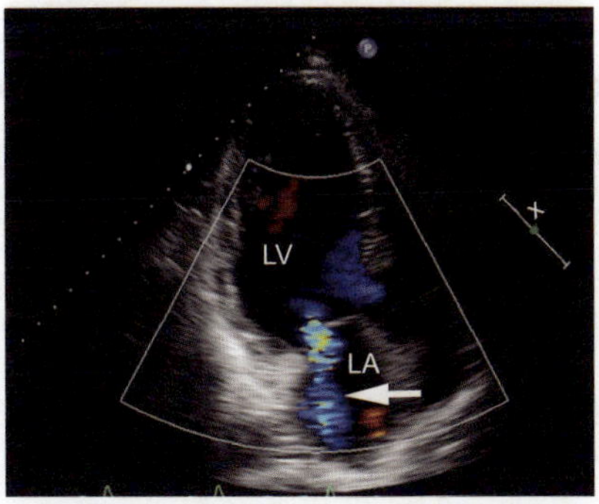

图 3－4－4　心尖三腔心切面彩色多普勒显示二尖瓣中量反流（箭头）

(4) 二尖瓣关闭不全的超声定量评估标准见表 3-4-2。

表 3-4-2　二尖瓣关闭不全的超声定量评估标准

关闭不全程度	轻度	中度	重度
反流束面积	＜$4cm^2$	4～$8cm^2$	＞$8cm^2$
反流束面积/LA 面积	＜20%	20%～40%	＞40%
VCW(cm)	＜0.3	0.3～0.69	≥0.7
LV 和 LA 大小	正常	正常或增大	增大

VCW：彩色多普勒反流缩流径宽度；LV：左心室；LA：左心房。

【鉴别诊断】

(1) 多种原因可以导致二尖瓣关闭不全如风湿性、退行性、缺血性等，仔细的超声心动图检查并结合临床绝大部分可以明确诊断。

(2) 目前没有一种单一方法可以准确评估二尖瓣关闭不全程度，尤其对于偏心性反流程度的准确评估难度更大，需应用多种方法并结合临床进行综合评估。

【病例示范报告】

超声检查所见：左心房、左心室内径增大，右心房室内径正常范围。左心室下厚壁中段－基底段室壁变薄，运动消失，余室壁厚度正常，运动幅度正常。左心室射血分数正常。二尖瓣瓣叶稍增厚，瓣尖闭合不良，收缩期二尖瓣探及中量反流。余瓣膜形态、结构、启闭未见明显异常。

超声提示：节段性室壁运动异常，二尖瓣反流(中度)，左心增大。

(三) 二尖瓣脱垂

【诊断要点】

(1) 常见病因是累及瓣叶及腱索的黏液样变性导致的腱索延长，或者如外力、乳头肌功能不全等导致的腱索断裂(图 3-4-5)。

(2) 二维超声可观察到脱垂的瓣叶增厚、变长，脱垂的瓣叶呈弧形弯曲到达或者超过二尖瓣环。腱索延长或者断裂，合并腱索断裂时瓣叶呈“连枷样”运动。如果反流量较大，左心房、左心室可继发性扩大。

(3) 多普勒超声　收缩期二尖瓣偏心性反流，根据反流方向可帮助判断脱垂的瓣叶，如反流束朝向左心房后侧壁，可能是二尖瓣前叶脱垂(图 3-4-6)，而反流束朝向左心房前壁或者房间隔，则可能是后叶脱垂。反流程度的评估见表 3-4-2。

(4) 二维超声心动图结合 CDFI 多切面探查可以评价瓣叶脱垂的具体部位。参照心脏外科学 Carpentier 命名，自二尖瓣的前外交界起为 1 区，后内交界区为 3 区，中部为 2 区，前叶为 A，后叶为 P。例如：前叶前外交界脱垂为 A1 区脱垂，后叶中部脱垂为 P2 区脱垂等。

(5) 随着三维超声心动图技术的发展，经食管三维超声心动图可以直观观察二尖瓣结构，目前已成为评价二尖瓣脱垂的重要方法。

【鉴别诊断】

(1) 根据瓣膜的结构、形态并结合临床明确二尖瓣脱垂的病因。

(2) 二尖瓣环并不是一个平面上的圆环状结构，而是呈马鞍形，而心尖四腔心切面的瓣环位置较低，在此切面作诊断可能会在正常人的心脏也能观察到二尖瓣叶越过二尖瓣环的影像，因此首选的诊断切面应该是胸骨旁左心室长轴切面。

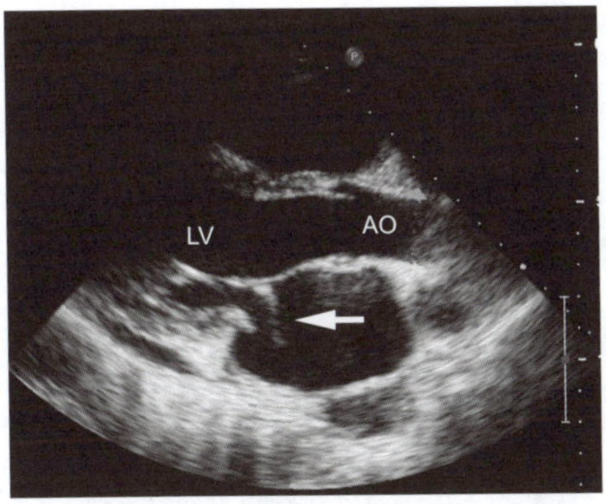

LV. 左心室；AO. 主动脉。

图 3-4-5 胸骨旁左心室长轴切面，二尖瓣主要腱索断裂并甩入左心房（箭头）

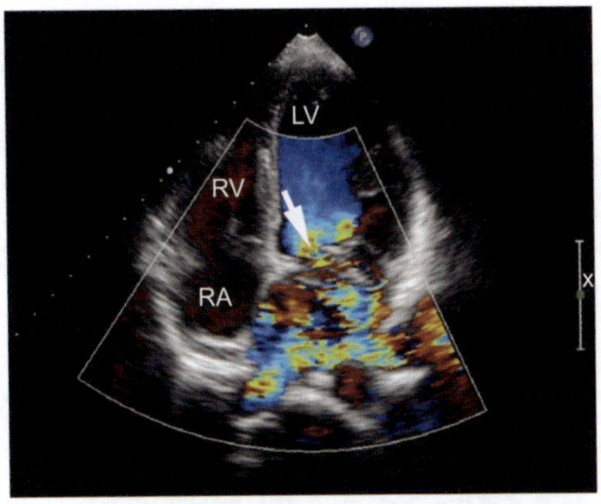

LV. 左心室；RV. 右心室；RA. 右心房。

图 3-4-6 心尖四腔心切面，彩色多普勒显示二尖瓣大量偏心性反流（箭头）

(3) 二尖瓣脱垂绝大多数都是偏心性反流，所以常常容易低估反流量的大小，需多切面综合评估。

【病例示范报告】

超声检查所见：左心房、左心室扩大，右心房、室内径正常。室壁厚度正常，运动幅度正常。左心室射血分数正常。二尖瓣前叶稍厚，部分瓣叶（A2、A3 区）收缩期脱向左心房，可见腱索断端甩入左心房。收缩期探及二尖瓣大量偏心性反流，余瓣膜形态、结构、启闭未见明显异常。

超声提示：二尖瓣前叶脱垂并腱索断裂，二尖瓣关闭不全（重度），左心增大。

(四) 主动脉瓣狭窄

我国成年人的主动脉瓣狭窄以风湿性瓣膜病为主，国外发达国家则主要以老年性退行性变更为常见，少部分为先天性主动脉二瓣化畸形。主动脉瓣口狭窄时左心室排血受阻，瓣口两端的压力阶差升高，左心室收缩压代偿性升高。

【诊断要点】

1. 二维超声心动图

可见主动脉瓣瓣叶或者瓣缘增厚，回声增强，开放受限。对于主动脉瓣二瓣化畸形的患者，胸骨旁大动脉短轴切面可以明确主动脉瓣叶的数目以及回声、启闭情况等。左心室室壁可出现增厚。

2. 多普勒超声

主动脉瓣口血流速度增快，应用连续多普勒测量瓣口血流速度，并测量峰值跨瓣压差和平均跨瓣压差（图 3-4-7，图 3-4-8）。可用连续方程法计算瓣口面积：主动脉瓣瓣口面积（AVA）=左心室流出道面积×左心室流出道血流速度/主动脉瓣血流速度。

3. 主动脉瓣狭窄诊断及狭窄程度评估

主动脉瓣狭窄程度评估见表 3-4-3。

表 3-4-3 主动脉瓣狭窄程度评估

狭窄程度	轻度	中度	重度
峰值血流速度（m/s）	2.5～3.0	3.0～4.0	＞4.0
平均跨瓣压差（mmHg）	＜20	20～40	＞40
瓣口面积（cm^2）	＞1.5	1.0～1.5	＜1.0

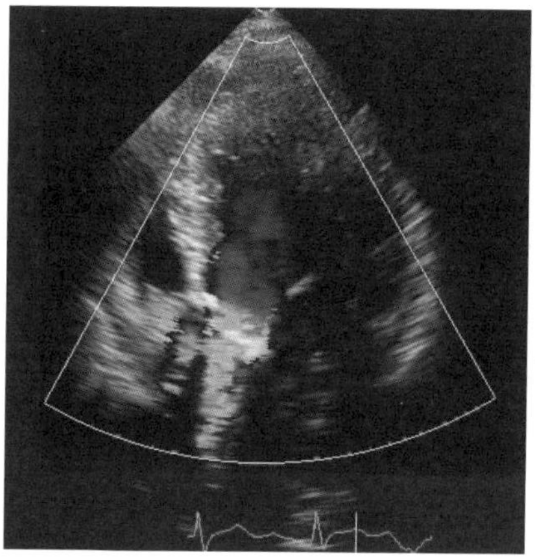

图 3－4－7　心尖五腔心切面，主动脉瓣明显增厚，收缩期血流速度增快

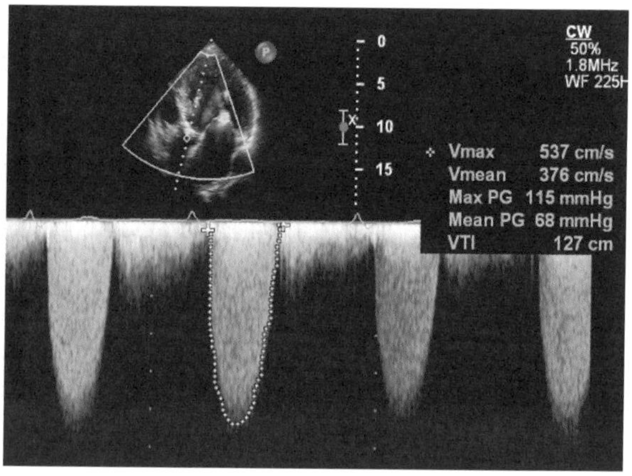

图 3－4－8　主动脉瓣收缩期血流速度明显增快，跨瓣压差明显增高

【鉴别诊断】

(1) 二维超声心动图直接测量主动脉瓣口面积较为困难，多应用主动脉瓣平均跨瓣压差和连续方程来评估主动脉瓣狭窄的严重程度。

(2) 注意与主动脉瓣上狭窄及瓣下狭窄相鉴别。

【病例示范报告】

超声检查所见：左心房增大，余房室腔内径正常，室间隔及左心室壁增厚，运动幅度尚可。左心室射血分数正常。主动脉瓣为三叶，瓣环钙化，瓣叶明显增厚粘连，开放受限，关闭欠佳，收缩期主动脉瓣前向血流加快，平均跨瓣压差约 68mmHg，舒张期主动脉瓣少量反流；二尖瓣瓣环及瓣叶散在钙化，收缩期少量反流；余瓣膜形态启闭未见明显异常。心包腔内未见异常。

超声提示：主动脉瓣退行性病变，主动脉瓣狭窄(重度)并反流(轻度)，二尖瓣反流(轻度)，左心房扩大。

(五) 主动脉瓣关闭不全

【诊断要点】

(1) 二维超声心动图可见主动脉瓣瓣膜增厚，回声增强(图 3－4－9)，有时可见瓣膜脱垂。如果反流量较大，左心房、左心室可能扩大。

(2) 多普勒超声　可探及舒张期自主动脉瓣口向左心室流出道延伸的反流信号(图 3－4－10)。根据反流缩流径的宽度(VCW)、反流束面积、反流束宽度/左心室流出道宽度、反流频谱 PHT 可以半定量评估主动脉瓣反流程度(表 3－4－4)。

表 3－4－4　主动脉瓣反流程度评估

程度	轻度	中度	重度
缩流颈宽度(cm)	＜0.3	0.3～0.6	＞0.6
反流束宽度/左心室流出道宽度	＜0.25	0.26～0.65	＞0.65
反流束面积(cm^2)	＜0.1	0.1～0.3	＞0.3
主动脉反流频谱 PHT(ms)	＞500	200～500	＜200
左心室大小	正常	正常或扩大	扩大

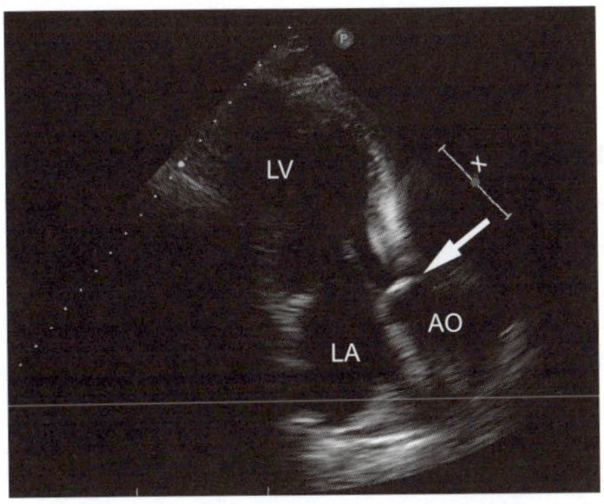

图 3-4-9　心尖三腔心切面，舒张期主动脉瓣关闭，瓣叶回声增强(箭头)

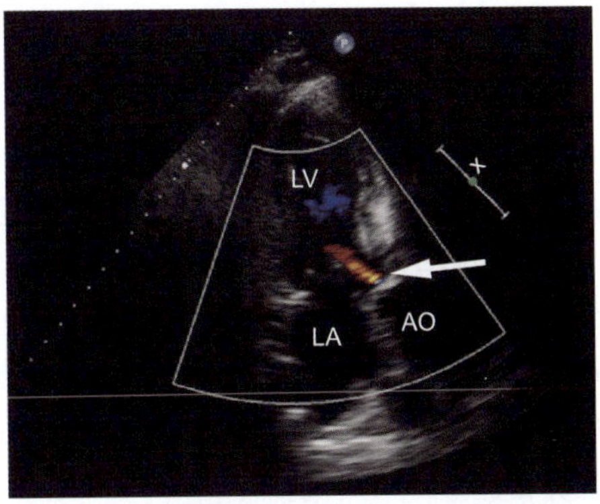

图 3-4-10　心尖三腔心切面，舒张期主动脉瓣少量反流(箭头)

【注意事项】

(1) 根据患者临床、瓣膜结构及启闭状态明确主动脉瓣反流的病因。

(2) 应多切面、多角度并结合左心室大小及临床表现综合评估主动脉瓣反流程度。

【病例示范报告】

超声检查所见：各房室内径正常范围。室间隔及左心室壁厚度正常，运动协调，收缩幅度正常。左心室射血分数正常。主动脉瓣为三叶，瓣叶增厚，开放尚可，关闭欠佳，舒张期探及少量反流。余瓣膜结构、启闭未见明显改变。心包腔内未见异常。

超声提示：主动脉瓣反流(轻度)。

(六) 主动脉瓣脱垂

主动脉瓣一个或多个瓣叶舒张期关闭时脱入左心室流出道致瓣叶关闭不良称为主动脉瓣脱垂，其中右冠瓣最易受累，其次为无冠瓣，左冠瓣较少受累。

【诊断要点】

(1) 二维超声心动图　主动脉瓣一般轻度增厚，舒张期瓣叶脱入左心室流出道致主动脉瓣闭合不良(图 3-4-11)。如果反流量较大，左心室扩大。

(2) 多普勒超声　主动脉瓣口偏心性反流(图 3-4-12)，根据反流的方位可以帮助推测主动脉瓣脱垂的瓣叶，如：反流束朝向二尖瓣前叶，则很可能是主动脉瓣右冠瓣脱垂，大动脉短轴看到主动脉瓣反流朝向室间隔侧，则可能是主动脉瓣左冠瓣脱垂，而无冠瓣脱垂的反流束往往朝向左心室前壁的方位。

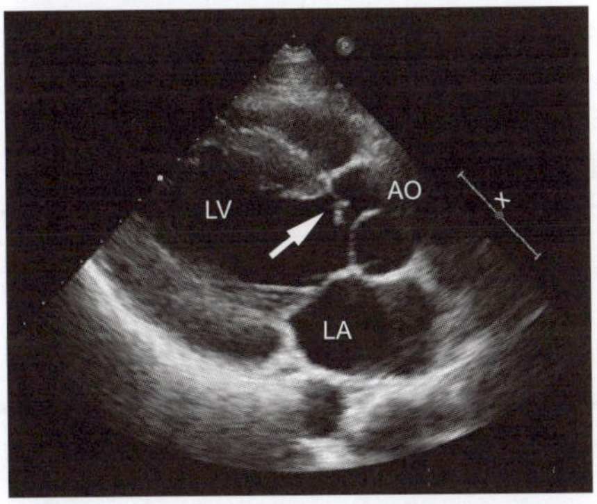

图 3-4-11　心尖三腔心切面可见主动脉瓣回声轻度增强，右冠瓣闭合点错位，脱垂(箭头)

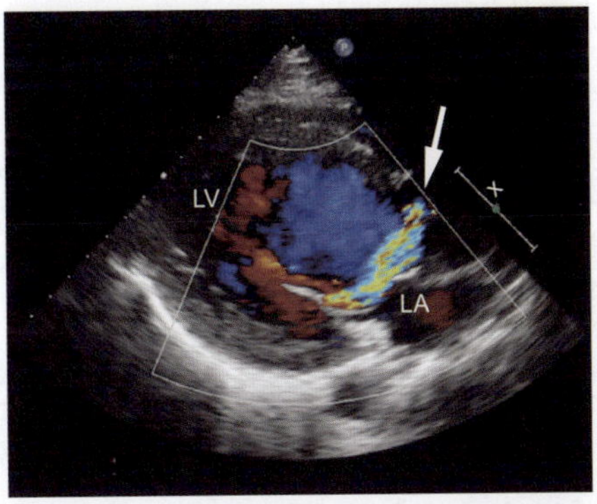

图 3-4-12　显示主动脉瓣偏心性反流，反流束沿二尖瓣前叶方向，并冲击二尖瓣前叶(箭头)

(3) 主动脉瓣反流程度评估见表 3-4-4。

【注意事项】

主动脉瓣脱垂导致的反流多为偏心性，准确评估反流程度较为困难，应多切面、多种方法并结合临床进行综合评估，避免低估反流的严重程度。

【病例示范报告】

超声检查所见：左心房、室扩大，右心房、室内径正常范围，室间隔及室壁厚度正常，运动幅度正常。左心室射血分数正常。主动脉瓣为三叶，右冠瓣稍厚，舒张期脱向左心室流出道，致瓣闭合不良，舒张期主动脉瓣中量偏心性反流。余瓣膜形态、结构、启闭未见明显异常。

超声提示：主动脉瓣右冠瓣脱垂，主动脉瓣反流(中度)，左心增大。

(七) 三尖瓣狭窄

三尖瓣狭窄主要由于风湿性瓣膜病引起，多伴有二尖瓣或主动脉瓣病变，三尖瓣狭窄极少单独发生。

【诊断要点】

(1) 二维超声心动图　三尖瓣增厚，开放受限，多合并闭合不良，右心房可增大。严重的三尖瓣狭窄可导致继发的腔静脉扩张、体循环淤血等表现。

(2) 多普勒超声　舒张期三尖瓣口血流速度加速，平均跨瓣压差大于 2mmHg 即可诊断三尖瓣狭窄。

【注意事项】

(1) 后天获得性三尖瓣狭窄很少单独发生，由于右心压力较低。瓣口加快的血流速度往往不超过 1.5m/s，应仔细评价，避免被忽略。

(2) 目前未有公认统一的评估狭窄程度的方法。

(八) 三尖瓣关闭不全

后天获得性三尖瓣关闭不全常见病因为风湿性瓣膜病、三尖瓣腱索断裂等。三尖瓣关闭不全既可以是独立病变，也可以是继发于其他病变的改变。

【诊断要点】

(1) 二维超声心动图　风湿性瓣膜病引起的三尖瓣关闭不全，瓣叶增厚，钙化，闭合不良；腱索断裂或者瓣叶脱垂引起的关闭不全可以看到瓣叶关闭错位。右心房室扩大。

(2) 多普勒超声　显示收缩期源自三尖瓣口的反流信号(图 3-4-13)。反流程度越重，反流束的面积就越大。

(3) 超声评估三尖瓣反流程度见表 3-4-5。

表 3-4-5　三尖瓣反流程度的超声评估

程度	轻度	中度	重度
反流束面积 (cm^2)	＜5	5～10	＞10
VCW (cm)	＜0.3	0.3～0.69	≥0.7
反流束面积/RA 面积	＜20%	20%～40%	＞40%

VCW：彩色多普勒反流缩流径宽度；RA：右心房。

【注意事项】

(1) 仔细观察三尖瓣结构并结合临床病史以明确三尖瓣反流的病因。

(2) 在没有右心室流出道梗阻的情况下，可以根据三尖瓣反流的压差测算肺动脉收缩压，$PASP=4V_{max}^{2}+RAP$（PASP：肺动脉收缩压；V_{max}：三尖瓣最大反流速度；RAP：右心房压）。RAP 可以依据下腔静脉宽度及塌陷率综合估测（图 3-4-14）。

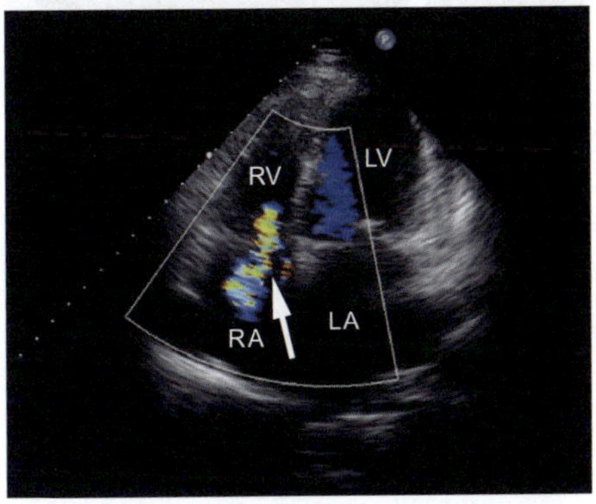

图 3-4-13　心尖四腔心切面显示三尖瓣反流（箭头）

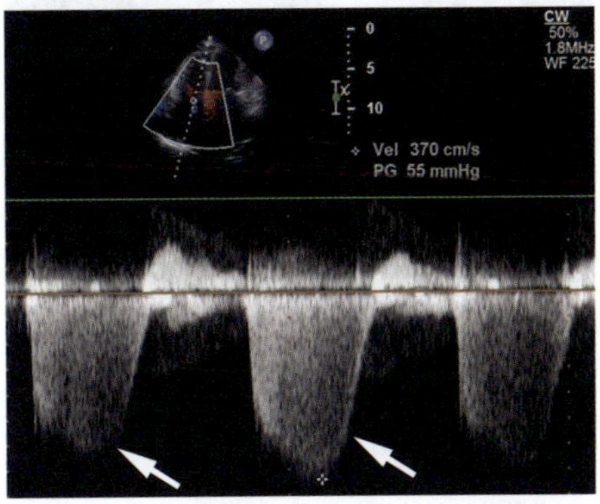

图 3-4-14　连续多普勒测量三尖瓣反流速度及压差（箭头）

【病例示范报告】

超声检查所见：左心房扩大，右心房轻度扩大，心室内径正常范围。室间隔及左心室壁厚度正常，运动幅度正常。左心室射血分数正常。二尖瓣增厚，回声增强，交界粘连，开放受限，舒张期最大开口面积约 $1.2cm^2$，舒张期二尖瓣血流增快，平均跨瓣压差约为 7mmHg。三尖瓣开放尚可，闭合不良，舒张期三尖瓣轻中度反流。余各瓣膜结构、功能未见明显异常。TI 法估测肺动脉收缩压约为 60mmHg。

超声提示：风湿性心脏病，二尖瓣狭窄（中度），三尖瓣反流（轻-中度），左心房扩大，肺动脉高压。

（九）肺动脉瓣关闭不全

后天获得性肺动脉瓣关闭不全极少单独发生，多继发于心脏其他疾患。

【诊断要点】

(1) 二维超声心动图　肺动脉可以增厚，闭合不良，肺动脉有时增宽。如果中度以上反流，右心室增大。

(2) 多普勒超声　舒张期探及源自肺动脉瓣的反流信号（图 3-4-15）。

(3) 对于反流量的评估目前没有统一的标准，可以参考主动脉瓣反流的评估方法。

【注意事项】

(1) 肺动脉瓣常发现有微少量反流，对血流动力学无影响。

(2) 根据肺动脉瓣反流频谱估测肺动脉平均压（图 3-4-16）。

【病例示范报告】

超声检查所见：右心室饱满，左心房、室内径正常范围。室间隔及左心室壁厚度正常，运动幅度正常。左心室射血分数正常。肺动脉瓣增厚，开放可，关闭欠佳，收缩期肺动脉瓣中量反流。余瓣膜结构、启闭未见明显异常。

超声提示：肺动脉瓣关闭不全（中度）。

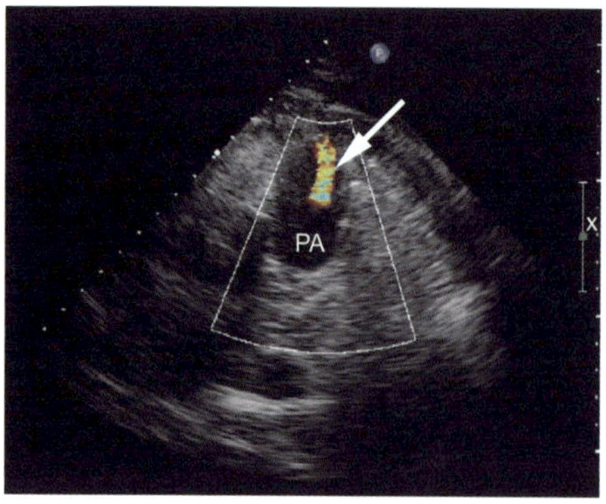

图 3－4－15　胸骨旁肺动脉长轴切面显示少量肺动脉瓣反流（箭头）

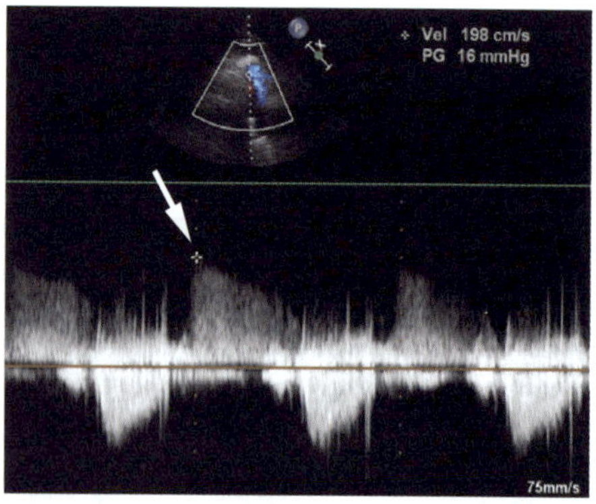

图 3－4－16　肺动脉瓣反流频谱，应用舒张早期压差估测肺动脉平均压（箭头）

（十）感染性心内膜炎

感染性心内膜炎（IE）是指由细菌等微生物感染心内膜（心脏瓣膜、心房、心室内膜等）所致的一类疾病，具有较高的病死率。根据改良的 Duck 标准，血培养和超声心动图检查是诊断 IE 的主要诊断指标。

【诊断要点】

（1）IE 大多发生在原有心脏瓣膜病、先天性心脏病和心脏手术后。临床表现有发热、心脏杂音等。

（2）超声心动图是发现赘生物的首选方法，应综合应用经胸超声心动图（TTE）和经食管超声心动图（TEE）多角度仔细观察，描述赘生物的大小、形状、质地、活动度以及与周围毗邻结构的关系（图 3－4－17）。

（3）多普勒超声　显示瓣膜异常反流等异常血流动力学改变（图 3－4－18）。

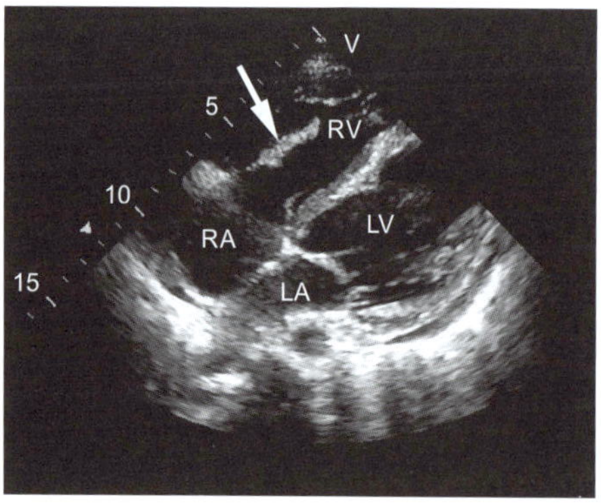

图 3－4－17　胸骨旁四腔心切面可见三尖瓣前叶瓣尖粗大条索样赘生物附着（箭头）

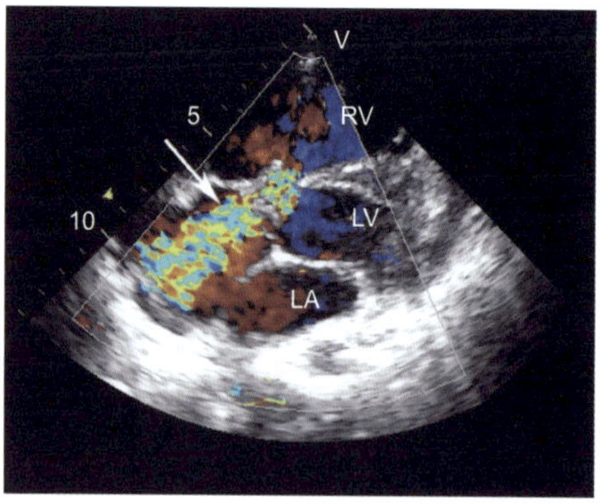

图 3－4－18　胸骨旁四腔心切面可见赘生物导致的三尖瓣大量反流（箭头）

（4）仔细观察是否存在可能带来更加严重后果的并发症，如瓣膜穿孔、组织脓肿、房室间瘘道、假性瓣膜瘤等多种表现。

【注意事项】

（1）结合病史及实验室检查才能提高感染性心内膜炎的诊断准确性。

（2）TEE 检测赘生物的敏感性高于 TTE，TTE 只能检测出＞3mm 的赘生物，而 TEE 可以检测出小至 1mm 左右的赘生物。因此对于可疑患者，TTE 检查阴性不能排除 IE，需进一步行 TEE 检查明确；TTE 和 TEE 均为阴性的患者也不能完全除外 IE，必要时 7～10 天需复查 TEE。

(3) 赘生物、脓肿、瓣膜穿孔为 IE 较为特异的超声表现，是确诊 IE 的重要诊断依据。

(4) 老年人退行性瓣膜病或风湿性瓣膜病患者的钙化性病变多为无活动性的强回声，结合超声影像特点和病史可以与赘生物鉴别。

【病例示范报告】

超声检查所见：右心增大，左心房、室内径正常。室间隔及左心室壁厚度正常，运动幅度正常。射血分数正常。三尖瓣前叶瓣尖可见一中等强度条索样回声附着，长度约 16mm，质地柔软，随瓣叶启闭活动而甩动，三尖瓣闭合不良，舒张期三尖瓣大量反流。余瓣膜形态、结构、启闭正常。

超声提示：三尖瓣赘生物形成，三尖瓣闭合不全(重度)，右心增大。

(十一) 心脏人工瓣膜

外科人工瓣膜置换术是严重心脏瓣膜病有效的治疗方法。人工瓣膜根据使用的材料分为机械瓣和生物瓣。机械瓣的优点是经久耐用，缺点是需要终身抗凝，目前最常用的机械瓣是双叶式机械瓣；生物瓣的优点是具有良好的血流动力学性能，一般不用终身抗凝，血栓栓塞率低，生活质量高于机械瓣，缺点是耐久性差，较容易损毁，二次手术率较高。

1. 机械瓣

【诊断要点】

(1) 正常的机械瓣由瓣叶和瓣架组成。超声心动图多切面探查观察人工瓣瓣叶结构、启闭等，其后方有明显金属回声影。多普勒超声可以评价机械瓣的血流动力学状态以及有无瓣周漏，测量机械瓣血流速度及跨瓣压差等。

(2) 正常的机械瓣有少量中心性反流，属于正常范围，特点是反流束根部位于瓣环内，反流束多朝向中央。瓣周漏是机械瓣最常见的并发症之一。瓣周漏反流的特点是反流束根部位于人工瓣瓣环外。由于机械瓣金属声影干扰，需要多切面进行仔细探查。对于可疑瓣周漏而 TTE 超声不能确诊的患者，应行 TEE 检查(图 3-4-19，图 3-4-20)。

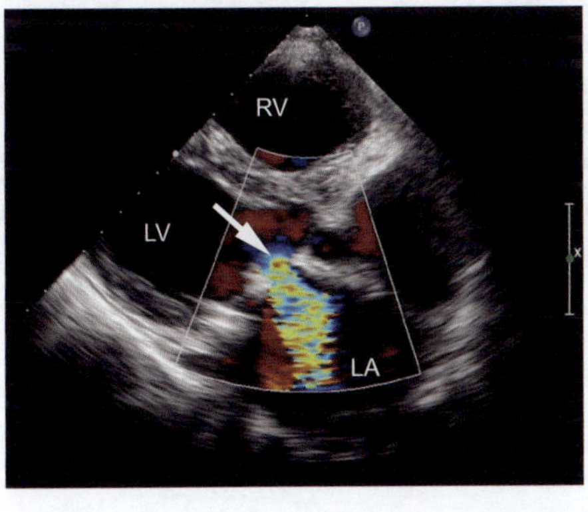

图 3-4-19　胸骨旁四腔心切面可见位于二尖瓣环前部的瓣周漏(箭头)

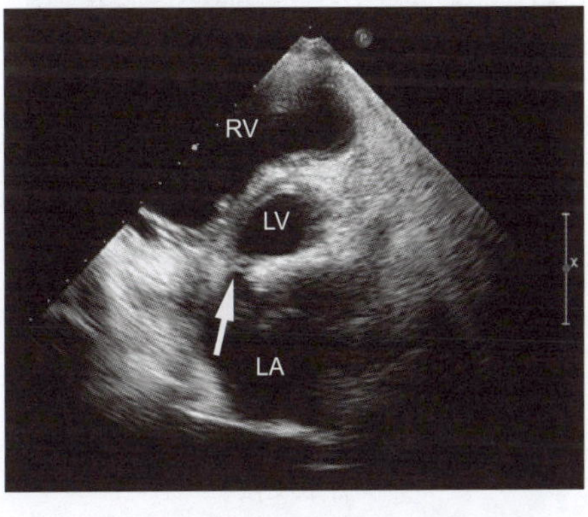

图 3-4-20　胸骨旁短轴切面观察到瓣周漏位于前内象限(箭头)

(3) 应用多普勒超声对机械瓣口的血流进行评估来确定有无机械瓣狭窄。二尖瓣位机械瓣血流速度超过 2.5m/s，主动脉瓣位机械瓣血流速度超过 3.5m/s 时应考虑机械瓣是否存在狭窄。

(4) 机械瓣容易形成血栓，换瓣术后第一年内血栓的发生率最高。瓣环或瓣叶异常团块样回声，形态不规则，多为中等或者中等偏强回声。血栓可导致卡瓣，瓣叶关闭不全等机械瓣功能障碍。

【注意事项】

(1) 机械瓣本身的强回声声影有时会影响对机械瓣的探查，需要多切面、多角度探查。TEE 可以有助于机械瓣的评价。

(2) 瓣周漏反流的定量评估参照自然瓣膜反流评估的方法。

【病例示范报告】

超声检查所见：左心房室内径增大，右心房饱满，右心室内径正常。室间隔及左心室壁厚度正常，收缩幅度正常。二尖瓣位机械瓣瓣环前内侧探及瓣环与瓣周组织回声分离，宽约 7mm，瓣叶回声、启闭尚可，舒张期机械瓣血流速度正常，收缩期左心房内探及源于机械瓣瓣周的大量反流。余瓣膜未见明显异常。心包腔未见异常。

超声提示：二尖瓣位机械瓣置换术后，机械瓣瓣周漏合并瓣周反流(重度)，左心增大。

2. 生物瓣

【诊断要点】

(1) 生物瓣分为异种瓣和同种瓣，前者主要是牛心包瓣；后者则包括同种主动脉瓣、同种肺动脉瓣。

(2) 生物瓣瓣环回声偏强，瓣叶回声及启闭运动与自然瓣类似。

(3) 多普勒超声　评价生物瓣血流动力学状态以及有无瓣周漏。瓣周漏的发生率小于机械瓣。多普勒可测量生物瓣血流速度及跨瓣压差等。

(4) 生物瓣可能发生瓣叶钙化、狭窄、关闭不全等并发症(图 3-4-21，图 3-4-22)。

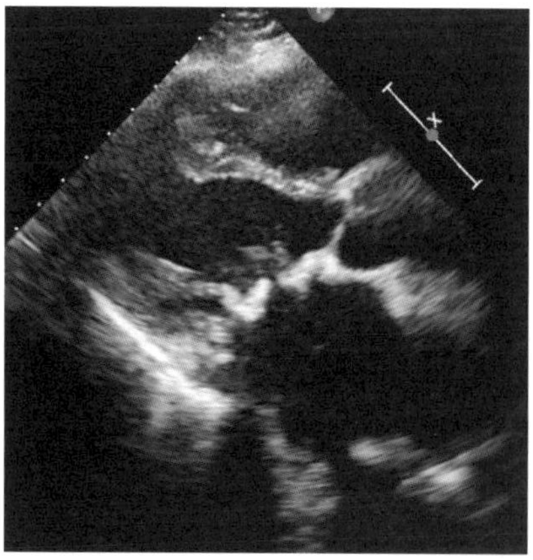

图 3-4-21　二尖瓣位生物瓣，瓣叶增厚，开放受限

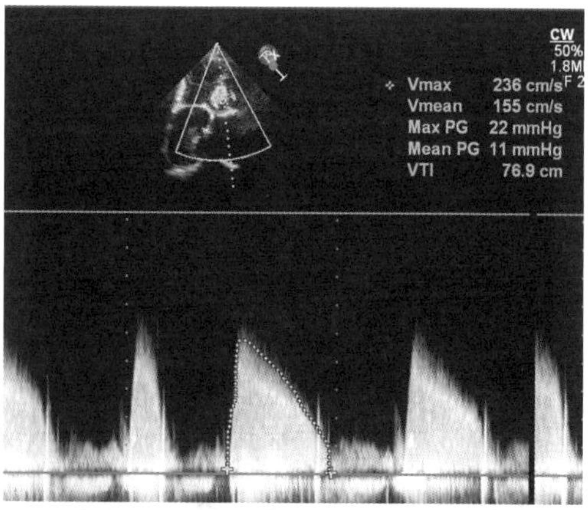

图 3-4-22　二尖瓣位生物瓣舒张期血流速度增快，跨瓣压差增高

【注意事项】

由于减少了金属声影对于观察瓣膜结构的影响，评估生物瓣功能较评估机械瓣相对容易。但是对于钙化严重的生物瓣，仍然需要 TEE 来明确瓣膜功能。

二、冠状动脉粥样硬化性心脏病

(一) 慢性缺血性心脏病

对于慢性缺血性心脏病，超声心动图可用于以下情况。

(1) 有症状的患者心肌缺血的诊断。

(2) 静息状态下整体心功能的评估。

(3) 再血管化前存活心肌的评估。

(4) 再血管化后伴典型症状患者的再狭窄的评价。

【诊断要点】

(1) 慢性缺血性心脏病多见于中老年人，常合并高血压、高脂血症和糖尿病。

(2) 临床通常有胸闷、气短，严重者可出现胸痛或运动耐力下降。

(3) 超声心动图显示节段性室壁运动异常。

(4) 合并心力衰竭者，心脏扩大，以左心室扩大为主，可以合并瓣膜反流。

(5) 陈旧性心肌梗死者，病变部位室壁变薄、回声增强、运动消失。

【注意事项】

(1) 节段性室壁运动异常不是心肌缺血的特异性表现，其他情况也可以出现室壁运动异常，如心包心肌炎、完全性左束支传导阻滞、心脏手术心包粘连、右心室起搏等。

(2) 合并心力衰竭或存在节段性室壁运动异常时，测量左心室射血分数一定要采用单平面或双平面 Simpson 法。

(3) 慢性心肌缺血时，即使存在多支病变的患者，静息状态下超声心动图可以显示心脏结构和心内血流完全正常。

(4) 详细描述心肌缺血的部位，如前壁、下后壁、侧壁等、心肌缺血的范围，如前壁和前间隔中段以下心肌和节段性室壁运动异常的程度，如心肌运动幅度减低、无运动或矛盾运动，有利于慢性缺血性心脏病的诊断和鉴别诊断。

【病例示范报告】

超声检查所见：主动脉和肺动脉内径正常；各房室内径无增大；室壁厚度正常，后间隔和前侧壁中段以下心肌运动减低，余室壁运动幅度正常(图 3-4-23)。LVEF：65%，各瓣膜无增厚，开启和关闭正常，对合良好；房间隔室间隔连续完整；心包腔内未见无回声区。

超声提示：节段性室壁运动异常(后间隔、侧壁)，考虑为冠状动脉粥样硬化性心脏病所致；二尖瓣关闭不全(轻度)，左心室收缩功能正常。

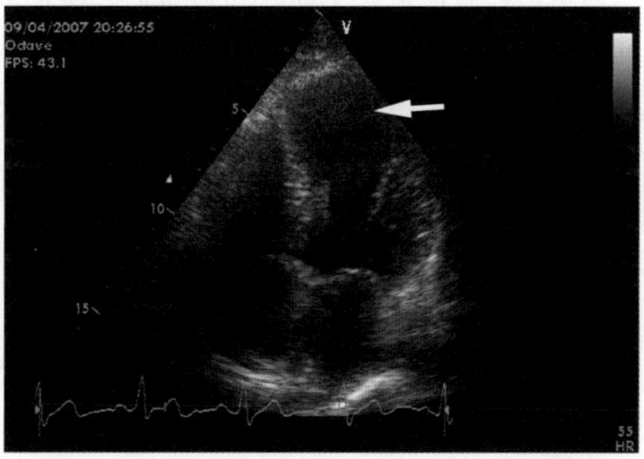

图 3-4-23 后间隔和前侧壁中段以下心肌运动减低，室壁变薄(箭头)

CDFI：房室水平未见明确左向右分流信号；二尖瓣关闭不全(轻度)

(二) 无并发症急性冠脉综合征

急性冠脉综合征包括不稳定型心绞痛、急性非 ST 段抬高型心肌梗死和 ST 段抬高型心肌梗死。如果不合并心力衰竭和其他机械并发症，其病理和病理生理过程虽然有区别，但心脏的形态、结构和功能状态却是大同小异。

超声心动图的适应证如下。

(1) 怀疑急性缺血或用标准方法没有证实的梗死。

(2) 左心室功能的评估。

(3) 缺血的定位和严重程度的评估。

(4) 进行危险分层和预后的超声心动图评价。

①梗死范围大小和受累心肌的确定。

②住院患者心功能的评估。

③心电图提示缺血，住院或出院后早期的评估。

④评估存活心肌，确定再血管化的效果。

⑤再血管化后心室功能的重新评估。

【诊断要点】

(1) 患者通常有急性持续性胸痛，少则 3～5min，多则 30min。常有高血压、高脂血症和糖尿病等病史，含服硝酸脂类药物可逐步缓解。

(2) 临床生化检查提示血清心肌损伤标记物升高。

(3) 心电图动态观察可见心肌损伤的演变过程。

(4) 超声心动图显示节段性室壁运动减低、消失或矛盾运动。

【注意事项】

(1) 需要明确诊断心肌缺血的部位，如前壁、下后壁、侧壁等。

(2) 详细描述心肌缺血的范围，如前壁和前间隔中段以下心肌。

(3) 测量左心室射血分数时一定要采用单平面或双平面 Simpson 法。

(4) 详细描述节段性室壁运动异常程度，如心肌运动减低、无运动或矛盾运动。

(5) 合并右心室梗死一定要测量右心室大小，评价右心室功能。

【病例示范报告】

超声检查所见：主动脉和肺动脉内径正常；右心室扩大，余房室内径无增大；室壁厚度正常，左心室下后壁心肌运动消失，右心室游离壁和下壁心肌运动减低，余室壁运动幅度正常；三尖瓣环运动幅度＜16mm，LVEF：55%；各瓣膜无增厚，开启和关闭正常，对合良好；房间隔室间隔连续完整；心包腔内未见无回声区。CDFI：房室水平未见明确左向右分流信号；三尖瓣关闭不全(轻度)。

超声提示：节段性室壁运动异常(左心室下后壁及右心室)，结合临床考虑为左心室下后壁与右心室梗死；三尖瓣关闭不全(轻度)，左心室收缩功能正常，右心室收缩功能减低。

(三) 急性心肌梗死合并乳头肌功能不全

【诊断要点】

(1) 有明确的急性 ST 段抬高心肌梗死的病史。

(2) 突然出现的心脏杂音，或原有心脏杂音突然加重。

(3) 二维超声心动图显示节段性室壁运动减低、消失或矛盾运动。

(4) 二维超声心动图显示收缩期二尖瓣前叶和(或)后叶对合不良，或瓣体脱入左心房(图 3-4-24)。

(5) 二尖瓣前叶脱垂，M 型超声心动图显示前叶呈“吊床样”改变。

(6) CDFI　收缩期二尖瓣口左心房内可见不同程度的反流信号。

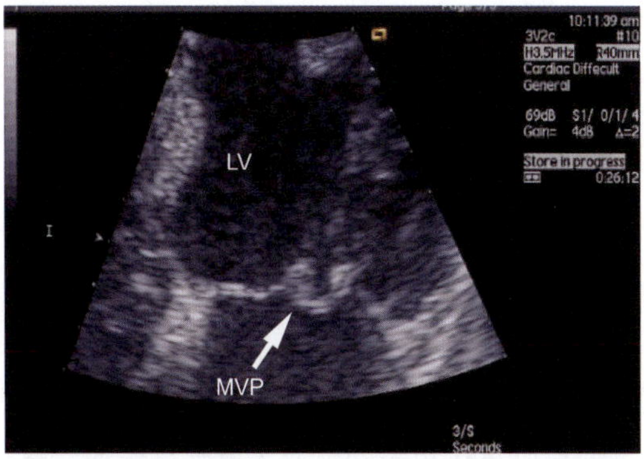

图 3-4-24　收缩期二尖瓣后叶瓣体脱向左心房面，箭头所示为脱垂的二尖瓣后叶

【注意事项】

(1) 乳头肌功能不全轻则出现收缩期二尖瓣前后叶对合不良，重则表现为前叶、后叶或双叶脱垂。需要通过多切面观察二尖瓣结构。

(2) 临床行二尖瓣修补手术，需要超声心动图明确脱垂的部位和范围，如 P1 区/A1 区等。

(3) 临床决策需要行人工瓣膜置换术，需要超声心动图提供瓣环的大小。

(4) 由于乳头肌功能不全通常为偏心反流，CDFI 显示反流程度需要进行多切面扫查以显示最大反流束。

(5) 其他同无并发症急性心肌梗死。

【病例示范报告】

超声检查所见：主动脉和肺动脉内径正常；左心房、左心室扩大，右心房、右心室内径无增大；室壁厚度正常，左心室下后壁心肌运动消失，余室壁运动幅度正常；LVEF：45%；二尖瓣后叶瓣体(P2 区)收缩期轻度脱向左心房，范围约 6mm，余瓣膜无增厚，开启和关闭正常，对合良好；房间隔室间隔连续完整；心包腔内未见无回声区。CDFI：房室水平未见明确左向右分流信号；二尖瓣关闭不全(中度-重度)；三尖瓣关闭不全(中度)，估测肺动脉收缩压约 50mmHg。

超声提示：节段性室壁运动异常(左心室下后壁)，二尖瓣后叶脱垂(P2)，二尖瓣关闭不全(中度-重度)，三尖瓣关闭不全(中度)，肺动脉收缩压增高(轻度)，左心室收缩功能减低。

(四) 急性心肌梗死合并腱索或乳头肌断裂

【诊断要点】

(1) 有明确的急性 ST 段抬高心肌梗死的病史。

(2) 突然出现的心脏杂音，或原有心脏杂音突然加重。

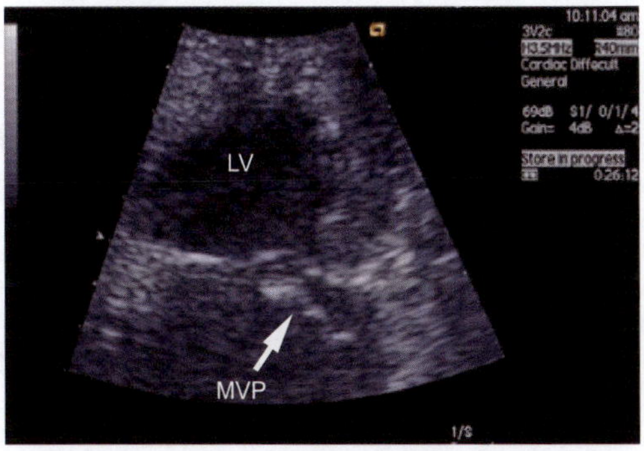

图 3-4-25　二尖瓣前叶腱索断裂(箭头)，收缩期断裂的腱索脱向左心房

(3) 二维超声心动图显示节段性室壁运动减低、消失或矛盾运动。

(4) 二维超声心动图显示收缩期二尖瓣前叶腱索和(或)后叶腱索脱入左心房(图 3-4-25)。舒张期甩向左心室，呈“挥鞭样”改变。

(5) 如果合并乳头肌断裂，二维超声心动图显示二尖瓣前叶或后叶远端腱索连接处有一粗大的团块样回声与之相连，收缩期二尖瓣前叶腱索和(或)后叶腱索，伴随粗大的团块样回声脱入左心房。舒张期甩向左心室。

(6) CDFI　收缩期二尖瓣口左心房内可见中度至重度的反流信号。

(7) 二维超声心动图显示左心房、左心室扩大。

【注意事项】

(1) 二尖瓣前叶腱索和(或)后叶腱索断裂可分为一级腱索、二级腱索和三级腱索断裂，需要仔细扫查以免漏诊。

(2) 临床行二尖瓣修补手术时需要超声心动图明确腱索断裂的部位和范围，如P1区/A1区腱索等。

(3) 临床决策需要行人工瓣膜置换术，需要超声心动图提供瓣环的大小。

(4) 急性乳头肌断裂时，由于左心室快速失去代偿功能，出现急性左心功能衰竭，左心室在原来病变的基础上，来不及代偿性扩张，左心室的内径可以正常或扩大。

(5) 其他同无并发症急性心肌梗死。

【病例示范报告】

超声检查所见：主动脉和肺动脉内径正常；左心房、左心室显著扩大，右心房、右心室内径无增大；室壁厚度正常，左心室下后壁心肌运动消失，余室壁运动幅度正常；LVEF：45%；后叶远端腱索连接处有一粗大的团块样回声与之相连，收缩期二尖瓣前叶腱索和(或)后叶腱索，伴随粗大的团块样回声脱入左心房，舒张期甩向左心室；余瓣膜无增厚，开启和关闭正常，对合良好；房间隔室间隔连续完整；心包腔内未见无回声区。CDFI：房室水平未见明确左向右分流信号；二尖瓣关闭不全(中度－重度)；三尖瓣关闭不全(中度)，估测肺动脉收缩压约 50mmHg。

超声提示：节段性室壁运动异常(左心室下后壁)，二尖瓣后叶乳头肌断裂，二尖瓣关闭不全(中度－重度)，三尖瓣关闭不全(中度)，肺动脉收缩压增高(轻度)，左心室收缩功能减低。

(五) 急性心肌梗死合并室间隔穿孔

【诊断要点】

(1) 有明确的急性 ST 段抬高心肌梗死的病史。

(2) 心前区突然出现的心脏收缩期杂音，或原有心脏杂音突然加重。

(3) 二维超声心动图显示左心房、左心室扩大或合并右心室、右心房扩大。

(4) 二维超声心动图显示节段性室壁运动减低、消失或矛盾运动。

(5) 二维超声心动图显示室间隔病变部位心肌显著变薄，运动消失，回声连续中断(图 3－4－26)。

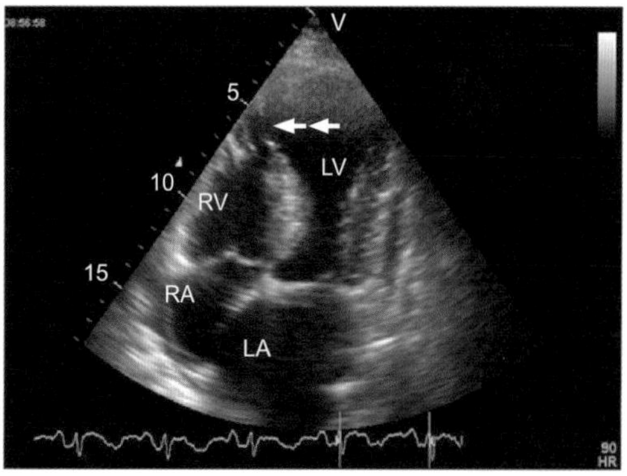

LV. 左心室；LA. 左心房；RV. 右心室；RA. 右心房。

图 3－4－26　前壁心肌梗死合并室间隔心尖部穿孔箭头所指为室间隔穿孔处

(6) CDFI 显示收缩期室间隔病变部位可见穿隔血流信号。CW 显示穿隔血流处可探及收缩期高速血流信号。

【注意事项】

(1) 急性心肌梗死合并室间隔穿孔可发

生于室间隔任何部位，但常见于室间隔肌部，膜周部和干下型较为少见。

⑵ 室间隔穿孔可为单发，也可以为多发穿孔。应注意多部位、多切面扫查以免漏诊。

⑶ CDFI 通常可以在穿孔部位显示穿隔血流，频谱多普勒可以探及高速血流频谱。

⑷ 室间隔心尖部穿孔时，由于近场图像显示欠佳，穿孔范围小，容易漏诊，彩色多普勒血流显像有助于诊断，CDFI 显示右心室心尖部心腔内高速蓝色血流信号，频谱多普勒显示负相的高速血流频谱。

⑸ 准确描述室间隔穿孔的部位与毗邻结构之间的关系，精确测量室间隔穿孔的大小，为临床介入治疗提供准确的信息。

⑹ 其他同无并发症急性心肌梗死。

【病例示范报告】

超声检查所见：主动脉和肺动脉内径正常；左心房、左心室显著扩大，右心房、右心室内径无增大；左心室前壁和前间隔心肌变薄，运动消失，前间隔中部可见心肌连续中断，约 5mm，余室壁厚度及室壁运动幅度正常；LVEF：45%；各瓣膜无增厚，开启和关闭正常，对合良好；房间隔连续完整；心包腔内未见无回声区。CDFI：室间隔中部可探及左向右分流信号，CW：峰值流速达 4m/s；二尖瓣关闭不全(中度－重度)。

超声提示：左心房、左心室扩大，节段性室壁运动异常(前壁和前间隔)，前间隔中部心肌穿孔，二尖瓣关闭不全(中度－重度)，左心室收缩功能减低。

(六) 急性心肌梗死合并室壁瘤

【诊断要点】

⑴ 有明确的急性 ST 段抬高心肌梗死的病史伴有 ST 段的持续抬高。

⑵ 二维超声心动图显示左心房、左心室显著扩大；节段性室壁运动减低、消失或矛盾运动。

⑶ 室壁瘤部位心肌显著变薄，呈瘤样膨出，收缩期运动消失或呈矛盾运动(图 3－4－27)。

⑷ CDFI　二尖瓣通常可见反流信号。

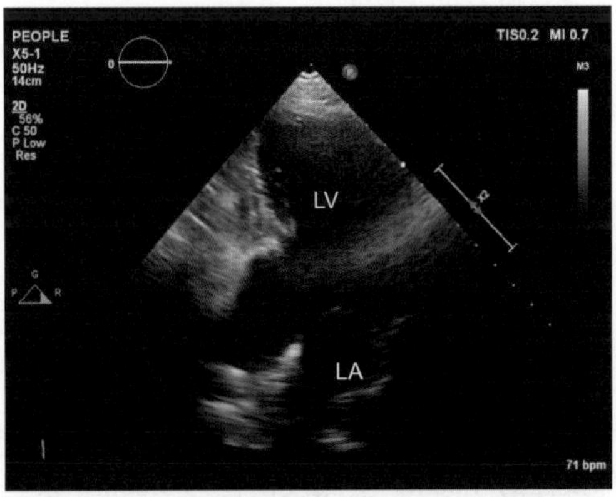

图 3－4－27　下壁基底段室壁瘤形成，呈瘤样膨出，瘤体深度大于入口部

【注意事项】

⑴ 目前室壁瘤的诊断尚无严格统一的标准。

⑵ 室壁瘤的好发部位依次为左心室心尖部、左心室前壁、下后壁基底段和侧壁基底段。

⑶ 心尖四腔切面如果收缩期心尖部横径大于基底部横径，心尖部室壁瘤基本可以成立。但有一些前降支中远端闭塞的患者，由于病变范围较为局限，超声心动图显示心尖部运动消失，或向外呈矛盾运动，向外突出时可显示为“鹰嘴样”结构，仔细扫查以免漏诊。

⑷ 前壁和前间隔室壁瘤建议采用乳头肌水平短轴切面，可以清楚显示室壁瘤的范围。

⑸ 下后壁和侧壁室壁瘤的诊断，建议测量心内膜的连接线到瘤体膨出部位内膜线的最大距离，如果大于 10mm，可以考虑室壁瘤形成。

(6) 尽量测量室壁瘤的大小和范围，为外科手术切除提供准确信息。

(7) 其他同无并发症急性心肌梗死。

【病例示范报告】

超声检查所见：主动脉和肺动脉内径正常；左心房、左心室显著扩大，右心房、右心室内径无增大；左心室前壁和前间隔心肌变薄，运动消失，心尖四腔切面显示收缩期心尖部横径约 4.0cm，基底段横径约 3.8cm，呈瘤样膨出；余室壁厚度及室壁运动幅度正常；LVEF：45%；各瓣膜无增厚，开启和关闭正常，对合良好；房间隔、室间隔连续完整；心包腔内未见无回声区。CDFI：二尖瓣关闭不全（轻度－中度）。

超声提示：左心房、左心室扩大，节段性室壁运动异常（前壁和前间隔），心尖部室壁瘤形成，二尖瓣关闭不全（轻度－中度），左心室收缩功能减低。

（七）急性心肌梗死合并心包积液

【诊断要点】

(1) 有明确的急性 ST 段抬高心肌梗死的病史。

(2) 二维超声心动图显示左心房、左心室显著扩大，节段性室壁运动减低、消失或矛盾运动。

(3) 心包积液大多数由心肌穿孔所致，穿孔病变部位心肌显著变薄，有时可见明确的心肌连续中断。

(4) 心包腔内探及无回声区。

【注意事项】

(1) 心肌破裂或穿孔可为单发，也可以为多发穿孔。应注意多部位、多切面扫查以免漏诊。

(2) CDFI 通常可以在穿孔部位与心包腔有异常血流，频谱多普勒可以探及高速血流频谱。

(3) 心尖部心肌穿孔时，由于近场图像显示欠佳，穿孔范围小，容易漏诊，彩色多普勒血流显像有助于诊断。

(4) 心包腔内可见无回声区，可局限于某一部位，内部可有点状或“飘带样”回声，多数为血小板或血凝块所致。

(5) 需要对心包积液进行半定量诊断。

(6) 诊断心包积液是否来源于心肌穿孔，可静脉注射超声增强剂有助于鉴别诊断。

(7) 其他同无并发症急性心肌梗死。

【病例示范报告】

超声检查所见：主动脉和肺动脉内径正常；左心房、左心室显著扩大，右心房、右心室内径无增大；左心室前壁和前间隔心肌变薄，运动消失，心尖四腔切面显示收缩期心尖部横径约 4.0cm，基底段横径约 3.8cm；余室壁厚度及室壁运动幅度正常；LVEF：45%；各瓣膜无增厚，开启和关闭正常，对合良好；房间隔、室间隔连续完整；左心室后壁心包腔内可探及无回声区，收缩期约 1.5cm，舒张期约 1.0cm。CDFI：①收缩期可见一异常血流束从左心室心尖部到达心包腔。②二尖瓣关闭不全（轻度－中度）。

超声提示：左心房、左心室扩大，节段性室壁运动异常（左心室前壁和前间隔），心尖部室壁瘤形成，左心室心尖部心肌穿孔，二尖瓣关闭不全（轻度－中度），左心室收缩功能减低，心包积液（中量）。

（八）急性心肌梗死合并附壁血栓

【诊断要点】

(1) 有明确的急性 ST 段抬高心肌梗死的病史伴有 ST 段的持续抬高。

(2) 二维超声心动图显示左心房、左心室显著扩大；节段性室壁运动减低、消失或矛盾运动。

(3) 室壁瘤部位心肌显著变薄，收缩期运动消失或呈矛盾运动。

(4) 左心室心内膜面显示低回声团块附着，基底部宽，位置固定（图 3-4-28）。

(5) CDFI　二尖瓣通常可见反流信号

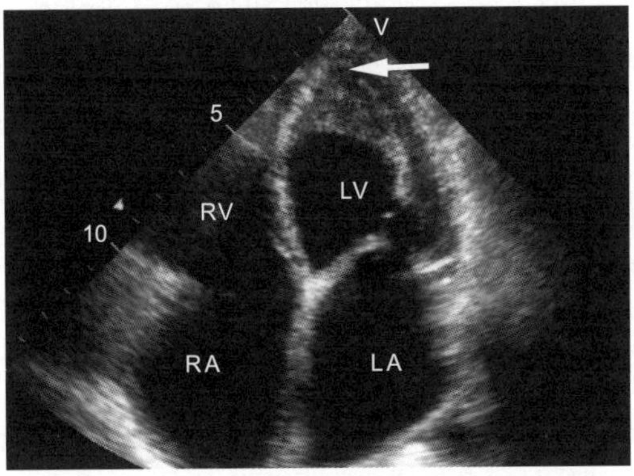

图 3-4-28　心肌梗死后心尖四腔切面显示左心室心尖部附壁血栓形成（箭头）

【注意事项】

(1) 左心室附壁血栓多见于严重心力衰竭和室壁瘤形成患者。

(2) 左心室心尖部为附壁血栓的好发部位。

(3) 心尖部的分辨率较低，对于一些较小的附壁血栓容易漏诊。

(4) 建议启用二维彩色模式（B-Color 伪彩）以提高诊断的敏感性。

(5) 活动性血栓需要与左心室黏液瘤鉴别，后者基底部小，有蒂与心内膜相连，活动度大，表面呈“菜花样”。

(6) 其他同无并发症急性心肌梗死。

【病例示范报告】

超声检查所见：主动脉和肺动脉内径正常；左心房、左心室显著扩大，右心房、右心室内径无增大；左心室前壁和前间隔心肌变薄，运动消失，心尖四腔切面显示收缩期心尖部横径约 4.0cm，基底段横径约 3.8cm；余室壁厚度及室壁运动幅度正常；左心室心尖部心内膜面可见大小约 2.0cm×1.5cm 低回声附着，形态不规则，基底宽，位置固定，不随心动周期而摆动。LVEF：45%；各瓣膜无增厚，开启和关闭正常，对合良好；房间隔、室间隔连续完整；心包腔内未见无回声区。CDFI：二尖瓣关闭不全（轻度-中度）。

超声提示：左心房、左心室扩大，节段性室壁运动异常（左心室前壁和前间隔），左心室心尖部附壁血栓形成，二尖瓣关闭不全（轻度-中度），左心室收缩功能减低。

三、主动脉疾病

（一）主动脉瘤

【诊断要点】

(1) 主动脉局部显著扩张，其内径是相邻血管内径的 1.5 倍。

(2) 二维超声心动图可以显示瘤体内附壁血栓。

(3) CDFI　瘤体内可见慢速的湍流信号。

【注意事项】

(1) 主动脉瘤可以发生于主动脉任何部位。需要对升主动脉、主动脉胸段、主动脉腹腔段进行全程扫查（图 3-4-29）。

(2) 主动脉瘤可以是对称性和(或)非对称性扩张。

(3) 主动脉瘤可以是单发，也可以是多发。

(4) 需要精确测量瘤体的大小，包括内径和长度、瘤体近端和远端血管的直径。

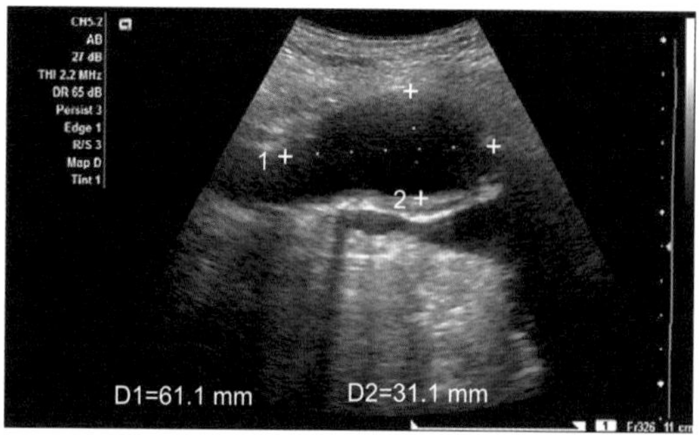

图 3-4-29 主动脉腹腔段呈瘤样扩张，扩张的瘤体是邻近血管内径的 2 倍

【病例示范报告】

超声检查所见：主动脉根部内径正常，升主动脉显著增宽，约 5.0cm，主动脉弓内径约 3.0cm，主动脉胸段约 2.4cm，腹腔段约 2.0cm。肺动脉内径正常；各房室内径正常；室间隔及左心室壁厚度正常；LVEF：65%；各瓣膜无增厚，开启和关闭正常，对合良好；房间隔、室间隔连续完整；心包腔内未见无回声区。CDFI：心房和心室水平未见异常分流信号；各瓣膜未探及反流信号。

超声提示：心脏结构及心内血流未见异常，升主动脉瘤，左心室收缩功能正常。

(二) 主动脉夹层

【诊断要点】

(1) 急性持续性撕裂样胸痛或后背痛，经常规药物治疗难以缓解。

(2) 主动脉可表现为轻度或显著扩张，其内可见内膜瓣样带状回声，随心动周期而摆动，并将主动脉分割为真腔和假腔(图 3-4-30)。

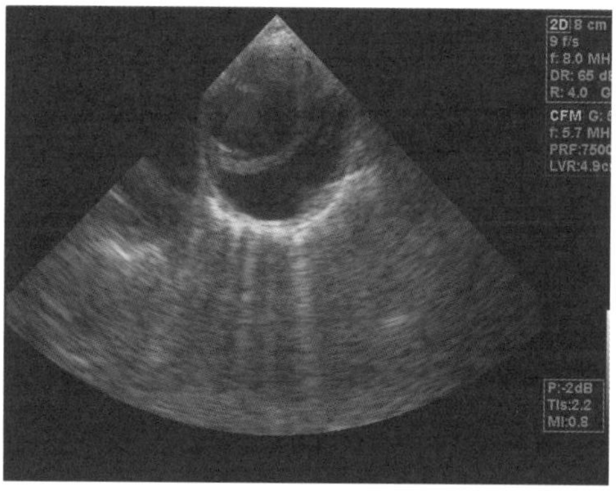
图 3-4-30 主动脉短轴显示内膜剥离，主动脉被分割为真腔(近场)和假腔(远场)

(3) CFDI 显示真腔血流速度快，而假腔血流速度缓慢。

(4) 左心室可以正常或扩大。

(5) 累及主动脉瓣时 CDFI 可以显示主动脉瓣关闭不全。

(6) 二维超声心动图可以显示假腔内附壁血栓。

【注意事项】

(1) 主动脉夹层可以发生于主动脉任何部位。需要对升主动脉、主动脉胸段、主动脉腹腔段进行全程扫查。

(2) 尽力找到主动脉夹层的破口，即入口和出口。

(3) 主动脉夹层的剥离通常表现为螺旋状，对每段主动脉都应该进行横断面扫查以免漏诊。

(4) 全面扫查后，需要对其进行分型，为临床治疗决策提供重要信息。

(5) 是否累及主动脉瓣以及评估受累程度对决定是否需要主动脉瓣人工瓣置换非常重要。

(6) 评估心脏功能。

【病例示范报告】

超声检查所见：主动脉根部内径正常，升主动脉显著增宽，约 5.0cm，主动脉弓内径约

3.0cm，主动脉胸段约 2.4cm，腹腔段约 2.0cm。升主动脉前壁可见带状内膜瓣样回声，随心动周期扑动，将升主动脉分割为真腔和假腔，真腔内径约 3.0cm，假腔内径约 2.0cm。假腔距主动脉根部约 1.0cm，向上达主动脉弓，主动脉胸段和腹腔段未见异常。肺动脉内径正常；各房室内径正常；室间隔及左心室壁厚度正常，LVEF：65%；各瓣膜无增厚，开启和关闭正常，对合良好；房间隔室间隔连续完整；心包腔内未见无回声区。CDFI：心房和心室水平未见异常分流信号；各瓣膜未探及反流信号。假腔内可探及低速血流信号。

超声提示：主动脉夹层（DebakeyⅡ型），心脏结构及心内血流未见异常，左心室收缩功能正常。

（三）主动脉缩窄

【诊断要点】

(1) 有明确的前胸和后背部收缩期杂音。

(2) 胸骨上窝探查显示主动脉胸段局限性狭窄。

(3) 缩窄近、远端主动脉常呈现不同程度的扩大。

(4) 缩窄段近、远端主动脉之间形成丰富的侧支循环。

(5) CDFI 和 CW　缩窄远端可探及高速血流信号（图 3－4－31）。

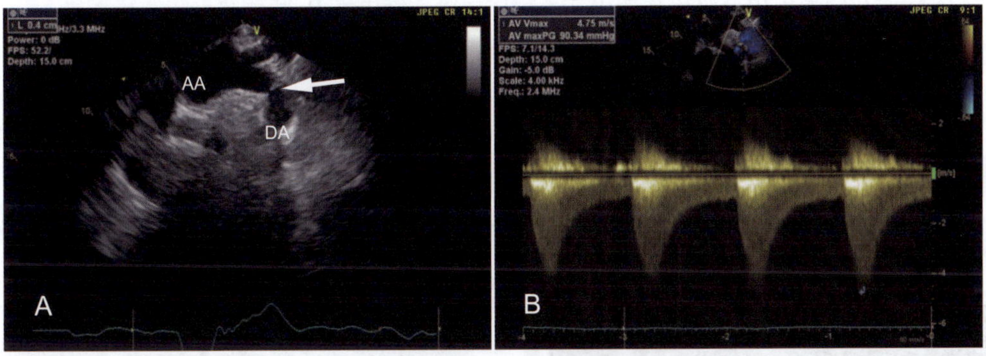

AA. 主动脉弓；DA. 降主动脉。

图 3－4－31　A. 主动脉弓长轴切面显示降主动脉起始段显著狭窄，约 4mm（箭头）；B. CW 显示降主动脉高速血流信号，峰值流速达 4.75m/s

【鉴别诊断】

主动脉缩窄导致的左心室肥厚需要与下列疾病鉴别。

1. 主动脉瓣狭窄

主动脉瓣增厚回声增强，收缩期开放受限，瓣口面积减小，跨瓣流速增快。

2. 主动脉瓣下膜性狭窄

通常表现为左心室肥厚，主动脉瓣结构正常，仔细扫查左心室流出道，可见膜性结构，频谱多普勒可探及跨膜流速增快。

【病例示范报告】

超声检查所见：升主动脉内径 3.5cm，主动脉弓内径 2.6cm，降主动脉起始段内径 3.0cm，于动脉韧带近端显著狭窄，约 1.5cm，远端扩张约 3.0cm。主动脉腹腔段内径正常。肺动脉内径正常。各房室无扩大。左心室壁对称性增厚，各室壁运动幅度未见异常。LVEF：68%；各瓣膜无增厚，开启和关闭正常，对合良好；房间隔室间隔连续完整；心包腔内未见无回声区。CDFI：动脉韧带近端和远端可探及多个侧支，动脉韧带远端可探及高速血流信号。

超声提示：主动脉缩窄（导管前型）伴侧支循环形成，左心室肥厚，左心室收缩功能正常。

四、心肌疾病

（一）扩张型心肌病

【诊断要点】

(1) 常见于40～50岁患者，也可发生于儿童或老人。多累及左心室或是左、右心室，临床主要表现为活动耐量减低，左心衰竭或全心衰竭的表现。

(2) 大多数患者病因未知——特发性扩张型心肌病，其他病因如下。

①中毒性：酒精、药物、放射及重金属（如钴）。

②感染：病毒如柯萨奇B、腺病毒、HIV等，细菌如白喉杆菌、分枝杆菌，真菌，寄生虫如血吸虫、弓形虫等，立克次体，螺旋体。

③炎症：结缔组织病、结节病、系统性红斑狼疮（SLE）、硬皮病、Churg－Strauss综合征。

④代谢和营养：内分泌疾病如甲亢、糖尿病等，维生素B_1和硒缺乏。

⑤其他：如贫血、持续快速心律失常、家族性心肌病、神经肌肉疾病（如Duchenne肌营养不良等）及其他基因病（如线粒体DNA缺乏）。

(3) 超声检查表现为左心增大或全心增大（图3－4－32），室壁运动幅度弥漫性减低，室壁增厚率明显普遍减低（图3－4－33）。

(4) 心室壁厚度可以正常，也可以变薄或因心腔明显增大而相对变薄，心肌回声正常或增强。

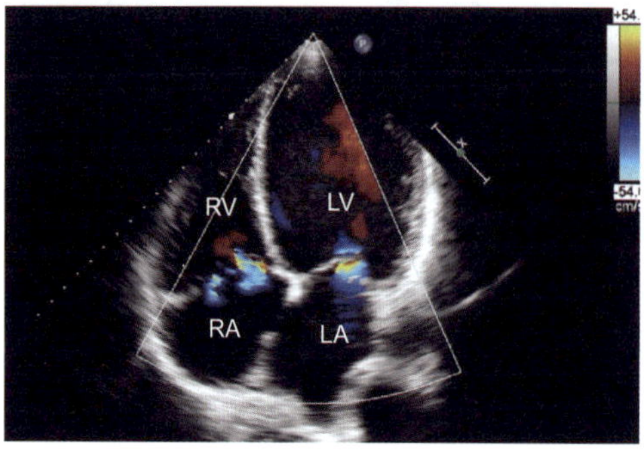

LA. 左心房；RA. 右心房；LV. 左心室；RV. 右心室。

图3－4－32　心尖四腔心切面显示心脏4个房室腔均增大，二尖瓣、三尖瓣可见少量反流

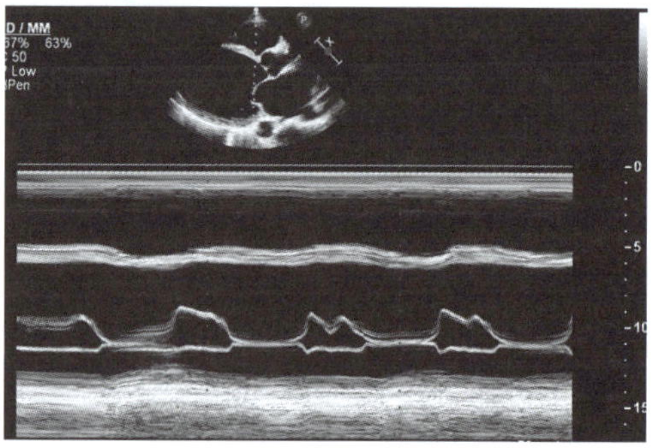

图3－4－33　胸骨旁左心室长轴切面显示左心房室腔增大，M型左心室壁运动曲线显示室间隔和左心室后壁运动幅度明显减低，收缩增厚率减低。二尖瓣叶开放幅度减小，呈“钻石样”改变，左心室流出道增宽

(5) 房室瓣下乳头肌收缩功能同时受损，同时因为心室腔增大，房室瓣环增宽，瓣下腱索张力增大牵拉，导致收缩期房室瓣关闭不拢，常合并不同程度二尖瓣和（或）三尖瓣反流。

ER1(动态图 1)：扩张型心肌病，左心明显扩大，左心室壁运动弥漫性减低，室壁增厚率明显普遍减低。

ER1-扩张型心肌病

【鉴别诊断】

(1) 检查时应注意询问病史，结合临床，判断病因。

(2) 应注意排除其他心脏器质性疾病引起的心脏扩大和心功能减低，如冠心病、高血压、先心病、心肌炎等失代偿终末期心脏病。

(3) 当合并房室瓣中量以上反流时，应注意鉴别是否为房室瓣器质性病变(如脱垂等)导致的心脏扩大，心脏失代偿，心功能减低。

(4) 因左心室扩大、形态失常，或因左心室壁收缩运动不协调、不同步，M 型 Teich 法测量左心室射血分数不准确，应采用 Simpson 法测量。用三维法测量左心室射血分数(EF 值)与 MRI 相比更为准确(图 3－4－34)。

(5) 心衰时常合并心包积液和(或)胸腔积液，检查时应注意观察。

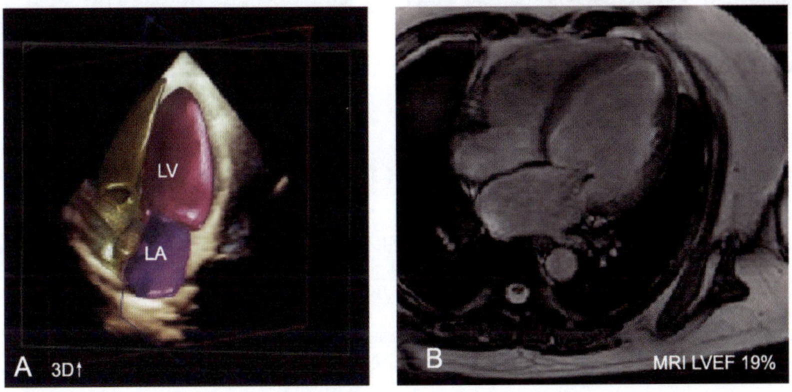

LA. 左心房；LV. 左心室。

图 13－4－34　A. 三维 HM 法测量左心室 EF 值为 18%；B. MRI 测量左心室 EF 值为 19%

【病例示范报告】

超声检查所见：心脏各房室腔内径增大，以左心房室为著，左心室腔大小为 63mm×65mm×96mm。室壁相对变薄，运动幅度呈弥漫性减低，收缩增厚率明显减低，心室收缩功能明显减低，Simpson 法测量左心室 EF 约 25%。二尖瓣环明显扩张，瓣叶结构未见明显异常，开放幅度减小，闭合不拢；三尖瓣环扩张，瓣叶闭合欠佳，余瓣膜未见明显异常。大动脉内径正常，心包腔未见明显异常回声。CDFI：二尖瓣口收缩期探及中量反流信号，三尖瓣口收缩期探及少量反流信号。

超声提示：符合扩张型心肌病，心脏扩大，心功能减低，二尖瓣中量反流，三尖瓣少量反流。

(二) 非梗阻性肥厚型心肌病

【诊断要点】

(1) 无血流动力学或系统性原因(如主动脉狭窄或高血压)的左心室和右心室肥厚。病理表现为心肌细胞肥大和排列紊乱，纤维化和冠状动脉腔内狭窄。

(2) 可发生于任何年龄，通常发生于年轻时。大多数是家族性疾病，常染色体显性遗传。

大多数患者可无症状或症状轻微。

(3) 超声一般表现为不对称性心室壁肥厚，常累及室间隔，厚度可达 30mm 以上，室间隔与左心室后壁厚度比值>1.3（图 3－4－35，图 3－4－36）。少数患者累及右心室，但没有单纯右心室肥厚的报道，更少数患者肥厚孤立发生于左心室后壁、下壁、心室中部、乳头肌等特殊部位。

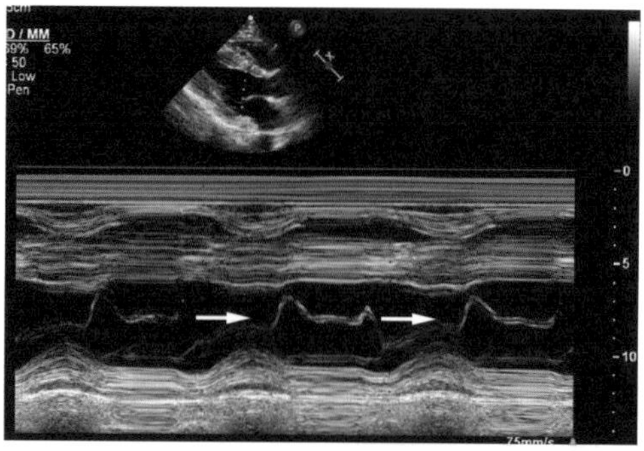

图 3－4－35　胸骨旁左心室长轴切面显示室间隔基底段轻度增厚，M 型二尖瓣运动曲线显示无明显“SAM”征（箭头），左心室流出道内径正常

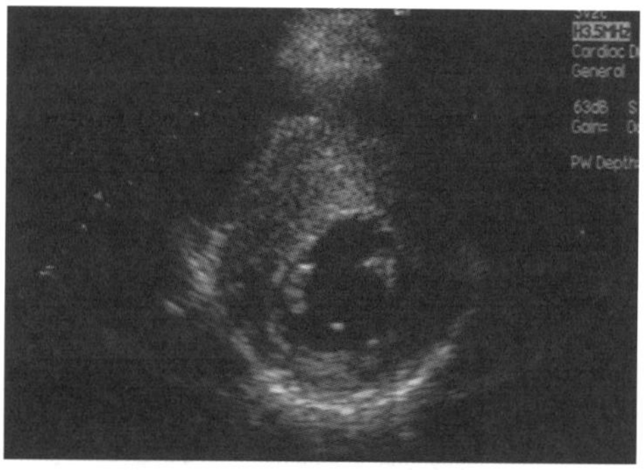

图 3－4－36　胸骨旁左心室短轴切面乳头肌水平显示左心室不对称性肥厚，室间隔中部明显增厚，左心室后壁轻度增厚

(4) 非梗阻性肥厚型心肌病左心室流出道部位室间隔基底段通常肥厚不显著，M 型收缩期二尖瓣前移运动（SAM 征）不明显，CDFI 显示左心室流出道血流无明显压差。

(5) 左心室肥厚导致舒张功能障碍，左心室顺应性下降，二尖瓣口舒张期血流频谱 E 峰 <A 峰，重者 E 峰高尖，E/A>2。左心房可增大。组织多普勒显示二尖瓣环 e′ 峰明显减低（图 3－4－37）。

(6) 心尖肥厚型心肌病也表现为非梗阻性，肥厚部位发生在左心室心尖，室间隔及左心室壁基底段、中间段可以不增厚（图 3－4－38）。检查时容易漏诊，应注意观察胸骨旁左心室短轴切面心尖层面。

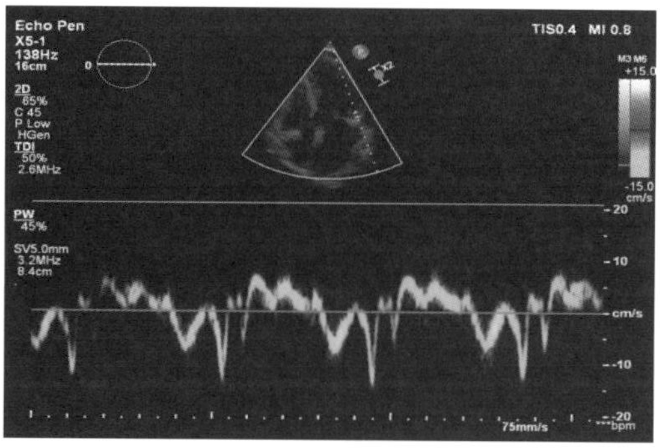

图 3－4－37　心尖四腔心切面显示组织多普勒二尖瓣环侧壁频谱 e′ 峰明显减低

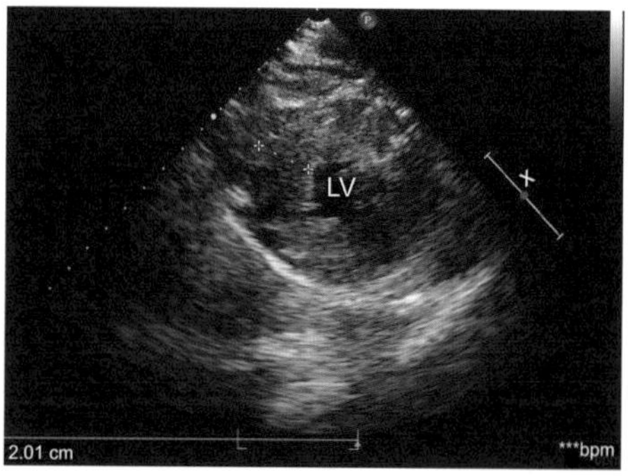

LV. 左心室。

图 3－4－38　心尖肥厚型心肌病，胸骨旁左心室短轴切面心尖水平显示左心室心尖部明显肥厚，厚度达 20mm

ER2：心尖肥厚型心肌病，左心室心尖部局限性增厚，余左心室壁厚度基本正常。

ER2-心尖肥厚型心肌病

【注意事项】

(1) 应注意与其他左心室后负荷增高导致的左心室肥厚鉴别，如高血压性心脏病、主动脉狭窄等，此类疾病一般左心室表现为均匀性向心性肥厚。

(2) 临床无症状患者通常为体检心电图和(或)超声心动图发现异常，心电图可出现电轴左偏、左心室肥厚伴或不伴复极的异常、左心房和(或)右心房增大以及异常 Q 波等非特异性改变，超声检查不典型时应注意询问心电图改变，注意询问有无家族病史。

(3) 超声检查时应胸骨旁左心室长轴切面、不同层面心室短轴切面、心尖四腔心切面等多切面结合检查观察，以防遗漏局部孤立性肥厚心肌，同时可判断心肌肥厚的分布节段。

(4) 应结合二尖瓣无 SAM 征和 CDFI 左心室流出道血流无加速，综合判断左心室流出道无梗阻，连续多普勒测量左心室流出道血流速度时应排除二尖瓣反流的干扰。

【病例示范报告】

超声检查所见：左心房增大，左心室腔内径相对较小，右心内径正常。全室间隔、左心室前壁增厚，以中上部为著，最厚处约 25mm，病变处心肌回声粗糙，运动幅度减低，余室壁厚度大致正常。各瓣膜形态、结构及启闭功能正常。左心室流出道内径正常。心包腔未见异常回声。CDFI：左心室流出道血流速度正常，无明显压差。二尖瓣舒张期血流频谱 E/A＜1。

超声提示：非梗阻性肥厚型心肌病，左心室舒张功能减低。

(三) 梗阻性肥厚型心肌病

【诊断要点】

(1) 临床心尖区听诊可有收缩期中晚期粗糙杂音，杂音强弱与梗阻严重程度相关，杂音强度可随站立、运动、Valsalva 动作或使用硝普钠而增强。

(2) 常见的症状包括活动时不典型胸痛、呼吸困难、心悸、晕厥和先兆晕厥、心律失常。

(3) 超声检查　左心房可增大，左心室腔因室壁明显肥厚容量减小。心肌肥厚部位通常为室间隔基底段较显著，心肌回声紊乱、颗粒增粗(图 3-4-39)，二尖瓣 SAM 征阳性(图 3-4-40)，致收缩期左心室流出道狭窄，主动脉瓣收缩中晚期提前关闭。CDFI 显示左心室流出道彩色高速血流，压差＞25mmHg，甚至超过 100mmHg，二尖瓣因 SAM 征可合并反流。

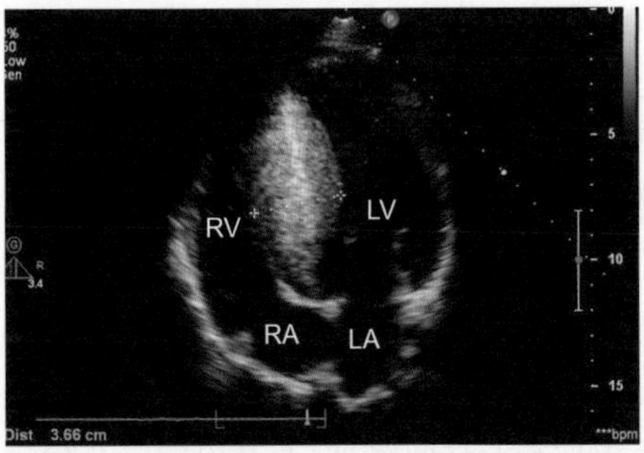

LA. 左心房；RA. 右心房；LV. 左心室；RV. 右心室。

图 3-4-39　心尖四腔心切面显示室间隔中部明显增厚，达 37mm，心肌回声颗粒状增粗

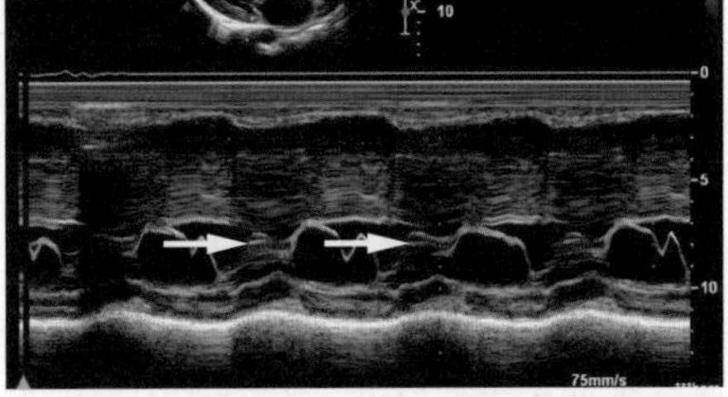

图 3-4-40　胸骨旁左心室长轴切面显示室间隔及左心室后壁明显增厚，M 型二尖瓣运动曲线“SAM”征阳性(箭头)，左心室流出道收缩期内径狭窄

ER3-梗阻性肥厚型心肌病

(4) 如室间隔和左心室壁中部明显肥厚，狭窄部位也可发生于低位左心室流出道或左心室腔中部，要结合 CDFI 注意观察。

ER3：梗阻性肥厚型心肌病，室间隔及前壁不规则增厚，二尖瓣前叶出现 SAM 征。

【注意事项】

(1) 梗阻性肥厚型心肌病为较严重类型，检查时注意询问临床症状和病史。

(2) 连续多普勒准确测量左心室流出道压差对临床治疗及随访有重要意义。左心室流出道血流容易与二尖瓣反流频谱混淆，应多切面仔细测量，注意避开二尖瓣反流频谱，以获得准确的压差。

(3) 继发型梗阻性肥厚型心肌病患者静息状态下左心室流出道可无压差或轻微压差，此时应注意询问病史、临床症状和做激发试验以作出判断。

【病例示范报告】

超声检查所见：左心房增大，左心室腔内径相对较小，右心内径正常。全室间隔、左心室前壁增厚，以中上部为著，最厚处约 25mm，病变处心肌回声粗糙，运动减低，余室壁厚度大致正常。二尖瓣叶收缩期前移(SAM 征阳性)，致左心室流出道收缩期狭窄，最窄处内径约 6mm，位于近二尖瓣瓣尖水平，距主动脉瓣约 25mm。二尖瓣闭合欠佳，余瓣膜形态、结构及启闭功能正常。心包腔未见异常回声。CDFI：左心室流出道收缩期可见高速射流延伸至升主动脉，峰值压差约 70mmHg。二尖瓣舒张期血流频谱 E/A＜1，收缩期可探及少量反流。

超声提示：梗阻性肥厚型心肌病，左心室舒张功能减低。

(四) 限制型心肌病

【诊断要点】

(1) 是一类较为少见的以心肌心内膜纤维化引起的心室充盈受限、舒张功能减退的心肌病。病因有：特发性；心肌心内膜病变，如心内膜炎、高嗜酸性粒细胞综合征、放射性损害；Loeffler 心内膜炎；浸润性疾病：淀粉样变、肉瘤、系统性硬化；贮积性疾病：血色病、糖原贮积病；药物如蒽环霉素中毒等。

(2) 可累及一侧或双侧心室，其病理改变主要为心内膜增厚，表层玻璃样变性、纤维化，心肌细胞排列紊乱、间质纤维化，局部有心肌细胞坏死、间质水肿、炎性改变，可有嗜酸粒细胞浸润和动脉炎等改变，心室受累部分与未受累部分之间的界限清楚。病变首先累及心尖部，常有血栓形成，使心尖闭塞，以右心室较为多见。继而向心室流入道延伸，可累及乳头肌、腱索和房室瓣。当二尖瓣或二尖瓣叶及其支持结构受累时，可引起房室瓣关闭不全。

(3) 病理生理改变主要是由于心内膜心肌僵硬、心室顺应性降低导致心室舒张功能障碍和心室充盈受限，舒张容量减小。心室早期充盈速率可正常或增快，血液迅速充盈，但在快速充盈期末突然终止；在舒张中、晚期(缓慢充盈期和心房收缩期)心室容量仅有少量增加或无增加，表明心室的充盈在舒张早期就近乎完成。中心静脉压和肺静脉压力明显增高，出现心衰症状和体征。病变早期心室的收缩功能可以正常或几乎正常，病变严重时心肌收缩功能损害，引起心室射血分数下降，心排血量降低。

(4) 心尖四腔心切面，双侧心房或一侧心房明显扩大，心室腔内径可轻度增大、正常或减小(图 3－4－41，图 3－4－42)，心尖部可呈闭塞改变，心室长径缩短。

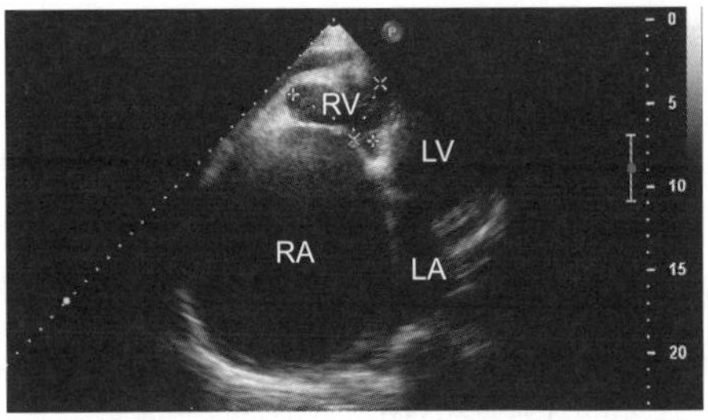

LA. 左心房；RA. 右心房；LV. 左心室；RV. 右心室。

图 3－4－41　限制型心肌病，心尖四腔心切面显示心房明显增大，以右心房为著，心室腔显小，右心室心尖部近闭塞，右心室前壁少量心包积液

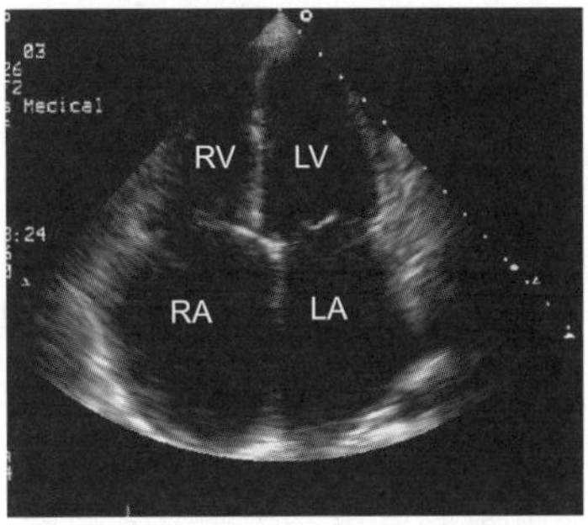

LA. 左心房；RA. 右心房；LV. 左心室；RV. 右心室。

图 3－4－42　心尖四腔心切面显示左、右心房扩大，左、右心室无扩大

(5) 二维超声可显示心内膜及心室壁回声增强、增厚，肺静脉及腔静脉内径增宽，有时可检出心包积液等表现。M 型超声显示心室舒张受限，室间隔运动呈摆动状，二尖瓣前叶运动波群 EF 段斜率减慢。心室壁收缩运动幅度和增厚率可正常或减低。

(6) 多普勒超声检查显示乳头肌、腱索和房室瓣受累时可伴有二尖瓣、三尖瓣关闭不全，出现反流信号(图 3－4－43)。脉冲频谱显示等容舒张期延长、二尖瓣舒张期血流 E 峰减速时间延长(图 3－4－44)，E 峰高尖，A 峰低平或不明显，E/A＞2，呈充盈受限频谱表现，表明心室充盈几乎在舒张早期完成，肺静脉血流频谱显示收缩波峰值＜舒张期波峰值。但频谱多普勒检查在房颤等心律不齐时受到限制。

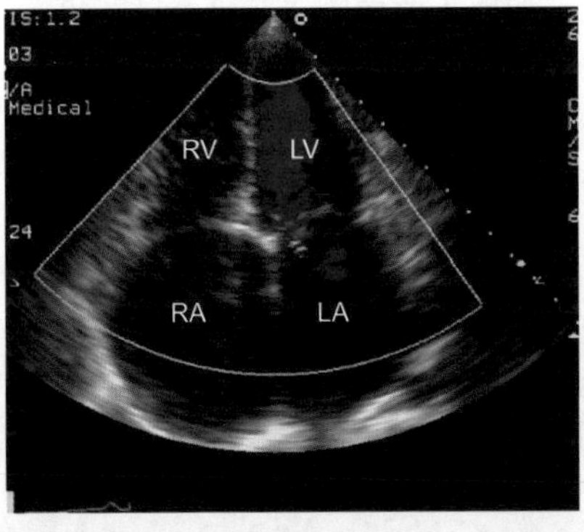

LA. 左心房；RA. 右心房；LV. 左心室；RV. 右心室。

图 3－4－43　心尖四腔心切面彩色多普勒显示二尖瓣微－少量反流

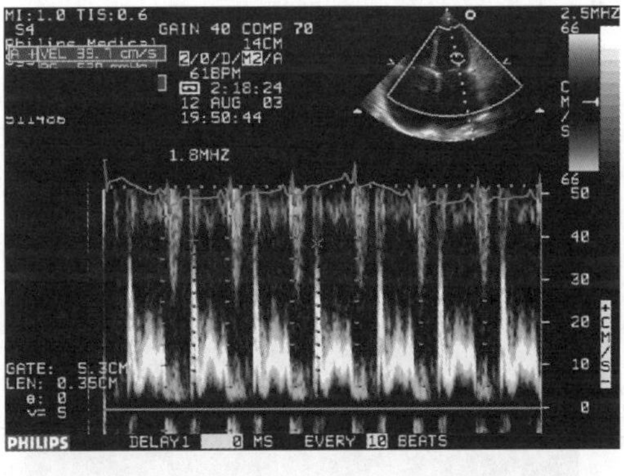

图 3－4－44　二尖瓣血流频谱显示 E 峰流速未随呼吸变化，E 峰随呼吸变化率＜25%

(7) 组织多普勒(TDI)检查显示房室瓣环的运动速度明显减低。有研究表明，二尖瓣瓣环运动频谱 e′峰值速度可＜8.0cm/s，与二尖瓣血流速度 E 峰比值 e′/E 显著降低，可小于 0.11。

ER4：限制型心肌病，左右心腔变小，双房扩大，心室舒张功能减低，二、三尖瓣少量反流。

ER4-限制型心肌病

【注意事项】

(1) 检查时注意询问病史和其他临床检查结果。

(2) 注意与缩窄性心包炎鉴别。

(3) 注意心腔内有无合并血栓形成。

【病例示范报告】

超声检查所见：左心房、右心房明显扩大，左心室、右心室相对偏小。心室心内膜呈不均匀性增厚，回声致密增强。室壁运动僵硬，收缩增厚率正常，舒张明显受限。二尖瓣、三尖瓣形态异常，回声增强，乳头肌及腱索增粗、缩短，房室瓣环扩张，导致房室瓣关闭欠佳。M 型二尖瓣曲线可见二尖瓣 EF 段斜率减低。右心室流出道和肺动脉内径增宽。下腔静脉和肝静脉内径扩张。心包腔内可探及少量无回声区。CDFI：收缩期二尖瓣可探及少量反流，三尖瓣探及少量反流。二尖瓣舒张期血流频谱 E/A＞2。

超声提示：限制型心肌病(双心室型)，心肌顺应性减低，二尖瓣反流(少量)，三尖瓣反流(少量)，肺动脉高压(轻度)，心包积液(少量)。

(五) 致心律失常性右心室心肌病

【诊断要点】

(1) 是原发性心肌病的第 4 种类型，50%～70%的病例是家族性的，主要为常染色体显性遗传。

(2) 临床症状呈多样化，可表现为无症状、心律失常及心力衰竭。按临床进程可分为隐匿期、心律失常期、右心室衰竭期和双心室衰竭期。早期病变多局限于右心室，继而弥漫性进展，侵犯左心室，易发生心律失常，最终导致心功能不全，反复发作性室性心动过速、晕厥和猝死，是运动猝死中常见的病因，大多数病例死亡时的年龄小于 40 岁，有些发生于儿童。

(3) 病理改变主要为右心室心肌组织被脂肪组织和纤维组织所取代，导致右心室室壁变薄，主要累及右心室前壁漏斗部、心尖部及后下壁，构成了所谓的“发育不良三角”，常伴室壁瘤形成(图 3－4－45)。

(4) 超声检查诊断要点为排除继发性原因的右心房增大，右心室多呈球形增大，右心室前壁漏斗部、心尖部及后下壁发育不良三角瘤样扩张(图 3－4－46)，右心室壁变薄，运动普遍明显减低等是其特征性表现。

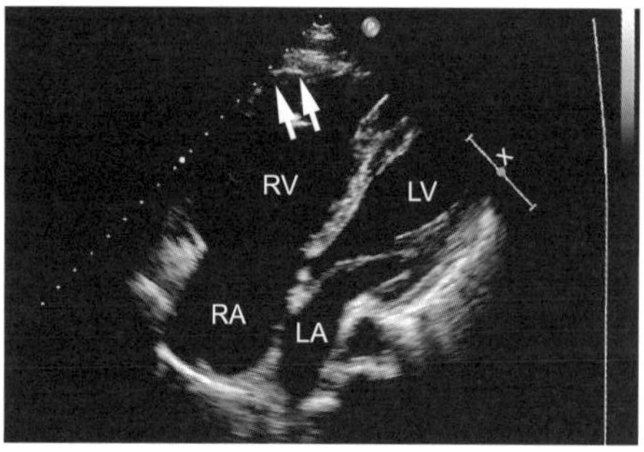

RV. 右心室；RA. 右心房；LV. 左心室；LA. 左心房。

图 3－4－45　四腔心切面显示右心房室扩大，右心室前壁心尖部室壁菲薄，室壁瘤形成(箭头)

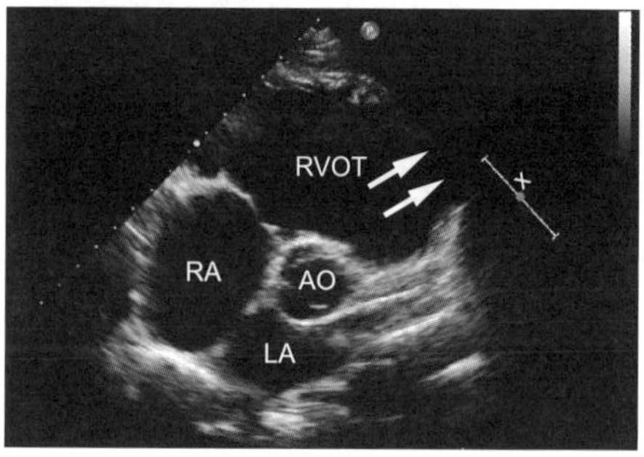

RVOT. 右心室流出道；RA. 右心房；AO. 主动脉；LA. 左心房。

图 3－4－46　大动脉短轴切面显示右心室流出道瘤样扩张，室壁瘤形成(箭头)

(5) 室间隔运动异常，表现为收缩期运动延迟，与左心室运动不同步，但并非特异性表现。

(6) 三尖瓣、肺动脉瓣口前向血流速度均减慢。有时可发现无瓣膜基础病变的大量三尖瓣反流，可能与心室扩张瓣环扩大及室壁运动减低有关。三尖瓣反流法估测肺动脉压不高是其与肺动脉高压的鉴别要点。

ER5：致心律失常性右心室心肌病，右心室壁扩大，右心室壁变薄，右心室运动明显减低。

ER5-致心律失常性右心室心肌病

【鉴别诊断】

(1) 诊断时应结合患者有无家族史、右心衰和(或)心律失常的临床表现、心电图变化、磁共振检查、心内膜活检等资料综合考虑。

(2) 应注意与导致右心继发性增大的疾病鉴别。常见前负荷增大的疾病包括房间隔缺损和肺静脉异位引流；常见后负荷增大的疾病包括肺动脉高压、肺栓塞和肺动脉狭窄。

(3) 三尖瓣反流应与三尖瓣下移畸形、三尖瓣脱垂等鉴别。

(4) 注意室壁瘤区域常可见增厚的纤维斑块，可能为机化的血栓。

【病例示范报告】

超声检查所见：右心房室明显扩大，左心房室内径正常。右心室壁明显变薄，运动幅度明显减低，尤以右心室前壁、右心室心尖部及右心室流出道为著，此三角区收缩期向外膨突，室壁瘤形成，心尖部可探及强回声团块附壁，大小约 23mm×15mm。室间隔及左心室壁厚度正常，室间隔与左心室后壁同向运动，收缩增厚率正常，心律不齐。三尖瓣瓣环扩张，瓣叶明显闭合不拢，余瓣膜结构及功能正常。下腔静脉及肝静脉扩张。心包腔内未探及无回声区。CDFI：收缩期三尖瓣探及中量反流，反流峰值压差约 25mmHg，估测肺动脉收缩压不高。

超声提示：符合致心律失常性右心室心肌病，右心增大，右心功能减低，三尖瓣反流(中量)，建议结合临床进一步检查。

(六) 左心室心肌致密化不全

【诊断要点】

(1) 是一种罕见的先天性疾病，因胚胎发育早期网状肌小梁致密化过程障碍，导致心肌小梁化持续存在，因此又称海绵状心肌或心肌窦状隙持续状态。世界卫生组织及国际心脏病协会分类归为未定型心肌病。临床症状主要表现为不同程度心功能不全、室性心动过速、不明原因反复晕厥、血栓栓塞等，症状的首发年龄差异很大。心电图可有室速、束支传导阻滞、T 波异常、房颤等。

(2) 此病可单独存在，也可与其他先天性心脏病如室间隔缺损、房间隔缺损、主动脉瓣二瓣畸形等合并发生。按累及部位可分为左心室型、右心室型及双心室型，以左心室型最多见。

(3) 超声心动图诊断标准

①特征性表现为病变部位心室壁异常增厚并呈现两层结构，致密层心肌却明显变薄，为 3～4mm 甚至更薄，心内膜面非致密层为明显增多增大的肌小梁，向心腔内突起，排列紊乱，呈疏松海绵状，小梁间隙明显增多深陷，未致密化的小梁厚度与致密心肌厚度比值＞2，小梁间隙可合并血栓形成(图 3-4-47)。

②主要累及心室肌部位(＞80%)为心尖部、心室下壁和侧壁。

③CDFI 显示心腔内血流与小梁间隙相通（图 3－4－48），小梁间的深陷隐窝充满直接来自左心室腔的血液，但不与冠状动脉循环交通。

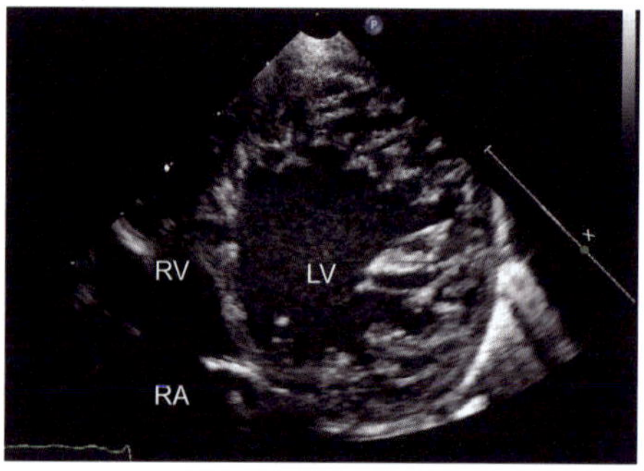

RA. 右心房；LV. 左心室；RV. 右心室。

图 3－4－47　心尖四腔心切面显示左心室心肌致密层明显变薄，心内膜面非致密层为明显增多增大的肌小梁，向心腔内突起，排列紊乱，呈疏松海绵状，小梁间隙明显增多深陷，未致密化的小梁厚度与致密心肌厚度比值＞2

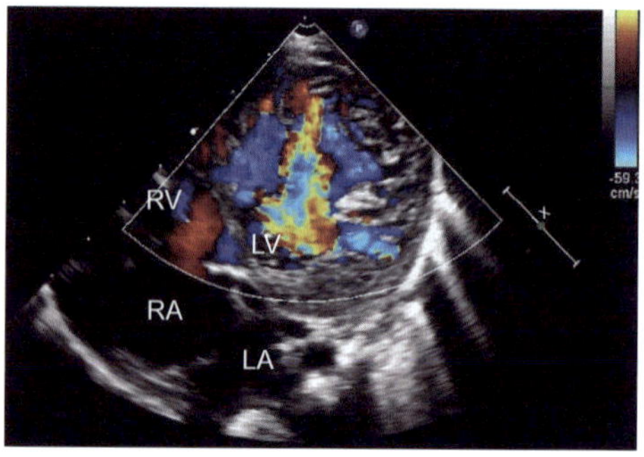

LA. 左心房；RA. 右心房；LV. 左心室；RV. 右心室。

图 3－4－48　CDFI 显示心腔内血流与小梁间隙相通

（4）病变晚期可有心脏扩大，室壁运动节段性或弥漫性减低，舒张及收缩功能减低，类似于扩张型心肌病表现。

（5）由于病变累及左心室前外侧乳头肌、右心室前组乳头肌，造成乳头肌基底疏松，从而导致房室瓣脱垂，可引起不同程度的二尖瓣和（或）三尖瓣反流。

（6）有些患者可伴发室间隔缺损、房间隔缺损、主动脉二叶瓣畸形及冠状动脉粥样硬化性心脏病等。

（7）排除其他先天性或获得性心脏病的存在。

【注意事项】

（1）12%～50%的左心室致密化不全（NVM）患者都有家族病史，且常合并心脏畸形及其他遗传性疾病，检查时应注意询问患者家族史。

（2）左心室造影、CT、MRI 对诊断有一定帮助，但超声常常是初诊发现的最重要和可靠的方法。

（3）表现类似于扩张型心肌病，扩张型心肌病心脏扩大，心功能减低，但心肌厚度均匀性变薄或正常，心内膜面光滑，而本病则有肌小梁明显增多粗大的特征性表现，从而可以加以鉴别。

【病例示范报告】

超声检查所见：左心房室内径明显扩大，右心房室内径正常。室间隔及左心室壁中间段、心尖段心肌致密层明显变薄，厚度约 3mm，左心室心内膜面肌小梁明显增多增厚，向心腔内突起，肌小梁间隙加深，在心室腔内呈网格状分布，室间隔及左心室壁运动幅度及收缩增厚率明显减低，Simpson 法测量左心室 EF 约 35%。二尖瓣环明显扩张，瓣叶结构未见明显异常，开放幅度减小，闭合不拢，余瓣膜未见明显异常。大动脉内径正常，心包腔未见明显异常回声。CDFI：二尖瓣口收缩期探及中量反流信号。

超声提示：左心室心肌致密化不全，左心增大，左心功能减低，二尖瓣反流（中量），建议结合临床进一步检查。

五、心包疾病

(一) 心包积液

【诊断要点】

(1) 正常的心包腔内有 15～30ml 液体，起减少脏层与壁层心包膜摩擦的润滑作用，心包腔内液体聚集超过 50ml 即为心包积液。

(2) 病因既可原发于心包组织本身或继发于邻近组织器官疾病，又可以是全身系统疾病的表现。常见病因有感染、肿瘤、心肌梗死、外伤、心脏手术、结缔组织病、代谢性疾病、放射、药物以及原因不明的特发性心包积液等。

(3) 血流动力学影像和临床表现主要取决于心包积液量、性质、积聚速度、心包韧性和心功能等因素。少量积液或慢性积液可无临床症状，大量积液或积液急剧增加时，心包腔内压力急剧上升导致心包填塞。

(4) 超声表现为围绕心脏外膜表面的无回声区(图 3-4-49)，心包积液量分度如下。

①少量：积液量 50～100ml，多局限于左心室后壁后方，深度＜10mm。

②中量：积液量 100～500ml，无回声区出现在左心室后方，延伸至侧壁、心尖部和右心室前方，环绕心脏分布，左心室后方深度＜20mm，右心室前方＜10mm。

③大量：积液量大于 500ml，无回声区环绕心脏均匀分布，左心室后方深度≥20mm，侧方、心尖部及右心室前方深度均≥10mm，可出现心脏在积液中摆动现象，重则出现心房、心室壁舒张期塌陷的心包填塞征象。

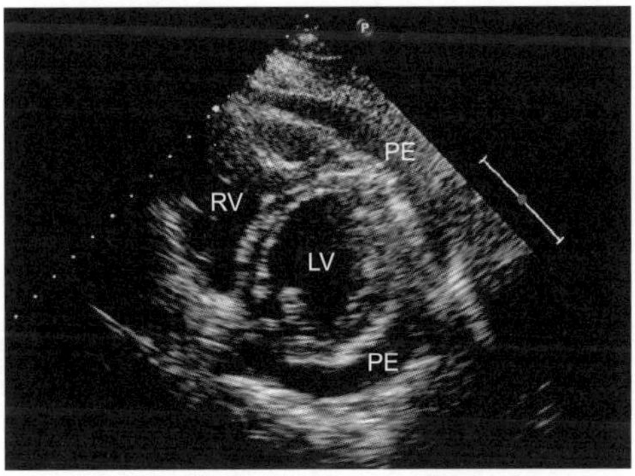

PE. 心包积液；LV. 左心室；RV. 右心室。

图 3-4-49　胸骨旁左心室短轴切面显示右心室前壁、左心室侧壁及左心室后部无回声区环绕，深度约 12mm，为中量心包积液

【注意事项】

(1) 对积液深度的测量应以舒张末期测量为标准。

(2) 超声是定位引导心包积液穿刺的最佳工具，定位应选择舒张末期最深处，并测量皮肤至积液的胸壁厚度，通常选择肋下心脏膈面或心尖部穿刺。

(3) 要注意和心表较厚的脂肪层鉴别，脂肪层也成像为无回声区，但与壁层心包间的界面(脂肪层的外膜)呈线状强回声，要注意观察鉴别。

(4) 注意与胸腔积液鉴别，全身系统性疾病也可合并胸腔积液，应注意同时对胸腔的检查。

【病例示范报告】

超声检查所见：各房室内径无明显增大。室间隔与左心室壁厚度正常，心肌回声无明显异常，室壁运动幅度及收缩增厚率正常范围。各组心瓣膜结构与启闭运动无明显异常。心包腔内探及无回声区，舒张末宽度为：左心室后 15mm，左心室侧方 12mm，右心室前方 10mm，右心房旁 15mm，心尖部 16mm，右心房壁轻度塌陷。CDFI：心内未探及明显异常血流信号。

超声提示：心包积液（中量）。

（二）心包填塞

【诊断要点】

（1）常见于大量心包积液导致心包内压力明显升高，从而影响右心室充盈，室间隔代偿性向左心室移动，左心室每搏输出量降低。

（2）常见病因　急性包括心肌梗死伴心室游离壁急性破裂、心脏手术后、胸部外伤、急性心包炎、尿毒症；慢性包括病毒、细菌或结核性心包炎、胶原血管病、心肌梗死后综合征（Dressler 综合征）、乳糜性积液等。

（3）Beck 三联征　低动脉血压、静脉压增高、心尖搏动消失为典型临床表现。

（4）超声可见心包腔大量无回声区，心脏在其中摆动。

（5）心房壁、心室壁受压，舒张晚期和收缩早期左心房壁塌陷。舒张期心室壁塌陷，心室舒张末期容积减小。

（6）吸气时室间隔向左心室侧膨突。

（7）多普勒表现为吸气时等容舒张时间延长。

（8）吸气时二尖瓣血流速度减低＞25%，三尖瓣血流速度增加＞25%。

（9）吸气时肝静脉舒张前向血流降低或出现反向血流。

ER6：大量心包积液，包绕心脏，心脏在其中摆动。

ER6-大量心包积液

【注意事项】

（1）应仔细测量舒张末期各位置积液的深度。

（2）一些情况下需要床旁超声短期间隔地（如 30min 间隔）连续地对心包积液变化监测以整体评估，决策临床干预。

【病例示范报告】

超声检查所见：心包腔内无回声区包绕心脏（图 3－4－50），舒张末各处的宽度为：左心室后 26mm，左心室侧 22mm，右心室前方 20mm，右心房旁 24mm，心尖下方 30mm。右心房壁舒张末及收缩早期塌陷（图 3－4－51），右心室壁舒张早期塌陷。室间隔舒张期运

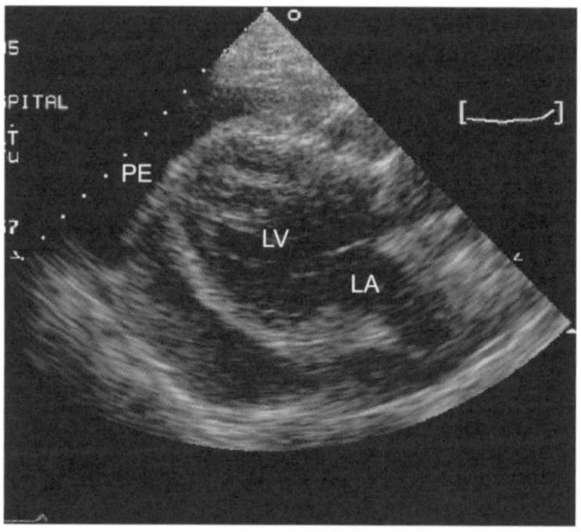

PE. 心包积液；LA. 左心房；LV. 左心室。

图 3－4－50　胸骨旁左心室长轴切面显示右心室前壁、左心室后部无回声区环绕，深度约 40mm，为大量心包积液

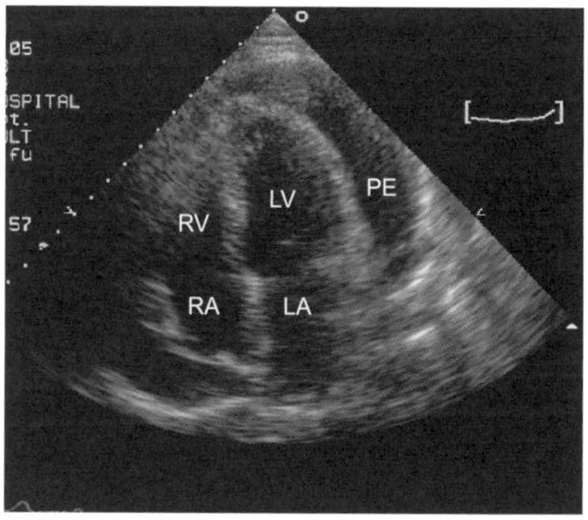

PE. 心包积液；LA. 左心房；RA. 右心房；LV. 左心室；RV. 右心室。

图 3－4－51　心尖四腔心切面显示左心室侧壁、心尖及右心房顶部无回声区环绕，动态可显示右心房壁塌陷

动异常，心室径随呼吸变化，吸气时右心室增大，左心室减小；呼气时右心室减小，左心室增大。CDFI：各瓣口血流速度随呼吸改变，吸气时，二尖瓣 E 峰下降，三尖瓣 E 峰增高，主动脉瓣流速下降，肺动脉瓣流速增高。腔静脉回流受呼吸影响大。

超声提示：心包积液(大量)，心包填塞。

(三) 缩窄性心包炎

【诊断要点】

(1) 多继发于急性或慢性心包炎，可有特发性、病毒性、化脓性、放射性、类风湿性心包炎、尿毒症或心脏外科手术等病史。病理特点为心包过度增厚、纤维化和钙化等，心脏包裹于坚硬的“壳”中，心室充盈受限。

(2) 右心受累较常见，临床表现为右心衰体征，出现肝大、腹水、下肢水肿等。

(3) Kussmaul 征　吸气时颈静脉压力反而升高。

(4) 奇脉　吸气时收缩压下降 10mmHg。

(5) 心包叩击音是特征性表现，但出现率不足 40%。

(6) 超声表现为心包膜明显增厚，回声增强，可有钙化，常累及房室交界处，导致房室沟呈钝角改变(图 3-4-52)。脏、壁层心包粘连，M 型左心室后壁舒张早期运动加速，舒张晚期波形平坦(图 3-4-53)。

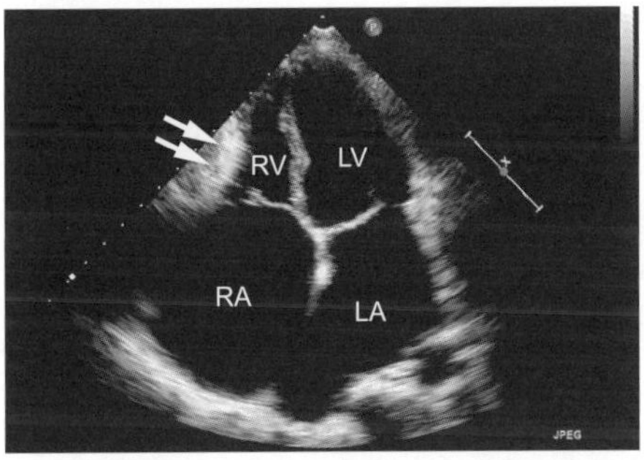

LA. 左心房；RA. 右心房；LV. 左心室；RV. 右心室。

图 3-4-52　心尖四腔心切面显示双心房明显增大，以右心房为显著。右心房室沟处心包膜明显增厚，回声强，钙化，导致呈钝角改变(箭头)

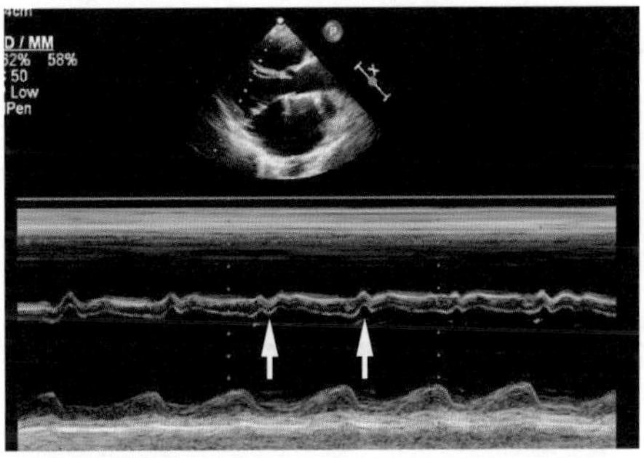

图 3-4-53　左心室长轴切面 M 型显示舒张早期室间隔异常抖动，提示舒张期左右心室压力的互相影响(箭头)，左心室后心包增厚、回声增强；左心室后壁舒张期波形平坦

(7) 双侧心房明显增大，心室内径正常，心室舒张受限，舒张早期室间隔异常抖动。

(8) 吸气时二尖瓣血流 E 峰明显减低(＞25%)，等容舒张时间增加(图 3-4-54)。

ER7-缩窄性心包炎

ER7：缩窄性心包炎，心包增厚，回声增强，脏壁层心包粘连，双侧心房明显增大，心室内径正常，心室舒张受限，舒张早期室间隔异常抖动。

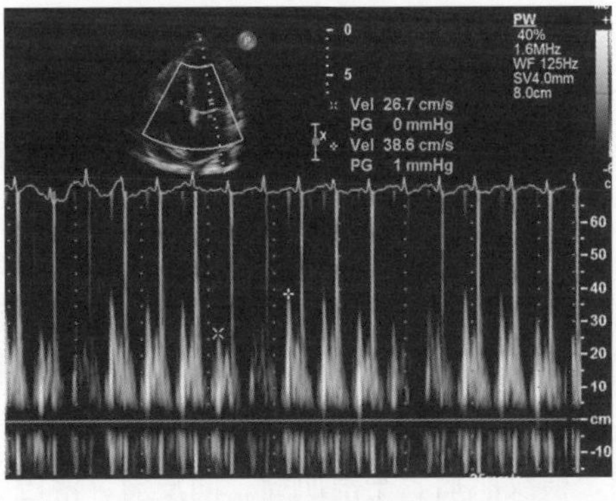

图 3-4-54　二尖瓣血流频谱显示吸气时 E 峰下降，呼气时增大，变化率＞25%

【鉴别诊断】

(1) X 线或 CT 发现心包片状钙化表现有助于诊断的确定，超声检查时要注意这些检查。

(2) 可有或无心包积液。

(3) 应特别注意与限制型心肌病鉴别，鉴别要点见表 3-4-6。

表 3-4-6　限制型心肌病与缩窄性心包炎鉴别要点

	限制型心肌病	缩窄性心包炎
病史	无心包炎病史	有心包炎、心脏开胸手术、外伤、放射治疗、结缔组织病、结核病等病史
心房扩大	显著扩大	扩大
心肌心内膜回声	增厚、增强	正常
心室腔形态	多缩小，心尖闭塞，可有附壁血栓	可缩小，房室沟处形态可因心包缩窄而成角改变，腔内形态正常，无血栓
M 型室间隔运动	通常正常	舒张早期切迹
左心室后壁心肌运动速度阶差(MVG)	MVG 减低	心肌运动速度内膜下＞外膜下，MVG 正常，为正值
呼吸影响		
等容舒张时间(IVRT)	影响不大，多＜15%	吸气时延长，呼气时缩短，可＞25%
二尖瓣 E 峰速度	影响不大，多＜15%	吸气时下降，呼气时增大，可＞25%
E 峰减速时间	影响不大，多＜15%	吸气时缩短，可＞25%
肺静脉血流速度	变化不大，吸气时舒张期流速增大	吸气时下降，呼气时增大，变化显著，可＞25%
房室瓣反流	常见	较少见
组织多普勒二尖瓣环运动速度	明显减低，e′/E＜0.11	正常
心包回声	正常	明显增厚，可有钙化

【病例示范报告】

超声检查所见：左、右心房显著增大，左、右心室内径正常。室壁厚度正常，心肌回声无明显改变，舒张早期室间隔随左右心室瞬时压差变化左右摆动。脏层与壁层心包膜粘连，明显增厚、钙化强回声，以房室交界区为著，房室交界区受压成钝角改变。各组瓣膜结构及启闭功能未见异常。主动脉根部及左心室后壁 M 型曲线显示快充盈段加速，慢充盈段平直，提示左心室充盈在舒张中晚期受限。下腔静脉增宽，吸气萎陷率减小＜50%。CDFI：二尖瓣舒张期血流频谱 E/A＞2，E 峰减速时间缩短，吸气时流速减低＞20%，二尖瓣、三尖瓣少量反流。

超声提示：缩窄性心包炎，建议结合临床进一步检查。

(四) 心包肿瘤

【诊断要点】

(1) 大多为继发性肿瘤，尸检发现有 5%～15%的恶性肿瘤可心包转移，几乎所有脏器的恶性肿瘤均可转移到心包，以肺癌、乳腺癌、恶性淋巴瘤和白血病等常见。

(2) 原发性肿瘤有脂肪瘤、脂肪肉瘤、纤维瘤、纤维肉瘤、神经瘤、神经纤维瘤、血管瘤、横纹肌瘤、平滑肌瘤、间皮瘤、淋巴管瘤、畸胎瘤等。

(3) 超声多表现为心包腔内实质性单个或多发占位团块(图 3-4-55，图 3-4-56)，好发于右心室心包。可压迫推移心壁，导致心腔缩小或右心室流出道/流入道狭窄，CDFI 可发现狭窄部位血流加速。

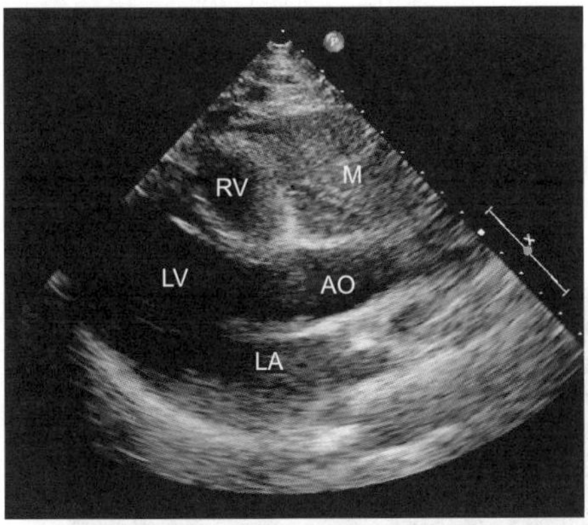

AO. 主动脉；LV. 左心室；RV. 右心室；M. 肿瘤。

图 3－4－55　胸骨旁左心室长轴切面显示主动脉前方占位性病变

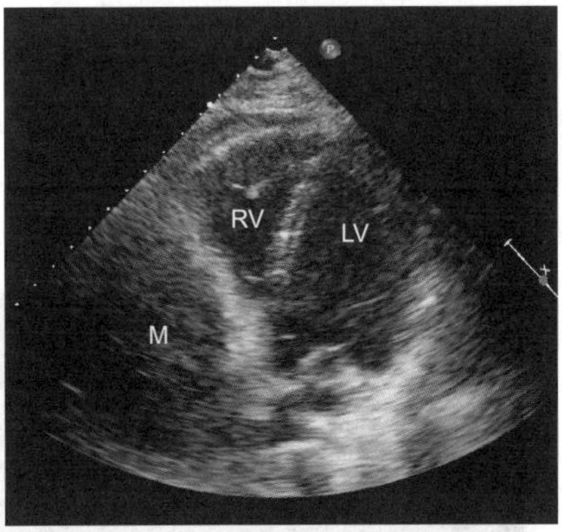

LV. 左心室；RV. 右心室；M. 肿瘤。

图 3－4－56　胸骨旁四腔心切面显示肿瘤位于心底部，压迫右心房。病理证实为心包间皮瘤

(4) 心包囊肿表现为圆形或椭圆形囊性包膜回声，中部无回声，边缘规则。

(5) 可并发心包积液，部分心包积液黏稠。恶性肿瘤时心包膜受浸润僵硬，顺应性减低，可出现心包填塞症状。

ER8：心包囊肿，心尖部心包腔内可见无回声长椭圆形囊性结构，边缘规则。

ER8-心包囊肿

【注意事项】

(1) 发现异常团块时应多个切面仔细观察，判断团块位置、数量和形状，观察有无蒂及其附着点。

(2) 注意和邻近的纵隔和胸膜肿瘤鉴别。

(3) 应建议结合 CT/MRI 进一步检查。

(4) 注意检查有无其他合并症或其他部位的占位病变。

【病例示范报告】

超声检查所见：各房室内径正常范围。室间隔与左右心室壁厚度与运动正常。各瓣膜结构及功能无明显异常。右心房旁心包区探及异常均质中低回声团块，大小约 35mm×25mm，边界较规则，向内轻度压迫右心室流入道，心包腔内探及无回声区宽约 5mm。下腔静脉增宽。CDFI：三尖瓣口血流轻度加速，余瓣口未见异常血流信号。

超声提示：心包肿瘤，建议结合临床进一步检查。

第五节　先天性心脏病

一、房间隔缺损

【诊断要点】

最常见的先天性心脏病之一，发病率居先天性心脏病的首位，占 10%～15%，男女发

病率约为1:3。常单独存在，亦可与其他心血管畸形并存。

1. 病理解剖分型

(1) 继发孔型房间隔缺损(图3-5-1)　最常见，约占房间隔缺损的70%，缺损位于卵圆窝的部位。由于原发隔上继发孔吸收过多或继发隔生长发育不良，使两层隔膜的边缘未能很好的重叠所致。缺损呈卵圆状，大小不等，可单发，亦可呈筛孔样，重者窝壁可完全缺如，仅余少量条索。可合并二尖瓣脱垂或黏液样变性等。如合并二尖瓣狭窄，则可称作Lutembacher综合征。

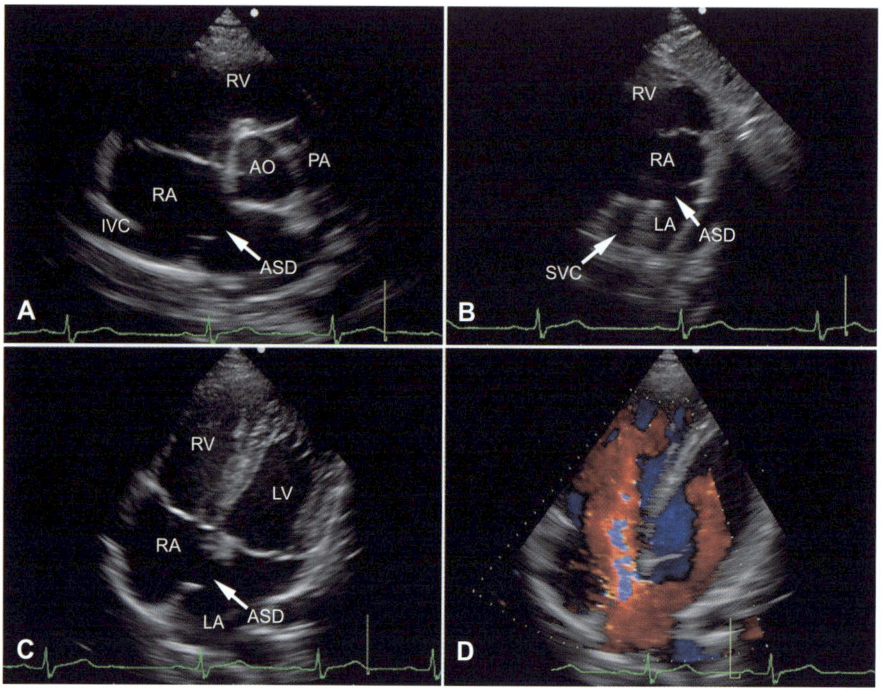

图3-5-1　继发孔型房间隔缺损声像图

A. 大动脉短轴切面显示继发孔房间隔缺损(箭头)，主动脉侧残缘短小；B. 剑下切面显示继发孔房间隔缺损(箭头)，右心房、右心室增大；C. 胸骨旁四腔切面显示继发孔房间隔缺损(箭头)，缺损位于卵圆窝；D. 彩色多普勒显示房水平左向右分流信号

(2) 静脉窦型房间隔缺损　包括上腔静脉型房间隔缺损和下腔静脉型房间隔缺损。上腔静脉型房缺较常见，占8%～10%，缺损位于上腔静脉的入口处，缺损的下缘是间隔的上缘，缺损与上腔静脉相通。常合并右上肺静脉畸形引流至上腔静脉或右心房。下腔静脉型房间隔缺损较少见，约占3%，缺损位于下腔静脉入口处，常合并右下肺静脉畸形引流(图3-5-2)。

(3) 冠状静脉窦型房间隔缺损　罕见，发病率不到房间隔缺损总数的1%～2%。冠状静脉窦间隔部分或完全缺如，使冠状静脉窦与左心房直接相通，分为Ⅰ～Ⅲ型。Ⅰ型为完全型冠状静脉窦顶部缺如，冠状静脉以多个开口直接回流入左心房或右心房；Ⅱ型为中间部分型冠状静脉窦顶部缺如，在冠状静脉窦间隔中间段至上游段的某处有一个或几个圆形或椭圆形缺损，使冠状静脉窦既与左心房又与右心房相通；Ⅲ型为终端部分型冠状静脉窦顶部缺如，邻近冠状静脉窦开口处的冠状静脉窦间隔缺如，冠状静脉窦于二尖瓣后内交界的外下方开口于左心房内。多合并永存左位上腔静脉，亦可合并下腔静脉近心段缺如、肝静脉畸形等。

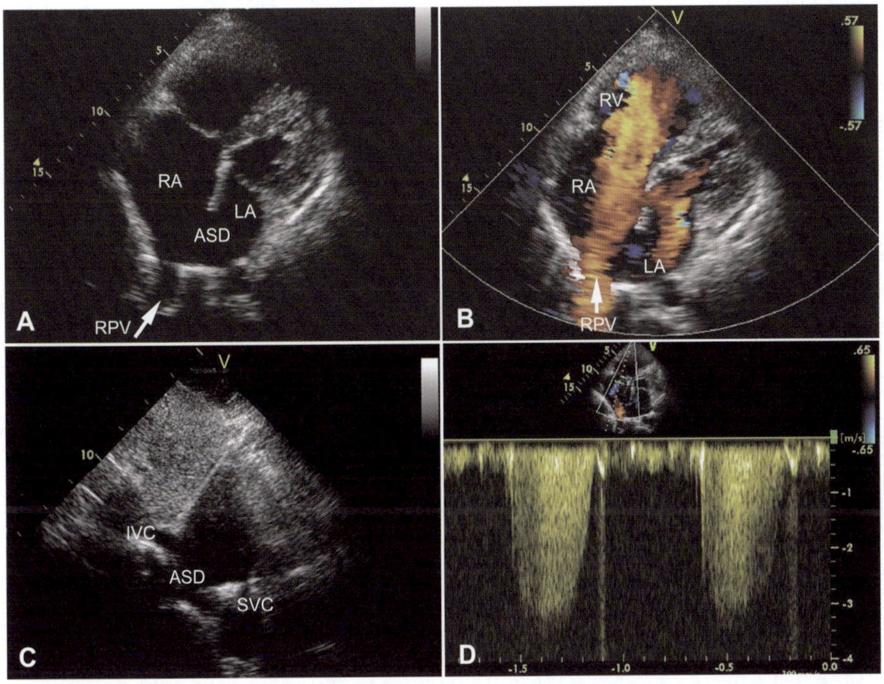

图 3-5-2　下腔静脉型房间隔缺损声像图

A. 胸骨旁四腔切面显示后部房间隔的缺损，右下肺静脉异位引流，直接开口于右心房（箭头）；B. 彩色多普勒显示右下肺静脉血流直接汇入右心房；C. 剑下双腔静脉长轴切面显示房间隔缺损邻近下腔静脉，下腔静脉侧无残缘；D. 肺动脉高压，连续多普勒显示三尖瓣反流速度增快

(4) 原发孔型房间隔缺损　又称 I 孔型房间隔缺损，约占房间隔缺损总数的 20%。缺损位于卵圆窝的下前方与室间隔相连部位，属心内膜垫缺损的一种形式。常合并二尖瓣前叶裂等房室瓣畸形。原发孔房间隔解剖图见图 3-5-3。

2. 血流动力学改变

取决于缺损大小和左右心房之间的压差等因素。房水平左向右分流使右心容量负荷加重，长期可导致肺循环压力逐渐上升，右心增大，肺动脉增宽。晚期，肺血管出现器质性变化，产生不可逆转的阻力性肺动脉高压，导致右向左为主的分流，出现发绀，称作艾森曼格综合征。

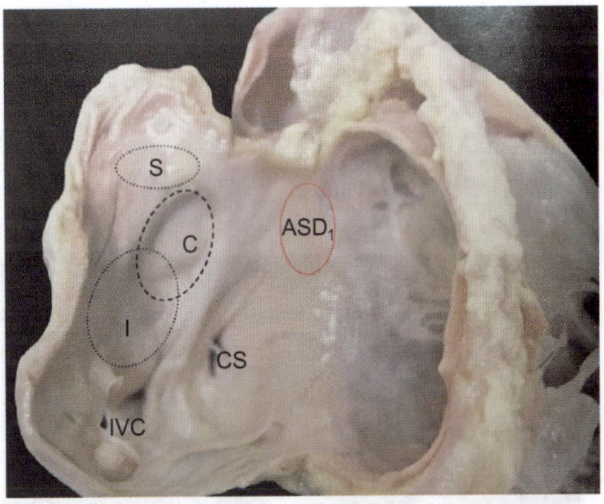

ASD_1. 原发孔房间隔。

图 3-5-3　原发孔房间隔解剖图

【鉴别诊断】

(1) 注意前述不同亚型的房间隔缺损有不同的常见合并畸形，切勿漏诊。

(2) 常用房间隔缺损的检查切面包括大动脉短轴、胸骨旁四腔/五腔、剑下双房、剑下调整后的双腔静脉长轴等一系列切面。

(3) 注意与完全型肺静脉异位引流、原发性肺动脉高压或肺血管病、左心室-右心房通道、主动脉窦瘤破入右心房、冠状动脉-右心房瘘等作出鉴别诊断。

(4) 图像不清晰或分流不明确时可行右心声学造影。

【病例示范报告】

超声检查所见：心脏位置正常，心尖指向左下方。心房正位，心室右袢，大动脉环绕关系正常。右心增大。房间隔卵圆窝部可见较大回声中断，肺静脉回流正常。各切面所见如下：大动脉短轴切面房缺大小约 22mm，主动脉侧残缘短小、长约 2mm，房顶部残缘长约 7mm；胸骨旁四腔切面房缺大小约 25mm，二尖瓣侧残缘长约 5mm，房顶部残缘长约 6mm；剑下双房及双腔静脉长轴切面显示房缺大小约 27mm，上腔静脉侧残缘长约 4mm，下腔静脉侧残缘长约 5mm。CDFI：房水平可见左向右为主的双向分流信号。收缩期三尖瓣口可见中量反流信号，反流面积约 6.4cm^2，最大反流速度约 330cm/s，最大压差约 44mmHg，估测肺动脉收缩压约 54mmHg。室间隔水平、大动脉水平未见异常血流信号。主动脉弓位置、形态正常。

超声提示：先天性心脏病，房间隔缺损（继发孔型），房水平左向右为主的双向分流，肺动脉高压，右心增大。

二、室间隔缺损

【诊断要点】

(1) 为室间隔发育不全造成的左右心室之间的异常通道。是临床上最常见的先天性心脏病之一。

(2) 室间隔缺损可以单独存在，亦可与其他先天性心血管畸形并存，如右心室异常肌束、主动脉缩窄或离断、房间隔缺损、动脉导管未闭、肺动脉瓣狭窄等。

(3) 病理解剖分型

①膜周部室间隔缺损（图 3-5-4）：最常见，分为三个亚型。膜部型：缺损面积较小，仅限于膜部，周边为纤维组织。嵴下型：缺损面积较大，常合并有其他心内畸形，位于室上嵴的下方、三尖瓣前叶与隔叶交界处。隔瓣下型：缺损位于三尖瓣隔瓣下方，紧邻房室结交界区希氏束。

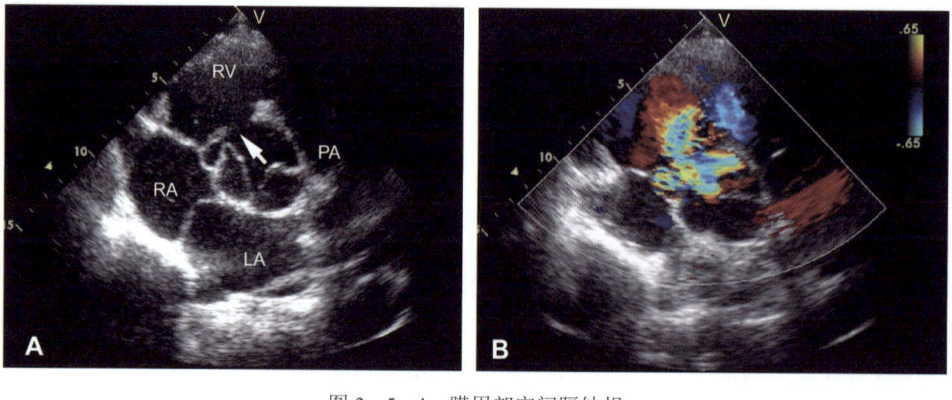

图 3-5-4　膜周部室间隔缺损

A. 大动脉短轴切面显示较大的膜周部缺损（箭头）；B. 彩色多普勒显示室水平左向右分流信号，近乎层流显色，提示肺动脉高压

②漏斗部室间隔缺损(嵴上型)：主要是圆锥间隔对合不良所致，可以划分为嵴内、干下两个亚型。嵴内型(图 3-5-5)位于右心室流入及流出道之间的室上嵴之内，缺损周边为肌肉组织。干下型(图 3-5-6)位于肺动脉瓣下方，缺损一般较大，紧邻主动脉的右冠状动脉瓣。右冠状动脉瓣由于缺少支撑后而脱垂，使主动脉瓣对合不良而导致主动脉瓣关闭不全。

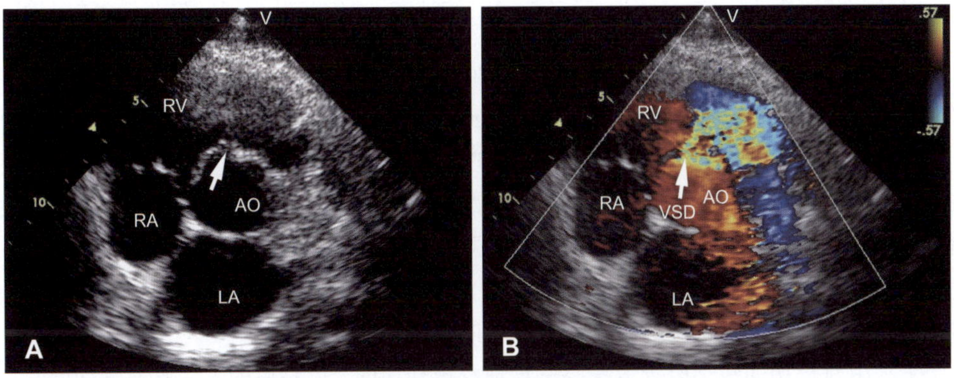

图 3-5-5　嵴内型室间隔缺损声像图

A. 箭头所示为较小的嵴内型室间隔缺损；B. 箭头所示室水平左向右高速分流信号

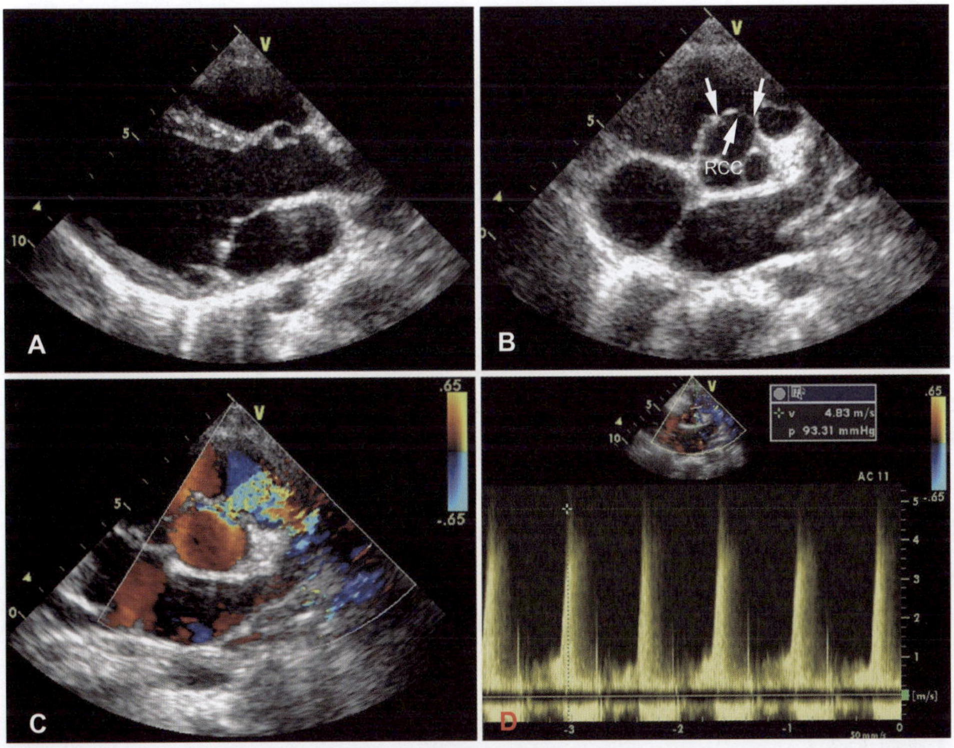

RCC. 右冠状动脉窦。

图 3-5-6　干下型室间隔缺损

A. 左心室长轴切面显示右冠状动脉窦及瓣叶脱向右心室侧；B. 大动脉短轴切面显示较大的干下型室间隔缺损(两箭头间)，同时右冠状动脉窦嵌入缺损内；C. 彩色多普勒显示由于右冠状动脉窦嵌顿而受限的室水平左向右分流；D. 连续多普勒显示高速的左向右分流频谱

③肌部室间隔缺损：多位于心尖部和调节束的后方，周边均为肌性组织。可单发或多发，形态、大小不一。膜周部和肌部室间隔缺损有自然闭合倾向，膜周部缺损在自愈过程中可形成假性膜部瘤。

(4) 血流动力学改变取决于缺损大小和体、肺循环阻力等因素。

缺损导致左心室容量负荷过重，左心逐渐增大。肺循环血流量增多，肺动脉压力逐渐上升，左向右分流逐渐减少。当肺血管阻力超过体循环时，左向右分流消失，进而代之以右向左的分流，临床上出现发绀，肺血管发生不可逆的器质性病变，称作艾森曼格综合征。

小缺损：＜1/3 主动脉瓣环直径，称为限制型室间隔缺损。分流量很小，右心压力正常，没有明显的病理生理改变。中等大小缺损：1/3~1/2 主动脉瓣环直径。随着缺损面积的增大，左向右分流量亦相应增大，但肺动脉压正常或仅有轻度的升高。这类缺损仍属于限制型缺损。大缺损：缺损直径＞1/2 主动脉瓣环直径，对左向右分流无限制作用，称为非限制型室间隔缺损，较早出现肺动脉高压。

【注意事项】

(1) 注意有无合并畸形和评价肺动脉高压的程度。

(2) 常用检查切面包括胸骨旁左心室长轴及短轴切面、调整后的大动脉短轴切面、胸骨旁四腔/五腔切面、剑下切面等。

(3) 注意与右心室流出道梗阻或右心室双腔心、主动脉窦瘤破入右心室等作鉴别。

(4) 室间隔的假性回声失落可导致误诊，小室缺连续中断不明显可导致漏诊，应借助彩色多普勒或频谱多普勒排除或发现异常分流。

(5) 主动脉瓣脱垂见于较大的干下和膜周型室间隔缺损中。当主动脉窦嵌入缺损口时可导致低估缺损大小。

(6) 图像不清晰或由于肺动脉高压导致分流信号不明确时，可进行右心声学造影。

【病例示范报告】

超声检查所见：心脏位置正常，心尖指向左下方。心房正位，心室右袢，大动脉环绕关系正常，左心增大。室间隔干下可见约 13mm 回声中断，肺动脉瓣下无残缘。主动脉右冠状动脉窦嵌入缺损口，右冠状动脉瓣随之脱向右心室流出道。CDFI：室水平可见宽约 5mm 的左向右分流信号，呈五彩镶嵌状。CW 测收缩期最大分流速度约 483cm/s，最大压差约 93mmHg，肱动脉压按 120mmHg 计算肺动脉收缩压约 27mmHg。余瓣膜形态及运动正常，CDFI：收缩期二尖瓣口及舒张期主动脉瓣口均可见少量反流信号，房间隔水平及大动脉水平未见异常血流信号。主动脉弓位置及形态正常。

超声提示：先天性心脏病，室间隔缺损(干下型)，室水平左向右分流，主动脉右冠状动脉瓣脱垂并反流(轻度)，左心增大。

三、动脉导管未闭

【诊断要点】

(1) 连接于肺动脉远端或左肺动脉起始部与主动脉之间的血管性结构。

(2) 根据其形态，动脉导管未闭可分为五种类型。

①漏斗型：常见，主动脉端内径多大于肺动脉端内径。

②管型：常见，主动脉端内径约等于肺动脉端内径(图 3－5－7)。

③窗型：少见。极短，主动脉与肺动脉借分流口“吻合”在一起。

④哑铃型；两端膨大而中段较细。

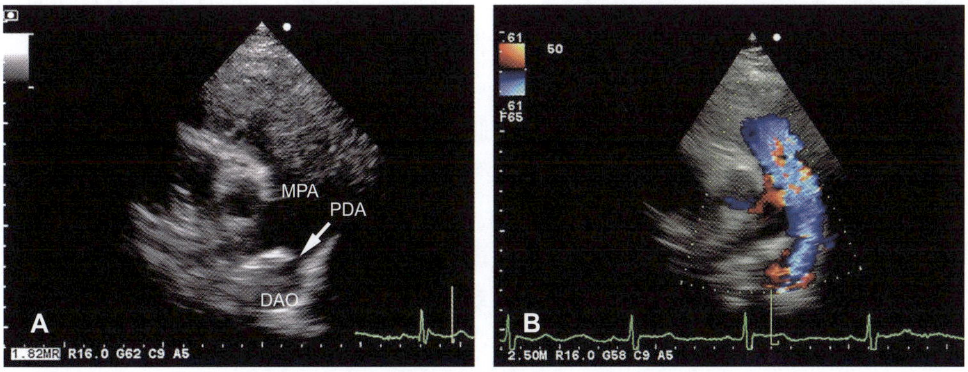

MPA. 主肺动脉；PDA. 动脉导管；DAO. 降主动脉。

图 3-5-7　动脉导管未闭

A. 调整后的大动脉短轴切面，显示了主肺动脉和其远端的右肺动脉和动脉导管；B. 彩色多普勒显示收缩期肺动脉内前向血流信号和由于重度肺动脉高压所致的动脉导管水平的蓝色右向左分流信号

⑤动脉瘤型：明显扩张，呈动脉瘤样，可发生破裂。

(3) 血流动力学改变　在没有明显肺动脉高压时，可见自主动脉向主肺动脉内的左向右高速分流束，呈连续性，频谱似“锯齿形”(图 3-5-8)；多沿肺动脉左外侧壁内下行至肺动脉瓣水平后折返，少数朝向肺动脉右内侧壁分流。左心容量负荷增加左心室增大。随着肺动脉压力上升，可出现肺动脉向主动脉的右向左分流信号，最早出现于舒张期，重度肺动脉高压时甚至可出现收缩早期的右向左分流。

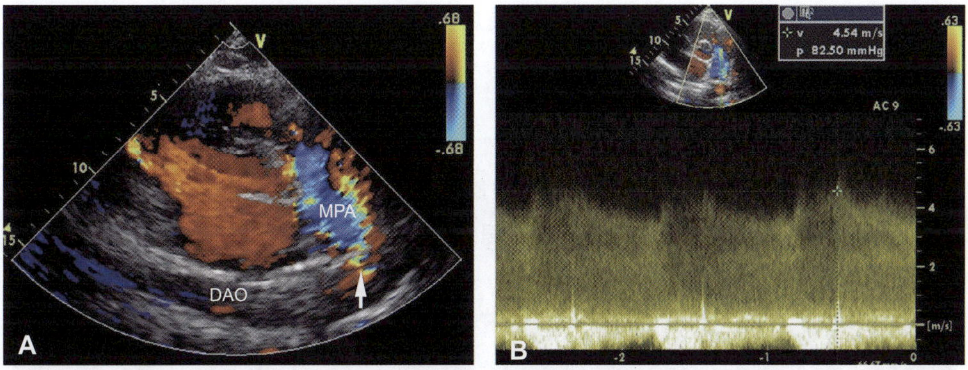

MPA. 主肺动脉；DAO. 降主动脉。

图 3-5-8　动脉导管未闭声像图

A. 近似动脉导管弓切面，彩色多普勒显示降主动脉起始部向肺动脉的分流信号；B. 连续多普勒显示动脉导管未闭的连续的“锯齿形”频谱

(4) 可合并主动脉瓣畸形、主动脉缩窄、主动脉弓离断、室间隔缺损等。

(5) 合并心内膜炎时，动脉导管内、肺动脉壁上、肺动脉瓣上均可能发现赘生物回声(图 3-5-9)。

(6) 可合并肺动脉夹层，罕见。

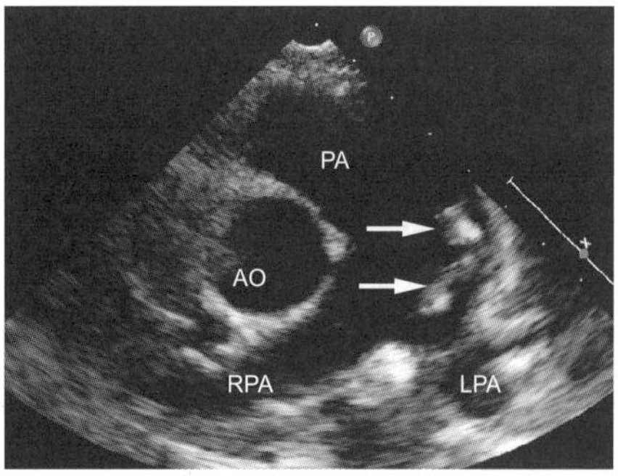

图 3-5-9 动脉导管未闭合并感染性心内膜炎，肺动脉壁赘生物（箭头）

【注意事项】

(1) 超声心动检查切面包括胸骨旁调整后的大动脉短轴切面、近似动脉导管弓切面和胸骨上窝的主动脉弓短轴切面。

(2) 注意和主-肺动脉窗、冠状动脉-肺动脉瘘、主动脉-肺动脉间侧支、肺动脉瓣反流等疾病鉴别，并注意有无合并畸形。

(3) 图像不清晰或由于肺动脉高压导致分流信号不明确时，可进行右心声学造影来确诊动脉导管未闭，注意选择合适的超声切面。

【病例示范报告】

超声检查所见：心脏位置正常，心尖指向左下方。心房正位，心室右袢，大动脉环绕关系正常。各房室内径及室壁运动正常。房间隔及室间隔水平未见异常。各瓣膜形态及运动正常，CDFI：收缩期二尖瓣口可见微量反流信号。主动脉峡部与主肺动脉远端间见一细小管形交通，其肺动脉端、主动脉端和中部均宽约 2.5mm，CDFI：主动脉与肺动脉间可见一束宽约 2mm 的五彩镶嵌的双期分流信号。CW：该处探及连续性的高速分流频谱，其收缩期最大分流速度约 454cm/s，最大压差约 83mmHg，根据肱动脉压力 100mmHg 计算肺动脉收缩压约 17mmHg。主动脉弓位置及形态正常，CW：胸降主动脉内最大血流速度约 105cm/s。

超声提示：先天性心脏病，动脉导管未闭（细小管型）。

四、心内膜垫缺损

【诊断要点】

(1) 一组以房室瓣周围的间隔组织缺损及房室瓣发育异常的先天性心血管畸形，又称房室间隔缺损、房室管畸形、共同房室通道等。

(2) 病理解剖分型

①部分型：主要由原发孔房间隔缺损和部分房室瓣畸形（二尖瓣前叶裂、三尖瓣隔瓣发育不全）组成（图 3-5-10）。其他还包括单纯原发孔房间隔缺损、单心房和心内膜垫型室间隔缺损合并部分房室瓣畸形。左心室-右心房通道是否应归属于心内膜垫缺损，存在争议。

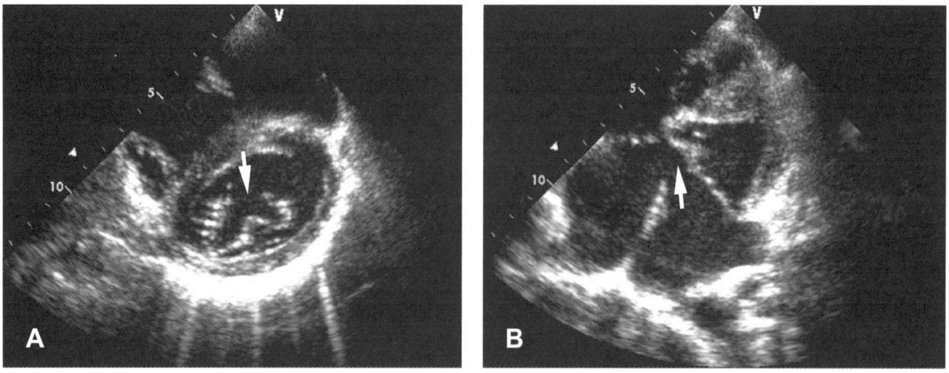

图 3-5-10 部分型心内膜垫缺损

A. 二尖瓣口短轴观呈“马蹄形”，前叶裂（箭头）；B. 胸骨旁四腔切面显示原发孔房间隔缺损（箭头）

②完全型：由原发孔房间隔缺损、心内膜垫型室间隔缺损和共同房室瓣组成。

共同房室瓣由前瓣（前桥瓣或上桥瓣）、后瓣（后桥瓣或下桥瓣）和两侧壁瓣组成。Rastelli根据前桥瓣与室间隔解剖间的关系分为三型。A型：较常见，前桥瓣可分为左、右叶，其腱索附着于室间隔缺损部位的顶端。B型：前桥瓣可分为左、右叶，其腱索附着于室间隔右心室面的异常乳头肌（图3－5－11）。C型：前桥瓣融成一叶无腱索相连，瓣膜呈漂浮状。

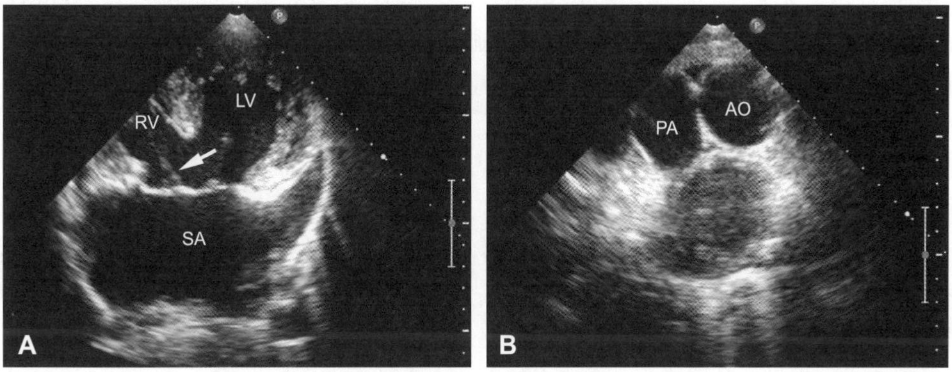

LV. 左心室；RV. 右心室；SA. 单心房；AO. 主动脉；PA. 肺动脉。

图3－5－11　完全型心内膜垫缺损

A. 四腔切面显示单心房，完全型心内膜垫缺损，共同房室瓣的前桥瓣有腱索与右心室乳头肌相连（箭头）；B. 高位短轴切面显示大动脉左转位

③过渡型：类似于完全型病理解剖改变，但前后桥瓣在室间隔部位融合，房室瓣形态近似正常的二尖瓣、三尖瓣形态，可有室间隔膜部瘤或较小的心内膜垫型室间隔缺损。

(3) 可合并各种心血管畸形，如Ⅱ孔型房间隔缺损、肺动脉瓣狭窄、无顶冠状静脉窦缺损、法洛四联症、右心室双出口等。先天性愚型患者，常合并本畸形，多为A型完全型心内膜垫缺损。

(4) 病理生理变化复杂，血流动力学状况取决于房间隔缺损和室间隔缺损大小、房室瓣反流程度和肺动脉高压情况等。

【注意事项】

(1) 完全型心内膜垫缺损通常具有巨大室间隔缺损的症状和体征，而部分型心内膜垫缺损患者多具有房间隔缺损的相应表现，合并房室瓣病变者同时出现房室瓣病变的表现。

(2) 心尖四腔、胸骨旁四腔、剑下切面观察房间隔下段缺损大小及分流方向、十字交叉是否消失；心尖四腔、心室水平短轴观察二尖瓣、三尖瓣有无瓣叶裂及瓣裂的程度；心尖四心腔、心室短轴观察共同房室瓣发育情况，并根据共同房室瓣的形态及瓣下腱索的附着部位来判断病变类型。

(3) 图像欠清晰时可用右心声学造影来确诊。但对于完全型心内膜垫缺损，由于造影剂多在四个心腔内往返穿梭，有时可造成观察分析困难，应结合二维超声和多普勒检查进行诊断。

(4) 本病应与低位继发孔房间隔缺损、三尖瓣闭锁、单心室等畸形鉴别诊断。

【病例示范报告】

超声检查所见：心脏位置正常，心尖指向左下方。心房正位，心室右袢，大动脉环绕关系正常。右心、左心房轻度增大。房间隔下部可见约13mm回声中断，十字交叉处无残

缘；肺静脉回流正常。二尖瓣、三尖瓣位于同一水平，短轴观舒张期二尖瓣口呈“马蹄形”，前叶中部可见裂隙。CDFI：房水平下部可见左向右为主的分流信号。收缩期二尖瓣口可见中量反流信号，反流面积约 5cm²。三尖瓣口可见中至大量反流信号，反流面积约 7.5cm²，最大反流速度约 310cm/s，最大压差约 38mmHg，估测肺动脉收缩压约 48mmHg。主肺动脉轻度增宽。室间隔水平、大动脉水平未见异常血流信号。主动脉弓位置、形态正常。

超声提示：先天性心脏病，部分型心内膜垫缺损：原发孔型房间隔缺损，二尖瓣前叶裂并反流（中度），三尖瓣反流（中－重度），肺动脉高压（轻度），右心、左心房轻度增大，主肺动脉轻度增宽。

五、肺动脉口狭窄

【诊断要点】

(1) 指肺动脉出口处的局部狭窄，包括右心室漏斗部、肺动脉瓣膜和肺动脉及其分支的狭窄。一般分为肺动脉瓣、瓣上和瓣下狭窄三种。其中绝大多数是单纯瓣膜狭窄，肺动脉及其分支的狭窄最少见。

(2) 病变可累及一处或多处，亦可合并于法洛四联症、右心室双出口、大动脉转位等其他复杂畸形。

(3) 肺动脉瓣狭窄时（图 3－5－12），可合并瓣环和右心室漏斗部狭窄。瓣膜多增厚、粘

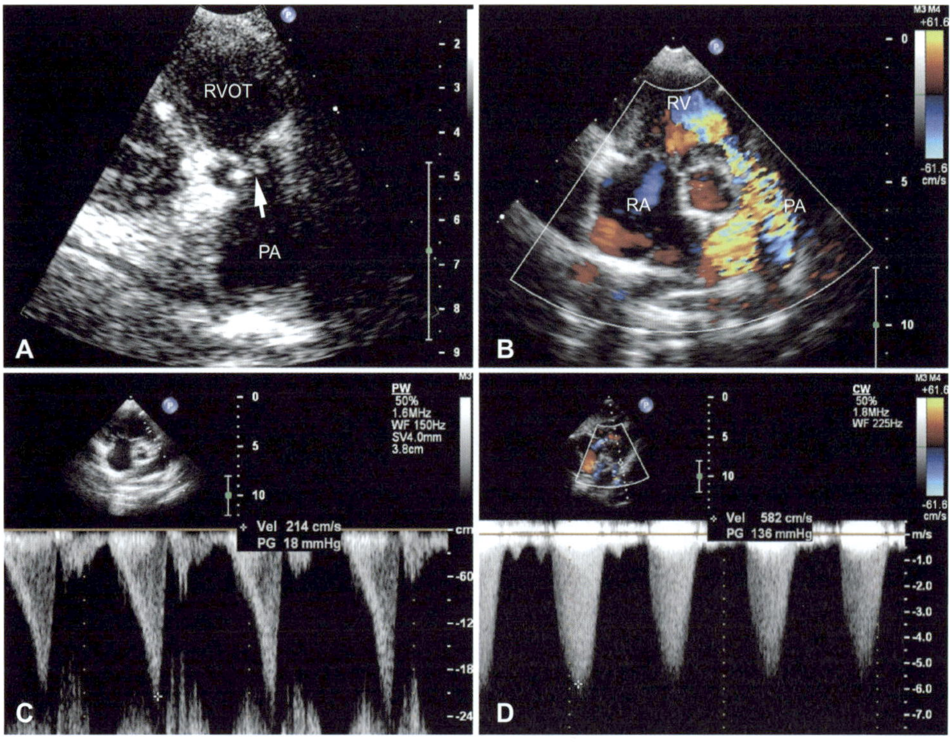

RVOT. 右心室流出道；PA. 肺动脉；RV. 右心室；RA. 右心房。

图 3－5－12　肺动脉瓣狭窄

A. 箭头所示肺动脉瓣增厚、回声增强，收缩期开放受限，远端肺动脉增宽；B. 彩色多普勒显示收缩期肺动脉瓣口前向血流束细窄，呈五彩镶嵌状；C. 右心室流出道继发性轻度狭窄，收缩期最大流速约 214cm/s；D. 肺动脉瓣重度狭窄，收缩期瓣口最大流速约 582cm/s

连，瓣口狭窄形似“鱼口”。瓣膜亦可有单叶、二叶、四叶等畸形。如合并房间隔缺损，房水平由于严重的肺动脉瓣狭窄而出现明显右向左分流，从而引起中心性发绀，与右心室肥厚一起，称作法洛三联症。合并室间隔缺损、主动脉骑跨和右心室肥厚时，称作法洛四联症。

(4) 肺动脉瓣下狭窄，指右心室漏斗部狭窄。可分为隔膜型和肌型，很少单独存在，常为复杂畸形的组成部分。

(5) 肺动脉瓣上狭窄(图 3－5－13)，指发生于主肺动脉至肺内动脉各段的狭窄病变，可单发或多发。多数合并其他畸形，按狭窄部位可分为五型。Ⅰ型：狭窄位于主肺动脉；Ⅱ型：狭窄位于主肺动脉分叉处；Ⅲ型：狭窄位于一侧肺动脉的近端；Ⅳ型：狭窄位于肺叶、肺段或其远端的肺动脉，多为多发性；Ⅴ型：混合型。

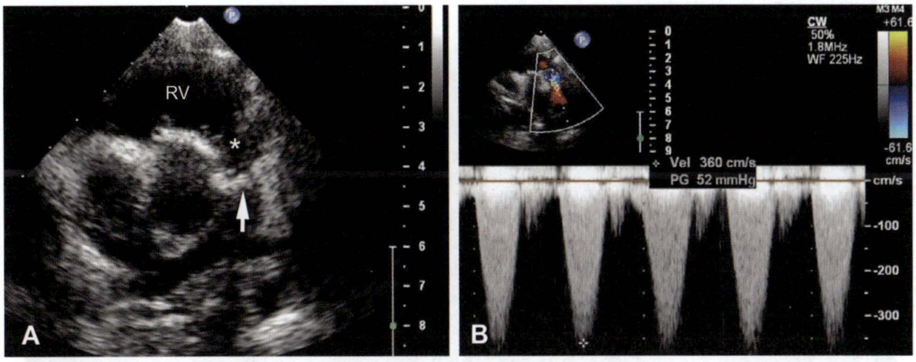

RV. 右心室。

图 3－5－13　肺动脉瓣上狭窄

A. 箭头所示肺动脉瓣上隔膜样狭窄，星号示肺动脉瓣口；B. 隔膜处流速增快，收缩期最大流速约 360cm/s

(6) 血流动力学改变取决于狭窄程度和合并何种畸形。严重狭窄，均会引起右心室排血受阻，右心室压力负荷增大，长期可导致右心室壁肥厚，严重者右心室衰竭，心律失常。肺动脉受高速血流冲击而出现狭窄后扩张。同时，右心房压代偿上升可使卵圆孔重新开放。

【注意事项】

(1) 注意有无其他合并心血管畸形。

(2) 胸骨旁及剑下大动脉短轴切面可显示右心室漏斗部、肺动脉瓣环及瓣叶、肺动脉主干、分叉处及左右肺动脉起始段。胸骨旁右心室流出道长轴切面和高位双动脉短轴切面亦可显示肺动脉口的部分情况。胸骨上窝切面可显示主肺动脉远端及左右分支的情况。

(3) 注意与主动脉窦瘤破入右心室流出道、干下型室间隔缺损、动脉导管未闭等作鉴别诊断。

【病例示范报告】

超声检查所见：心脏位置正常，心尖指向左下方。心房正位，心室右袢，大动脉环绕关系正常。右心增大，室间隔及右心室前壁增厚。肺动脉瓣为三叶，瓣缘增厚、回声增强，交界粘连，开放受限，余瓣膜形态及运动正常。CDFI：收缩期肺动脉瓣口血流束细窄，呈五彩镶嵌状，收缩期最大流速明显增快、达 500cm/s，最大压差约 100mmHg，平均压差约 55mmHg。收缩期三尖瓣口可见少量反流信号。主肺动脉及左肺动脉增宽。房间隔中部未见明确回声中断，CDFI：房水平见宽约 2mm 的右向左分流信号。室间隔及大动脉水平未见异常分流信号。主动脉弓位置及形态正常。

超声提示：先天性心脏病，肺动脉瓣狭窄（重度），主肺动脉及左肺动脉增宽，右心增大，右心室壁增厚，卵圆孔未闭。

六、主动脉口狭窄

【诊断要点】

(1) 指主动脉瓣膜、瓣下、瓣上的狭窄性病变。

(2) 主动脉瓣狭窄　二叶瓣型狭窄最为多见（图 3－5－14，图 3－5－15）。四叶及以上主动脉瓣畸形通常以关闭不全为主。

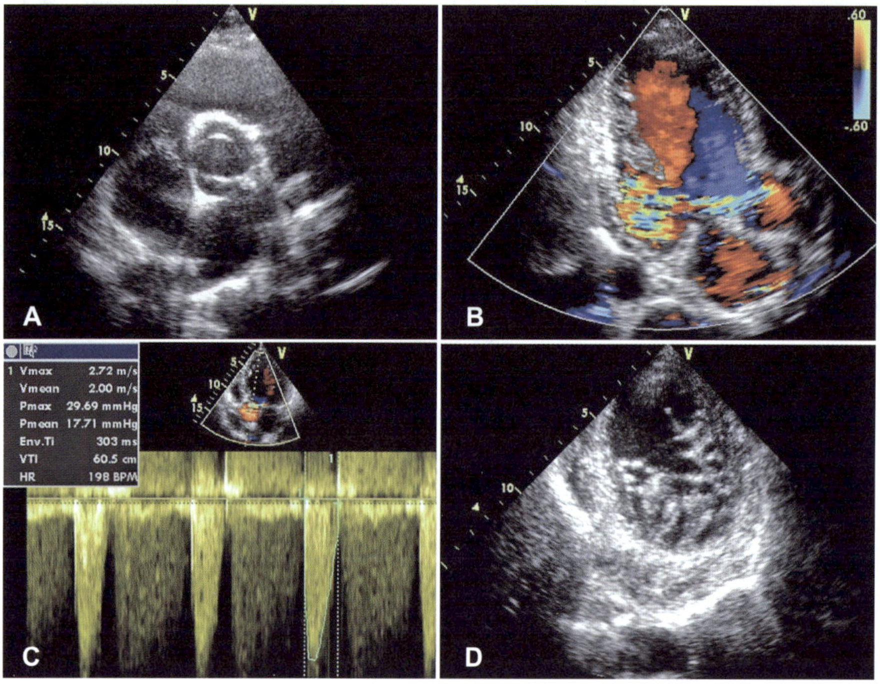

图 3－5－14　主动脉瓣狭窄（1）

A. 大动脉短轴切面显示主动脉瓣为前后两叶畸形；B. 彩色多普勒显示主动脉瓣下重度反流；C. 连续多普勒显示收缩期主动脉瓣上流速轻度增快；D. 左心室短轴显示心尖部肌小梁丰富

(3) 主动脉瓣下狭窄　分为膜性（图 3－5－16，图 3－5－17）和纤维肌性两种类型。纤维隔膜样组织多数呈偏心型，为半月形或环形隔膜，随心脏的舒张和收缩可以活动。纤维肌性狭窄不随心脏舒张与收缩活动；如狭窄呈隧道样，表现为弥漫性纤维肌肥厚性狭窄，狭窄段较长。两种类型均可造成左心室流出道梗阻。高速血流长期冲击主动脉瓣也可造成瓣膜增厚，其血流动力学改变与主动脉瓣狭窄类似。

(4) 主动脉瓣上狭窄　病变部位在主动脉瓣上，可分为三型。①膜性狭窄：于冠状窦上缘升主动脉内，中央有孔。②沙漏样狭窄：升主动脉管壁局限性的中膜异常增生，伴有该段的内膜纤维性增厚，外观主动脉壁呈壶腹状环形狭窄。③弥漫性狭窄：整个升主动脉均匀性狭窄，动脉内膜可增生。冠状动脉开口在狭窄之前，故易扩张扭曲，发生动脉硬化。

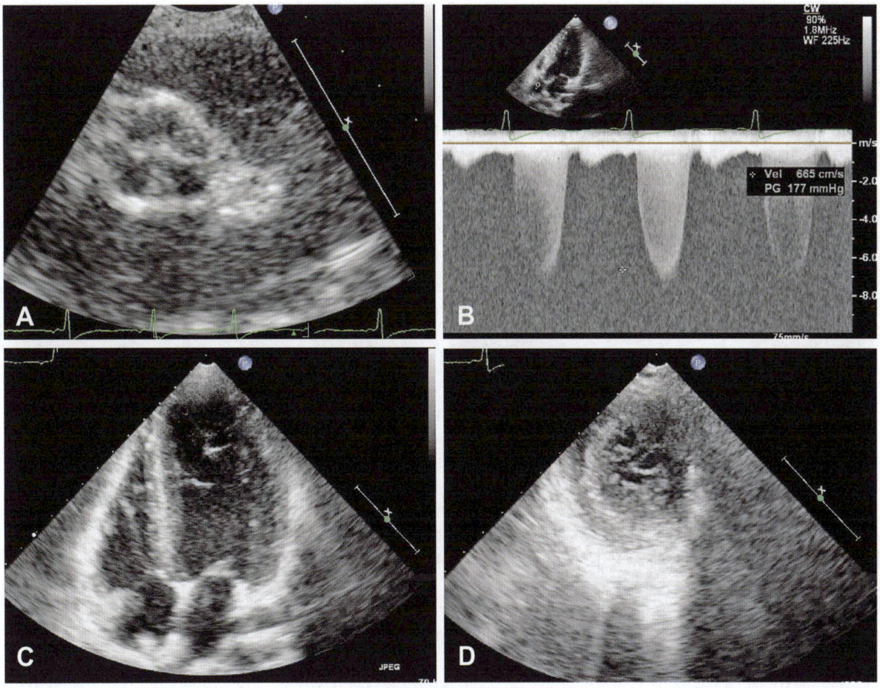

图 3-5-15　主动脉瓣狭窄(2)

A. 四叶式主动脉瓣；B. 主动脉瓣上流速明显增快，峰值流速 665cm/s；C. 四腔心切面显示左心室壁增厚；D. 左心室短轴切面心尖部肌小梁增多

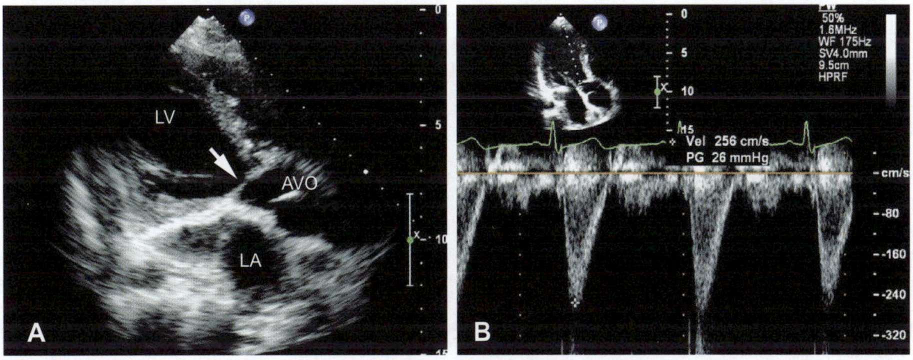

LV. 左心室；LA. 左心房；AVO. 主动脉瓣口。

图 3-5-16　主动脉瓣下膜性狭窄(1)

A. 箭头所示为主动脉瓣下膜性狭窄；B. 膜片处主动脉瓣下流出道收缩期流速轻度增快，峰值速度为 256cm/s

(5) 中至重度狭窄，随着年龄增大狭窄可加重，导致左心室肥厚、左心增大，主动脉狭窄后扩张，并发心律失常、心肌缺氧、感染性心内膜炎、心力衰竭。

(6) 可合并心内膜弹力纤维增生症、主动脉缩窄、升主动脉发育不良、主动脉弓离断等畸形。

【注意事项】

(1) 注意有无主动脉缩窄及主动脉弓离断等合并畸形。

(2) 注意与肥厚型心肌病、左心发育不良等疾病作鉴别。

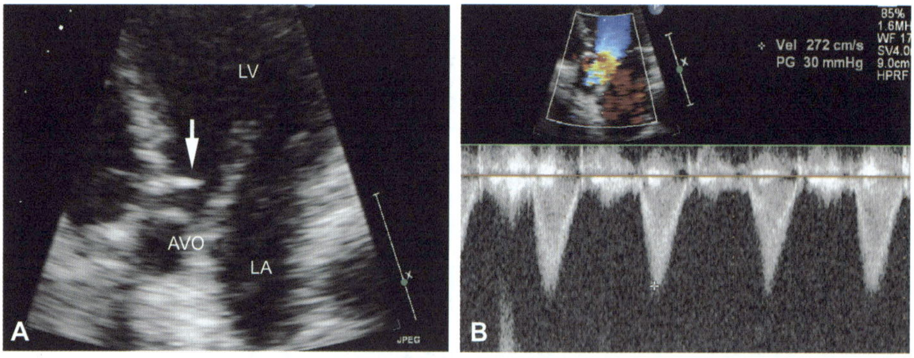

LV. 左心室；LA. 左心房；AVO. 主动脉瓣口。

图 3－5－17　主动脉瓣下膜性狭窄(2)

A. 箭头所示为主动脉瓣下膜性狭窄；B. 主动脉瓣下隔膜处流出道流速增快，峰值流速 272cm/s

【病例示范报告】

超声检查所见：心脏位置正常，心尖指向左下方。心房正位，心室右袢，大动脉环绕关系正常。左心增大，左心室壁对称性增厚。主动脉瓣为前、后两叶，瓣缘增厚、回声增强，开放轻度受限，关闭时前瓣脱向左心室流出道，余瓣膜形态及运动正常，CDFI：舒张期主动脉瓣下可见大量偏心性反流信号，反流面积约 13cm^2，缩流颈宽度约 6.5mm。收缩期二尖瓣口可见少量反流信号，三尖瓣口可见微量反流信号，最大反流速度约 295cm/s，最大压差约 35mmHg，估测肺动脉收缩压(sPAP)约 40mmHg。主动脉弓位置正常，左锁骨下动脉下方的胸降主动脉呈管形缩窄，内径约 6mm，长约 12mm，CW：胸降主动脉内最大血流速度约 342cm/s，最大压差约 53mmHg。

超声提示：先天性心脏病，二叶式主动脉瓣并脱垂，主动脉瓣关闭不全(重度)合并狭窄(轻度)，主动脉缩窄，左心增大，左心室壁对称性增厚，肺动脉高压(轻度)。

七、法洛四联症

【诊断要点】

(1) 法洛四联症是一组复杂的先天性心血管畸形，亦是年长儿童中最常见的发绀型先天性心脏病。主要包括四种病理变化：肺动脉狭窄、主动脉骑跨、室间隔缺损及右心室肥厚。

(2) 病理解剖　漏斗间隔向前、向右和向上移位可能是本病的基本病理基础，由此导致肺动脉及漏斗部狭窄、室间隔缺损、主动脉右移骑跨以及继发性右心室肥厚等病理改变。

(3) 狭窄可发生于右心室血进入两肺的任何部位，包括右心室腔内、漏斗部、肺动脉瓣环、肺动脉瓣、主肺动脉及其分支(图 3－5－18)。大部分均有漏斗部狭窄，其特征为肥厚的壁束、隔束及室上嵴环抱形成狭窄。亦可有右心室腔内异常肌束，如有梗阻，则形成右心室双腔心。肺动脉瓣狭窄，以二叶瓣多见，可有钙化、赘生物等。肺动脉主干及分支多狭窄，少数可出现一侧肺动脉缺如，左侧多见。

(4) 室间隔缺损大部分为嵴下型，通常较大，位于主动脉瓣下(图 3－5－19)。少数为干下型，偶见多发。

(5) 主动脉增宽右移骑跨，多伴顺钟向转位，主动脉后壁与二尖瓣前叶间仍为纤维连接(图 3－5－20)。当骑跨率＞50%时可考虑诊断为右心室双出口。

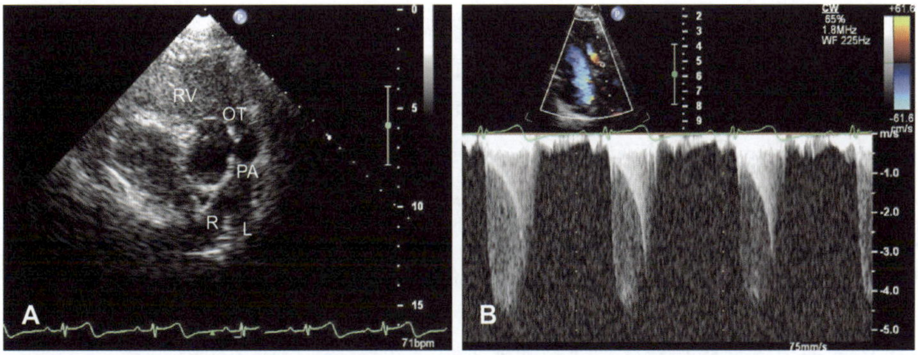

RV. 右心室；OT. 右心室流出道；PA. 肺动脉。

图 3-5-18　法洛四联症(1)

A. 右心室流出道及肺动脉瓣狭窄，主、肺动脉及左、右分支轻度狭窄；B. 连续多普勒显示高速的右心室流出道及肺动脉瓣频谱叠加在一起，右心室流出道频谱峰值后移，呈“反匕首”状

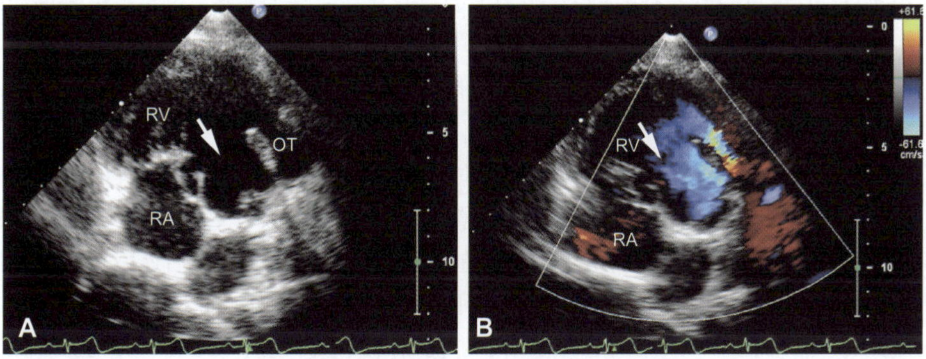

RV. 右心室；RA. 右心房；OT. 右心室流出道。

图 3-5-19　法洛四联症(2)

A. 大动脉短轴切面显示较大的嵴下室间隔缺损和右心室流出道狭窄；B. 彩色多普勒显示室水平低速右向左分流和高速、细窄的右心室流出道血流信号

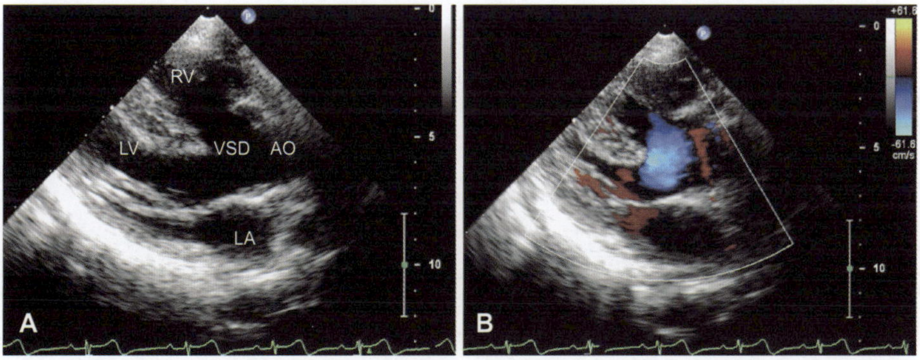

RV. 右心室；LV. 左心室；VSD. 室间隔缺损；AO. 主动脉；LA. 左心房。

图 3-5-20　法洛四联症(3)

A. 左心室长轴切面显示主动脉骑跨和主动脉瓣下室间隔缺损；B. 彩色多普勒显示室水平低速的右向左分流信号

(6) 右心室肥厚多为继发性改变，由右心室流出道梗阻所致。右心多增大。

(7) 可合并其他畸形，最常见为卵圆孔未闭或继发孔型房间隔缺损，亦可合并右位主动脉弓、左位上腔静脉等。由于肺血减少，多有主动脉－肺动脉间的侧支形成。

(8) 血流动力学改变的主要影响因素为肺动脉和（或）右心室流出道狭窄程度与室间隔缺损大小。肺动脉－漏斗部狭窄越重，室间隔缺损越大，室水平右向左分流越多，则右心室肥厚及右心增大的程度越重，发绀亦越严重。

【注意事项】

(1) 注意仔细探查狭窄的部位、程度和评价肺动脉发育情况，这将决定手术时机、方式、预后和作出鉴别诊断。

(2) 注意有无合并房间隔缺损或卵圆孔未闭，并与法洛三联症鉴别。

(3) 注意和典型的右心室双出口、肺动脉闭锁合并室间隔缺损、永存动脉干、巨大室间隔缺损合并肺动脉狭窄等作鉴别诊断。

(4) 注意评价侧支循环的情况，并将粗大侧支和动脉导管未闭作鉴别。

(5) 如有可能，应注意冠状动脉起源和走向、尤其是前降支动脉，以免手术时做右心室切口或做漏斗部跨瓣补片时误将血管切断。

(6) 注意检查主动脉弓的位置和有无左上腔静脉。

【病例示范报告】

超声检查所见：心脏位置正常，心尖指向左下方。心房正位，心室右袢，大动脉环绕关系正常。右心增大，室间隔及右心室前壁增厚。主动脉与室间隔的前连续中断，主动脉窦部增宽、前移，骑跨于室间隔上，前后及左右骑跨率约 40%，纤维后连续正常。膜周部室间隔见约 15mm 回声中断，CDFI：室水平可见低速、右向左为主的双期、双向分流信号。右心室壁束、隔束肥厚，致流出道内径减小，收缩期最小内径约 4.5mm；肺动脉瓣似为二叶，瓣缘增厚、回声增强，开放受限。CDFI：收缩期右心室流出道至肺动脉瓣上见高速、细窄的射流信号，CW：收缩期右心室流出道频谱峰值后移，最大流速约 387cm/s，最大压差约 60mmHg，肺动脉瓣上最大流速约 462cm/s，最大压差约 85mmHg。主肺动脉及左右分支发育欠佳，McGoon 比值约 0.9（McGoon 比值：左、右肺动脉内径之和除以过膈肌处降主动脉内径）。余瓣膜形态及运动正常，CDFI：收缩期三尖瓣口可见少量反流信号。主动脉弓右位，CDFI：主动脉与肺动脉间可见数条细小的侧支血流信号。

超声提示：先天性心脏病，法洛四联症，三尖瓣反流（轻度），右位主动脉弓，主动脉－肺动脉间侧支形成。

八、大动脉转位

【诊断要点】

(1) 大动脉与形态学心室连接关系不一致，大动脉相互位置关系异常的一种复杂先天性心脏病。包括完全型大动脉转位和矫正型大动脉转位（图 3－5－21，图 3－5－22）。

(2) 完全型大动脉转位　心房与心室连接顺序一致，而心室与大动脉连接顺序不一致，即主动脉起自右心室，而肺动脉起自左心室。居发绀类先心病的第二位。其心脏多位于左侧，心房多为正位，少数反位，即可表现为完全型大动脉右转位（SDD 型）和完全型大动脉左转位（ILL 型）两种类型。

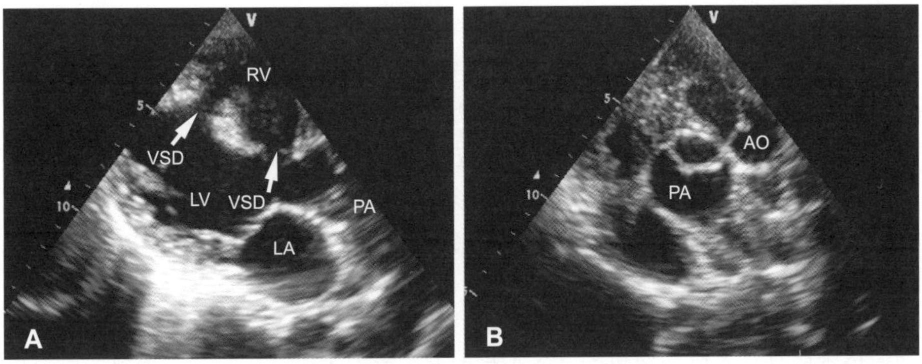

RV. 右心室；VSD. 室间隔缺损；PA. 肺动脉；LV. 左心室；LA. 左心房；AO. 主动脉。

图 3－5－21　完全型大动脉转位

A. 心房正位，心室右袢，大动脉转位，血流路径为：左心房－左心室－肺动脉，右心房－右心室－主动脉；B. 多发室间隔缺损

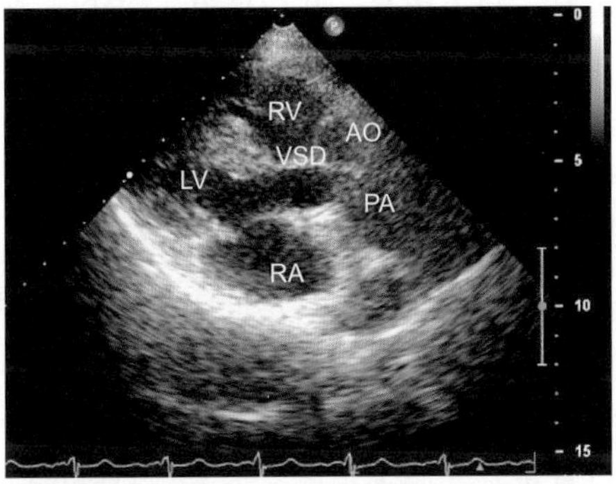

RV. 右心室；RA. 右心房 VSD. 室间隔缺损；AO. 主动脉；PA. 肺动脉。

图 3－5－22　矫正型大动脉转位

心房反位，心室右袢，大动脉左转位，血流路径为：右心房－左心室－肺动脉，左心房－右心室－主动脉；双动脉瓣下室间隔缺损

(3) 完全型大动脉转位常合并畸形有室间隔缺损、右心室流出道狭窄、动脉导管未闭、肺动脉瓣狭窄、主动脉缩窄、左心室发育不良、冠状动脉畸形等。

(4) 完全型大动脉转位患者由于体、肺循环系统完全隔离，需要借助房间隔缺损、室间隔缺损、动脉导管未闭、肺动脉与支气管动脉之间的侧支循环交通分流存活，且这两个循环的交换血量又必须相等。体、肺循环动脉血均为血氧饱和度较低的混合血，由于动脉血氧饱和度较低，患者常表现为严重发绀、酸中毒、心力衰竭。自然预后不佳，不经治疗 50% 的病婴在生后一个月之内死亡，90%于 1 岁内死亡。

(5) 矫正型大动脉转位　是指解剖学心房与心室连接不一致，即右心房通过二尖瓣与解剖左心室相连，并连接到肺动脉；而左心房通过三尖瓣与解剖右心室相连，连接到主动脉。可分为两型：矫正型大动脉左转位（SLL 型）和矫正型大动脉右转位（IDD 型）。

(6) 矫正型大动脉转位患者，如无其他心血管畸形可维持正常生理循环。其心脏传导系统常常受累。可合并其他心脏畸形，如室间隔缺损、肺动脉狭窄等。

(7) 随年龄增长，担负二尖瓣功能的解剖三尖瓣常出现反流，严重可导致心力衰竭，故年长儿童或成年患者常需要矫治三尖瓣。

【注意事项】

(1) 注意采用节段性分析诊断法，仔细观察心房、心室及大动脉的位置、形态、相互连接关系及血流动力学改变，才能正确分辨大动脉转位的类型和合并畸形。

(2) 注意和大动脉异位、右心室双出口、左心室双出口等畸形作鉴别诊断。大动脉异位为大动脉间相互位置关系异常，但大动脉与形态学心室连接关系正常。

(3) 矫正型大动脉转位时注意评价解剖三尖瓣的功能状况。

【病例示范报告】

1. 完全型大动脉转位

超声检查所见：心脏位置正常，心尖指向左下方。心房正位，心室右袢。房间隔中部可见 12mm 回声中断，室间隔高位见 10mm 回声中断，CDFI：房室水平可见低速、双向分流信号。大动脉右转位，主动脉位于右前、内径轻度增宽，起自右心室；肺动脉位于左后，起自左心室，主干及分支发育欠佳，大动脉间见圆锥肌回声；室间隔缺损位于双动脉瓣下，更靠近主动脉。肺动脉瓣增厚、回声增强，开放受限。CDFI：肺动脉瓣下至瓣上可见收缩期高速射流信号，CW：收缩期瓣下最大流速约 350cm/s，最大压差 49mmHg；瓣上最大流速约 480cm/s，最大压差约 92mmHg。主动脉弓位置、形态正常，未见动脉导管未闭。主动脉、肺动脉间探及少量侧支血流信号。

超声提示：先天性心脏病，完全型大动脉转位(SDD 型)，肺动脉瓣下及瓣膜狭窄(重度)，肺动脉发育欠佳，室间隔缺损(双动脉瓣下)，房间隔缺损(Ⅱ孔型)，主动脉－肺动脉间少量侧支形成。

2. 矫正型大动脉转位

超声检查所见：心脏位置正常，心尖指向左下方。心房正位，心室左袢，房室连接不一致。房间隔中部可见 12mm 回声中断，CDFI：房室水平可见左向右分流信号。室间隔连续完整，室间隔位置居中，主动脉位于左，发自左侧解剖右心室(功能左心室)；肺动脉位于右，发自右侧解剖左心室(功能右心室)。两大动脉瓣下未见明显梗阻。左侧解剖三尖瓣见少量反流信号。大动脉水平未见明显分流信号。

超声提示：先天性心脏病，矫正型大动脉转位(SLL)，房间隔缺损(Ⅱ孔型)，解剖三尖瓣关闭不全(轻度)。

第四章 消化系统

第一节 肝 脏

一、概述

【适应证】

(1) 了解肝脏的大小、形态和位置。

(2) 肝脏局限性病变 实性、囊性、混合性。

(3) 肝脏弥漫性病变 肝炎、肝硬化、脂肪肝。

(4) 黄疸的诊断与鉴别诊断。

(5) 肝脏病变的随访。

(6) 肝脏术前、术中、术后评估。

(7) 超声引导下穿刺活检及治疗。

【超声检查技术】

1. 患者准备

肝脏常规灰阶超声检查一般无需特殊准备，最好空腹，有利于观察肝门区结构有无异常。

2. 体位

(1) 仰卧位 双手上举放置枕后，主要观察肝左叶和部分右叶。

(2) 左侧卧位 主要观察肝右后叶及肝门部结构，能更好地显示右后叶膈顶处。

(3) 坐位或半坐位 主要观察位置较高的肝脏，或左、右肝膈顶部的小病灶。

3. 仪器

应采用实时动态彩色多普勒超声诊断仪，腹部探头成人多用 3.5MHz，肥胖患者可用 2～3MHz，儿童可用 5.0MHz。根据患者不同应随时调节图像、聚焦、增益和时间增益补偿(TGC)。

4. 扫查方法

(1) 剑突下纵断面 显示肝左外叶、尾叶、下腔静脉(IVC)(图 4－1－1)。

(2) 剑突下横断面 显示肝左内叶为主，门脉矢状部(图 4－1－2)。

(3) 右肋间斜切面 显示右肝、右肾(图 4－1－3)，肝动静脉(图 4－1－4)。

(4) 右肋缘下斜切面 (第二肝门区)显示肝门主要结构、三条肝静脉(图 4－1－5)。

【检查内容】

(1) 明确肿瘤部位、数目。

(2) 了解肿瘤与邻近组织器官的关系，测定肿瘤大小。

(3) 观察肿瘤形态、内部回声、边界。

(4) 明确黄疸性质，有无腹水。

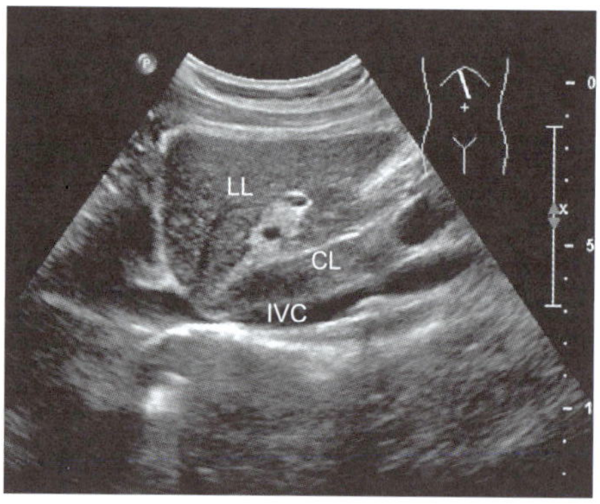

LL. 肝左叶；CL. 尾叶；IVC. 下腔静脉。

图 4-1-1　显示肝左外叶、尾叶和下腔静脉

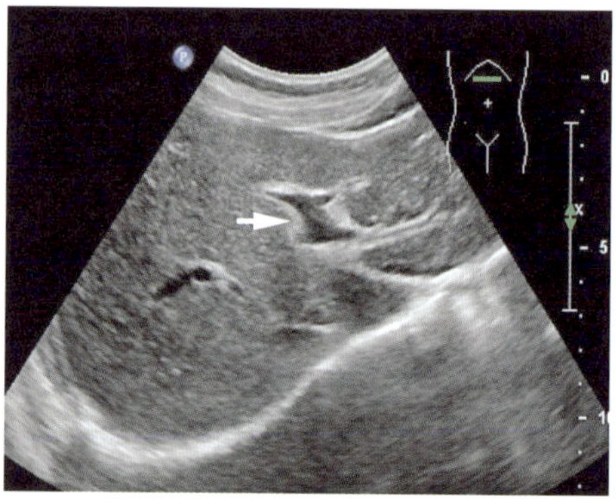

图 4-1-2　显示肝左内叶为主，门脉矢状部(箭头)

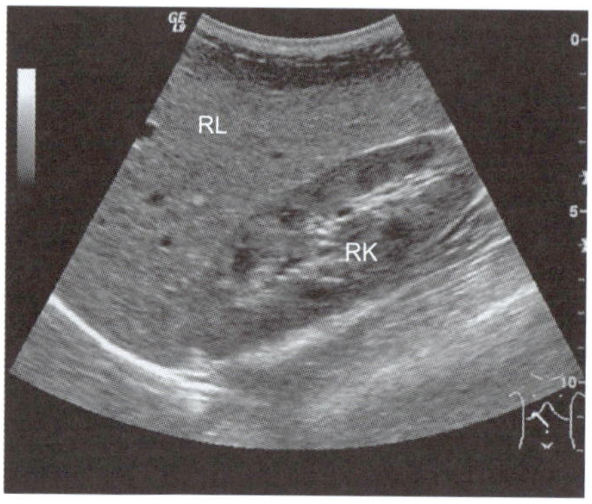

RL. 右肝；RK. 右肾。

图 4-1-3　显示右肝和右肾

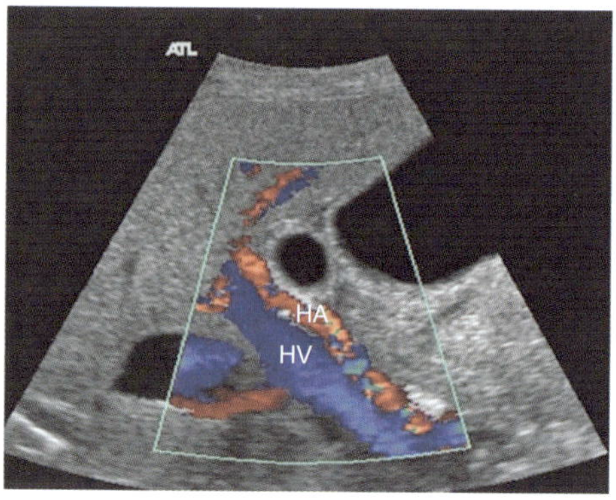

HA. 肝动脉；HV. 门静脉。

图 4-1-4　显示肝动脉和门静脉

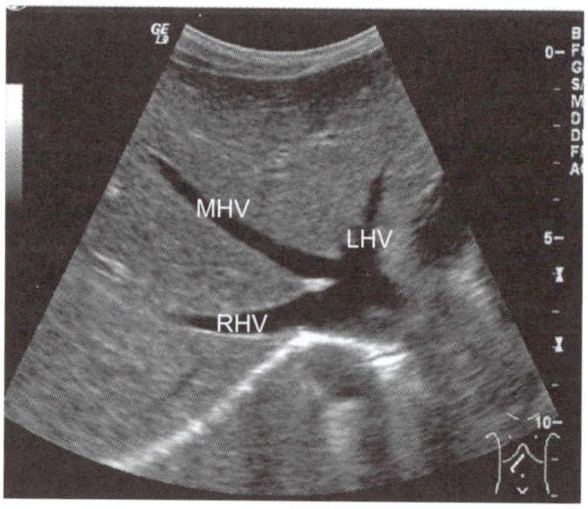

MHV. 肝中静脉；LHV. 肝左静脉；RHV. 肝右静脉。

图 4-1-5　显示肝内三条静脉

二、正常超声表现

1. 轮廓和形态

肝表面光滑，被膜呈均匀一致的线样高回声，可以显示肝形态随呼吸幅度及心脏搏动传导的影响有轻微的变化。

2. 肝实质回声

应是由较密、均匀、细小点状回声组成。

3. 管道

正常可显示肝静脉、门静脉、肝动脉和左、右肝管及肝内胆管二级分支。

【正常报告】

超声检查所见：肝脏大小、形态正常，被膜光滑，肝内胆管无扩张，肝实质回声均匀，肝内血管走行清晰，无受压改变(图 4－1－6)。

超声提示：肝脏未见异常。

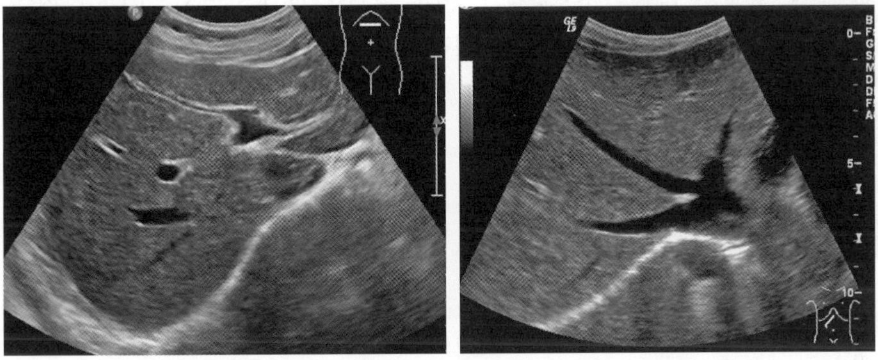

图 4－1－6　正常肝脏

三、肝脏局灶性病变

(一) 肝囊肿

【诊断要点】

(1) 多在体检中发现，绝大多数患者无明显症状。

(2) 甲胎蛋白(AFP)阴性。

(3) 声像图显示边界清楚无回声，透声好，后壁及后方回声增强(图 4－1－7)。

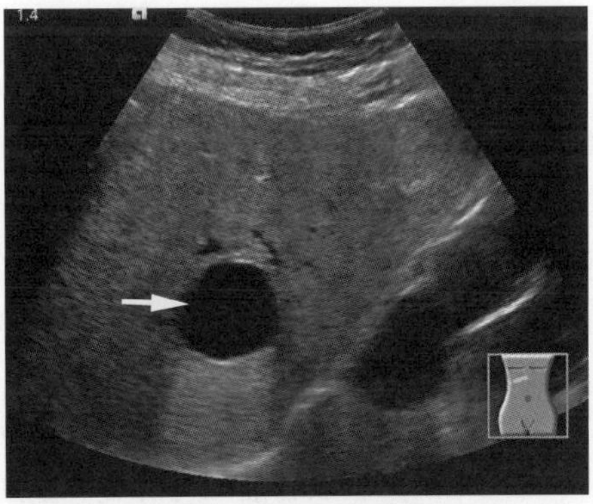

图 4－1－7　肝囊肿

右肝无回声(箭头)，边界清楚，后壁及后方回声增强

【鉴别诊断】

(1) 要与创伤性囊肿、感染性囊肿鉴别。

(2) 有牧区生活史者需与肝包囊虫病鉴别。

【病例示范报告】

超声检查所见：肝脏大小、形态未见异常，肝被膜光滑，右前叶见 1.2cm×0.8cm 无回声，边界清楚，后方回声增强。CDFI：内部未见血流信号。

超声提示：肝右叶囊肿。

（二）肝脓肿

【诊断要点】

(1) 有寒战、高热，右上腹疼痛病史。

(2) 肝内见无回声，壁厚，无回声内有细小点状回声。

(3) 如多发肝脓肿，肝脏可增大。

(4) 脓肿早期→低回声或中等回声，后方可有增强，CDFI：内部及周边可见丰富血流信号。

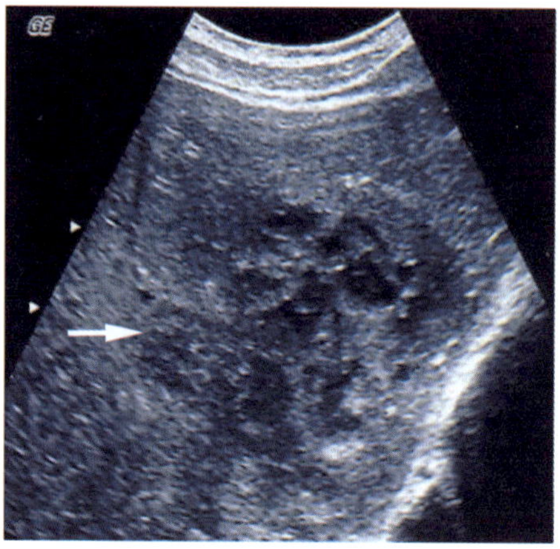

图 4-1-8　肝脓肿

肝内边界不清低回声（箭头），内见多个小无回声，分隔壁厚

脓肿形成期→病变区出现无回声，不均，脓肿壁不清楚，水肿带清楚，CDFI：周边血流信号丰富，内部见少许或无血流信号。

脓肿吸收期→病灶可出现高回声、略低回声、或强回声钙化（图 4-1-8），CDFI：内部及周边血流信号减少。

【鉴别诊断】

(1) 当脓肿未液化时要与肝癌鉴别。

(2) 脓肿液化、坏死明显要与肝囊肿感染鉴别。

【病例示范报告】

超声检查所见：肝脏大小、形态无明显异常，右前叶见 2.0cm×1.8cm 厚壁略低回声，透声较好，后方回声增强；边界尚清楚。CDFI：周边见丰富血流信号，内部未见血流信号。

超声提示：肝右叶囊性包块，肝脓肿可能性大。

（三）肝血管瘤

【诊断要点】

(1) 绝大多数肝血管瘤患者无症状，体检或因其他疾病就诊时发现。

(2) 声像图可显示为大小不等高回声（图 4-1-9）、低回声（图 4-1-10）、无回声或混合回声，周边回声增强，边界清楚，内部多呈筛网状结构，后方回声可增强，大的或靠近肝包膜血管瘤探头加压可见其变形。以高回声血管瘤最常见。CDFI：多数血管瘤内部不显示血流信号，部分内可见血流信号，且少数内可见丰富血流信号。

(3) 肝血管瘤超声造影见图 4-1-11。

【鉴别诊断】

(1) 低回声血管瘤要与肝癌、转移癌鉴别。

(2) 无回声型血管瘤应与肝囊肿鉴别。

(3) 均匀性高回声血管瘤应与肝错构瘤鉴别。

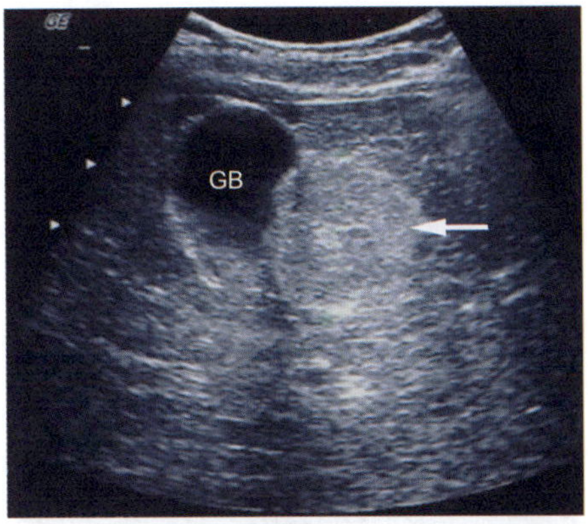

GB. 胆囊。

图 4-1-9　肝血管瘤(1)

肝右叶见高回声(箭头)，边界清楚，周边回声高，后方回声增强

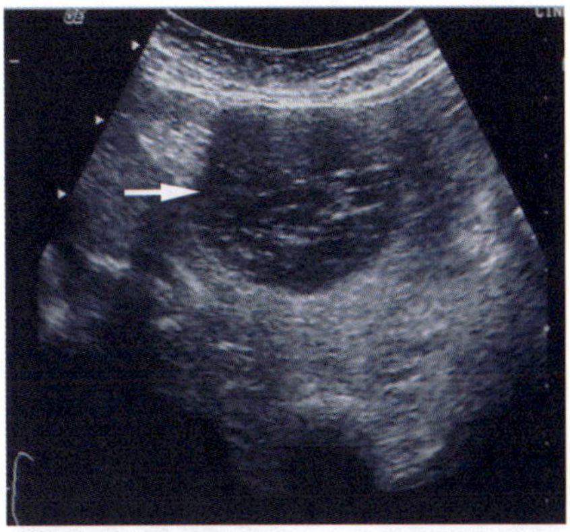

图 4-1-10　肝血管瘤(2)

肝左内叶低回声肿物(箭头)，边界清楚，回声欠均匀，后方回声增强

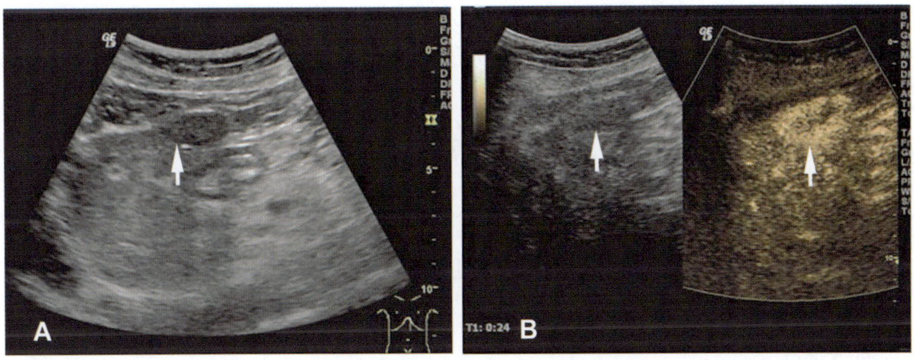

图 4-1-11　肝血管瘤超声造影

A. 二维超声显示肝左叶被膜下低回声(箭头)；B. 造影后显示病灶动脉期周边环形增强，门脉期及延迟期病灶中心增强(箭头)

【病例示范报告】

超声检查所见：肝脏形态正常，肝被膜光滑，肝内胆管未见扩张，肝右后叶见 5.0cm×4.5cm 高回声，周边回声增强，中心呈网络样，边界清楚。CDFI 未见血流信号。余肝脏回声均匀。

超声提示：肝右叶实性占位，考虑血管瘤可能性大。

(四) 肝局灶性结节样增生(FNH)

【诊断要点】

(1) AFP(-)。

(2) 多在体检时发现肝内病灶。

(3) 多为低回声，也可为中等回声(图 4-1-12)，包膜不明显，内可见条状瘢痕或星状回声。

(4) CDFI　病灶外部见动脉血流扭曲样进入病灶(图 4-1-13)，典型的血流特征为“轮辐状”。

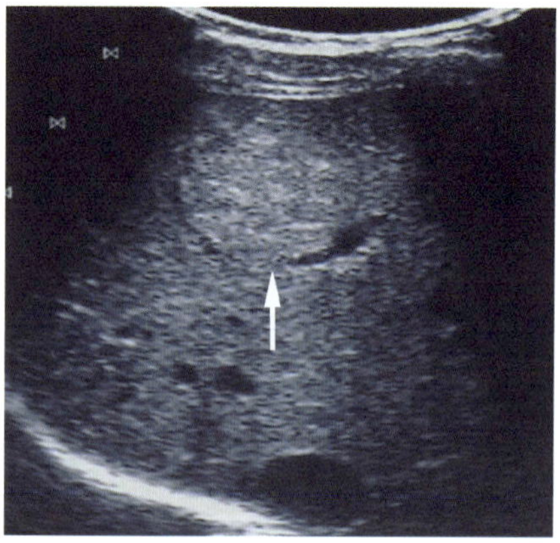

图 4-1-12　肝局灶性结节样增生

肝右叶见中等回声(箭头)，回声均匀，边界清晰

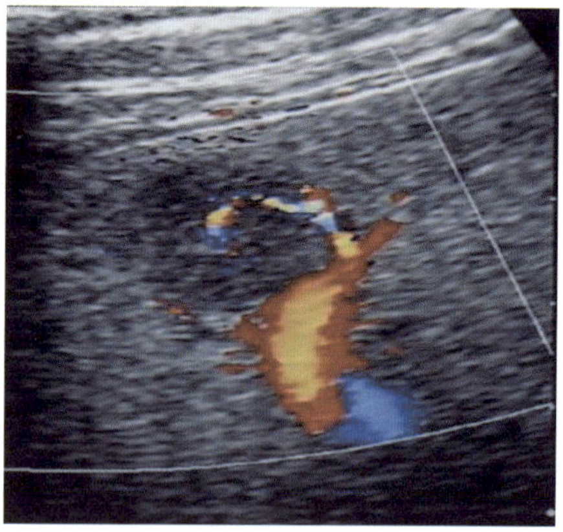

图 4-1-13　肝局灶性结节样增生

CDFI 见病灶外部动脉血流信号扭曲样进入病灶内

【鉴别诊断】

(1) FNH 声像图及多普勒均无明显特异性表现，经常会误诊。

(2) 结节为低回声，有细晕环时，应与肝癌鉴别。

(3) 结节为高回声或中等回声时，应与肝血管瘤鉴别。

【病例示范报告】

超声检查所见：肝左内叶见 3.2cm×2.0cm 的低回声结节，边界清楚，无晕环，结节内回声不均匀，内可见小片状中强回声。CDFI：显示结节中心血流信号较丰富，RI=0.65。肝右叶回声未见异常。

超声提示：肝左叶实性占位性病变，局灶性结节样增生不除外。

(五) 原发性肝癌

【诊断要点】

(1) 多数有乙肝病史、肝硬化、AFP 升高。

(2) 有肝硬化者肝回声粗糙不均。

(3) 肝细胞肝癌可呈低回声或中等回声(图 4-1-14)，小肝癌回声多均匀，边界清楚，有低回声晕环。大肝癌回声不均，可伴有液化、坏死(图 4-1-15)。

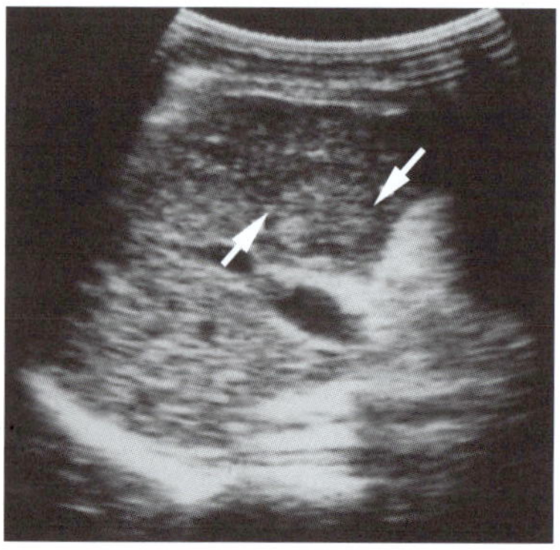

图 4-1-14　肝细胞肝癌(1)

肝右前叶中等回声肿物(箭头)，边界清晰，周边见低回声晕

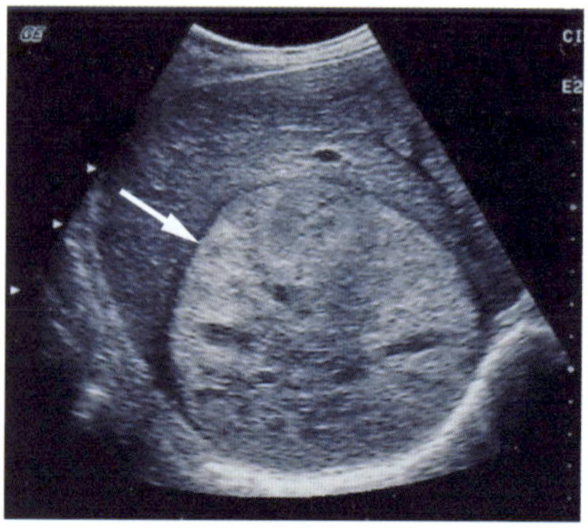

图 4-1-15　肝细胞肝癌(2)

肝右叶中等回声肿物(箭头)，内回声不均，见小无回声区，边界清晰，周边见低回声晕

(4) CDFI　病灶内多有动脉血流信号(图 4－1－16)。

(5) 超声造影　快进快出为主要表现。

(6) 门脉内可有瘤栓形成(图 4－1－17，图 4－1－18)。

(7) 肝细胞肝癌　超声造影显示病灶动脉期较正常肝组织强化明显，呈强回声，为“快进”表现(图 4－1－19)。

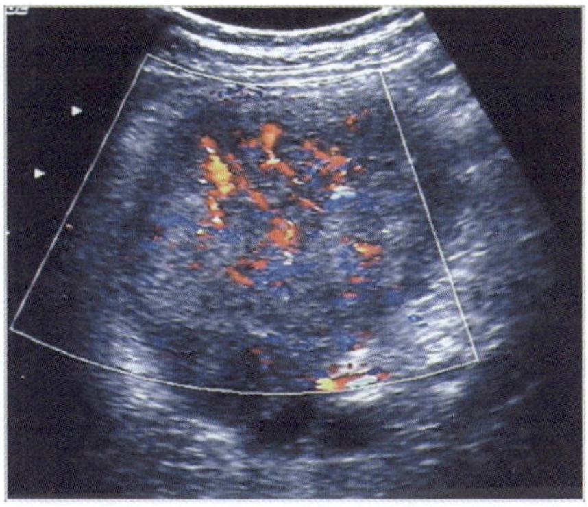

图 4－1－16　肝细胞肝癌(3)

CDFI：显示肿瘤内丰富血流信号

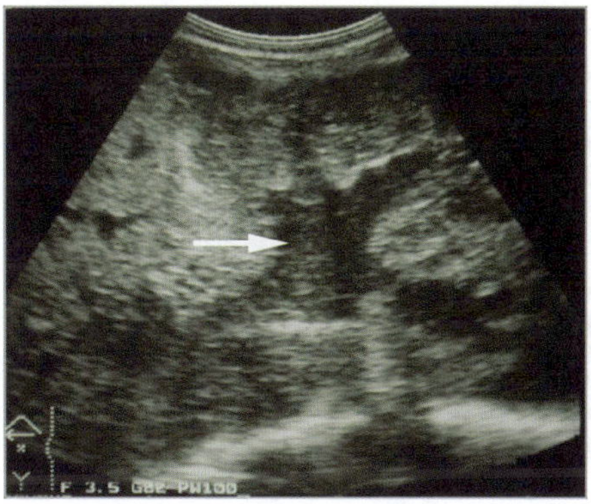

图 4－1－17　门静脉矢状部瘤栓形成

门脉矢状部增宽，内充满低回声(箭头)

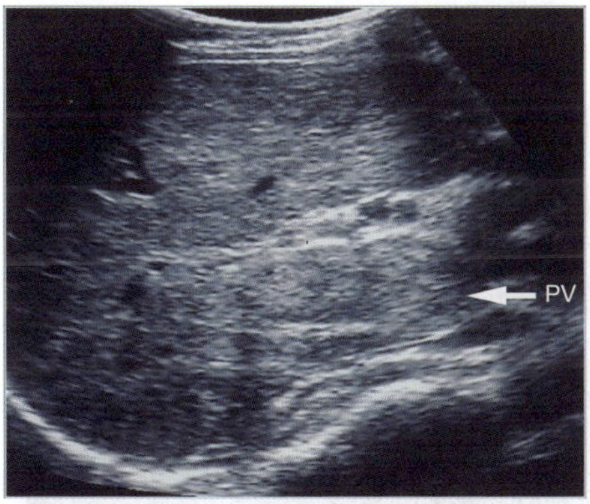

PV. 门静脉。

图 4－1－18　门脉右支瘤栓

门静脉右支增宽，内充满中等回声

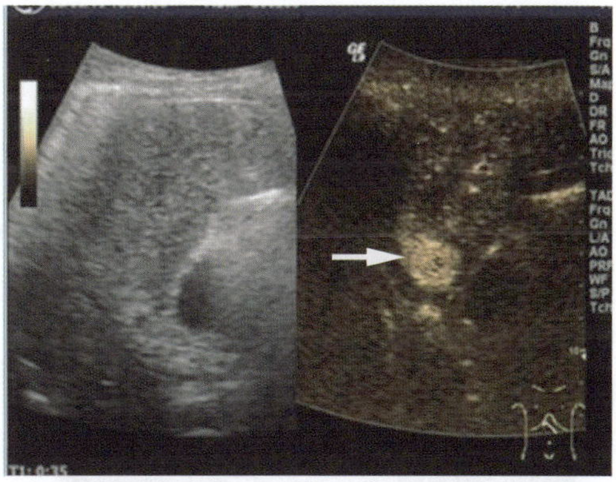

图 4－1－19　肝细胞肝癌超声造影

显示病灶(箭头)动脉期较正常肝组织强化明显，呈强回声，为“快进”表现

【注意事项】

(1) 小的病灶要结合临床有无肝炎病史、生化检查等。

(2) 不典型时要结合 CT 或 MRI 检查。

【超声示范报告】

超声检查所见：肝右前叶近肝被膜见 2.5cm×3.0cm 低回声肿物，内回声欠均，周边见低回声晕环，形态尚规则，病变后方回声稍增强。CDFI：肿物内见血流信号，门脉矢状部增宽，其内充满低回声，余肝回声增粗，不均匀，腹腔内、肝周见游离液性暗区。

超声提示：肝右叶实性肿物，考虑肝细胞癌可能性大；门脉瘤栓形成，腹水。

（六）转移性肝癌

【诊断要点】

(1) 有原发肿瘤病史。

(2) 肝内单发或多发肿物，呈低回声、等回声(图 4－1－20)或中强回声(图 4－1－21，图 4－1－22)。

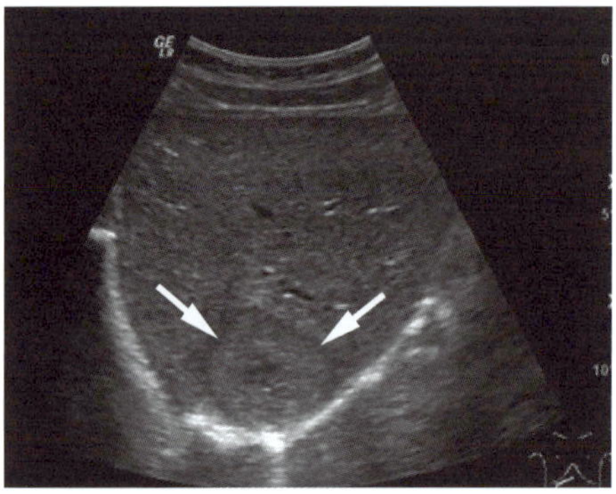

图 4－1－20　肝单发转移癌

肝右叶等回声肿物(箭头)，周边低回声晕环宽

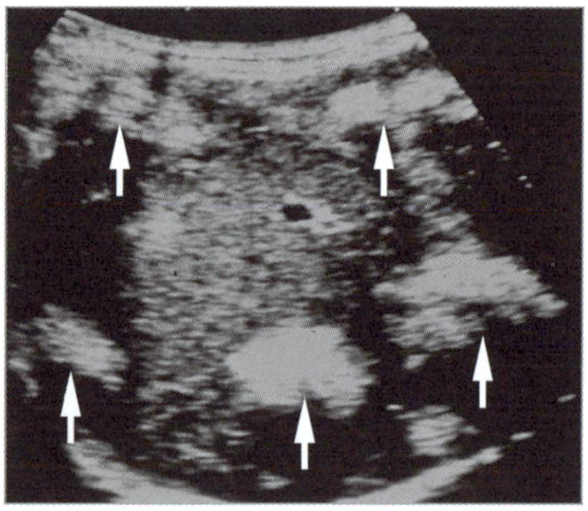

图 4－1－21　肝多灶钙化性转移癌

肝内多发强回声(箭头)，后方伴有声衰减

(3) 肿物周边可见低回声晕环，一般较宽，典型者呈“牛眼征”。

(4) 超声造影　动脉期周围增强(图 4－1－23)或中央增强，门脉期和延迟期为低增强。

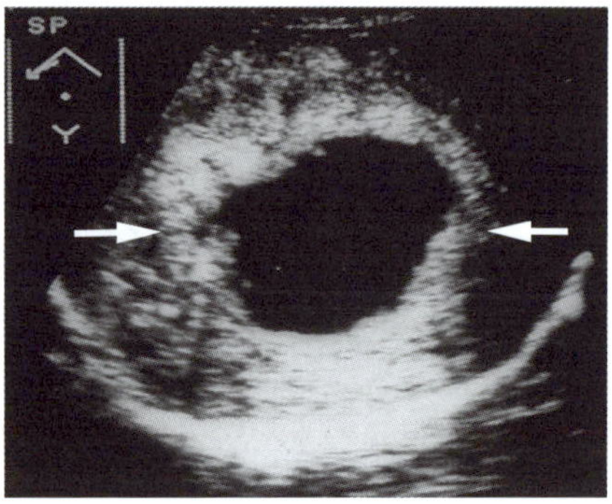

图 4－1－22　肝转移癌

肿瘤(箭头)中心大片坏死呈无回声

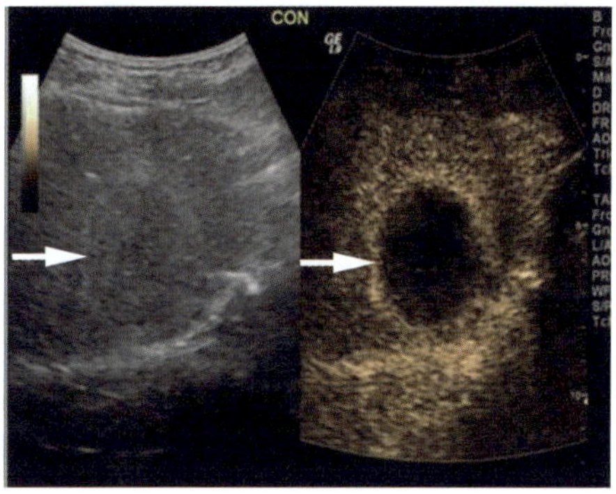

图 4－1－23　肝转移癌超声造影

动脉期周边强化(箭头)

【鉴别诊断】

(1) 单发低回声结节，应与肝原发肿瘤相鉴别。

(2) 多发高回声结节，应与肝血管瘤相鉴别。

(3) 一般无肝硬化病史。

【超声示范报告】

超声检查所见：肝右叶见多个大小不等低回声结节，最大者约 3.0cm×2.5cm，内回声欠均匀，部分结节有声晕。CDFI：结节内无明显血流信号。

超声提示：肝多发实性占位，结合病史考虑肝转移癌。

（七）肝包虫病

【诊断要点】

（1）有牧区生活史或接触牛羊史。

（2）典型表现内囊周边有类圆形无回声，呈“轮辐状”排列。

（3）单囊型囊肿后方回声增强，囊底部可见点状高回声，为“囊砂”。

（4）多囊型为囊内见大小不等小囊呈蜂窝状（图4－1－24），特征性表现为“囊中囊”。

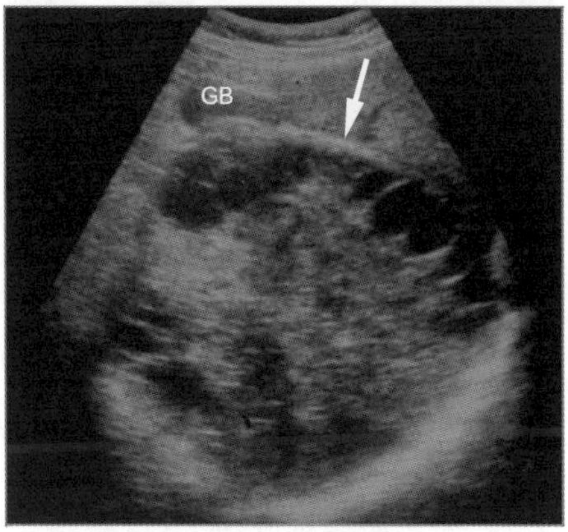

图4－1－24　肝包虫病

肿物（箭头）边界清楚，周边见多个无回声，结节中心回声不均

【鉴别诊断】

（1）单囊型包虫病应与单纯肝囊肿鉴别，单纯囊肿囊壁更薄。囊内没有“囊砂”样回声。

（2）与多囊肝相区别，多囊肝表现范围广，囊壁纤薄。

（3）包虫病如伴有感染时，应与肝脓肿相鉴别。

【超声示范报告】

超声检查所见：肝右叶内可见多个大小不等无回声，呈蜂窝状，囊壁较厚，变换体位时有的无回声内可见移动的点状高回声。CDFI：囊壁见少许血流信号。

超声提示：肝右叶多发囊性病变，考虑肝包虫病可能性大。

四、肝脏弥漫性病变

（一）脂肪肝

【诊断要点】

（1）肝脏前方部分回声增强，后方逐渐衰减。

（2）重度脂肪肝可使肝内管道结构显示不清。

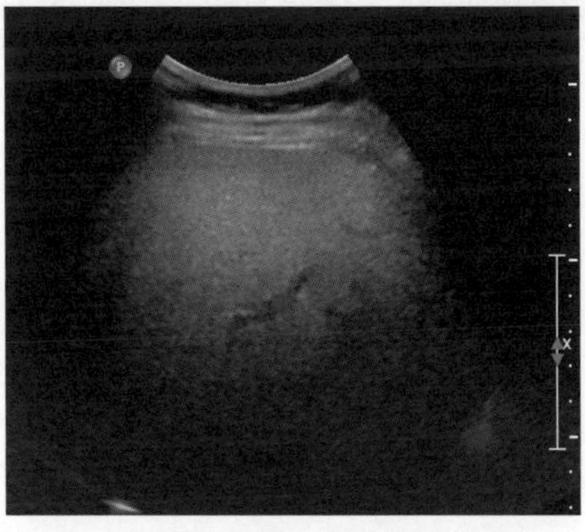

图4－1－25　脂肪肝

肝脏前部回声致密增强，后方衰减，肝内血管显示不清

【鉴别诊断】

脂肪分布不均匀时，可出现“肝岛”样回声，应与肝内占位性病变如肝癌、血管瘤相鉴别。

【超声示范报告】

超声检查所见：肝脏无明显增大，肝脏前方回声致密、增强。肝内管道结构显示欠清，肝后方逐渐衰减（图4－1－25），膈肌显示不清。

超声提示：脂肪肝（重度）。

（二）肝硬化

【诊断要点】

1. 乙肝所致的肝硬化

（1）肝左叶增大，右叶缩小。

（2）肝内回声粗糙不均，肝被膜凹凸不平，脾大。

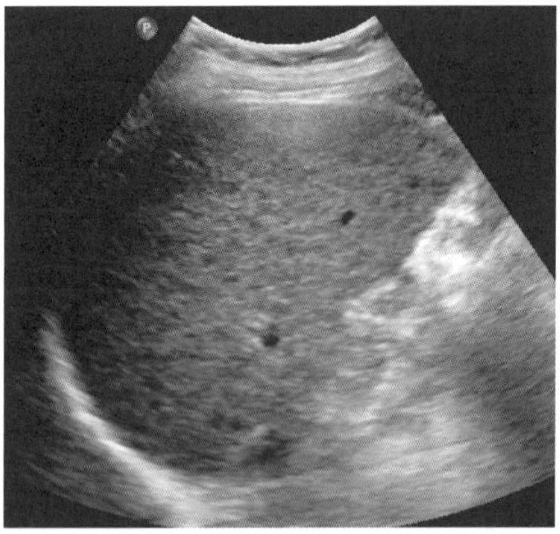

图 4-1-26　肝硬化

肝回声粗糙，肝内显示大小不等低回声结节

2. 心源性肝硬化

(1) 肝大伴疼痛、脾大、腹水、心力衰竭。

(2) 肝静脉增宽可达 10mm 以上。

3. 酒精性肝硬化

(1) 肝形态失常，脾肿大。

(2) 肝回声密集或结节状(图 4-1-26)。

【鉴别诊断】

(1) 肝内回声结节状时，要与肝占位性病变相鉴别。

(2) 结合血生化检查。

【超声示范报告】

超声检查所见：肝左叶增大，右叶缩小，肝内回声粗糙不均，肝被膜不光滑，肝内见中等强度回声结节。CDFI：内部未见血流信号。脾厚 5.0cm，回声均匀。肝周未见液性无回声区。

超声提示：肝弥漫性病变，考虑肝硬化，脾大。

(三) 血吸虫性肝病

【诊断要点】

(1) 有疫区生活史。

(2) 肝左叶增大，右肝缩小。

(3) 肝实质回声增粗、内见条状中强回声，呈网格样，肝内血管显示不清(图 4-1-27)。

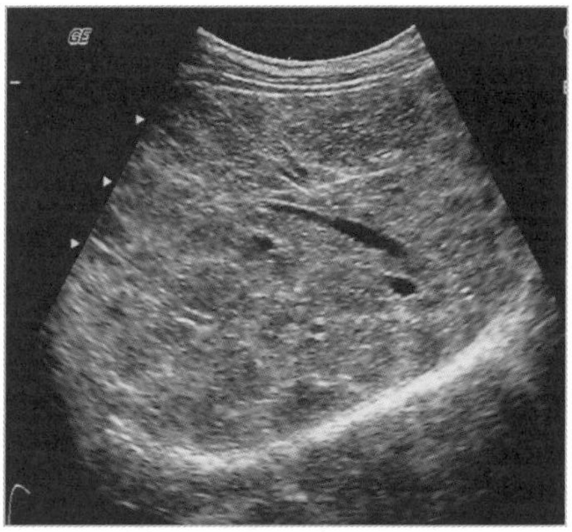

图 4-1-27　血吸虫性肝硬化

肝回声粗糙，呈网格样回声

【鉴别诊断】

在高回声网络中形成的低回声应与原发性肝癌相鉴别。

【超声示范报告】

超声检查所见：肝左叶增大，右肝缩小，肝被膜尚光滑，肝实质回声粗糙、内见条状中强回声，呈网格样结构。肝内血管走行不清晰。

超声提示：肝弥漫性病变，考虑肝血吸虫性肝硬化。

第二节　胆 道 系 统

一、概述

【适应证】

(1) 先天性胆道系统异常　胆囊位置、形态结构、数目异常和胆道囊状扩张症等。

(2) 胆道系统结石　胆囊、胆管结石。

(3) 胆道系统炎症　胆囊炎、胆管炎。

(4) 胆道系统肿瘤　胆囊癌、胆管癌、胆囊腺瘤等。

(5) 胆囊息肉样变　胆固醇性、炎性和腺瘤样息肉等。

(6) 胆囊增生性病变　胆囊腺肌增生症等。

(7) 胆道寄生虫病　胆囊、胆道蛔虫等。

(8) 黄疸的鉴别诊断　鉴别梗阻或非梗阻性黄疸及梗阻部位、原因。

(9) 胆道系统介入性超声诊断和治疗。

【超声检查技术】

1. 患者准备

(1) 常规检查，患者须禁食 6～8h 以上，早晨空腹检查为宜。

(2) 必要时饮水 300～500ml，便于显示肝外胆管。

(3) 肠道积气、肠内容物干扰检查严重者，应先行肠道准备。

(4) 一般情况下，超声检查前 3 天应避免进行胃肠道钡剂造影和胆道系统造影。

(5) 小儿或不合作者，可给安眠药后在睡眠状态下检查。

(6) 急诊超声可随时检查。

2. 体位

一般取仰卧位，必要时可采取左或右侧卧位、半卧位、胸膝卧位、坐位或站立位。

3. 仪器

一般采用具备凸阵或扇扫探头的彩色多普勒超声仪器，必要时可选用线阵探头。探头频率一般为 3～5MHz，小儿可采用 5～7.5MHz。

4. 扫查方法

(1) 扫查断面　为了获得高质量胆道系统声像图，须根据具体情况，采用一系列组合扫查断面，包括右肋缘下纵断面和斜断面、剑突下横断面、右肋间斜断面、右上腹斜纵断面、上腹部横断面等。

(2) 测量方法和正常值　胆囊大小的测量：在胆囊最大长径纵断面测量最长径，在胆囊最大横断面测量最宽和最厚径。当胆囊明显折叠时，应分段测量，长径为各分段之和(图 4-2-1)。

正常胆囊长径≤8～12cm，宽径≤4cm，厚径≤3.5cm，其中前后径对胆囊张力的反映较长径更有价值。需估测胆囊容积时，可采用公式：容积=π/6×(长径×宽径×厚径)。

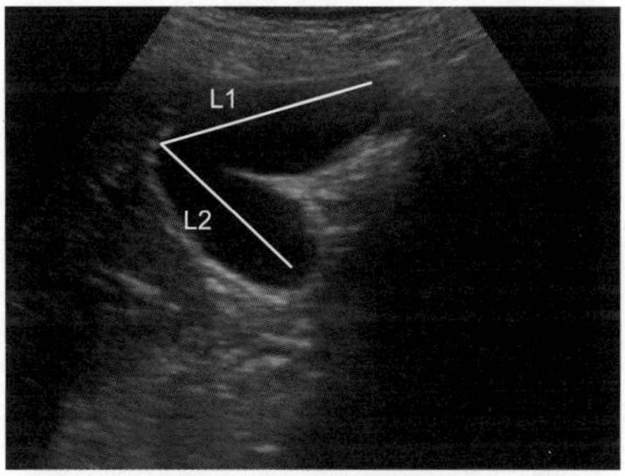

图 4-2-1　胆囊长径 $L=L_1+L_2$

胆囊壁厚度的测量：将声束垂直于胆囊壁，在胆囊纵断面测量胆囊前壁的厚度，正常值≤3mm。

胆囊管正常时很难显示，能显示者，其内径小于 2mm。肝内胆管内径小于 2mm 或小于伴行门静脉内径的 1/3。肝外胆管测量在肝右动脉穿越门静脉与胆管下方 1～2cm 处，测量肝外胆管最大纵断面内径(内缘至内缘)，正常肝外胆管内径在 65 岁以前为 6～7mm，65 岁以后可达 10mm。

CDFI 检查：观察胆囊壁的血供情况、鉴别血管和胆管，了解胆道系统占位性病变的血供特点，必要时，可测量占位性病变的动脉峰值流速和阻力指数。

【检查内容】

(1) 胆囊位置、形态、大小、宽径与长径的比例，胆囊壁厚度、均匀性、局部异常回声，胆囊腔胆汁回声特征、有无异常回声、异常回声的声学特征及活动度和与胆囊壁的关系，胆囊周围异常回声等。

(2) 胆管系统走行是否正常，管壁回声，管腔内径及有无扩张、管腔内及其周围有无异常回声及异常回声的部位、声学特征和与管壁的关系等。

(3) 病变胆囊壁的血供情况、鉴别血管和胆管，了解胆道系统占位性病变的血供特点，必要时，测量占位性病变的动脉峰值流速和阻力指数。

(4) 胆道系统以外脏器如肝脏、胰腺的声像图等有无变化。

二、正常超声表现

1. 正常胆囊声像图

正常胆囊纵断面为梨形或长茄形，横断面呈椭圆形，分为胆囊颈、体和底部，位于肝右叶的胆囊窝内，胆囊纵轴指向肝门，颈部邻近门脉右支。胆囊壁薄而光滑，呈带状高回声，胆囊内胆汁为无回声，透声性好。胆囊腔各径线和胆囊壁厚度测值在正常范围(图 4-2-2)。

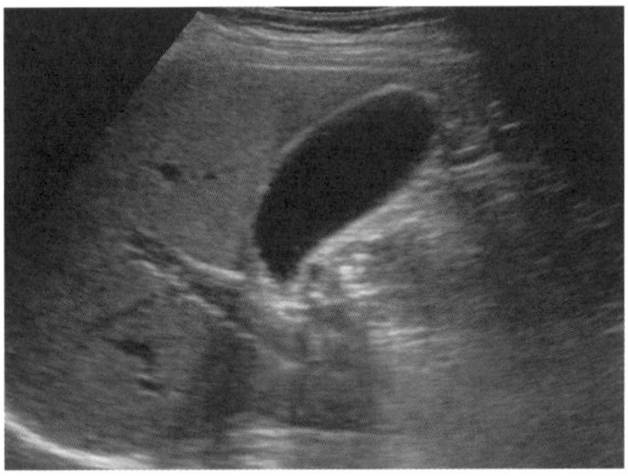

图 4-2-2　正常胆囊

2. 正常胆管声像图

左、右肝管在门脉左、右支的前方，正常肝内胆管二级以上分支超声难以清晰显示。肝外胆管可分为上、下两段，上段紧贴于门静脉腹侧并与之伴行，下段与下腔静脉伴行，前方为胃、十二指肠，胆管下段延伸进入胰头背外侧，下段胆管由于胃肠道气体的干扰，不易清晰显示。肝管、胆管壁为带状高回声，管壁光滑，管腔内为无回声，各分支内径测值在正常范围(图 4-2-3)。正常成人肝外胆管内径大于 8mm 为扩张，老年人大于 10mm 为扩张，但是，肝外胆管正常值个体差异较大，需结合胆囊、肝内胆管是否扩张等进一步判断。

【正常报告】

超声检查所见：胆囊位置、形态未见异常，大小 6.7cm×2.2cm×2.5cm，壁厚 0.2cm，光滑，胆囊腔透声性好，未见异常回声。胆管走行正常，管壁光滑，肝外胆管 0.5cm，左肝管 0.2cm，右肝管 0.2cm，肝内胆管未见扩张，胆管腔内未见异常回声。

超声提示：胆囊和肝、内外胆管未见异常。

三、胆囊疾病

(一) 先天性胆囊异常

【诊断要点】

1. 胆囊位置异常

少见。胆囊向左横置于肝左叶下，为左位胆囊；多体位和多断面扫查胆囊壁无游离部分，完全被肝组织被覆，为肝内胆囊(图 4-2-4A)。

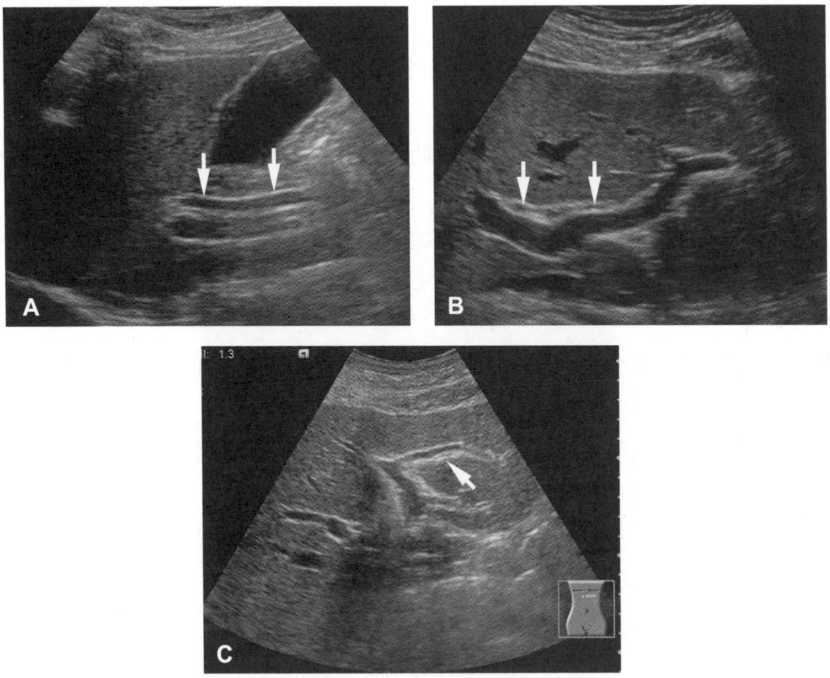

图 4-2-3　正常胆管

A. 正常肝外胆管(箭头)；B .正常左、右肝管(箭头)；C. 正常肝内胆管(箭头)

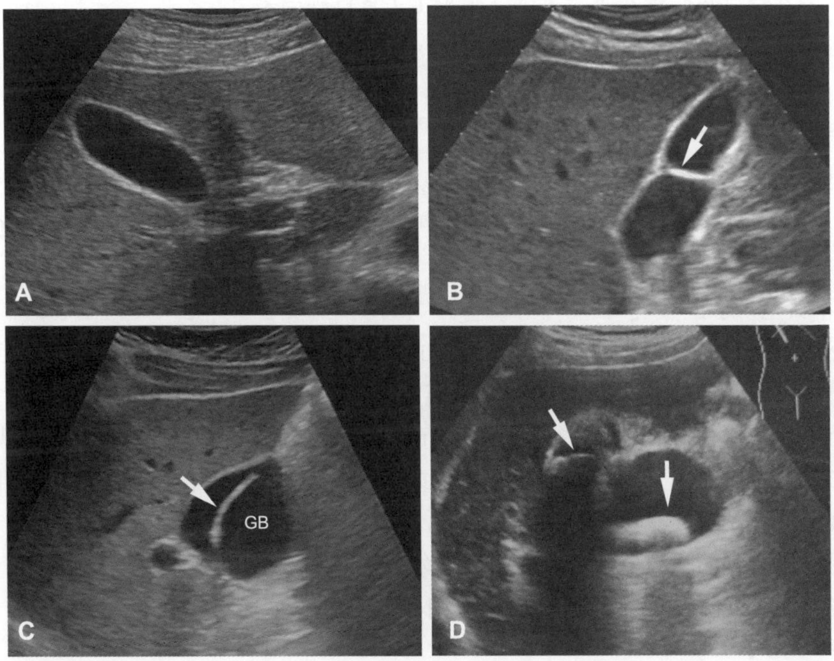

GB. 胆囊。

图 4-2-4　先天性胆囊异常

A. 肝内胆囊，胆囊位于肝左内叶和右前叶之间，其周围被肝组织包绕；B. 分隔胆囊，胆囊体部横行高回声分隔(箭头)，将胆囊分为两个腔；C. 折叠胆囊，胆囊腔内自折皱向腔内延伸的高回声皱襞(箭头)，将胆囊分成两个腔；D. 双胆囊伴胆囊结石，胆囊窝两个相互独立的囊状无回声区，内部均可见强回声结石(箭头)

2. 形态结构异常

较多见。空腹胆囊长径小于 2.5cm，为小胆囊，胆囊长径大于 9.0cm，横径大于 4.0cm，为大胆囊；胆囊腔内有纵或横的不完全分隔，为分隔胆囊(图 4-2-4B)；胆囊腔内可见自折皱向腔内延伸的高回声皱襞，将胆囊分成两个或三个腔，为折叠胆囊(图 4-2-4C)。

3. 数量异常

罕见。胆囊发育不全致胆囊缺失；胆囊窝内有两个胆囊或完全的胆囊分隔，为双胆囊(图 4-2-4D)。

【鉴别诊断】

(1) 先天性胆囊异常很少见，诊断应慎重，无合并症的先天性胆囊异常一般无临床症状，多在体检时发现。

(2) 诊断胆囊先天缺失时，要考虑有无慢性胆囊炎、胆囊萎缩和胆囊切除术；双胆囊要与肝外胆管囊状扩张症相鉴别；小胆囊要注意患者是否为餐后检查，有无急性肝脏疾病和是否使用过促胆囊收缩的药物等；大胆囊要考虑患者有无长时间禁食、长期使用解痉药物，有无乳糜泻，是否妊娠所致胆汁淤积等。

(3) X 线胆囊造影对先天性胆囊异常有较大的诊断价值，与超声成像联合，可提高诊断准确性。

【病例示范报告】

超声检查所见：胆囊位置未见异常，大小约 6.1cm×2.0cm，胆囊壁光滑、不厚，胆囊腔可见高回声分隔，将胆囊分成两个腔，胆囊内未见异常回声。

超声提示：先天性分隔胆囊。

(二) 胆囊结石

【诊断要点】

(1) 50～60 岁女性多见。临床表现可有腹痛，1/3～1/2 的患者无自觉症状。

(2) 典型声像图表现　胆囊腔内强回声，后方伴干净声影，可随体位变化而移动(图 4-2-5A)。

(3) 不典型声像图表现

①充满型结石：胆囊区局限性边界清晰的弧形强回声带，后方伴宽声影，强回声带外表包绕一层低或无回声带，称为“囊壁-强回声-声影”三联征，即 WES 征(图 4-2-5B)。

②无声影型结石：当结石直径小于 2～3mm 或密度过低时，常规 3.5MHz 探头不能显示其声影(图 4-2-5C)，若更换 5MHz 探头或通过改变体位使分散小结石集中、并将声束尽量垂直于结石界面时，则可能显示其声影。

③泥沙样结石：胆囊最低位置沿胆囊壁分布的细密沙粒状强回声，可伴声影，也可以无明显声影，随体位改变向重力方向移动(图 4-2-5D)。

【鉴别诊断】

(1) 充满型胆囊结石要与钙胆汁或钙化胆囊、肝门处含气胃肠道、胆囊切除术后瘢痕组织或胆囊窝纤维化等鉴别。

(2) 泥沙样结石要与胆囊炎性沉积物或陈旧性浓缩胆汁等鉴别。

(3) 当结石不大或嵌顿于胆囊颈管时容易漏诊。

(4) 位于近肝门部的肝外胆管结石易误诊为胆囊结石。

(5) 胆囊结石合并胆囊癌时，易漏诊胆囊癌。

(6) 超声诊断胆囊结石是首选和最佳的方法，但遇到过度肥胖或胃肠明显积气导致诊断困难时，可选择 MRI 和 CT 进一步检查。

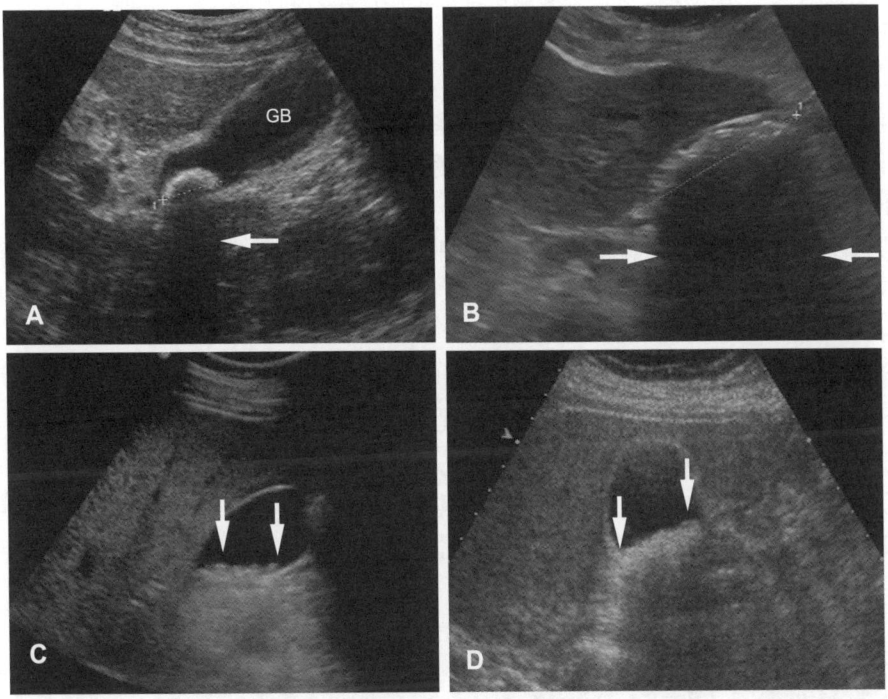

GB. 胆囊。

图 4-2-5 胆囊结石

A. 典型胆囊结石，胆囊颈部弧形强回声(测量游标)伴后方声影(箭头)；B. 充满型胆囊结石，胆囊区长弧形强回声结石(测量游标)伴后方宽声影(箭头)，呈 WES 征；C. 无声影型胆囊结石，胆囊后壁多发小强回声(箭头)，可移动，不伴声影；D. 泥沙样胆囊结石，胆囊腔细密沙粒状强回声结石(箭头)伴声影

【病例示范报告】

超声检查所见：胆囊位置、形态正常，大小约 7.5cm×3.0cm×2.8cm，壁厚约 0.2cm，光滑，腔内见直径 1.8cm 弧形强回声，伴声影，随体位改变而移动，胆汁透声良好(图 4-2-6)。肝内、外胆管不扩张。

超声提示：胆囊结石。

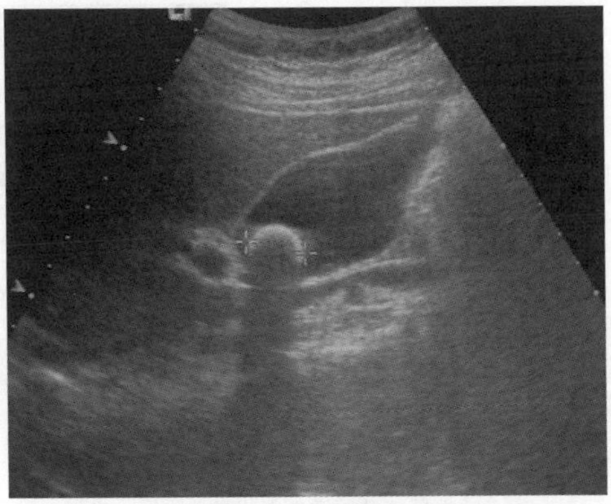

图 4-2-6 胆囊结石

(三) 急性胆囊炎

【诊断要点】

(1) 30～60 岁女性多发，80%以上由胆囊结石引起。临床表现有腹痛、发热和腹膜刺激征。血常规白细胞计数增高。

(2) 主要声像图表现

①胆囊壁增厚、水肿(“双边征”)。

②胆囊触痛(超声“墨菲征”阳性)。

③胆囊结石。

(3) 次要声像图表现

①胆囊增大，尤以横径增大更明显，外形饱满，张力高。

②胆囊周围见无回声或弱回声带。

③胆囊腔点状或絮状回声。

(4) 急性胆囊炎分型及其声像图表现　急性胆囊炎依其病变程度不同可分为三种类型，即急性单纯性胆囊炎、急性化脓性胆囊炎和急性坏疽性胆囊炎，其声像图特征表现如下。

①急性单纯性胆囊炎声像图特征：胆囊肿大，张力高，胆囊壁可不增厚或轻度增厚，伴或不伴胆囊结石、胆汁淤积(图 4-2-7A)。此型可无特异声像图改变，需结合临床进行诊断。

②急性化脓性胆囊炎声像图特征：胆囊壁明显增厚、水肿，呈“双边征”，胆囊超声“墨菲征”阳性，有或无胆囊结石。胆囊增大，尤以横径增大更明显，形态饱满，张力高，胆囊腔可见点状或絮状强回声。胆囊周围可见无回声或弱回声带(图 4-2-7B)。

③急性坏疽性胆囊炎声像图特征：除了具备化脓性胆囊炎的声像图特征外，其声像图主要表现为：胆囊壁显著增厚、厚薄不均匀，壁回声粗乱、强弱不均或呈多层弱回声带(图 4-2-7C)。

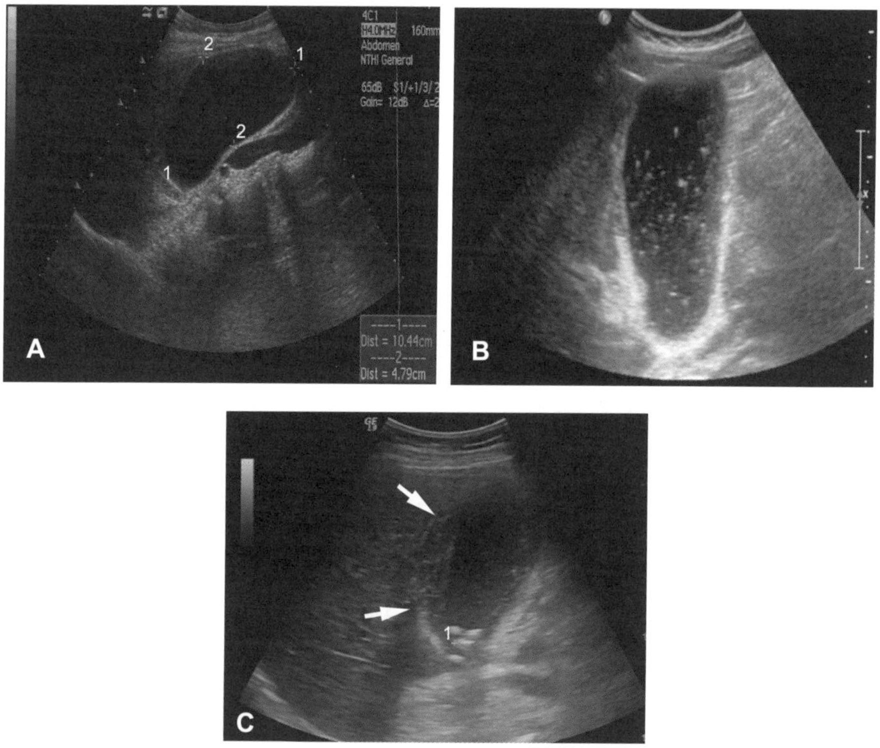

图 4-2-7　急性胆囊炎

A. 急性单纯性胆囊炎，胆囊壁不厚、光滑，胆囊肿大、张力高；B. 急性化脓性胆囊炎，胆囊壁不均匀增厚，胆囊腔多发点状强回声；C. 急性坏疽性胆囊炎，胆囊壁不均匀增厚、回声粗乱(箭头)

【鉴别诊断】

(1) 引起胆囊肿大的其他原因　结石、肿瘤等导致胆囊颈、胆囊管、胆总管阻塞；长期禁食、高龄和迷走神经切断术致胆囊低张力状态。

(2) 引起胆囊壁增厚的其他疾病　如慢性胆囊炎、弥漫性胆囊腺肌增生症、急性肝炎、肝硬化腹水等。

(3) 急性胆囊炎可合并或伴发胆管炎、胰腺炎或肝脓肿，故应常规检查相关脏器，以减少或避免对相关疾病的漏诊。

(4) 急性胆囊炎主要并发症

①胆囊穿孔：声像图表现为胆囊壁不规则，穿孔处胆囊壁连续性中断，并出现局限性脓肿回声。CDFI 选择性挤压胆囊检查，部分胆囊壁穿孔处可见红色或蓝色低速多普勒信号（图 4－2－8）。

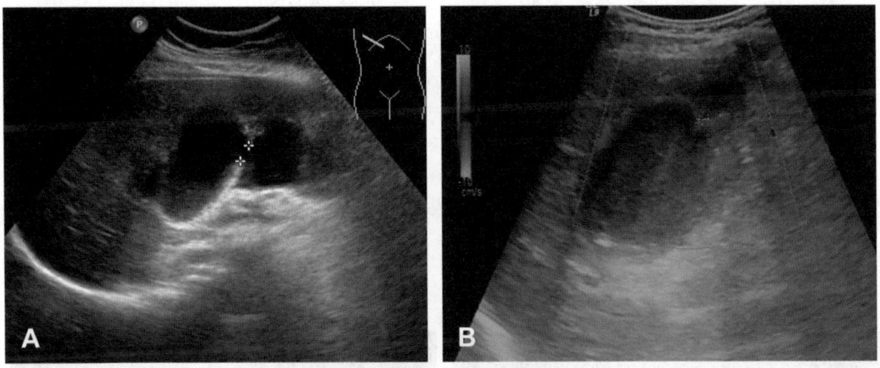

图 4－2－8　胆囊穿孔、胆囊周围积液

A. 胆囊后壁穿孔（测量游标）；B. CDFI 显示胆囊壁穿孔处红色多普勒信号

②胆囊周围脓肿：胆囊周围出现边界不清的无回声或弱回声，内部呈不均质点状或杂乱回声（图 4－2－9）。

③肝脓肿：肝内见实性（早期）或囊实性不均质回声（图 4－2－10）。

【病例示范报告】

1. 急性单纯性胆囊炎

超声检查所见：胆囊位置正常，胆囊增大，大小约 8.2cm×4.3cm×4.1cm，形态稍饱满；

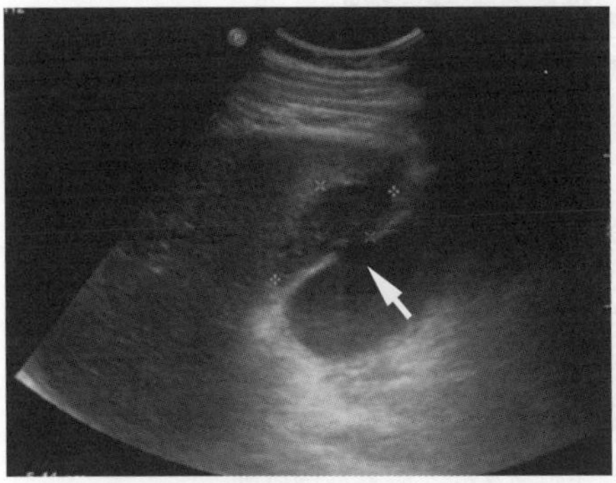

图 4－2－9　胆囊前壁穿孔（箭头）和胆囊周围脓肿（测量游标）

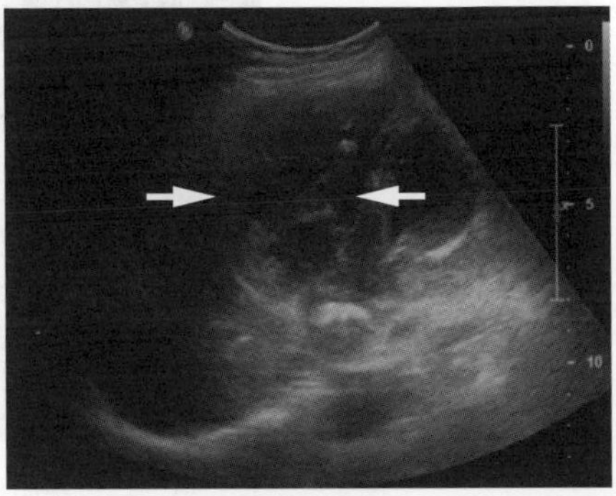

图 4－2－10　胆囊周围脓肿合并肝脓肿（箭头）

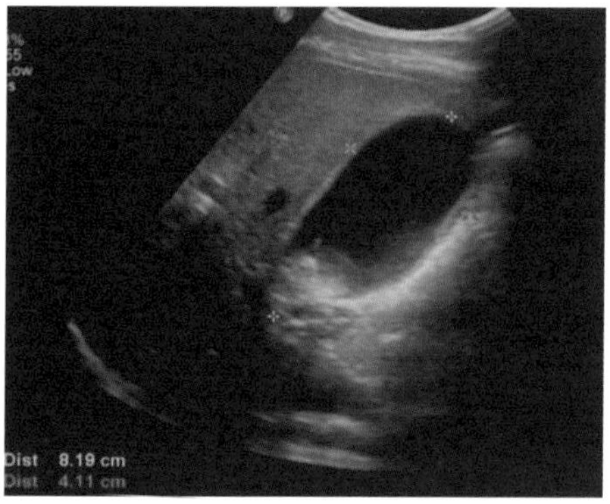

图 4-2-11　急性单纯性胆囊炎伴胆囊结石、胆汁淤积

胆囊壁无明显增厚，厚度约 0.3cm，连续性完整光滑、无“双边征”；胆囊颈部见多发点状强回声，不伴声影，可随体位改变而移动，胆囊内另见密集中等回声沉积物（图 4-2-11）；胆囊窝及其周围未见积液，肝内、外胆管未见扩张。超声“墨菲征”阳性。

超声提示：急性胆囊炎（单纯性），胆囊结石（无声影型），胆囊腔胆汁淤积。

2. 急性坏疽性胆囊炎伴胆囊穿孔

超声检查所见：胆囊位置正常，胆囊增大 10.0cm×4.5cm×4.2cm，胆囊壁不均匀性增厚，厚度为 0.4～0.7cm，于胆囊前壁体部见胆囊壁连续性中断约 0.8cm，其周围见 5.9cm×3.5cm 不规则低、无回声，与胆囊相通，胆囊内充满稠厚不均质中低回声。超声“墨菲征”阳性。选择性挤压胆囊检查，CDFI 显示胆囊前壁穿孔处可见蓝色低速多普勒信号（图 4-2-12）。肝内、外胆管不扩张，肝外胆管壁稍增厚、回声稍增强；胰腺及其周围未见异常回声；肝脏未见异常回声。

超声提示：急性坏疽性胆囊炎合并胆囊穿孔，胆囊周围脓肿，胆囊腔沉积物（胆囊积脓或陈旧性胆汁淤积可能大）。

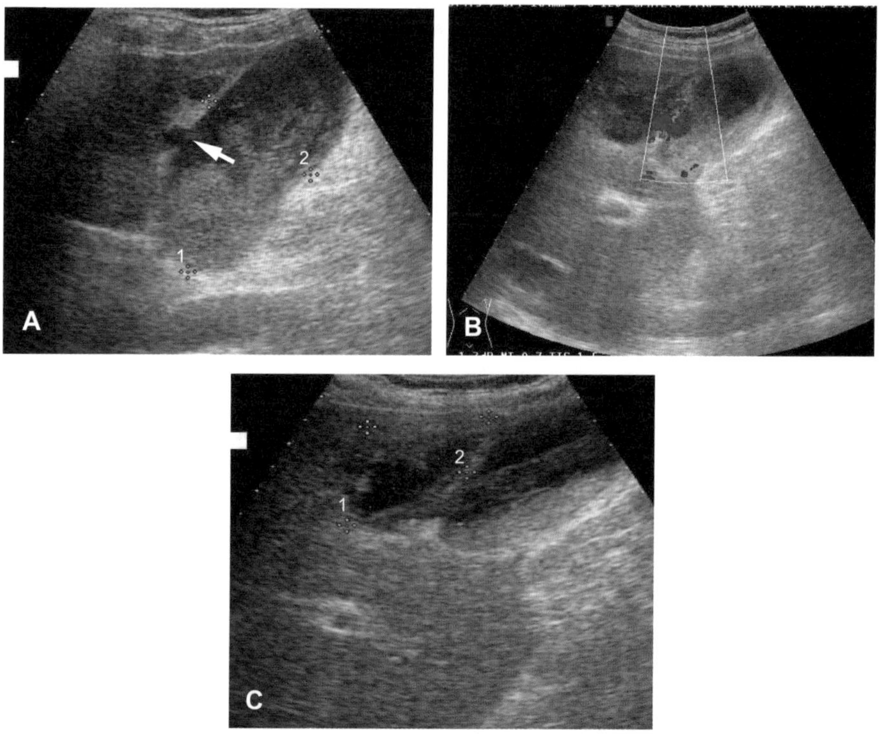

图 4-2-12　急性坏疽性胆囊炎合并胆囊穿孔、胆囊周围脓肿

A. 胆囊前壁穿孔（箭头）；B. CDFI 显示胆囊前壁穿孔处蓝色多普勒信号；C. 胆囊周围脓肿（测量游标）

(四) 慢性胆囊炎

【诊断要点】

(1) 慢性胆囊炎多为急性胆囊炎反复多次发作的结果，70%伴有胆囊结石，临床缺乏典型症状和体征，主要有右上腹隐痛或不适，胆囊区轻压痛。

(2) 声像图表现　慢性胆囊炎随其病理改变不同而声像图表现差异很大，一般认为符合以下声像图表现中的两项或两项以上且结合临床除外其他原因，可诊断为慢性胆囊炎，其依据如下(图 4-2-13)。

①胆囊结石。

②胆囊壁增厚。

③胆囊萎缩。

④胆囊增大。

⑤胆汁内异常回声。

【鉴别诊断】

慢性胆囊炎表现为胆囊壁增厚时，应与厚壁型胆囊癌、弥漫型胆囊腺肌增生症、肝硬化腹水、低蛋白血症等鉴别；还要考虑是否因禁食时间短导致的胆囊壁单纯性增厚。胆囊萎缩要与先天性无胆囊相鉴别；胆囊增大、胆汁内异常回声要考虑有无长期禁食等因素。

【病例示范报告】

超声检查所见：胆囊位置正常，胆囊小，大小约 3.1cm×1.5cm×1.5cm，胆囊壁不均匀性增厚，较厚约 0.5cm，胆囊腔内胆汁透声欠佳(图 4-2-13B)。肝内、外胆管不扩张，胰腺及肝脏未见异常回声。

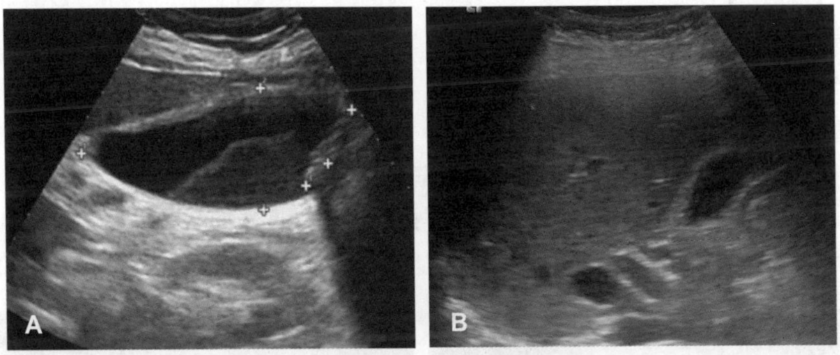

图 4-2-13　慢性胆囊炎

A. 胆囊壁增厚，胆囊结石伴声影，胆囊腔胆汁淤积；B. 胆囊壁增厚，胆囊小

超声提示：慢性胆囊炎可能，胆囊小。

(五) 胆囊癌

【诊断要点】

(1) 50 岁以上高发，临床表现为 75%的患者有胆囊结石，早期胆囊癌缺乏临床症状，中晚期患者有腹痛、纳差、胆囊区压痛、腹部包块和黄疸等。

(2) 声像图表现可分为如下四型。

①厚壁型：胆囊壁局限性或弥漫性不规则增厚，增厚部位多呈低回声、部分可呈混合回声。胆囊腔不均匀性狭窄或扩张，胆囊僵硬变形。

②隆起型（息肉型）：胆囊壁单发乳头状或蕈伞状结节突入胆囊腔，大小常超过 10mm，基底较宽，与胆囊壁分界不清，表面欠光滑，内部呈低回声或近胆囊壁回声，胆囊壁连续性中断。

③实块型：胆囊肿大、轮廓不规则，胆囊腔显示不清，胆囊区几乎充满不均质低或中等回声，其内常伴不典型声影的结石强回声，肿块边缘不规则，与肝脏和周围脏器分界不清。

④混合型：同时具有厚壁型和隆起型声像图表现，可见胆囊壁增厚并伴有向腔内突入的乳头状或结节状肿块。

(3) CDFI 显示肿块内血流信号较丰富，动脉血流为高速高阻型。

(4) 胆囊癌间接声像图表现　胆囊癌转移侵犯肝脏、肝门时，可见肝内转移灶、肝门部胆管梗阻、肝内胆管扩张、肝门部淋巴结肿大等。

【鉴别诊断】

(1) 厚壁型胆囊癌要注意与慢性胆囊炎和胆囊腺肌增生症相鉴别。隆起型胆囊癌要注意与胆囊息肉样病变相鉴别。实块型胆囊癌要注意与肝癌、实变样胆囊、黄色肉芽肿性胆囊炎、结肠和胰头肿块等鉴别。

(2) 充满型胆囊结石合并早期胆囊癌时，不要只满足诊断胆囊结石而忽视了胆囊癌的诊断。胆囊颈部嵌顿结石周围伴有胆囊壁局限性不对称增厚时，尤其要注意是否合并胆囊癌。

(3) 由于胆囊癌易转移至肝脏和腹腔淋巴结，侵犯胆囊周围器官，故应常规检查肝脏、胆管系统和腹腔淋巴结。

(4) 超声可作为胆囊癌的首选影像学检查方法，诊断困难时可选用 CT、MRI 进一步检查，必要时可进行超声引导下穿刺活检确诊。

【病例示范报告】

1. 厚壁型胆囊癌

超声检查所见：胆囊形态欠规则，胆囊壁弥漫性不规则增厚，以胆囊底部最明显，最厚约 3.1cm，内部呈不均匀低回声，胆囊黏膜面不光滑，胆囊腔不规则缩小。CDFI 于增厚的胆囊壁内探及动脉血流信号，峰值流速 V_{max}=53cm/s，阻力指数 RI=0.62（图 4-2-14）。

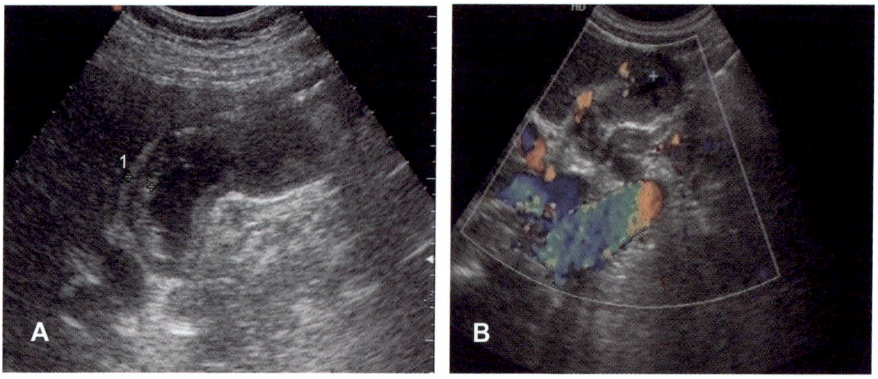

图 4-2-14　厚壁型胆囊癌

A. 胆囊壁弥漫性不规则增厚，胆囊腔不规则缩小；B. CDFI 显示增厚胆囊壁动脉血流信号肝大小、形态未见异常，回声欠均匀，未见明确占位。肝门区未见明显肿大淋巴结。肝内、外胆管不扩张。

超声提示：胆囊壁弥漫性不规则增厚(厚壁型胆囊癌可能性大)。

2. 隆起型胆囊癌

超声检查所见：胆囊大小、形态尚可，胆囊前壁体部见乳头状结节突入胆囊腔，大小2.2cm×2.0cm，基底较宽，与胆囊壁分界不清，表面欠光滑，内部呈中等回声，胆囊壁黏膜层连续性中断(图 4-2-15)。CDFI 于结节内探及动脉血流信号，峰值流速 V_{max}=45cm/s，阻力指数 RI=0.52。肝内、外胆管不扩张。肝内未见占位性病变，肝门区未见肿大淋巴结。

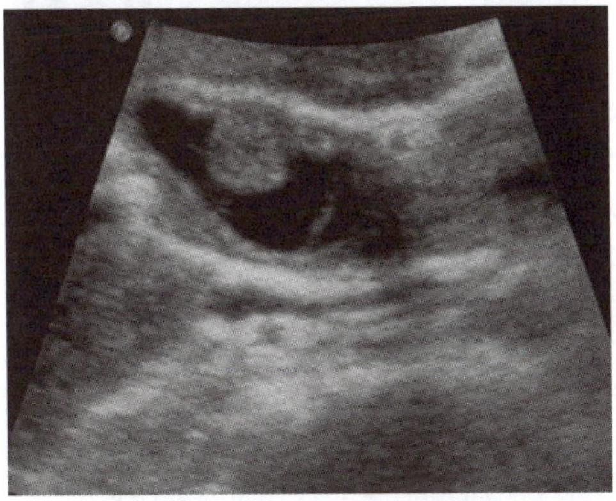

图 4-2-15　隆起型胆囊癌

超声提示：胆囊壁实性占位(隆起型胆囊癌可能性大)。

3. 实块型胆囊癌

超声检查所见：胆囊轮廓不规则，胆囊腔显示不清，于胆囊区见 6.8cm×5.5cm 不均质低回声，边缘不规则，部分与肝脏分界不清。CDFI 于低回声结节内探及动脉血流信号，峰值流速 V_{max}=55cm/s，阻力指数 RI=0.82(图 4-2-16)。右肝见 2.1cm×3.0cm 低回声，边界清，有低回声晕，肝内、外胆管未见明显扩张。肝门区可见多个类圆形低回声，大者 1.2cm×0.8cm，门静脉未见异常，胰腺未见异常，胰管未见扩张。

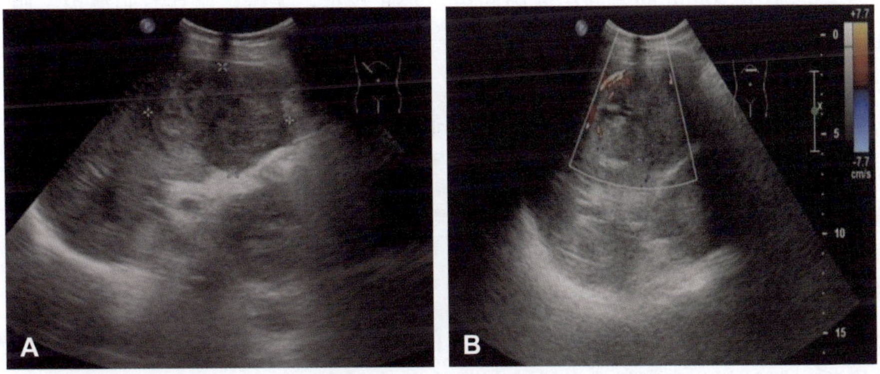

图 4-2-16　实块型胆囊癌

A. 胆囊区类圆形低回声肿块(测量游标)；B. CDFI 显示肿块边缘动脉血流信号

超声提示：胆囊区实性占位(实块型胆囊癌可能性大)，右肝实性占位(转移性肝癌可能性大)，肝门部淋巴结肿大。

4. 混合型胆囊癌

超声检查所见：胆囊 5.0cm×2.1cm，形态尚可，胆囊底部胆囊壁增厚并呈乳头状结节突入胆囊腔，大小约 2.2cm×1.6cm，基底宽，与胆囊壁分界不清，表面欠光滑，内部呈低回声，胆囊壁黏膜层连续性中断(图 4-2-17)。CDFI 于低回声结节内探及动脉血流信号，峰值流速 V_{max}=48cm/s，阻力指数 RI=0.50。肝内、外胆管不扩张。肝内未见明确占位性病变，肝

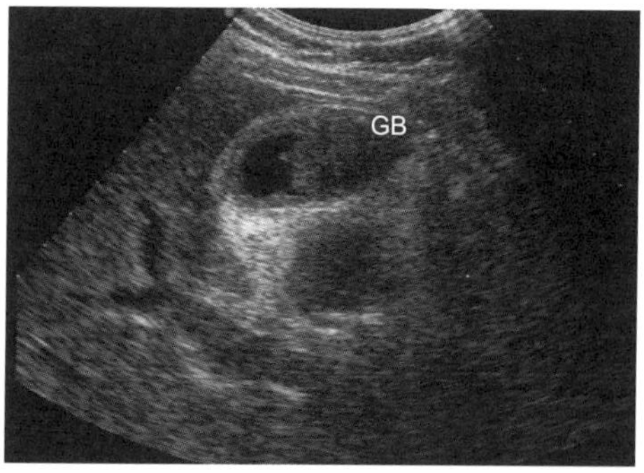

GB. 胆囊。

图 4-2-17　混合型胆囊癌

胆囊底部胆囊壁增厚，部分呈乳头状凸向胆囊腔

门区未见明显肿大淋巴结。

超声提示：胆囊壁实性占位（混合型胆囊癌可能性大）。

（六）胆囊息肉样病变

【诊断要点】

1. 胆囊息肉样病变

胆囊息肉样病变是一组不同病理类型疾病的统称，主要包括肿瘤和非肿瘤两类。非肿瘤类主要包括胆固醇性息肉（局限性胆固醇沉着症）、炎性息肉和腺瘤样息肉；肿瘤类主要包括腺瘤（癌前病变）和小腺癌。此类病变小，一般无临床症状，常在体检中发现。

2. 共同声像图表现

(1) 附着于胆囊壁、突向腔内、不随体位改变而移动。

(2) 体积小于 20mm，多在 10mm 以内。

(3) 回声强弱不等，通常不伴声影。

3. 胆固醇性息肉声像图表现

常多发，为小于 10mm 的等回声或高回声，表面光滑，基底较窄或带蒂，其中胆固醇结晶常呈点状高回声或强回声，伴彗星尾征。

4. 炎性息肉声像图表现

常多发，小于 10mm 的等回声或高回声，基底较宽，无蒂，常伴有胆囊炎、胆囊结石的声像图表现。

5. 腺瘤样息肉或腺瘤声像图表现

常单发，多为 10～20mm 的等回声或高回声，基底较宽或带粗蒂，表面光滑。

6. 小腺癌声像图表现

常单发，多为 15～20mm 的等回声或高回声，基底较宽，局部胆囊壁有增厚或中断，CDFI 可探及异常动脉血流信号。

【注意事项】

(1) 超声成像虽然可作为胆囊息肉样病变的首选检查方法，且对大多数病变能作出定量和定性诊断，但对部分病变仍难以准确判断数目或性质，尤其无法判断腺瘤样息肉或腺瘤是否恶变。

(2) 鉴于病灶大小与恶变率关系较密切，建议息肉大小≤5mm 每年复查一次；5～10mm，半年复查一次，若无变化则改为每年复查一次，若有增大，则缩短复查间隔时间；≥10mm 或在复查中增大 3mm 以上者，建议手术切除胆囊。

【病例示范报告】

1. 胆囊壁胆固醇结晶

超声检查所见：胆囊位置、形态正常，大小 6.2cm×2.4cm×2.6cm，壁厚 0.3cm，欠光滑，胆囊前壁见一个点状强回声，直径约 0.2cm，伴彗星尾征，胆汁透声尚可，未见其他异常回声（图 4-2-18）。

超声提示：胆囊息肉样病变(胆囊壁胆固醇结晶)。

2. 胆囊多发息肉样病变

超声检查所见：胆囊位置、形态正常，大小 5.1cm×2.5cm×2.8cm，壁厚 0.3cm，欠光滑，胆囊壁见多个中等回声，较大者 0.4cm，有细蒂，不移动，无声影，胆汁透声好，未见其他异常回声(图 4-2-19)。

超声提示：胆囊多发息肉样病变(胆固醇性息肉可能性大)。

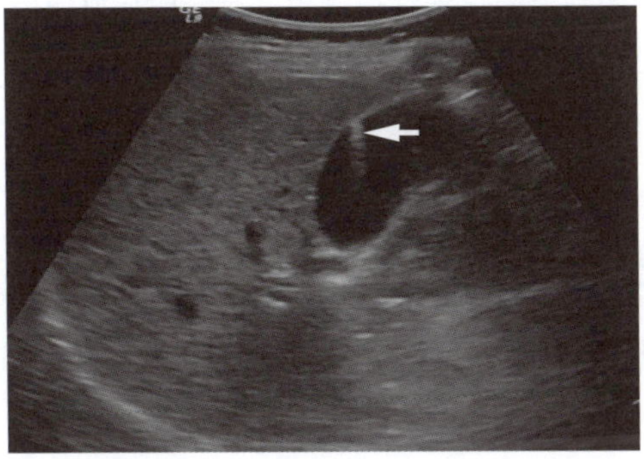

图 4-2-18　胆囊壁胆固醇结晶(箭头)

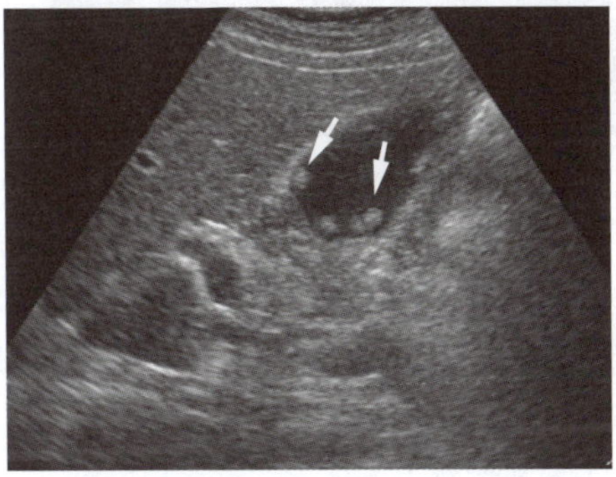

图 4-2-19　胆囊多发息肉(箭头)

3. 胆囊腺瘤

超声检查所见：胆囊位置、形态正常，大小 7.7cm×2.5cm×2.8cm，壁厚 0.3cm，欠光滑，胆囊前壁见大小 1.6cm×1.0cm 中等回声，有蒂，表面光滑，不移动，无声影，局部胆囊壁连续性完整，胆汁透声好，未见其他异常回声，CDFI 显示其内部有点状血流信号(图 4-2-20)。肝内、外胆管未见扩张，肝脏、胰腺未见占位。

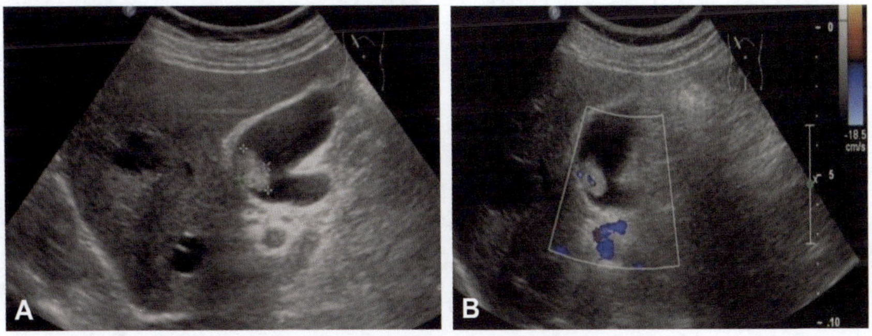

图 4-2-20　胆囊腺瘤

A. 测量游标示腺瘤；B. CDFI 显示腺瘤内点状血流信号

超声提示：胆囊息肉样病变(胆囊腺瘤可能，恶性变待除外)。

4. 胆囊小腺癌

超声检查所见：胆囊位置、形态正常，大小 7.5cm×3.0cm×2.6cm，胆囊底部见 1.6cm×1.3cm 中等回声，基底较宽，表面不光滑，内部回声不均匀，局部胆囊壁稍增厚。余胆囊壁未见明显增厚，欠光滑，胆汁透声好，未见其他异常回声(图 4-2-21)。肝内、外胆管未见扩张，肝脏、胰腺未见占位。

超声提示：胆囊息肉样病变(小腺癌可能大)。

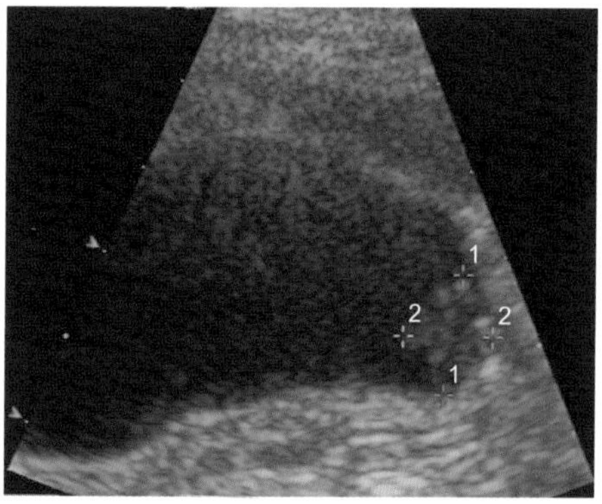

图 4-2-21　胆囊小腺癌

（七）胆囊腺肌增生症

【诊断要点】

(1) 成年女性多见，常合并胆囊结石。临床表现为腹痛、恶心等，以餐后疼痛更明显。

(2) 声像图表现

①胆囊壁局限性或弥漫性明显增厚、增厚胆壁黏膜和浆膜层连续性完整，且无明显血流信号。

②增厚胆壁内多发小囊状低回声或无回声。

③增厚胆壁内小结石强回声伴彗星尾征。

(3) 根据病变部位和范围，可将其分为局限型、节段型和弥漫型。局限型：胆囊壁局部增厚，发生在胆囊底部者常呈圆锥帽状增厚。节段型：局限增厚的胆囊壁突入囊腔，形成尖端指向腔内的三角征，胆囊腔变窄甚至闭合，胆囊呈葫芦状。弥漫型：胆囊壁呈弥漫性向心性肥厚，内壁不光滑，胆囊腔窄小。

【鉴别诊断】

(1) 弥漫型胆囊腺肌增生症要注意与慢性胆囊炎鉴别，前者进食脂餐后胆囊收缩功能亢进，而后者收缩功能减低。

(2) 不典型胆囊腺肌增生症需与厚壁型胆囊癌鉴别，节段型有癌变倾向，二者鉴别困难，需密切随访。

【病例示范报告】

1. 局限型胆囊腺肌增生症

超声检查所见：胆囊位置正常，形态欠规则，大小约 6.5cm×2.5cm×2.1cm，胆囊前壁颈体部局限性增厚，范围约 2.3cm×0.8cm，与肝分界清楚，增厚的壁内见多个小囊状无回声，其内可见点状强回声，局部胆囊壁连续性完整（图 4-2-22）。CDFI 于增厚的胆囊壁内未探及血流信号。

超声提示：胆囊腺肌增生症可能性大（局限型）。

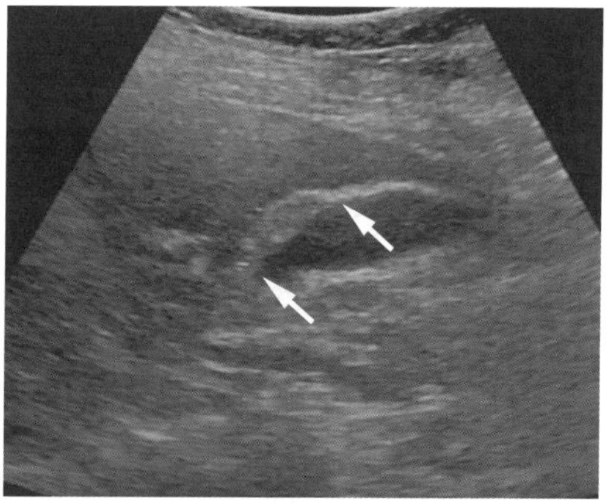

图 4-2-22　胆囊腺肌增生症（局限型）

2. 节段型胆囊腺肌增生症

超声检查所见：胆囊位置、形态正常，大小约 6.1cm×2.4cm×2.2cm，胆囊前后壁体部局限性增厚，前壁范围 1.5cm×1.1cm，呈三角形，与肝分界清楚，增厚的壁内见多个小囊状无回声，其内可见点状强回声，局部胆囊壁连续性完整（图 4-2-23）。CDFI 于增厚的胆囊壁内未探及明显血流信号。

超声提示：胆囊腺肌增生症可能性大（节段型）。

3. 弥漫型胆囊腺肌增生症

超声检查所见：胆囊位置、形态正常，大小约 7.5cm×2.0cm×2.1cm，胆囊壁呈弥漫性向心性增厚，最厚 1.7cm，胆囊腔窄小，胆囊与肝分界清楚，增厚的壁内见多个小囊状无回声，其内可见点状强回声，胆囊壁连续性完整(图 4-2-24)。CDFI 于增厚的胆囊壁内未探及血流信号。

超声提示：胆囊腺肌增生症可能性大(弥漫型)。

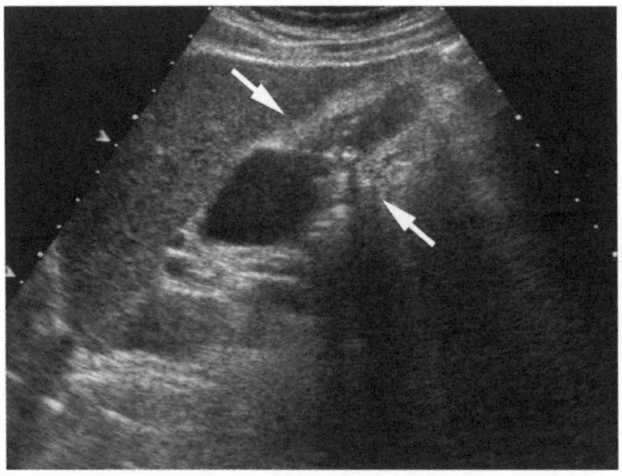

图 4-2-23　胆囊腺肌增生症(节段型)

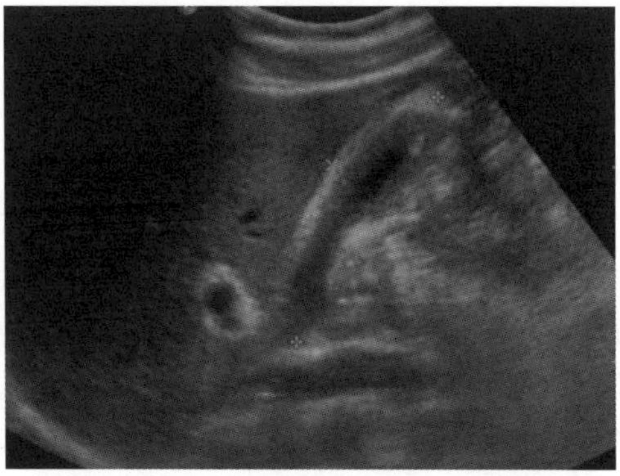

图 4-2-24　胆囊腺肌增生症(弥漫型)

(八) 胆道蛔虫病

【诊断要点】

(1) 多见于儿童和青年，临床表现为突发性上腹部剧痛伴阵发性加重，而体征轻微。

(2) 声像图表现

①胆囊蛔虫病：蛔虫存留时间短时，胆囊内可见通心面样条带回声或蜷曲样管状回声；虫体死亡、解体后，胆囊内可见断续条带状、管状或片状高回声，钙化虫体呈强回声伴声影(图 4-2-25)。

②胆管蛔虫病：肝外胆管不同程度扩张，扩张胆管内见均匀条状或管状高回声，有时可见虫体蠕动。

【鉴别诊断】

超声成像是诊断胆道蛔虫病最简便、准确的方法，但要注意与胆道引流管和肝门部与胆管平行的血管等结构鉴别。

【病例示范报告】

超声检查所见：肝脏大小、形态未见异常，实质回声均匀。胆囊大小、形态未见明显异常，壁不厚，胆汁透声良好。肝内胆管轻度扩张，肝外胆管扩张，内径约 0.9cm，其内可见条带状高回声(图 4-2-26)。

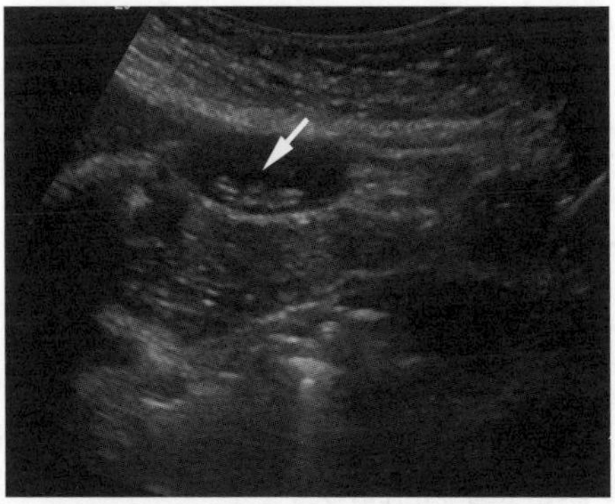

图 4-2-25　胆囊蛔虫呈管状高回声(箭头)

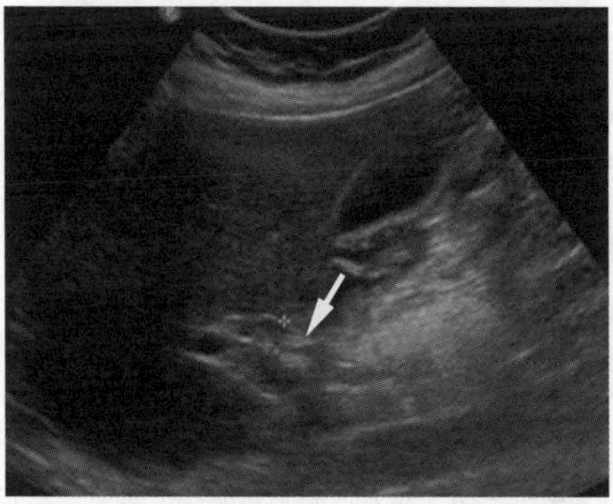

图 4-2-26　肝外胆管蛔虫呈管状高回声(箭头)

超声提示：肝外胆管蛔虫病。

四、胆管疾病

（一）胆管先天性疾病

1. 先天性胆总管囊状扩张症

【诊断要点】

(1) 多见于女性，儿童期即反复发作腹痛、黄疸或腹部包块。

(2) 声像图表现　典型者在肝门部见类球形或梭形囊性无回声，边界清楚，沿胆管主干分布，扩张的两端与相对正常的胆管延续，近端胆管不扩张或轻度扩张，CDFI 显示扩张的胆总管无回声区内无血流信号(图 4-2-27)。一般情况下，扩张的胆管无回声囊壁很薄，当合并感染或囊壁癌变时，囊壁可增厚，部分囊腔可见胆泥或结石。

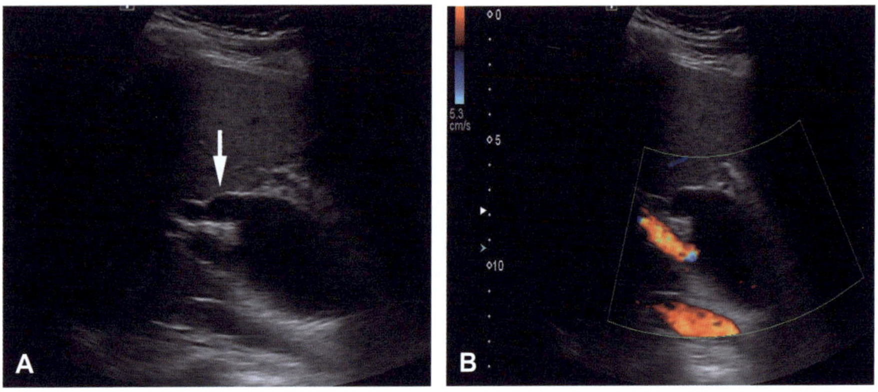

图 4-2-27　先天性胆总管囊状扩张症

A. 胆总管呈梭形囊状扩张与右肝管延续(箭头)；B. CDFI 显示扩张的胆管内无血流信号

【鉴别诊断】

(1) 壶腹部的胆总管小囊状扩张超声不易显示，但常引起胆总管末端梗阻。

(2) 需注意与肝门部囊性病变如双胆囊、肝囊肿和胰腺囊肿等鉴别，判断困难时，可结合 CT、MRI 和内镜逆行胰胆管造影(ERCP)等检查诊断。

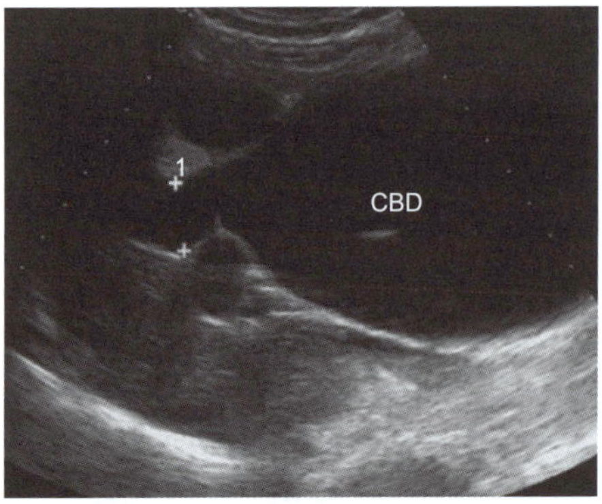

CBD. 胆总管。

图 4-2-28　先天性胆总管囊状扩张

【病例示范报告】

超声检查所见：肝脏大小、形态未见异常，实质回声均匀。肝内胆管轻度扩张，肝门部见 9.0cm×6.8cm 囊状无回声，壁薄光滑，后方回声增强，其与近端胆管相通(图 4-2-28)。胆囊大小、形态正常，胆囊腔未见异常回声。

超声提示：先天性胆总管囊状扩张症。

2. 先天性肝内胆管囊状扩张症(Caroli 病)

【诊断要点】

(1) 多见于女性，儿童期即有反复发作的腹痛、发热、黄疸和肝肿大。

(2) 声像图表现　肝内胆管呈交通性囊状扩张，囊腔数量和大小不一，可局限在肝段、肝叶或散布于全肝，囊状扩张与邻近胆管相通，连接的胆管不扩张或轻度扩张。囊腔内多为均质无回声，较大囊腔可见胆泥或结石。

【注意事项】

(1) 本病主要与多囊肝和其他原因引起的肝内胆管扩张相鉴别。

(2) 本病的肝纤维化型可引起肝硬化、门脉高压症、脾大等，应注意检查肝脏、脾脏和门静脉等。

(3) 本病 1/3～1/2 合并海绵肾、肾囊肿，应一并检查。

【病例示范报告】

超声检查所见：肝脏大小、形态未见异常，实质回声均匀。肝内见多个大小不等、形态不规则的囊状无回声，囊壁薄，囊内透声性良好，其内未见结石。无回声区分布与肝内胆管一致，且与邻近胆管相延续(图 4-2-29)。胆囊大小、形态未见异常，胆囊腔未见异常回声，胆总管不扩张，门静脉未见异常，脾大小、形态正常，脾实质回声均匀，双肾大小、形态和结构未见异常。

超声提示：先天性肝内胆管囊状扩张症(Caroli 病)。

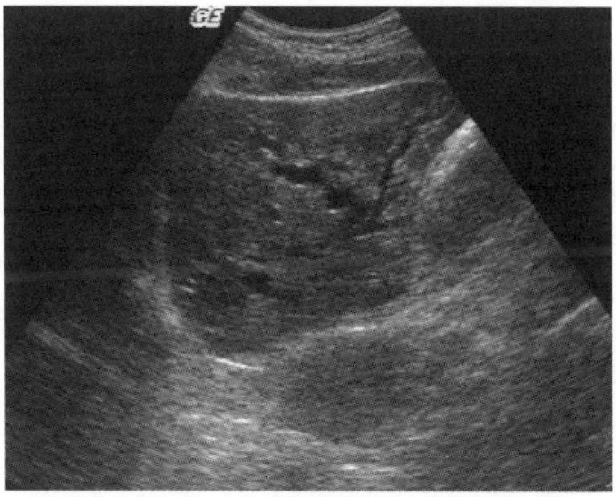

图 4-2-29　先天性肝内胆管囊状扩张症(Caroli 病)

(二) 胆管结石

【诊断要点】

(1) 临床表现为反复发作的腹痛甚至绞痛、黄疸、高热和寒战；少数可无症状，或仅有轻度腹部不适。

(2) 声像图表现

①肝外胆管结石声像图表现：肝外胆管内形态稳定的强回声伴声影，强回声近端胆管扩张，与其后方的门静脉形成“双管征”，强回声与管壁分界清晰，可见胆汁的细窄无回声带，明显扩张的胆总管内强回声可随体位改变而移动(图 4-2-30A)。

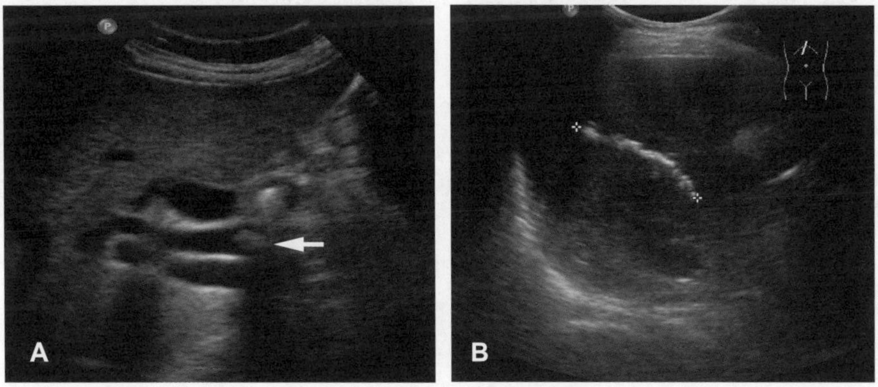

图 4-2-30　胆管结石

A. 肝外胆管结石伴胆管扩张(箭头)；B. 肝内胆管结石(测量游标)

②肝内胆管结石声像图表现：沿肝内胆管分布、贴近门静脉的斑点状或条索状强回声，后方伴或不伴声影。当结石所在胆管胆汁淤积时，强回声周围可见无回声。结石近端小胆管可扩张，与伴行门静脉形成“平行管征”或“多管征”（图4－2－30B）。

【鉴别诊断】

(1) 部分胆管结石声像图不典型，如泥沙样结石、小结石或质地松散的结石可不表现为强回声，不伴声影，而表现为中等或低回声。

(2) 受胃、十二指肠气体和内容物的干扰，胆总管下段结石显示困难。饮水充盈胃、十二指肠有助于检查。

(3) 十二指肠气体、胆囊颈部结石、肝门手术瘢痕和钙化淋巴结易误诊为胆总管结石，相反，也可能将胆总管结石误认为十二指肠气体。

(4) 较小的肝内钙化灶、局限性瘢痕强回声、肝内胆管积气也易误诊为肝内胆管结石。

【病例示范报告】

1. 肝外胆管结石

超声检查所见：肝大小、形态未见异常，实质回声均匀。肝内、外胆管均扩张，胆总管下段可见1.1cm×0.6cm强回声，伴声影，可随体位改变移动，强回声近端胆管内径约1.8cm，呈“双管征”。胆囊增大，大小约7.5cm×4.6cm× 4.5cm，其内未见结石（图4－2－31A）。胰腺大小、形态未见异常，回声均匀，胰管不扩张。

超声提示：肝外胆管结石伴肝内、外胆管扩张，胆囊肿大。

2. 肝内胆管结石

超声检查所见：肝脏大小、形态未见异常，实质回声稍强，欠均匀。右肝内胆管见1.5cm×1.0cm强回声，伴声影，其近端肝管扩张约1.5cm（图4－2－31B），左肝内胆管不扩张。胆囊大小、形态未见异常，壁稍厚0.4cm，欠光滑，腔内可见多个强回声，较大1.0cm，伴声影，可随体位移动，肝外胆管不扩张。胰腺大小、形态未见异常，回声均匀，胰管不扩张。

超声提示：右肝内胆管结石伴肝内胆管扩张，胆囊结石。

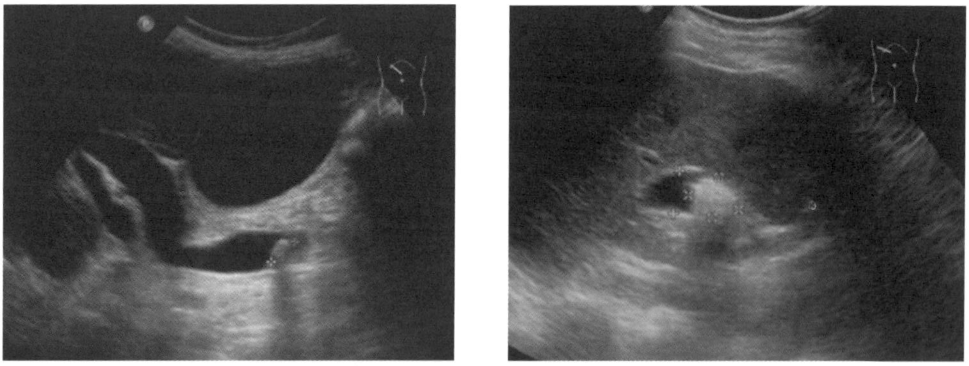

图4－2－31　胆管结石伴胆管扩张

A. 肝外胆管结石伴胆管扩张（测量游标）、胆囊肿大；B. 右肝内胆管结石伴胆管扩张（测量游标）

（三）肝外胆管癌

【诊断要点】

(1) 胆管癌好发于老年男性，早期无特殊症状和体征，患者就诊时常因为黄疸并进行性加重。

(2) 肝外胆管癌声像图表现可分为三种类型。

①乳头型(息肉型)：扩张的胆总管内见乳头状中等回声肿块，边缘不规则，无声影，与管壁分界不清(图 4-2-32)。

②截断型(结节型)：扩张的胆总管内见不规则中等或高回声肿块，无声影，与管壁分界不清，肿块界面回声与管壁呈近似直角，管腔呈骤然截断状(图 4-2-33)。

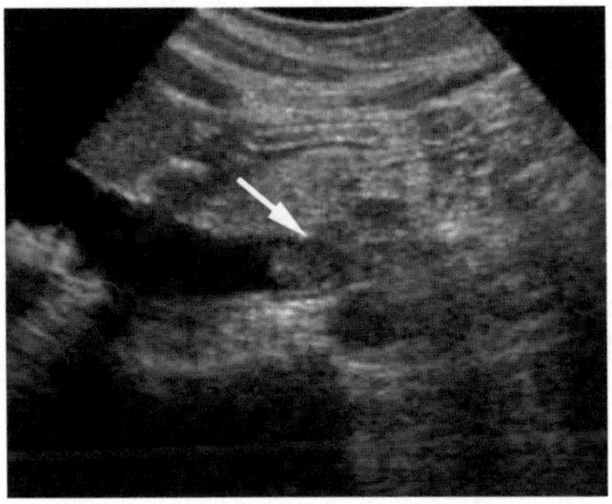

图 4-2-32　肝外胆管癌(乳头型)(箭头)伴胆管扩张

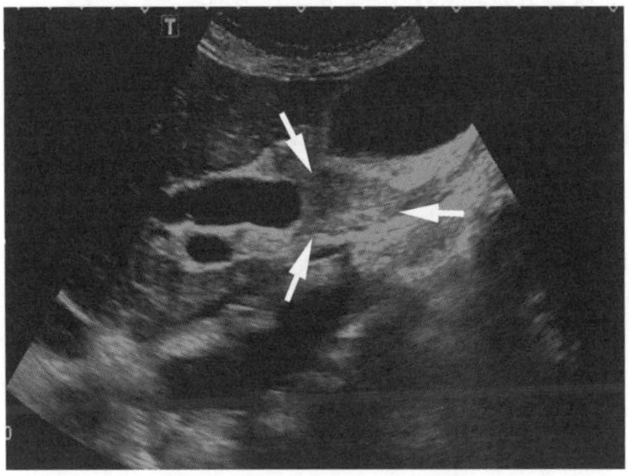

图 4-2-33　肝外胆管癌(截断型)(箭头)伴胆管扩张

③硬化型(狭窄型)：肿块沿管壁浸润性生长，管壁不规则增厚、僵硬、呈带状中等或高回声，与周围组织分界不清，近端胆管不规则增宽，远端胆管腔不均匀逐渐狭窄、闭塞，梗阻段管腔呈 V 字形(图 4-2-34)。

(3) 肿块近端以上肝内、外胆管不同程度扩张，胆囊不同程度增大；肿块所在部位胆管壁连续性中断，肿块远端胆管腔显示不清晰。

(4) CDFI 显示胆管癌肿块及其浸润的胆管壁内可探及动脉血流信号。

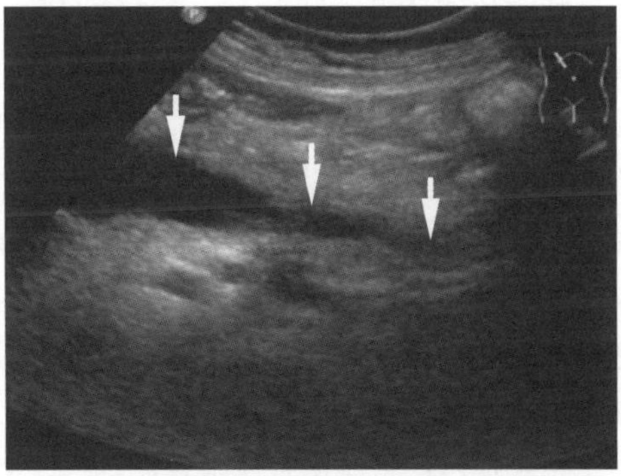

图 4-2-34　肝外胆管癌(硬化型)伴胆管不规则狭窄和扩张，梗阻远段管腔呈“V”字形(箭头)

【鉴别诊断】

本病要注意与胆管结石或胆管内沉积物、胰头癌、壶腹周围癌、硬化性胆管炎等引起胆管梗阻性扩张的疾病相鉴别。超声诊断困难时，采用经皮肝穿刺胆管造影(PTC)、ERCP、磁共振胰胆管成像(MRCP)和胆道镜等可明确诊断。

【病例示范报告】

超声检查所见：肝大小、形态未见异常，实质回声均匀。胆囊大小 7.5cm×4.0cm× 4.1cm，壁不厚，腔内见点状沉积物，无声影，随体位改变移动。肝内、外胆管扩张，胆总管下段见 1.8cm×1.6cm 低回声肿块，无声影，与管壁分界不清，肿块界面回声与管壁呈近似直角，管腔呈骤然截断状(图 4-2-35)。CDFI 显示肿块内有点状血流信号。胰腺大小、形态未见异常，回声均匀，胰管不扩张。门静脉管壁未见异常，管腔血流充盈良好。肝门部未见肿大淋巴结。

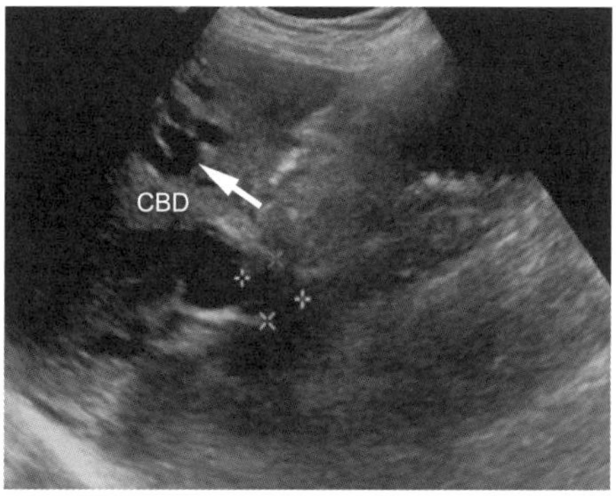

图 4-2-35 肝外胆管癌(截断型)(测量游标)伴肝内胆管(箭头)和肝外胆管扩张

超声提示：胆总管下段实性占位(截断型胆管癌可能性大)，肝内、外胆管梗阻性扩张，胆囊增大伴沉积物。

(四) 胆管炎症

1. 急性化脓性胆管炎

【诊断要点】

(1) 最常见的诱因为胆管结石或胆道蛔虫。临床表现为腹痛、高热和黄疸，血白细胞和中性粒细胞明显升高。

(2) 声像图表现

①肝外胆管壁增厚、回声增强或模糊；胆管扩张或狭窄致管腔显示不清，管腔内可见密集点状回声或沉积物弱回声。②梗阻扩张的胆管内可见结石或蛔虫。③肝内胆管扩张，胆囊增大。④肝脏增大，有时可见散在的圆形低回声或无回声，提示小脓肿形成。

【鉴别诊断】

本病病情危重，根据声像图特征和临床表现，对绝大多数病例能迅速作出诊断，但应注意与硬化性胆管炎和单纯性胆管结石急性梗阻相鉴别。

【病例示范报告】

超声检查所见：肝大小、形态未见异常，实质回声欠均匀，未见占位。胆囊大小 7.5cm×4.1cm×4.5cm，壁厚 0.8cm、回声不均匀、呈“双边征”，胆汁透声差，胆囊内见絮状回声和直径 0.6cm 强回声，无声影。肝外胆管壁明显增厚、回声增强，管腔细窄模糊不清，管腔内见密集细点状高回声(图 4-2-36)。胰腺大小、形态未见异常，胰管不扩张。

超声提示：急性化脓性胆管炎，急性化脓性胆囊炎，胆囊肿大，胆囊结石。

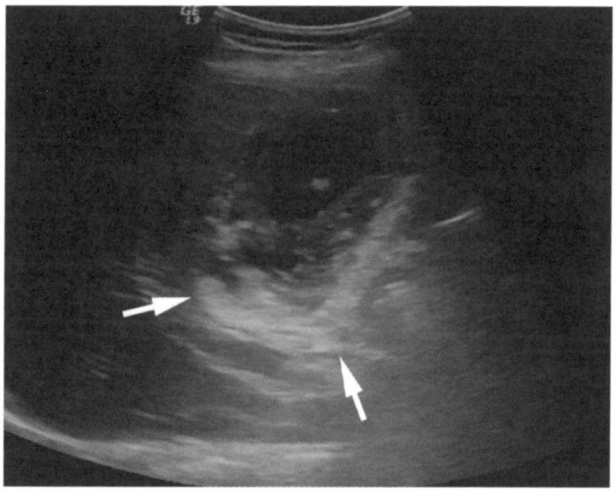

图 4-2-36 急性化脓性胆管炎、胆囊炎
箭头示肝外胆管壁明显增厚增强，胆管腔显示不清

2. 硬化性胆管炎

【诊断要点】

(1) 硬化性胆管炎可分为原发性和继发性两类。原发性硬化性胆管炎，是一种原因不明的胆道系统慢性非特异性炎症。继发性硬化性胆管炎常因手术损伤、T 型管引流和肝动脉插管化疗等原因所致，临床表现为黄疸、发热、腹痛和肝脾肿大。

(2) 声像图表现

①胆管壁明显增厚，回声明显增强，以肝外胆管更明显。肝内小胆管受累者可见多数“等号”样高回声或带状强回声。②胆管腔模糊不清，肝外胆管不同程度节段性狭窄，狭窄段近端胆管扩张不明显。③病变可散在分布于肝段、肝叶或全肝。

【鉴别诊断】

(1) 本病应注意与原发性胆管癌(硬化型)、淤胆型肝炎、化脓性胆管炎等鉴别。

(2) 超声、CT、MRI 等常难诊断本病，PTC 因胆管狭窄，穿刺多不成功，ERCP 有较高的诊断价值。

【病例示范报告】

超声检查所见：肝大小、形态未见异常，实质回声不均匀，可见多数“等号”样高回声，与门静脉伴行，左、右肝管和肝外胆管壁明显增厚，回声增强，呈带状，无声影，管腔模糊不清，呈不均匀性狭窄，未见结石。胆囊大小 8.7cm×4.2cm×4.5cm，壁厚 0.8cm，回声增强，胆囊内见密集点状强回声和直径 2.6cm 强回声，伴声影，随体位移动(图 4－2－37)。胰腺大小、形态未见异常，胰管不扩张。

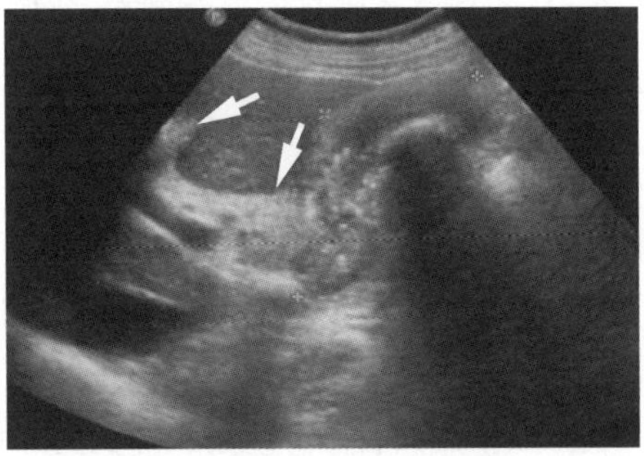

图 4－2－37　硬化性胆管炎

箭头示肝内、外胆管壁明显增厚、增强呈带状

超声提示：硬化性胆管炎可能，胆囊壁弥漫性增厚(慢性胆囊炎可能)，胆囊结石，胆囊腔陈旧性胆汁淤积。

(五) 胆管积气

【诊断要点】

(1) 常见病因　胆道手术、胆肠内引流、T 型管引流、胆道内瘘、产气菌感染、奥狄括约肌松弛等。临床表现为腹痛、发热。

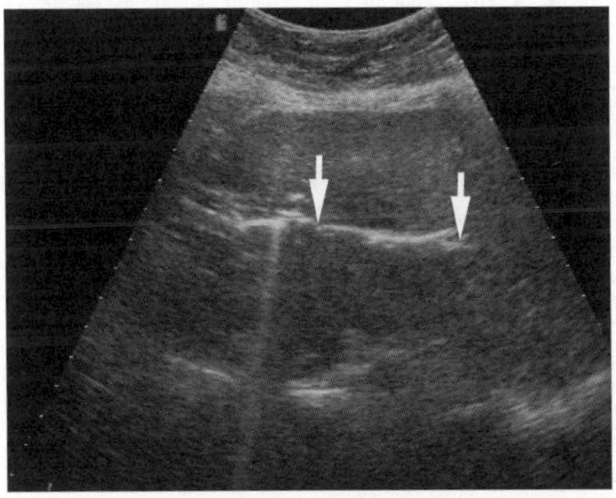

图 4－2－38　胆管积气

箭头示肝内胆管强回声，部分伴彗星尾征

(2) 声像图表现　沿胆管分布的不稳定强回声，有闪烁感，可伴彗星尾征。

【鉴别诊断】

本病主要需与肝内胆管结石相鉴别。

【病例示范报告】

超声检查所见：胆囊切除术后，肝大小、形态未见异常，肝左叶沿胆管走行方向见气体强回声，部分伴彗星尾征，变换体位后，强回声向体位高处移动，形态改变，有闪烁感，强回声近端胆管不扩张(图 4－2－38)。

超声提示：左肝内胆管积气。

第三节　胰　　腺

一、概述

【适应证】

(1) 胰腺炎症　急、慢性胰腺炎，胰腺脓肿。

(2) 胰腺囊肿　胰腺真、假性囊肿。

(3) 胰腺肿瘤　胰腺癌、壶腹癌、胰腺囊腺瘤或癌、胰岛细胞瘤等。

(4) 梗阻性黄疸的鉴别诊断　鉴别梗阻部位和原因等。

(5) 胰腺介入性超声诊断和治疗。

【超声检查技术】

1. 患者准备

(1) 常规检查，前一天晚吃清淡少渣食物，且禁食6～8h后，早晨空腹检查。

(2) 胃肠气体干扰检查严重者，应先行肠道准备。

(3) 必要时饮脱气水或胃肠造影剂400～600ml，将充盈胃腔作为显示胰腺的良好声窗。

(4) 胰腺超声检查一般应在胃肠道钡餐造影之前进行。

(5) 急诊超声可随时检查。

2. 体位

一般取仰卧位，必要时可采取侧卧位、半卧位、坐位、站立位或俯卧位。

3. 仪器

一般采用具备凸阵或扇扫探头的彩色多普勒超声仪器，必要时可选用线阵探头，探头频率一般为3～3.5MHz，小儿或瘦弱者可选用5MHz探头。

4. 扫查方法

(1) 扫查断面　一般首先在仰卧位，相当于第一、二腰椎水平，沿胰腺长轴作连续横断或斜断面扫查，在不同的横断面或斜断面上获得胰腺的长轴断面，分别显示胰腺头、颈、体和尾部。然后沿下腔静脉、肠系膜上静脉、腹主动脉纵断面和脊柱左缘分别显示胰腺头、颈、体、尾短轴断面。在显示胰尾困难时，辅以其他体位用脾和左肾作为声窗显示胰尾。

(2) 通过CDFI显示胰腺周围的血管，如脾和肠系膜上动、静脉，门静脉，下腔静脉和腹主动脉等，进一步确定胰腺的位置。

(3) 测量方法和正常值　胰腺大小的测量通常取胰腺长轴断面，测量最大前后径。在下腔静脉前方测量胰头(不包括钩突)、在肠系膜上静脉和脾静脉汇合处前方测量胰颈、在肠系膜上动脉前方测量胰体、在脊柱左侧缘前方测量胰尾。胰管内径的测量在胰腺长轴断面，测量主胰管前壁内缘到后壁内缘的垂直距离(前后径)。

成人胰腺前后径正常参考值：胰头≤20mm、胰体≤15mm、胰尾≤12mm。成人胰管前后径正常参考值：胰头部胰管≤3mm，胰体部胰管≤2mm。

因胰腺形态、个体差异较大，受探头切面和呼吸的影响，测量数据变化较大，因此，在诊断中重视观察胰腺形态和回声的变化意义更大。

【检查内容】

(1) 胰腺的位置、形态、大小、轮廓、边界和回声，胰管内径。

(2) 胰腺与周围主要血管、胆总管及相邻器官的关系。

(3) 胰腺病变的情况如位置、大小、边缘、边界、回声和血供特点及其对周围脏器和组织的影响，胰腺周围有无肿大淋巴结、有无积液。必要时，观察胆道系统有无结石或其他病变。

二、正常超声表现

(1) 胰腺长轴断面的形状可呈蝌蚪形、腊肠形或哑铃形，分为胰头、颈、体、尾四部分，轮廓光滑整齐。胰腺实质呈均匀点状回声，多数回声强度略高于肝脏，少数与肝脏回声相等或略低于肝脏。胰腺回声强度可随年龄增大而增强，老年人胰腺回声可明显增强(图4-3-1)。

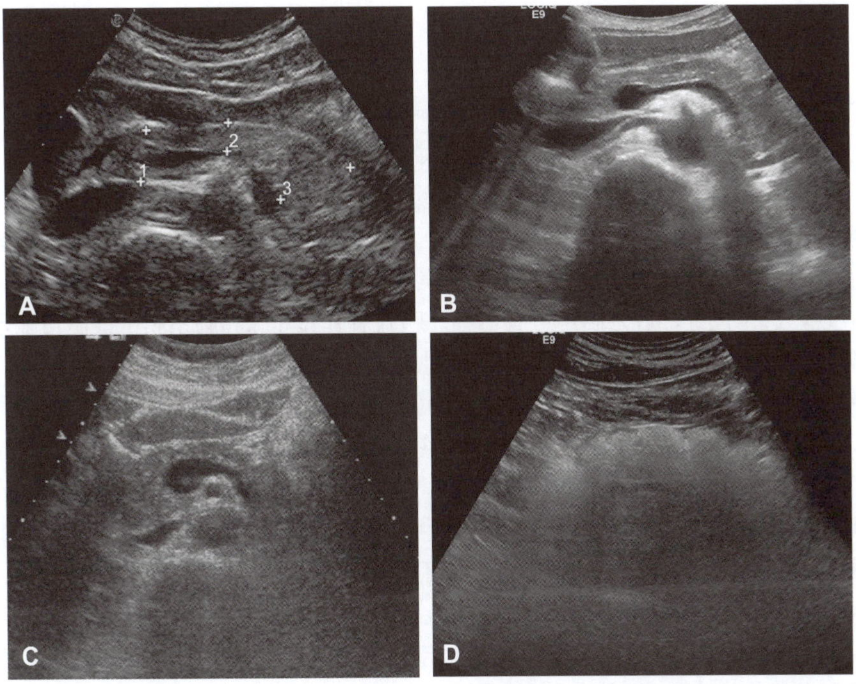

图 4-3-1　正常胰腺

A. 蝌蚪形胰腺；B. 腊肠形胰腺；C. 哑铃形胰腺；D. 老年人胰腺

(2) 主胰管为细长无回声，管壁为两条平行光滑的线样高回声（图 4-3-2）。

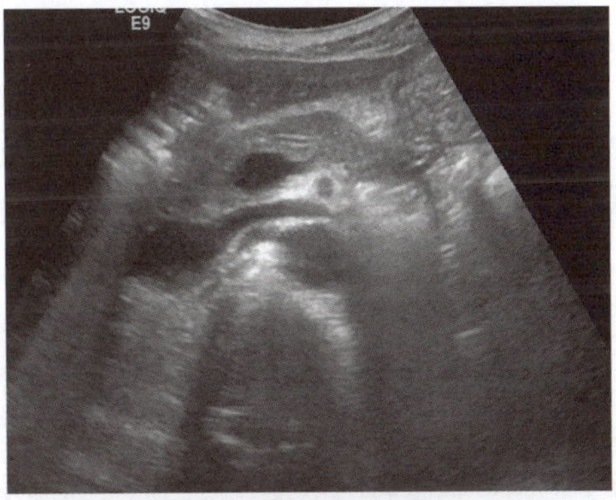

图 4-3-2　正常胰腺主胰管呈“=”样

【正常报告】

超声检查所见：胰腺大小、形态未见异常，胰头厚 2.2cm，胰体厚 1.2cm，胰尾厚 1.6cm，呈哑铃形，胰腺实质回声中等、均匀。主胰管未见扩张。胰周未见异常回声，胆总管未见扩张。CDFI 显示胰腺周围血管走行未见异常（图 4-3-3）。

超声提示：胰腺未见异常。

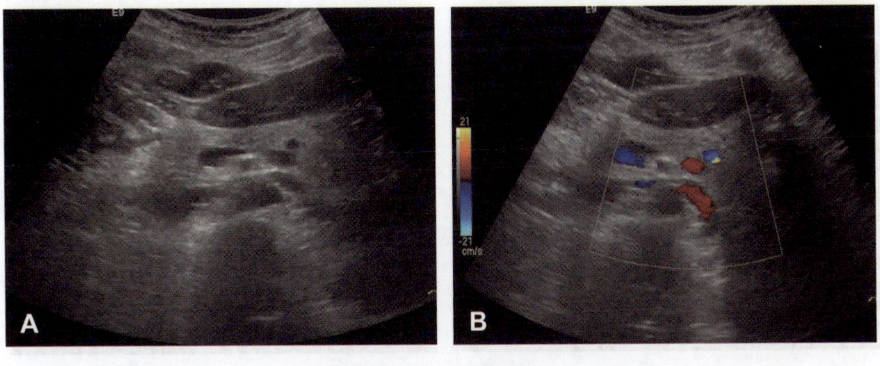

图 4-3-3　正常胰腺

A. 哑铃形胰腺；B. CDFI 显示胰腺后方正常走行血管

三、急性胰腺炎

【诊断要点】

(1) 多见于青壮年，临床表现为急性腹痛、发热、黄疸，血、尿淀粉酶增高。

(2) 声像图表现　临床病理将急性胰腺炎分为急性水肿性和急性出血坏死性两种类型。

①急性水肿性胰腺炎：胰腺多呈弥漫性肿大，少数可为局限性肿大，以前后径为明显，胰腺形态饱满，轮廓线光整、清晰。胰腺回声普遍性减低、较均匀，水肿严重者可呈无回声囊性表现，透声性好，后方回声可有增强。胰腺后方脾静脉和肠系膜上静脉可显示不清。

②急性出血坏死性胰腺炎：胰腺弥漫性肿大，偶见局限性肿大，边缘不规则，边界不清晰。胰腺回声表现为弥漫分布的不均匀粗大高回声；或呈高回声、低回声、无回声混合回声型。胰管不扩张或轻度扩张，管壁较光整。若胰管明显扩张或呈不规则串珠状扩张，应考虑可能合并胰腺癌或慢性复发性胰腺炎。胰腺外周环绕带状弱回声。胆管和(或)胆囊结石。并发症有胰腺局部积液、血肿、假性囊肿、脓肿以及胰周、网膜囊、肾前间隙积液，肠腔积液或积气，肝内、外胆管扩张和胆囊增大。

【注意事项】

(1) 一般情况下，根据临床表现、血及尿淀粉酶增高和声像图改变，可以提示本病。但由于其声像图缺乏特异性，胰腺其他非炎症性疾病也可有相似的声像图改变，而且，部分本病的声像图表现可以正常。因此，诊断本病必须密切结合临床资料和其他影像检查综合分析。

(2) 虽然急性水肿性和出血坏死性胰腺炎的声像图有些区别，但还不能作为二者鉴别诊断的依据。C 反应蛋白测定结合增强 CT，是诊断本病最敏感和可靠的方法。

(3) 急性胰腺炎还要注意与胰腺癌、胰腺囊肿、慢性胰腺炎急性发作和淋巴瘤等鉴别。

(4) 超声检查可作为随访急性胰腺炎及其并发症转归的良好工具，CDFI 可用于检测胰腺、肠管有无缺血坏死和周围血管有无血栓形成等。

【病例示范报告】

1. 急性水肿性胰腺炎

超声检查所见：胰腺弥漫性增大，形态饱满，胰头厚 3.0cm，胰体厚 2.5cm，胰尾厚 3.2cm，边缘尚清晰；胰腺实质回声弥漫性减低，欠均匀，无明显局限性回声增强或减低区，主胰管不扩张，胰腺周围未见异常回声，胰腺后方仅显示部分脾静脉(图 4－3－4)。胆囊内未见结石，胆管不扩张，脾静脉未见异常。

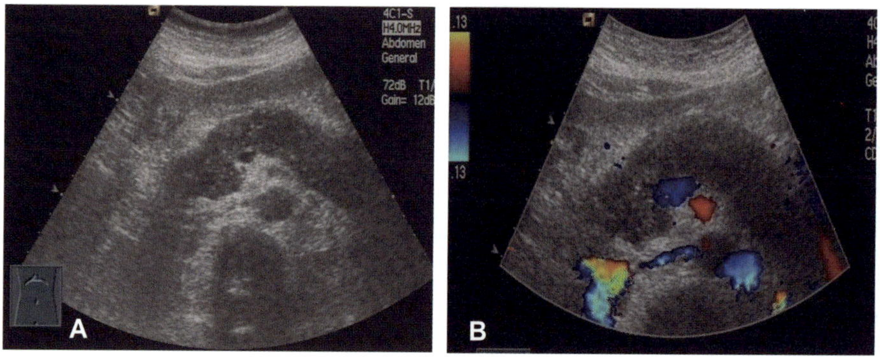

图 4－3－4　急性水肿性胰腺炎

A. 胰腺弥漫性肿大、回声减低；B. CDFI 仅显示胰腺后方部分脾静脉超声提示：胰腺弥漫性肿大伴回声减低(结合临床，考虑急性水肿性胰腺炎可能性大)。

2. 急性出血坏死性胰腺炎

超声检查所见：胰腺弥漫性增大，形态失常，胰头厚 3.4cm，胰体厚 3.3cm，胰尾厚 3.6cm，边界模糊不清，胰腺前方见低弱回声，胰腺回声增强、不均匀，主胰管不扩张，胰腺周围、脾肾间隙可见液性无回声，内部透声差(图 4-3-5)。胆囊大小 9.5cm×4.3cm×4.1cm，胆囊壁不均匀性增厚 0.4～0.8cm、连续性完整、呈“双边征”。胆囊颈部见直径 1.0cm 强回声，伴声影，可随体位改变移动，胆囊内另见点状回声，超声“墨菲征”阳性。肝内外胆管未见明显扩张。

超声提示：急性胰腺炎(出血坏死性)伴胰腺周围积液，急性胆囊炎，胆囊增大，胆囊结石，腹水。

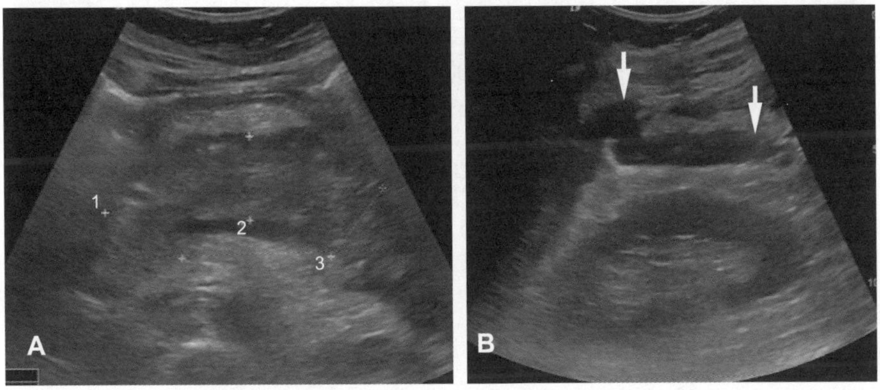

图 4-3-5　急性出血坏死性胰腺炎

A. 胰腺肿大、回声不均、边界不清(测量游标)，胰腺前方见低弱回声；B. 肝肾间隙积液(箭头)

四、慢性胰腺炎

【诊断要点】

(1) 多发于 30～50 岁男性。临床表现为慢性发作性腹痛和消化障碍。

(2) 声像图表现见图 4-3-6。

①胰腺大小可正常、增大或缩小，形态可不规则、边界不清，局部可有凸起。

②胰腺实质回声不均匀增强，若出现钙化或结石，则可见点状强回声伴彗星尾征，或较大弧形强回声伴后方声影。

③胰管可不规则或囊状扩张，胰管内可见强回声钙化或结石，部分胰管还可与胰腺假性囊肿相交通。

④合并胰腺假性囊肿。

【注意事项】

(1) 慢性胰腺炎声像图复杂多样，胰腺钙化和(或)胰管结石、胰管扩张可作为确诊指标，其他声像图表现可作为参考指标。部分慢性胰腺炎的声像图表现可正常，不能因此排除其诊断。

(2) 本病需与胰腺癌、胰腺囊腺瘤或癌、老年性胰腺等鉴别，困难时可行 CT、ERCP 检查，必要时，可在超声引导下穿刺活检确诊。

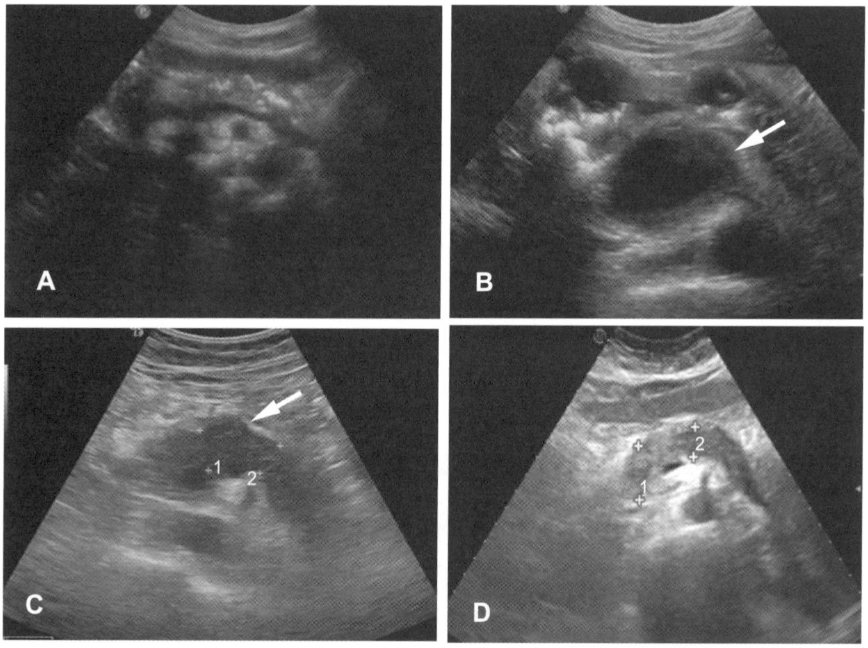

图 4-3-6　慢性胰腺炎

A. 胰腺实质强回声钙化灶；B. 胰管囊性扩张伴强回声结石和胰腺假性囊肿(箭头)；C. 胰腺体部局限性增大(箭头)，边界不清；D. 胰腺萎缩

【病例示范报告】

超声检查所见：胰腺稍增大，胰头厚 2.7cm，胰体厚 1.7cm，胰尾厚 1.4cm，边界欠清晰，表面欠规则，胰腺回声不均匀增强，沿胰管走行区可见多个大小不等的强回声，胰管管腔显示不清(图 4-3-7)。

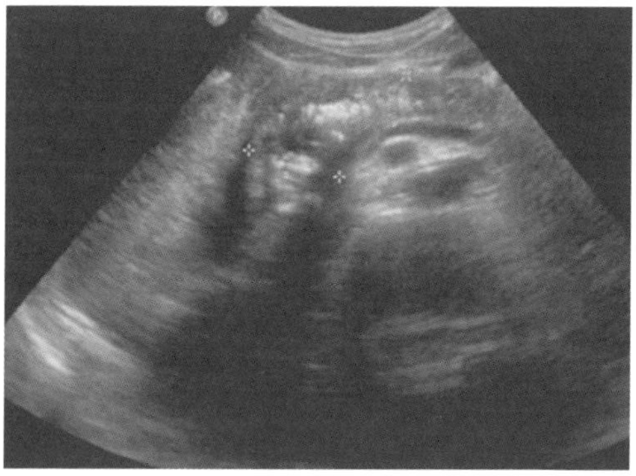

图 4-3-7　慢性胰腺炎伴胰腺实质和胰管结石

超声提示：慢性胰腺炎合并胰腺、胰管结石。

五、胰腺囊肿

(一) 真性囊肿

【诊断要点】

(1) 常见的主要有先天性、潴留性和寄生虫性囊肿。先天性囊肿多见于小儿，因胰腺导管、腺泡发育异常所致。潴留性囊肿因各种原因引起胰管梗阻，胰液潴留而形成。寄生虫性囊肿主要指细粒棘球蚴囊肿。

(2) 声像图表现

①先天性囊肿：胰腺实质单发或多发圆形或椭圆形无回声，其内呈单房或多房，边缘清晰、规则，后壁及后方回声增强。囊肿大多较小，一般不引起胰腺形态的改变，常合并肝和(或)肾多囊性病变。

②潴留性囊肿：胰腺实质单发无回声，可与胰管相通，可见胰管结石、胰腺实质回声

不规则增强或胰腺钙化。

③寄生虫性囊肿：胰腺内无回声，囊肿壁不规则增厚，由囊中囊形成多房性改变及点、条、块状强回声表现。

【注意事项】

超声能确认囊肿的大小，但对囊肿病理性质的判断有限，进一步可行 CT、ERCP 检查，而将超声引导下穿刺抽出的囊液进行生化、细菌学、细胞学检查，既可进行鉴别诊断，又可起到一定的治疗作用。

【病例示范报告】

超声检查所见：胰腺头、体大小及形态未见异常，胰尾部见类圆形无回声，大小3.2cm×3.0cm，壁薄、规则，后方回声增强，胰管不扩张(图 4－3－8)。肝大小、形态未见异常，回声欠均匀，未见占位。双肾不规则增大、满布大小不等的无回声、结构显示不清。

超声提示：胰腺囊肿，双肾多囊肾。

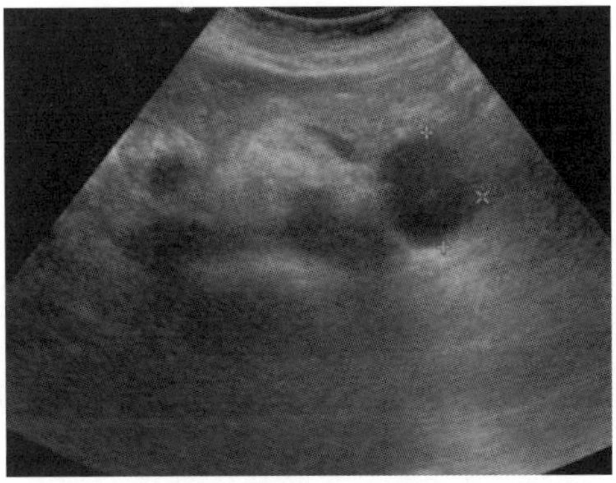

图 4－3－8　胰腺尾部先天性囊肿(测量游标)

(二) 假性囊肿

【诊断要点】

(1) 病因主要有胰腺炎和腹部外伤。临床表现为较大囊肿压迫邻近脏器出现腹痛、腹胀和腹部包块，较小囊肿常无症状。

(2) 声像图表现

①胰腺部位或表面单发或多发、大小不等的类圆形无回声囊肿，囊肿多为单房、少数为分隔状或蜂窝状，后壁和后方回声增强；多数囊肿透声性好，少数可见多发点状和(或)块状中等、低回声；囊壁轻度增厚、回声增强，囊肿边缘多清晰、规则，少数可不规则。

②巨大假性囊肿可挤压、推移胰腺周围的胃肠道等脏器。

【鉴别诊断】

胰腺假性囊肿声像图表现不典型或囊肿体积巨大不易与周围器官分辨时，超声诊断困难，需与胰腺自身病变(如胰腺血肿、脓肿、肿瘤)和非胰腺囊性病变(如肝、脾、肾囊肿和血管瘤及血管畸形等)鉴别。

【病例示范报告】

超声检查所见：胰腺增大，形态失常，回声不均匀，胰腺颈、体部表面见 8.9cm×3.3cm 无回声，边界欠清晰，边缘不规则，内壁不光滑，与胰腺分界不清，后方回声稍增强，无回声透声性良好(图 4－3－9)。胃肠不扩张，肝内、外胆管不扩张，胆囊未见明显异常。右下腹可见少量液性无回声。

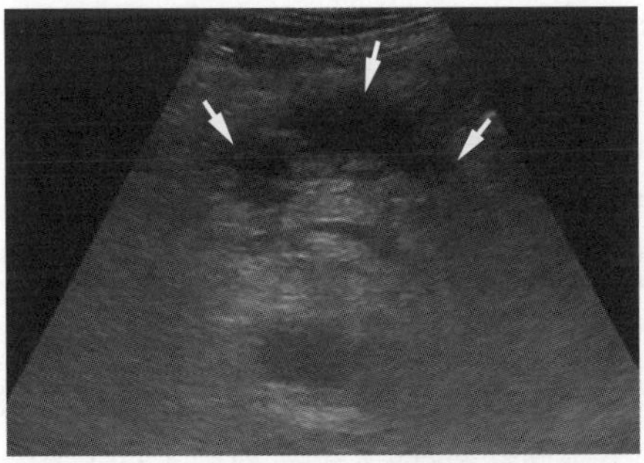

图 4－3－9　胰腺前方假性囊肿(箭头)

超声提示：胰腺炎合并胰腺假性囊肿，腹腔少量积液。

六、胰腺囊腺瘤与囊腺癌

【诊断要点】

(1) 好发于中年女性，早期多无症状，肿块增大时，可出现腹痛、腹部包块和各种压迫症状，如压迫胆总管引起梗阻性黄疸，压迫胃肠道引起消化道症状，压迫脾静脉引起脾肿大、腹水等。

(2) 声像图表现

①胰腺囊腺瘤：胰腺区(多在体、尾部)显示以囊性为主的肿瘤，呈大小不等的多房性或有分隔，或伴有肿块实质性部分的团块状高回声；囊壁不规则增厚，呈乳头状突向囊腔；肿瘤呈圆形或椭圆形，边缘规则或呈分叶状，后方回声增强(图 4-3-10)。

肿瘤压迫胆总管可出现胆囊增大和胆管扩张；压迫胃肠道可出现胃后壁受压和胃十二指肠移位的征象。CDFI 可显示周围血管受压、移位征象，同时可显示肿瘤实质和周边的动脉血流信号。

②胰腺囊腺癌声像图与囊腺瘤十分相似，难以鉴别。但若肿瘤边缘模糊、不规则，出现局部淋巴结肿大和肝转移灶，则可考虑胰腺囊腺癌(图 4-3-11)。

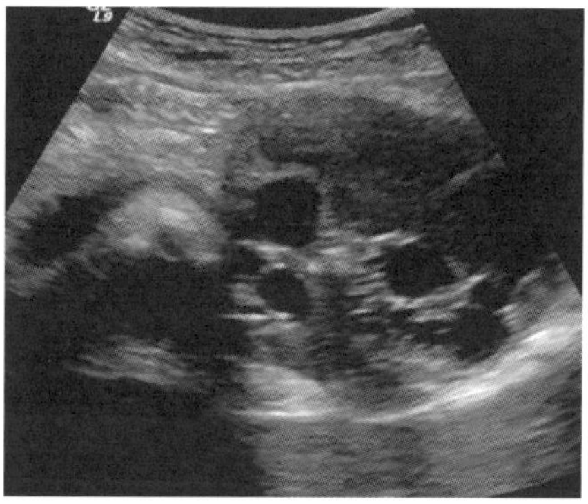

图 4-3-10　胰腺尾部囊腺瘤

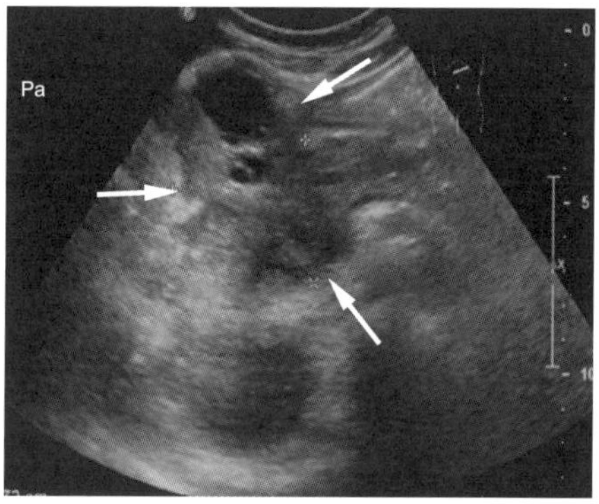

图 4-3-11　胰腺头部囊腺癌(箭头)

【鉴别诊断】

(1) 胰腺囊腺瘤要注意与假性囊肿鉴别，因为囊腺瘤有恶变倾向，若当作假性囊肿予以引流，可导致广泛转移。

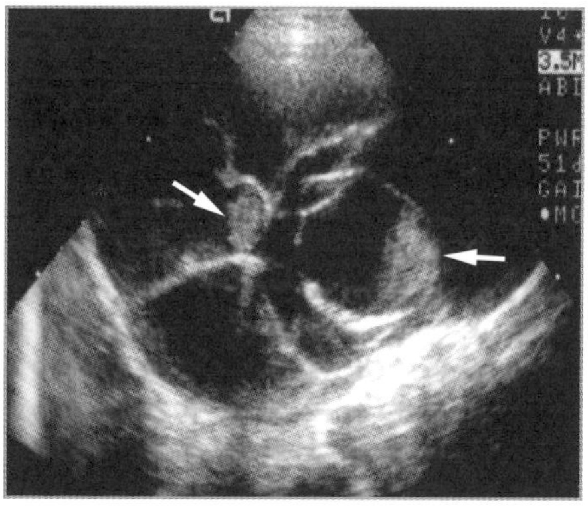

图 4-3-12　胰腺囊腺瘤
胰腺呈多房性囊实性肿块，箭头示囊内实性结节

(2) 较小的胰腺囊腺瘤可表现出类似实性肿块的特征，需与胰腺癌鉴别。较大的胰岛细胞瘤可表现为囊实性，胰腺囊腺瘤也应与之鉴别。

【病例示范报告】

超声检查所见：胰腺明显增大，形态失常、结构不清，胰腺区可见巨大多房性囊实性肿块，大小约 10.5cm×13.5cm，肿块囊壁不规则增厚，内有多个厚薄不均匀分隔，部分隔上可见乳头状高回声结节突向囊腔(图 4-3-12)。CDFI 显示乳头处有动脉血流信号。脾静脉受压变细，静脉壁光滑、管腔内未见异常回声。肝、脾、肾未见占位，腹腔未见肿大淋巴结。

超声提示：胰腺囊实性占位(囊腺瘤可能性大)。

七、胰腺癌

【诊断要点】

(1) 40岁以上男性多发。临床表现为腹痛、腰背痛、黄疸、进行性消瘦和乏力、胆囊肿大、上腹部肿块和消化道症状等。

(2) 声像图表现　胰腺癌可分为局限性和弥漫性胰腺癌及小胰腺癌。

①直接征象

a. 胰腺大小、形态：局限性胰腺癌表现为肿块所在胰腺部位局限性肿大，呈结节状、团块状、不规则状或局部隆起状(图4-3-13)。弥漫性胰腺癌表现为胰腺弥漫性肿大，形态失常(图4-3-14)。小胰腺癌(≤2cm)多呈类圆形，一般不引起胰腺大小、形态的改变。

b. 癌肿边缘和边界：局限性胰腺癌肿块向外突起或向周围呈蟹足样或锯齿样伸展，边缘不规则，边界较清晰。弥漫性胰腺癌形态不规则，边缘不整齐。小胰腺癌边缘光滑、规则，边界清楚。

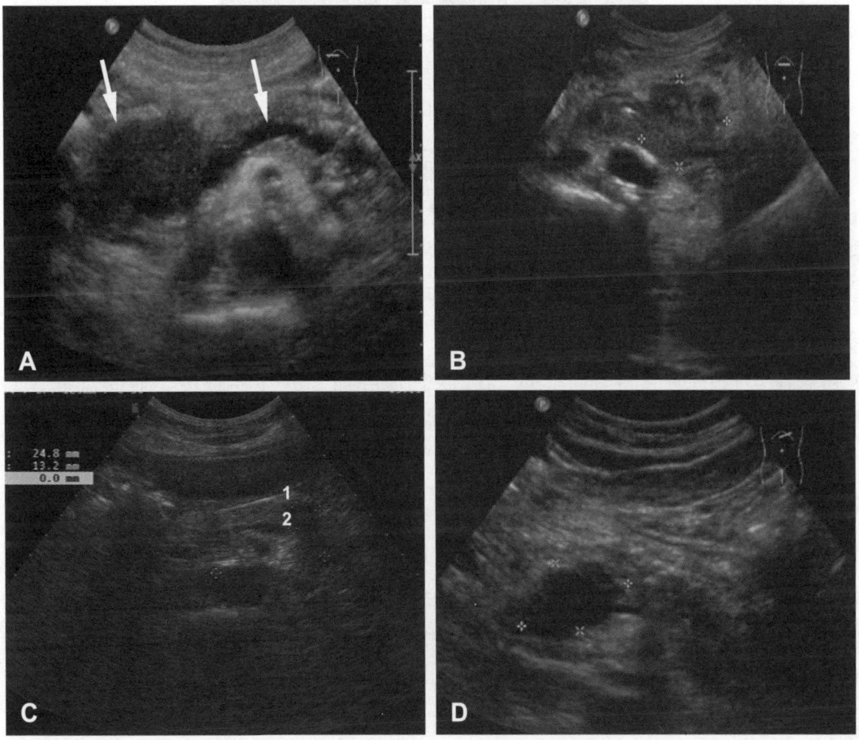

图4-3-13　局限性胰腺癌

A. 胰头低回声肿块伴胰管扩张(箭头)；B. 胰体不规则中等回声肿块(测量游标)；C. 胰尾低回声肿块(测量游标)；D. 胰头混合回声肿块(测量游标)

c. 癌肿内部回声：低回声型多见，部分为高回声型或混合回声型，少数为等回声型或无回声型。

d. 胰腺癌后方回声：胰腺癌多数后方回声衰减，甚至有声影。

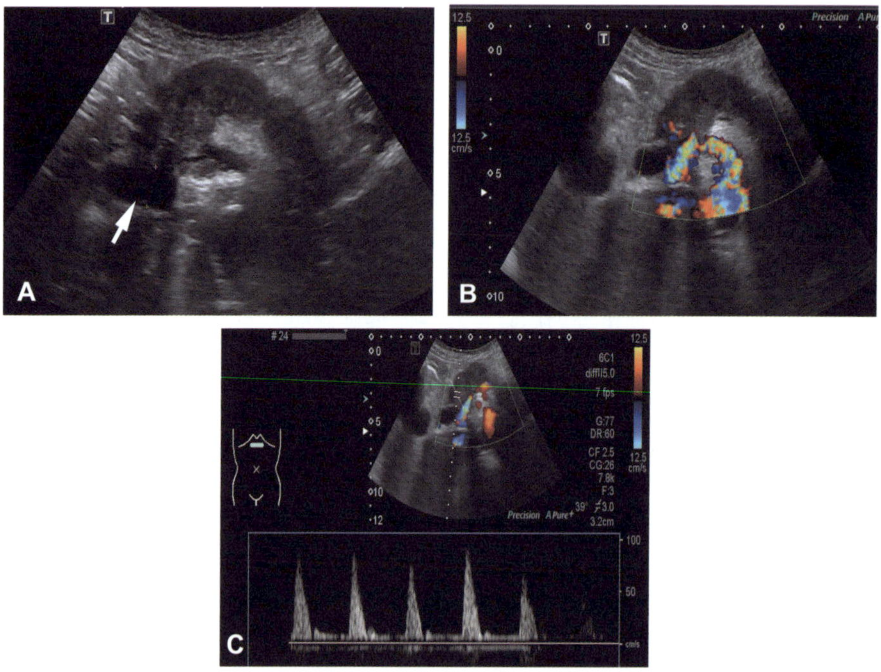

图 4－3－14　弥漫性胰腺癌

A. 胰腺弥漫性不规则增大伴胰头部胆管明显扩张（箭头）；B. CDFI 显示胰头点、线状动脉血流信号；C. PW 显示胰头高速高阻动脉血流频谱

②间接征象：胆道扩张，主胰管扩张、迂曲或闭塞。胰腺周围脏器和血管受压移位，胰腺周围脏器浸润、转移及淋巴结转移，腹水。

【鉴别诊断】

(1) CDFI 对判断受癌肿挤压或浸润的腹腔大血管走行及管腔有无异常有较大作用，但对胰腺实质性肿块性质的判断作用有限。

(2) 胰腺癌声像图缺乏特异性，应与胰腺其他肿瘤、慢性胰腺炎、壶腹部癌、胆总管下段癌、腹膜后肿瘤和胃肿瘤等鉴别，超声诊断困难时，可选用 CT 进一步检查，必要时，可在超声引导下穿刺活检确诊。

【病例示范报告】

超声检查所见：胰头部不规则增大，其内可见 5.6cm×4.4cm 低回声，边缘不规则呈蟹足样，边界欠清晰，内部回声不均匀，胰管全程扩张，内径 5～7mm，CDFI 显示低回声周边有点状血流信号（图 4－3－15）。胆囊增大约 7.2cm×4.2cm，壁厚 0.3cm，光滑，腔内可见细点状中等回声。肝内、外胆管扩张，肝外胆管内径 1.2cm，与门静脉呈双管征。下腔静脉受压变扁，其远端增宽。肝、脾、肾未见异常。

超声提示：胰头实性占位（胰头癌可能性大），胰管扩张，肝内、外胆管扩张，胆囊肿大。

八、壶腹部癌

【诊断要点】

(1) 40 岁以上男性多发。临床表现为黄疸且进行性加重、腹痛、消化道症状、胆囊和肝脏肿大等。

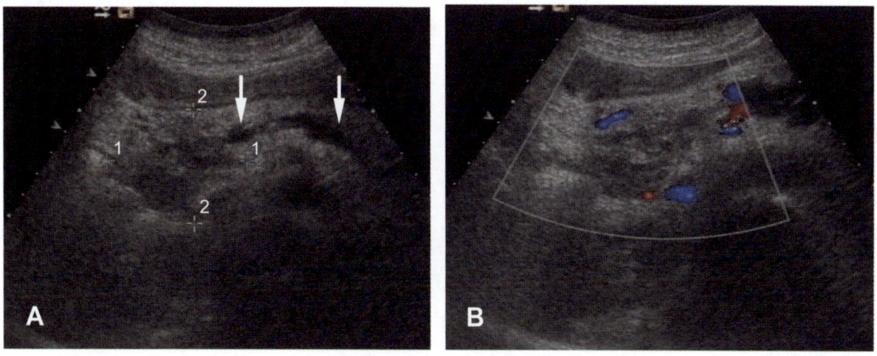

图 4－3－15　胰头癌

A. 胰头不规则低回声肿块（测量游标）伴胰管扩张（箭头）；B. CDFI 显示肿块边缘点状动脉血流信号

(2) 声像图表现

①直接征象：壶腹部（胆总管壶腹或十二指肠乳头部）见类圆形低回声（多见）或高回声、混合回声（少见），边界不规则，后方回声衰减不明显。

②间接征象：胆总管单独全程重度扩张或合并主胰管全程扩张，呈双管扩张征；胆囊增大、肝内胆管扩张。较晚可出现周围血管（如下腔静脉、门静脉）受压移位、周围淋巴结和肝转移等。

【鉴别诊断】

(1) 壶腹部癌应注意与胰头癌、胆总管下段癌、胆总管结石或狭窄、慢性局限性胰腺炎等鉴别。

(2) 纤维十二指肠镜和 ERCP 可直接观察乳头病变，并可做活检，具有重要的诊断和鉴别诊断价值。

【病例示范报告】

超声检查所见：胆总管末端见 1.6cm×1.1cm 不规则低回声，呈分叶状，边界不清，肝内、外胆管明显扩张，胆总管最大内径约 2.1cm（图 4－3－16A）。胰腺大小、形态未见异常，实质回声欠均匀、未见占位，胰管扩张，内径 1.0cm（图 4－3－16B）。胆囊增大约 12.6cm×4.7cm，壁不厚、光滑，腔内未见明显异常回声。肝门和胰腺周围未见肿大淋巴结，肝脏未见占位。

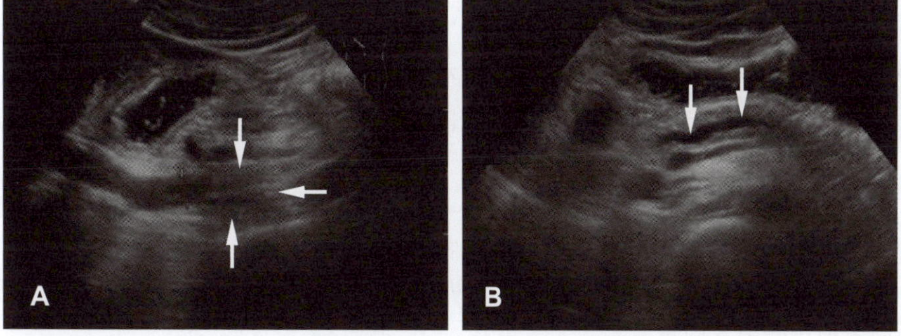

图 4－3－16　壶腹部癌

A. 壶腹部肿块（箭头）伴胆总管扩张（测量游标）；B. 胰腺主胰管扩张（箭头）

超声提示：胆总管末端实性占位(壶腹部癌可能性大)，肝内、外胆管扩张，胆囊增大，胰管扩张。

九、胰岛细胞瘤

(一) 功能性胰岛细胞瘤

胰岛细胞瘤分功能性和非功能性。功能性者较小，分为 β 胰岛细胞瘤和非 β 胰岛细胞瘤。β 胰岛细胞瘤即胰岛素瘤，非 β 胰岛细胞瘤包括胃泌素瘤、胰高血糖素瘤、舒血管肠肽瘤和生长激素释放抑制激素瘤等。以胰岛素瘤和胃泌素瘤最为常见，本节仅介绍胰岛素瘤。

【诊断要点】

(1) 多发于 30～60 岁青壮年。临床表现为阵发性低血糖或昏迷，发作时血糖低于 40mg/dl，经静脉注射或口服葡萄糖或进食后迅速缓解。

(2) 声像图表现

①胰腺实质(多为体尾部)圆形或椭圆形肿瘤，大小数毫米到数厘米，多小于 3cm，边缘规则、光滑，边界清晰，可有弱回声晕和侧方声影；内部多呈均匀低弱或无回声，透声性好。较大肿瘤内部可见边缘不整的无回声区、高回声区或钙化强回声。

②一般无胰管和(或)胆管扩张及周围脏器受压的征象。

③恶性胰岛素瘤体积大，边缘不规则，瘤体内常有出血、坏死和周围淋巴结、肝转移征象。

【注意事项】

小于 10mm 的肿瘤，尤其位于胰尾者，超声检出和定位困难。选择性胰动脉造影和术中静脉造影可显示小于 10mm 的肿瘤，是定位诊断胰岛素瘤的可靠影像学方法。

【病例示范报告】

超声检查所见：胰腺体部见 1.2cm×0.8cm 类圆形低回声，边缘规则、光滑，边界清晰，内部回声均匀(图 4－3－17)。余胰腺实质未见明显异常回声，胰管不扩张，胰腺周围血管未见异常，腹腔未见肿大淋巴结。肝胆脾肾未见异常。

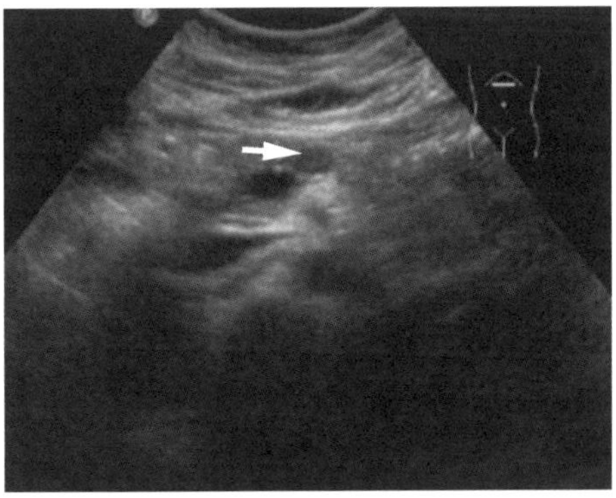

图 4－3－17　功能性胰岛细胞瘤(箭头)

超声提示：胰腺实性占位(结合患者伴有发作性低血糖症状，考虑功能性胰岛细胞瘤)。

(二) 非功能性胰岛细胞瘤

【诊断要点】

(1) 多发于中青年女性。一般无明显症状，多在体检时发现腹部包块，较大肿瘤可压迫邻近脏器或组织，产生相应压迫症状。

(2) 声像图表现

① 胰腺实质(多为体尾部)圆形、椭圆形或分叶状肿瘤，瘤体常较胰岛素瘤大，边界清晰，包膜完整。

②较小的肿块多呈较均匀的弱回声，较大时可不均匀，合并出血、坏死则表现为无回声和强回声形成的混合回声。

③一般无胰管和(或)胆管扩张及周围脏器受压的征象。若伴有周围淋巴结和肝转移征象，应考虑有恶性变。

【鉴别诊断】

本病要注意与胰腺癌、胰腺囊腺瘤或癌及胰腺周围脏器如胃、脾、肾和腹膜后肿瘤鉴别。

【病例示范报告】

超声检查所见：胰腺头、体部大小、形态未见明显异常，胰尾部增大，内见大小3.3cm×3.1cm类圆形低回声，边界清晰，包膜完整，内部回声不均匀，可见小无回声和点状高回声(图4-3-18A)；CDFI在其内未显示明显血流信号(图4-3-18B)。胰管未见明显扩张，胰尾部脾静脉轻度受压，腹腔未见肿大淋巴结。肝、胆、脾、肾未见异常。

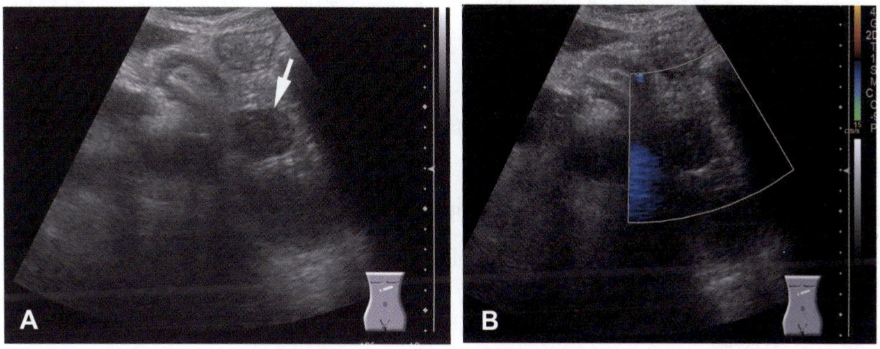

图4-3-18　非功能性胰岛细胞瘤

A. 胰尾部肿块(箭头)；B. CDFI显示肿块内无明显血流信号

超声提示：胰腺实性占位(结合患者无明显临床症状，考虑非功能性胰岛细胞瘤可能性大)。

十、梗阻性黄疸的鉴别诊断

【诊断要点】

1. 梗阻性黄疸的判定

(1) 肝内胆管扩张是超声判断梗阻性黄疸的可靠指标。正常左、右肝管内径一般小于2mm，或小于伴行门静脉的1/3，若其大于3mm则提示扩张。二级以上正常肝内胆管，多显示不清，若其管腔显示明显，并与伴行的门静脉形成小平行管征，是肝内胆管轻、中度扩张的特征；若其扩张呈树杈状、海星状或丛状向肝门部汇集，则说明肝内胆管重度扩张。

(2) 肝外胆管扩张是超声判断梗阻性黄疸的灵敏指征。一般情况下，正常成人肝外胆管上段内径大于8mm为扩张，老年人大于10mm为扩张。肝外胆管扩张时，与伴行的门静脉呈双管征或双筒猎枪征。若肝外胆管极度扩张，则门静脉受压变细，可不出现此典型特征，利用CDFI可准确判断门静脉及其前方的胆管。

2. 梗阻部位和常见病因的判断

(1) 梗阻部位的判断

①胆总管扩张是下端梗阻的可靠证据。

②肝外胆管正常或不显示，而肝内胆管或左、右肝管仅一侧扩张，提示上端肝门部梗阻。

③多数情况下胆囊与胆总管的张力状态具有一致性，如果胆囊增大，可佐证下端梗阻；反之，若胆囊不大，则符合上端梗阻。

④若胆囊与胆总管处于矛盾的张力状态，则提示胆囊颈部梗阻或胆囊本身病变。

⑤胆管、胰管双管扩张，提示壶腹部梗阻。

(2) 梗阻病因的判断　梗阻性黄疸 90%以上主要由结石和软组织肿瘤所致，因此病因判断的核心是如何鉴别结石和软组织肿瘤。

①胆管结石多呈形态较规则的强回声，后方伴声影，与胆管壁分界清楚，可有移动，胆管壁光滑、完整。淤积的炎性或陈旧性胆汁、胆泥及堆积的泥沙样结石因无声影易于与软组织肿瘤混淆，少数胆管癌可伴弱声影而类似结石，要注意鉴别。

②软组织肿瘤多表现为等回声或弱回声，形态不规则，后方无声影，与胆管壁分界不清，无移动性，胆管壁不光滑、不完整。

【鉴别诊断】

不同性质的肿瘤尤其是胆管癌、胰头癌和壶腹癌，在肿瘤较小时，可根据解剖位置判断，但肿瘤较大、侵犯较广泛时，则不易鉴别，其鉴别具体特征可参见本章节相关内容。小结石、小肿瘤和部分炎性病变尤其位于胆总管下段时或患者过度肥胖、肝位置高、肠腔积气多时，超声诊断均比较困难，此时，可采用 CT、MRI 和 ERCP 等进一步检查诊断。

【病例示范报告】

1. 胆总管下段癌

超声检查所见：肝大小、形态未见异常，实质回声均匀。胆囊大小 7.8cm×4.3cm，壁不厚，腔内见点状沉积物，无声影，随体位改变移动。肝内胆管内径 3～5mm，肝外胆管最大内径 1.6cm，胆总管下段见 2.1cm×2.3cm 低回声肿块，无声影，与管壁分界不清(图 4－3－19)。CDFI 显示肿块内无明显血流信号。胰腺大小、形态未见异常，回声均匀，胰管不扩张。门静脉管壁未见异常，管腔血流充盈良好。肝门部未见肿大淋巴结。

超声提示：胆总管下段实性占位(胆管癌可能性大)，肝内、外胆管梗阻性扩张，胆囊增大伴沉积物。

2. 胆总管结石

超声检查所见：肝大小、形态未见异常，实质回声均匀。肝内胆管稍宽，内径 2～3mm 胆总管内可见多个强回声，伴声影，大者 2.0cm×0.6cm，部分强回声可随体位改变移动，肝外胆管内径约 1.7cm(图 4－3－20)。胆囊大小及形态未见明显异常，其内未见结石。胰腺大小及形态未见异常，回声均匀，胰管不扩张。

超声提示：肝外胆管多发结石伴肝内、外胆管扩张。

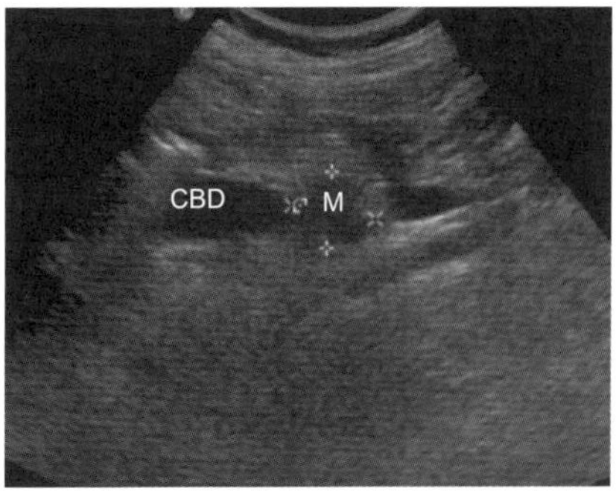

图 4－3－19　胆总管下段癌伴肝内、外胆管扩张
M 示胆总管肿块，CBD 示扩张的胆总管

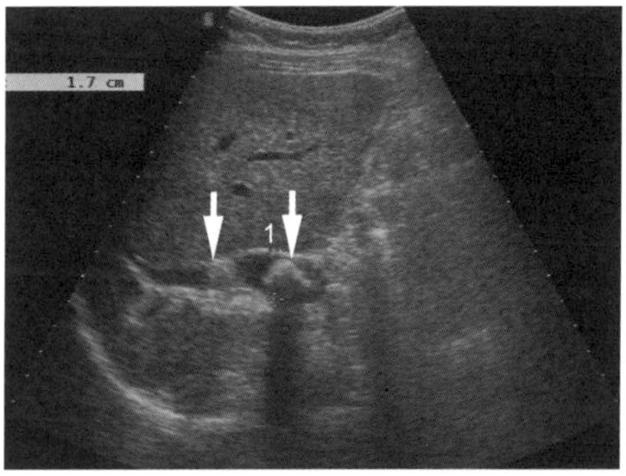

图 4－3－20　肝外胆管多发结石(箭头)
伴肝内、外胆管扩张

第四节 脾 脏

一、概述

【适应证】

(1) 脾脏肿大。

(2) 脾脏肿瘤。

(3) 脾脏炎症 脾脓肿、脾包虫、脾结核。

(4) 脾脏外伤。

(5) 脾先天性异常。

(6) 脾超声引导下介入诊断和治疗。

【超声检查技术】

1. 患者准备

检查前患者应空腹6～8h，急诊可随时检查。

2. 体位

一般采取右侧卧位及仰卧位。检查时可瞩患者深吸气，有助于脾脏病变的显示。

3. 仪器

应采用实时动态彩色多普勒超声诊断仪，腹部探头成人常用频率3～5MHz，儿童选用5MHz以上频率。

4. 扫查方法

(1) 测量脾脏大小

①最大长径：在冠状切面上，测量脾上下端间径，为最大长径(图4－4－1)。

②宽径：在横切面上测量脾脏两侧缘间径，为宽径。

③厚径：在冠状切面上，由脾门处脾静脉中心垂直线与对侧脾膈面相交，为厚径。

(2) CDFI 检查 观察脾脏和脾脏结节及肿物的血流信号的分布和丰富程度，脾门血管内径、血流速度，必要时观察门静脉。测量结节内动脉血流的峰值流速和阻力指数(图4－4－2)。

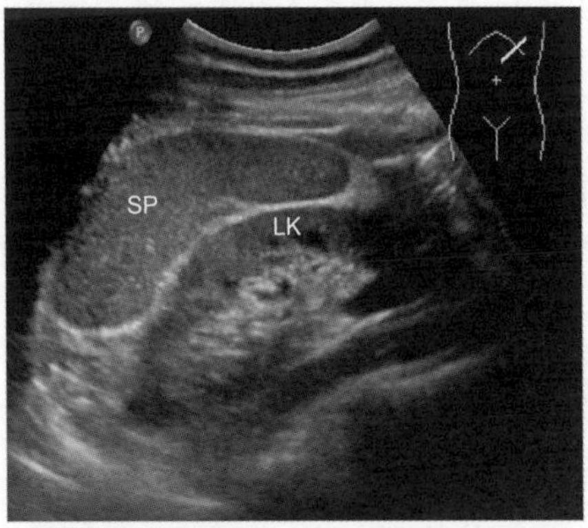

SP. 脾脏；LK. 左肾。

图4－4－1 左肋间斜切显示脾脏和左肾

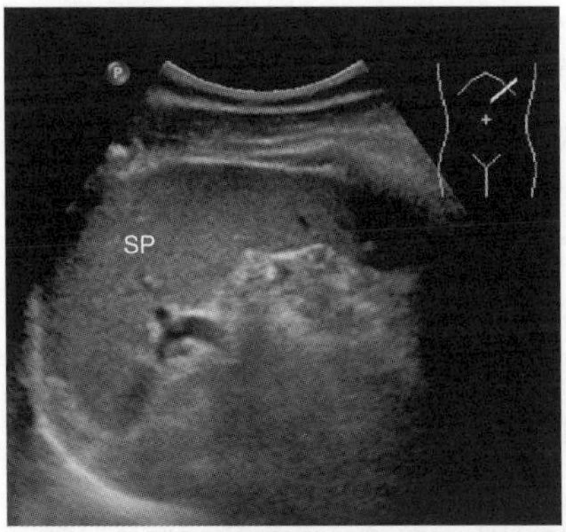

SP. 脾脏。

图4－4－2 左肋间斜切显示脾门血管

【检查内容】

(1) 观察脾脏的数目、位置和形态。

(2) 观察脾脏的大小、边界、内部回声、后方回声、与脾门及周围组织关系等特征。

(3) 观察脾内有无占位性病变，如有，应进一步观察病变的位置、大小、形态、数目、回声以及与周围脏器的关系。

(4) 观察病灶内及周边血流信号的分布特点，必要时，测量动脉血流峰值流速和阻力指数。

二、正常超声表现

(1) 脾脏轮廓清晰，被膜光滑。脾脏被膜为强回声，脾实质回声中等均匀略低于肝脏。脾门血管走行清楚。

(2) 脾脏的大小个体差异较大，正常成人脾厚<4cm，最大长径约 9cm。

【正常报告】

脾脏形态正常，回声均匀，脾脏被膜连续无中断，脾门血管无迂曲、扩张(图4-4-3)。

超声提示：脾脏未见异常。

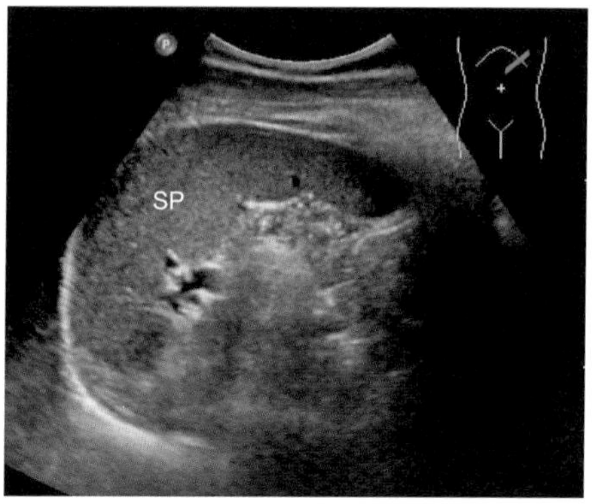

SP. 脾脏。

图 4-4-3　正常脾脏

回声均匀，脾被膜光滑、连续，脾门血管无扩张

三、脾脏先天性异常——副脾

【诊断要点】

(1) 常见于脾门，其次发生于脾蒂血管和胰尾周围。

(2) 典型表现为脾门处一个或多个圆形或椭圆形的等回声结节，边缘清晰，包膜光整，回声强度与正脾相似，但与正脾的分界清楚。

【注意事项】

包括检查方法、诊断和鉴别诊断、影像学检查的联合应用、临床和实验室资料的结合等方面值得注意的内容。

(1) 治疗血液病或肝硬化要求切除脾脏时，需要彻底切除。但是由于副脾体积小，位置不定，因而超声检查较易漏诊，而且副脾也可多发，以致不易发现全部的副脾，使超声的应用受到一定的限制。

(2) 副脾与脾门淋巴结肿大的鉴别　后者常为继发改变，多发常见。声像图上表现为大小不等，边缘光整的低回声结节。CDFI 示无与脾门相通的血管分支。若脾门淋巴结为单发时则鉴别困难。应紧密结合临床病史，如为转移性淋巴结，随诊观察结节大小变化有助于鉴别，后者在短期内增长迅速。

(3) 副脾与肾上腺肿瘤鉴别　CDFI 示后者无脾门血管进入，同时需结合临床病史，后者可伴有肾上腺功能异常。

【病例示范报告】

超声检查所见：脾门处可探及 1.0cm× 0.9cm×1.0cm 的等回声区，与脾脏回声相近，包膜完整，边界清，内回声均匀(图 4-4-4)。

超声提示：脾门处实性结节，考虑为副脾。

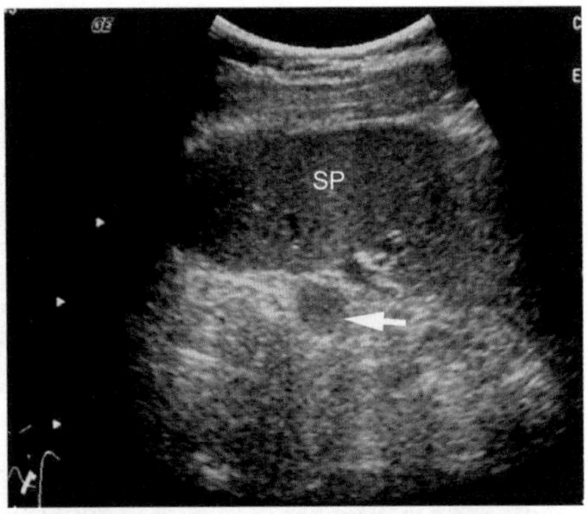

SP. 脾脏。

图 4－4－4　脾门处见圆形低回声结节，与正常脾脏回声一致

四、脾肿大

【诊断要点】

1. 超声测量值增加

脾脏肿大主要表现为超声测量值增加，有以下异常声像图之一者，可考虑脾肿大。

(1) 成年人脾脏厚径超过 4cm 或传统长径超过 9cm。

(2) 在无脾下垂的情况下，脾下极超过肋下，或脾上极达到腹主动脉前缘。

(3) 仰卧位时脾容易显示，而且能清楚显示 2 个以上切迹。

2. 声像图对脾肿大程度的估测

(1) 轻度肿大　脾脏测值超过正常值，但仰卧位检查，深吸气时脾脏下极不超过肋弓下缘 3cm。

(2) 中度肿大　脾脏明显增大，但下极不超过脐水平线。

(3) 重度肿大　脾下极超过脐水平线以下，并可显示脾脏周围器官受压移位或变形。

3. 脾内部回声

脾肿大时，脾脏内部回声通常无明显改变或轻度均匀性增强，CDFI 示脾血管增宽。

【注意事项】

脾脏弥漫性肿大多数是全身性疾病的一部分。因此临床表现除有不同程度的脾肿大外，主要是全身性疾病的表现。超声检查可以对脾肿大程度的变化进行监测，了解病程进展和评价疗效。脾弥漫性肿大需与腹膜后巨大肿瘤、肝左叶巨大肿瘤、左肾、脾下垂和游走脾相鉴别，除脾下垂和游走脾在脾区扫查不到脾脏外，上述其他病变均可在脾区发现脾脏。

【病例示范报告】

病例 1

超声检查所见：脾脏回声均匀，脾厚 4.3cm，长径 9.0cm，肋下未及(图 4－4－5)。

超声提示：脾大(轻度)。

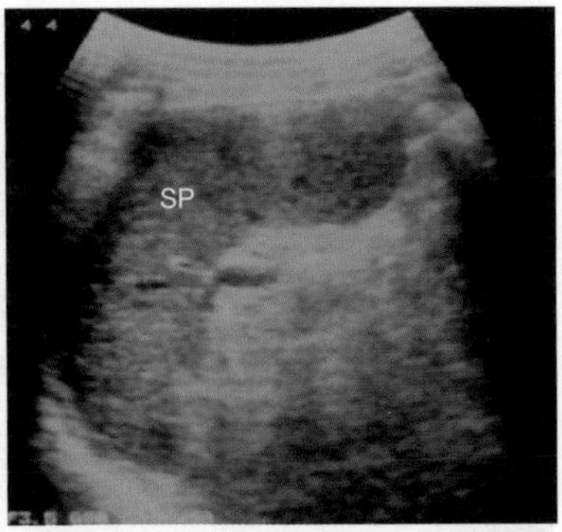

SP. 脾脏。

图 4－4－5　脾轻度肿大

病例 2

超声检查所见：脾脏回声均匀，脾厚 5.6cm，长径 12.3cm，肋下 3cm，CDFI 示脾静脉增宽，约 1.0cm (图 4－4－6)。

超声提示：脾大(中度)。

病例 3

超声检查所见：脾脏回声均匀，脾厚 6.8cm，长径 15.2cm，肋下 6cm，达肚脐水平，CDFI 示脾静脉增宽，迂曲，最宽约 1.2cm(图 4－4－7)。

超声提示：脾大(重度)。

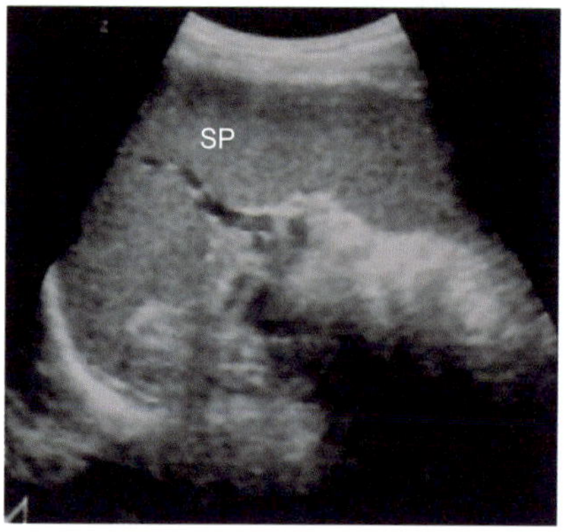

SP. 脾脏。
图 4-4-6　脾中度肿大

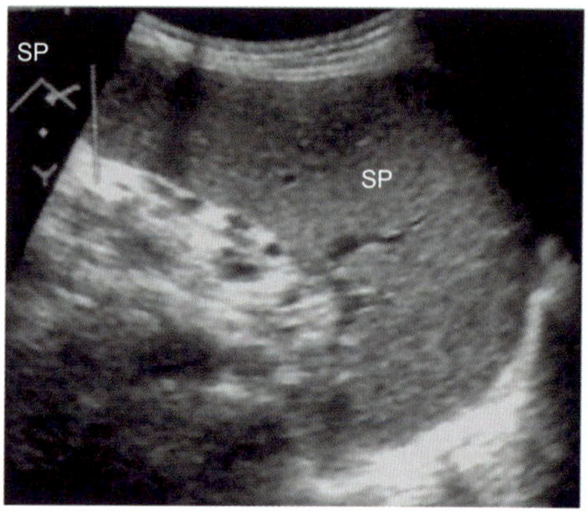

SP. 脾脏。
图 4-4-7　脾重度肿大

五、脾破裂

【诊断要点】

脾破裂可分为自发性和外伤性两种，自发性脾破裂可见于血友病患者或接受抗凝治疗者。外伤性脾破裂为常见腹部损伤之一。根据损伤的范围和程度，脾破裂可分为三种类型。

1. 真性破裂

声像图表现与破裂程度有关。多数表现为脾包膜连续性中断，局部回声模糊或有局限性无回声区。实质内有不均匀性回声增强或减低区。脾脏外或腹腔内显示异常无回声区。为临床最为常见的类型。

2. 中央破裂

脾外形不同程度增大，轮廓清楚、包膜光整。实质内回声不均匀，可见不规则的回声增强或减低区(图 4-4-8)。有血肿形成者，脾实质内可见不规则无回声区。临床上可没有明显出血症状。

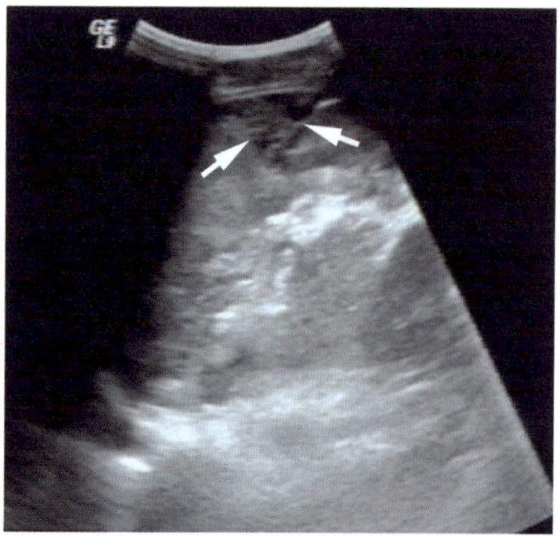

图 4-4-8　脾破裂
脾实质内见楔形低回声(箭头)，边界清楚

3. 包膜下破裂

脾脏肿大、变形，被膜光整。包膜下血肿部位可见局限性无回声区，多为月牙形，其内可见细小点状回声，出血时间较长者，可见血凝块形成的强回声团，或机化形成的高回声条索。当血肿较大或内部压力较高时，脾实质可有凹状压痕。如脾破裂邻近脾门部，可能撕裂脾蒂内大血管，造成出血性休克。

【注意事项】

(1) 脾破裂的临床表现与破裂类型、失血量和速度有关。由于脾外伤属于腹部脏器闭合性损伤，超声检查除应注意脾脏及其周围外，还应检查肝脏、胆囊、胰腺、双肾、腹膜后区，甚至还应观察有无胸腔积血。

(2) 患者局部疼痛时体位受限，会给超声扫查带来一定困难；病程较长或无明显外伤史的陈旧性脾破裂有时与脾肿瘤难以鉴别，因此必须结合临床和其他检查综合分析。

(3) 脾破裂与脾脏囊肿性疾病、脾分叶畸形鉴别　结合临床病史是鉴别的关键，前者有外伤史，随诊可见动态变化。

(4) 对于进行保守治疗的患者，超声检查可以监测病情进展和判断预后，脾周血肿难以自行消散者，超声引导下穿刺引流可以取得良好效果。

【病例示范报告】

超声检查所见：脾形态不大，实质回声不均，脾实质内可见楔形约 2.1cm×2.3cm 低回声区，边界清楚，盆腔内见有液性暗区。

超声提示：脾实质内楔形低回声，考虑脾破裂。

六、脾脓肿

【诊断要点】

1. 脾肿大

脾肿大的程度与脓肿发生的部位、大小及数量有关，单发或早期脓肿脾肿大可不明显。

2. 脾内异常回声

小而散在的多发性脾脓肿，早期超声显像可无特殊改变；较大的脓肿早期在脾实质内表现为单个或多个圆形或不定形的回声增强或减低区，边缘不规则，其内回声不均匀。随着病情的进展，病灶内坏死、液化，内部出现不规则无回声区，其间有散在的小点状及斑片状高回声，随体位改变而浮动，偶尔有气体强回声。无回声区壁厚，不规则，后方回声增强。当病灶回声介于脾被膜与实质之间，并使脾表面局部隆起时，应考虑脾被膜下脓肿。超声引导下，穿刺引流可抽出脓液。

【鉴别诊断】

脾脓肿是一种比较少见的继发性感染性病变，病死率可高达 60%。脾脓肿本身的症状可在原发感染消失后几周乃至几个月后才出现。

1. 脾脓肿与脾囊肿鉴别

前者无回声区壁厚、不规则，内部有随体位改变浮动的点状及斑片状高回声。后者囊壁薄，轮廓清晰，内部呈完全透声。

2. 脾脓肿与脾血肿鉴别

后者因出血量和时间的不同而表现为低回声、高回声或无回声，结合外伤史及声像图的动态变化有助于鉴别诊断。

【病例示范报告】

超声检查所见：脾脏内可探及数个低回声区，边界欠清，内回声不均匀，大者位于脾脏上极，约 2.5cm×2.0cm（图 4-4-9），CDFI 周边可探及少许血流。脾脏增大，厚径约 4.5cm，长径约 9.0cm。

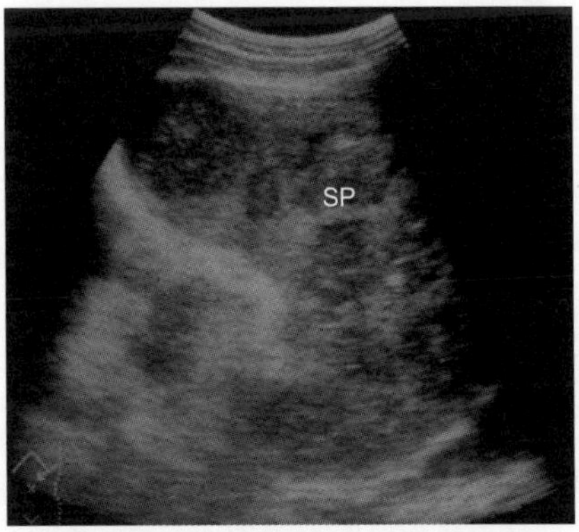

SP. 脾脏。

图 4-4-9　脾脓肿

脾（SP）内多个大小不等低回声结节，边界尚清

超声提示：脾脏多发低回声区，结合病史，考

虑脾脏多发脓肿可能性大。

七、脾梗死

【诊断要点】

(1) 声像图表现为典型的尖端朝向脾门部的楔形或不规则形回声异常区，边界清楚。

(2) 内部回声因病程长短不同，梗死早期为均质性低回声或弱回声，周缘为回声更低的晕环，随着病程的延长，内部回声逐渐增强而且不均匀，因纤维和瘢痕形成，病变体积趋于缩小。

(3) 由脾淤血、白血病等引起的脾实质局部坏死，多数发生液化，形成不规则无回声区，无回声区内可见细点状回声，少数未液化的坏死灶，形成高回声区。

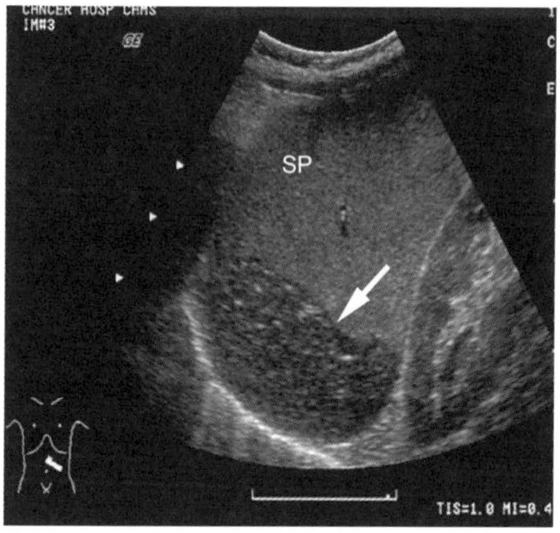

SP. 脾脏。

图 4-4-10　脾脏形态增大，脾上极见边界清楚低回声区（箭头）

【鉴别诊断】

脾梗死与其他脾脏占位性病变鉴别。前者属于坏死性病变，占位效应不明显，依据其尖端指向脾门的楔形异常回声区，结合突然发生脾区疼痛的病史，密切动态观察有助于与脾占位性病变鉴别。

【病例示范报告】

超声检查所见：脾脏上极可探及片状低回声区，边界尚清，形态不规则，内回声不均匀，范围约 5.1cm×3.5cm（图 4-4-10），CDFI 未探及明显血流信号。

超声提示：脾脏上极低回声区，考虑为脾梗死。

八、脾囊肿

【诊断要点】

脾囊肿按有无内衬上皮成分可分为真性囊肿和假性囊肿。

(1) 脾内可见大小不等的圆形无回声区，合并出血、感染时，内部可有弥漫性低、中、强度回声。

(2) 囊壁锐利清晰，若囊壁钙化，可显示斑块状强回声伴声影。

(3) 其后壁及后方组织回声增强。

(4) 脾脏外形可不规则或明显畸变，囊肿周围的正常脾组织被挤压变形。

【鉴别诊断】

超声显像对脾囊肿具有很高的诊断敏感性和特异性，为目前诊断脾囊肿的首选检查方法。

(1) 脾假性囊肿与脾包膜下血肿鉴别　后者多呈新月形，内部有细点状回声。同时结合临床病史，后者新近有外伤史，脾区疼痛和叩击痛较明显。

(2) 脾囊肿与脾脓肿鉴别　后者边缘回声较强、模糊，内部常有云雾样点状及带状回声。同时需结合临床病史，后者有全身感染及脾区疼痛和叩击痛。

(3) 脾囊肿与多囊脾鉴别　后者是一种先天性疾病，脾明显肿大，脾内布满大小不一的囊性无回声区。囊肿之间无正常脾组织回声为其特征，可伴有多囊肝及多囊肾。

【病例示范报告】

超声检查所见：脾脏中极可探及无回声区，边界尚清，形态规则，内回声均匀，后方回声增强(图4-4-11)，约3.5cm×3.4cm，CDFI：内部及周边未探及明显血流信号。

超声提示：脾囊肿。

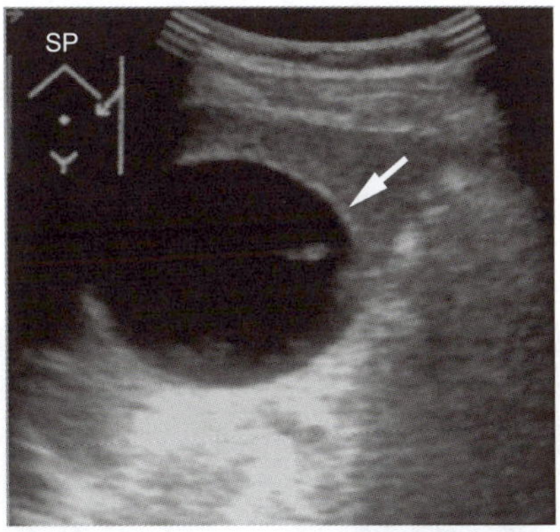

图4-4-11　脾囊肿

脾内见圆形、光滑、无回声结节(箭头)，后方回声增强

九、脾肿瘤

(一) 脾炎性假瘤

【诊断要点】

(1) 边缘清晰的结节，内回声不均匀，可为低回声或高回声，

(2) 包膜钙化时可见弧形强回声，伴声影。

(3) CDFI示肿物内可有血流信号。

【鉴别诊断】

脾炎性假瘤少见，超声检查可以发现病变，但声像图特异性不强，仅可作出良性病变诊断，需超声引导下穿刺活检进一步明确诊断。

1. 脾炎性假瘤与脾淋巴瘤鉴别

前者可出现包膜钙化，后者高回声少见。结合临床病史及症状，有助于鉴别诊断。

2. 脾炎性假瘤与脾转移瘤鉴别

前者边界多清晰，可有包膜钙化。结合临床病史，后者有原发肿瘤病史有助于鉴别诊断。

【病例示范报告】

超声检查所见：脾脏中下极可探及低回声区，边界尚清，形态规则，内回声均匀，后方回声无增强，约4.2cm×4.0cm，CDFI周边可见环绕血流信号(图4-4-12)。

超声提示：脾脏下极实性肿物，倾向良性，建议超声引导下穿刺活检。

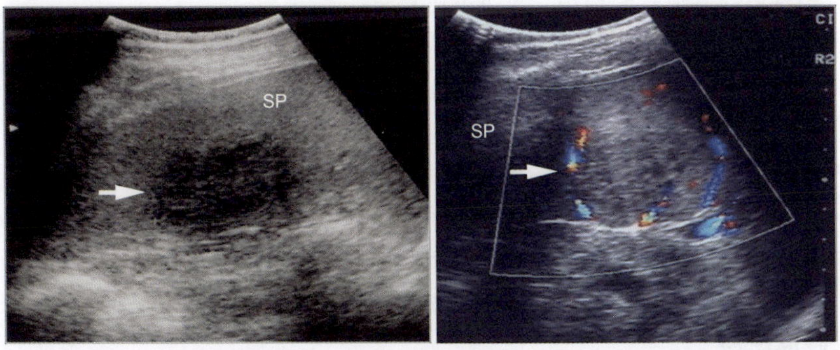

SP. 脾脏。

图4-4-12　脾中下极内见低回声肿物，边界清楚，回声均匀，周边可见环绕血流

（二）脾血管瘤

【诊断要点】

(1) 声像图特征与肝血管瘤相似，大部分表现为边界清晰的高回声结节，有时可见周围血管进入病灶，使边缘出现裂隙现象。

(2) CDFI 示病灶内未显示血流。

【鉴别诊断】

脾血管瘤临床症状缺乏特异性，超声诊断敏感性和特异性较高，为目前诊断脾血管瘤及随访观察的首选检查方法。

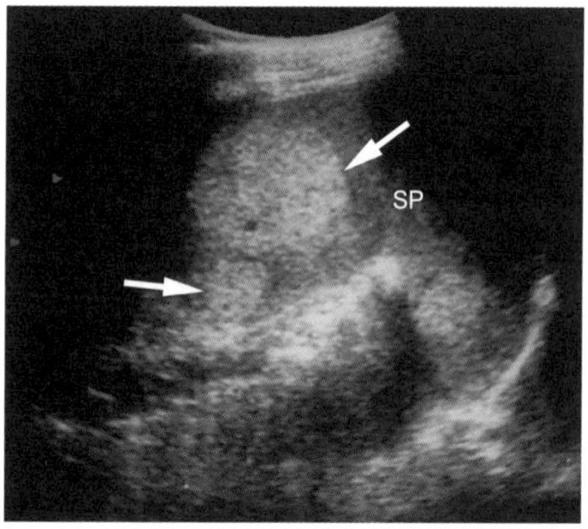

SP. 脾脏。

图 4-4-13 脾内见多个大小不等高回声结节(箭头)，边界清楚，回声均匀

1. 脾血管瘤与脾错构瘤鉴别

CDFI 示前者病灶内未显示血流，后者病灶内血流信号丰富，频谱分析可探及动、静脉血流。

2. 脾血管瘤与脾转移瘤鉴别

后者为低回声或混合回声者易于鉴别，两者均为高回声时鉴别困难，结合临床病史，后者有原发肿瘤病史有助于鉴别诊断。

【病例示范报告】

超声检查所见：脾脏可探及数个中高回声区，边界尚清，内回声尚均匀(图 4-4-13)，大者约 2.8cm×2.5cm，位于中上极，CDFI 未探及明显血流。

超声提示：脾脏多发实性肿物，考虑为血管瘤。

（三）脾错构瘤

【诊断要点】

(1) 声像图表现为脾内圆形或椭圆形稍强回声区，边界清晰，内回声尚均匀，可见条带状回声。

(2) CDFI 示肿物内血流信号丰富，频谱分析可探及动、静脉血流。

【鉴别诊断】

(1) 脾错构瘤与脾血管瘤鉴别　见本节血管瘤。

(2) 脾错构瘤与脾转移瘤鉴别　后者为低回声或混合回声者易于鉴别，后者为稍强回声时，CDFI 示前者血流丰富，后者血流不丰富。结合临床病史，后者有原发肿瘤病史有助于鉴别诊断。

【病例示范报告】

超声检查所见：脾脏中部可见约 5.9cm×6.7cm 略低回声肿物，边界尚清，内回声略欠均匀。CDFI 内部可探及丰富血流信号，以静脉血流为主(图 4-4-14)。

超声提示：脾脏实性肿物，倾向良性，建议超声引导下穿刺活检。

（四）脾淋巴瘤

【诊断要点】

(1) 脾脏是淋巴瘤最易累及的实质脏器，原发脾淋巴瘤较淋巴瘤脾受侵少见，但仍是最常见的脾原发肿瘤之一。

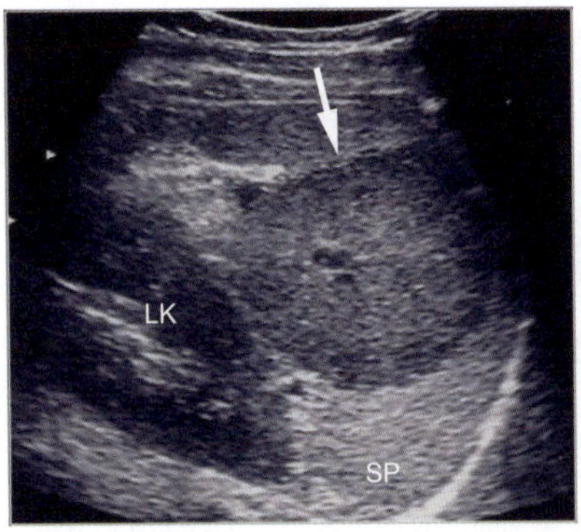

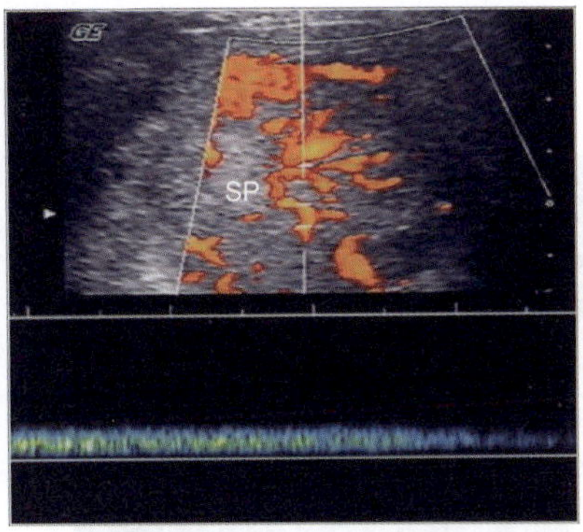

SP. 脾脏；LK. 左肾。

图 4-4-14　脾脏略低回声肿物(箭头)，边界尚清，内回声略欠均匀。血流丰富

(2) 超声声像图可表现为 4 型。

Ⅰ型：脾正常或增大，内部回声减低，无占位性病变特征。

Ⅱ型：粟粒样病变，脾实质内可见密布的小弱回声区，间以较厚的高回声分隔，呈筛孔样。

Ⅲ型：多灶病变，脾实质内多发低或极低回声病灶，无包膜，内部回声均匀。当肿瘤融合时，可呈分叶状。CDFI 示肿瘤内动脉血流信号。

Ⅳ型：孤立性病变，脾实质内单发低回声肿物，形态不规则，边界清晰，肿瘤内部可发生液化、坏死，可见无回声区，CDFI 示肿瘤内动脉血流信号。

脾门淋巴结肿大常提示淋巴瘤的可能。

【鉴别诊断】

超声引导下穿刺活检是目前确诊脾淋巴瘤的重要手段。

(1) 脾淋巴瘤与脾肿大鉴别　前者常伴脾门淋巴结肿大，结合临床，后者常有原发病史有助于鉴别诊断。

(2) 脾淋巴瘤与脾转移瘤鉴别　主要与低回声转移瘤相鉴别，仅从声像图鉴别困难，结合临床病史，后者有原发肿瘤病史。

【病例示范报告】

超声检查所见：脾脏内可探及数个低回声区，呈粟粒样分布，部分融合成团，分叶状，位于脾上极，范围约 2.9cm×2.5cm，CDFI 可探及血流信号。脾门处可探及数个低回声区，融合成团，范围约 4.1cm×3.0cm，CDFI 可探及血流信号(图 4-4-15)。

超声提示：脾脏多发实性结节，考虑为淋巴瘤脾受侵，脾门多发淋巴结肿大。

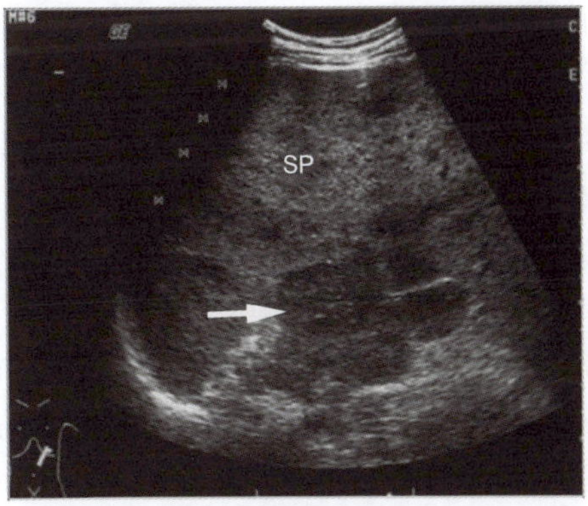

SP. 脾脏。

图 4-4-15　脾脏内呈粟粒样分布结节，脾门处可探及数个低回声区，融合成团

(五) 脾转移瘤

【诊断要点】

(1) 脾转移性肿瘤是指起源于上皮系统的恶性肿瘤，不包括起源于造血系统的恶性肿瘤。

(2) 声像图表现较复杂，共同表现为不同程度的脾肿大和脾实质内团块状回声，内部回声水平与肿瘤的病理结构有关。组织界面多的肿瘤呈高回声或混合性回声；组织界面少的肿瘤呈弱回声，甚至无回声；肿瘤内部有坏死、液化者，可类似囊肿表现；肿瘤形态可不规则，周围水肿或有较多血管者，可出现低回声晕环。

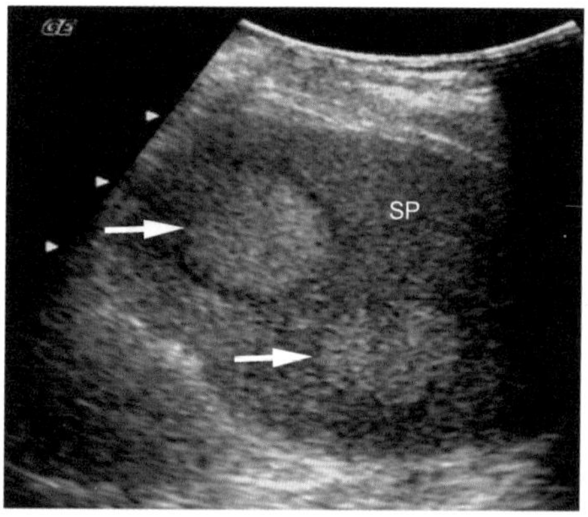

SP. 脾脏。

图 4-4-16 脾脏内多发低回声结节（箭头），边界尚清，内回声均匀，有晕环

【鉴别诊断】

脾脏转移瘤声像图无特异性，与其他脾脏肿瘤鉴别见前述，结合临床病史是诊断的关键。

【病例示范报告】

超声检查所见：脾脏内可探及多个低回声结节，边界尚清，周边见细晕环（图 4-4-16），最大约 3.0cm×2.5cm，CDFI 未探及明显血流信号。

超声提示：脾脏多发实性肿物，考虑转移瘤。

（六）脾血管肉瘤

【诊断要点】

(1) 脾脏血管肉瘤为来自血管内皮罕见的高度恶性肿瘤。

(2) 超声检查可发现脾脏增大乃至巨脾，脾实质内可见单发或多发肿物或结节，病变可为高回声或低回声，常见液化、坏死所致无回声区。多发结节时可相互融合，边缘不光整。因发现时肿物多已较大，向脾轮廓外突出生长，引起脾脏形态改变。伴破裂出血者可探及脾周液性无回声区。

(3) CDFI 示肿瘤内血流丰富，多为动脉血流。

【鉴别诊断】

(1) 脾血管肉瘤与脾血管瘤鉴别　两者均可为高回声，前者肿瘤往往巨大，CDFI 示肿瘤内血流丰富。

(2) 脾血管肉瘤与脾转移瘤鉴别　声像图鉴别困难，结合临床病史，后者有原发肿瘤病史有助于鉴别诊断。

【病例示范报告】

超声检查所见：脾脏中极可探及一中高回声区，边界尚清，内回声尚均匀（图 4-4-17），约 4.0cm× 4.1cm，CDFI 可探及丰富血流信号。

超声提示：脾脏实性肿物，建议超声引导下穿刺活检。

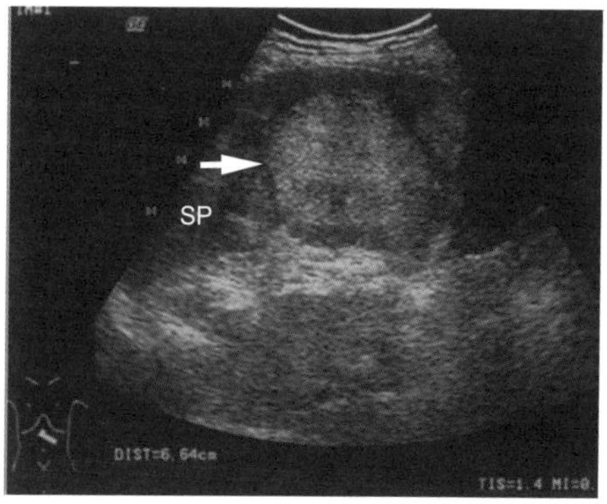

SP. 脾脏。

图 4-4-17 脾脏中极可探及一中高回声区（箭头），边界尚清，内回声尚均匀

第五节　胃 肠 疾 病

一、概述

【适应证】

1. 胃肠肿瘤

(1) 进展期胃癌、大肠癌、近端小肠癌。

(2) 淋巴瘤。

(3) 间质瘤。

(4) 其他良性肿瘤(神经鞘瘤、淋巴管瘤)。

2. 非肿瘤性胃壁、肠壁增厚性病变

(1) 炎性肠病　慢性非特异性肠炎(克罗恩病、溃疡性结肠炎)；特异性肠炎(放射性肠炎、缺血性肠炎)；感染性肠炎(结核、伪膜性肠炎)。

(2) 胃肠息肉或息肉病综合征(小肠黑斑息肉病、家族性大肠息肉病)。

(3) 胃黏膜巨大肥厚症或肥厚性胃炎。

3. 急腹症

(1) 急性阑尾炎及合并症(粪石、穿孔、脓肿形成)。

(2) 胃肠穿孔(胃、十二指肠穿孔，结肠自发穿孔)。

(3) 肠梗阻　机械性肠梗阻(肠套叠合并肿瘤、息肉、结石)；血运性肠梗阻(嵌顿疝)。

(4) 急性肠系膜血管缺血性疾病或缺血性肠病(肠梗死、肠坏死)。

4. 先天发育异常

(1) 先天性肥大性幽门狭窄。

(2) 巨结肠症。

(3) 贲门失弛缓症。

(4) 异位胃壁或胰腺。

胃肠超声检查(GIUS)的临床适应证包括以下系列非特异性消化道症状、体征或临床表现。

①进行性吞咽困难伴胸骨后闷痛。

②不明性质及来源的腹部肿块，包括可扪及肿块或疑似肿块。

③腹胀，呕吐，停止排便、排气，可疑肠梗阻或梗阻部位及原因待查者。

④不明原因的急、慢性腹痛，体重下降或消瘦，发烧，贫血。

⑤消化道出血，包括呕血、黑便、便血或大便潜血阳性。

⑥大便习惯改变，包括腹泻或便秘、二者交替、里急后重伴脓血便。

⑦已经明确有原发恶性肿瘤证据而需排除胃肠道或腹、盆腔有无转移灶。

⑧已经明确有转移性肿瘤证据(如左锁骨上淋巴结转移性腺癌)而原发灶不明。

⑨相关实验室检查肿瘤标志物异常或持续升高。

⑩X 线钡剂造影或纤维内窥镜检查提示胃或肠有外压性改变。

⑪小儿、孕妇、老年等受病情限制或对 X 线、纤维内窥镜检查有禁忌。

【超声检查技术】

1. 患者准备

(1) 无需特别准备，基本同于常规腹部超声检查，当日禁食禁水即可。

(2) 若此前已接受 X 线钡剂造影检查，应推迟 48h 或待钡剂排出后再行检查。

(3) 镇静剂，针对婴幼儿或不合作者备用。

(4) 口服胃肠造影剂或 300～500ml 脱气饮用水备用。

(5) 灌肠用 1000～1500ml 温生理盐水备用。

2. 体位

(1) 仰卧位，为常规体位。

(2) 半坐位，为饮入造影剂胃充盈后观察体位。

(3) 左前斜位，为胃远端含十二指肠近端观察体位。

(4) 右前斜位，为胃近端含食管下端及贲门观察体位。

(5) 右侧卧位，为经直肠逆行灌肠体位。

(6) 胸膝卧位，为经直肠直接扫查体位。

3. 仪器

主机：高分辨率实时灰阶超声扫描仪；彩色多普勒超声扫描仪。探头频率范围 3.5～7.5MHz，其中 3.5～5.0MHz 适于一般成人；5.0～7.5MHz 适于婴幼儿。以凸阵探头为宜，适于加压扫查。

4. 扫查方法

(1) 常规空腹状态下的胃－小肠－结肠区的经腹体表扫查法。

①胃：按照其在左上腹和中上腹部的投影位置，持探头从左至右沿胃长短轴方向行纵、横断面的连续扫查。

②小肠：按照其在脐周分布特点和投影位置，持探头以肚脐为中心作环绕或扇面形连续扫查。

③结肠：按照其在腹部外围和结肠袋分布特点及投影位置，沿回盲部上行经升结肠－肝曲－横结肠－脾曲－降结肠－乙状结肠或直乙交界处，做一系列连续纵、横断面扫查。

④直肠：采取经腹盆腔扫查，需通过充盈的膀胱作为透声窗，显示直肠长、短轴的方法。

在进行以上各部位扫查过程中，一旦发现病变，根据其所在解剖学位置可初步判断或确定其来源，并将分别予以图像记录和病变测量，包括病理图像居中，取其长、短轴管腔或管壁最大径线的测量与描述。

(2) 饮水或造影剂胃充盈检查法　一般在常规空腹状态扫查发现病变后进行。嘱患者饮入 300～500ml 液体造影剂，运用相应体位使胃各部充盈，尤其是病变部位连同胃壁厚度变化应与空腹测量时予以对比。同样予以记录和测量包括黏膜至浆膜层的最大厚度以及黏膜和浆膜以外的情况。

(3) 观察小肠液体通过或充盈检查法　一般在常规或空腹状态下发现脐周小肠袢区域肠壁异常增厚或出现肿块时进行。饮入 300～500ml 普通液体而无需加入造影剂，取半坐位，依次按照十二指肠、近端空肠、远端回肠的顺序进行连续扫查和观察，尤其是观察病变段小肠内有无液体通过或充盈，从而可判断或确定其来源。

（4）结肠充盈检查法　一般在常规或空腹状态下发现小肠袢外围可疑肠壁异常增厚或出现肿块时进行。嘱患者右侧卧位，经直肠插管灌注 1000～1500ml（37°C）温生理盐水，然后取仰卧位，沿直肠至盲肠并途经乙状结肠、降结肠、横结肠、升结肠的逆行顺序作连续扫查和观察，尤其是病变段肠管内液体充盈状况，从而可判断或确定其来源。

（5）直肠直接检查法　先经肛门注入 50ml 耦合剂，然后取经直肠高频探头插入肛管直接进行检查。尤其在显示肿瘤浸润深度方面，明显优于经腹体表超声检查。

（6）内窥镜超声检查　基本操作同纤维胃镜检查。经食管导入微小高频探头进入胃内并对胃黏膜和黏膜下隆起性病变及胃外压性改变患者的直接检查。

（7）超声造影检查　主要用于了解胃肠道肿瘤与炎症性胃肠病之间造影剂增强信号差异，并结合 CDFI 显示血流信号差异，明确血供来源及坏死情况，引导穿刺靶点。

（8）介入性超声检查与治疗　超声引导下的穿刺活检术主要用于内镜取材阴性的恶性肿瘤的患者。超声引导下的治疗性穿刺主要用于胃造瘘术等。

【检查内容】

胃肠道病理变化的超声图像基本特点与判断。

1. 管壁异常

（1）增厚改变　分为局限性或弥漫性增厚及肿块形成。测量管壁黏膜面至浆膜外径线大于正常值上限范围。

（2）结构改变　正常管壁层次结构失常，包括隆起、凹陷或消失。

（3）回声类型改变　以低水平回声类型为主，合并溃疡或管腔内含气体，黏液聚集，坏死组织则表现为高或强回声反射信号。

2. 管腔异常

（1）增宽或扩张　空腹状态下（禁食、水 8h 以上）仍有过多内容物滞留，测量胃、小肠、结肠宽度大于正常值上限者可提示管腔增宽或扩张。

（2）狭窄或缩窄　多见于病变区域管腔狭小，近端内容物不能顺利通过。

3. 功能紊乱

（1）蠕动异常　管壁蠕动频率明显大于正常者为蠕动亢进，反之为浅缓，无蠕动者为消失；蠕动方向与正常相反者为逆蠕动。

（2）潴留与淤张　多见于胃内容物蓄积，排空明显迟缓或不能排空。淤张见于肠腔的高度充盈伴梗阻状态下的液体内容物反流并连同管壁的逆蠕动现象。

二、正常超声表现

（一）胃

1. 常用标准切面声像图

（1）食管－胃接合部（贲门）长轴切面显示肝左外叶脏面与腹主动脉之间为一倒置漏斗状结构。短轴切面显示为一靶环样结构，最大直径测量不应大于 2.0cm。

（2）胃底与高位胃体切面　为上一切面的延续下移，探头方向指向横膈并作缓慢旋转，最先显示头侧的膨大部分为胃底，其继续下移并呈现的管腔为胃体部分。

（3）胃体、胃窦至幽门切面　为上一切面的延续部分，探头继续沿胃长轴向腹中线右移并呈现的扁椭圆形管腔为体窦部，饮水胃充盈状态，切线位于小弯角切迹水平时，胃体窦部呈现为一横“8”字状，近端管腔为胃体，远端为胃窦和幽门。接近胃大弯水平时，胃角消失并呈现为一椭圆形液性无回声区。

2. 正常胃壁结构和测量

正常胃壁显示为五层结构组成，由内向外其声像图表现如下。

第一层：黏膜层，呈连续性线状高或强回声。

第二层：黏膜肌层，纤细状低回声。

第三层：黏膜下层，连续状高或强回声。

第四层：固有肌层，连续状低回声。

第五层：浆膜层，连续状高或强回声。

正常值范围：成年人空腹(胃排空)状态的胃壁全层厚度为 6.0～10mm，充盈状态为 4.0～8.0mm；新生儿则小于 4.0mm(尤指胃幽门端肌层)。

(二) 小肠

1. 十二指肠

空腹状态下，十二指肠球部位于胰头外侧与胆囊颈之间，腔内的气体表现为局灶强回声。充盈状态下，十二指肠球部大致呈三角形，降部位于胰头右侧、胆囊下方，水平部紧邻胰腺下缘，位于下腔静脉和腹主动脉前方。

升部即水平部延续部分，通过腹主动脉与肠系膜上动脉之间直至其左侧胰体下缘与空肠近端相接，随着十二指肠的蠕动，腔内液体由近端向远端间断充盈。

2. 空肠和回肠

空腹状态的其余小肠即空、回肠缺乏十二指肠所具有的解剖学标志，由于内容物的不同而常表现为含气、含液或气液混合并有蠕动的声像图。充盈状态下的正常小肠(包括十二指肠)肠壁厚度小于 3.0mm，肠管直径小于 2.5cm。近端空肠横断面显示黏膜皱襞呈环状密集分布，长轴切面显示为琴键样强回声，远端回肠黏膜皱襞分布相对稀疏甚至平坦。

(三) 结肠和直肠

常规经腹部外围扫查时由于大肠内容物的不同，沿其走行方向和结肠袋分布出现多个类似的弧形强回声伴有声影。由于直肠位置相对恒定，透过充盈的膀胱容易辨认，男性直肠前为精囊和前列腺，女性则为子宫和阴道。充盈状态下的大肠肠壁厚度为 3～5mm，肠管直径小于 3.5cm。大部分肠内膜面可见间距相等的结肠袋所形成的强回声半月襞。正常阑尾一般不易显示，如能显示其直径小于 6.0mm，表现为回盲部带有一盲端并且无任何蠕动的管状结构。

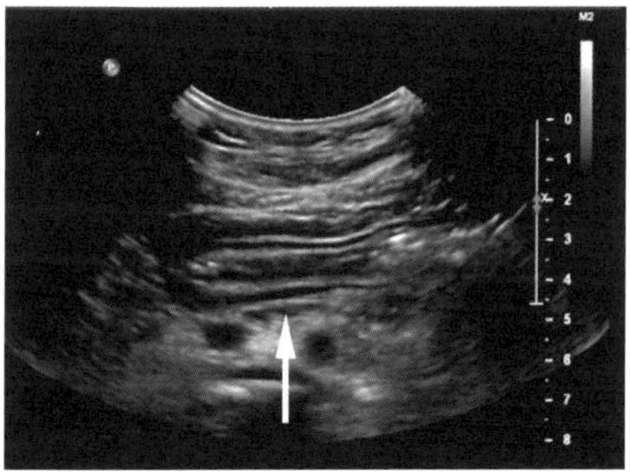

图 4-5-1　正常胃

【正常报告】

超声检查所见：经腹体表空腹胃区－小肠－结肠分布区域扫查，胃壁、小肠、结肠肠壁厚度以及管腔直径均在正常范围。经腹、盆腔扫查，膀胱充盈，乙状结肠和直肠范围亦未见明显异常(图 4-5-1～图 4-5-3)。

超声提示：胃肠道超声检查未见明显异常。

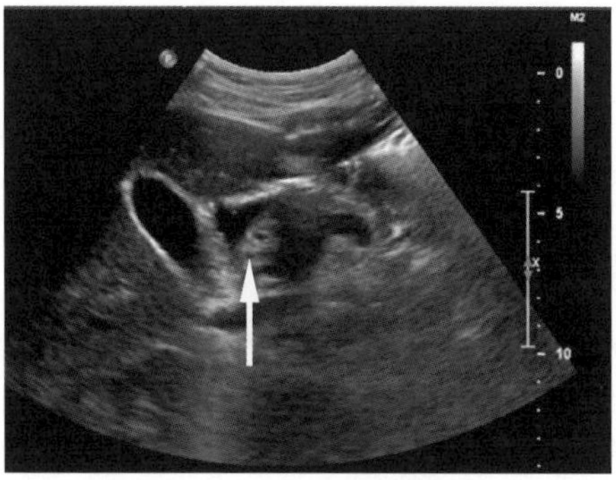

图 4-5-2　正常十二指肠

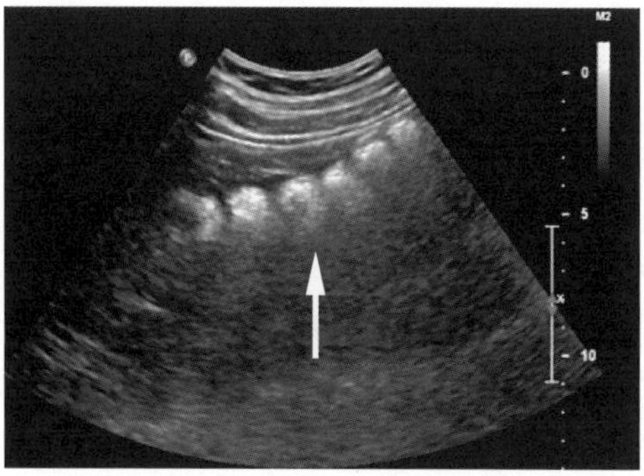

图 4-5-3　正常结肠

三、胃溃疡

【诊断要点】

(1) 好发部位在胃小弯角切迹附近及幽门管。

(2) 溃疡的声像图表现为黏膜面深浅不一的凹陷并聚集黏液，局部呈强回声反射，后方不伴声影。

(3) 饮水胃充盈或造影充填状态下，该病灶强回声信号依然稳定存在方可确认。

(4) 溃疡基底或黏膜下常伴随炎症性水肿、充血及反应性增生，表现为局部壁轻度增厚呈低回声区，厚度一般小于 1.2cm。

(5) 近端胃内容物滞留或通过受阻伴呕吐时，应提示合并幽门梗阻。

(6) 溃疡凹陷较深或接近浆膜并有急性腹膜炎体征时，应提示并发穿孔。

【注意事项】

(1) 对于溃疡凹陷较深，环堤状隆起伴浸润，局部壁厚度增加或大于 1.2cm 时，应考虑为浸润溃疡型胃癌。

(2) 胃其他部位溃疡性病变的超声检查，需在整个胃腔完全充盈良好的状态下观察，从而减少假阳性的发生。

(3) 就溃疡本身而言，超声检查反映敏感性好，但特异性较差。胃镜和胃镜下的病理活检仍然是其首选的确诊方法。

【病例示范报告】

超声检查所见：空腹胃区沿胃长、短轴连续纵、横断面扫查，相当于胃体窦小弯侧见胃壁增厚 0.8～1.0cm，回声减低。黏膜面覆着一局灶性强回声不伴声影。饮水约 500ml 胃充盈，胃角处胃壁增厚与溃疡凹陷依然存在，测量范围与空腹状态相比无变化。其余胃壁结构和胃周及腹、盆腔各间隙亦未见明显异常（图 4-5-4）。

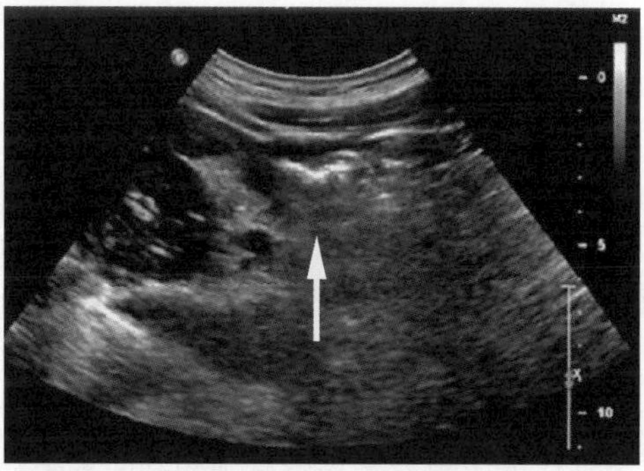

图 4-5-4　胃小弯溃疡

超声提示：胃体窦交界处小弯侧胃壁轻度增厚性病变伴溃疡形成，考虑良性溃疡，建议胃镜检查排除恶性。

四、胃癌

【诊断要点】

(1) 进展期胃癌的超声分型是在与胃癌大体病理形态学分型相结合的基础上，分为局限增厚型、局限溃疡型、浸润溃疡型、局限浸润型和弥漫浸润型。

(2) 主要声像图表现为体表投影胃区出现假肾或靶环样肿块即假肾或靶环征。饮水胃充盈状态对比观察可出现面包圈征、马蹄征、新月征、戒指征、火山口或弹坑征等。

(3) 转移征象包括局部或胃周淋巴结肿大和相邻脏器的直接浸润或侵犯。远隔脏器转移包括肝转移、腹膜种植以及女性胃癌的卵巢转移性肿瘤(库肯伯瘤)。

(4) 早期胃癌(尤指溃疡型)则与胃良性溃疡的超声表现大同小异。

【注意事项】

(1) 对于胃镜取材阴性或病理报告仅为慢性炎症的弥漫浸润型病变，观察肿瘤浸润以黏膜下为主又有均匀明显低回声时，应提示有恶性淋巴瘤可能，建议在超声引导下经腹胃壁肿块穿刺活检术。

(2) 误诊或假阳性病例主要发生在非肿瘤性胃壁增厚性病变，主要包括肥厚性胃炎和胃黏膜巨大肥厚症等。

(3) 漏诊或假阴性病例主要发生在早期胃癌的微小病变，类似单纯溃疡型。

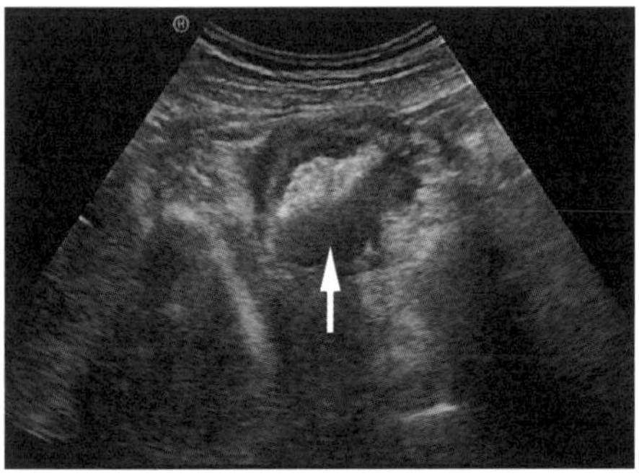

图 4-5-5　进展期胃癌(假肾征)

【病例示范报告】

超声检查所见：空腹胃体窦部见 9.0cm×4.0cm 假肾样肿块，黏膜面回声弥漫增强，未见明显溃疡凹陷(图 4-5-5)。近端胃内容物潴留，嘱患者左前斜位后观察见体窦部狭窄直至幽门端，内容物通过受阻。胃周小弯侧见最大淋巴结直径 1.0cm，呈低回声区。其余腹部诸实质性脏器，胆道系统以及腹、盆腔各间隙未见异常。

超声提示：胃体窦及幽门端胃壁广泛增厚性病变，弥漫浸润型胃癌，胃周多发淋巴结转移。

五、胃黏膜下肿瘤(间质瘤)

【诊断要点】

(1) 根据肿瘤的生长方式和超声表现，胃间质瘤声像图分型为内生性和外生性肿块两种。

(2) 肿瘤大小与检出率的关系　3～5cm 者可无任何症状，多半在体检时被发现；5～10cm 者常因可扪及腹部包块就诊并经常规腹部超声检查时被检出。

(3) 经腹体表空腹胃区即可显示为大致圆形、椭球形低回声型肿块，其边缘伴有胃空腔所含的气体强回声反射。

(4) 饮水胃充盈后容易观察到两种类型肿瘤基底与局部胃壁结构的关系。尤其是内生性肿块为突入胃腔，肿块回声类型为均匀中等偏低回声，少有基底溃疡形成。相反，外生性肿块向胃外膨出，肿块往往大于 5.0cm，形状略显不规则，基底与局部胃壁结构分界不清，甚至出现基底溃疡与胃壁穿通并形成内瘘或窦道。

【鉴别诊断】

(1) 类似病变在近端的小肠包括十二指肠在内亦是好发部位，应注意鉴别。尤其伴有上消化道出血(包括黑便或大便潜血阳性)的患者应高度怀疑本病。

(2) 注意与其他左上腹横结肠、后腹膜(包括胰腺、肾上腺)等来源的肿瘤相鉴别。

【病例示范报告】

超声检查所见(图 4–5–6)：上腹部剑突下纵、横切面显示肝左叶脏面与空腹胃区之间 5.0cm 大小类圆形均匀低回声型肿块，边缘清楚并有包膜。嘱患者饮水约 500ml 胃充盈观察，见肿块基底位于胃体小弯黏膜下肌层并向胃外膨出。局部黏膜面未见溃疡表现。其余胃周，腹、盆腔各间隙未见异常。

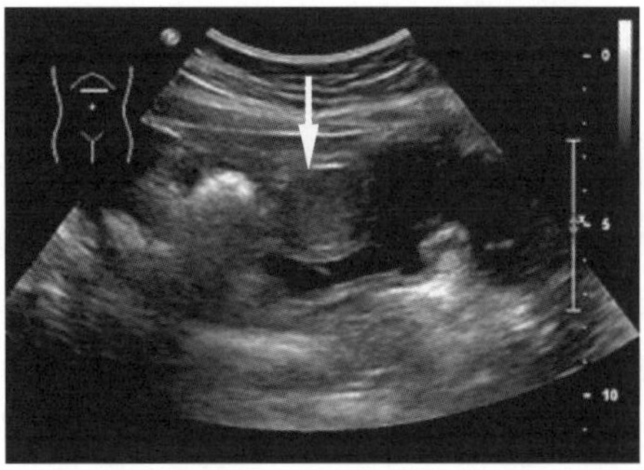

图 4–5–6　胃间质瘤

超声提示：上腹部实性占位病变，来源于胃体小弯(外生性肿瘤)，胃肠道间质瘤(GIST)。

六、胃息肉

【诊断要点】

(1) 常规经腹体表空腹胃区扫查可无任何阳性发现。只有在饮水胃充盈后才能发现黏膜面大于 5.0mm，强回声隆起性病变。

(2) 对于单发直径大于 1.5cm，基底或蒂部较宽，CDFI 显示血流信号明显时应提示有恶变可能。

(3) 该检查可作为纤维内窥镜、X 线气钡双重对比造影等有禁忌证患者的次选或遴选方法。

【注意事项】

(1) 由于饮水量不足，胃腔充盈或张力不够的状态下切忌将局部的粗大胃黏膜提示或误诊为息肉。

(2) 仍不被列为本病的首选检查方法，尤其针对微小息肉性病变而言。

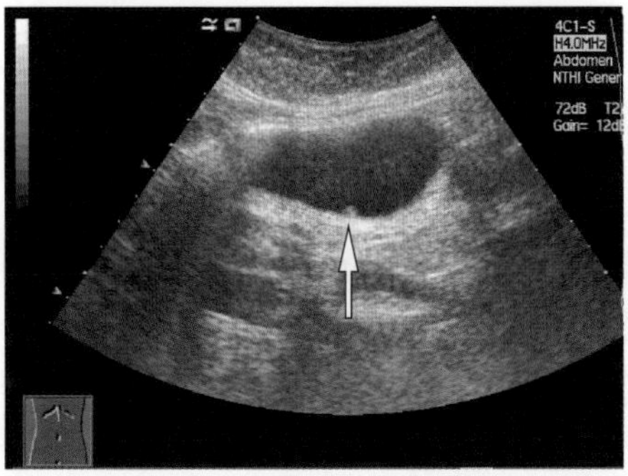

图 4–5–7　胃息肉

【病例示范报告】

超声检查所见：空腹胃区沿胃长、短轴连续扫查未见明显异常。嘱患者半坐位并同时饮水 500ml。胃充盈满意并测量各部胃壁厚度均在正常范围。仅在胃窦大弯侧后壁黏膜面见 1.0cm 中等偏强回声隆起，黏膜以下胃壁结构存在，CDFI 未见异常血流信号。胃周未见肿大淋巴结迹象(图 4–5–7)。

超声提示：胃窦后壁黏膜微小隆起性病变，胃息肉。

七、十二指肠球部溃疡

【诊断要点】

(1) 十二指肠球部（第一部）乃溃疡好发部位，少有肿瘤或恶变发生。

(2) 声像图表现为胆囊颈部与胰头上缘之间，十二指肠球部管壁半环形轻度增厚（通常小于 1.0cm）并附着局灶性强回声不伴声影。

(3) 借助饮水胃充盈后，嘱患者左前斜位（右侧卧位）使液体延续至十二指肠充盈的方法同样有用，尤其是充盈满意的情况下，强回声信号依然存在方可确认。

(4) 幽门梗阻，溃疡出血、穿孔及腹膜炎是其主要并发症。

【注意事项】

(1) 常规腹部超声检查常为阴性。

(2) 借助适当的检查体位或通过肝脏和胆囊作为透声窗，可提高十二指肠球部溃疡的检出率。

(3) 缺乏足够胃肠超声检查经验或初始阶段，应注意与同期胃镜检查结果进行对照或追踪随访。

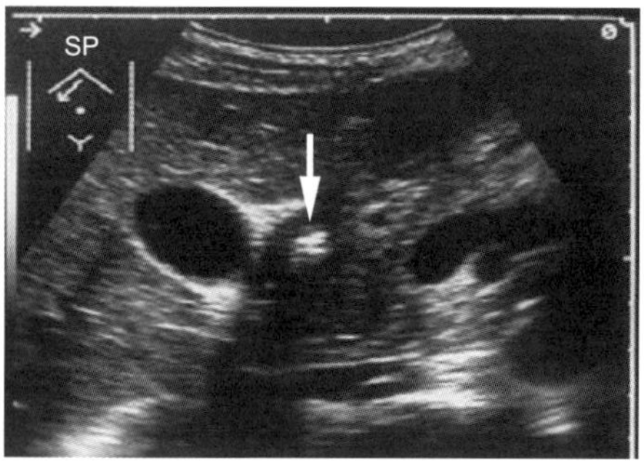

图 4-5-8　十二指肠球部溃疡

【病例示范报告】

超声检查所见：患者取常规体位（仰卧位），上部胃肠连同诸实质性脏器未见明显异常。后经右侧肋间扫查见胆囊颈内侧十二指肠球部管壁呈半月形增厚 0.8cm，局部黏膜附着浅在强回声不伴声影。嘱患者饮水 500ml，十二指肠随之充盈，局部管壁及强回声信号依然存在（图 4-5-8）。

超声提示：十二指肠球部肠壁轻度增厚性病变并有溃疡。

八、肠道肿瘤

（一）小肠肿瘤

【诊断要点】

(1) 小肠肿瘤临床相对少见。曾因缺乏较为特异性的检查手段，其术前确诊率一直不令人满意，即使包括小肠气钡双重对比造影检查在内仍有 10%左右误诊或漏诊。究其原因是与肿瘤大小、部位和生长方式有关。

(2) 根据小肠肿瘤的大体病理形态与超声表现相结合，其声像图分型为壁厚型、腔外肿块型和腔内肿块型。不同组织学来源的肿瘤其声像图表现形式或分型亦不尽相同。

①壁厚型：主要为原发于小肠近端的腺癌和远端的恶性淋巴瘤，以及一部分转移性腺癌。

②腔外肿块型：主要为间质瘤和其他发生在黏膜下外生性的良性肿瘤，如淋巴管瘤、神经鞘瘤和极少数以肿瘤播散腹膜种植为主的转移性腺癌。

③腔内肿块型：主要为发生在十二指肠近端的乳头状腺癌，其次为远端或回肠的良性

肿瘤，如脂肪瘤等。

(3) 空腹状态下脐周小肠袢分布区域，即使采用经腹体表扫查法，对于直径大于 2.0cm 的腔外肿块型病变以及肠壁增厚程度大于 1.0cm 的壁厚型肿瘤病变，超声检查并首先发现后经手术病理证实的病例已是屡见不鲜或具有很高的显示率和首次检出率。

(4) 通过观察液体在病变段肠管内的通过或充盈，可排除伪像从而获得定位诊断。即使发生在小肠远端的壁厚型甚至腔外肿块型病变，采用饮水胃充盈后延续的方法同样有用。

(5) 伴随征象或并发症主要有小肠高位或低位肠梗阻、肠套叠、肿瘤基底溃疡与局部肠壁穿通时其类似假肾样肿块，假肾样肿块内部强回声并不代表真正的肠腔而是内瘘或窦道形成。进展期小肠癌则可出现腹腔或肠系膜肿大淋巴结病变甚至肝转移等。

【鉴别诊断】

(1) 应注意与其他非肿瘤性肠壁增厚性病变相鉴别，尤其是好发部位在右下腹回盲部及小肠远端的克罗恩病。

(2) 应注意与(脐周)腹膜后和横结肠较大肿瘤相鉴别，必要时可采取逆行温盐水灌肠法获取定位诊断。

(3) 偶遇小肠巨大间质瘤其位置明显下移或坠入盆腔时不易鉴别，必要时嘱患者膝胸卧位观察肿块位置上移变化而有助于判断。

【病例示范报告】

超声检查所见：上腹部中线右侧纵、横断面扫查，见十二指肠降部管腔扩大并显示 3.5cm×2.5cm 实性肿块向腔内隆起，呈中等回声。局部管腔明显狭窄，其近端胃十二指肠内容物通过受阻。其余肝、胆道、胰腺、脾、双肾位置、形态、大小及内部回声分布均未见明显异常。腹、盆腔各间隙亦未见异常(图 4－5－9)。

超声提示：十二指肠降部实性隆起性病变，考虑十二指肠癌。

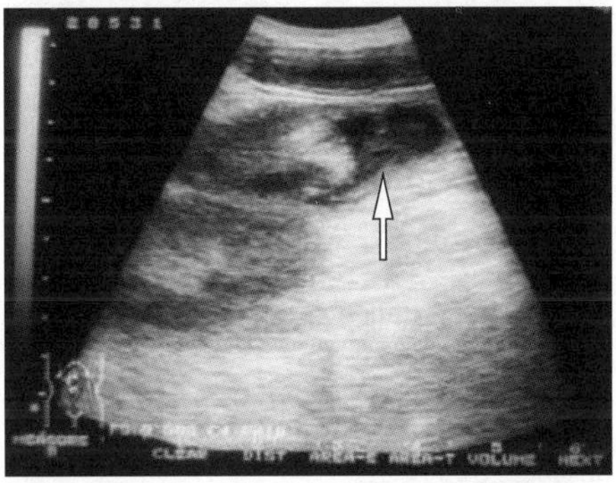

图 4－5－9　十二指肠降部乳头状腺癌

(二) 大肠肿瘤

【诊断要点】

(1) 大肠癌占下消化道或所有大肠肿瘤的绝大多数，其中发生在直肠者占 56.7%，其余 43.3%的发生部位依次为乙状结肠、降结肠、横结肠、盲肠、阑尾以及结肠双癌或称多发性大肠癌。进展期大肠癌的大体病理分型为浸润、溃疡和肿块三种类型。

(2) 声像图表现与分类　可简单分为含气性肿块和孤立性肿块两类，前者绝大数为进展期大肠癌和恶性淋巴瘤，后者则为少见的大肠良性肿瘤和间质瘤等。

(3) 进展期大肠癌的直接征象　沿腹部外围及大肠走向，常规经腹体表扫查时，直肠上端或以上结肠某一部位的长、短轴扫查分别显示为典型假肾或靶环征，即局部肠壁增厚并肠腔狭窄所构成。

(4) 合并肠梗阻时为肿瘤近端肠腔扩张或淤张及硬质粪块堵塞以至结肠袋消失。

(5) 合并肠套叠时为局部肠管扩张，肠壁层次增加，中央可见不同回声类型的软组织肿块，形成典型的靶环或靶心征。

(6) 其他转移征象基本同进展期胃癌，只是由于肿瘤侵犯相邻脏器的不同而出现少见或罕见的合并症，如乙状结肠癌侵犯膀胱壁全层所形成结肠膀胱瘘，膀胱内出现明显的游离气体所致的多次反射。

(7) 大肠良性肿瘤多表现为结、直肠投影区域内相对孤立的肿块，其近端或边缘常有强回声反射。肿瘤内部回声类型亦随其组织学来源不同而有所不同。

【注意事项】

(1) 早期大肠癌的单纯溃疡型，常规腹部超声检查可无任何阳性发现，亦是发生假阴性或漏诊的主要原因。

(2) 少数非肿瘤性肠壁增厚性病变的表现酷似假肾征，如克罗恩病、回盲部结核、溃疡性结肠炎等亦是发生假阳性或误诊的主要原因。

(3) 必要时采取逆行温盐水灌肠结肠充盈法同样有用，有助于判断或定位诊断。

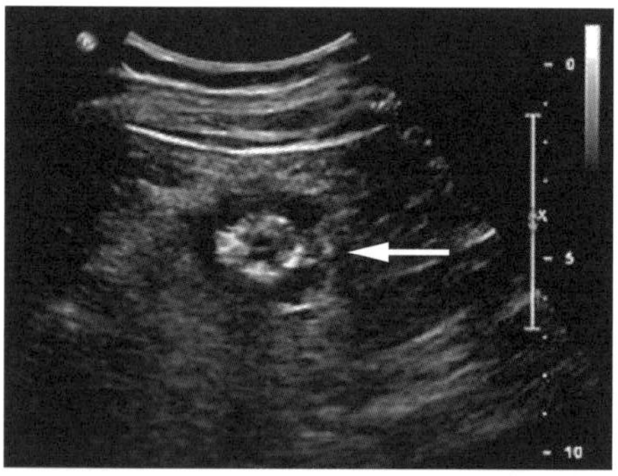

图 4-5-10　浸润溃疡型结肠癌(靶环征)

【病例示范报告】

超声检查所见：脐水平右侧腹外围沿盲肠、升结肠走向纵、横断面扫查，相当于升结肠中段见直径 4.5cm 范围肠壁全周增厚伴环形狭窄，其长、短轴均呈典型靶环征(图 4-5-10)。其余空腹胃区、小肠、结肠区以及腹、盆腔各间隙未见明显异常。肝、胆道、胰腺、脾、双肾位置、形态、大小及内部回声分布亦未见明显异常。

超声提示：升结肠肠壁局部环形增厚性病变，进展期大肠癌(浸润型)。

九、肠梗阻

任何原因致使肠内容物不能随正常蠕动向下运行或通过受阻所引起的一系列症状和体征称之为肠梗阻。

根据病因分为机械性肠梗阻和麻痹性肠梗阻；根据梗阻程度分为完全性和不完全性梗阻；根据肠壁血运及肠系膜血管供血情况又有单纯性和绞窄性肠梗阻之分；另外根据梗阻水平尚有高位和低位肠梗阻之分；前者通常指回盲瓣以上小肠梗阻，后者则指直肠以上结肠或大肠梗阻。

【诊断要点】

(1) 受阻近端肠管内过度充气、充液或气液混合并伴有反向逆蠕动存在或亢进。

(2) 测量扩张肠袢或肠管直径，成人小肠管径＞2.5cm、结肠＞3.5cm；婴幼儿酌减 0.5～1.0cm。

(3) 梗阻部位判断　根据扩张肠袢在腹部的体表投影位置，结合近端空肠和远端回肠的小肠肠壁结构以及结肠所具有的结肠袋特征可提示不同水平部梗阻，如高位小肠梗阻在 Treitz 韧带附近，低位小肠梗阻在回盲瓣水平，低位大肠梗阻多在乙状结肠或直肠上端水平。

(4) 梗阻病因判断　机械性肠梗阻多由肿瘤、结石或硬质粪块堵塞等所致，表现为扩张或淤张肠管远端的假肾样肿块，局部管腔明显狭窄；肿瘤合并肠套叠时声像图则更具典型的靶环征，即以软组织肿块为核心并环绕多层肠壁结构形成；结石所致的肠梗阻表现为近端小肠腔内气液混合性扩张，追踪扫查其远端可见弧形高回声后伴同等宽度声影；粪块堵塞性肠梗阻表现为弧形结肠袋结构消失，肠管区域仅表现为连续带状强回声后伴声影，系部分结肠甚至几乎全结肠一直延续到直肠上端充满质硬粪块所致；绞窄性肠梗阻主要发生在嵌顿疝，近端小肠淤张，远端小肠局部嵌入疝囊且不能还纳；急性肠系膜血管栓塞或血栓形成引起的缺血性肠梗死或肠坏死亦属于血运性肠梗阻范畴。

【注意事项】

(1) 胃肠道广泛或过度积气，因气体多次反射干扰而不能测得肠管直径，又未曾发现类似机械性肠梗阻病因时，应结合临床考虑为麻痹性肠梗阻。

(2) 凡遇过度肥胖、腹部正面投影扫查因过多气体干扰观察不满意时，应采取经两侧腋中线冠状面纵、横切面扫查，提高低位肠梗阻或结肠病变的检出率。

(3) 凡遇脐周小肠肠壁轻度增厚性病变，同时又伴急腹症体征、消化道出血或诊断性穿刺为血性腹水时，应高度怀疑或提示小肠坏死。

【病例示范报告】

超声检查所见：脐周小肠袢轻度扩张合并肠腔内气、液混合性内容物，测量肠管直径大于2.5cm，追踪扫查于右下腹回盲瓣附近，相当于回肠末端见 2～3cm 弧形强回声伴后方声影（图 4-5-11）。空腹胃内亦见中等量滞留液性内容物。其余结肠区、肝、胆道、胰腺、脾及双肾未见明显异常。

超声提示：小肠梗阻，梗阻部位在回肠末端，结石所致可能性大。

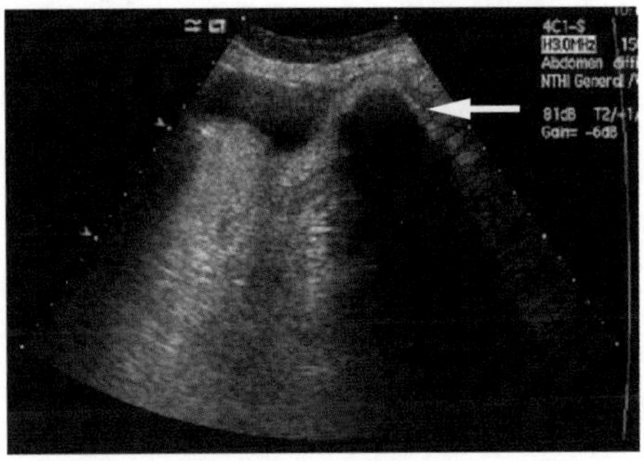

图 4-5-11　肠梗阻

小肠远端结石所致

十、肠套叠

由于平滑肌的收缩，近端一段肠管及内容物屡次被向前推进以至越来越被拽入或套入远端另一下行肠管内的过程和结果称之为肠套叠；反向套入实属罕见。

【诊断要点】

1. 分类

(1) 回盲型　回肠末端通过回盲瓣套入至盲肠，多见于盲肠癌合并肠套叠。

(2) 回结型　回肠远端通过回盲瓣套入至升结肠，多见于小肠带蒂脂肪瘤继发肠套叠（图 4-5-12）。

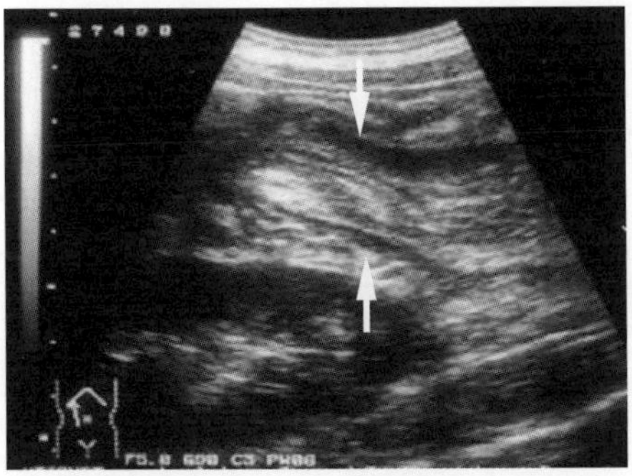

图 4-5-12　回结型肠套叠

(3) 空空和回回型　空肠套入空肠、回肠套入回肠或称小肠套入小肠，多见于小儿或单纯性肠套叠。

(4) 结结型　近端结肠套入远端结肠，多见于大肠带蒂脂肪瘤或息肉样腺瘤继发肠套叠。

2. 识别

套叠形成后局部肠壁结构层次增加，一次性套入分为 3 层，即两侧外壁称为鞘部，内壁则由套入部的返折部分组成。鞘部的开口部分为颈部，套入部的最前端为顶部。

3. 声像图特征

套叠形成后局部肠管扩张，长轴显示套入部肠壁结构层次增加，即形成大致假肾征或“套筒征”；短轴则为典型靶环征或同心圆征。合并肿瘤时套入部顶端(纵切)或相当于靶心部(横切)可见不同回声类型的软组织肿块。

4. 其他间接征象和临床症状或体征

主要有近端肠梗阻，多为不全梗阻以及伴有果酱样大便，腹痛或腹部可扪及肿块。

【注意事项】

(1) 小儿腹部胃肠道的超声检查，应全程使用高频探头，对于成年人应采取常规腹部探头和高频探头联合应用，以提高本病的检出率。

(2) 关注对套叠远端或套入部顶端的观察，以提高合并肿瘤的检出率。

(3) 酌情使用彩色多普勒超声可对套入部肠壁血流信号和血运情况进行分析及判断。

【病例示范报告】

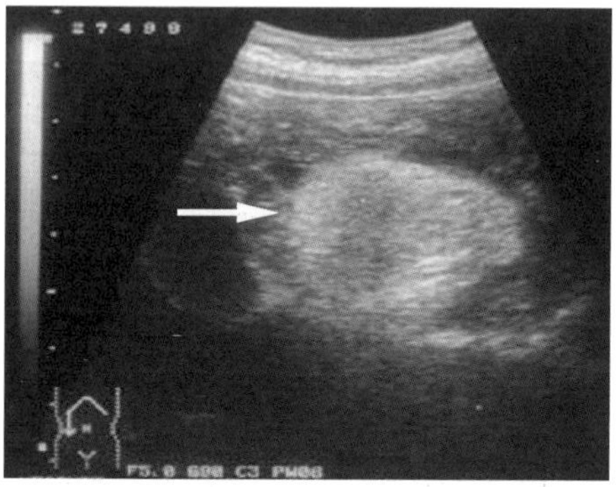

图 4-5-13　回肠合并脂肪瘤套入升结肠肝曲

超声检查所见：经腹体表脐旁右侧腹直肌外缘纵、横断面扫查，显示升结肠明显扩张，其内可见多层肠壁结构，可测及长度范围大于 10cm。远端(升结肠肝曲)另见一直径 3.5cm 均匀中等偏强回声型肿块，边缘清楚(图 4-5-13)。近端升结肠未见明显完全性梗阻表现。其余空腹胃、小肠、结肠区未见明显异常。肝脏、胆道、胰腺、脾、双肾以及腹、盆腔各间隙亦未见异常。

超声提示：升结肠近肝曲实性占位病变，来源于回肠远端合并肿瘤套入结肠所致。

十一、急性阑尾炎

【诊断要点】

(1) 急性阑尾炎居外科急腹症的第一位。转移性右下腹痛、麦氏点压痛或反跳痛为典型的症状和体征，再依据体温升高、白细胞总数及中性粒细胞分类升高，有助于确诊。

(2) 借助超声检查可进一步提高其检出率及诊断水平，尤其针对不具典型症状和体征的病例以及小儿、孕妇、老年或有语言表达障碍的人群皆为超声检查的首选适应证。

(3) 建议采用常规腹部探头与高频探头交替使用以及右下腹逐级加压扫查法可提高回盲部包括阑尾病变的显示率。

(4) 声像图表现及诊断标准　右下腹麦氏点纵、横断面扫查显示肿大阑尾位于回盲部后方与腰大肌之间，呈管状低回声区，一端为盲端。短轴直径大于 0.6cm，周围无明显渗出液，多为一般急性单纯性阑尾炎表现；急性化脓性阑尾炎表现阑尾进一步肿大，直径大于 1.0cm，管腔内可见密集或稀疏点状回声，周围可见不同程度的液体聚集；坏疽性阑尾炎则表现管壁明显增厚，常在阑尾根部因管壁坏死出现管壁层次破坏，阑尾腔内常见粪石，呈强回声后伴声影。

(5) 继发合并症　主要为阑尾周围炎波及回盲瓣水肿明显时可出现近端肠管不同程度扩张；较为严重合并症尚有穿孔、局限性腹膜炎和脓肿、阑尾周围脓肿形成，表现为肿大阑尾结构几乎消失，阑尾区域可见大致圆形、椭圆形或不规则形液性暗区，合并盆腔脓肿时患者可出现直肠刺激征。少见和致命性的合并症为化脓性阑尾炎上行感染所致的化脓性门静脉炎。

【鉴别诊断】

(1) 急性肠系膜淋巴结炎好发小儿及青少年，炎症性淋巴结亦好发回盲部，声像图有时酷似肿大阑尾，应予鉴别。

(2) 女性患者应注意与妇产科急腹症相鉴别，包括右侧卵巢扭转及宫外孕等。

(3) 应同时完成对泌尿系统的扫查，尤其是右侧肾盂、输尿管及膀胱有无异常。

【病例示范报告】

超声检查所见：右下腹麦氏点多切面扫查显示回盲部与腰大肌之间阑尾增大呈低回声区，测量直径为 1.1cm，长径 5.0cm（图 4－5－14）。CDFI 显示管壁血流信号增加。阑尾周围无明显液体聚集，采用逐级加压扫查时出现压痛(+)，探头突然抬起时反跳痛(++)。其余胃、小肠、结肠区，泌尿系统，肝、胆道、胰腺、脾均未见明显异常。

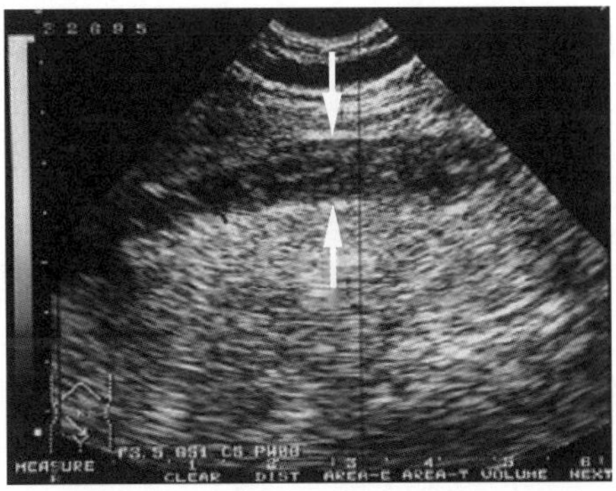

图 4－5－14 急性化脓性阑尾炎

超声提示：急性阑尾炎。

十二、炎性肠病

炎性肠病(IBD)狭义定义是一组病因不明的慢性非特异肠道炎症性疾病，其中主要包含两个独立疾病，克罗恩病(CD)和溃疡性结肠炎(UC)。

【诊断要点】

1. 超声表现与鉴别诊断

(1) 好发部位 ①克罗恩病：右下腹(右半结肠为主)，小肠远端、回肠末端、回盲部以及升结肠。②溃疡性结肠炎：左下腹(左半结肠为主)，降结肠、乙状结肠、直肠甚至全结肠。

(2) 肠壁增厚程度及特点 ①克罗恩病：相对局限，一处或多处分布及跳跃式分布。增厚范围 7～12mm，平均 9.0mm（＞UC）。②溃疡性结肠炎：相对广泛或普遍，增厚范围 5～8mm，平均 6.8mm（＜CD）。

2. 病变段肠管和肠壁黏膜面改变

①克罗恩病：黏膜下炎症浸润，肠壁厚度增加相对明显，局部肠腔相对狭窄，近端常合并不全梗阻，黏膜面多合并有裂隙样浅凹溃疡，CDFI 显示黏膜下或肠壁间血流信号明显增加；②溃疡性结肠炎：以黏膜面广泛分布微小或细点状溃疡为主，黏膜下炎症浸润，肠壁增厚相对不明显，近端并无肠梗阻表现，CDFI 血流信号分布仅限于黏膜面。

3. 其他严重并发症

克罗恩病和溃疡性结肠炎均可有其他严重并发症发生，包括溃疡穿孔和肠间脓肿或形成肠瘘。

【鉴别诊断】

(1) 回盲部或回肠末端亦是淋巴瘤的好发部位并亦有黏膜下浸润的特点，应予以鉴别。

(2) 确定克罗恩病或溃疡性结肠炎证据之前，尚需排除广义定义范围内的其他炎性肠病(包括感染性肠炎、结核及伪膜性肠炎)，特异性肠炎、缺血性肠炎及放射性肠炎，以及更为少见或罕见的慢性非特异性肠炎(如嗜酸性肉芽肿、白塞病回盲部侵犯及结肠黑变病等)。

【病例示范报告】

病例 1

超声检查所见：右下腹回盲部及回肠远端分别显示节段性(两处)肠壁轻度增厚，厚0.7～1.0cm，最大长度范围大于 10cm，并向升结肠近端蔓延，黏膜面基本平整，局部偶尔可见溃疡强回声覆着，CDFI 显示血流信号明显增加(图 4-5-15)。其余空腹胃肠道，肝、胆道、胰、脾、双肾以及腹盆腔各间隙未见明显异常。

超声提示：回盲部及回肠末端节段性肠壁轻度增厚性病变，炎性肠病，克罗恩病。

病例 2

超声检查所见：充盈膀胱后，经腹、盆腔扫查(男性前列腺上缘水平，女性宫颈体交界水平)，自直肠上端、乙状结肠至降结肠肠壁广泛增厚 6～9mm。黏膜面弥漫覆着点状强回声，CDFI 显示局部血流信号增加，黏膜面显著(图 4-5-16)。其余胃、小肠、结肠区，肝、胆道、胰腺、脾、双肾以及腹、盆腔各间隙未见明显异常。

超声提示：直肠上端、乙状结肠及降结肠肠壁广泛轻度增厚性病变并溃疡形成，炎性肠病，溃疡性结肠炎。

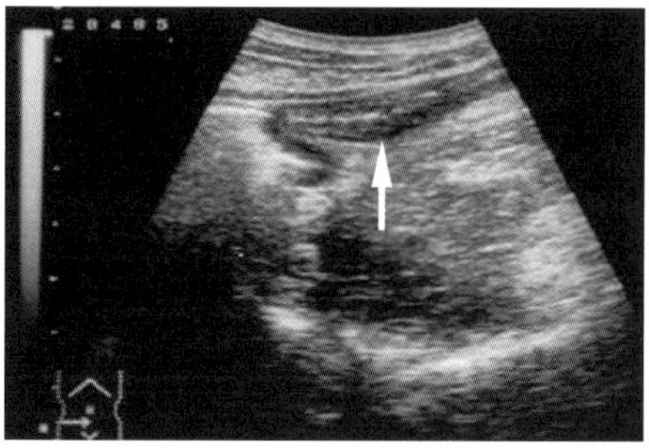

图 4-5-15　克罗恩病

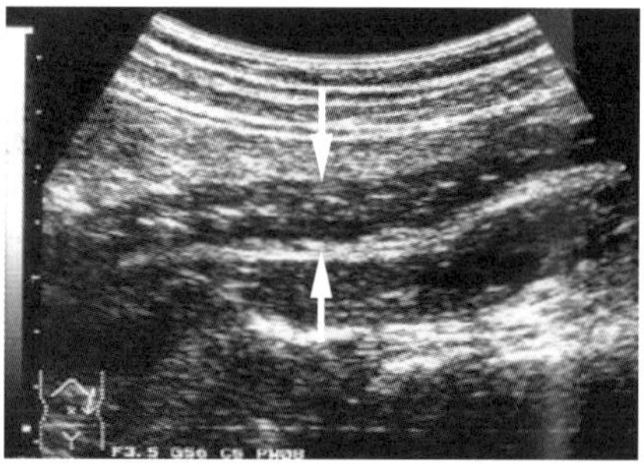

图 4-5-16　溃疡性结肠炎

第五章　腹膜后间隙及大血管、肾上腺

第一节　腹膜后间隙

一、概述

【适应证】

(1) 腹膜后病变内部性状、结构的评估，如囊性、实性或囊实性，甚至血肿或脓肿。

(2) 部分腹膜后病变的良、恶性初步判断。

(3) 腹膜后大血管病变的测量及诊断。

(4) 追踪观察，如肿瘤化疗后、腹膜后纤维化的随访等。

(5) 超声引导下腹膜后病变穿刺活检。

【超声检查技术】

1. 患者准备

宜空腹约 8 h，在上午进行检查，有利于减少胃肠气体的干扰，必要时可清洁灌肠。下腹部和盆腔病变检查时，宜适当充盈膀胱(1/2～2/3 容量)。

2. 体位

一般取仰卧位；左或右侧卧位有助于观察病变的活动性、病变和胃肠道之间的关系等；俯卧位，通过后腰部对腹膜后间隙进行扫查。

3. 仪器

常规使用凸阵探头，探头频率为 2.0～5.0MHz。

4. 扫查方法

主要从胰腺上缘水平到直肠中上段水平做一系列的纵、横、斜断面扫查，并适当加压探头，减少探头与腹膜后间隙之间的肠道气体干扰，使图像更清晰。

【检查内容】

(1) 判断病变的位置　通过观察病变与周围脏器和组织结构的关系，从而对病变位置作出判断；腹膜后病变较腹腔脏器及组织的位置深在且较固定，随呼吸和体位变化的活动度明显小于后者，其前方可见含气肠管。

(2) 观察病变的数量、大小或范围、形态与边界、内部回声与结构　腹膜后间隙空间狭小，病变生长受限，可表现为多形性。

(3) 观察病变血流信号的分布特点(内部、周边或环绕、混合等)和多寡程度。

(4) 观察病变与周围组织的关系　凡紧密毗邻、明显压迫或包绕腹膜后脏器(如肾脏、胰腺、下腔静脉、腹主动脉等)，特别是使这些器官结构向前移位或同水平横行移位者，可判定为腹膜后病变。

二、正常超声表现

腹膜后间隙位于后腹壁壁层腹膜与腹内筋膜之间，由脊柱、肋骨、骨盆及肌肉与筋膜围成，其上界为第十二肋、椎体及膈肌，下界为骶尾部，双侧为腹壁肌肉。此间隙含有肾脏、肾上腺、输尿管、胰腺、十二指肠大部、主动脉和下腔静脉及分支、神经、脂肪结缔组织、淋巴结及淋巴管。正常腹膜后淋巴结多为扁平状，最大径线一般≤1.0cm，超声不容易显示。

【正常报告】

超声检查所见：肝、胆、脾、胰及双肾未见异常。腹主动脉、下腔静脉及髂血管周围未见异常回声，双侧肾上腺区未见异常回声。

超声提示：腹部和腹膜后未见异常。

三、腹膜后肿瘤

(一) 腹膜后囊性肿瘤

【诊断要点】

(1) 定位　根据上述“检查内容(4)”定位于腹膜后水平。

(2) 判断性质　囊性肿物大多边界清楚，形态不规则，可有分隔，后方回声增强(图5-1-1)。CDFI 内部无血流信号显示。

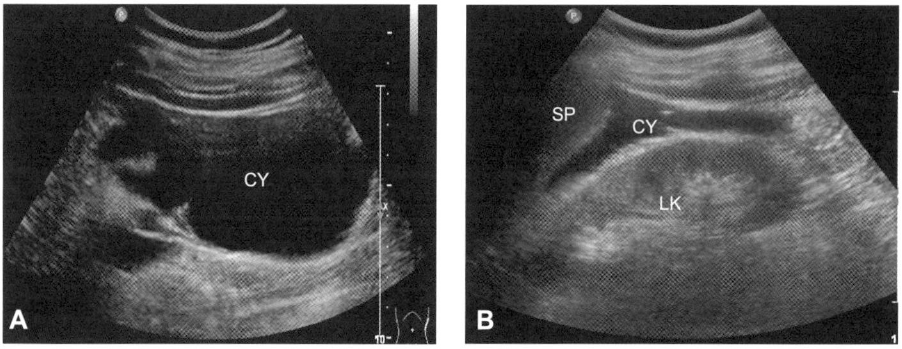

CY. 囊肿；SP. 脾脏；LK. 左肾。

图 5-1-1　腹膜后淋巴管囊肿的灰阶图像

A. 左上腹外侧区域(腰部)的纵断-冠状断面，显示左上腹较大囊肿，内见少量分隔；B. 质地柔软变形的囊肿紧贴左肾前外缘和脾下极

【注意事项】

腹膜后囊性肿瘤大多为良性。

【病例示范报告】

超声检查所见：左肾与脾之间见无回声区，范围约 10.7cm × 6.6cm × 6.1cm，紧贴左肾前外缘和脾下极，推之未见明显移动，内见分隔。CDFI：无回声区内部未见明显血流信号。肝、胆、脾、胰及双肾未见异常。

超声提示：左上腹囊性肿物，考虑腹膜后良性肿瘤可能性大(淋巴管囊肿可能)。

（二）腹膜后实质性肿瘤

1. 原发性腹膜后实质性肿瘤

【诊断要点】

(1) 肿瘤起源于腹膜后间隙，组织来源复杂，恶性多见。

(2) 肿瘤位置深在且固定，不随呼吸及体位改变而明显移动，其前方及周围可见胃肠道；声像图表现多样，从均匀的实质性回声到不均匀的混合性回声。当瘤体较大时，可发生液化、坏死和囊性变(图 5-1-2)。

(3) CDFI 显示内部丰富或高速高阻动脉血流频谱时，常常提示为恶性。

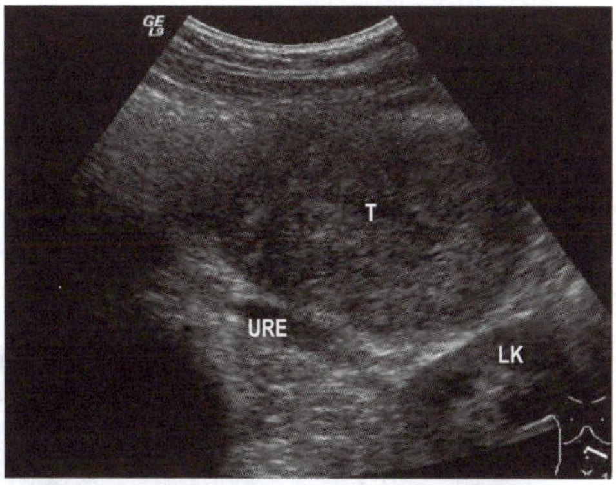

T. 肿瘤；LK. 左肾；URE. 输尿管。

图 5-1-2　腹膜后恶性间质瘤

左上腹斜横断面，显示肿瘤位于左肾内前侧，明显挤压后方的左输尿管，内部回声不均

【注意事项】

因肿瘤种类复杂，部分肿瘤缺乏特异性表现，会出现同种声像图不同病理类型、同种病理类型不同声像图(即表现为异病同影或同病异影)的情况。因此超声更多用于发现病灶、明确病变部位及初步判断病变性质，而很难判断肿瘤的组织学类型。

【病例示范报告】

超声检查所见：左肾前内侧见混合回声肿物，大小 13.4cm × 11.3cm × 10.4cm，轮廓尚清、表面欠光滑，肿物明显挤压左肾和左侧输尿管，压之与左肾同步移动。CDFI：其内部及周边实性部分内可见少量血流信号，以静脉为主。肝、胆、胰、脾、双肾未见明显异常。

超声提示：左肾内前侧囊实性肿物，来源于腹膜后可能性大。

2. 继发性腹膜后实质性肿瘤

【诊断要点】

(1) 既往有其他部位(如胃肠道、肝、肾等)恶性肿瘤的病史，肿瘤通过淋巴系统转移至腹膜后淋巴结，也可直接侵犯到腹膜后区域，或恶性淋巴瘤累及腹膜后淋巴结(腹膜后继发性淋巴瘤)。

(2) 声像图多表现为腹主动脉周围多个圆形、类圆形或不规则低回声结节，部分呈结节融合形成更大的团块状，有时可挤压周围血管(图 5-1-3)。

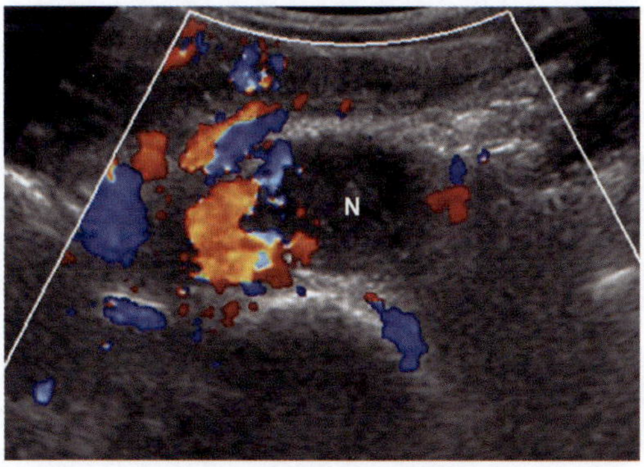

N. 淋巴结。

图 5-1-3　左肾肾母细胞瘤术后腹膜后淋巴结转移

右侧髂动脉分叉部外侧旁肿大淋巴结，周边见少量血流信号

【注意事项】

对于既往有恶性肿瘤病史患者，应注意扫查腹主动脉及下腔静脉周围有无淋巴结肿大以及肝脏有无转移灶。肿瘤周围的腹腔有积液时，提示腹膜表面种植的可能。

【病例示范报告】

超声检查所见：左肾肾母细胞瘤术后。腹膜后左侧髂动脉分叉水平左侧可见类圆形低回声结节，直径约 2.2cm，边界模糊，推挤髂血管。CDFI：内部可见少许点状血流信号。

超声提示：左肾肾母细胞瘤术后，腹膜后淋巴结肿大，考虑为转移瘤。

四、腹膜后脓肿

【诊断要点】

(1) 细菌性脓肿　常由手术、创伤或胃肠道穿孔所致，常有局部疼痛、发热等临床表现，实验室检查提示血液中白细胞数目增多等。声像图表现为形态不规则的无回声区，内有弱回声，可随体位改变而浮动；脓肿的位置与原诱发病变有关，如胰腺手术，一般发生在胰床及周围区域等(图 5－1－4)。

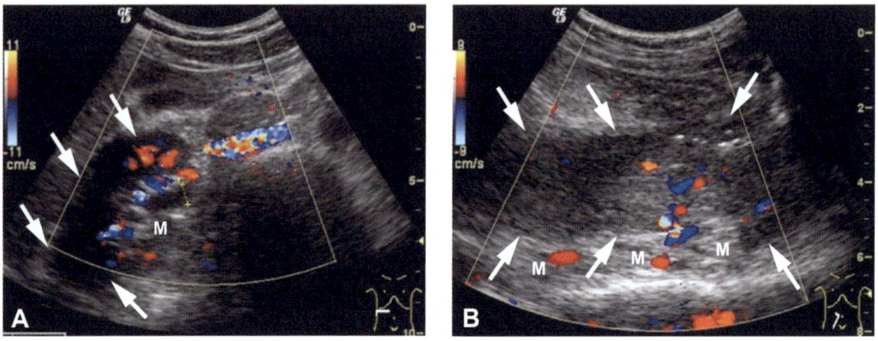

M. 腰大肌。

图 5－1－4　右下腹腔回肠克罗恩病穿透至后腹膜间隙而形成腰大肌－髂腰肌旁脓肿

A. 右侧腹部横断面，腰大肌腹侧近似无回声区(箭头)，肌肉浅表部血流丰富；B. 右侧腹部斜纵断面，腰大肌－髂腰肌前方近似无回声区(箭头)，肌肉表面血流信号增多

(2) 结核性脓肿　一般为脊柱结核扩展而来，多沿着脊柱一侧或两侧的腰大肌及髂腰肌间隙蔓延，可向下延伸至髂窝，甚至腹股沟区。声像图表现为狭长形、轮廓清晰的低回声区，内见漂浮较均匀的弱点状回声。患者可伴有低热、消瘦等结核的全身症状。

【注意事项】

(1) 脓肿内含气体时，应注意与肠道病变相区别，根据部位的深浅、活动度及自身的蠕动性等可予以区别。

(2) 同时对脊柱和腹部做 CT 等检查十分重要，有助于结核性脓肿的诊断。

【病例示范报告】

超声检查所见：右侧腰大肌－髂腰肌前方见近似无回声区，范围约 10.1cm × 6.6cm × 2.7cm，大部分界清楚，内侧毗邻之肌肉血流丰富。

超声提示：右侧腰大肌－髂腰肌(前旁)脓肿形成可能性大。

第二节　腹膜后大血管

一、概述

【适应证】

1. 腹主动脉及其主要分支疾病

(1) 腹主动脉瘤(真性、假性、夹层)。

(2) 腹主动脉粥样硬化。

(3) 多发性大动脉炎。

(4) 肾动脉狭窄。

(5) 肠系膜缺血综合征。

(6) 肠系膜上动脉压迫综合征。

2. 下腔静脉及其属支疾病

(1) 布－加综合征。

(2) 下腔静脉综合征。

(3) 肾静脉血栓形成。

(4) 胡桃夹现象。

【超声检查技术】

1. 患者准备

除患者病情危急需立即行超声检查外，应常规嘱患者禁食 8 h 以上。

2. 体位

根据不同扫查部位和所针对的血管检查相应地取仰卧位、侧卧位或俯卧位。站立位利用下移的肝脏做透声窗有助于一些血管段的检查，也可使一些静脉扩张而方便检查。

3. 仪器

常规使用 3.5MHz 的凸阵探头为佳，体瘦者可选用 5.0MHz 的探头，肥胖者和位置深在的血管可采用 2MHz 探头。声束与血流方向之间的夹角小于 60°，取样门大小为所查血管管径的 1/3～1/2。

4. 扫查方法

(1) 腹主动脉及其主要分支

①腹主动脉：腹正中纵切和横切扫查是检查腹主动脉的常用切面，深吸气后屏气利用下移的肝脏作透声窗，有助于腹主动脉上段的检查；探头加压可消除部分肠道气体的干扰，也有助于检查，但需注意动脉瘤处不宜加压；肥胖、腹胀及大量腹水等情况可导致该切面检查不满意甚至失败，此时，可采用右侧卧位左侧腰部冠状面扫查，利用脾肾作透声窗来显示腹主动脉。

②肾动脉：首先在肠系膜上动脉起始下方 1cm 处测量腹主动脉峰值流速；然后使用腹正中横切扫查、右前腹肋间或肋缘下横切扫查或侧腰部冠状面扫查，观察肾动脉主干血流充盈情况和有无紊乱血流，测量其收缩期峰值流速和舒张末期流速；最后，测量叶间动脉的峰值流速、收缩早期加速度、加速时间和阻力指数。过度肥胖、肠气干扰等影响因素可使肾动脉检查失败。

③肠系膜动脉：肠系膜动脉包括腹腔动脉、肠系膜上动脉和肠系膜下动脉。腹腔动脉位于肝尾状叶下方，肠系膜上动脉和胰腺的上方，纵切显示其与腹主动脉垂直或与腹主动脉形成向头侧的夹角，横切显示腹腔动脉及其分支呈 Y 或 T 形。纵切稍偏右显示肠系膜上动脉长轴图，其起始于腹主动脉前壁，经脾静脉和胰颈的后方下行，右侧有肠系膜上静脉伴行。在髂总动脉分叉处的上方 3～4cm 处，纵切稍偏左显示肠系膜下动脉起始于腹主动脉前壁，沿腹膜后方朝左下行走，肥胖或肠气干扰明显者常不易显示。

(2) 下腔静脉及其属支

①下腔静脉：将探头置于剑突下腹正中线偏右约 2cm 处，自上往下纵切追踪观察下腔静脉的管壁和管腔内状况，横切下腔静脉位于腹主动脉右侧。或将探头置于右前腹肋间或

右侧腰部，呈冠状面扫查，利用肝和右肾作透声窗，能够显示呈平行排列的下腔静脉和腹主动脉的长轴图像。站立位或乏氏动作时，由于下腔静脉扩张，有助于观察血管结构。

②肝静脉：剑突下纵断和横断扫查3支肝静脉，观察其内有无异常回声、血流充盈情况和频谱形态。探头置于右肋缘下，声束指向右上方，进行右肋缘下斜断扫查，主要用于观察肝右静脉、肝中静脉以及它们之间的交通支；也可将探头置于右前腹肋间，呈冠状面扫查肝右静脉。

③肾静脉：与同名动脉的超声探测方法基本类似，参见本节有关内容。

上述血管主要观测内容：先天变异、管腔有无狭窄和扩张、有无移位和受压、管腔内有无异常回声、血流方向、管腔血流充盈情况以及有无紊乱血流。静脉还应观察压迫后管腔的改变和静脉血流频谱的期相性。动脉经常需要测量的参数有：收缩期峰值血流速度、舒张末期流速、血流速度比值、加速时间、加速度和阻力指数。

【检查内容】

1. 腹主动脉

(1) 测量腹主动脉管径，观察其走行情况，有无局限性膨大、狭窄和局部受压等。

(2) 观察腹主动脉管壁情况，如有可能测量内-中膜厚度，观察内壁回声等。

(3) 腹主动脉管腔内有无异常回声(如斑块、钙化、血栓形成等)。

(4) 管腔内血流充盈情况，有无紊乱血流。常用测量参数有收缩期峰值血流速度、舒张末期流速和血流速度比值(针对动脉狭窄者)。

2. 肾动脉

(1) 观察肾动脉走行、管腔内血流充盈情况和有无紊乱血流。

(2) 常用测量参数　肾动脉峰值流速、肾动脉与腹主动脉峰值流速比值、肾动脉与叶间动脉峰值流速比值、叶间动脉加速时间和阻力指数。

3. 腹腔动脉及肠系膜动脉

观察腹腔动脉、肠系膜上动脉和肠系膜下动脉的走行、管腔内血流充盈情况、有无紊乱血流；测量管腔内径、峰值流速和阻力指数。

4. 下腔静脉及其属支

(1) 下腔静脉及其属支的走行、管径变化，有无狭窄或局部受压、扩张改变等。

(2) 下腔静脉及其属支的管壁及腔内回声情况。

(3) 下腔静脉搏动特点及其管径变化与呼吸动作、心动周期之间的关系。

(4) 下腔静脉及其属支的彩色血流充盈情况及血流特点。

(5) 下腔静脉及其属支的血流频谱与呼吸动作、心动周期之间的关系。

二、正常超声表现

1. 腹主动脉及其主要分支

(1) 腹主动脉　纵切面腹主动脉呈管状无回声区，横切面为一圆形无回声区，体瘦者可显示管壁的三层结构。动脉内径自上而下渐进性变小，随年龄增大而增宽，男性明显大于女性。正常腹主动脉近心段内径2～3cm，中段1.5～2.5cm，远心段1～2cm。CDFI：血流为层流，流向足侧；近心段舒张期血流有一定程度的正向血流，而远心段舒张早期存在反向波。

(2) 腹腔动脉和肠系膜上动脉　正常腹腔动脉内径为(0.66±0.17)cm，肠系膜上动脉内径为(0.64±0.14)cm。禁食时，肠系膜上动脉血液循环阻力较高，为三相波型，由收缩期前向波、舒张早期反向波和舒张中晚期的低速前向血流组成；进食后，内径明显增宽，整个心动周期(尤其舒张期)流速明显升高，反向血流消失。禁食时腹腔动脉血流为低阻的二相波型，具有较高的舒张期血流，进食后流速仅轻微升高。

(3) 肾动脉　成人肾动脉内径为4～7mm，管腔内血流充盈满意，血流频谱为低阻型，收缩早期频谱上升陡直，而后缓慢下降，约50%肾动脉存在收缩早期切迹(图5－2－1)。正常肾动脉峰值流速＜150cm/s，收缩早期加速时间＜0.07s，收缩早期加速度＞3m/s^2，阻力指数0.5～0.7。

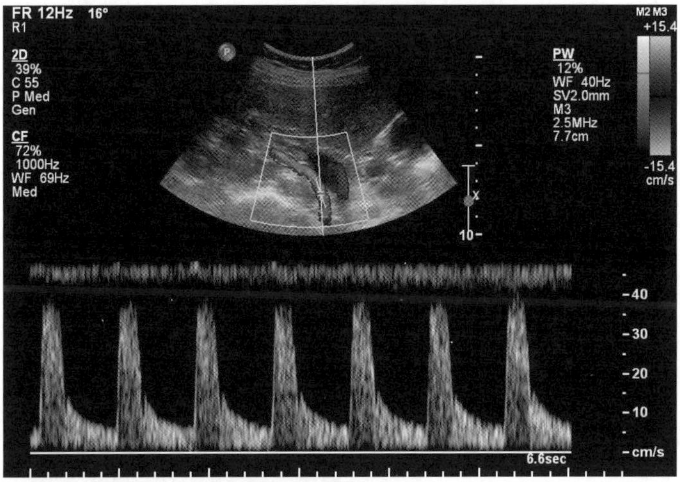

图5－2－1　正常肾动脉

声像图表现：上图为右肾动脉彩色血流表现；下图为其血流频谱

2. 下腔静脉及其属支

(1) 二维超声　下腔静脉及其属支如肝静脉、肾静脉壁呈薄而平整的细线状回声，有时不易辨认，管腔内为无回声。下腔静脉表现为宽窄不均的管状结构，近右心房处可见明显的生理性狭窄。下腔静脉内径明显受呼吸的影响，吸气时前后径变窄呈扁平状，呼气时前后径增宽呈椭圆形。正常下腔静脉管腔前后径：上段1.0～1.3cm，中段0.9～1.2cm，下段0.9～1.1cm。

(2) 彩色多普勒　清晰显示者，管腔内充满血流信号，但肠气干扰和肥胖等影响因素可使静脉管腔内血流信号充盈不满意。下腔静脉近心端和肝静脉随心脏舒缩血流颜色发生变化，但无湍流出现。

(3) 频谱多普勒　房室舒缩致血流频谱呈多相型，每一心动周期依次由S波、V波、D波和A波组成，偶尔在A波之后还有一个C波。S波和D波为前向波，S波波峰常大于D波波峰；V波、A波及C波为反向波(图5－2－2)。这种多相型频谱常见于下腔静脉近心端和三支肝静脉，很少见于右肾静脉，而下腔静脉远心端、左肾静脉和髂静

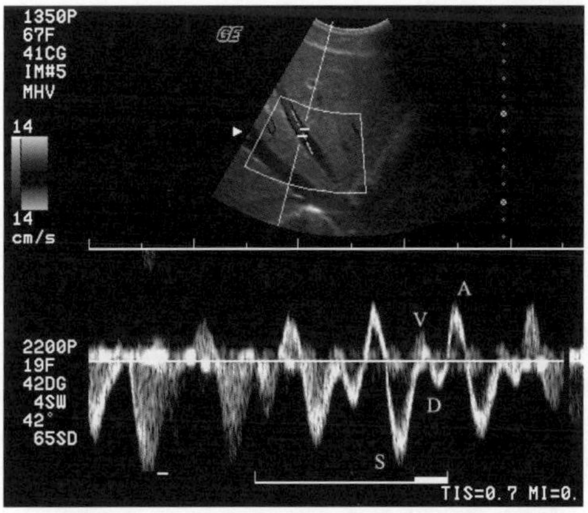

图5－2－2　正常肝静脉血流的多普勒频谱

波形依次由S波、V波、D波和A波组成

脉血流受心脏舒缩的影响很小，常表现为连续的前向血流。血流频谱也受呼吸的影响，通常吸气时 S 波流速减低，D 波流速升高，而呼气时波形流速改变则正好相反。乏氏试验（深吸气后憋气）时，反向血流消失。

【正常报告】

例 1

超声检查所见：腹腔动脉水平腹主动脉内径 1.9cm，腹主动脉末端内径 1.3cm。腹主动脉内壁平整。彩色多普勒显示其内血流为层流，充盈满意。血流频谱形态未见异常，收缩期峰值流速（PSV）92cm/s。

超声提示：腹主动脉未见明显异常。

例 2

超声检查所见：下腔静脉肝后段内径 1.5cm，肾静脉水平 1.9cm，远心段 1.7cm。其内壁平整，管腔内为无回声，内径明显受呼吸的影响。彩色多普勒显示管腔内血流充盈满意，无紊乱血流信号；血流频谱明显受心房压力和呼吸的影响。

超声提示：下腔静脉未见明显异常。

三、腹主动脉及其主要分支疾病

（一）腹主动脉粥样硬化

【诊断要点】

（1）本病多见于老年男性患者，多数患者无临床症状。

（2）动脉内－中膜增厚、内膜毛糙，内壁可见大小不等的强回声、低回声和混合性回声斑块向腔内突起（图 5－2－3）。

（3）若出现动脉狭窄，狭窄处管腔血流束变细，流速明显升高，反向波消失；狭窄及后段血流紊乱，常可见射流；远离狭窄下游的动脉血流流速减低，反向波消失。狭窄处与上游正常动脉峰值流速比值≥2.0～2.5，可诊断腹主动脉内径狭窄≥50%。

（4）若管腔闭塞，则管腔内充满低回声，不能引出血流信号。

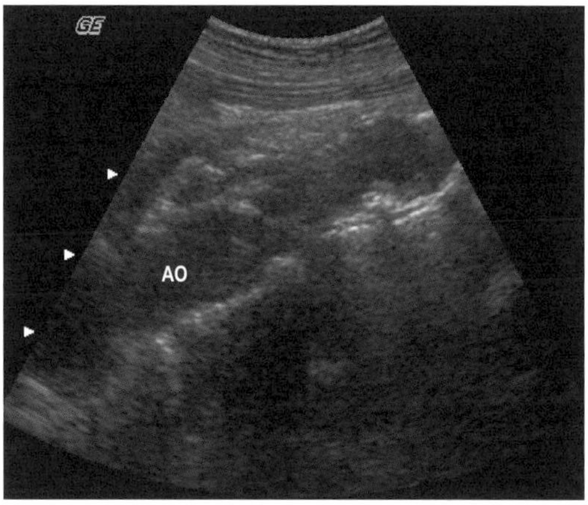

AO．腹主动脉。

图 5－2－3　腹主动脉粥样硬化性狭窄

腹主动脉管壁不光滑，可见多处强回声及中低回声斑块突入管腔内，内膜回声不清晰，斑块边缘显示不清

【鉴别诊断】

（1）应对腹主动脉进行完整扫查，注意其上游动脉狭窄导致腹主动脉血流呈小慢波改变的辨认，慎防遗漏腹主动脉末端病变。

（2）通常情况下，根据发病年龄、受累动脉部位特点和声像图表现的不同，腹主动脉粥样硬化与多发性大动脉炎较易鉴别，但年龄较大的大动脉炎患者也可合并动脉粥样硬化。

【病例示范报告】

超声检查所见：腹腔动脉水平腹主动脉内径 2.5cm，末端 1.2cm。腹主动脉内膜毛糙、增厚，内壁可见许多大小不等的强回声斑，最大者长 1.3cm，厚 0.4cm。管腔内血流通畅，充盈尚满意。血流频谱形态未见异常，PSV 87cm/s。

超声提示：腹主动脉粥样硬化伴多发斑块形成。

（二）腹主动脉瘤

腹主动脉瘤分为真性、假性和夹层三种。

1. 真性腹主动脉瘤

【诊断要点】

(1) 本病多见于老年男性，好发于肾动脉水平以下的腹主动脉，上段腹主动脉瘤很少发生。多数患者无临床症状，体型较瘦者可发现腹部出现搏动性包块。

(2) 病变段腹主动脉失去正常形态，局限性扩张，多呈梭形或纺锤形，瘤壁仍表现为动脉壁的各层结构，瘤体内常见附壁血栓(图 5-2-4)。CDFI：瘤腔内出现涡流，呈杂色血流信号。

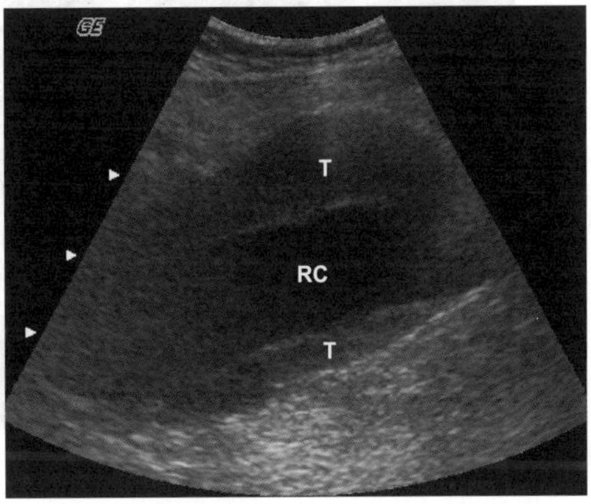

T. 血栓；RC. 残余管腔。

图 5-2-4　腹主动脉瘤伴附壁血栓形成

纵切腹主动脉管腔明显增宽，壁上可见低回声的附壁血栓，残余管腔无明显狭窄

(3) 诊断标准

①最大径＞3.0cm。

②腹主动脉最宽处外径较相邻正常段外径增大 1.5 倍以上。

符合两者之一即可诊断。

【注意事项】

(1) 真性腹主动脉瘤主要应与假性腹主动脉瘤和腹主动脉夹层相鉴别。

(2) 超声能够准确测量动脉瘤的大小，确定动脉瘤的部位，判断受累的动脉分支。但超声对受累动脉病变的观察不如血管造影和 CT 血管成像(CTA)准确。

(3) 与血管造影相比，超声有其独特的优越性，可提供瘤壁和附壁血栓的信息。因此，超声为本病治疗方式的选择提供重要依据，也是一项重要的随访工具。

【病例示范报告】

超声检查所见：肾动脉水平以下腹主动脉局限性显著扩张，呈梭形，范围为长约 5.6cm，前后径为 4.7cm，左右径为 4.2cm。瘤壁可见明显强回声团，后方伴声影，瘤体内有附壁血栓，最厚处为 1.5cm。病变处管腔内可见明显的杂色血流信号，未能探及高速血流信号。

超声提示：肾动脉水平以下腹主动脉瘤伴附壁血栓。

2. 腹主动脉夹层

【诊断要点】

(1) 腹主动脉夹层是指动脉内膜撕裂，血液从破裂口流入中层，使内膜和中层分离，并向周围和其远端动脉扩展，可累及腹主动脉分支(图 5-2-5)。

(2) 本病常由胸主动脉夹层蔓延而来，也有原发于腹主动脉夹层。

(3) 超声诊断的直接依据　分离的内膜呈线状回声，将血管分隔成真、假两腔，急性期常见分离的内膜随心动周期不停地摆动，收缩期向真腔摆动；慢性期分离的内膜常较固定。

(4) 间接超声征象

①管腔内血流分隔现象。

②真假腔血流频谱性质不同。

③夹层段动脉管腔扩张。

④夹层段动脉真腔狭窄。

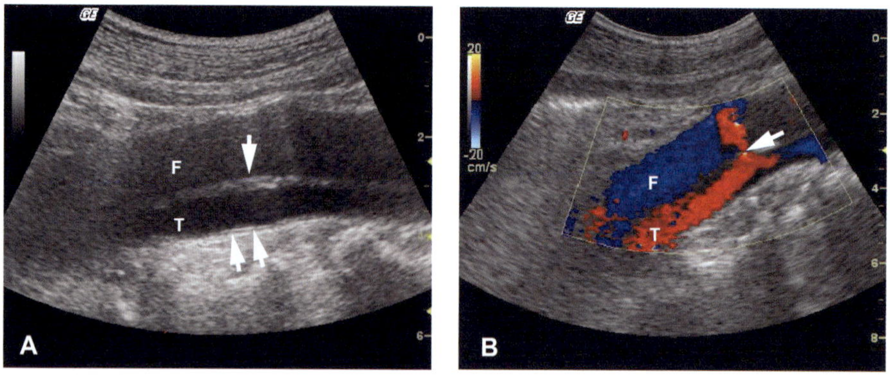

F. 假腔；T. 真腔。

图 5-2-5 腹主动脉夹层

A. 腹主动脉纵切面，管腔内可见中强回声的内膜片(箭头)，假腔内径较大，真腔内径较小，管壁上完整的内膜回声(双箭头)可明确该侧为真腔；B. CDFI 收缩期见血流从真腔内经内膜破口(箭头)流入假腔，真腔与假腔血流方向相反

【注意事项】

(1) 腹主动脉夹层可伴有其分支动脉夹层和(或)狭窄，由于该类患者不宜实行探头加压和肠气干扰明显，超声对这些病变的观察受到一定程度的限制。

(2) 从为手术治疗提供的信息方面来看，超声诊断腹主动脉夹层不能代替 CT、MRI 和血管造影检查。

【病例示范报告】

超声检查所见：腹腔动脉水平腹主动脉内径 2.9cm，腹主动脉末端内径 1.8cm。腹腔动脉起始水平以上腹主动脉受肠道气体干扰显示不佳，腹腔动脉起始水平以下至髂动脉分叉处腹主动脉管腔内见带状低回声(分离内膜)，并随心动周期有规律地摆动。近端分离内膜可见一处 0.3cm 的裂口，血流从真腔通过裂口流向假腔，裂口处血流 PSV 234cm/s。假腔内血流明显紊乱，真腔未见明显狭窄。

超声提示：腹主动脉夹层。

(三) 肾动脉狭窄

【诊断要点】

(1) 肾动脉狭窄的常见病因为动脉粥样硬化、多发性大动脉炎和纤维肌性发育不良。患者常有药物难以控制性高血压，尤其舒张压升高明显。

(2) 内径减少≥60%的肾动脉狭窄的诊断标准 ①肾动脉湍流处峰值流速≥180cm/s；②肾动脉与腹主动脉峰值流速比值≥3。

(3) 重度肾动脉狭窄(内径减少≥70%或 80%)的诊断标准(图 5-2-6，图 5-2-7) 除上述(2)的表现外，还包括①肾内动脉小慢波改变，表现为收缩早期波峰消失，频谱低平，收缩早期频谱倾斜；②收缩早期加速时间≥0.07s。

(4) 肾动脉闭塞的诊断标准　①肾动脉主干管腔内既无血流信号也未能探测血流频谱；②肾内动脉小慢波改变。

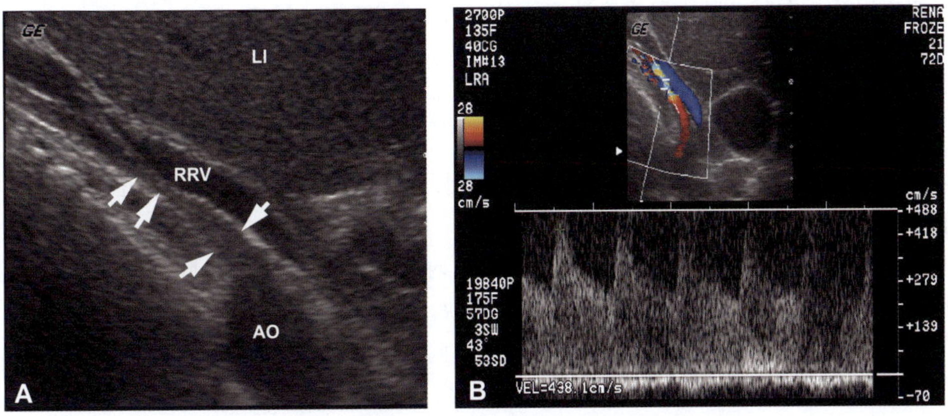

RRV. 右肾静脉；LI. 肝脏；AO. 腹主动脉。

图 5-2-6　肾动脉狭窄

A. 右肾动脉中段狭窄(箭头)，管壁内缘显示不清；B. 上图显示狭窄段及其远心段血流紊乱，下图显示狭窄段流速加快，峰值流速达 438cm/s

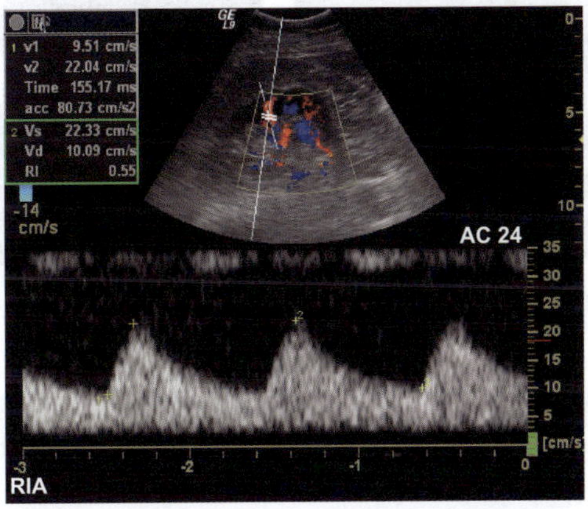

图 5-2-7　右肾动脉主干狭窄所致肾内叶间动脉小慢波改变

峰值流速减低(PSV=22cm/s)，加速时间延长(AT=0.16s)，加速度减低(AC=0.8m/s^2)

【鉴别诊断】

(1) 除肾动脉狭窄以外，肾动脉先天发育不良、肾动静脉瘘、肾静脉血栓形成、主动脉狭窄等也可引起肾血管性高血压，需与这些疾病进行鉴别。

(2) 采用超声诊断肾动脉狭窄主要是依据血流动力学改变，而磁共振血管成像(MRA)和 CTA 是依据血管形态改变来诊断动脉狭窄，这些影像学检查方法的联合应用有助于提高其诊断正确率。

(3) 超声检查肾动脉费时，且受肾内外多种血液循环因素的影响，检查时应有足够的耐心，全面分析各种因素对肾动脉血流动力学的影响。

【病例示范报告】

超声检查所见：右肾动脉中段见杂色血流信号，PSV 350cm/s，同侧叶间动脉 PSV 20.1cm/s，加速时间(AT)0.13s，RI 0.45。肾动脉开口处腹主动脉峰值流速 71cm/s，右侧肾动脉峰值流速比值(RAR)4.9；左肾动脉主干管腔内血流通畅，充盈满意，PSV 91cm/s，左侧叶间动脉 PSV 35cm/s，AT 0.04s，RI 0.54。

超声提示：右肾动脉中段重度狭窄，狭窄程度＞80%。

(四) 肠系膜缺血综合征

1. 急性肠系膜缺血综合征

【诊断要点】

(1) 病情发展迅速，病情严重，病死率高。怀疑本病患者，应尽早安排超声检查，以赢得手术时机。

(2) 动脉栓塞或血栓形成　病变段动脉管腔内无血流信号。对于动脉粥样硬化基础上形成的血栓，二维超声有时可显示壁上的钙化斑块。

(3) 静脉血栓形成　静脉增宽，腔内充满低回声，管腔不能被压瘪，CDFI 显示管腔内无血流信号(图 5-2-8)。

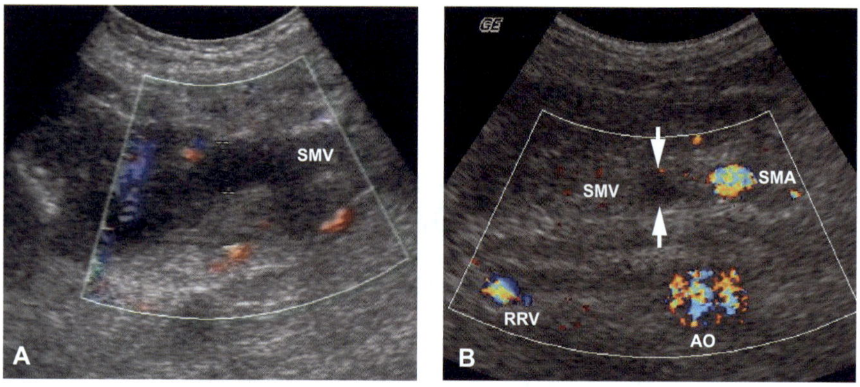

SMV. 肠系膜上静脉；SMA. 肠系膜上动脉；AO. 腹主动脉；RRV. 右肾静脉。

图 5-2-8　肠系膜上静脉血栓形成

A. 肠系膜上静脉管径增宽，内充满低回声，内无血流信号显示；B. 上腹部横切面加压后，肠系膜上动脉、腹主动脉、右肾静脉内血流通畅，下腔静脉被压瘪，未显示。肠系膜上静脉管腔未被压瘪(箭头)，内充满低回声，无血流信号显示

【鉴别诊断】

(1) 肠系膜上静脉血栓形成与门静脉高压所致肠系膜上静脉血流淤滞的鉴别。后者肠系膜上静脉管径也增宽，但通过调节仪器仍可显示管腔内充满低速血流信号，管腔可被压瘪。

(2) 肠内气体干扰和操作者水平是影响其诊断的主要因素，如不能确诊，应进一步行其他影像学检查。

【病例示范报告】

超声检查所见：肠系膜上静脉近端前后径 1.2cm，其内充满低回声，探头加压管腔不能被压瘪，CDFI：管腔内无明显血流信号。受肠道气体干扰，肠系膜下静脉显示不清。

超声提示：肠系膜上静脉栓塞，结合临床考虑血栓形成所致可能性大。

2. 慢性肠系膜缺血综合征

【诊断要点】

(1) 通常，在三支肠系膜动脉中至少有两支出现严重狭窄(内径减少＞70%)才会出现慢性肠系膜缺血的临床表现，典型症状为餐后腹痛、腹胀、体重下降和腹泻。

(2) 禁食时腹腔动脉收缩期峰值流速≥200cm/s，提示管径狭窄>70%。

(3) 禁食时肠系膜上动脉收缩期峰值流速≥275cm/s 或舒张末期流速>45cm/s，提示管径狭窄>70%(图 5-2-9)。

(4) 禁食时肠系膜上动脉或腹腔动脉与腹主动脉收缩期峰值流速比值>3～3.5，提示管径狭窄>60%。

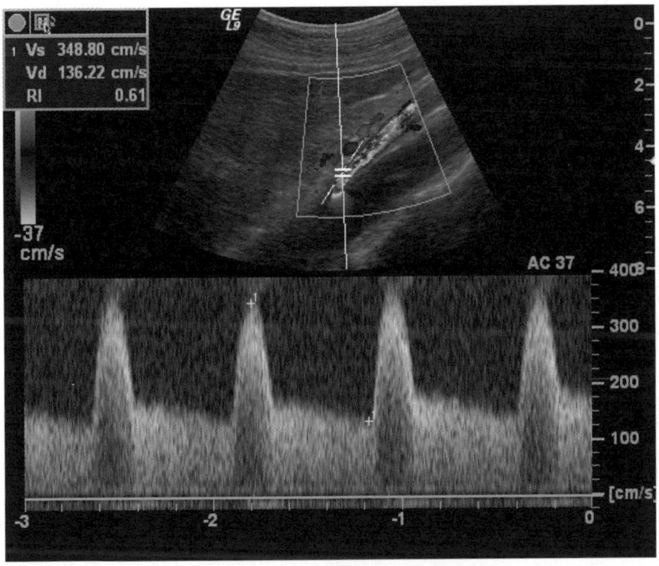

图 5-2-9　肠系膜上动脉狭窄

频谱多普勒显示狭窄处 PSV 升高(349cm/s)，舒张末期流速(EDV)也升高(136cm/s)，RI 降低为 0.61

【注意事项】

(1) 利用收缩期峰值流速来诊断肠系膜动脉狭窄存在个体差异，心功能不全和弥漫性动脉粥样硬化患者可出现低速血流，从而表现为假阴性；相反，有的患者，尤其是那些有高心排出量和高代谢疾病的年轻人和儿童，可出现假阳性。在这种情况下，肠系膜动脉与腹主动脉收缩期峰值流速比值可以帮助避免一些误诊或漏诊。

(2) CDFI 对肠系膜血管闭塞的阳性诊断可靠性强，可使患者及时获得救治。对于 CDFI 检查失败和诊断困难的病例，应进一步行其他影像学检查。

【病例示范报告】

超声检查所见：肠系膜上动脉起始部管腔内径 0.18cm，该处血流束明显变细，狭窄即后段血流明显紊乱，狭窄段 PSV 441cm/s，EDV 87cm/s。狭窄远端管腔内血流通畅，血流频谱呈“小慢波”改变，PSV 32cm/s，AT 0.12s，RI 0.67。

超声提示：肠系膜上动脉起始处狭窄，内径减少大于 70%。

(五) 肠系膜上动脉压迫综合征

【诊断要点】

(1) 腹主动脉与肠系膜上动脉之间的夹角较小，多数小于 20°，也有研究者认为小于 13°。

(2) 通过饮水或其他胃肠造影剂，可发现肠系膜上动脉与腹主动脉之间的十二指肠受压，最大前后径小于 10mm，其近端十二指肠扩张，形态呈漏斗形或葫芦形。

【鉴别诊断】

（1）本病为肠系膜上动脉压迫十二指肠所致，需与引起十二指肠梗阻的其他疾病鉴别。

（2）超声主要通过准确测量肠系膜上动脉与腹主动脉之间的夹角来间接判断十二指肠受压状况，但不如 X 线钡餐检查准确，因此在采用超声诊断本病时，需结合患者十二指肠梗阻的症状与体征。

【病例示范报告】

超声检查所见：饮水前，腹主动脉与肠系膜上动脉之间夹角为 10°，两者间十二指肠前后径 0.8cm，近端十二指肠前后径 1.2cm；大量饮水（800ml）后，腹主动脉与肠系膜上动脉之间夹角仍为 10°，两者之间十二指肠管腔内径未见明显变化，前后径 0.8cm，其近端管腔明显扩张，最宽处前后径 3.5cm。

超声提示：腹主动脉前方十二指肠受压，肠系膜上动脉压迫综合征可能性大。

四、下腔静脉及其属支疾病

（一）布－加综合征

【诊断要点】

1. 下腔静脉和（或）肝静脉狭窄、闭塞

（1）隔膜　常位于下腔静脉近右心房处或肝静脉开口处，呈薄膜状，有的合并纤维化、钙化而探及强回声，有的回声较低而不易显示（图 5－2－10），隔膜近心端血流紊乱，常探及高速射流。

（2）血栓或癌栓　管腔内见实性低或中强回声，血流充盈缺损（图 5－2－11）。

（3）外压性　静脉受压变窄甚至闭塞，邻近见肿物回声。梗阻远心端静脉血流缓慢、方向逆转或频谱平坦。

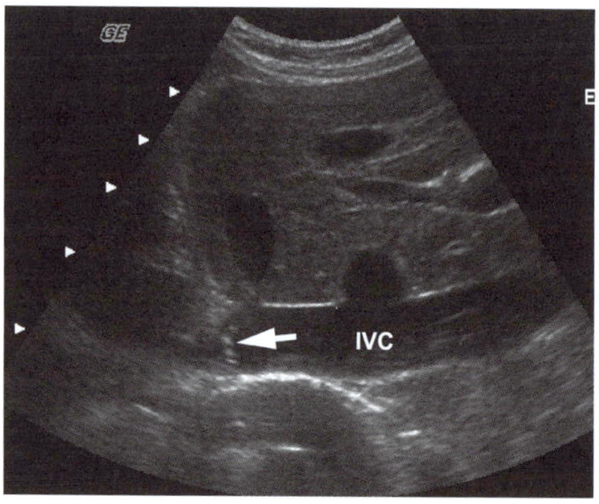

IVC. 下腔静脉。

图 5－2－10　布－加综合征（隔膜型）

下腔静脉近有心房处可见隔膜（箭头），隔膜上可见多个小孔

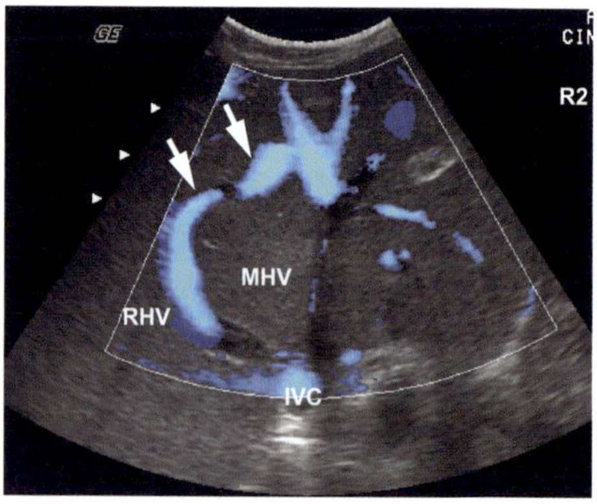

RHV. 肝右静脉；MHV. 肝中静脉；IVC. 下腔静脉。

图 5－2－11　布－加综合征（血栓形成所致）

肝右静脉和肝中静脉可见实性低回声，管腔内无或少许血流信号，其间可见交通支（箭头）

2. 侧支循环形成

（1）肝静脉之间交通支血流是从回流受阻的肝静脉流向不受阻的肝静脉或肝右下静脉，频谱常为带状。

(2) 阻塞的肝静脉血流通过包膜下静脉与体循环静脉相交通，表现为肝周和包膜下静脉扩张。

(3) 第三肝门开放。

(4) 以门静脉分支作为侧支循环，表现为门静脉血流减慢，甚至出现双向血流和反流，以及脐旁静脉开放。

3. 肝脏改变

急性或亚急性期，呈淤血肝肿大表现，尤以尾状叶增大为主；晚期呈肝硬化表现。

【注意事项】

(1) 肝小静脉闭塞病是布–加综合征的一种类型，其梗阻水平在肝窦，超声常不能显示肝静脉梗阻征象，易漏诊。

(2) 主要应与肝硬化和门脉高压症鉴别，还应与肝肿大、腹水等原因导致下腔静脉肝段外压性狭窄进行鉴别，这种狭窄位于肝静脉开口的远心段，不影响肝静脉回流。

(3) 下腔静脉远心端或双侧髂静脉梗阻时，可因回心血量减少至下腔静脉肝段变细，但肝静脉回流不受阻。

【病例示范报告】

超声检查所见：下腔静脉近右心房处可见一膜状回声，该处血流束变细，流速加快达190cm/s。肝段下腔静脉扩张，前后径 2.2cm，流速减低，频谱平坦。肝左、中静脉下腔静脉入口处未见明显血流信号。肝右静脉内径 1.5cm，血流通畅，汇入下腔静脉梗阻的远心端。肝静脉之间见侧支血管，侧支血管血流从肝左静脉流向肝中静脉，再流向肝右静脉。尾状叶数条静脉血流汇入下腔静脉。

超声提示：下腔静脉近右心房处膜型狭窄，肝左、中静脉闭塞，考虑布–加综合征(混合型)。

(二) 下腔静脉综合征

【诊断要点】

(1) 本病是指肾静脉水平以下的下腔静脉回流障碍。

(2) 超声表现取决于梗阻病因、程度、范围和病程。

(3) 血栓　急性血栓为低回声，血栓段下腔静脉扩张，管腔内血流充盈明显缺损(图 5–2–12)；慢性血栓为中强回声，边界不规则，静脉壁毛糙，血栓之间或血栓与管壁之间探及条状或片状血流信号。不论哪一种类型的血栓，血栓处管腔均不能被完全压瘪。

(4) 癌栓　管腔内见单个或数个椭圆形或不规则形低或中强回声区，边界清晰，内可见滋养动脉血流信号。

(5) 外压性　受压处下腔静脉移位或有局部压迹，管腔狭窄，但静脉壁回声正常，狭窄远心段下腔静脉扩张。在下腔静脉邻近有异常回声团块。

【鉴别诊断】

(1) 本病需与布–加综合征、右心功能衰竭、缩窄性心包炎和肾病综合征等引起下肢肿胀的疾病进行鉴别。

(2) 应注意引起本病的各种病因的相互鉴别，癌栓呈椭圆形，边界规则，内部有滋养血流信号，常可发现原发灶；而血栓则呈管状，边界不规则，内部无滋养血流信号。

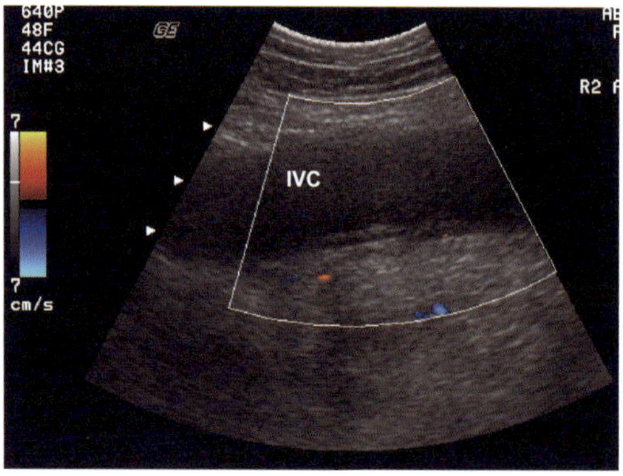

IVC. 下腔静脉。

图 5-2-12　下腔静脉综合征（血栓所致）
下腔静脉远心端明显扩张，内部充满实性低回声，无明显血流信号

(3) CDFI 在观察侧支血管方面尚存在一定的局限性，过度肥胖、肠气干扰等影响因素可导致下腔静脉显示不满意甚至探测失败。

【病例示范报告】

超声检查所见：下腔静脉肝后段内见 2.1cm × 1.9cm × 1.8cm 椭圆形中强回声，边界清晰、规则，内部回声均匀。肿物前缘与下腔静脉壁之间可见线状血流信号，肿物内部无明显血流信号。其远心段下腔静脉血流受心房压力和呼吸影响减弱。

超声提示：下腔静脉肝后段实性占位，考虑瘤栓可能性大。

注意：本患者右肝后叶见大小为 7.1cm×6.9cm×5.8cm 的不均质中强回声，周边可见“窄晕”，CDFI 显示肿物内部及周边丰富的血流信号，动脉血流的峰值流速为 87cm/s，阻力指数为 0.76。

（三）肾静脉血栓形成

【诊断要点】

(1) 急性期可见受累肾脏增大，皮质回声减低；慢性期肾脏可萎缩。

(2) 肾静脉内见低或中强回声，血流充盈明显缺损。

(3) 患肾静脉血流信号消失或减少，动脉阻力增大，甚至舒张期出现反向波（图 5-2-13）。

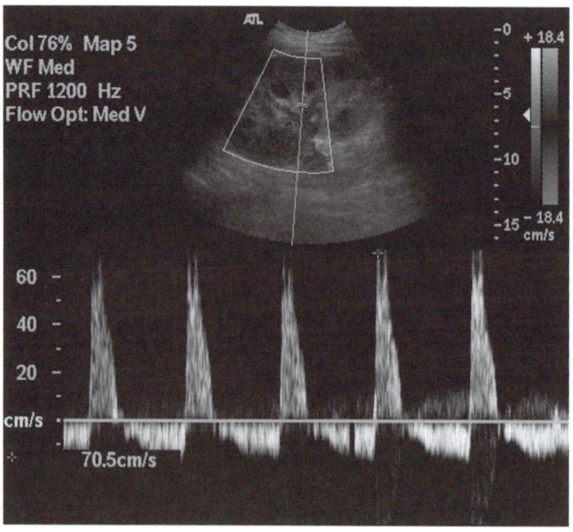

图 5-2-13　局限性肾内小静脉血栓形成
上图显示肾上极受累区无明显静脉血流信号，下图显示该处动脉血流舒张期出现反向波（基线下方）

【鉴别诊断】

(1) 对于急性肾静脉血栓形成患者，临床上可以怀疑肾结石就诊，而灰阶超声不能诊断本病，应有意识地加用 CDFI 检查。

(2) 应与肾梗死、少血供型肾占位进行鉴别。

(3) CDFI 能够作为本病首选影像学检查方法，常可以确诊急性肾静脉血栓形成，帮助临床迅速采取治疗措施，并有助于治疗后的随访观察。

【病例示范报告】

超声检查所见：右肾大小 12.6cm × 6.9cm × 6.5cm，皮质回声减低，未见明确占位。右肾静脉宽 1.8cm，其内充满低回声，管腔内无明显血流信号。右肾动脉峰值流速 88cm/s，阻力指数 0.84。左肾及左肾动脉未见明显异常。

超声提示：右肾静脉栓塞，考虑为血栓形成所致，右肾增大。

(四) 胡桃夹现象

【诊断要点】

(1) 胡桃夹现象多见于体形瘦长的儿童或青少年，主要临床表现为无症状肉眼血尿和直立性蛋白尿，血尿多在剧烈运动之后或傍晚出现。

(2) 腹主动脉与肠系膜上动脉之间的间隙变小，致使左肾静脉受压变窄及其远心段扩张。CDFI：狭窄处血流束变细、紊乱，流速明显加快，而狭窄远心段流速明显减慢频谱低平。

(3) 仰卧位左肾静脉扩张处与狭窄处前后径比值大于 3 或脊柱后伸位 20 min 后此比值大于 4 时，在结合临床表现的基础上可以提示本病(图 5-2-14)。

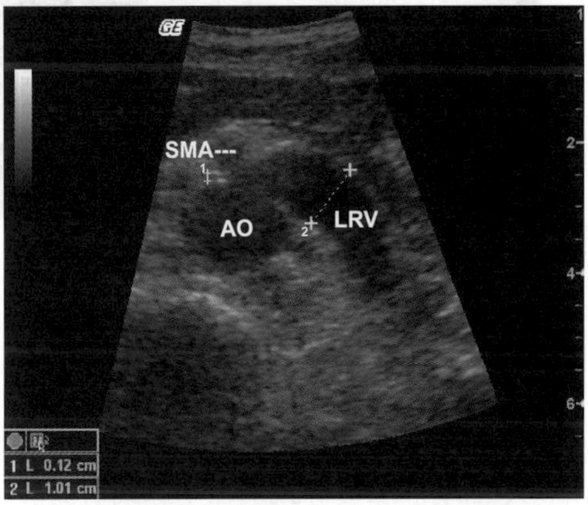

AO. 腹主动脉；LRV. 左肾静脉；SMA. 肠系膜上动脉。

图 5-2-14　胡桃夹现象

腹正中横切显示腹主动脉与肠系膜上动脉之间的左肾静脉受压，内径为 0.12cm，其远心段管腔明显扩张，内径为 1.01cm，两处比值为 8.4

【注意事项】

(1) 超声对左肾静脉扩张处及狭窄处的内径测量不太准确，尤其是狭窄处。

(2) 应结合患者临床表现进行分析，有许多人达到上述诊断标准，但他们没有明显的临床表现。

(3) 本病是由于左肾静脉的回流障碍所致，但目前尚无可靠的血流动力学参数来诊断本病。

【病例示范报告】

超声检查所见：腹主动脉与肠系膜上动脉之间的左肾静脉受压变窄，内径 0.12cm，其远心端管腔明显扩张，内径 1.01cm，其内血流通畅，充盈满意，频谱平坦。

超声提示：腹主动脉前方左肾静脉受压变窄，胡桃夹现象可能性大。

五、腹部动静脉瘘

【诊断要点】

(1) 动静脉瘘是指动、静脉之间存在异常通道。临床症状典型者出现三联征，即腰腹部疼痛、搏动性肿块、粗糙连续的机器样杂音。

(2) 瘘口近心端供血动脉血流为高速低阻型；瘘口远端动脉缺血，如分流量大的肾动静脉瘘可导致肾萎缩(图 5-2-15)。

(3) 瘘口处为紊乱的血流信号，呈高速低阻型动脉样血流频谱。

(4) 与瘘相连的静脉明显扩张，频谱显示静脉血流动脉化。

(5) 部分患者有充血性心衰表现。

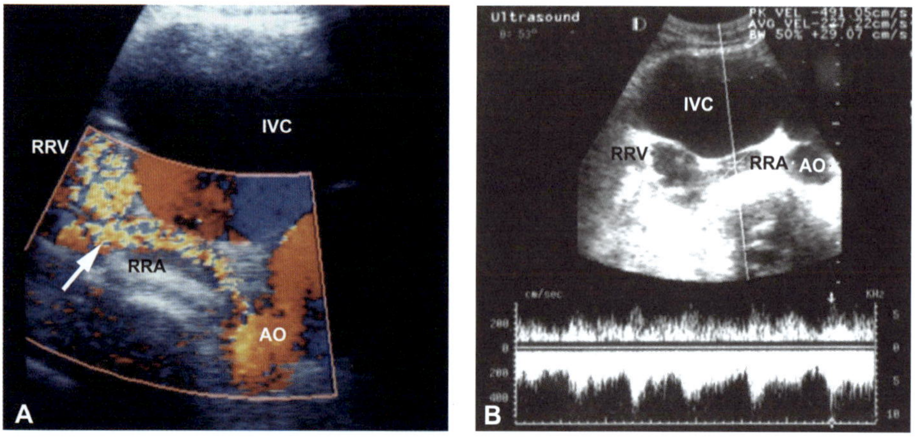

AO. 腹主动脉；IVC. 下腔静脉；RRA. 右肾动脉；RRV. 右肾静脉。

图 5-2-15　右肾动静脉主干瘘

A. 右肾动脉和右肾静脉内见杂色血流信号，箭头所示为瘘口位；B. 右肾动脉扩张，频谱为高速低阻动脉频谱

【鉴别诊断】

(1) 当动静脉瘘导致供血动脉或引流静脉扩张明显甚至形成动脉瘤和(或)静脉瘤时，可因局部解剖结构失常、血流紊乱掩盖瘘口而导致误诊或漏诊，此时寻找动静脉瘘的特征性表现有助于鉴别。

(2) 超声常可对动静脉瘘作出明确的定性诊断，但对瘘口部位、大小、附近血管扩张及侧支循环形成情况的观察不如血管造影检查。

【病例示范报告】

超声检查所见：右肾动脉近段内径 0.63cm，血流频谱呈高速低阻型，PSV 399cm/s，RI 0.3；右肾动脉中远段呈瘤样扩张，内径 1.3cm，管腔内血流信号紊乱。右肾静脉内血流紊乱，探及动脉样血流信号，PSV 287cm/s，RI 0.4。

超声提示：右肾动静脉瘘。

第三节　肾　上　腺

一、概述

【适应证】

(1) 检查肾上腺是否增大，进而判断其性质是增生抑或肿瘤，以及肿瘤是原发性还是继发性。

(2) 鉴别肾上腺区域占位或肿瘤的来源，即是来源于肾上腺，还是来源于肾、肝脏或胰腺等。

(3) 超声引导下穿刺活检或介入治疗。

【超声检查技术】

1. 患者准备

因为从腹侧探查是常用的扫查路径，故一般需要禁食 6～8 h，最好安排在上午检查，以减少胃肠道内容物和气体的干扰。

2. 体位

多方位扫查。最常用的是仰卧位或将患侧适当抬高，自双侧侧腰部或沿腋中线前后进行的冠状断面扫查。另外仰卧位左右上腹腹侧斜横断面、俯卧位背侧斜纵断面及沿肋间斜断面扫查也极为重要。这些断面的联合扫查，不但可以完整清晰地显示肾上腺本身，还可以明确其与局部周边脏器的解剖关系，有利于病变的准确定位。

3. 仪器

常规采用凸阵探头，频率 2.0～5.0MHz。检查血流时，因部位较深，应该注意采用较低的探头频率，并适当调节速度量程，也可直接选取仪器预设的中等(“Med”等)血流模式。

4. 扫查方法

与其他腹部器官相同，均采用经腹(皮)扫查；检查前适当训练患者呼吸，这对于较为紧张、呼吸幅度偏小的患者尤为重要，因为一般需要患者深吸气后屏气，才能充分显示肾上腺。

【检查内容】

(1) 观察被显示的“肾上腺”与周围脏器及组织的毗邻关系，特别是后者有无受压移位或相对运动，从而对病变作出准确的定位。

(2) 观察肾上腺病变的大小、形态、边界、内部回声及结构(如囊变、出血、钙化)等征象，对于怀疑恶性者还需观察有无侵犯邻近脏器(如肝、肾及大血管)。

(3) 观察肾上腺病变血流信号的分布特点(内部、周边或环绕、混合等)和丰富程度，并测量峰值流速、RI 及 PI 值。

二、正常超声表现

正常的肾上腺超声显示率一般在 50%以上，右侧易于左侧显示，主要是由于右侧有肝脏作为声窗相对更利于显示，而左侧易受到胃肠气体的干扰。儿童的肾上腺显示率要高于成人，因为其腺体相对较大，加之体表与肾上腺之间的距离短，以及周围脂肪组织少之缘故。肾上腺外形如三角形或新月形，内部呈低回声，可以稍有不均，正常皮髓质不易辨别。

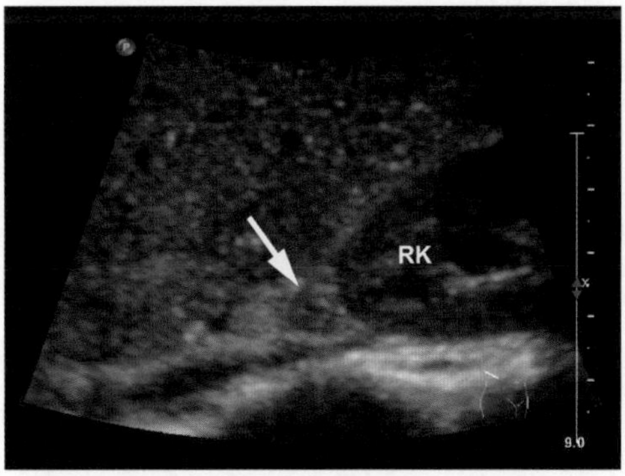

图 5-3-1　正常成人的肾上腺

右上腹部外侧区域(腰部)的近似冠状断面，右肾上腺(箭头)显示为类三角形，内部呈低回声，略不均。

【正常报告】

超声检查所见：双侧肾上腺呈均匀性低回声，未见增大和形态异常，CDFI 血流分布未见异常(图 5-3-1)。

超声提示：双侧肾上腺未见异常。

三、皮质醇增多症(库欣综合征)

【诊断要点】

(1) 由肾上腺皮质增生引起。肾上腺皮质轻度增生时声像图上肾上腺无肿大，中度以上增生表现为双侧肾上腺弥漫性肿大，也可呈结节样改变。

(2) 由肾上腺皮质腺瘤或腺癌引起。皮质腺瘤声像图表现为肾上腺区圆形或类圆形占位，多为单侧单发，直径 2～3cm，边界清晰，形态规则，内部为低回声。皮质腺癌多数体积较大，边界清楚，形态规则，存在周围浸润时表现为边界不清和形态不规则，内部为低回声或混合回声。

(3) 皮下脂肪、肾周围脂肪及肾上腺周围脂肪层常增厚。

【注意事项】

(1) 超声检查诊断肾上腺皮质增生的敏感性不高，应多切面扫查以免遗漏，一般常用经侧腰部的冠状－斜切面、肋间扫查的斜－冠状切面、肋缘下斜－纵－横切面，同时采用侧卧位及俯卧位等多体位扫查，并结合临床表现与实验室检查进行判断。

(2) 肾上腺皮质腺瘤的回声常常低于正常肾上腺的回声，且周围常可见正常肾上腺回声；当结节同时伴有弥漫性腺体增大，多倾向增生性结节(包括腺瘤样增生结节)。

(3) 肾上腺皮质腺癌体积多较大，形态不规则，且内部回声不均匀或呈混杂状态。

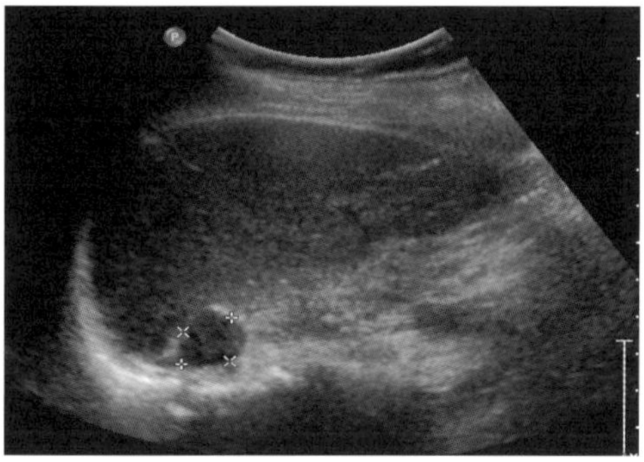

图 5－3－2　肾上腺皮质腺瘤

右侧腰部近似冠状断面所示右侧肾上腺区实性结节(测量游标)，类圆形，边界清楚，形态规则，内部呈低回声

【病例示范报告】

超声检查所见：右肾上腺区见一 1.8cm × 1.5cm × 1.4cm 类圆形实性结节，边界清晰，形态规则，内部呈低回声，CDFI 显示其内无明显血流信号(图 5－3－2)。

超声提示：右侧肾上腺区实性结节，肾上腺腺瘤可能性大。

四、原发性醛固酮增多症

【诊断要点】

(1) 由醛固酮瘤引起最为常见。醛固酮瘤声像图表现为肾上腺区探及圆形或类圆形肿瘤，大多为单侧单发，少数双侧或多发，直径常常≤2cm，边界清晰，形态规则，内部为低回声。

(2) 由肾上腺皮质增生引起。声像图可表现为双侧肾上腺弥漫性肿大。

(3) 恶性醛固酮瘤，极为罕见，一般瘤体较大。

(4) 不伴有皮下脂肪、肾周围脂肪及肾上腺周围脂肪增厚。

【注意事项】

(1) 醛固酮瘤体积小，形态规则，较小者周围常有强回声轮廓线。

(2) 原发性醛固酮增多症的肾上腺肿大与其他原因所致的肾上腺肿大在声像图上鉴别

非常困难，应结合临床表现及实验室检查。

(3) 醛固酮瘤与库欣综合征皮质腺瘤两者在形态和回声上区别不大，但前者体积一般更小，多数为 1～2cm，且后者伴有肾上腺外脂肪增多的表现。

【病例示范报告】

超声检查所见：右肾上腺区见一 1.5cm × 1.7cm × 1.4cm 类圆形实性结节，边界清晰，形态规则，内部呈均匀性低回声(图 5－3－3)，CDFI：其内未见血流信号。

超声提示：右侧肾上腺区实性结节，结合病史考虑肾上腺醛固酮瘤可能性大。

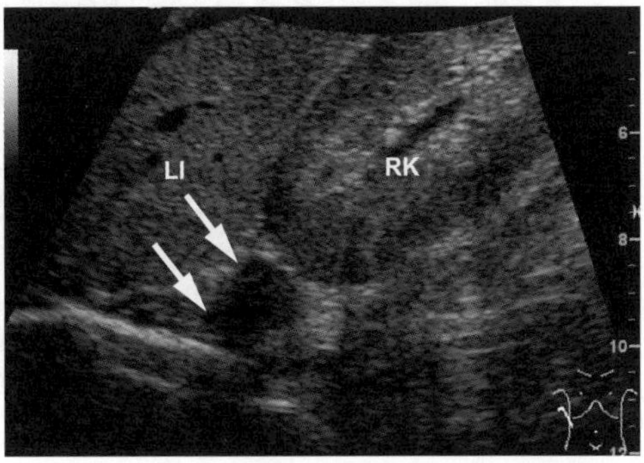

LI. 肝脏；RK. 右肾。

图 5－3－3　肾上腺醛固酮瘤

右侧腰部近似冠状断面所示右肾上腺实性结节(箭头)，类圆形，边界清楚，形态规则，内部呈低回声

五、无功能皮质腺瘤和腺癌

【诊断要点】

(1) 好发于成人，临床症状不明显。

(2) 无内分泌功能的皮质腺瘤声像图表现为肾上腺区圆形或类圆形肿瘤，多为单侧单发，少数单侧多发，直径多为 2～4cm，边界清晰，形态规则，内部为均匀性低回声。也有较大者，可呈分叶状，内部呈不均匀性低回声，其间有囊性区。

(3) 无内分泌功能的皮质腺癌，较小时声像图表现为肾上腺区边界清晰、内部回声欠均匀的占位；较大时形态欠规则，呈分叶状，边界欠清晰，内部回声杂乱不均，CDFI 可见内部及周围血流较丰富，可伴有淋巴结和其他器官转移。

【注意事项】

(1) 无功能皮质腺瘤发病率低于有功能者，声像图上两者难以鉴别，应参考临床表现和实验室检查。

(2) 肿瘤较小时，注意定期复查。肿瘤较大或增长迅速者，应考虑恶变可能。

(3) 无高血压。

(4) 无皮下脂肪、肾周围脂肪及肾上腺周围脂肪增厚。

【病例示范报告】

超声检查所见：左侧肾上腺区见一 7.5cm × 7.0cm × 4.5cm 实性肿物，边界可见，呈分叶状，内部呈不均匀性低回声(图 5－3－4)，CDFI：其内见血流信号。

超声提示：左侧肾上腺区实性肿物，不除外恶性肾上腺皮质腺癌。

六、嗜铬细胞瘤

【诊断要点】

(1) 肿瘤多为良性，良、恶性之比约为 9:1。

(2) 单侧单发多见，少数多发性肿瘤常见于儿童或有家族史的患者。

(3) 肿瘤多为圆形或椭圆形，形态规则，边界清楚。

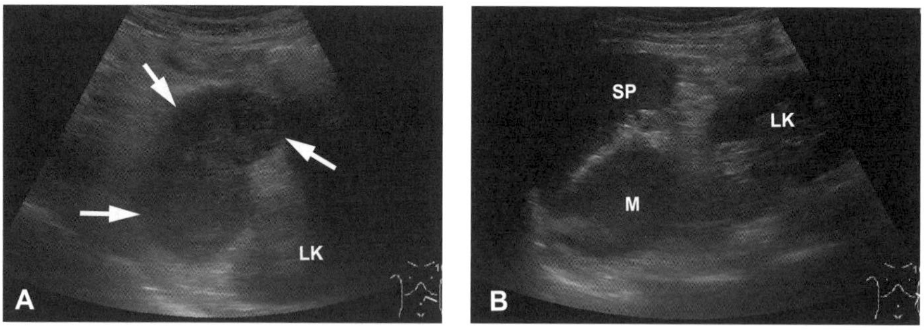

LK. 左肾；M. 肿物；SP. 脾脏。

图 5-3-4 左肾上腺皮质腺瘤

A. 左上腹斜横断面，显示左肾上腺实性肿物（箭头），边界可见，呈分叶状，内部呈不均匀性低回声，左肾受压向外移位；B. 左侧腰部冠状断面，显示肿物位于脾左肾之间，左肾上极受压

(4) 肿瘤直径偏大，多为 4～5cm，甚至更大。

(5) 内部呈中等回声，肿瘤内有出血或囊性变时回声变得强弱不均或伴囊性区。

(6) 当肿瘤有包膜受侵而呈边界不清或探及周围淋巴结肿大时，要考虑恶性的可能。

(7) CDFI 显示内部有血流信号。

【注意事项】

(1) 瘤体受刺激时易引起儿茶酚胺分泌而导致患者血压骤然升高，因此检查时切勿用力压迫。

(2) 异位或肾上腺外嗜铬细胞瘤发生率较低，易发生于腹主动脉旁、肾门、颈动脉体等部位，其超声表现与肾上腺嗜铬细胞瘤相似。

【鉴别诊断】

(1) 肾上腺嗜铬细胞瘤应与皮质腺瘤相鉴别。前者瘤体较大，内部为中等回声，易发生囊变；后者体积较小，且多为低回声，很少出血或囊性变。

(2) 嗜铬细胞瘤体积较大时应与邻近脏器的肿瘤相鉴别，后者均无高血压等儿茶酚胺分泌过多引起的临床表现。

(3) 声像图上，右侧应与右肝肿瘤鉴别，左侧应与胰腺肿瘤鉴别。右侧肿瘤较大时会突向右肝后方，相反肝裸区来源肿瘤向下累及后腹膜区肾上腺部位时，均可导致判断来源的混淆，一般来讲，鉴别要点以下腔静脉为标志，位于下腔静脉前方者来源于右肝肿瘤，位于下腔静脉后方者来源于右侧肾上腺；与胰腺肿瘤鉴别时，脾静脉受压移位有提示意义，左侧肾上腺来源者使其前抬，而胰体尾部肿瘤绝大多数使其后移。

【病例示范报告】

超声检查所见：右肾上腺区见一大小 8.2cm × 7.6cm × 6.7cm 类圆形肿物，边界清楚，形态规则，内部见散在不规则囊性区（图 5-3-5），CDFI：其内见点状和短条状血流。

超声提示：右侧肾上腺囊实性肿物，嗜铬细胞瘤可能。

七、肾上腺神经母细胞瘤

【诊断要点】

(1) 常见于儿童，一般多见小于 4 岁，成人罕见。

(2) 肿瘤体积较大，边界清晰，多为分叶状。

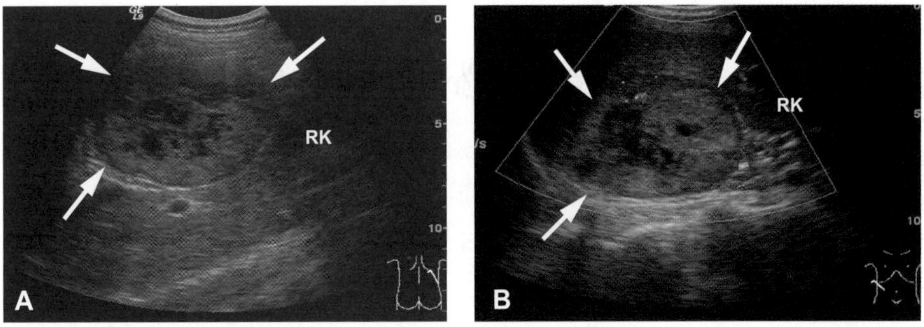

RK. 右肾。

图 5-3-5 右侧肾上腺嗜铬细胞瘤

A. 右侧背部纵断面，所示右侧肾上腺实性肿物(箭头)，边界清楚，形态规则，内部呈中等回声，其间见大小不等囊性区，右肾(RK)明显受压；B. 右腰部纵断面，肿物实性部分见少量点状和短棒状血流信号(箭头)，右肾明显受压

(3) 内部回声混杂，常表现为不规则低回声内分布点状、斑片状强回声，其间或有小囊性区。

【鉴别诊断】

(1) 神经母细胞瘤与肾母细胞瘤鉴别。前者生长于肾外，肾脏虽受压移位，但肿瘤与肾脏分界可见。后者肿瘤来自肾脏，声像图上大部分正常肾脏的结构残缺或消失。

(2) 注意是否有腹腔内器官的转移。

【病例示范报告】

超声检查所见：右肾上腺区域、膈肌与右肝之间见一 4.2cm × 3.6cm × 3.0cm 实性肿物，边界模糊，形态欠规则，推挤并包绕内侧的下腔静脉(IVC)，其内部回声不均、结节感，结节呈强回声(图 5-3-6)。

超声提示：右上腹腹膜后实性占位，来源于肾上腺可能性大(结合病史考虑神经母细胞瘤可能)。

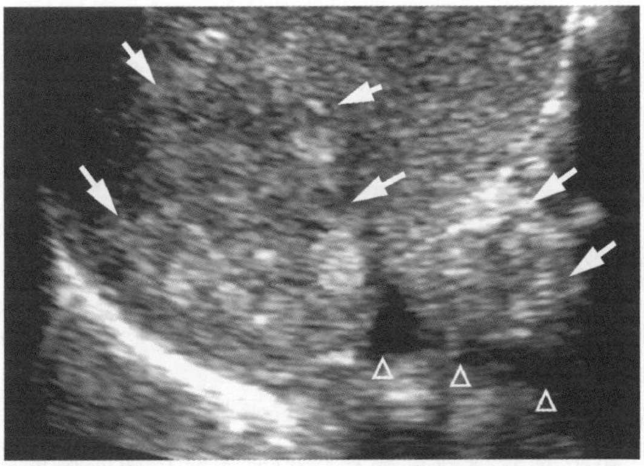

图 5-3-6 右肾上腺神经母细胞瘤

右肋间斜断面，显示膈肌与右肝之间、IVC(三角形)前方实性肿块(箭头)，边界不清，内部回声不均，呈多发偏强回声小结节融合状

第六章 泌尿系统

第一节 肾 脏

一、概述

【适应证】

(1) 先天性异常　孤立肾、异位肾、融合肾、重复肾、常染色体显性及隐性遗传性多囊肾、髓质海绵肾等。

(2) 肾囊性病变。

(3) 肾实性占位。

(4) 肾创伤。

(5) 肾结石。

(6) 肾积水。

(7) 肾感染性病变　肾脓肿、肾结核。

(8) 肾弥漫性病变。

(9) 肾血管疾病　肾静脉栓塞、肾动脉狭窄、肾动脉瘤、肾动静脉瘘。

(10) 移植肾与并发症。

(11) 超声引导下肾脏穿刺活检与病变治疗。

【超声检查技术】

1. 患者准备

检查肾脏及周围病变，一般无需特殊准备，但以空腹为好。

2. 体位

常用体位为仰卧位、侧卧位、俯卧位、坐位及立位。

3. 仪器

探头首选凸阵探头，成人常用的探头频率为3.0～3.5MHz，儿童常用的探头频率为5.0～7.0MHz。

4. 扫查方法

(1) 冠状切面　患者仰卧位或侧卧位，探头置于腋后线，纵向扫查，使声束指向内前方。以肝脏和脾脏为声窗，可分别获得右肾和左肾的最大冠状切面声像图，标准肾脏冠状切面呈外凸内凹的蚕豆形，此切面应显示肾门结构，以此冠状切面测量肾脏长径和左右径(宽度)(图6-1-1)。

(2) 矢状切面　患者取仰卧位或俯卧位，探头置于腰背部或季肋角部纵向扫查，由内向外平行移动，可以获得一系列肾脏矢状切面图像。

(3) 横切面　在冠状扫查的位置，旋转探头90°，探头自上而下平行移动(上极至下极)，可以获得一系列肾脏横切面图像。标准肾门部横切面似马蹄形，此切面应显示肾门结构，以此切面测量肾脏的前后径（厚度）和左右径（宽度）（图 6－1－2）；肾积水时，在此切面测量肾盂内无回声区前后缘之间的距离，作为肾盂分离的宽度。

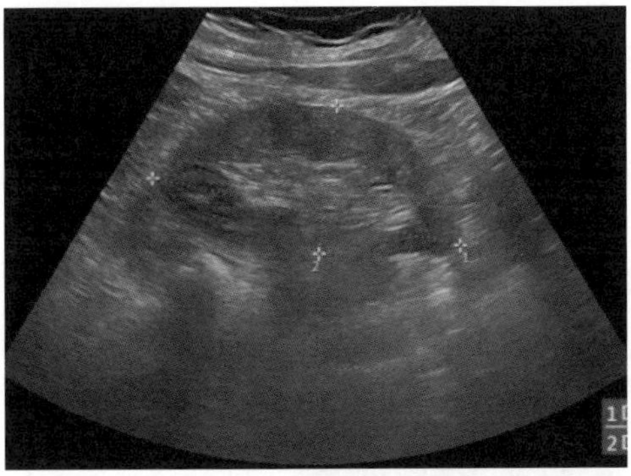

图 6－1－1　肾脏长径及左右径的测量（冠状面）

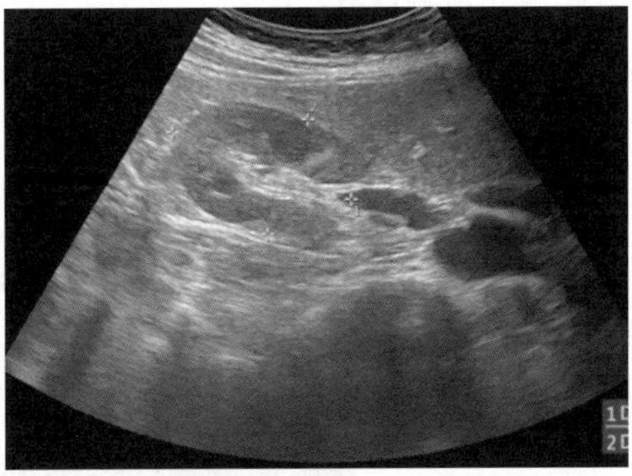

图 6－1－2　肾脏左右径及前后径的测量（横切面）

(4) 斜切面　斜切面是对上述切面扫查的一种补充。

(5) 检查肾脏，需要不同体位，多个切面进行扫查，力求检查全面。利用冠状切面或横切面可显示肾门部血管，检测肾动脉起始段、肾段动脉、叶间动脉的血流速度、阻力指数及加速时间等血流动力学参数。

【检查内容】

(1) 肾脏的位置、形态、大小及包膜回声是否正常。如果一侧找不到肾脏，则应了解有无手术史，注意有无异位肾（盆腔、腹腔、胸腔）、萎缩肾、肾缺如（单肾），并作仔细检查和鉴别。

(2) 注意肾皮质、髓质（锥体）的厚薄和回声强度有无异常改变；有无集合系统（肾盂、肾盏）扩张征象。

(3) 若发现局限性回声异常，应确定其部位（皮质、髓质、肾窦区）、大小、形态、回声及血流等情况。

(4) 观察肾周有无积液、淋巴结肿大或其他异常征象。

(5) 怀疑肾脏恶性肿瘤时，应常规检查肿瘤周边及内部血流分布情况和血流动力学参数，检查肾门部、主动脉和下腔静脉周围有无肿大淋巴结，肾静脉和下腔静脉内有无瘤栓或血栓。

二、正常超声表现

（一）正常声像图

正常肾脏超声表现从外向内分别为周边的肾被膜、肾实质和中央的肾窦回声。周边的肾包膜光滑、清晰，呈高回声。肾窦回声位于肾中央，宽度占肾的 1/2～1/3，通常表现为长椭圆形的高回声区，其回声强度高于胰腺回声。肾窦回声是肾窦内各种结构的回声复合，它包括肾盂、肾盏、血管、脂肪组织等的回声。正常肾盂可有 0.5～0.8cm 的无回声区；膀胱过度充盈时，可略增宽，但小于 1.0cm，排尿后此种现象可消失。肾包膜和肾窦之间为肾实质回声，呈低回声，包含肾皮质和肾髓质（锥体）回声，肾锥体回声较肾皮质回声为低（图 6－1－3），部分肾皮质伸入到髓质（锥体）之间为肾柱。高档彩色多普勒超声诊断仪能清晰显示主肾动脉、肾段动脉、叶间动脉、弓状动脉、小叶间动脉及各段伴行静脉。正常肾脏随呼吸运动而上下移动。

（二）正常测量值

1. 正常肾大小

男性正常肾超声测量值：长径 10～12cm；宽径 4.5～5.5cm；厚径 4～5cm，女性正常肾超声测量值略小于男性。

2. 正常肾动脉管径及血流速度测量值

肾动脉管径及血流速度测量值：成人肾动脉内径为 4～7mm，管腔内血流充盈满意，血流频谱为低阻型，收缩早期频谱上升陡直，而后缓慢下降，约 50%肾动脉存在收缩早期切迹。正常肾动脉峰值流速＜150cm/s，收缩早期加速时间＜0.07 s，阻力指数 0.5～0.7（图 6-1-4）。

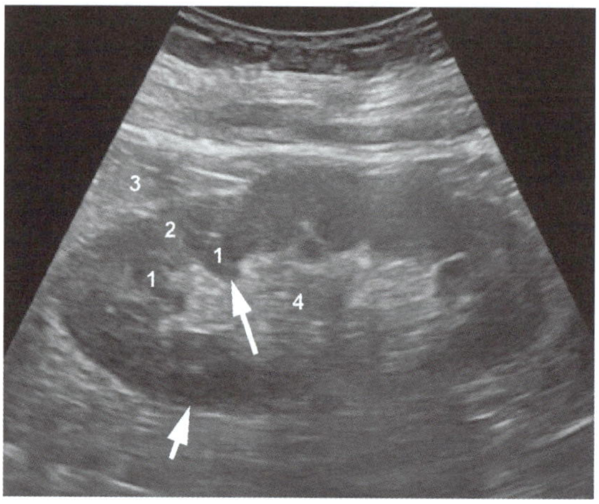

1. 髓质；2. 皮质；3. 脂肪囊；4. 肾窦。

图 6-1-3　正常肾脏

长箭头显示肾乳头；短箭头显示肾包膜

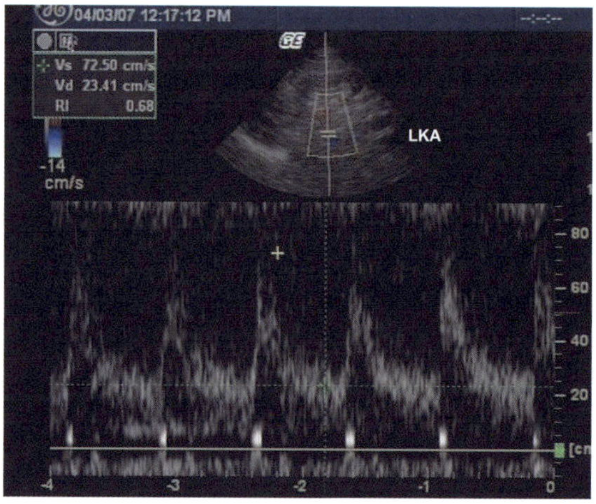

图 6-1-4　左肾动脉彩色血流图

峰值流速 72.50cm/s，阻力指数 0.68

【正常报告】

超声检查所见：右肾大小为 10.0cm × 5.0cm × 4.3cm，左肾大小为 10.5cm × 5.1cm × 4.3cm，双肾实质回声均匀，未见明显异常回声，肾盂、肾盏未见明显扩张。CDFI：肾脏血流分布未见明显异常。

超声提示：双肾未见明显异常。

三、肾积水

肾积水是指各种原因引起的肾盂、肾盏尿液滞留。

先天性病因主要有输尿管瓣膜、输尿管狭窄、尿道狭窄、输尿管或膀胱神经肌肉发育异常等；后天性病因有结石、炎症、肿瘤、结核等病变导致尿路梗阻。

【诊断要点】

肾积水在声像图上分为轻、中、重三种表现。

(1) 轻度肾积水　肾脏大小、形态未见异常，肾盂分离超过 1.0cm，肾大盏扩张，肾小盏轻度分离或不分离，肾实质厚度正常。冠状切面肾盂呈“鹿角状”“菱状”无回声。

(2) 中度肾积水　肾脏轻度增大，肾盂、肾盏明显扩张，肾实质稍变薄。冠状切面肾盂呈“手套样”“花朵样”“烟斗样”无回声(图 6-1-5)。

(3) 重度肾积水　肾体积增大，形态失常，肾窦不能分辨，肾实质厚度明显变薄甚至消失。冠状切面肾盂呈“调色板样”或“巨大囊肿样”无回声。

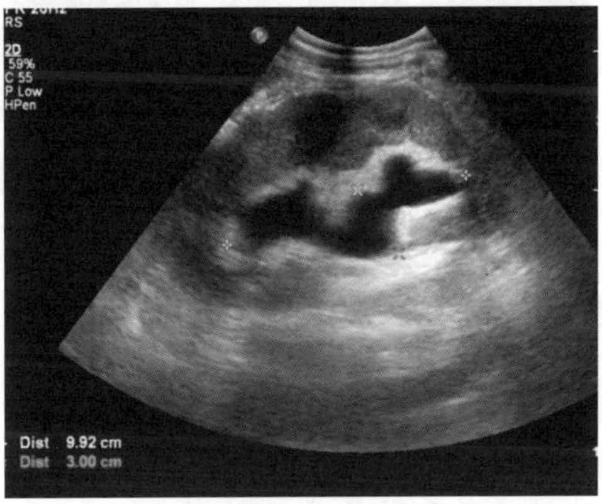

图 6-1-5　肾积水

肾盂、肾盏分离，呈“花朵”形

当出现梗阻性肾积水时，患侧肾脏叶间动脉阻力指数大于 0.7；患侧输尿管口喷尿信号减弱或消失。

【注意事项】

(1) 轻度肾积水的超声诊断必须慎重，需与正常肾外肾盂鉴别。肾盂积水常有肾盏积水、肾乳头扁平、排尿后无改变，而肾外肾盂无上述表现。

(2) 膀胱过度充盈可以引起肾积水假象，需要排尿后复查。

(3) 单侧肾积水的梗阻部位在上尿路；双侧肾积水的梗阻部位可在上尿路，也可在下尿路。

(4) 肾盂积水不一定存在尿路梗阻，还可见于肾盂输尿管反流、慢性尿路感染、使用利尿剂、尿路梗阻术后等情况。

(5) 尿路梗阻不一定有肾积水。见于急性尿路梗阻早期和伴有严重的肾脏损害等情况。

【病例示范报告】

超声检查所见：左肾大小为 10.8cm × 5.0cm × 4.5cm，表面光滑，实质回声均匀，肾盂扩张 2.5cm。右肾大小为 10.0cm × 5.1cm × 4.2cm，表面光滑，实质回声均匀，肾盂扩张 2.3cm。双侧输尿管上段内径 1.3～1.5cm，中下段显示不清。

超声提示：双侧肾脏积水伴双侧输尿管上段扩张。

四、肾囊性病变

（一）单纯性肾囊肿

【诊断要点】

⑴ 最常见的肾良性病变。任何年龄都可见，老年人居多。

⑵ 进展缓慢，当囊肿较大或合并感染出血时，可有腰痛、腹痛症状。

⑶ 典型声像图表现为边界清晰、圆形或类圆形无回声，后方回声增强，可见侧方声影，内无血流信号(图 6-1-6)。

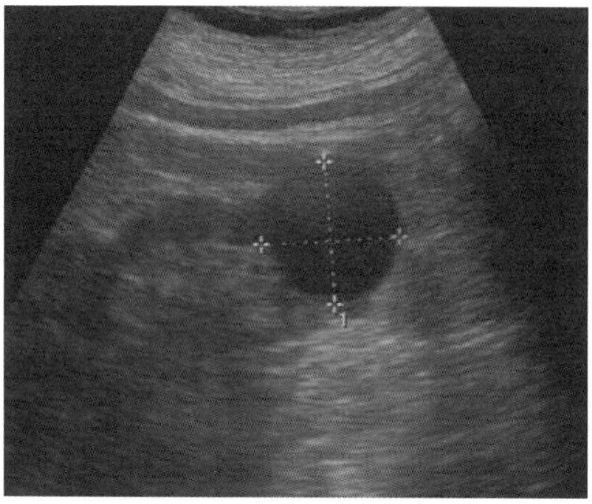

图 6-1-6　单纯性肾囊肿

囊壁薄而光滑，其内透声好，突出于肾表面，后方回声增强

【鉴别诊断】

⑴ 上极部位右侧肾囊肿需要与肝囊肿相鉴别。主要鉴别点在于呼吸运动后囊肿与肝脏、肾脏的关系。

⑵ 需与肾动脉瘤相鉴别。动脉瘤内可见彩色血流信号，可探查到动脉血流频谱。

⑶ 需与复杂肾囊肿相鉴别。当囊肿内出现多而厚的分隔、囊壁厚度大于 2mm、合并囊壁钙化或实性结节、囊壁及分隔可见血流信号、囊肿呈簇状等情况时，称为复杂囊肿。应警惕恶性可能，建议行超声造影或增强 CT 进一步检查。

【病例示范报告】

超声检查所见：右肾大小及形态正常，实质回声均匀，上极实质可见一无回声，大小 1.0cm × 0.8cm，与肝脏相邻，边界清晰，后方回声增强，可见侧方声影，内未见血流信号。呼吸运动后，可见无回声与肾脏运动幅度一致。

超声提示：右肾囊肿。

（二）常染色体显性遗传性多囊肾

【诊断要点】

⑴ 又称成人型多囊肾。超声表现为两肾不规则增大，布满大小不等的无回声，肾内结构紊乱，不能显示正常肾结构(图 6-1-7)。当合并感染或出血时，囊内可见点状稍强回声。部分囊壁伴有强回声钙化。

⑵ 囊肿随年龄的增大而逐渐增多、增大，囊肿出现得越早，预后越差。随病情轻重不同，囊肿的多少和大小也各不相同。

⑶ 多囊肾可伴发多囊肝、多囊脾和多囊胰等病变。20%的患者伴有脑动脉瘤，是该病患者死亡的重要原因之一。

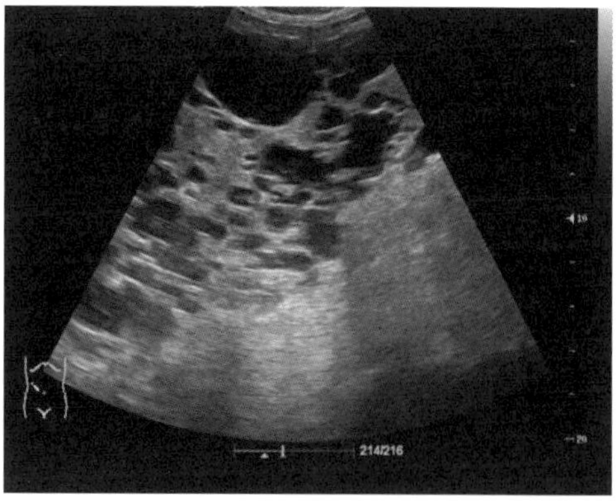

图 6-1-7　多囊肾

肾脏增大，表面不平，肾内布满大小不等的囊性无回声

(4) 具有明显的家族性。遗传外显率为 100%。

(5) 临床表现主要为腰部胀痛、血尿、腹部包块和泌尿系感染等。

【注意事项】

(1) 与多发肾囊肿鉴别点在于后者无家族史，囊肿可计数，多可以见到正常肾脏实质。

(2) 成人多囊肾可能合并肾积水，但积水与囊腔常难以区别。

【病例示范报告】

超声检查所见：双肾明显增大，左肾大小约 21.1cm × 10.2cm × 9.7cm，右肾大小 18.5cm × 10.2cm × 9.0cm，肾包膜不规整，表面凹凸不平，肾脏结构不清，内见大小不等的无回声，后方回声显著增强。CDFI：双肾血流信号紊乱。

超声提示：双肾增大并多发囊性占位，符合多囊肾超声表现。

(三) 常染色体隐性遗传性多囊肾

【诊断要点】

(1) 是多囊肾较少见的类型。典型超声表现为肾脏弥漫性增大，实质回声增强(囊肿多而小，声波反射界面多)，皮髓质结构不清晰。

(2) 常合并羊水少，胎儿膀胱不充盈，胎肺血流信号显著减少。

(3) 常伴有肝囊肿和门脉区纤维化。依据出现临床表现的时间不同，Blyth 将该病分为四型：围生期型、新生儿型、婴儿型及少年型。

(4) 主要临床表现为肾功能不全、门静脉高压及肝功能不全等。

【鉴别诊断】

对于部分病变较轻的少年型病例，容易与常染色体显性遗传型多囊肾混淆，需结合遗传病史判断。

【病例示范报告】

超声检查所见：胎儿双肾明显增大，形态饱满；皮、髓质结构分界不清晰，实质回声明显增强；肾盂、肾盏不扩张；CDFI：肾脏血流分布未见明显异常。

超声提示：胎儿型多囊肾可能性大。

(四) 髓质海绵肾

【诊断要点】

(1) 多在 20～40 岁发病，有遗传倾向。

(2) 典型表现 肾髓质回声明显增强，高回声的肾锥体沿肾窦呈放射状排列。肾脏皮质及肾盂、肾盏回声正常(图 6-1-8)。

(3) 多无临床症状，部分患者伴有吸收性高钙尿症；部分患者伴有血尿、腰痛、发热等表现。

【鉴别诊断】

本病应与肾髓质囊性病相鉴别。后者为常染色体显性遗传病，发病年龄较早，主要表现为肾脏外形变小、髓质回声增强并可见多个小囊性病变，肾皮质变薄；早期发生慢性肾功能不全。前者发病年龄相对较大，临床症状轻微，

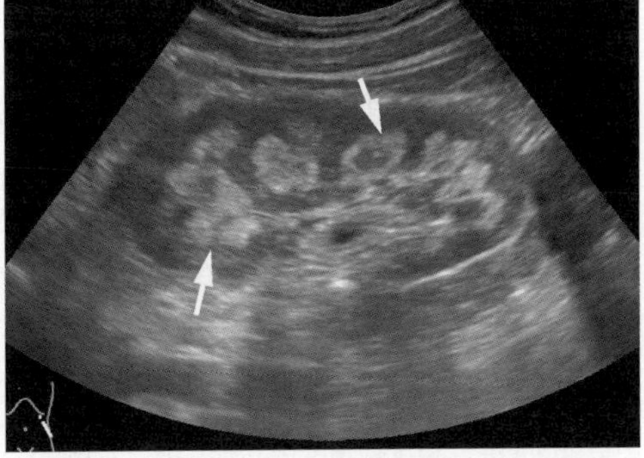

图 6-1-8 髓质海绵肾

箭头所示为回声增强的肾脏髓质，呈辐射状排列

难以识别内部小囊性结构。

【病例示范报告】

超声检查所见：双肾大小、形态正常，皮质回声均匀，髓质回声明显增强，沿肾窦呈放射状排列。肾盂、肾盏未见明显扩张。

超声提示：双侧髓质海绵肾可能性大。

（五）肾脏实质外囊肿

【诊断要点】

(1) 包括肾盂源性囊肿和肾盂旁囊肿。

(2) 肾盂旁囊肿超声表现为位于肾窦或紧贴肾窦的囊性无回声区，超声表现同肾囊肿，由于囊肿位于肾窦回声内，容易压迫肾盂、肾盏，造成肾积水。

(3) 肾盂源性囊肿超声表现为囊壁光滑的无回声区，后方回声增强，一般体积不大，位于肾窦周围或略突入肾窦内，与肾盂或肾盏相通，不向肾表面凸起，排尿前后仔细观察囊肿大小有一定的变化。

【鉴别诊断】

肾盂旁囊肿与肾盂源性囊肿无法通过常规超声鉴别，需要增强 CT 进行鉴别。如果囊肿内有造影剂进入，可以诊断肾盂源性囊肿。由于超声造影剂不能进入集合系统，因此，静脉超声造影无法鉴别二者。

【病例示范报告】

超声检查所见：左肾大小正常，皮、髓质分界清，于肾窦中部靠近外侧见一圆形无回声，大小 2.2cm × 3.0cm，后方回声增强，未见肾盂、肾盏扩张征象。排尿后复查：该囊性回声大小、形态无变化。右肾大小、形态、结构未见明显异常。

超声提示：左侧肾盂旁囊肿可能性大，必要时请结合增强 CT 与肾盂源性囊肿鉴别。

五、肾实质性占位性病变

肾实质性占位按肿瘤发生的部位可分为肾肿瘤和肾盂肿瘤。肾恶性肿瘤主要包括肾癌、肾盂癌、肾母细胞瘤、肾淋巴瘤、平滑肌肉瘤、脂肪肉瘤及转移性肿瘤等，其中以肾癌最为多见。而肾良性肿瘤以血管平滑肌脂肪瘤最为多见，脂肪瘤、嗜酸细胞瘤、纤维瘤、血管瘤等良性肿瘤发病率较低。

（一）肾癌

【诊断要点】

(1) 又称为肾细胞癌，是成人肾恶性肿瘤中最多见的一种，占肾恶性肿瘤的 85%左右。

(2) 多见于 40 岁以上，男女比例 3:1。

(3) 间歇性无痛血尿是主要症状，而肾癌三联征（腹痛、血尿、腹部包块）仅见于少数患者。某些患者合并副瘤综合征，例如红细胞增多、高血压、高血钙、低血钾等。

(4) 肾癌的超声表现为肾实质性占位性病灶，呈圆形或椭圆形，多数向表面凸出，边界尚清，少数肿块也可外形不规则。较小肿块（<3.0cm）多呈高回声，而较大肿块也可呈等回声、低回声，其内部回声可均匀，也可不均匀（图 6-1-9）。回声不均常因肿瘤内出血或液化、坏死所致，多见于直径 5cm 以上的肾癌。肾病变的回声强度比较以肾实质回声为参考，不以肝回声强度作参考。

(5) 部分肾癌内部合并钙化灶(8%～18%)。

(6) 少数肾癌表现为囊性病变(5%～7%)，表现为复杂肾囊性病变，见相关章节。

(7) 彩色血流图多表现为肿瘤周边(抱球状)及向内部延伸的血流信号，流速增高(图 6-1-10)。部分肾癌内部彩色血流信号稀少。超声造影可显示周边高回声环(假包膜)和内部液化坏死区，这是肾细胞肾癌的重要病理特征。

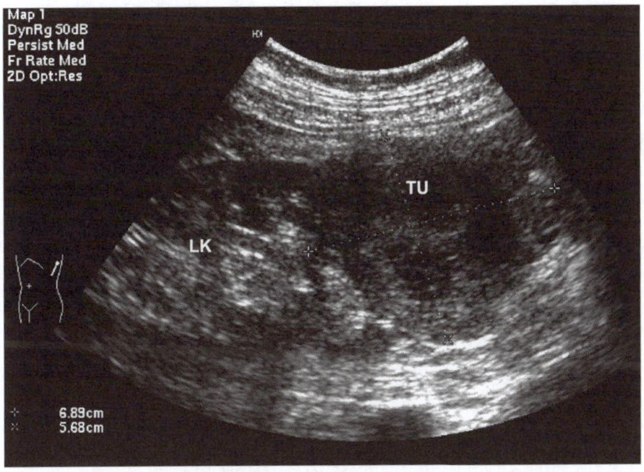

LK. 左肾；TU. 肿物。

图 6-1-9 肾癌(1)

左肾下极肿物向表面凸出，边界尚清，形态不规则，内回声不均

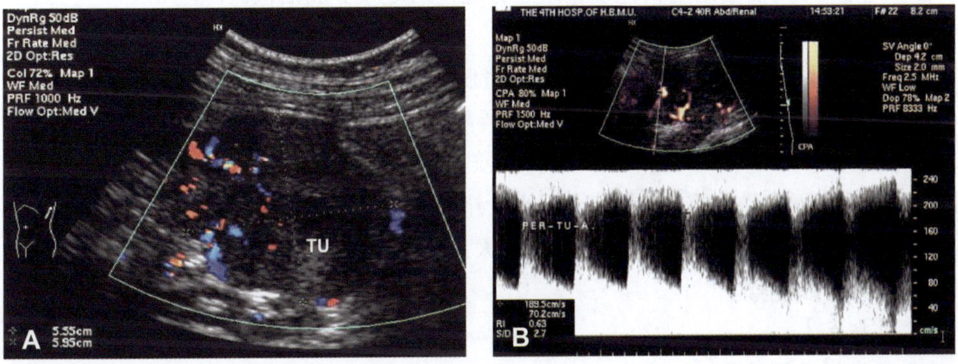

TU. 肿物。

图 6-1-10 肾癌(2)

A. 瘤周及瘤内血流信号丰富紊乱；B. 高速低阻血流频谱

(8) 肿瘤侵犯周围结构时可表现为肾包膜连续性中断，肾活动度受限；肾癌向内侵犯肾盂、肾盏可造成肾盂积水；肿瘤血行转移时，肾静脉与下腔静脉会出现低回声癌栓；肾门或腹主动脉旁出现低回声肿块则可能为肾癌淋巴结转移。

【鉴别诊断】

(1) 肾癌与肾柱肥大鉴别 肾柱肥大是肾皮质向肾髓质锥体间、甚至肾窦延伸的部分，其回声强度与肾皮质相同且与肾皮质相延续；肾柱肥大多位于肾中上部的单个肾柱，左侧发生率高于右侧；肾柱肥大没有球体感；肾柱肥大不会引起肾形态改变或压迫肾盂引起积水；超声造影显示与皮质增强一致。

(2) 肾癌与肾脓肿鉴别　肾癌超声表现为肾实质内肿块，边界较清晰，肾的活动度不受限，而肾脓肿边界不如肾癌清晰，肾活动度一般明显受限；肾脓肿有高热、寒战、乏力的感染症状和腰部叩击痛的体征，而肾癌多没有这些症状和体征；肾脓肿经过抗炎治疗后复查病灶范围会逐渐缩小，而肾癌超声复查病灶范围随时间延长有增大表现。

(3) 肾癌与肾上腺肿瘤或肝肿瘤鉴别　肾上腺肿瘤易与肾上极肿瘤混淆，鉴别要点是肾上腺肿瘤位于肾上方肾包膜外，与肾有较明显的界限，肾内结构回声无改变。肝肿瘤一般易与右肾肿瘤混淆，鉴别要点是肝肿瘤位于肝脏包膜内，向肾凸出，呼吸时随肝脏一起运动；而肾肿瘤位于肾包膜内，向肝脏凸出，呼吸时随肾一起运动。

(4) 高回声肾癌与肾血管平滑肌脂肪瘤(AML)鉴别　肾血管平滑肌脂肪瘤回声较肾癌高，类似肾窦，边界清晰，很少出现低回声假包膜，液化、坏死无回声区和强回声钙化等，CDFI：多数血流信号不明显；无临床症状；复查病灶大小变化不明显。而高回声肾癌多向肾表面突出，周边可见低回声假包膜，内部回声不均，较大的肾癌内部常因液化、坏死出现不规则无回声表现，部分病例合并钙化，CDFI：可见丰富紊乱血流信号；患者可出现乏力、不适、血尿等临床表现；超声复查病灶范围增大。高回声小肾癌与小的 AML 有时很难鉴别，需要 CT 检查确定肿物内是否有脂肪组织，有脂肪的为 AML。

(5) 复杂囊性病变应警惕肾癌可能，需要进一步检查。

(6) 对于小于 1.5cm 的肾癌，常规超声检出率要低于 CT。对于小肾癌(小于 3.0cm)，超声表现无特异性，很难与部分肾良、恶性肿瘤鉴别(嗜酸细胞瘤、腺瘤、脂肪瘤、纤维瘤；转移瘤、肉瘤等)，需要结合其他检查或进行超声引导下穿刺活检。

【病例示范报告】

超声检查所见：右肾增大，形态失常，肾脏中部和下极局部隆起，见一椭圆形肿物，大小 5.3cm × 4.6cm，肿物边缘与肾实质和肾窦界限尚清晰，内部回声中等偏高，回声欠均匀，后方无明显衰减。CDFI：肿物周边和内部可见丰富动脉血流信号，RI 0.52。右侧肾门未见明显肿大淋巴结。下腔静脉及右肾静脉未见明显异常回声。左肾大小、形态正常，结构清晰。

超声提示：右肾实性肿物，肾癌可能性大，建议进一步检查。

(二) 肾母细胞瘤

【诊断要点】

(1) 儿童最常见的肾实性肿瘤。

(2) 发病年龄小，80%在 5 岁以前发病。

(3) 症状出现晚，发现时肿瘤往往已很大，侵占肾的大部分。

(4) 肿瘤生长迅速，容易转移。

(5) 血尿少见(10%～20%的患者)，原因在于很少侵犯肾盂、肾盏。

(6) 超声表现为肾实质圆形或椭圆形肿块，有球体感，内部回声中等稍强，不均匀，肿块边界清晰，肿瘤内部坏死、液化时亦可出现无回声区。较大的肿瘤会压迫肾窦引起肾积水的表现，向周围延伸会引起肾被膜及周围结构破坏的征象。CDFI：可在肿瘤周边或内部发现点状或条状血流信号。

(7) 临床表现为无痛性腹部肿块、高血压和血尿。

【鉴别诊断】

较小的肾母细胞瘤与其他恶性肿瘤不易鉴别。

【病例示范报告】

超声检查所见：右肾形态失常，体积增大，中上部可见一巨大混合回声，边界清晰，内可见多发无回声区，肿物内可见丰富血流信号。残留正常肾脏实质位于下极，明显受压呈月牙状。肾盂、肾盏未见明显扩张。肾门可见多个低回声，最大者 1.5cm × 1.0cm，边界清晰，内未见血流信号。右肾静脉及下腔静脉内可见低回声充填，低回声结构内部可见血流信号。

超声提示：右肾实性占位性病变，结合病史考虑肾母细胞瘤可能性大；肾门淋巴结肿大；肾静脉及下腔静脉内瘤栓形成可能。

（三）肾淋巴瘤

【诊断要点】

(1) 双侧病变多见，超声表现为肾内斑片状低回声或无回声，边界不清晰，内回声均。弥漫性浸润者表现为肾脏明显增大，内可见密集的低回声区，甚至类似多囊样改变。

(2) 常合并其他部位淋巴结肿大或淋巴结病变。

(3) 临床主要表现为无痛性淋巴结肿大、发热、肝脾肿大等，泌尿系统症状缺乏。

【鉴别诊断】

(1) 部分淋巴瘤酷似囊肿，超声造影不增强或内部可见血流信号可以排除囊肿诊断。

(2) 声像图表现无特征性，鉴别诊断主要依赖原发病，结合其他部位多发无痛性淋巴结肿大，考虑淋巴瘤可能性。

【病例示范报告】

超声检查所见：双肾大小正常，肾实质内可见多发片状低回声，边界不清晰，内回声均匀，左侧最大 1.0cm × 0.5cm，右侧最大 0.8cm × 0.6cm，后方回声未见明显增强或衰减，内未见明显血流信号。肾盂、肾盏不扩张。肾门可见多发低回声，边界清晰，左侧最大 1.0cm × 0.8cm，右侧最大 1.2cm × 0.9cm，边界清晰，内未见血流信号。

超声提示：双肾多发低回声病灶，结合病史考虑淋巴瘤不除外；肾门淋巴结肿大。

（四）肾血管平滑肌脂肪瘤

【诊断要点】

(1) 又称错构瘤，多见于女性，以单侧肾发病为主，双侧肾发病多伴有结节性硬化。

(2) 一般肿瘤体积不大，无症状，常规查体发现，呈圆形或类圆形，较大的肿瘤有内部出血时，患者会突发急性腹痛，腰部肿块及低热，严重时会发生休克。

(3) 典型超声表现为肾实质内高回声（类似肾窦回声）、无声影、形态规则、边界清晰、内部回声分布均匀或不均（图 6－1－11）。当肿块较大且发生出血时，内部回声不均匀，高回声与低回声交错，呈洋葱样改变。小的血管平滑肌脂肪瘤，

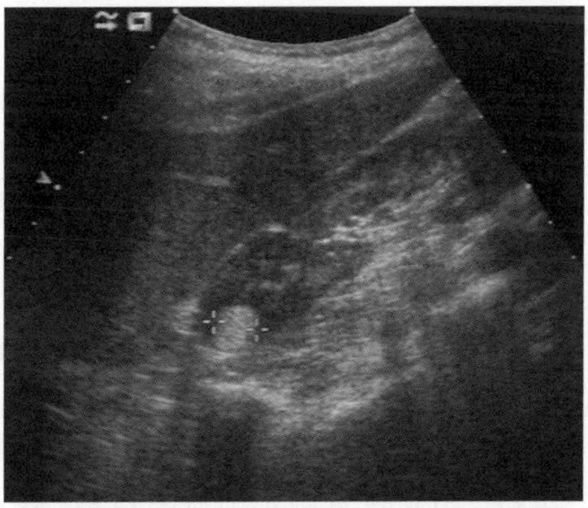

图 6－1－11　肾血管平滑肌脂肪瘤

肾上极高回声，边界清，形态规则，内回声尚均匀

CDFI 一般探查不到血流信号，大者可显示血流信号。

【鉴别诊断】

小错构瘤与小肾癌不易鉴别；大错构瘤合并出血与大肾癌不易鉴别，需要 CT 检查肿物是否含有脂肪组织来鉴别。

【病例示范报告】

超声检查所见：双肾大小、形态正常，左肾上部实质内见 3.5cm × 3.4cm 的高回声，类圆形，边界清晰、规则，内部回声欠均匀，呈网状结构。CDFI：团块内可见点、线状血流信号。

超声提示：左肾实性占位，血管平滑肌脂肪瘤可能性大，建议定期复查或进一步检查除外其他占位性病变。

(五) 肾盂恶性肿瘤

【诊断要点】

(1) 临床表现为无痛性间歇性血尿，其最常见的病理类型是移行上皮乳头状癌，病变发生于肾盂黏膜，发病率较肾实质肿瘤要低，占肾实质肿瘤的 5%～28%，多见于 40～60 岁的成人。

(2) 超声表现为肾盏或肾盂内低回声肿块，可呈乳头形、椭圆形。当肿瘤大于 1cm 时可出现肾盂扩张，如果肾盂内有积水，肿瘤较易被发现；如果没有肾盂积水、肿瘤较小或肿瘤沿着肾盂地毯状浸润性生长时，则难以被发现。肾盂肿瘤内彩色血流信号一般较稀少。当肿瘤发生种植转移时，同侧输尿管及膀胱内会发现肿瘤转移的表现。

【鉴别诊断】

(1) 小的肾盂肿瘤超声检查漏诊率高，需要结合 CT 或 MRI。

(2) 与肾盂内凝血块鉴别　凝血块超声造影无增强；动态观察可以缩小甚至消失。

(3) 与黄色肉芽肿性肾盂肾炎声像图很难鉴别。后者有尿路感染病史，前者可以出现远处转移。

【病例示范报告】

超声检查所见：左肾大小为 11.5cm × 5.6cm × 4.0cm，轮廓规整，实质回声均匀，中下部肾盏及肾盂增宽，其中充满中低回声团块，大小约 3.5cm × 2.2cm，形态不规则，边界尚清晰，回声尚均匀，肿物周边可见较窄的无回声间隙。患侧输尿管未显示。CDFI：显示肾窦区肾内血管分布异常，肾动、静脉自肿物边缘绕行，肿物内可见不规则血流信号。右肾大小及形态正常，实质回声均匀，肾盂、肾盏不扩张。

超声提示：左肾盂实性占位，肾盂癌可能性大，建议进一步检查。

(六) 肾嗜酸细胞瘤

【诊断要点】

(1) 肾嗜酸细胞瘤为来源于肾脏髓质近曲小管上皮的良性肿瘤，是少见的肾脏良性肿瘤，以 60 岁以上男性多见，多无临床症状。

(2) 超声表现为单侧肾脏类圆形或椭圆形肿块，边界清晰，等回声或稍低回声多见，周边、内部可见较规则血流信号（图 6－1－12A），二维超声和 CDFI 难与肾癌鉴别（图 6－1－12B）。

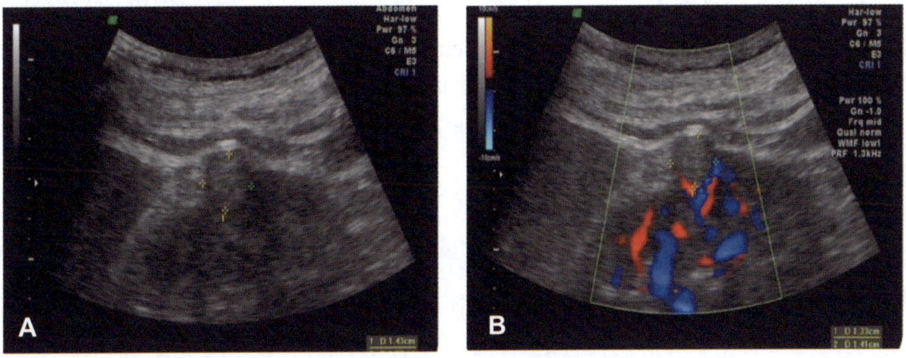

图 6－1－12　肾嗜酸细胞瘤

A. 右肾中部稍高回声团，圆形，边界清晰，向表面突出；B. CDFI 示周边可见血流信号

【注意事项】

超声表现无特异性，很难对嗜酸细胞瘤作出诊断。一般需要超声引导下穿刺活检鉴别。

【病例示范报告】

超声检查所见：右肾大小正常，中部可见稍高回声，圆形，边界清晰，向表面突出。CDFI 示周边可见规则血流信号。肾盂、肾盏不扩张。

超声提示：右肾实性占位性病变，请结合其他检查，必要时超声引导下穿刺活检。

六、肾石病

(一) 肾结石

【诊断要点】

(1) 肾窦内强回声，伴或不伴声影；可伴肾盏积水(图 6－1－13)。CDFI：部分结石后方可见“快闪”伪像，对识别结石有帮助。

(2) 临床症状主要表现为腰痛、血尿和(或)尿中排出砂石。

(3) 草酸钙和磷酸钙为主的结石多见，尿酸结石和胱氨酸结石透声性好。

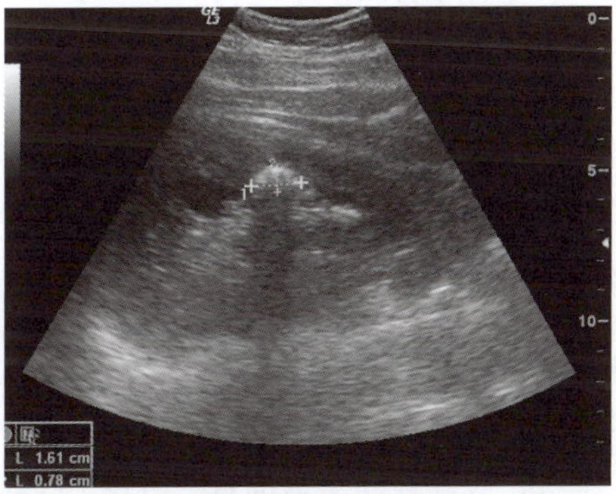

图 6－1－13　肾结石

肾盂内可见强回声，后伴声影，部分肾盏积水

【注意事项】

(1) 较小肾结石可能仅显示点状强回声而无声影。此类结石如果不伴有积水，容易被肾窦回声掩盖。

(2) 超声能检出 X 线和 CT 不能检出的透光阴性结石。

(3) 超声对肾结石诊断的敏感性较高，但常规超声检查在判定结石空间位置方面不够精确。对单个鹿角状结石，超声检查容易误诊为多发结石。

(4) 应注意与肾内钙化灶(肾实质内)、肾动脉钙化(短线状)和肾窦壁灶性纤维化(短线状)等鉴别。肾产气菌感染引起的肾内气团，也可能被误诊为肾结石。

【病例示范报告】

超声检查所见：双肾大小正常，包膜完整，实质回声均匀，双肾盂内见多个强回声，右肾盂较大者宽 0.9cm，左肾盂较大者宽 0.7cm，后伴声影，双侧肾盏可见局限性扩张，左侧宽约 1.0cm，右侧宽约 0.8cm。CDFI：未见明显异常血流信号。

超声提示：双肾多发结石伴肾盏局限性扩张。

（二）肾钙质沉着

【诊断要点】

(1) 超声表现为肾髓质或皮质内高回声，伴或不伴声影。肾髓质钙质沉着早期表现为肾锥体周边回声增强，随着病情进展，整个锥体回声增强，呈放射状排列。

(2) 病因主要有甲状旁腺功能亢进、肾衰竭、肾小管酸中毒等代谢病，以及肿瘤、炎症、梗死等原因引起的缺血坏死。

【鉴别诊断】

肾结石与钙质沉着需要鉴别，肾结石部位在肾盂、肾盏，钙质沉着病变在实质。对于实质与肾窦交界区的强回声，二者很难鉴别。

【病例示范报告】

超声检查所见：双肾大小、形态正常，实质内可见多发点状强回声，主要位于肾髓质区，左侧最大 0.8cm，右侧最大 0.6cm，后伴声影，肾盂、肾盏不扩张。

超声提示：双肾多发钙化灶。

七、肾感染性病变

（一）肾结核

【诊断要点】

(1) 肾结核是较常见的肾特异性感染，也是泌尿系统结核中最常见的类型，病变发生过程非常缓慢，临床表现有尿频、尿急、尿痛、血尿、脓尿和腰痛等。

(2) 肾结核的病因主要为结核杆菌经血行感染肾，肾结核的早期由肾皮质内的结核结节，形成结核性肉芽组织，中央为干酪样坏死组织，边缘为纤维组织增生。如病灶逐渐浸润扩大，会形成干酪样脓肿或空洞。病情进一步发展，肾内充满干酪样、钙化物质，甚至形成肾积脓，全肾破坏。肾盂输尿管交界处结核结节和溃疡、纤维化会导致输尿管狭窄和肾积水，加快肾功能下降。

(3) 肾结核的声像图复杂多样。结节型表现为实质内边界清晰的等回声或高回声；早期空洞型表现为肾髓质边缘不规则的低回声、无回声；结核性肾积脓表现为肾盂、肾盏扩张，壁不均匀增厚，内可见云雾样点状低回声；混合型表现为肾内结构严重破坏、结构紊乱，肾脏形态饱满，表面不光滑，肾实质或肾盏可见多发低回声或无回声，形态欠规则，内部可见云雾状点状低回声，纤维化或钙化时表现为强回声；钙化型表现为肾脏表面凹凸不平，肾脏外形不规则，肾盂、肾盏结构消失，代之以强回声结构(临床称为肾自截)。

【鉴别诊断】

(1) 早期肾结核需与肿瘤鉴别。声像图鉴别比较困难，两者区别是肾内结核肉芽肿缺乏球体感，低回声区边界不清晰，无包膜回声，内部回声不均伴钙化；而肾肿瘤边界清楚，球体感明显，内部较少出现强回声。

(2) 对于合并肾髓质内无回声区，肾盂、肾盏积水(内壁粗糙)，病变内斑片状团块状强回声等肾实质和肾盂破坏征象，应想到肾结核可能性。

(3) 与肾盂积脓鉴别。结核性肾积脓多伴有髓质脓腔形成和肾盂壁增厚、中断，而肾盂积脓一般没有。

【病例示范报告】

超声检查所见：左肾显著增大，外形欠规则，大小 13.5cm × 5.6cm × 5.0cm，实质厚薄不均，肾锥体内可见多个无回声区，最大范围 0.8cm × 0.7cm，边界清晰；肾盂、肾盏明显扩张，内部呈云雾状点状回声；左输尿管全程扩张，最大内径 1.0cm，管壁不规则增厚。CDFI：左肾血流信号明显减少，血管分布紊乱。右肾大小、形态正常，结构清晰，右输尿管不扩张。

超声提示：左肾实质、集合系统病变，左输尿管扩张，管壁增厚，肾结核可能性大。建议行静脉肾盂造影或 CT 进一步检查。

(二) 肾脓肿

【诊断要点】

(1) 多数是急性肾盂肾炎未治疗或治疗效果不佳的后果。急性肾盂肾炎 90%致病菌为大肠埃希菌，好发年龄为 15～40 岁，女性多见。感染途径主要是下尿路逆行感染，部分为血行感染。

(2) 临床表现为高热、寒战、乏力、呕吐，伴有不同程度的贫血；患者腰部有明显的压痛及叩击痛，由于肾皮质脓肿肾包膜张力增加，疼痛剧烈，呈持续性；发生脓肾者多数患者同时存在肾结石及尿路梗阻等病变。

(3) 超声表现为肾实质内异常包块，边界模糊；动态观察，超声表现变化较大，内部液化坏死时，呈不规则厚壁无回声区，内部也可见点状回声悬浮；脓肿局部肾包膜连续性可中断，病灶局部向肾包膜外隆起，引起肾周围炎及肾周围脓肿，肾的活动度明显受限；当合并气体时，内部可见“混响”伪像；肾脓肿经治疗后，无回声区可转为不均质低回声，范围减小或消失。

【鉴别诊断】

早期肾脓肿超声表现与肿瘤类似，鉴别要点在临床表现和动态观察图像变化。肿瘤一般短期内图像变化不明显，一般没有发热、寒战等全身症状；而肾脓肿相反。

【病例示范报告】

超声检查所见：右肾大小及形态正常，实质回声均匀。左肾体积增大，中上部实质可见一混合回声，范围 4.2cm × 4.3cm × 3.6cm，边界不清晰；实性部分呈低回声(内部可见少量血流信号)，囊性部分液体浑浊，可见点状稍强回声悬浮，范围 2.5cm × 2.3cm，形态不规则；呼吸运动后可见肾脏活动受限；局部有明显压痛及叩击痛。双侧肾盂、肾盏不扩张，肾门未见明显肿大淋巴结。

超声提示：左肾实质囊实性包块，脓肿可能性大，建议复查。

(三) 肾周围炎及肾周围脓肿

【诊断要点】

(1) 肾包膜与肾周围筋膜之间的脂肪组织发生感染性炎症，称为肾周围炎；如果发生脓肿，则称为肾周脓肿。本病多由革兰氏阴性杆菌所引起，其感染途径与肾实质脓肿类似，也可为肾脓肿或肾盂积脓直接破溃至肾脏周围引起。病变向周围侵犯可累及膈下、腰大肌。

(2) 临床症状与肾脓肿相似。

(3) 超声表现为肾脏周围脂肪囊局限性增厚（双侧对比），可见新月形、弧形的无回声或低回声，内部可有散在或密集点状稍强回声，后方回声增强；肾轮廓模糊，边缘毛糙；患肾活动度明显下降。

【鉴别诊断】

(1) 当肾脏周围出现局限性增厚、回声异常、压痛以及合并感染症状及体征时，应该想到肾脏周围炎及脓肿的可能性。

(2) 与肾脏周围血肿鉴别。一般有肾脏外伤病史或肾脏穿刺史，肾脏活动度虽减低，但不如肾周脓肿明显。

【病例示范报告】

超声检查所见：双肾大小及形态正常，实质回声均匀，肾盂、肾盏不扩张。双侧对比扫查可见左侧肾脏周围脂肪囊局限性增厚，最大厚度 3.0cm（右侧相应部位厚度 1.5cm），范围 5.2cm × 4.3cm，呈新月形，局部回声减低，内部未见明显血流信号。呼吸运动后可见左肾活动度明显减低，左肾区明显压痛。

超声提示：左肾肾脏周围脂肪囊低回声病变，肾周围炎可能性大。

八、肾功能不全

【诊断要点】

肾功能不全是由多种原因引起的肾小球严重破坏，使身体在排泄代谢废物和调节水、电解质、酸碱平衡等方面出现紊乱的一系列临床综合征，分为急性肾功能不全和慢性肾功能不全。急性肾功能不全的病因包括肾前性、肾性和肾后性。肾前性因素主要指各种原因引起血容量绝对或相对不足而导致肾严重缺血、肾小球灌注不足，肾小球滤过率降低，不及时纠正会导致不可逆的肾组织坏死。肾性因素：主要为急性肾小球肾炎、肾中毒、挤压综合征、急性肾皮质坏死、急性肾小管坏死等。肾后性因素：多由于尿路梗阻引起，主要原因有结石、血块和肿瘤压迫等。慢性肾功能不全可分为肾功能不全代偿期、肾功能不全失代偿期（氮质血症期）、肾衰竭期和肾功能不全终末期（尿毒症期）。

1. 急性肾功能不全超声表现

肾前性因素造成的急性肾功能不全双肾没有明显异常改变，胸、腹腔可有积液；肾动脉栓塞时可见肾动脉血流信号消失。肾性因素造成的急性肾功能不全声像图表现为双肾体积增大，实质增厚，回声增强或减低，也可表现为锥体增大、回声减低，可出现肾周积液或腹水的表现。肾后性因素造成的急性肾功能不全除了结石、肿瘤等病因的声像图改变外，双肾肾盂积水是主要的超声表现。彩色多普勒超声显示肾动脉血流阻力指数增高，动态观察，如果阻力指数下降不明显，提示预后较差。

2. 慢性肾功能不全超声表现

肾功能储备代偿期声像图双肾可没有明显的改变或实质稍增强；氮质血症期之后超声表现为双肾体积缩小，肾实质回声增强与集合系统分界不清，肾皮、髓质回声分界不清，直至双肾结构显示不清（图 6－1－14）。

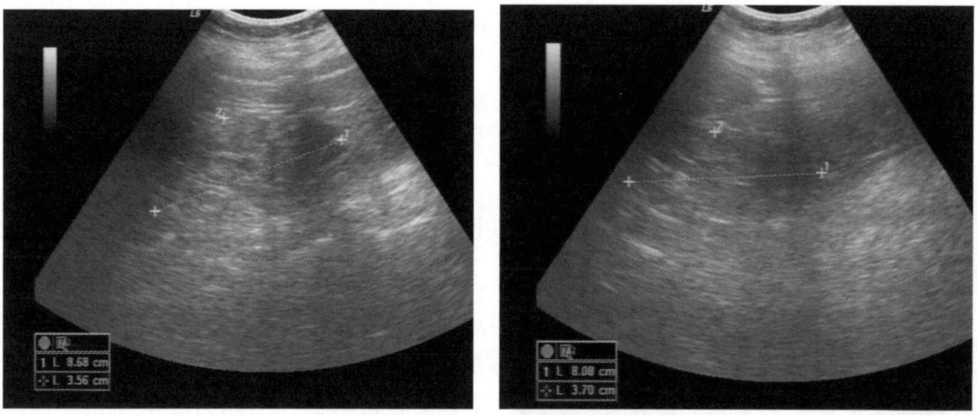

图 6-1-14　肾功能不全、肾萎缩

双肾脏体积小，肾实质回声增强与集合系统分界不清

【注意事项】

(1) 如果肾脏回声正常，不能排除肾性原因引起的肾功能不全。

(2) 超声无法鉴别肾脏弥漫性病变的具体病因。

【病例示范报告】

超声检查所见：双肾萎缩，右肾大小为 7.5cm × 3.5cm × 3.2cm，左肾大小为 8.0cm × 3.8cm × 3.6cm，表面不光滑，实质回声增强，皮、髓质界限不清晰，肾盂、肾盏不扩张。

超声提示：双肾弥漫性病变，双肾萎缩。

九、移植肾

【诊断要点】

(1) 肾动脉狭窄表现　狭窄处峰值流速＞200cm/s，呈五彩镶嵌血流信号；狭窄远段肾动脉呈小慢波，流速减低，加速时间延长(≥0.07s)。

(2) 肾动脉栓塞表现　动脉内未见血流信号，不能探查到血流频谱；栓塞相关区域血流减少或消失。

(3) 肾静脉狭窄表现　狭窄处呈五彩镶嵌血流信号，流速增高；狭窄远心端管腔扩张；相关肾动脉内血流阻力增高、舒张期流速减低、消失或反向。

(4) 肾静脉血栓表现　肾静脉内血流信号消失；相关肾动脉内血流阻力增高、舒张期流速减低、消失或反向。

(5) 肾动静脉瘘　肾内或肾门可见瘤样扩张的无回声；瘘口处血流紊乱；动脉呈高速低阻血流频谱；静脉可见搏动性高速血流频谱。

(6) 假性动脉瘤　肾内或肾门可见瘤样扩张的无回声；内血流呈涡流，瘤颈部可探查到双向血流频谱，收缩期血流进入瘤体，舒张期反流至动脉。

(7) 急性排斥反应　肾脏体积迅速增大(移植后 2 周内体积增大＞25%或突然增大＞25%以上并持续 5 天以上)；皮质回声增强或局限性减低(减低区为水肿或坏死组织)；锥体增大，回声减低；肾窦区回声减低，与实质分界不清晰；肾动脉阻力指数≥0.8，舒张期流速减低或反向。

(8) 慢性排斥反应　早期慢性排斥反应超声难以诊断；中晚期表现为肾体积缩小、实质变薄、结构模糊、皮质回声增强，血流减少。

(9) 肾积水　多因输尿管狭窄或周围压迫所致。

(10) 肾脏周围积液　积液性质可为血液、尿液、淋巴液。超声表现为肾脏周围的无回声区，超声引导下穿刺有助于鉴别。

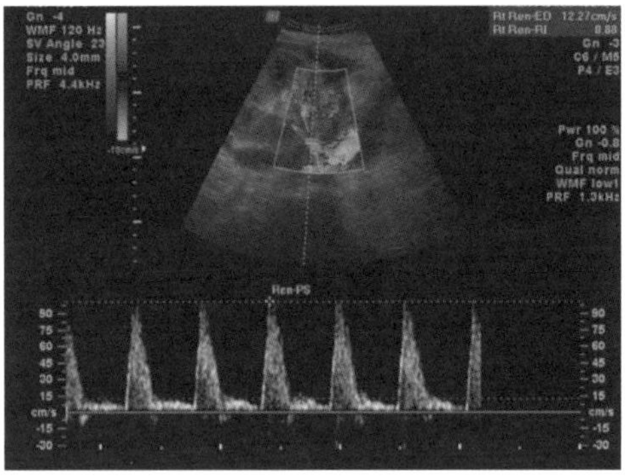

图 6－1－15　移植肾

动脉血流阻力增高，阻力指数 0.88

【注意事项】

(1) 超声检查应注意移植肾大小、实质厚度、回声高低、实质与肾窦分界是否清楚，肾盂和输尿管有无积水，肾周围有无积液。彩色多普勒和脉冲多普勒检查肾血管应注意肾动脉和肾静脉的吻合口有无狭窄、肾静脉内有无血栓，肾各级动脉的血流速度、阻力指数、加速时间以及肾内有无异常血流信号(图 6－1－15)。

(2) 部分移植肾有副肾动脉，因此要同时检查移植副肾动脉。

(3) 移植肾检查重点是发现有无并发症，如肾积水、肾周积液(积脓、血肿)、肾排斥和肾血管异常。吻合口附近的移植血管常明显弯曲，容易被误认为狭窄。在术后早期，因为有伤口、软组织水肿、肠管气体、移植肾周围软组织内夹杂的气体干扰，吻合口部有时难以显示。移植早期轻度肾盂扩张不能直接说明存在尿路梗阻。移植肾检查应注意测量吻合口部血流速度、阻力指数，以判断移植肾功能及吻合口有无狭窄等。

(4) 超声检查对急性排异的判断必须结合临床症状和实验室检查结果，不宜单独使用。

(5) 移植肾超声鉴别诊断存在困难时，超声引导下肾活检，有助于组织学鉴别。

(6) 术后 24 h 应常规进行第一次超声检查，以便于动态观察。

【病例示范报告】

超声检查所见：移植肾位于右侧髂窝，大小 12.5cm × 5.3cm × 4.6cm，形态饱满，表面光滑，实质回声均匀，肾盂、肾盏未见明显扩张，肾脏周围未见明显异常回声。肾内血流分布良好，移植肾动脉及其分支血流频谱未见明显异常，移植肾静脉血流充盈良好。

超声提示：移植肾未见明显异常。

十、肾创伤

【诊断要点】

由于外伤、穿刺、输尿管插管、自发破裂等原因引起，Numn 将肾损伤分为 4 型。

(1) Ⅰ型　肾实质挫伤，包膜和集合系统完整。超声表现为实质内局限性异常回声(高回声、低回声、无回声)，肾脏被膜下可有局限性积液。超声造影表现为实质内、被膜下低或无强化区。

(2) Ⅱ型　实质裂伤、被膜破裂、肾盂和肾盏完整。超声表现为肾脏弥漫性或局限性肿大，实质内部可见不规则低回声或无回声，经断裂的肾脏包膜与周围片状无回声区相连续，肾窦因局部血肿而压迫变形。超声造影表现为实质及肾脏周围低或无强化区，被膜可见连续性中断。

(3) Ⅲ型　实质裂伤、肾盂和肾盏撕裂、被膜完整。超声表现为肾脏明显肿大，肾窦增大、回声紊乱，肾盂、肾盏积水，内可见浮动的点状回声或低回声凝血块；实质内可见不规则低回声或无回声；肾被膜连续。超声造影可见实质及肾盂、肾盏内低或无强化区，肾盂、肾盏连续性中断。

(4) Ⅳ型　肾脏被膜、实质、肾盂、肾盏广泛损伤。Ⅱ+Ⅲ超声表现，部分由于病变严重，肾脏结构显示不清晰或完全断裂呈数块。

【注意事项】

(1) 肾外伤患者需要超声随诊观察病情变化。

(2) 肾肿瘤、肾结核、肾囊肿、多囊肾等肾脏本身存在病变的情况下，轻微的外伤可能导致严重的肾创伤或引起自发性破裂。

(3) 超声造影可以显示肾脏微小损伤，准确评价肾脏损伤的程度、范围，准确显示活动性出血的部位和严重程度。

【病例示范报告】

超声检查所见：右肾大小、形态及结构未见明显异常；左肾体积增大，中部实质可见不规则低回声区，边界不清晰，回声均，范围 2.5cm × 2.2cm，内部未见明显血流信号。肾脏脂肪囊内可见弧形无回声区，厚度约 1.0cm，与肾脏实质内异常回声相连续，内部未见明显血流信号。局部肾脏被膜显示不清晰，肾盂、肾盏不扩张。

超声提示：左肾挫裂伤可能性大，累及肾脏实质及肾脏被膜，合并被膜外血肿。

十一、肾脏先天异常

肾脏先天性异常包括多种类型：异位肾（位置异常），孤立肾、额外肾（数目异常），重复肾、融合肾、肾叶畸形、肾旋转不良、巨大肾盂、肾盏（形态异常），多囊肾、髓质海绵肾、多囊性肾发育不良、髓质囊性病（实质和肾窦回声异常）。

（一）孤立肾

【诊断要点】

(1) 孤立肾表现为一侧肾脏未发育而缺失，只有健侧一个肾脏结构。

(2) 常伴有其他泌尿系统畸形，患侧输尿管常缺失。

【鉴别诊断】

(1) 与肾脏萎缩相鉴别　肾脏萎缩多为双侧，有肾脏疾病病史。当患者肥胖、受肠道气体干扰、肾脏萎缩严重时，鉴别困难。

(2) 与异位肾相鉴别　应全面扫查整个腹腔，检查有无异位的肾脏，必要时应用 CT 检查胸腔。因此孤立肾需要在排除各种可能的肾脏病变后，才能作出孤立肾的诊断。

(3) 与融合肾相鉴别　后者健侧输尿管为两条，CDFI 可显示膀胱内有两个输尿管口喷尿。

【病例示范报告】

超声检查所见：右肾区未见明显肾脏结构，左肾大小及形态正常，实质回声均匀，肾盂、肾盏不扩张，左肾血流未见明显异常。全面扫查腹、盆腔，未见明显肾脏样结构。

超声提示：右肾超声未显示，孤立肾可能性大，建议行增强 CT 进一步检查。

（二）肾下垂

【诊断要点】

(1) 改变体位（卧位改为坐位）或呼吸时肾脏下极移动超过一个锥体（或＞3cm），但可还纳肾窝。

(2) 瘦长体型女性多见。

(3) 一般无临床症状，少数有腰痛、血尿、腹部包块、腹泻、便秘等症状和体征。

(4) 轻度下垂下极低于第三腰椎，中度下垂低于第四腰椎，重度下垂低于第五腰椎。

【鉴别诊断】

(1) 肾下垂与游走肾鉴别　后者罕见，肾蒂过长，肾脏变为腹膜内位器官，可在腹、盆腔游走，位置多变。

(2) 轻度肾脏下垂诊断需谨慎。

【病例示范报告】

超声检查所见：双肾大小及形态结构未见明显异常；右肾活动度较大，仰卧位与坐位对比扫查，肾脏下极位置下移大于3cm。

超声提示：右肾下垂。

(三) 异位肾

【诊断要点】

(1) 胚胎发育时期，肾脏上升停顿、过度或上升至对侧，称为异位肾。异位肾分为盆腔异位肾、胸内肾、交叉异位肾。

(2) 盆腔肾多数体积偏小并有肾旋转不良，血供来源于盆腔动脉，可合并肾盂输尿管连接处狭窄、膀胱输尿管反流等。

(3) 胸内肾表现为横膈上方肾脏样结构。

(4) 单侧交叉异位肾表现为健侧肾脏和输尿管正常；患侧输尿管位于原位，而肾脏异位至对侧(多数异位肾脏位于健侧肾脏下方并融合)，多伴有肾积水及肾旋转不良。

(5) 双侧交叉异位肾表现为双侧输尿管位于原位，相连肾脏位于对侧，多伴有肾积水及肾旋转不良。

(6) 不合并其他畸形，无临床症状。

(7) 不可还纳肾窝。

【鉴别诊断】

(1) 异位肾常被误诊为腹、盆腔肿瘤。

(2) 异位肾与游走肾鉴别　前者不活动，肾脏血供异常；后者活动度大，血供来源于正常肾动脉。

【病例示范报告】

超声检查所见：左肾大小、形态、位置和结构未见明显异常。右肾区未见明显正常肾脏结构，腹、盆腔大范围扫查，右侧髂血管旁可见一肾脏样结构，大小9.2cm × 4.0cm × 3.3cm，实质回声均匀，肾盂、肾盏不扩张，其动脉血供来源于髂动脉，静脉回流至髂静脉。探头加压后未见明显活动。

超声提示：右侧盆腔异位肾。

(四) 重复肾

【诊断要点】

(1) 一侧肾脏可见上下两个相互独立的肾窦高回声(图6－1－16)，中间被正常肾脏实质分离。CDFI检查可见肾动静脉分别进出两个肾门。

(2) 一般伴有双输尿管。

(3) 上部肾窦体积小，多伴有肾积水，有时酷似上极肾囊肿。

(4) 反复泌尿系感染是常见临床症状。

【鉴别诊断】

(1) 重复肾与同侧融合肾鉴别　融合肾位置低、形态明显失常，伴有肾脏旋转不良，对侧无肾脏。

(2) 重复肾与肾囊肿鉴别　重复肾肾积水内壁不光滑，形态不规则，与扩张输尿管相连；而肾囊肿无上述征象。

【病例示范报告】

超声检查所见：右肾大小正常，可见上下两个高回声肾窦区，中间被正常肾脏实质分隔，肾盂、肾盏不扩张。CDFI 可见两支肾动静脉分别进出两个肾门。左肾未见明显异常。

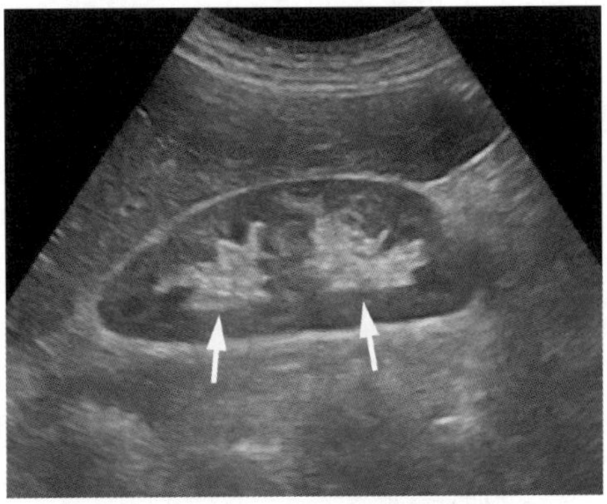

图 6-1-16　重复肾

箭头所指为上下两个高回声肾窦区

超声提示：右侧重复肾，建议行增强 CT 或静脉肾盂造影进一步检查。

(五) 融合肾

【诊断要点】

(1) 胚胎发育异常，两个肾脏融合连接为一体，称为融合肾，分为同侧融合肾(双肾在一侧融合)和横过融合肾(双肾在中线附近融合)。

(2) 横过融合肾融合方式　S 形(右肾下极与左肾上极相连)、反 S 形(左肾下极与右肾上极相连)、正马蹄铁形(双肾下极相连)、倒马蹄铁形(双肾上极相连)、团块肾和盘状肾(双肾上下极均相连)。

(3) 输尿管开口位置多正常，泌尿系统其他畸形发病率高。

(4) 多合并肾脏旋转不良。

(5) 临床表现　腹部包块、尿路刺激症状和腹胀。

【鉴别诊断】

同侧融合肾需与重复肾鉴别(见重复肾)。

【病例示范报告】

超声检查所见：双肾下极相连，横跨于腹主动脉及下腔静脉前方，呈马蹄形。实质回声均匀，肾盂、肾盏不扩张。双侧肾动静脉血流未见明显异常。

超声提示：马蹄肾。

第二节　输　尿　管

一、概述

【适应证】

(1) 先天性输尿管异常　输尿管狭窄、输尿管囊肿、重复输尿管、巨输尿管。

(2) 输尿管结石。

(3) 输尿管肿瘤。

(4) 血尿。

(5) 上尿路梗阻的病因诊断。

【超声检查技术】

1. 患者准备

空腹检查以排除肠气干扰。必要时，前一日禁食产气食物，服缓泻剂、消胀片等。检查前大量饮水，适当充盈膀胱。必要时，饮水后服用呋塞米(速尿)或肌内注射呋塞米 15～20min 后检查。

2. 体位

侧卧位、仰卧位、俯卧位。

3. 仪器

有条件者使用彩色多普勒超声仪，彩色多普勒有助于区别扩张的输尿管与腹部血管、识别结石(常出现彩色快闪伪像)和观察输尿管口喷尿现象。成人应用 3.5MHz 探头，以凸阵探头最好，儿童应用 5MHz 探头。

4. 扫查方法

(1) 受检者侧卧位冠状扫查输尿管长轴切面，以肾门或积水的肾盂为标志，显示肾盂输尿管连接部，然后沿长轴追踪扫查，逐段显示输尿管。也可取仰卧位分别在下腔静脉或腹主动脉外侧 1～2cm 处纵向扫查，寻找扩张的腹段输尿管，向下追踪盆段输尿管。

(2) 以膀胱为声窗，在膀胱三角区显示输尿管膀胱壁段及两侧输尿管内口，向上逆行追踪检查盆腔段输尿管。使用彩色多普勒观察和对比双侧输尿管喷尿现象。

(3) 受检者取仰卧位，以髂总动脉末端及髂外动脉为标志加压扫查，在髂总动脉前方寻找到输尿管后，调整探头方向，显示输尿管第二狭窄部。若充盈的膀胱影响检查，可先检查输尿管盆腔段和膀胱壁段，排空膀胱后再检查第二狭窄部。

(4) 受检者取俯卧位经背部扫查，显示积水的肾盂后，向下追踪探测到肾盂输尿管连接部和上段输尿管。在经腹部显示输尿管困难时，此切面作为补充。

【检查内容】

(1) 自肾盂开始向下扫查，观察输尿管是否有扩张、扩张的程度及部位。

(2) 正常输尿管内径狭小，超声不能显示。大量饮水使膀胱高度充盈后检查，可能显示输尿管下段和膀胱壁段及其蠕动，其内径可达 2～4mm。

(3) 最易显示的部位为肾盂输尿管连接处和膀胱壁段(即第一和第三狭窄部)。通常首先依次检查这两处输尿管。

(4) 输尿管走行是否正常，有无迂曲。

(5) 扩张输尿管末端的部位、形态，管壁有无增厚及增厚的范围；观察输尿管腔内有无异常回声及其大小和血流特征。

(6) 尽可能找到输尿管开口的位置(膀胱壁段)，观察开口处有无结石或肿物等异常回声。

(7) 使用彩色多普勒观察膀胱基底部输尿管内口的尿流信号，也可利用彩色快闪伪像发现微小结石。

二、正常超声表现

正常输尿管超声一般不能显示，当大量饮水使膀胱充盈时，输尿管才能显示，表现为中间呈无回声的两条平行明亮条带状回声且有蠕动，正常输尿管回声分离一般为0.1～0.3cm。输尿管开口处位于膀胱三角的左、右两上角，稍向膀胱内隆起，彩色多普勒可显示输尿管开口处向膀胱内喷尿的彩色信号。

【正常报告】

超声检查所见：双侧输尿管未见明显扩张。

超声提示：双侧输尿管未见明显扩张。

三、先天性输尿管狭窄

先天性输尿管狭窄是由于先天发育的某种原因导致某一段输尿管管径狭小，致使尿液排泄受阻、肾盂及狭窄以上输尿管扩张尿液潴留。先天性输尿管狭窄的病理机制尚不清楚，多数学者认为系胚胎发育早期，因某种原因中肾管发育异常所致。其病理改变为狭窄段肌层肥厚、发育不良或纤维组织增生。最多见于肾盂与输尿管连接部，青少年及儿童多见，临床上男性多于女性，左侧多于右侧。早期或轻度狭窄时常无症状，严重时可有腰痛、血尿等，临床触诊可于患侧腰部触及肿大的肾脏。

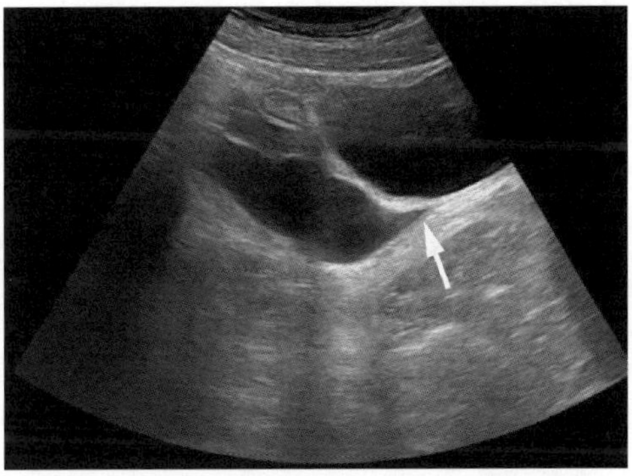

图6-2-1　先天性输尿管狭窄

箭头示输尿管末端呈鸟嘴样狭窄，输尿管扩张

【诊断要点】

(1) 肾盂输尿管连接部狭窄时，超声可见集合系统不规则扩张为无回声区，扩张的肾盂内无回声区下端呈漏斗状为其特征性表现（图6-2-1）。输尿管上、中、下段均无扩张。

(2) 输尿管盆段狭窄时，肾盂及输尿管上、中段均扩张，内为无回声，扩张的程度与狭窄程度、狭窄部位、狭窄时间长短成正比。

(3) 输尿管下段狭窄时，尤其是输尿管开口处狭窄时，肾盂及全程输尿管均扩张。

【鉴别诊断】

先天性的输尿管狭窄的间接征象是肾盂、输尿管扩张，狭窄处直接征象显示有时较困难，应与后天性的输尿管结石、肿瘤、炎症等病因导致的输尿管狭窄相鉴别。

【病例示范报告】

超声检查所见：右肾大小、形态及回声正常。左肾外形不规整，实质变薄，回声均匀，肾盂、肾盏扩张约2.0cm，冠状断面呈“烟斗”状无回声区并向下延伸，追踪探查可见左输尿管上段扩张内径约1.0cm，于扩张末端可见输尿管狭窄呈鸟嘴样表现。

超声提示：左输尿管上段狭窄并狭窄段上方左肾积水、左输尿管扩张，请结合其他检查。

四、输尿管囊肿

【诊断要点】

(1) 输尿管囊肿也称输尿管黏膜脱垂，表现为输尿管末端开口处囊状扩张并向膀胱内膨出。女性多于男性，左侧多见。囊壁菲薄，外层为膀胱黏膜，内层为输尿管黏膜。

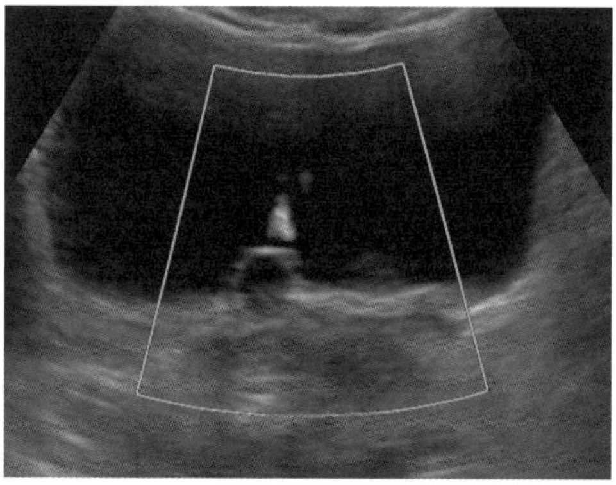

图 6-2-2 输尿管囊肿
右侧输尿管末端可见囊性无回声，突入膀胱腔内，彩色血流信号显示右侧输尿管末端喷尿

(2) 膀胱内输尿管内口显示囊肿时，观察囊肿的大小、囊壁厚度、随输尿管蠕动的变化(即所谓“膨缩征”)及内部有无结石。

(3) 较大的囊肿应观察其对后尿道的影响，注意是否遮挡或脱入后尿道。

(4) 要常规检查输尿管和肾盂。

【鉴别诊断】

(1) 本病可合并其他尿路畸形，如双输尿管、异位开口等。

(2) 需要与输尿管憩室鉴别。输尿管憩室多发生在输尿管与膀胱的交界处，其特点是不突入膀胱腔，而位于膀胱之外与输尿管连通(图 6-2-2)。

(3) 合并结石，可在囊肿内显示强回声团及声影。

【病例示范报告】

超声检查所见：膀胱充盈良好，膀胱基底部右侧输尿管内口处可见一无回声向膀胱腔内凸起，大小 1.8cm × 1.7cm，囊壁薄而光滑，与扩张的右侧输尿管相通，输尿管扩张处内径 0.8cm，无回声的大小可随输尿管蠕动有节律变化。右肾轻度积水，肾盂宽 1.5cm。

超声提示：右侧输尿管囊肿、右肾积水、右输尿管扩张。

五、重复输尿管

【诊断要点】

(1) 患侧肾脏表现为重复肾，提示存在重复输尿管。

(2) 重复输尿管分为完全性和不完全性。完全性者表现为单侧有两条独立的输尿管，通常引流上位肾盂的输尿管开口位置异常；不完全性者表现为起始处为两条输尿管，走行一段距离后，合并为一条，输尿管开口位置正常。完全性重复输尿管开口部位包括膀胱三角区下部、膀胱颈部、尿道前列腺段、射精管、尿道前庭、阴道、宫颈等。

(3) 当患侧存在肾及输尿管积水时，可显示重复输尿管结构，部分患者可沿着扩张输尿管找到异位开口的输尿管末端。

(4) 部分女性患者存在尿失禁症状(输尿管异位开口部位无括约肌控制)。

【注意事项】

超声有时难以显示输尿管，需要结合其他检查，例如 X 线尿路造影、CT、MRI 等。

【病例示范报告】

超声检查所见：右肾及输尿管未见明显异常。左肾大小、形态正常，实质回声均匀，肾窦部分强回声结构被低回声正常肾脏实质分离为两部分，二者距离约 0.8cm，上下部肾盂、肾盏均可见轻度积水，与其相连可见两条扩张输尿管，输尿管内径均为 0.8cm。沿扩张输尿管向下扫查，中下段由于气体干扰显示不满意。膀胱充盈好，双侧输尿管膀胱壁内段显示清晰，未见明确异位开口输尿管结构。

超声提示：左侧重复肾并重复输尿管；重复肾肾盂均轻度积水、重复输尿管扩张，请结合其他检查。

六、输尿管结石

【诊断要点】

(1) 肾盂及输尿管扩张。

(2) 输尿管腔内可见强回声，后伴或不伴声影(图 6-2-3)。

(3) CDFI　强回声后方可见快闪伪像，患侧膀胱内输尿管口喷尿现象减弱或消失(图 6-2-3)。

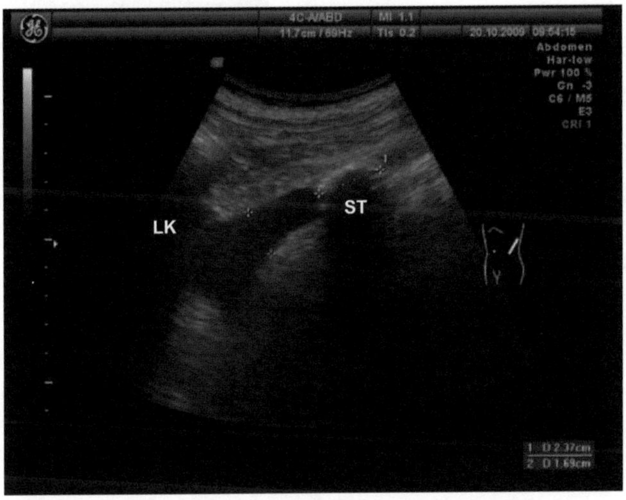

LK. 左肾；ST. 结石。

图 6-2-3　左输尿管结石

左输尿管扩张，内见强回声伴明显声影

【注意事项】

(1) 不伴输尿管扩张的中、上段小结石，尤其是在非急性疼痛发作期，声像图很难显示，需进行腹部 X 线平片或其他检查。临床有典型输尿管结石表现，即使声像图正常者，也不能排除输尿管结石。

(2) 部分透声较好的结石可以不伴有声影，注意与肿瘤鉴别。后者显示局部输尿管管壁不规则、僵硬、异常回声内可见血流信号；前者显示输尿管连续性好，异常回声内未见血流信号。

【病例示范报告】

超声检查所见：双肾大小及形态正常，结构清晰。右肾盂、肾盏扩张，肾盂宽 1.2cm，右侧输尿管全程扩张，内径约 0.8cm，末端近膀胱处可见宽 0.7cm 强回声，伴声影。周围输尿管壁明显增厚，最大厚度 0.4cm。CDFI：右输尿管口喷尿现象较左侧减弱。左侧肾脏及输尿管未见明显异常。

超声提示：右肾盂、肾盏、右侧输尿管扩张，右输尿管末端结石；右侧输尿管末端管壁增厚水肿。

超声科诊疗常规

七、输尿管肿瘤

【诊断要点】

(1) 输尿管肿瘤以恶性居多，主要为移行细胞癌；良性肿瘤很少见，多为输尿管息肉或乳头状腺瘤。

(2) 直接征象　恶性肿瘤表现为输尿管腔内软组织团块、管壁局限性增厚、管壁连续性中断，内可见血流信号(图 6-2-4)。良性肿瘤表现为输尿管腔内软组织团块(与管壁分界清晰)，管壁连续，内可见血流信号。

(3) 间接征象　肾盂和输尿管积水。

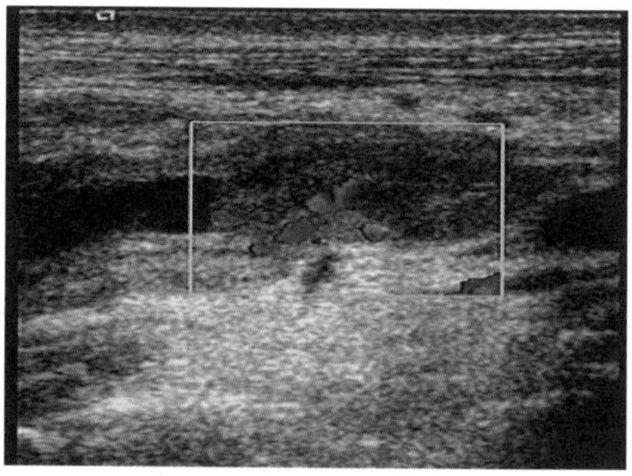

图 6-2-4　左输尿管癌

左输尿管腔内可见低回声，内可见血流信号，其上方输尿管扩张

【鉴别诊断】

(1) 输尿管肿瘤应与透声好的输尿管结石和输尿管内血凝块鉴别。结石和凝血块内无血流信号，超声造影无增强。

(2) 超声检查很难发现中、上段输尿管小肿瘤，故阴性结果不能排除输尿管肿瘤，应进一步做其他检查。

(3) 输尿管肿瘤与输尿管炎性肉芽肿超声表现类似，很难鉴别。

【病例示范报告】

超声检查所见：双肾大小及形态正常，实质回声均匀，右肾盂及输尿管上段扩张(右输尿管中下段显示不清晰)，肾盂宽 2.0cm，右输尿管宽 1.2cm，于扩张输尿管内可见大小 2.0cm × 3.8cm 的低回声，形态不规则，边界清晰，局部输尿管壁连续性中断，不规则。CDFI：肿块内可见彩色血流信号。

超声提示：右肾盂、输尿管上段扩张，右输尿管上段实性占位，肿瘤可能性大。

第三节　膀　　胱

一、概述

【适应证】

(1) 膀胱结石。

(2) 膀胱肿瘤。

(3) 膀胱炎、憩室。

(4) 膀胱容量及残余尿测定。

(5) 血尿的鉴别诊断。

(6) 膀胱内异物。

(7) 尿潴留和下腹部包块的鉴别诊断。

【超声检查技术】

1. 患者准备

经腹部和经直肠扫查需适度充盈膀胱，嘱患者憋尿，或在检查前 1 h 左右饮水 500～800ml，直至有尿意，必要时可通过导尿管向膀胱注入无菌生理盐水 250～400ml。经尿道扫查应对探头和器械按规定进行浸泡消毒。经直肠扫查时，检查前应排空大便，局部清洁，探头套上一次性乳胶套以保护探头并防止交叉感染。

2. 体位

经腹部扫查时采用仰卧位，充分暴露下腹部至耻骨联合。经直肠扫查一般采用左侧卧位，暴露臀部和肛门区。经尿道扫查采用膀胱截石位。

3. 仪器

采用实时超声诊断仪，经腹部膀胱超声检查，首选凸阵探头，频率 3.5～5MHz。可疑膀胱顶区或脐尿管病变时，可选用高频线阵探头。如果经直肠进行膀胱超声检查，则使用腔内微凸或双平面探头，频率 5MHz 或更高。双平面线阵探头适用于对膀胱颈部、三角区和后尿道细微病变的观察。当采用经尿道膀胱内超声检查时，主要用于膀胱癌的术前分期。早年采用配有尿道探头的超声仪，必须由泌尿科医生通过膀胱镜插入带球囊旋转式高频探头，频率可达 10～12MHz，作 360° 旋转式扫查。

4. 扫查方法

(1) 经腹部扫查　在耻骨联合上方涂耦合剂。首先进行正中纵断扫查，在清晰显示膀胱和尿道内口后，将探头分别向左右两侧缓慢移动，直至膀胱图像消失。然后探头旋转 90° 进行横断面扫查，先朝足侧方向扫查膀胱颈部及三角区，随后将探头向上滑动直至膀胱顶部。扫查过程确保对膀胱充盈区全部覆盖，特别关注膀胱侧后壁的观察。必要时，可见结合体位翻转，评估膀胱内病变的移动性。

(2) 经直肠扫查　直肠探头套上一次性乳胶套后，表面涂抹较多的耦合剂，然后沿着直肠方向徐缓地插入肛门。边插入直肠，边观察图像，直至在较高水平前列腺的底部出现膀胱图像，随即对膀胱三角区及后尿道区进行系列纵断面及横断面扫查。微凸探头扫查时，适当调节图像深度，也可对全膀胱进行完整评估。

(3) 经尿道扫查　此法宜与膀胱镜检查合用，在退出外套管前置入无菌尿道探头，故不增加患者痛苦。经外套管上的输水管注入生理盐水，适当充盈膀胱。由外向内缓慢移动探头作 360° 旋转扫查，对膀胱壁各部位依次全面观察。

【检查内容】

(1) 在对膀胱扫查过程中，重点观察膀胱壁的轮廓、各层回声的连续性、完整性及厚度，内壁有无局限性凹陷或隆起，有无占位性病变以及浸润程度。对占位性病变应作 CDFI 和频谱检查，注意肿物内血流信号特征。膀胱腔内有无异常回声及其分布、移动性。

(2) 膀胱容量及残余尿测定　膀胱容量指膀胱充盈状态下欲排尿时，膀胱所容纳的尿量，需在排尿前测定。膀胱残余尿为排尿后未能排尽而存留在膀胱内的尿量，应在排尿后立即测定，正常成人膀胱容量 400ml 左右，残余尿少于 10ml。膀胱炎患者膀胱容量明显减少，而慢性尿潴留患者则容量明显增加。测定膀胱容量和残余尿量有助于了解膀胱功能及其病变程度，常用公式如下。

公式 1 $$V=4/3\pi r_1r_2r_3$$
$$=1/6\pi d_1d_2d_3$$
$$\approx 0.5d_1d_2d_3$$

式中，V 代表容量（下同），$r_1r_2r_3$ 分别代表膀胱三个半径，$d_1d_2d_3$ 分别代表膀胱上下径、左右径和前后径。

公式 2 $$V=5PH$$

式中，5 为常数，P 为膀胱横断面上的最大面积，H 代表膀胱颈至顶部的高度。

应用上述公式测量膀胱容量或残余尿量与导尿结果有一定的误差，但超声测量方法简便，患者无痛苦，也无尿路感染之苦。在治疗过程中多次比较测量，测量结果可作为临床上估测膀胱功能的参考。

二、正常超声表现

（1）充盈膀胱的形态依充盈的程度不同而有所变化。适当充盈的膀胱，横断面呈圆形或椭圆形，纵断面为圆钝的三角形。膀胱内尿液为纯净的无回声区，有些患者可能见到少量细点状中等回声（图 6-3-1）。

（2）膀胱颈部在膀胱正中纵断面可见显示，中央为尿道内口，男性可见下方的前列腺与之延续，女性则可见到下方的宫颈和阴道。横断面扫查膀胱三角区两侧可见输尿管开口形成的乳头样小突起，回声稍强。由于多重反射伪像，于膀胱前壁深方多见低水平条带样回声。

（3）充盈良好的膀胱，膀胱壁薄，内面与尿液界面形成连续完好的线状强回声。外面与周围组织的界面亦呈强回声，中央的肌层多菲薄，膀胱充盈不佳或排空后，可显示为中等回声，此时膀胱壁增厚黏膜形成多个皱襞，不光滑，容易误诊为肿物。

（4）实时观察，双侧输尿管开口处可见喷尿现象，为间断排出的云雾状回声，外形呈棒槌样。CDFI 显示为彩色信号（图 6-3-2）。

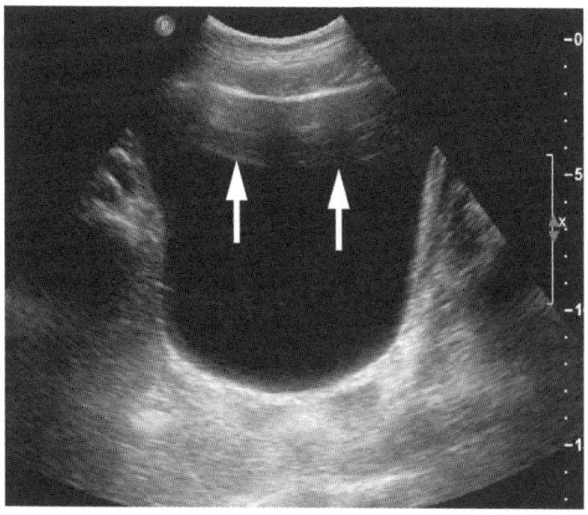

图 6-3-1 正常充盈膀胱横断面

显示膀胱为类圆形无回声，膀胱前壁深方由于多重反射伪像，形成多条带状回声（箭头）

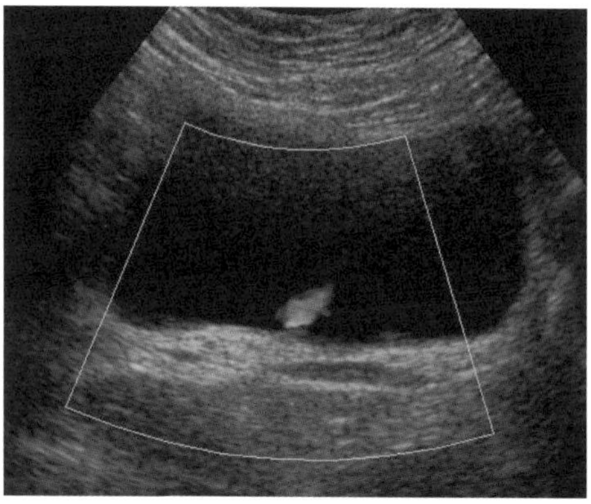

图 6-3-2 正常输尿管末端开口喷尿现象，CDFI 显示为彩色信号

【正常报告】

超声检查所见：膀胱充盈良好，壁光滑，其内未见异常回声。CDFI 未见异常血流信号。

超声提示：膀胱未见异常。

三、膀胱炎

（一）急性膀胱炎

【诊断要点】

(1) 发病急，患者常有典型的尿急、尿频、尿痛等泌尿系统刺激症状。

(2) 膀胱壁回声正常或表现轻度水肿增厚，呈低水平回声，层次清晰。

(3) 膀胱容量减少，可降至 100ml 以下。

(4) 膀胱积脓时，其内呈均匀的雾状低水平回声。有时膀胱内可见内部低回声呈分层分布。变换体位，内部回声可见缓慢移动。

【注意事项】

诊断膀胱炎时，应嘱患者充分憋尿，充盈膀胱，避免将膀胱皱襞误诊为膀胱壁增厚。患者伴有血尿时，需排除伴发膀胱肿物。

【病例示范报告】

超声检查所见：膀胱充盈良好，壁欠光滑，毛糙，膀胱内可见细点状中等回声。CDFI 未见异常血流信号。

超声提示：膀胱壁毛糙增厚伴膀胱内点状沉积物，符合膀胱炎症表现。

（二）慢性膀胱炎、膀胱结核

【诊断要点】

(1) 膀胱壁增厚，表面欠光滑，回声不均匀。

(2) 轻者膀胱容量改变不大，重者膀胱腔的容量显著减少。

(3) 膀胱结核广泛纤维化后除上述改变外，有时可见到钙化形成的点状强回声，尿液有脓血或组织碎屑时，膀胱内可见细点状回声。患者常同时伴有肾结核、前列腺结核的超声表现。

【注意事项】

膀胱结核早期可无明显异常，诊断需结合临床其他检查。

【病例示范报告】

超声检查所见：膀胱充盈差，壁增厚，不光滑，内部未见明显异常回声。CDFI 未见异常血流信号(图 6-3-3)。

超声提示：膀胱壁稍增厚，符合慢性炎症改变。

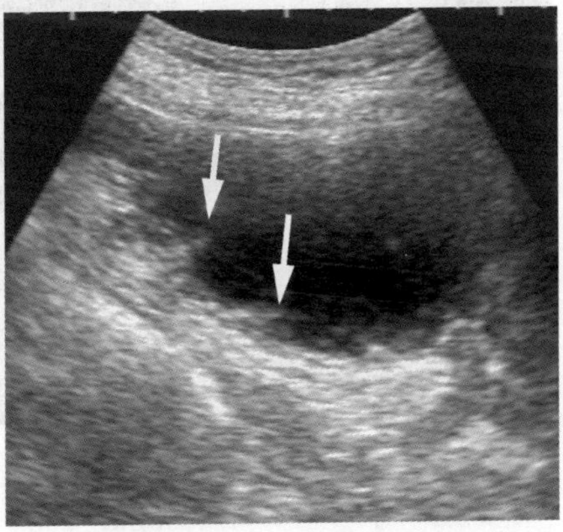

图 6-3-3 慢性膀胱炎
显示膀胱充盈较差，壁增厚，不光滑，成锯齿样突起(箭头)

（三）腺性膀胱炎

【诊断要点】

(1) 慢性膀胱炎的一种特殊类型。病变部位以局限性位于三角区多见，亦可连接成片，累及整个膀胱。

(2) 分为以下三种类型。

①结节型：膀胱三角区局限性增厚，呈结节状增生，边界清晰、表面光滑，基底宽大，内部回声均匀，部分较大结节内可见小囊状改变。周围膀胱壁回声及厚度正常。

②乳头型：病变呈息肉状或乳头状增生，突入膀胱腔内，基底窄小，振动腹壁有漂动感，回声较强，边界清晰。周围膀胱壁回声正常。

③弥漫增厚型：膀胱壁呈弥漫性增生，病变可累及膀胱壁一部分或全部，轻者部分膀胱壁增厚仅数毫米，重者整个膀胱壁增厚达几厘米，文献中有报道膀胱壁厚如椰壳者。增厚的膀胱壁黏膜不光滑，回声强弱不均。膀胱容量减少。

【鉴别诊断】

超声诊断腺性膀胱炎缺乏特异性。前两型应与膀胱肿瘤鉴别，弥漫增厚型应与其他疾病所造成的膀胱壁增厚进行鉴别。本病的最后确诊有赖于膀胱镜取活检病理诊断。

【病例示范报告】

超声检查所见：膀胱充盈良好，于膀胱三角区近尿道内口处可见中强回声结节向膀胱内突起，内部似可见小囊样结构。余膀胱壁未见增厚。CDFI 未见异常血流信号(图 6-3-4)。

超声提示：膀胱三角区实性结节性质待定，不除外腺性膀胱炎，建议定期复查以排除癌。

四、膀胱结石

【诊断要点】

(1) 本病常与下尿路梗阻如前列腺增生伴发，少数来自肾结石，或与膀胱憩室或异物伴发。男性明显多于女性，约 27:1。

(2) 膀胱内可见点状、弧形或团块状强回声，其后伴有声影。可单发或多发，自米粒大小至 3～5cm 不等(图 6-3-5)。

(3) 强回声随体位改变而移动。

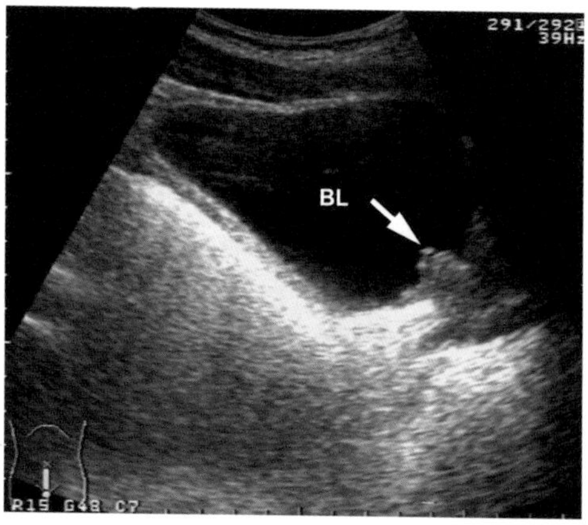

BL. 膀胱。

图 6-3-4　膀胱纵断面

膀胱充盈良好，于膀胱三角区近尿道内口处可见低回声结节(箭头)

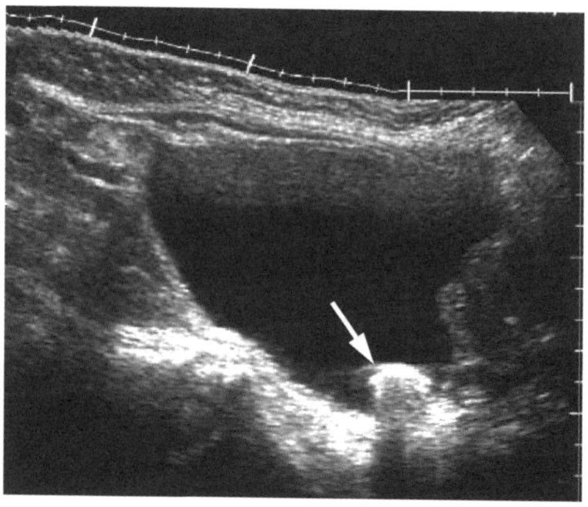

图 6-3-5　膀胱充盈良好，膀胱内可见斑块样强回声伴声影(箭头)

【注意事项】

(1) 小于 3mm 的结石常无典型声影。

(2) 少数结石较大或呈扁平状，侧动体位时可无明显移动，此时可嘱患者胸膝卧位，有助于观察其移动性。个别结石由于嵌入膀胱黏膜内，也可能无明显移动。

【病例示范报告】

超声检查所见：膀胱充盈尚可，壁光滑，腔内近后壁处可见一 0.8cm × 0.4cm 强回声伴声影，可随体位改变移动。CDFI 未见异常血流信号，强回声后方伴快闪伪像。

超声提示：膀胱内异常强回声，符合膀胱结石。

五、膀胱肿瘤

【诊断要点】

(1) 男性多于女性。早期临床症状多为无痛性血尿，晚期可出现尿频、尿急、尿痛和排尿困难。

(2) 多为尿路上皮癌，好发于膀胱三角区，其次为侧壁，发生在顶部者很少见。

(3) 膀胱壁黏膜层局限性增厚，呈结节状、息肉样或菜花状突入腔内，表面不光滑；浸润型肿瘤呈弥漫性增厚，肿物以低回声或中低回声者居多(图 6-3-6，图 6-3-7)。

(4) 病变后方无声影，个别瘤体表面附有小结石或钙化斑时，后方可出现声影(图 6-3-8)。

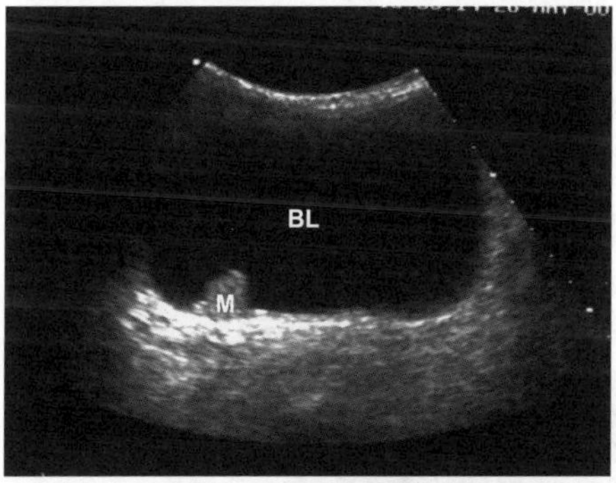

M. 肿物；BL. 膀胱。

图 6-3-6　膀胱三角区右侧可见低回声结节状肿物突入膀胱腔

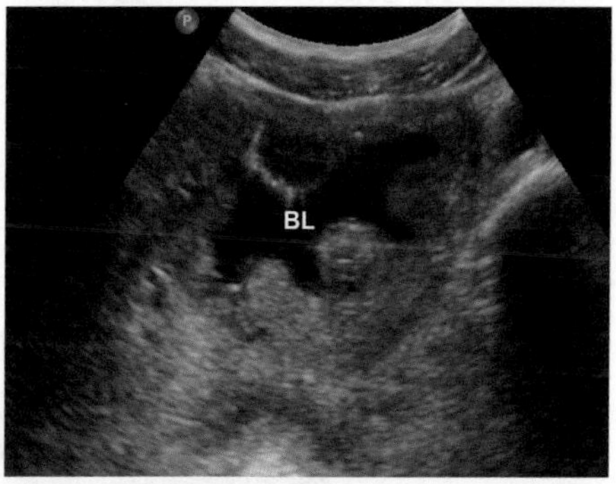

BL. 膀胱。

图 6-3-7　膀胱充盈不佳，膀胱壁弥漫性增厚，局部区域呈结节状突向膀胱内

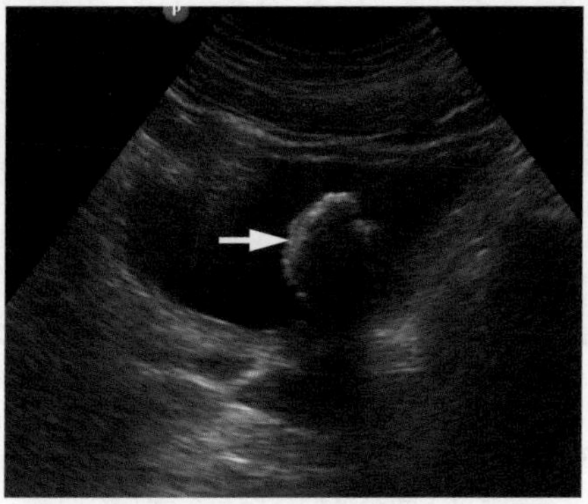

图 6-3-8　膀胱三角区实性结节向膀胱内突起，结节表面可见弧形强回声附着(箭头)，后方可见声影

(5) CDFI/能量多普勒成像(PDI)　小肿瘤可见基底部出现彩色血流信号，较大肿瘤常见树状分支和弥漫分布的高速低阻动脉血流信号。经直肠超声检测血流信号更加敏感(图 6-3-9)。

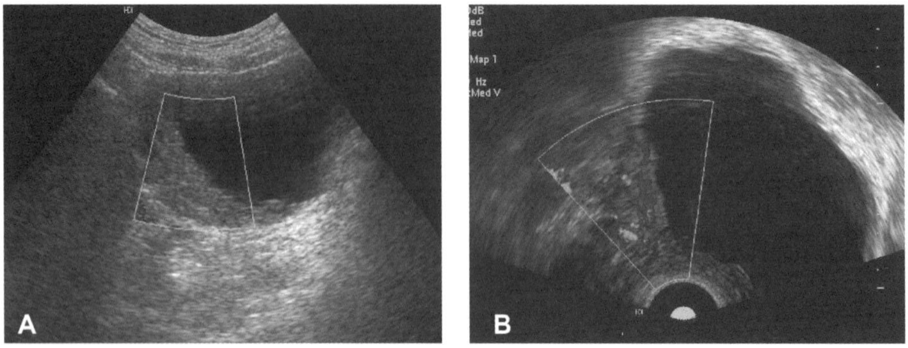

图 6-3-9　经腹和经直肠检查膀胱肿瘤彩色多普勒血流成像对比图

A. 显示膀胱左侧壁局部不规则增厚，CDFI 未见明显血流信号；B. 改为经直肠超声扫查，增厚的膀胱壁显示清晰，CDFI 显示增厚的壁上丰富血流信号

【鉴别诊断】

(1) 良性前列腺增生(BPH)　增生明显的前列腺可突入膀胱，横断扫查时易误认为膀胱肿瘤。纵断扫查和全面检查有助于鉴别。进展期前列腺癌可以侵犯膀胱壁，酷似膀胱肿瘤，经直肠超声有助于鉴别。

(2) 膀胱内血凝块　血凝块回声多较强，边界不清晰，可随体位改变而移动。

(3) 腺性膀胱炎　腺性膀胱炎结节型与膀胱肿瘤的声像图表现极相似，前者表面光滑，回声均匀，基底宽大。最后诊断有赖于膀胱镜检和组织学活检。

(4) 引起膀胱壁增厚的其他原因　膀胱结核、重度良性前列腺增生。

(5) 合并膀胱憩室时，应注意对憩室壁的仔细评估，避免漏诊(图 6-3-10)。

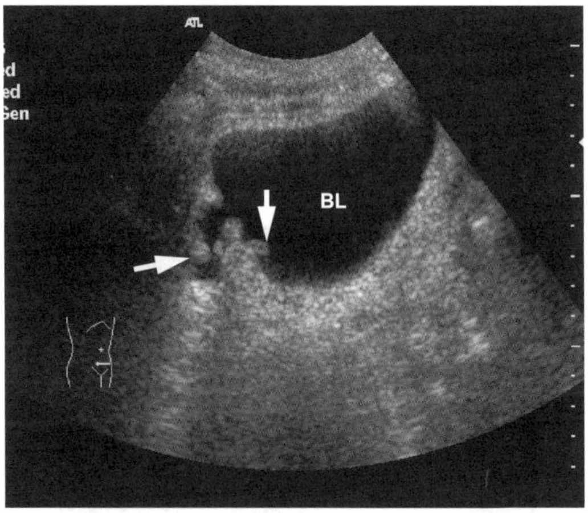

BL. 膀胱。

图 6-3-10　膀胱侧后壁合并憩室形成，膀胱壁及憩室内壁上可见数个低回声结节突起(箭头)

【病例示范报告】

超声检查所见：膀胱左后壁局限性增厚，可见一大小约 2.2cm × 1.6cm 呈中低回声结节状突入腔内，表面不光滑，病变后方无声影，不随体位改变移动。CDFI：基底部可见少量血流信号。

超声提示：膀胱左后壁实性占位病变，膀胱癌可能性大。

六、膀胱憩室

【诊断要点】

(1) 好发于膀胱侧壁、三角区上部及输尿管开口附近。

(2) 膀胱壁外的无回声结构，呈囊状，与膀胱相通(图 6-3-11)。

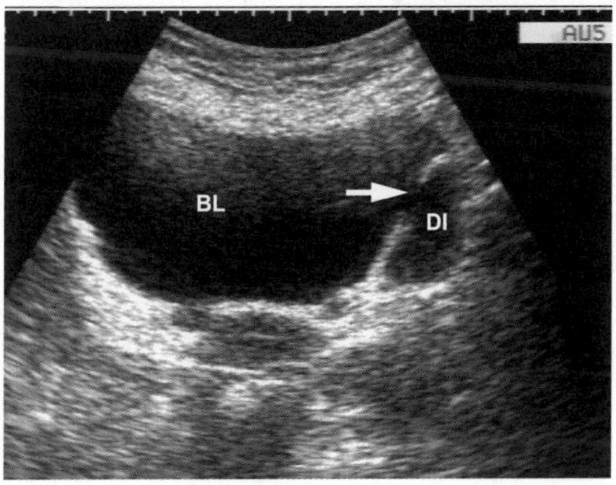

BL. 膀胱；DI. 憩室。

图 6-3-11　膀胱充盈良好，膀胱左侧壁局部连续性中断(箭头)，与膀胱外憩室相通

(3) 囊状结构的壁薄而光滑。

(4) 膀胱充盈时增大，排尿后缩小。

【注意事项】

本病多与长期排尿困难相关，同时需注意伴发结石或肿瘤，可见相应的声像图表现。

【病例示范报告】

超声检查所见：膀胱充盈可，左侧壁旁可见一大小约 2.3cm × 1.8cm 无回声囊状结构，与膀胱相通，壁薄而光滑。排尿后，无回声区缩小至 0.8cm × 0.6cm。CDFI 未见异常血流信号。

超声提示：膀胱旁异常无回声区，考虑膀胱憩室。

七、膀胱异物及凝血块

【诊断要点】

(1) 金属异物呈强回声，后方伴有声影或伴彗星尾征，非金属异物呈较强或中强回声，后方可无声影。

(2) 异物强回声随体位而移动。

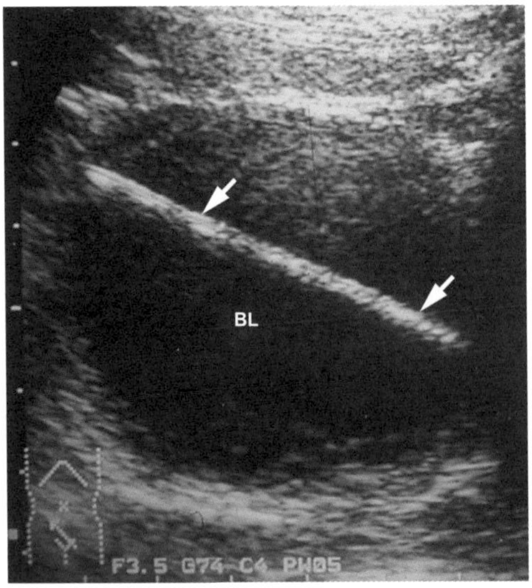

BL. 膀胱。

图 6－3－12　膀胱内可见异物强回声，长轴切面呈棒状(箭头)

(3) 强回声的形态与异物的形状和超声断面有关。管状异物长轴断面呈平行的管状或条状强回声，横断则呈空心圆形，软质异物多呈弯曲状(图 6－3－12)。

【注意事项】

(1) 膀胱异物合并感染时，可伴有膀胱炎的超声表现(前述)。异物存留时间较长时，可作为核心形成膀胱结石。

(2) 膀胱内有时可见不规则的团块状强回声，漂浮于膀胱尿液中或附着在膀胱壁上，代表血凝块。

【病例示范报告】

超声检查所见：膀胱充盈可，壁光滑，未见明显肿物。膀胱内可见一强回声伴彗星尾征，可随体位改变移动。CDFI 未见异常血流信号。

超声提示：膀胱内强回声，结合病史，考虑膀胱内异物。

第四节　前　列　腺

一、概述

【适应证】

(1) 排尿困难、终末血尿以及尿路刺激症状。

(2) 直肠指诊前列腺增大者。

(3) 前列腺肿瘤。

(4) 前列腺手术术前及术后评估。

(5) 血精、精囊疾病。

(6) 超声引导下介入诊断与治疗，如前列腺穿刺组织学活检和前列腺放射性粒子植入。

【超声检查技术】

1. 患者准备

(1) 经腹壁扫查　需适当充盈膀胱，但应避免过度充盈(不利于显示前列腺)。

(2) 经直肠扫查　需作探头清洁、消毒，无菌套保护等准备。患者检查前宜排空大便，但无需充盈膀胱。

(3) 经会阴扫查　一般无需特殊准备。

2. 体位

经腹部扫查时采用仰卧位，充分暴露下腹部至耻骨联合。经直肠扫查一般采用左侧卧位，暴露臀部和肛门区，髋关节适度屈曲。经会阴扫查患者采取左侧卧位，下肢屈曲，或站在床旁将上身俯卧在检查床上。

3. 仪器

采用实时超声诊断仪，经腹部前列腺超声检查，首选凸阵探头，频率 3.5～5.0MHz。如果经直肠进行膀胱超声检查，用 5～9MHz 直肠端扫式探头或双平面(纵断面，横断面)探头；旋转式腔内探头(利用水囊做辐射式横断扫查，可较大范围观察盆腔结构包括直肠黏膜)。其中，端扫式探头最为多用，也最方便。经会阴扫查选用 3～5MHz 的小凸阵式探头或相控阵探头，以便作矢状断面、冠状断面和斜冠状断面扫查；线阵或凸阵式只适用于纵断扫查。本方法适用于因肥胖、腹壁瘢痕、膀胱无法充盈等经腹壁扫查困难的患者，图像质量优于经腹壁超声，但不及经直肠超声。目前本方法已经较少应用，主要用于缺乏直肠探头设备条件单位，严重外痔和无肛门患者(直肠切除术后)。

4. 扫查方法

(1) 经腹部扫查　在耻骨联合上方涂耦合剂。首先耻骨联合上缘横断扫查，将探头向患者足侧缓慢转动探头，显示膀胱深方的左右侧精囊。进一步向足侧转动探头，显示椭圆形的前列腺，其外形似“横断面”，实为前列腺斜冠状断面图。然后进行纵断扫查，将探头向足侧倾斜以清楚显示前列腺的正中纵断图和射精管壶腹部。此处可以大致测量前列腺的上下径和前后径。由此分别向左和向右侧摆动，作前列腺的正中旁纵断，以显示前列腺的两侧和部分精囊。经腹壁超声扫查必要时可与直肠指诊相结合，可使前列腺和精囊以及某些病变如前列腺硬结、脓肿，精囊肿物显示更加清晰。

(2) 经直肠扫查　患者取左侧卧位。直肠探头套上一次乳胶套后，表面涂抹较多的耦合剂，沿着直肠方向徐缓地插入肛门，边插入直肠，边观察图像，直至在较高水平出现膀胱与精囊横断面图像(注：间接扫查法需在进入肛门 5cm 左右将温水注入水囊)。首先自上而下地作前列腺系列不同水平的横断面扫查，然后再作系列(正中、正中旁)纵断面扫查。

(3) 经会阴扫查　会阴后区扫查重点显示前列腺的斜冠状断面图和纵断面图。将有保护套的探头再涂耦合剂然后置于肛门前缘，适当向前上方加压扫查。此时，可在肛门前缘和膀胱之间探及前列腺，显示前列腺的纵断面和斜冠状断面。从斜冠状断面向背部侧动，还可比较清晰地显示双侧精囊。会阴前区扫查将探头置于阴囊背侧，可作前列腺的冠状断面和纵断面，但图像质量不及上述会阴后区扫查。

【检查内容】

在对前列腺扫查过程中，注意观察前列腺形态、左右叶是否对称、包膜轮廓、尿道内口(V 形结构)和内部回声。测量前列腺横径、上下径和前后径，以及内腺大小，必要时计算体积。注意有无占位性病变以及浸润程度。对占位性病变应作 CDFI 和频谱检查，注意肿物内血流信号特征。

二、正常超声表现

经腹壁横断面扫查，探头逐步向足侧摆动扫查，声像图上可见左右两侧对称的精囊结构(图 6-4-1)；探头进一步向足侧偏转，可见前列腺呈边缘圆钝的三角形或椭圆形，此为斜冠状断面而非“横断面”，其特征是中央常可见“V”形尿道内口。探头旋转 90°，可获取前列腺正中纵断面，略呈锥形，其基底靠近膀胱颈部，也可见“V”形尿道内口(图 6-4-2)。经直肠横断面扫查，可以自上而下观察到前列腺系列横断面图。在精阜水平，前列腺呈边缘圆钝的等边三角形。在前列腺尖部近圆形(图 6-4-3)。高位横断面扫查时可见左右精囊对称排列，位于膀胱与直肠壁之间。近中央的两个小圆形结构为射精管壶腹部，不要误认为精囊。

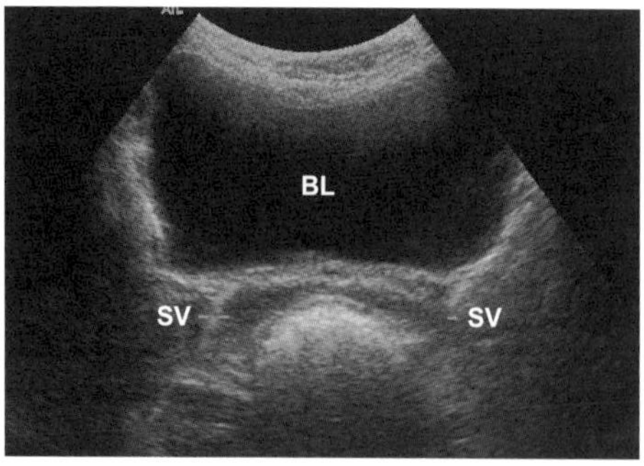

BL. 膀胱；SV. 精囊。

图 6-4-1 经膀胱高位横断面
于膀胱后方可见双侧精囊腺结构，形态对称

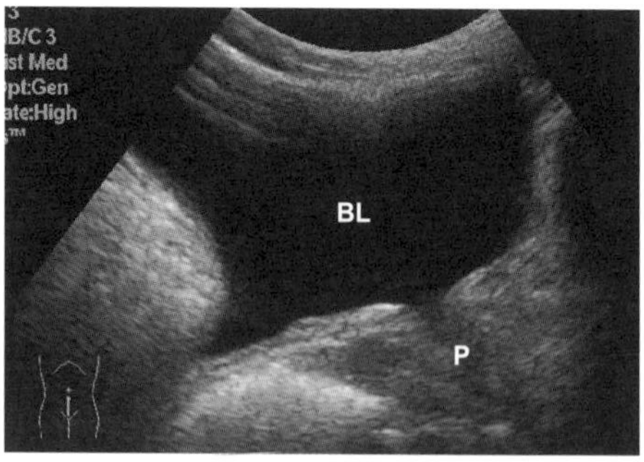

P. 前列腺；BL. 膀胱。

图 6-4-2 经膀胱前列腺正中纵断面
显示前列腺位于膀胱下方，尿道内口处略呈“V”形

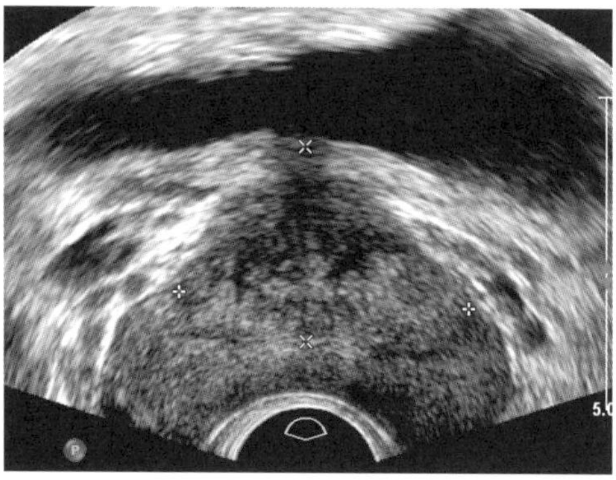

图 6-4-3 经直肠前列腺横断面
前列腺外形呈三角形，测量所示为内腺结构

【正常报告】

超声检查所见：经腹部扫查前列腺横径 3.9cm，上下斜径 3.4cm，内腺 1.8cm × 1.5cm。内腺不大，前列腺轮廓清晰，回声均匀。CDFI 未见异常血流信号。

超声提示：前列腺未见异常。

三、前列腺增生

【诊断要点】

(1) 为老年男性常见疾病，好发年龄在 60 岁以上。

(2) 病变最主要发生于前列腺内腺区(移行区)，即精阜以上近段尿道周围。

(3) 前列腺轮廓完整而且光滑，增生的内腺断面形态呈圆形或近圆形，有非常清晰的外科包膜。前列腺各径增大，以前后径增大尤著。

(4) 内腺(移行区)显著增大，甚至突入膀胱内，外腺不同程度受压变薄，重者萎缩呈“橘皮样”(图 6-4-4)。近段尿道延长，甚至发

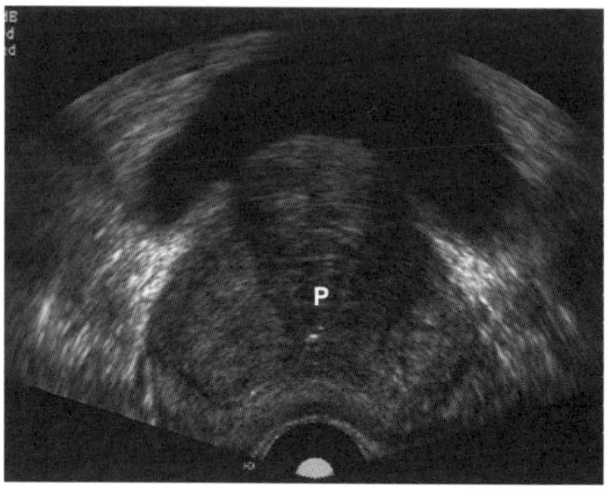

P. 前列腺。

图 6-4-4 前列腺增生，内腺区明显增大，外腺受压变薄

生扭曲。

【注意事项】

(1) 前列腺"中叶肥大"向膀胱腔内隆起，经腹壁横断面扫查有时很像膀胱肿瘤；经腹壁正中纵断面/斜冠状断面，以及经直肠斜冠状断面，均容易将其识别。

(2) 前列腺增生常合并结石和小囊肿。结石声像图特点：多呈点状、斑点状，典型者聚集成串，沿腺管呈弧形排列，似位于内外腺之间的强回声，有时可以伴有声影。CDFI 检查常在结石及其声影中出现彩色镶嵌的快闪伪像。小囊肿常单发或多发，直径仅几毫米，均无重要病理意义。

(3) 重度 BPH 可伴有以下间接征象。

①膀胱残余尿增加。

②膀胱壁增厚，假憩室和尿潴留。

③尿路梗阻引起双侧输尿管扩张和肾积水。

【病例示范报告】

超声检查所见：经腹部扫查前列腺横径 5.2cm，上下斜径 4.4cm，内腺 2.8cm × 2.5cm。内腺轻度增大，前列腺轮廓清晰，回声均匀。CDFI 未见异常血流信号。

超声提示：前列腺轻度增生。

四、前列腺癌

【诊断要点】

(1) 前列腺癌(PCA)近 90%发生于外腺(周围区 70%，中央区 20%)，血清前列腺特异抗原(PSA)测定结合超声引导前列腺系统活检有重要价值。

(2) 典型的早期癌多位于外腺区，通常为低回声或等回声结节(图 6-4-5)。

(3) 进展期癌前列腺不规则增大，包膜局部隆起或凹凸不平，两侧失去对称。肿物内部回声强弱不均，内、外腺和正常结构模糊不清(图 6-4-6)。邻近器官出现被肿瘤浸润的超声征象，如精囊肿大，腔内出现实性成分，血流信号增多。彩色超声显示病灶血流信号增加。

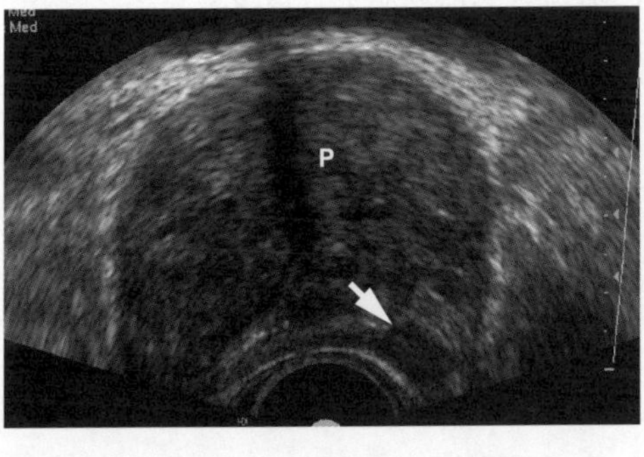

P. 前列腺。

图 6-4-5 前列腺左外叶可见低回声结节(箭头)，穿刺证实

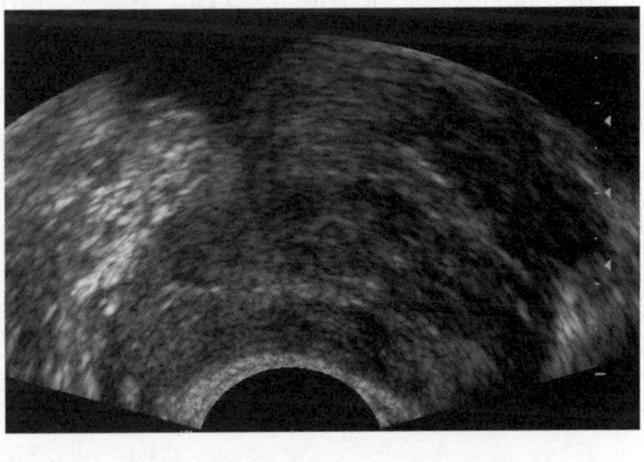

图 6-4-6 前列腺左外叶癌弥漫性侵犯，左外叶体积明显增大，内外腺分界不清

【鉴别诊断】

(1) 前列腺癌需与良性前列腺增生鉴别。此外，部分 BPH 患者合并前列腺癌，内腺发生的肿瘤常为等回声，必要时需进行前列腺活检。

(2) 极少数良性前列腺增生的小结节发生在外腺，低回声，酷似 PCA。

(3) 需与前列腺肉瘤、前列腺结核和慢性前列腺炎等鉴别。

【病例示范报告】

超声检查所见：经直肠扫查前列腺横径 4.9cm，上下斜径 3.9cm，内腺 2.7cm × 2.5cm。内腺轻度增大，前列腺左外腺可见一 1.0cm × 0.8cm 低回声结节，边界尚清。CDFI：结节内可见少量血流信号。

超声提示：前列腺左外腺实性结节，癌不除外，建议穿刺活检。

五、前列腺炎

【诊断要点】

(1) 本病多见于中青年。

(2) 结合临床病史和前列腺液镜检所见(白细胞和脓细胞增多)。

(3) 轻者前列腺大小、形态及内部回声均无明显异常。重者或病程迁延者，前列腺体积可稍大或稍小(萎缩)。

(4) 包膜完整、清晰，左右对称，内部回声增强或不规则。

【鉴别诊断】

前列腺炎并无特异性超声表现，少数前列腺炎内部回声减低或可见回声增强性结节，CDFI 显示局部血流增加，与早期前列腺癌很难区别。超声引导前列腺自动活检有助于提供组织学诊断和鉴别诊断。

【病例示范报告】

超声检查所见：经腹部扫查前列腺横径 3.9cm，上下斜径 3.5cm，内腺 1.8cm × 1.6cm。内腺不大，前列腺轮廓清晰，左侧腺体回声欠均匀，可见小片状增强，边界欠清。CDFI 未见异常血流信号。

超声提示：前列腺回声不均，请结合临床，除外考虑前列腺炎性改变。

第七章 妇　科

第一节 概　述

【适应证】

(1) 女性生殖道发育异常。

(2) 下腹部疼痛及痛经。

(3) 子宫、卵巢、输卵管等盆腔占位性病变诊断及随访。

(4) 月经不规律、月经稀少、育龄期妇女闭经。

(5) 不孕不育患者检查盆腔及监测卵泡发育。

(6) 宫内节育器位置的检查。

(7) 患其他系统疾病需排除妇科疾病者及多系统疾病的妇科脏器检查。

(8) 正常早孕及早期异常妊娠的诊断及鉴别诊断。

(9) 手术或介入治疗的术中监测。

【超声检查技术】

妇科超声检查途径可分为四种：经腹部、经阴道检查、经直肠检查及经会阴检查。

1. 经腹部超声检查

(1) 患者准备　检查前 1～2h 应饮温水 500～800ml，待膀胱充盈方可进行检查。

(2) 体位　受检者常规取平卧位，有时需将双腿略微弯曲。

(3) 仪器　彩色多普勒超声仪，配有经腹凸阵探头(频率范围 1～5MHz 或 2～5MHz)。

(4) 扫查方法　以膀胱为透声窗，将探头于下腹部作纵向、横向和斜向的扫查，扫查过程中根据病灶或感兴趣区域灵活移动探头，改变扫查方向与角度，进行多切面、多角度扫查，以获得病灶及感兴趣区域的最佳图像。

2. 经阴道超声检查

(1) 患者准备　检查前排空膀胱。

(2) 检查体位　膀胱截石位。必要时需抬高臀部，可用枕头垫高臀部或嘱受检者将手握拳置于臀部下以抬高臀部。

(3) 仪器　彩色多普勒超声仪，配有经阴道超声探头(频率范围 3～9MHz 或 4～8MHz)。

(4) 扫查方法　探头顶端放置适量耦合剂，套入一次性避孕套，并与之紧密贴合。然后将探头插入阴道并置于阴道穹窿部，注意放置探头过程中动作要轻柔，顺应阴道由后向前的走行特点，对老年受检者，应做好解释工作以取得受检者的理解与配合。显示子宫长轴和横轴后，沿双侧输卵管及系膜结构追踪显示双侧卵巢，转动探头的轴向和角度显示卵巢的最大纵横切面。如卵巢或附件区病变的位置较高则需检查者用左手于患者腹壁加压，推开肠管使之进入阴道探头的扫查范围。

3. 经直肠超声检查

(1) 患者准备　经直肠超声检查前患者需排空大、小便。一般采用检查前晚服用泻药的方法，检查当天早上空腹，必要时还可于检查前加用两支开塞露。

(2) 检查体位　常规取左侧卧位，左腿伸直、右腿屈曲。有时也可采用膀胱截石位，必要时也需抬高臀部。

(3) 仪器　彩色多普勒超声仪，配有经直肠超声探头，多数仪器经直肠探头与经阴道探头为同一探头。探头频率与经阴道探头一致。

(4) 扫查方法　探头套好乳胶避孕套后，应在避孕套上加适量耦合剂作润滑剂，以方便将探头经肛门置入直肠内。余扫查方法与经阴道扫查相似。

4. 经会阴超声检查

(1) 患者准备　此方法无明显禁忌证，患者检查前通常无需特殊准备，但有时需要适度充盈膀胱。

(2) 检查体位　采用膀胱截石位。

(3) 仪器　同经腹部超声，采用经腹部探头。

(4) 扫查方法　探头套好乳胶套后，将探头置入会阴区域部进行扫查。

【检查内容】

(1) 观察子宫(包括子宫肌层和子宫内膜)、双侧卵巢(包括卵泡)的形态、回声水平，常规测量其大小。

(2) 观察是否存在子宫、卵巢及附件区病变或异常回声，描述病变的数目、大小、形态、边界、与周围结构的关系、内部回声特点。

(3) 应用彩色多普勒超声观察病变的血流分布及走行特征，必要时测量动脉血流的 PSV 和 RI 值。

第二节　正常女性生殖器官的超声表现

一、青春期前女性子宫及卵巢超声表现

不同年龄段的女性子宫大小有明确差异。新生儿期由于受母体性激素影响子宫较幼儿期大，儿童期子宫明显较小，子宫体与宫颈的比例为 1:2，此状态维持至青春前期；随后子宫逐渐增大，子宫体增大幅度大于宫颈增大幅度，月经初潮时宫体与宫颈之比例约为 1:1，生育年龄女性宫体与宫颈之比例约为 2:1；至绝经后子宫随绝经年龄增加逐渐缩小，子宫体缩小幅度大于宫颈缩小幅度，宫体与宫颈之比例为 1:1。

因此，青春期前子宫颈长度常大于子宫体长度，青春期时子宫体长度约与子宫颈等长，生育期子宫体长度约为子宫颈长度的 2 倍，绝经后的老年期子宫体长度与子宫颈又成为等长。

【正常报告】

超声检查所见：子宫前位，子宫体大小 2.1cm × 1.7cm × 1.5cm，内膜呈线状，肌层回声尚均。右卵巢 1.3cm × 0.9cm × 0.7cm，左卵巢 1.2cm × 0.8cm × 0.7cm，双附件区未见明确异常包块(注：该报告患者 4 岁)。

超声提示：儿童期子宫，子宫附件未见明显异常。

二、生育年龄女性子宫及附件超声表现

(1) 生育年龄女性子宫正常参考值　子宫体纵径 5.0～7.5cm，前后径 3.0～4.5cm，横径 4.5～6.0cm，子宫颈长 2.5～3.0cm。正常子宫大小也与生育史等因素有关，经产妇子宫较未产妇或只生育一胎的女性大。

(2) 子宫内膜表面的 2/3 部分随着卵巢激素周期性变化，称为功能层，于增殖期呈低回声，排卵期呈“三线征”，分泌期呈中高回声；靠近子宫肌层的 1/3 内膜无周期性变化，称基底层。子宫内膜厚度于增殖期为 4～7mm；分泌期内膜厚度增加，可达 7～14mm。

(3) 育龄期健康女性的卵巢大小 4cm × 3cm × 1cm，呈扁椭圆形，内部可见多个大小不等的卵泡回声。卵巢及其内卵泡的大小随月经周期存在变化。

【正常报告】

超声检查所见：子宫前位，子宫体大小 5.5cm × 4.5cm × 4.1cm，内膜厚 1.0cm，肌层回声均。右卵巢 3.9cm × 3.0cm × 2.1cm，左卵巢 3.5cm × 2.8cm × 2.5cm，双附件区未见明确囊实性包块。

超声提示：子宫及双附件未见明显异常。

三、绝经期女性子宫及卵巢超声表现

绝经后子宫的肌层回声可不均或回声减低，浆膜下肌层内有时可见斑点状或短条状强回声，多为弓状动脉钙化所致。

绝经后妇女子宫内膜萎缩变薄，常呈线状，无周期性变化；子宫内膜厚度正常参考值为＜5mm。

正常卵巢体积在生育年龄最大，绝经后逐渐缩小，且由于绝经后卵巢内没有卵泡这一可辨别卵巢的回声结构，仅表现为一小的椭圆形实性低回声，与周围组织结构(包括肌肉回声、含内容物呈低回声的肠腔等)较难分辨，因此，常规经腹超声常不易观察到绝经后女性萎缩的卵巢，经阴道超声可提高绝经后卵巢的显示率。

【正常报告】

超声检查所见：子宫后位，子宫体大小 4.1cm × 3.3cm × 2.9cm，内膜厚 0.2cm，肌层回声均匀。右卵巢 1.2cm × 0.8cm × 0.7cm，左卵巢显示欠清，双附件区未见明确异常包块(注：该报告患者 63 岁)。

超声提示：绝经后子宫，子宫附件未见明显异常。

第三节　子 宫 疾 病

一、先天性子宫发育异常

(一) 子宫未发育或发育不良

【诊断要点】

(1) 子宫未发育或发育不全　多于青春期后发现，患者常因原发性闭经就医。

(2) 先天性无子宫　于充盈的膀胱后方作纵向、横向扫查，均未显示正常子宫声像图

或条索状低回声。常合并先天性无阴道，不能探及阴道回声，双侧卵巢可显示正常。

(3) 始基子宫　于充盈的膀胱后方探及条索状低回声的肌性结构，长径<2cm，难辨宫体、宫颈结构，无宫腔线和内膜回声。常不能探及阴道回声，双侧卵巢可显示正常。

(4) 幼稚子宫　青春期后女性(育龄期妇女)子宫的各径线均小于正常，仍表现为青春期前儿童子宫表现，宫体前后径<2cm，宫颈相对较长，宫体与宫颈的长径之比为1∶1或2∶3。可显示宫腔线和内膜回声，内膜较薄。

【注意事项】

(1) 经腹超声检查时，应注意膀胱充盈适度。图像显示不清楚或不满意时，可进一步行经直肠超声检查。

(2) 要仔细辨认条索状低回声的肌性结构内有无子宫内膜，以鉴别始基子宫与幼稚子宫。

【病例示范报告】

超声检查所见：膀胱适度充盈，盆腔未探及明确正常子宫回声，于膀胱后方见一条索状低回声结构，大小1.8cm×1.2cm×1.0cm，内部未见明确内膜回声。右卵巢3.0cm×2.0cm×1.4cm，左卵巢3.1cm×1.8cm×1.2cm。

超声提示：子宫发育异常，符合始基子宫表现。

（二）单角子宫及残角子宫

【诊断要点】

(1) 子宫畸形　多于生育年龄发现，患者常因不孕症、习惯性流产及周期性腹痛等就医。

(2) 单角子宫　单角子宫的二维超声表现常不明显，有时可见子宫向一侧稍弯曲，宫底横切面显示子宫横径偏小，仅见一侧宫角；三维超声上对诊断帮助较大，于三维成像的子宫冠状切面上仅可见一个宫角，并向一侧略弯曲(图7-3-1)。

(3) 残角子宫　①无内膜型残角子宫的声像图表现：盆腔内见一发育正常子宫，其一侧可见一低回声包块，回声与子宫肌层相似，多可见一条索状低回声将其与子宫体相连；需与浆膜下肌瘤相鉴别。②有内膜相通型残角子宫的声像图表现：子宫一侧与子宫体相连的低回声包块，中央可见内膜回声(图7-3-2)。③有内膜不相通型残角子宫，月经初潮后即形成残角子宫腔积血，声像图表现为子宫一侧无回声的囊实性包块，与子宫体相连。

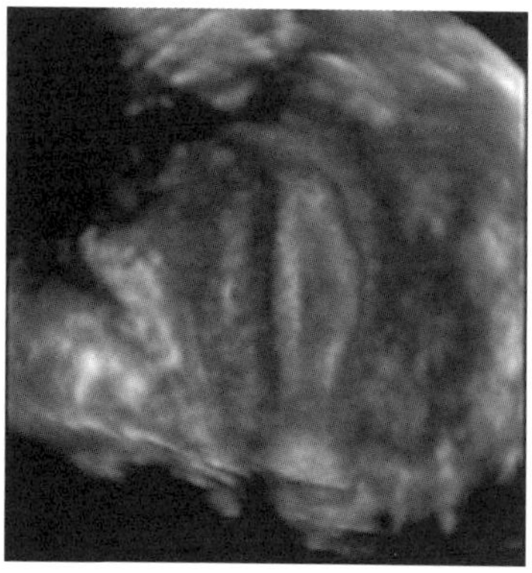

图7-3-1　单角子宫

三维超声成像显示左侧宫角缺如，仅见右侧宫角

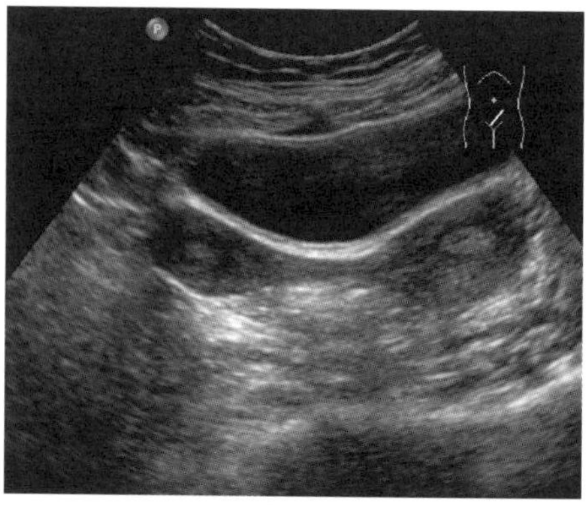

图7-3-2　残角子宫

图像显示附件区见一实性低回声包块与子宫相连，其中心可见内膜回声

(三) 双子宫

【诊断要点】

(1) 下腹部盆腔纵向及斜向扫查时可见两个完全分开的独立子宫回声，均有完整的内膜、肌层和浆膜层。横切面观察尤为清楚，见两个子宫体完全分开，之间有深的凹陷，两个子宫体内部均可见内膜回声。两个子宫大小相近或其中之一稍大(图 7-3-3)。

(2) 常可探及两个宫颈管及阴道的回声(即伴有阴道纵隔)。

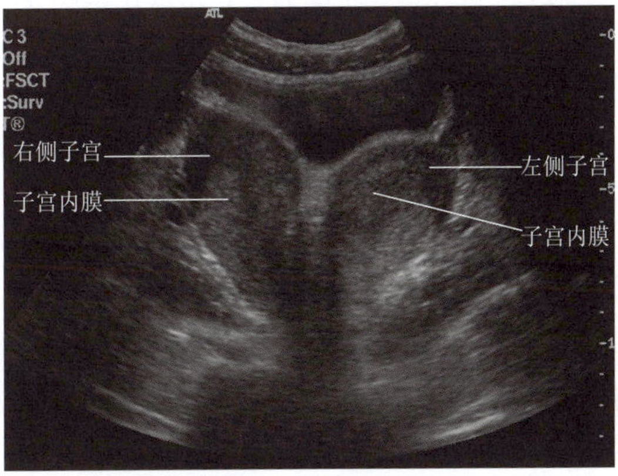

图 7-3-3　双子宫

图像显示两个独立完整的子宫

(四) 双角子宫

【诊断要点】

子宫外形异常，底部凹陷成两个分开的宫角，即子宫上段分开，子宫下段仍部分融合；子宫横切面观察，可见子宫底部增宽；三维超声获得的子宫冠状切面显示宫底部凹陷，见两个分开的宫角，整个子宫外形呈 Y 形，内膜形态也呈 Y 形。

(五) 纵隔子宫

【诊断要点】

子宫底部横径稍增宽，连续横切面扫查显示两个宫腔内膜回声，两内膜回声之间见从宫腔下段至宫底处逐渐增厚的带状低回声，将子宫内膜分隔开来成两个宫腔内膜回声。三维超声获得的子宫冠状切面显示宫底形态正常，内膜呈 V 形(完全性纵隔子宫)或 Y 形(不完全性纵隔子宫)。三维超声不仅可以清晰显示宫腔中的长度，鉴别完全性与不完全性纵隔子宫，而且还可以显示纵隔的形态、厚度等(图 7-3-4)。

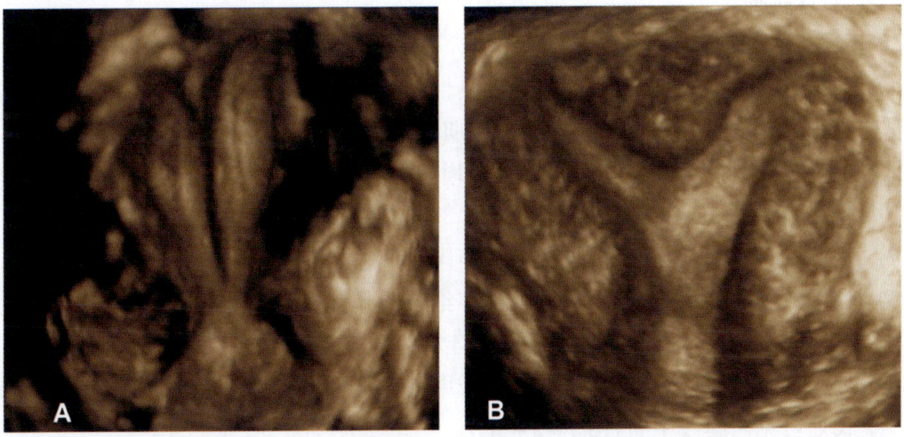

图 7-3-4　纵隔子宫

A. 完全性纵隔子宫；B. 不完全性纵隔子宫

(六) 弓形子宫

【诊断要点】

(1) 为子宫底部未完全融合，是最轻的一种子宫发育异常；患者通常没有任何临床症状。

（2）子宫外形、轮廓通常正常或仅宫底处略凹陷；子宫底部中央区肌层增厚，向宫底部宫腔轻度突出，在超声冠状面上可见宫底处子宫内膜呈弧形内凹，两内膜夹角＞90°。

（3）若在三维超声的冠状切面上于两侧宫角内膜处作一连线，计算该连线与宫底处子宫内膜弧形内凹的垂直距离（即内凹的深度），此值在弓状子宫时应≤1cm，而在纵隔子宫时应＞1cm。

【鉴别诊断】

（1）超声检查可以发现各种类型的先天性子宫发育异常。经腹部及经阴道扫查结合，可以显示子宫外形轮廓、宫腔内膜形态，诊断大部分的子宫畸形。而三维超声可以得到二维超声难以获得的子宫冠状切面，能够较准确直观地显示子宫发育异常的情况，是非常好的影像诊断手段。

（2）残角子宫应与浆膜下子宫肌瘤、卵巢实性肿瘤和宫外孕包块等相鉴别。双角子宫应注意与部分性纵隔子宫相鉴别，前者子宫外形及宫腔内膜回声均呈 Y 形；后者宫腔内膜回声呈 Y 形，但子宫外形正常，宫底无凹陷。

（3）弓形子宫需与不完全型纵隔子宫相鉴别。三维超声冠状切面上于两侧宫角内膜处作一连线，计算宫底处子宫内膜弧形内凹的垂直距离（内凹的深度），弓形子宫此深度≤1cm；而纵隔子宫此深度＞1cm。

【病例示范报告】

超声检查所见：子宫体大小 6.0cm×6.8cm×3.5cm，子宫横径增大，子宫底部凹陷呈双角状，左侧宫角的内膜厚 0.8cm，右侧宫角内膜厚 0.8cm，子宫体下半部内膜厚 0.9cm；子宫肌层回声均。见单个宫颈回声。右卵巢 3.4cm×2.5cm×1.8cm，左卵巢 3.8cm×2.8cm×1.9cm。

超声提示：子宫发育异常，符合双角子宫表现。

二、子宫肌层病变

（一）子宫肌瘤

【诊断要点】

（1）子宫肌瘤是女性生殖器官最常见的良性肿瘤，多见于中年妇女。子宫肌瘤的临床表现主要与肌瘤生长部位相关，较小的肌壁间肌瘤多无明显临床症状；黏膜下肌瘤及多发肌壁间肌瘤最常见的症状为月经量过多、白带增多；浆膜下肌瘤多无月经改变，以下腹部包块为主要表现。

（2）肌壁间肌瘤表现为子宫肌层内低回声区，形态规则，边界清晰（图 7－3－5A）。

（3）浆膜下肌瘤表现为子宫肌层内低回声结节向子宫表面突出，子宫形态失常，完全突出于宫体的浆膜下肌瘤，与宫体仅以蒂部相连（图 7－3－5B）。

（4）黏膜下肌瘤表现为宫腔内见低回声或中等回声区，宫腔线可因肌瘤的压迫而变形、移位，基底处可见内膜线中断（图 7－3－5C）。

（5）子宫肌瘤以低回声为主，较大的肌瘤内部可呈漩涡状回声（图 7－3－5D），并伴有不同程度的后方衰减。肌瘤较大时内部可发生囊性变，绝经后子宫肌瘤可出现钙化。

（6）CDFI　子宫肌瘤的血流信号以周边型为主。肌壁间子宫肌瘤周边可见环状或半环状血流信号，分支状进入瘤体内部（图 7－3－5E）；浆膜下肌瘤蒂部可显示来自子宫的供血血管；黏膜下肌瘤蒂部可显示来自附着处肌层的供血血管呈环状包绕肌瘤并分支。

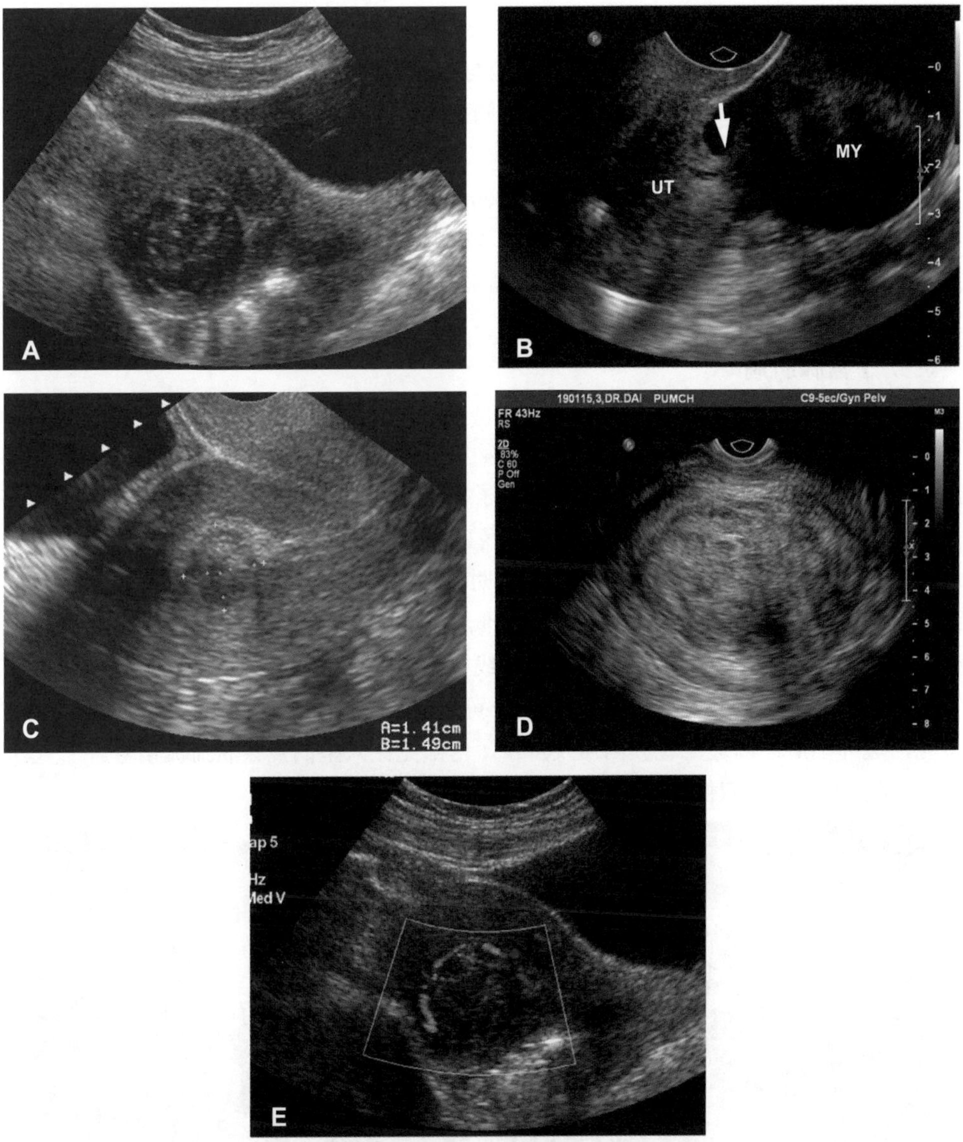

UT. 子宫；MY. 肌瘤。

图 7–3–5　子宫肌瘤

A. 子宫后壁低回声区，边界清楚，形态规则；B. 子宫左侧实性低回声包块，箭头示其与子宫相连的蒂部；C. 子宫黏膜下肌瘤。子宫后壁内膜下方见 1.5cm×1.8cm×1.4cm 低回声，约 50%的体积突向宫腔，其前方可见内膜受压弯曲（箭头）；D. 较大子宫肌瘤内部的漩涡样回声；E. 为图 A 之肌瘤病灶的 CDFI 表现，可见周边环绕血流信号

【鉴别诊断】

(1) 超声是子宫肌瘤可靠的首选影像学检查。

(2) 经阴道超声能较准确地显示子宫肌瘤的数目、大小、位置、与宫腔及双侧卵巢的关系。而当子宫肌瘤体积较大时，经阴道超声扫查范围受限，需结合经腹超声来观察。

(3) 子宫黏膜下肌瘤应与子宫内膜息肉鉴别。子宫黏膜下肌瘤多为低回声，基底处可见内膜线中断，CDFI 显示血流信号以周边环绕为主；而子宫内膜息肉多为中强回声，基底处内膜连续性无中断，CDFI 显示血流信号以中心型供血为主，多在病灶中心区域见血流信号。

(4) 子宫浆膜下肌瘤突出于子宫表面，应与卵巢实性肿瘤鉴别。鉴别要点在于观察包块是否与子宫相连，包块血流来源以及包块同侧是否可见正常卵巢。

【病例示范报告】

超声检查所见：子宫增大，宫体大小 8.0cm×7.0cm×6.8cm，内膜厚 0.7cm。子宫肌层回声明显不均，可见多个大小不等的低回声区，较大者 5.6cm×5.3cm×4.8cm，位于右侧壁，向子宫表面突出。右卵巢 3.4cm×2.5cm×2.3cm，左卵巢 3.6cm×2.6cm×1.9cm。

超声提示：子宫多发肌瘤(肌壁间)。

(二) 子宫腺肌病

【诊断要点】

(1) 子宫腺肌病多发生在 30～50 岁妇女，主要临床表现为痛经进行性加重、经期延长及月经量多，妇科检查时扪及增大而质硬的子宫。

(2) 超声表现为子宫增大，形态饱满，子宫前后壁肌层常不对称性增厚，后壁肌层增厚较前壁多见；或仅表现为子宫后壁或前壁的明显增厚。受累肌层回声增强、明显不均，见紊乱的点状或条索状强回声，间以蜂窝状小低回声区，有时也可见散在的小无回声区，仅数毫米。肌层内及子宫后方常伴有栅栏状细线样的声影(图 7-3-6)。

(3) 局灶性子宫腺肌病即子宫腺肌瘤时，可见肌层内局灶性低回声区或中低回声区，单发多见，边界不清，周边无包膜回声及声晕，内部见穿入型的点条状血流信号。

(4) 可伴发单侧或双侧卵巢巧克力囊肿。

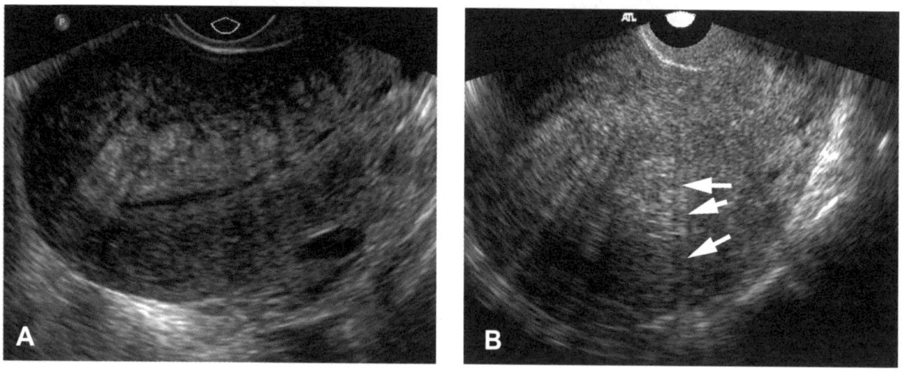

图 7-3-6　子宫腺肌病

A. 子宫前后壁肌层不对称性增厚，肌层回声不均，以前壁增厚及不均为明显，可见条索状及片状中强回声，间以蜂窝状小低回声区；B. 箭头示子宫的栅栏样声影

【鉴别诊断】

(1) 超声检查是子宫腺肌病较为可靠的首选影像学检查方法。

(2) 局灶性的子宫腺肌瘤需与子宫肌瘤相鉴别。子宫肌瘤形态规则，边界清楚，周边可见环绕或半环绕的周边型血流为主，而子宫腺肌瘤边界不清，血流信号为穿入型血流。

【病例示范报告】

超声检查所见：子宫后位，形态饱满，宫体大小 8.0cm×7.0cm×6.8cm，内膜厚 0.8cm，子宫后壁肌层较前壁肌层厚，厚度分别为 3.9cm 及 2.1cm，肌层回声明显不均，以后壁为明显，子宫及其后方见栅栏状细线样声影。CDFI：肌层内见点条状血流信号，散在分布。右卵巢 3.3cm×2.5cm×1.7cm，左卵巢 3.7cm×2.4cm×1.9cm，双附件区未见明确囊实性包块。

超声提示：子宫增大，子宫腺肌病。

（三）子宫肉瘤

【诊断要点】

(1) 子宫肉瘤是一种罕见的高度恶性女性生殖器肿瘤。子宫肉瘤好发于围绝经期妇女，最常见的症状是不规则阴道流血，部分患者自诉下腹部包块在短期内迅速长大。

(2) 超声表现为病灶位于子宫肌层，使子宫不规则增大或取代子宫肌层结构，显示为盆腔占位，平均直径＞8cm，多呈分叶状或不规则形态，边界可不清。

(3) 病灶内部回声呈不均质中、低回声或混合回声，可见不规则无回声区。

(4) 肿瘤内部血流信号丰富，可探及高速低阻动脉频谱。

【鉴别诊断】

(1) 目前超声检查对子宫肉瘤的诊断准确率仍不够高，因其早期表现无特异性，对于生长速度较快或血流异常丰富的子宫肿物需引起警惕。

(2) 子宫肉瘤主要需与子宫肌瘤相鉴别，内部回声及血流丰富程度是鉴别重点。体积较大的子宫肌瘤内部回声呈漩涡状，周边可见环状或半环状血流信号，形态规则。

【病例示范报告】

超声检查所见：子宫后位，宫体大小 9.5cm×11.8cm×6.5cm，子宫形态失常，左侧壁肌层见范围约 8.5cm×9.1cm×5.6cm 中低回声，形态不规则，呈大分叶状，边界欠清，内部回声不均，中心可见少许不规则无回声区。CDFI：低回声周边及内部可见丰富血流信号，分布不规则，RI 0.48。右卵巢 2.5cm×1.8cm×1.0cm，左卵巢 2.0cm×1.0cm×0.7cm。

超声提示：子宫左侧壁实性占位(不能除外恶性病变)。

三、子宫内膜病变

（一）子宫内膜息肉

【诊断要点】

(1) 单发较小的子宫内膜息肉一般无临床症状，多发息肉或较大的息肉可引起月经过多、月经不规则、月经间期出血或绝经后出血等症状。

(2) 声像图表现(图 7－3－7)

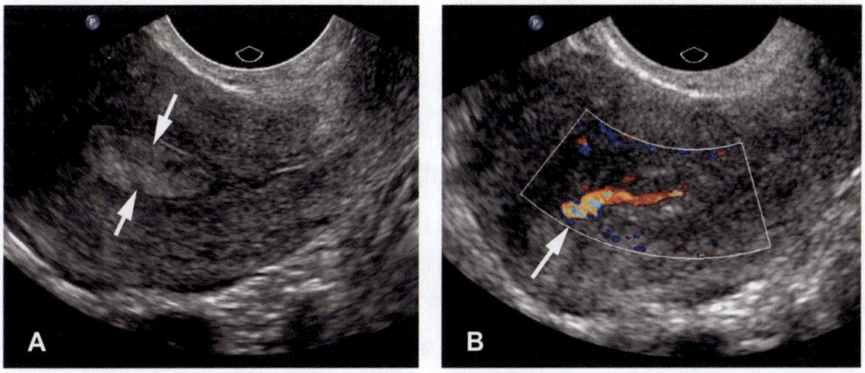

图 7－3－7　子宫内膜息肉

A. 宫腔内见一形态规则、边界清晰的中强回声(箭头)；B. CDFI 显示一条状滋养血流穿入其内(箭头)

①宫腔内见一个或多个团状中高回声区，形态规则，边界清晰。

②病灶处宫腔线分开并弯曲。

③内部回声较均匀，少数伴囊性变者内部可见蜂窝状小无回声区。

④CDFI 可见滋养血管自蒂部伸入病灶中心区域内。

【注意事项】

(1) 经阴道超声检查可以较清晰地显示子宫内膜息肉的数目、位置、大小及形态，对内膜息肉的检出有较高的敏感性及可信度，确诊仍需宫腔镜或刮宫病理检查。

(2) 一次检查不能确诊时，可建议患者于月经干净后一周内复查，此时内膜厚度较薄，回声较低，有利于中高回声内膜息肉的显示。

【鉴别诊断】

(1) 子宫内膜癌　多发生于绝经后的妇女，常有阴道不规则出血。超声检查发现宫腔内局限性或弥漫性中等回声，形态不规则，边界不清，病灶内部可见较丰富血流信号。

(2) 黏膜下肌瘤　黏膜下肌瘤多为低回声，基底处内膜线中断，CDFI 血流信号以周边型为主。

【病例示范报告】

超声检查所见：子宫体大小 6.0cm×5.7cm×4.0cm，内膜厚 0.6cm，宫腔中部见一 1.4cm×1.0cm×0.6cm 的中高回声区，形态规则，边界清楚，CDFI：可见一条状血流自蒂部伸入其内，肌层回声均。右卵巢 3.4cm×2.5cm×2.1cm，左卵巢 3.2cm×2.6cm×1.8cm，双附件区未见明确囊实性包块。

超声提示：宫腔内中高回声，子宫内膜息肉可能性大。

（二）子宫内膜增生症

【诊断要点】

(1) 子宫内膜增生症多见于青春期和更年期，最常见的症状是月经紊乱、经期延长或不规则阴道出血。

(2) 声像图表现

①子宫内膜均匀增厚。育龄期女性的子宫内膜厚度超过 15mm(图 7－3－8)，绝经后妇女的内膜厚度超过 5mm，宫腔线尚清。

②子宫内膜回声呈均匀中高回声，部分于增厚的内膜中可见到多个不规则小无回声区，为子宫内膜囊性增生的表现。内膜与子宫肌层分界清晰(图 7－3－9)。

③CDFI 显示增厚的内膜血流信号轻度增加或无明显变化。

【鉴别诊断】

(1) 经阴道超声检查可以观察到子宫内膜的厚度及回声有无异常，提示内膜异常增厚为弥漫性病变或局限性病变，但确诊仍需刮宫病理检查。

(2) 子宫内膜增生症主要需与子宫内膜癌相鉴别。内膜癌多发生于绝经后的女性，常有阴道不规则出血。超声检查发现宫腔内局限性或弥漫性中高回声，形态不规则，与子宫肌层分界不清，肌层局部变薄。CDFI 显示其内部可见丰富血流信号，血流形态及分布不规则，可探及低阻动脉频谱。需要注意的是，早期的内膜癌与内膜增生在声像图上很难鉴别。因此，对于有阴道不规则出血的绝经后妇女，应行诊断性刮宫明确诊断。

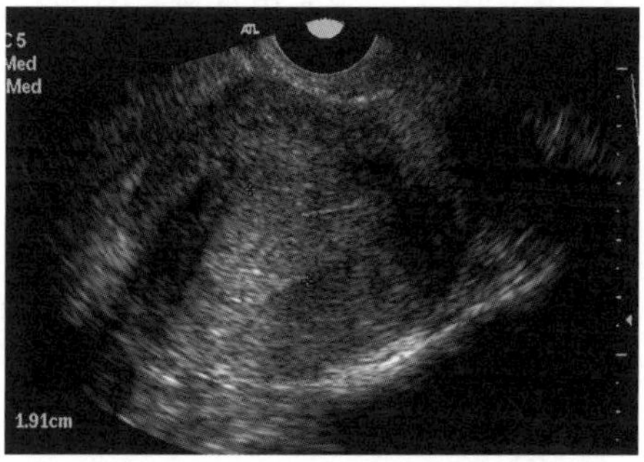

图 7－3－8　子宫内膜增生

子宫内膜增厚，厚度达 1.91cm，与子宫肌层分界清晰

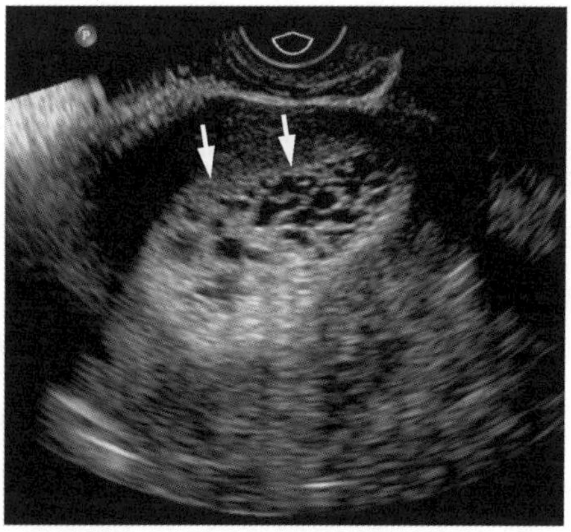

图 7－3－9　子宫内膜囊性增生

子宫内膜增厚，与子宫肌层分界清晰，内可见多个小无回声区（箭头）

【病例示范报告】

超声检查所见：子宫体大小 6.5cm×6.0cm×4.8cm，内膜厚 1.7cm，与肌层分界清，内部可见多个裂隙状及小囊状无回声区，肌层回声尚均。右卵巢 3.4cm×2.5cm×2.3cm，左卵巢 3.6cm×2.6cm×2.0cm，双附件区未见明确囊实性包块。

超声提示：子宫内膜增厚（子宫内膜囊性增生可能）。

（三）子宫内膜癌

【诊断要点】

（1）子宫内膜癌主要症状为阴道不规则出血或绝经后阴道出血、白带增多。

（2）声像图表现（图 7－3－10）

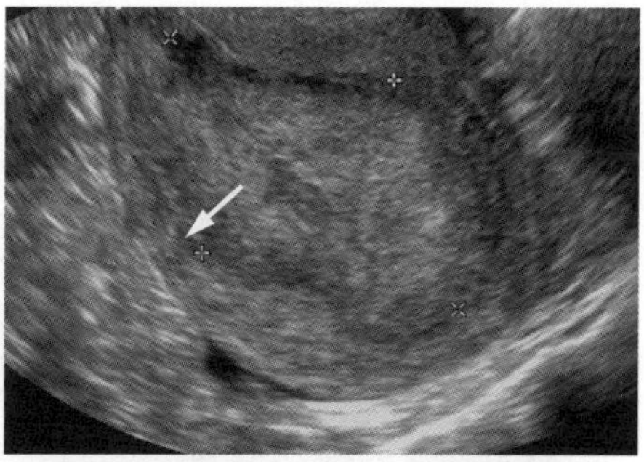

图 7－3－10　子宫内膜癌

子宫内膜明显增厚，宫腔内充满中等回声，宫腔线消失，子宫内膜部分区域与子宫肌层分界不清，子宫肌层变薄（箭头），病理证实为子宫内膜癌伴深肌层浸润

①子宫内膜不均匀增厚：育龄期妇女的内膜厚度＞15mm，绝经后妇女的内膜厚度＞5mm，宫腔线不清。

②大多数的内膜癌表现为宫腔区域弥漫性或局限性不规则的中等回声，少数可以是低回声。

③肿瘤浸润肌层时，增厚的内膜与肌层间的低回声分界消失，肌层局部变薄。

④宫腔内有积液、积血时，宫腔可见无回声区或无回声区内有点状回声。

⑤CDFI 显示病灶周边及内部有较多的点状或迂曲条状彩色血流信号，呈低阻型动脉频谱。

【鉴别诊断】

（1）超声检查目前还很难诊断早期子宫内膜癌，需诊断性刮宫病理检查；而对于中晚期子宫内膜癌，结合临床病史则不难作出较准确诊断。经阴道超声造影检查等有助于判断内膜癌浸润肌层的深度。

（2）子宫内膜癌需与良性子宫内膜病变相鉴别。子宫内膜增生时，内膜呈均匀性增厚，与子宫肌层分界清晰，血流不丰富。子宫内膜息肉表现为局限性中强回声，形态规则，边界清晰，中心部可见条状滋养血管的血流信号。

【病例示范报告】

超声检查所见：子宫中位，宫体大小 5.0cm×4.5cm×3.8cm，宫腔内见范围约 1.7cm×1.5cm×1.5cm 中等回声区，与肌层分界不清，后壁肌层变薄，与前壁肌层厚度之比约为 1:2。CDFI：宫腔中等回声区内可见丰富的血流信号，RI 0.35～0.46。右卵巢 2.5cm×1.8cm×0.7cm，左卵巢 2.8cm×1.5cm×0.7cm。

超声提示：宫腔内实性占位，累及肌层，考虑子宫内膜癌伴肌层浸润可能性大。

四、子宫颈癌

【诊断要点】

(1) 子宫颈癌的主要症状为接触性阴道出血、阴道分泌物增多。

(2) 浸润性宫颈癌声像图表现（图 7－3－11）

①外生型宫颈癌：宫颈外口处可见实性低回声肿块。

②内生型宫颈癌：宫颈增大，结构紊乱，宫颈内可见不均质低回声区。

③CDFI 显示低回声病灶内可见丰富血流信号。

④宫旁浸润时，宫旁结构不清，呈低回声，与宫颈病灶相延续。

⑤肿瘤引起宫颈管狭窄时，可见宫腔积液；肿瘤向宫旁浸润至输尿管下段受累，或肿瘤压迫输尿管时，可见一侧或双侧肾积水。

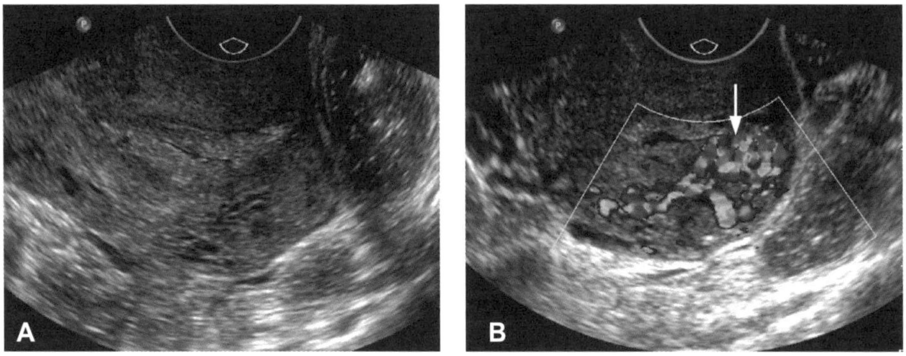

图 7－3－11　宫颈癌

A. 宫颈后唇见低回声，突向阴道后穹窿；B. CDFI 显示其内丰富血流信号（箭头），病理证实为宫颈癌

【鉴别诊断】

(1) 超声难以识别和诊断早期宫颈癌，子宫颈刮片细胞学检查是发现宫颈癌前病变和早期宫颈癌的主要方法。

(2) 与宫颈肌瘤相鉴别　宫颈肌瘤多无明显临床症状，超声表现为宫颈内低回声占位，形态规则，呈圆形或椭圆形，边界清晰，其边缘可探及条状或环状血流信号，内部血流信号较稀疏。

【病例示范报告】

超声检查所见：子宫前位，宫体大小 5.5cm×4.5cm×3.8cm，肌层回声均。宫颈形态饱满，宫颈后唇见 2.0cm×1.7cm×1.4cm 低回声区，呈乳头状突向阴道后穹窿，边界尚清，内部回声欠均。CDFI：病灶内见丰富血流信号，宫旁未探及明确异常回声。右卵巢 3.5cm×2.8cm×1.5cm，左卵巢 3.8cm×2.5cm×1.7cm。

超声提示：子宫颈后唇实性占位，考虑子宫颈癌可能性大。

五、滋养细胞疾病

(一) 葡萄胎

【诊断要点】

(1) 葡萄胎是一种良性的滋养细胞肿瘤，局限于子宫腔。临床症状常与正常妊娠相似，但妊娠反应较正常妊娠明显，可有不规则阴道出血。

(2) 声像图表现(图 7－3－12)

①子宫均匀性增大，大小超过相应的停经周数。

②完全性葡萄胎时，宫腔内未见妊娠囊及胚胎组织回声，充满大小不等的蜂窝状无回声。

③部分性葡萄胎时，宫腔内可见妊娠囊及胚胎回声，胎盘绒毛部分或大部呈大小不等的蜂窝状无回声。

④CDFI：蜂窝状无回声区之间可见少许散在血流信号。

⑤部分患者双侧卵巢见单房或多房无回声区，其内见分隔。CDFI 显示分隔上有时可见细条状血流信号，为卵巢黄素囊肿表现；一般在葡萄胎清除后 3～6 个月自行消退。

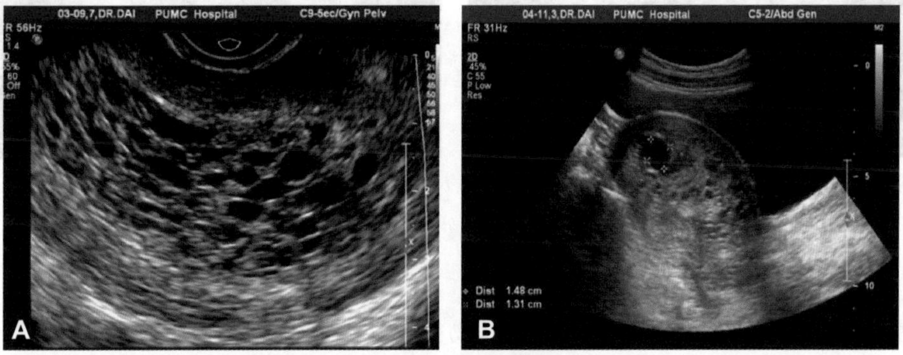

图 7－3－12　葡萄胎

A. 完全性葡萄胎：宫腔内未见妊娠囊及胚胎组织回声，充满大小不等的蜂窝状无回声；B. 部分性葡萄胎：宫腔内可见妊娠囊，胎盘绒毛大部呈大小不等的蜂窝状无回声

【鉴别诊断】

(1) 超声检查能清晰显示葡萄胎时宫腔内的蜂窝样葡萄结构，对临床诊断葡萄胎至关重要，是葡萄胎必不可少的检查手段。

(2) 完全性葡萄胎需与过期流产鉴别，过期流产表现为宫腔内不规则或不均质回声；此外还需与子宫黏膜下肌瘤囊性变鉴别，后者无妊娠相关病史，人绒毛膜促性腺激素(HCG)正常。部分性葡萄胎需与胎盘水泡样变性鉴别，后者停经时间较长，HCG 水平较低。

【病例示范报告】

超声检查所见：子宫前位，宫体大小 7.5cm×6.8cm×5.5cm，肌层回声尚均。宫腔内见一蜂窝样无回声区，大小 3.5cm×2.7cm×2.2cm，内见少许星点状血流信号。右卵巢上见一无回声区 4.0cm×3.7cm，壁薄内壁光滑。左卵巢 3.3cm×1.7cm，左附件区未见明确囊实性包块。

超声提示：宫腔内囊实性占位，完全性葡萄胎可能性大；右卵巢囊肿，黄素囊肿可能性大。

（二）侵蚀性葡萄胎

【诊断要点】

(1) 侵蚀性葡萄胎又称“恶性葡萄胎”，多发生于葡萄胎之后 6 个月内。主要临床表现常是葡萄胎排出后，阴道持续不规则出血，血或尿内 HCG 持续下降不满意或一度正常又转不正常，胸部 X 线片或肺 CT 可见肺内阴影。

(2) 声像图表现(图 7－3－13)

①子宫轻度或较明显增大，肌层内见不规则团块状混合回声区，边界常不清晰；病灶可穿透肌层，侵犯宫旁组织。

②CDFI 显示肌层病灶内见异常丰富的五彩镶嵌血流信号，并可记录到动静脉瘘的高速低阻频谱。

③单侧或双侧附件区可见单房或多房性、内壁光滑之无回声区囊肿。

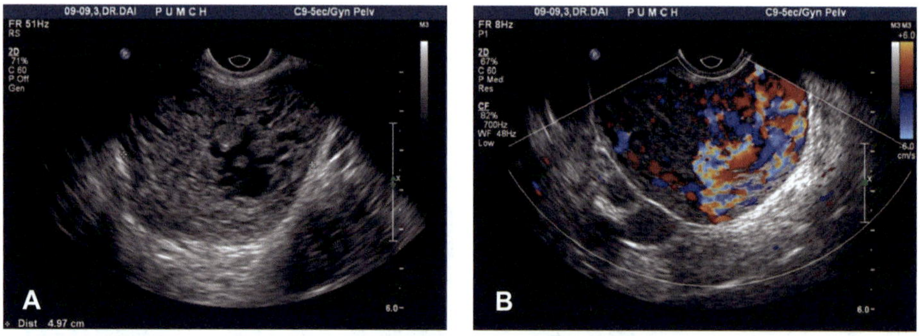

图 7－3－13　侵蚀性葡萄胎

A. 灰阶图像：子宫肌层内可见混合回声区，边界不清；B. CDFI 显示病灶内血流信号异常丰富

【鉴别诊断】

侵蚀性葡萄胎的子宫病变需与妊娠残留物相鉴别，后者病灶局限于宫腔内，HCG 低水平。此外侵蚀性葡萄胎的病灶与绒癌病灶超声表现相似，鉴别较困难。

【病例示范报告】

超声检查所见：子宫前位，子宫体大小 7.0cm×6.1cm×5.6cm，子宫前壁肌层内见一混合回声区，大小 3.0cm×2.8cm×2.7cm，内见异常丰富五彩镶嵌的血流信号，频谱多普勒可见大量低阻的动静脉瘘血流信号。左卵巢上见一无回声区 3.0cm×2.8cm，壁薄内壁光滑。右卵巢 3.5cm×2.0cm，右附件区未见明确囊实性包块。

超声提示：子宫前壁囊实性病变，血流异常丰富，结合病史考虑侵蚀性葡萄胎可能性大；左卵巢黄素囊肿可能性大。

（三）绒毛膜癌

【诊断要点】

(1) 绒毛膜癌(简称绒癌)是一种高度恶性的滋养细胞肿瘤。临床症状常见为葡萄胎、流产或足产后，阴道持续不规则出血。

(2) 声像图表现(图 7－3－14)

①子宫肌层内见低回声区或混合回声病灶，边界常不清晰；病灶也可穿透子宫肌层，侵犯到宫旁组织。

②CDFI 显示肌层病灶内见丰富的血流信号，尤其病灶周边部分可见环绕的极其丰富的血流信号，可见较多高速低阻的动静脉瘘频谱。

③单侧或双侧附件区可见黄素囊肿。

④CDFI 也可以对绒癌化疗过程进行动态观察。

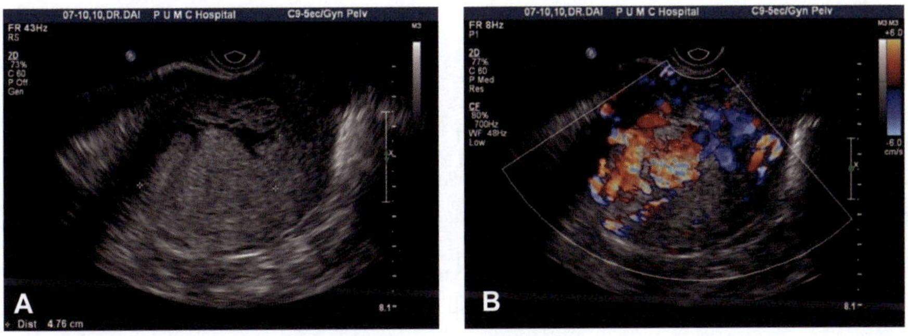

图 7-3-14 绒毛膜癌

A. 灰阶图像：子宫肌层内可见实性为主的混合回声区，边界不清；B. CDFI 显示病灶内血流信号丰富

【鉴别诊断】

(1) 绒毛膜癌需与侵蚀性葡萄胎相鉴别，但二者声像图表现常常相似，超声鉴别困难，鉴别主要依靠病史以及病理诊断。

(2) 绒毛膜癌与侵蚀性葡萄胎还需与妊娠残留物、剖宫产切口部妊娠(CSP)、宫角妊娠等相鉴别，后者病灶局限于宫腔内，HCG 水平低。二者还需与合体细胞子宫内膜炎、子宫肌瘤变性、胎盘残留、子宫内膜癌等鉴别。二维灰阶超声+彩色多普勒+频谱多普勒对鉴别诊断有较大帮助。

【病例示范报告】

超声检查所见：子宫增大，大小 7.2cm × 6.5cm × 5.3cm，于子宫后壁肌层内见一混合回声区，大小 4.0cm × 3.7cm × 3.2cm，边界欠清，周边区域见异常丰富的血流信号。双侧卵巢大小回声未见异常，双附件区未见明确囊实性包块。

超声提示：子宫肌层内囊实性肿物，结合病史及血 HCG 结果考虑绒癌可能性大。

(四) 胎盘部位滋养细胞肿瘤

【诊断要点】

(1) 是妊娠滋养细胞肿瘤中最为少见的类型。常见临床表现为葡萄胎、足月产或流产后出现停经和不规则阴道出血。

(2) 声像图表现与侵蚀性葡萄胎及绒癌的表现相似。子宫不同程度增大、宫腔或子宫肌层内混合回声区。CDFI 病灶内血流信号常见丰富，并可见低阻频谱。

(3) 由于胎盘部位滋养细胞肿瘤的临床表现各异，超声表现又缺乏特异性，诊断必须结合病史、超声表现及其他辅助检查来综合判断，确诊主要依靠病理学检查。

【鉴别诊断】

(1) 胎盘部位滋养细胞肿瘤主要需与绒癌鉴别，绒癌患者血 HCG 高于胎盘部位滋养细胞肿瘤，但仍主要依靠病理及免疫组化确诊。

(2) 具备上述滋养细胞肿瘤的超声声像图表现，结合临床表现及低水平的血 HCG，应怀疑到胎盘部位滋养细胞肿瘤，但必须结合病史、体征及超声等辅助检查，确诊依赖于病理检查。

第四节 卵巢疾病

一、卵巢肿瘤概述

卵巢疾病主要包括卵巢瘤样病变和卵巢肿瘤。

卵巢瘤样病变又称卵巢非赘生性囊肿，包括滤泡囊肿、黄体囊肿、多囊卵巢综合征和卵巢子宫内膜异位症。

卵巢肿瘤种类繁多，根据其来源可分为上皮来源肿瘤、性索间质肿瘤、生殖细胞肿瘤和转移性肿瘤。其中主要的良性肿瘤包括：卵巢浆液性/黏液性囊腺瘤、卵巢成熟性畸胎瘤和卵泡膜细胞瘤–纤维瘤。主要的恶性肿瘤包括：卵巢浆液性/黏液性囊腺癌、卵巢子宫内膜样癌、卵巢未成熟畸胎瘤、卵巢无性细胞瘤和卵巢转移癌。

各类卵巢肿瘤均可并发肿瘤蒂扭转，出现妇科急腹症。

依据卵巢肿物的声像图形态特点，可将其分为以下三类。

(1) 卵巢囊性肿物

单房囊肿：圆形或椭圆形壁光滑的无回声区。

多房囊肿：无回声区内见条、带状分隔回声。

(2) 卵巢囊实性肿物

有实性成分的单房囊肿：无回声区内或壁上见中等回声。

有实性成分的多房囊肿：无回声区内隔膜上或壁上见中等回声。

(3) 卵巢实性肿物　肿物内大于 80%的成分为低回声、中等回声或中高回声。

上述分类中，单房囊肿和多房囊肿常被认为是卵巢良性肿瘤或良性病变的特征。

彩色多普勒超声可以观察卵巢肿瘤的血流分布与形态，测量血流的流速和阻力，为诊断提供更丰富的信息，对于常规超声不能明确血流情况的囊实性或类实性包块，超声造影可以帮助准确地判断病灶内的血供情况。

二、卵巢瘤样病变

(一) 滤泡囊肿

【诊断要点】

(1) 一侧卵巢内见边界清晰的无回声区，壁薄而光滑，透声良好，后方回声增强，壁上未见乳头，CDFI 显示无回声内无血流信号 (图 7–4–1)。

(2) 多数病例可在 1～3 个月内自行消失。

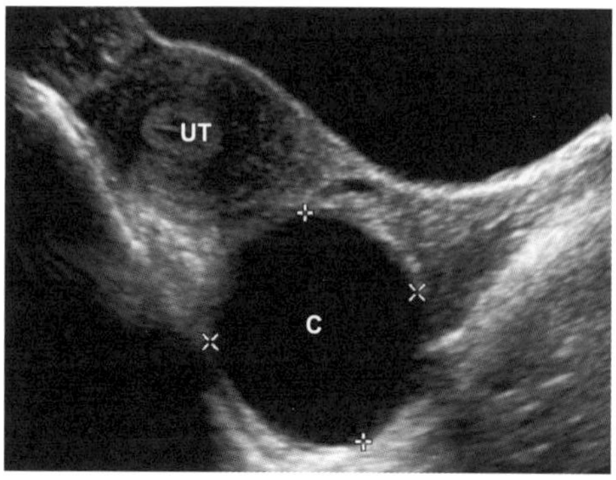

图 7–4–1　卵巢滤泡囊肿

纵切面显示子宫左后方无回声，壁薄而光滑、透声好

【注意事项】

(1) 囊肿直径一般小于 5cm，偶可达 7～8cm，甚至 10cm。体积较小时无明显临床症状，体积较大时可扪及下腹包块，伴有蒂扭转时引起下腹疼痛。

(2) 本病的诊断需结合患者的月经周期，并通过随诊复查结果，如囊肿缩小、消失等依据诊断。

【病例示范报告】

超声检查所见：子宫 5.5cm×4.5cm×4.1cm，内膜厚 1.0cm，肌层回声均。左卵巢内见一大小为 5.0cm×4.8cm×4.7cm 的无回声区，壁薄、内壁光滑、透声好，后方回声增强；CDFI：内部未探及血流信号。右卵巢 3.5cm×2.8cm×1.5cm，右附件区未见明确囊实性包块。

超声提示：左卵巢囊肿，生理性卵巢囊肿不除外，建议复查。

(二) 黄体囊肿

【诊断要点】

(1) 常于月经周期的黄体期出现。

(2) 一侧卵巢内见无回声，透声差，囊壁较厚，直径在 2.5cm 以上(图 7－4－2)。多数病例囊内可见网状回声，或团状、片状中等回声。

(3) CDFI　囊肿壁上可见较丰富的环绕血流信号，频谱呈低阻型；而囊内未见血流信号。

(4) 短时间内(2 周左右)随诊观察时可见囊肿缩小，内部回声发生变化，囊肿多在 4～6 周内自行消失。

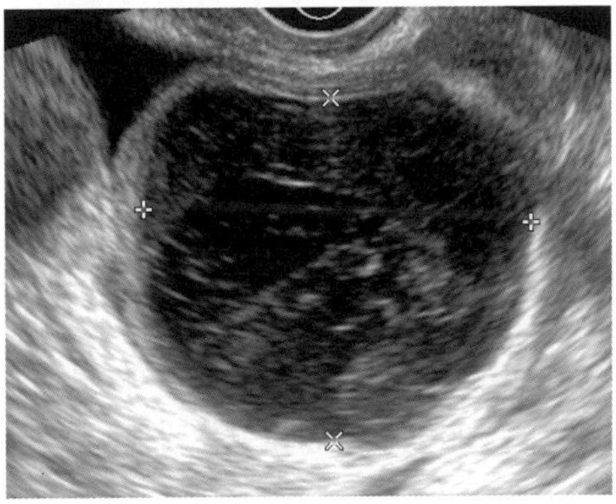

图 7－4－2　卵巢黄体囊肿

卵巢内见无回声区，类圆形，内见网状中等回声

【注意事项】

(1) 黄体囊肿的直径可达到 4cm 左右，一般不超过 5cm，偶可达 10cm。较大的黄体囊肿破裂时可出现下腹痛、腹膜刺激征等急腹症症状，是妇科较常见的急腹症之一。

(2) 黄体囊肿的超声表现在不同病例中变化较大，与囊内出血量的多少、残余卵泡液的多少以及机化血块的大小和形成时间长短等相关。

(3) 本病应与附件区实性肿物和子宫内膜异位症囊肿等疾病相鉴别。

【病例示范报告】

超声检查所见：子宫 5.5cm×4.5cm×4.1cm，内膜厚 1.3cm，肌层回声均。右卵巢内见一大小为 4.1cm×3.9cm×3.4cm 的无回声区，呈类圆形，边界清晰，内见网状中等回声。CDFI：壁上可见环状血流信号，RI＜0.5；内部未探及血流信号。左卵巢 3.5cm×2.8cm×1.5cm，左附件区未见明确囊实性包块。

超声提示：右卵巢囊肿，黄体囊肿可能性大，建议复查。

(三) 多囊卵巢综合征

【诊断要点】

(1) 典型病例中，子宫略小于正常水平；双侧卵巢增大，长径大于 4cm，卵泡数目增多，最大切面卵泡数≥10 个，沿卵巢周边分布(图 7－4－3)；卵泡直径较小，多为 0.2～0.8cm，无优势卵泡。卵巢髓质回声增强。

(2) 部分病例中，卵巢体积可在正常范围内，或仅一侧卵巢体积增大，但卵巢内卵泡数目和大小与典型病例相同。

【鉴别诊断】

(1) 60%～70%的多囊卵巢综合征患者表现为双侧卵巢对称性增大，少数病例卵巢无增大或仅出现单侧卵巢增大。当超声发现卵巢内卵泡直径小、数目多时，应作出提示，请临床注意除外多囊卵巢综合征。

(2) 本病应注意与其他因素引起的卵巢多囊性改变相鉴别，如慢性盆腔炎时卵巢的多囊性改变等。

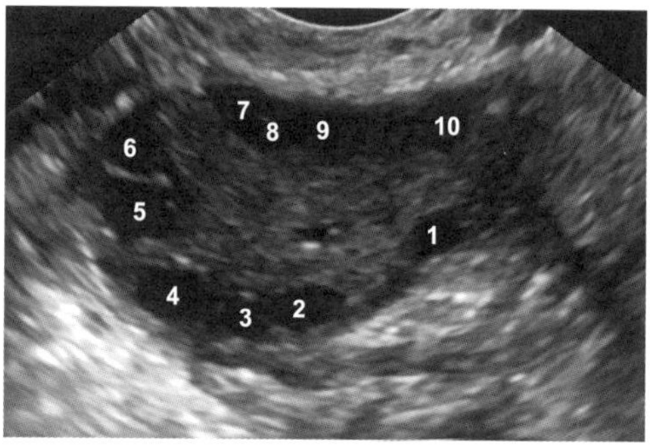

1～10. 卵泡。

图 7-4-3　多囊卵巢综合征

卵巢内可见多个小卵泡，沿卵巢周边分布

【病例示范报告】

超声检查所见：子宫 4.2cm×3.6cm×3.2cm，内膜厚度 0.5cm，肌层回声均匀；左卵巢 4.6cm×3.2cm×2.2cm，右侧卵巢 5.0cm×3.8cm×2.5cm，双侧卵巢内均可见多个小卵泡，直径 0.5cm 左右，沿卵巢周边分布，双侧卵巢最大切面卵泡数目均约 10 个。

超声提示：双侧卵巢增大、卵泡数目增多，结合临床符合多囊卵巢综合征表现。

(四) 卵巢子宫内膜异位囊肿

【诊断要点】

(1) 囊肿内充满均匀细腻的点状低回声(图 7-4-4)，也称为毛玻璃样表现。

(2) 有时囊内可见不规则中等回声或网状回声，为血凝块的表现(图 7-4-5)。

(3) 囊肿壁较厚。有时一侧卵巢内出现多个囊肿，聚集而形成一个较大的多房性囊肿，之间有厚分隔。

(4) 双侧较常见，报道有 1/3～1/2 的病例呈双侧，即囊肿出现于双侧卵巢。

(5) 巧克力囊肿及受累侧的卵巢与周围组织粘连，常固定于子宫的后方。

(6) CDFI　囊肿壁上可探及少许血流信号。

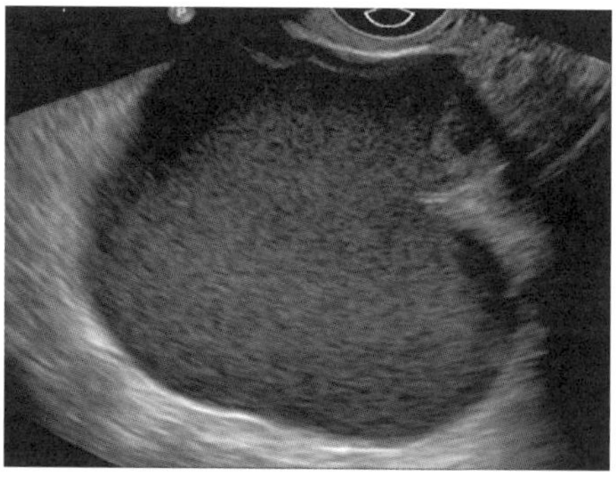

图 7-4-4　卵巢子宫内膜异位症囊肿

病变形态规则，内含均匀密集的点状低回声

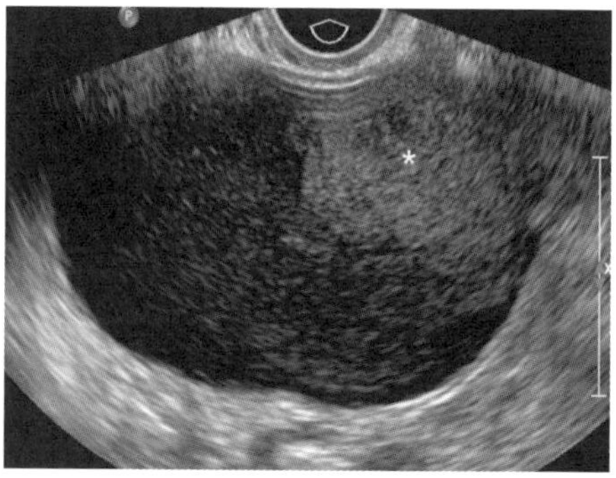

图 7-4-5　卵巢子宫内膜异位症

病变内见均匀密集的点状低回声，一侧可见不规则中等回声(*)

【注意事项】

(1) 本病应注意与卵巢囊腺瘤、卵巢黄体囊肿、输卵管炎症等疾病相鉴别。CDFI 肿物内部是否探及血流信号是鉴别诊断的要点之一。

(2) 经腹超声检查时，应注意仪器的调节，Harmonics 功能有助于观察囊内的点状低回声即毛玻璃样表现。

(3) 卵巢子宫内膜异位囊肿破裂或合并急性感染时亦可引起急腹症。

【病例示范报告】

超声检查所见：子宫体大小 5.5cm×4.5cm×4.1cm，内膜厚 0.8cm，肌层回声欠均。右附件区见 8.6cm×7.5cm×7.0cm 无回声区，呈类圆形，边界清，囊壁较厚，厚度为 0.3cm，囊内充满密集的点状低回声。CDFI：周边可探及少许血流信号。左卵巢 3.8cm×2.5cm×1.2cm，左附件区未见明确囊实性包块。

超声提示：右卵巢囊肿，卵巢子宫内膜异位囊肿(巧克力囊肿)可能性大。

三、卵巢良性肿瘤

(一) 卵巢囊腺瘤

【诊断要点】

(1) 浆液性囊腺瘤　中等大小，外形呈规则的类圆形，表面光滑，内部呈单房或多房囊性，分隔薄而规则，囊内透声好。浆液性乳头状囊腺瘤囊内可见单个或多个内生性和(或)外生性乳头，乳头形态较为规则(图 7－4－6)；CDFI 乳头内可见血流信号。

(2) 黏液性囊腺瘤　常为单侧发生，呈多房性囊肿，体积通常较大，直径可达 15～30cm；分隔较多而厚(图 7－4－7)，内部可见散在的点状回声，为黏液性肿瘤的特征性表现；本病较少出现乳头。

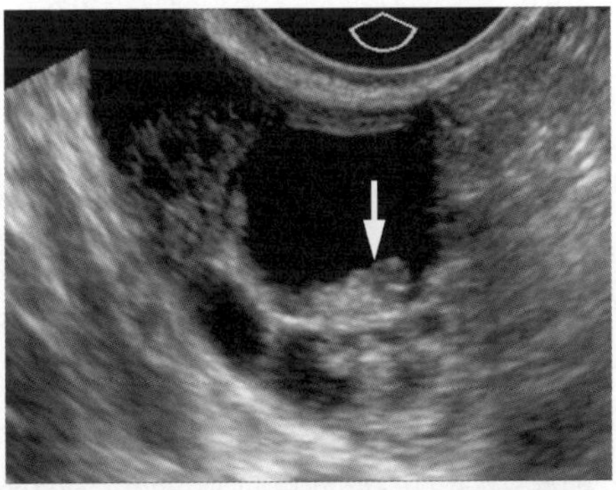

图 7－4－6　卵巢浆液性乳头状囊腺瘤

卵巢内见无回声，内含网状分隔，隔上可见多个乳头样中高回声(箭头所指为乳头)

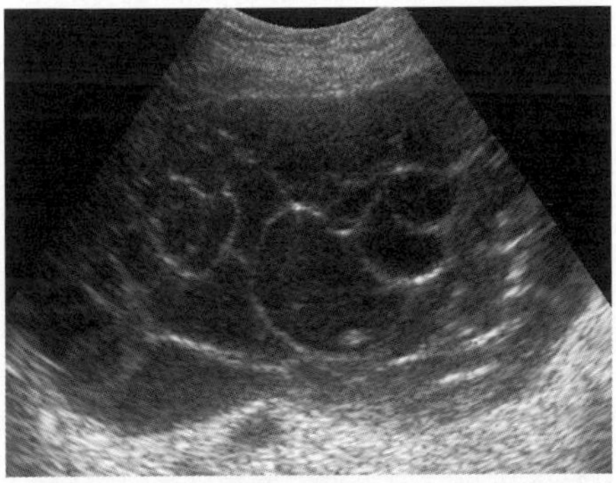

图 7－4－7　卵巢黏液性乳头状囊腺瘤

附件区见多房性无回声，大小约 20cm×18cm×9cm，内含较密集的网状分隔，内部可见散在的点状回声

【鉴别诊断】

本病需与卵巢生理性囊肿、子宫内膜异位囊肿、输卵管炎性病变相鉴别。声像图上具有一定的特征性表现，但最终诊断需依靠手术病理。

【病例示范报告】

超声检查所见：子宫 5.3cm×4.7cm×3.8cm，内膜厚度 1.2cm，子宫肌层回声均匀。右卵巢未显示。子宫右上方可见无回声，大小约 20cm×18cm×9cm，边界尚清，形态尚规则，内含密集网状分隔，内部可见散在点状回声。CDFI：壁上可见点状血流信号。左卵巢 4.0cm×3.0cm×1.3cm，形态可，附件区未见囊实性包块。

超声提示：盆腔多房囊性肿物，卵巢黏液性囊腺瘤不除外。

（二）成熟畸胎瘤

【诊断要点】

(1) 附件区中高回声肿物，外形规则，前边界及侧边界尚清晰，但后边界常不清（图 7-4-8A）。

(2) 内部通常呈混合回声，有时可见落雪征，即散在点状、短线样高回声；或表现为无回声区内见中高回声或高回声团，高回声后方可伴声影(图 7-4-8B)；或可见脂-液分层征，为高回声油脂密度小而浮在上层、含有毛发和上皮碎屑的液性成分密度大而沉于底层，二者之间界线分明，且此界线于患者体位变化时随之变化；或见壁立结节征，即囊壁上见高回声结节，后方声影明显；或内部结构杂乱，肿瘤内因同时含有多种不同成分而同时出现上述征象(图 7-4-8C)。

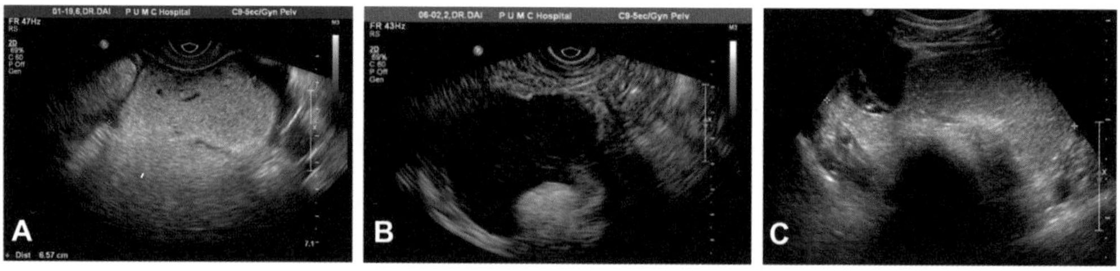

图 7-4-8　卵巢成熟畸胎瘤

A. 盆腔见一中高回声区，前边界及侧边界尚清晰，后方边界不清；B. 右附件区见一无回声区，其内见一团块状中高回声；C. 盆腹腔巨大混合回声，内部可见点状回声、线状回声、无回声以及强回声光团后伴声影

【注意事项】

(1) 由于本病组织成分多样，其声像图变化多样。有时由于内含多发强回声光团后伴声影易被误认为肠道气体而造成漏诊。

(2) 由于肿瘤构成成分多样、密度不一，易发生蒂扭转，扭转和破裂均可导致急腹症发生。

【病例示范报告】

超声检查所见：子宫大小 4.5cm×4.2cm×3.5cm，内膜厚度 1.0cm，子宫肌层回声均匀。右附件区可见一巨大混合回声区，上端达脐上 4cm 处，两侧达锁骨中线外侧，约 18.9cm×12.5cm，内含无回声区及团块状高回声，无回声区内见点、线状回声，高回声后方伴声影。CDFI：肿物周边可见短条状血流信号，内部未见血流信号。左卵巢 3.7cm×2.4cm×1.5cm，左附件区未见明确囊实性包块，盆腔未见游离积液。

超声提示：右卵巢巨大囊实性肿物，畸胎瘤可能性大。

（三）卵泡膜细胞瘤及卵巢纤维瘤

卵泡膜细胞瘤与卵巢纤维瘤常混合存在，故有泡膜纤维瘤之称。

【诊断要点】

(1) 卵泡膜细胞瘤也可与颗粒细胞瘤合并存在，后者分泌雌激素，出现子宫内膜增生症、月经紊乱或绝经后阴道出血等相关症状。

(2) 卵巢纤维瘤不分泌激素，部分患者无任何临床症状；但有时伴少量腹水和(或)胸腔积液，此时称 Meigs 综合征。其他症状包括腹部包块、泌尿系统压迫症状、扭转导致急性腹痛等。

(3) 声像图上卵泡膜细胞瘤及卵巢纤维瘤均表现为附件区实性肿物，类圆形、边界清晰，内部回声均匀或不均匀，单侧多见。卵泡膜细胞瘤回声水平表现为中等或中低水平回声区，透声性尚好，后方回声无衰减(图 7－4－9)；少数病例肿物呈囊实性表现。而卵巢纤维瘤的回声水平通常较卵泡膜细胞瘤的低，其声像图特点为圆形或椭圆形低回声区(回声水平多较子宫肌瘤更低)，有时伴有后方回声衰减(图 7－4－10)。

【鉴别诊断】

卵泡膜细胞瘤及卵巢纤维瘤有时难以与带蒂的子宫浆膜下肌瘤或阔韧带肌瘤鉴别，应结合超声图像特征、CDFI 表现、临床症状、血清学辅助检查等情况综合考虑，确诊有待病理结果。

【病例示范报告】

1. 卵泡膜细胞瘤

超声检查所见：子宫 5.0cm×4.6cm×3.8cm，内膜厚 0.6cm，肌层回声均。左附件区可见一 5.6cm×5.0cm×3.5cm 的混合回声区，类圆形，形态规则，边界清晰，以中等回声为主，并见少许无回声(图 7－4－9)。CDFI：内可见粗大条状血流信号。右卵巢 4.1cm×2.5cm×1.5cm，右附件区未见明确囊实性包块。

超声提示：左附件区实性肿物。

2. 卵巢纤维瘤

超声检查所见：子宫 3.8cm×3.6cm×3.1cm，内膜厚 0.4cm，肌层回声均。右卵巢 4.1cm×3.3cm×1.1cm，内见一 2.7cm×2.4cm×1.6cm 低回声，后方回声明显衰减。CDFI：内可见少许条状血流信号；包块一侧仍可见部分右卵巢组织，并见一卵泡回声(图 7－4－10)。左卵巢 2.5cm×3.0cm×1.4cm，左附件区未见明确囊实性包块。

超声提示：右卵巢实性肿物，卵巢纤维瘤可能性大。

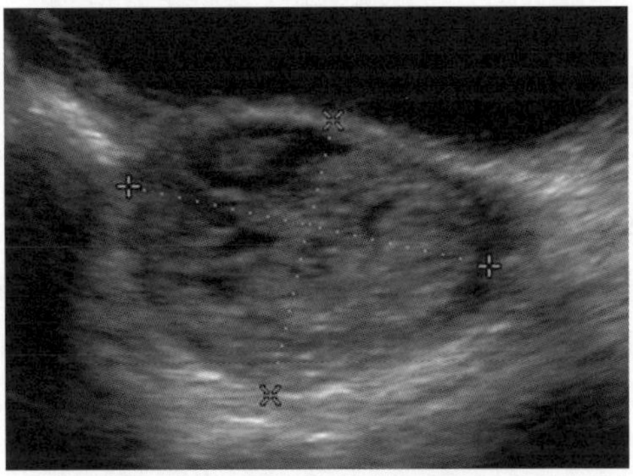

图 7－4－9　卵泡膜细胞瘤

病变呈混合回声，类圆形、边界清晰，内见中等回声及少许无回声

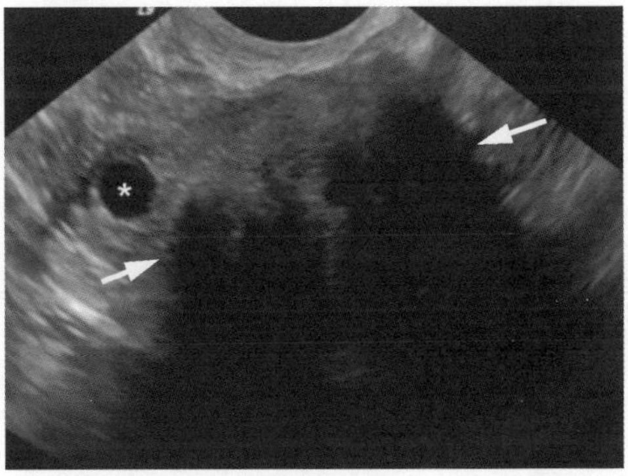

*卵泡。

图 7－4－10　卵巢纤维瘤

病变呈低回声(箭头)，后方回声衰减，其旁仍可见部分卵巢回声

四、卵巢恶性肿瘤

（一）卵巢囊腺癌

【诊断要点】

(1) 本病临床早期多无明显症状，晚期出现腹胀、腹痛、腹部肿块及腹水等症状。

(2) 主要依靠 CA125 升高和超声检查发现盆腔包块进行术前诊断，最终诊断依靠病理。

(3) 声像图特点

①肿物通常体积较大，外形卵圆形、分叶状或不规则；可双侧发生。

②肿物常表现为混合回声区，内部通常见无回声区及实性低回声区（图 7－4－11），或表现为无回声区内见数目较多、大小不等、形态不规则的乳头。多房性肿物时囊腔较多、分隔厚薄不均（图 7－4－12），有时囊内可见充满细密回声光点，为黏液性囊腺癌的特征表现。

③CDFI：分隔、乳头及肿瘤实性低回声区内可见较丰富条状血流信号，频谱呈低阻型（RI＜0.5）。

④常合并腹水。

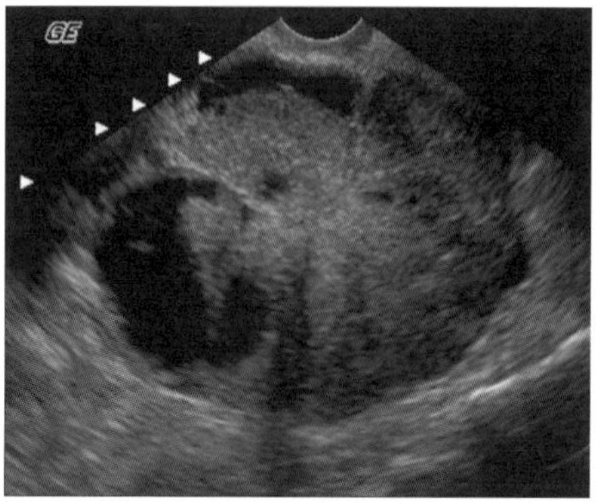

图 7－4－11　卵巢浆液性乳头状囊腺癌

附件区可见巨大混合回声，形态不规则，内部以不规则中等回声为主，间以不规则无回声区

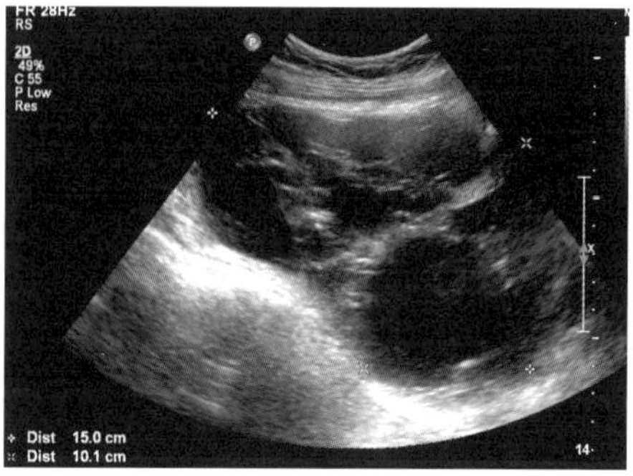

图 7－4－12　卵巢黏液性囊腺癌

附件区可见一巨大混合回声，以无回声为主，内见多个厚薄不均的分隔，并见部分形态不规则的实性低回声区

【鉴别诊断】

本病的鉴别诊断主要包括卵巢良性肿瘤、卵巢子宫内膜异位症和盆腔炎性包块的鉴别。鉴别要点有：卵巢结构是否存在、肿物的二维形态、血流分布等，诊断必须密切结合患者临床病史、症状及 CA125 水平等。

【病例示范报告】

超声检查所见：子宫 4.0cm × 3.2cm × 2.8cm，内膜呈线样，宫腔线分离厚度 0.4cm，肌层内可见散在条状强回声。双侧卵巢未显示，右侧附件区可见 7.8cm × 8.0cm × 6.4cm 的混合回声区；左侧附件区可见 8.7cm × 7.2cm × 5.8cm 的混合回声区，二者形态相似，内部均以不规则中等回声及分隔为主，间以不规则无回声区，CDFI：中等回声区内可见丰富的条状血流信号。PSV 38cm/s，RI 0.48。腹腔可见游离无回声区，最深处 3.0cm。

超声提示：双侧附件区囊实性肿物，卵巢癌可能性大；宫腔少量积液；腹水；子宫肌层钙化灶。

（二）未成熟性畸胎瘤

【诊断要点】

(1) 未成熟性畸胎瘤好发于年轻患者；成熟畸胎瘤恶变发生率为1%～2%，主要发生于年龄较大妇女，可出现血 AFP 升高。常见症状为腹部包块、腹痛等。

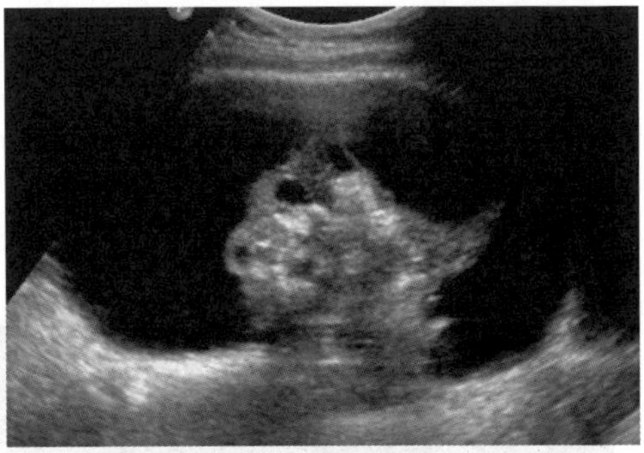

图 7－4－13　未成熟性畸胎瘤

盆、腹腔巨大混合回声，边界尚清、外形欠规则，内可见不规则中高回声、分隔及无回声

(2) 肿物以囊实性表现为主，其声像图表现与其他卵巢囊实性的恶性肿瘤间无明显特征性差异(图 7－4－13)，但仍具有一些回声特点，如肿瘤内结构杂乱，有时可见伴声影的团块状高回声。

【病例示范报告】

超声检查所见：子宫后屈位，大小 4.2cm×4.0cm×3.2cm，内膜厚度 1.0cm，肌层回声均。左卵巢 3.5cm×2.4cm×1.3cm，左附件区未见明确囊实性包块。右卵巢正常结构未显示。盆、腹腔内可见一巨大混合回声区，大小 15.0cm×12.3cm×8.5cm，上端达剑突下，边界尚清、外形欠规则，内可见不规则中等回声及无回声；CDFI：于中等回声内可见条状血流信号，PSV 18cm/s，RI 0.47。腹腔未见游离积液。

超声提示：盆、腹腔巨大囊实性肿物，考虑来自卵巢的恶性肿瘤可能性大。

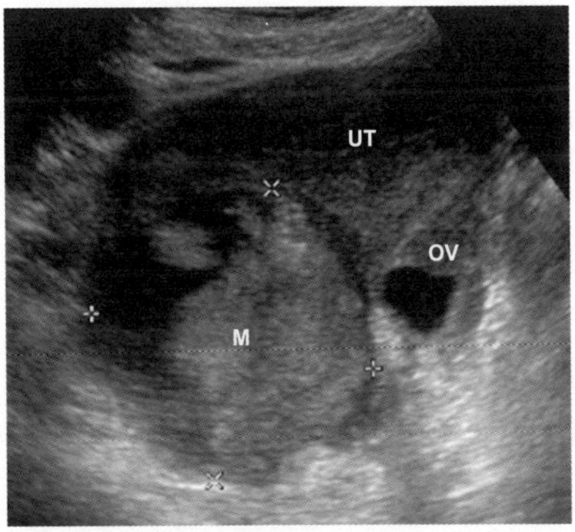

M. 肿物；UT. 子宫；OV. 卵巢。

图 7－4－14　卵巢子宫内膜样癌

附件区可见混合回声包块，部分边界不清、形态欠规则，内见不规则中高回声

（三）卵巢子宫内膜样癌

【诊断要点】

(1) 本病临床表现包括盆腔包块、腹胀、腹痛、不规则阴道出血、腹水等。

(2) 卵巢子宫内膜样癌与卵巢囊腺癌的表现相似。声像图特点为：单侧或双侧附件区混合回声包块，内含形态不规则的中等回声，或多个乳头状突起(图 7－4－14)。CDFI：肿块实性回声内可见较丰富血流信号。

【病例示范报告】

超声检查所见：子宫 4.7cm×4.1cm×2.4cm，内膜呈线样，肌层回声均。右附件区可见一混合回声区，大小 7.8cm×6.6cm×6.4cm，部分边界不清、形态欠规则，内见不规则中等回声，CDFI：病变周边可见环绕血流信号，中等回声内部可见条状穿入血流信号，PSV 64cm/s，RI 0.64。左卵巢 3.7cm×2.6cm×1.3cm，左附件区未见明确囊实性包块。

超声提示：右附件区囊实性肿物，卵巢恶性肿瘤可能性大。

（四）无性细胞瘤

【诊断要点】

（1）青春期及青年期发病，部分患者 HCG 水平升高。

（2）声像图上，肿物呈实性，单侧多见，边界较为清晰，有时其内可见树枝状中高回声分隔样回声。CDFI：肿物内可见较丰富的条状血流信号(图 7－4－15)，频谱多呈高速低阻型。

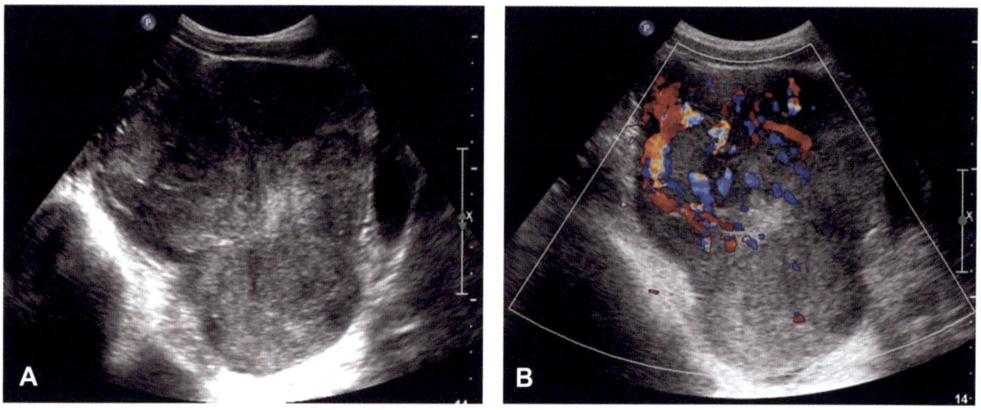

图 7－4－15　卵巢无性细胞瘤

A. 附件区见一巨大实性包块，大小 11.9cm × 10.1cm × 9.8cm，略呈分叶状，边界尚清，内见条状中高回声；B. CDFI 显示肿物内中高回声分隔处可见条状血流信号

【病例示范报告】

超声检查所见：子宫大小 5.8cm × 5.3m × 4.0cm，内膜厚度 0.8cm，肌层回声均。双侧卵巢显示不清，盆腔可见一低回声 9.5cm × 9.9cm × 7.5cm，呈类圆形，内可见网状中高回声的分隔样回声。CDFI：肿物内可见条状血流信号，PSV 25cm/s，RI 0.47。

超声提示：盆腔实性肿物，恶性可能性大。

（五）卵巢转移瘤

【诊断要点】

（1）患者患有消化道(主要是胃和结肠)或乳腺、肺、泌尿道、淋巴瘤、生殖器官等部位的肿瘤。

（2）60%～80%为双侧发生。

（3）库肯勃瘤特指内部含有“印戒”细胞的卵巢转移性腺癌，原发于胃肠道，肿瘤呈双侧性、中等大小，多保持卵巢原状或呈肾形。病理镜下见典型的印戒细胞。

（4）声像图特征　双侧卵巢增大，但多保持原有形状，有时外缘不规则呈结节状，有清晰轮廓，肿物回声为以实性低回声为主，或间以囊性无回声区的囊实性包块(图 7－4－16)；CDFI 显示瘤体内血流信号丰富。常伴腹水。

【鉴别诊断】

卵巢原发肿瘤和继发肿瘤的鉴别相当重要，因为二者的临床治疗方式和预后有很大差别。如患者有消化道、乳腺等部位的恶性肿瘤病史或有不适症状，应考虑到转移性卵巢癌的可能。声像图上，本病的主要特点是双侧附件区肿物，以实性为主，具有一定的活动度。

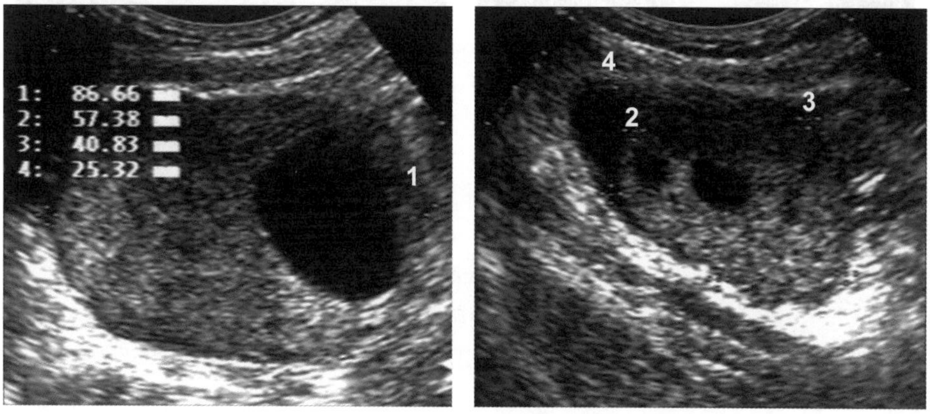

图 7-4-16　卵巢库肯勃瘤

附件区混合回声，边界尚清，均呈类圆形、以中等回声为主

【病例示范报告】

超声检查所见：子宫大小 6.0cm×5.5cm×4.7cm，内膜厚度 0.5cm，肌层回声均。双侧卵巢正常结构消失，右侧附件区可见混合回声 8.7cm×5.7cm×4.1cm，左侧附件区可见混合回声 6.0cm×4.2cm×4.0cm，均呈类圆形，内以中等回声为主，并见多个大小不等的类圆形无回声，CDFI：于中等回声内见丰富分支状血流信号，PSV 34cm/s，RI 0.62。盆腔可见无回声区，深 2.5cm。

超声提示：双侧附件区实性为主囊实性肿物，卵巢转移瘤不除外；盆腔积液。

第五节　盆腔其他常见疾病

一、输卵管病变

(一) 输卵管炎性疾病

【诊断要点】

(1) 急性发作时临床症状为下腹疼痛伴发热，可以出现膀胱或直肠刺激症状。

(2) 慢性盆腔炎表现为输卵管积水、不孕症。

(3) 声像图表现　附件区梭形或腊肠形无回声区，大小粗细在不同病例间差异较大，内见不完整分隔，内壁上可见呈串珠样的皱襞回声，内含为脓液时无回声区内见点状低回声，或呈低回声表现(图 7-5-1)，但 CDFI 显示低回声区内无血流信号。有时沿着扩张的输卵管可以追踪到子宫角区域。

【注意事项】

(1) 盆腔炎以输卵管炎症最为多见，但有时也累及卵巢形成输卵管卵巢炎。

(2) 本病声像图表现有时与卵巢恶性肿物(特别是浆液性卵巢癌)相似，应注意鉴别。少数病例中，因 CA125 均升高，声像图表现不典型，无法鉴别两者，需要依靠穿刺或手术病理明确诊断。

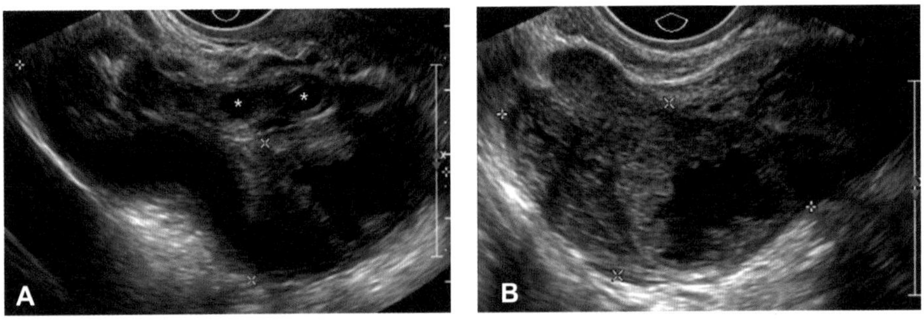

* 卵泡。

图 7－5－1　输卵管炎症、积水

A. 附件区混合回声呈腊肠样，内有不完整分隔，卵巢位于其一侧；B. 附件区混合回声，内见低回声及不规则无回声区

【病例示范报告】

超声检查所见：子宫体大小 4.6cm×4.7cm×3.3cm，内膜厚度 1.0cm，肌层回声均。左侧卵巢 3.4cm×2.4cm×1.6cm，左附件区可见混合回声 7.4cm×3.3cm×2.2cm，呈腊肠样，壁厚，内呈无回声，有不完整分隔，卵巢位于其一侧。右侧卵巢 3.5cm×2.8cm×1.2cm，右附件区可见混合回声 4.7cm×4.5cm×2.5cm；内见低回声及不规则无回声区，壁厚不规则，CDFI：于壁上见条状血流信号。

超声提示：双侧附件区囊实性包块，考虑双侧炎性包块(符合输卵管积水、输卵管炎症表现)。

（二）输卵管妊娠

【诊断要点】

(1) 临床症状包括停经、阴道淋漓出血、腹痛和附件区包块等。尿 HCG 呈阳性，血 HCG 升高。输卵管妊娠破裂造成腹腔内出血时，可并发出血性休克，延误处理可危及患者生命。

(2) 声像图表现

①子宫腔内未见妊娠囊回声，子宫内膜增厚，有时宫腔内可出现假孕囊征(单环状无回声)。

②输卵管壶腹部妊娠的病灶多位于子宫与卵巢之间，根据妊娠囊是否破裂可分为孕囊型和包块型两种。孕囊型表现为附件区厚壁囊性回声，有面包圈征，内可见胎芽及胎心搏动或未见胎芽及胎心搏动；包块型宫外孕无面包圈征，表现为附件区囊实性包块，依据破裂出血时间长短、出血量大小可表现为不均匀中低/中等/中高回声包块，内部回声不均(图 7－5－2)。包块较大时可将卵巢包绕其中。直肠子宫陷凹、子宫前方及双侧宫旁均可出现积液，内含细密点状回声。

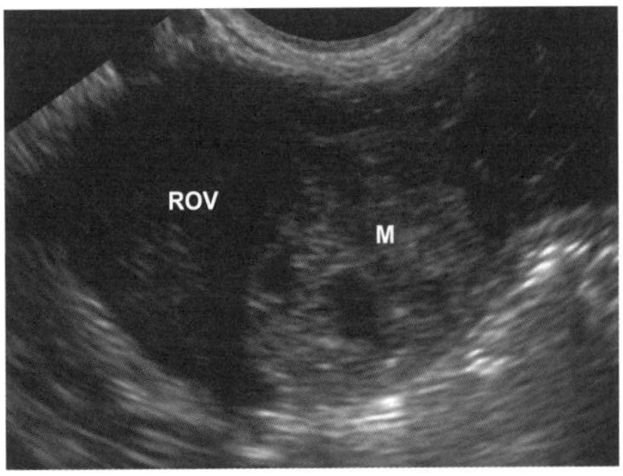

M. 包块；ROV. 右侧卵巢。

图 7－5－2　输卵管妊娠

右侧卵巢与子宫之间中等回声包块

③CDFI 显示病灶周边见环绕血流信号。

【鉴别诊断】

具有典型的妊娠囊特征的输卵管妊娠病

例容易诊断，呈囊实性包块的输卵管妊娠应注意与黄体囊肿破裂、卵巢肿瘤蒂扭转等相鉴别。

【病例示范报告】

超声检查所见：子宫体大小 5.6cm×5.2cm×4.5cm，内膜厚 1.2cm，宫腔内未见明确妊娠囊回声。子宫肌层回声均。右卵巢 3.1cm×2.5cm×1.9cm，其与子宫之间可见混合回声 2.7cm×2.5cm×1.7cm，呈面包圈征，内部可见中等回声及无回声，CDFI：其周边见少许血流信号。左卵巢 3.9cm×2.3cm×1.4cm，左附件区未见明确囊实性包块。直肠子宫陷凹可见无回声，深度 3.0cm，内含细密点状低回声。

超声提示：右附件区囊实性包块，输卵管妊娠可能性大；盆腔积液。

（三）原发性输卵管癌

【诊断要点】

（1）多发生于绝经后老年女性。单侧多见。早期无特异性症状，进展期出现输卵管癌三联征，即：阴道排液、腹痛和盆腔包块。

（2）声像图表现　肿物位于附件区（图 7－5－3），呈囊实性混合回声，多为腊肠形或卵圆形，内见不规则实性中等或中低回声，有时可见乳头状回声，CDFI：于实性成分内可见较丰富的血流信号。子宫腔内可见积液。

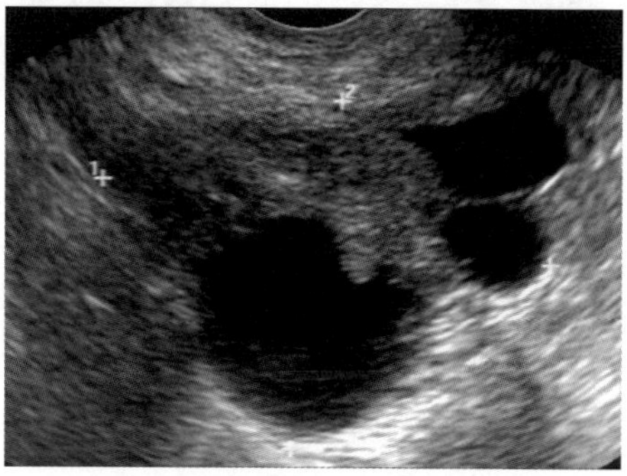

图 7－5－3　原发性输卵管癌

【鉴别诊断】

本病应与输卵管炎性包块和卵巢肿瘤相鉴别，临床特征和声像图表现有助鉴别，但鉴别仍是较困难的，最终诊断必须依靠手术病理获得。

【病例示范报告】

超声检查所见：子宫 3.8cm×4.0cm×3.2cm，内膜厚 0.5cm，肌层回声均。左卵巢 1.7cm×1.2cm×0.9cm，左附件区未见明确囊实性包块。右卵巢正常结构未显示，右附件区可见混合回声 5.4cm×5.3cm×4.1cm，形态不规则，内见不规则中等回声、无回声及分隔。CDFI：于中等回声内散在条状分支血流信号。盆腔可见无回声，范围 3.5cm×4.0cm×1.2cm，内见少许中等回声分隔。

超声提示：右附件区囊实性肿物，恶性病变可能性大，盆腔积液。

二、计划生育相关疾病超声诊断

（一）宫内节育器及其并发症

【诊断要点】

（1）宫内节育器（IUD）形态各异，常见的有“T”形、“V”形、“γ”形、弓形等形态。

（2）正常 IUD 位于近宫底的宫腔中上部，其下缘在宫颈内口之上。经阴道超声较经腹超声能更清晰地显示子宫腔与 IUD 的关系以及各类型 IUD 的形态。含金属的 IUD 回声最强，后方伴有彗星尾征或伴有声影；而塑料材质 IUD 回声强度稍减弱，无明显彗星尾征及声影。

（3）宫内节育器位置下移表现　IUD 上缘不贴近宫腔底部，其上方可见子宫内膜线回声；

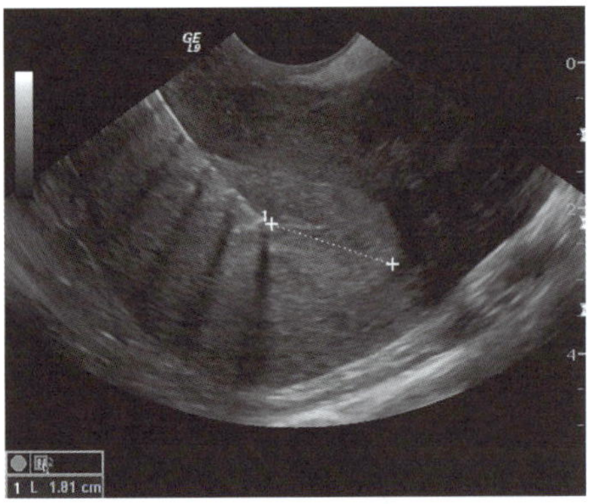

图 7－5－4　宫内节育器位置下移

经阴道超声，见子宫为后位子宫，宫内节育器主要位于宫腔下段，上端距离宫腔底部约 1.8cm

IUD 下缘达宫颈内口水平以下（图 7－5－4）。

(4) 宫内节育器肌层嵌顿表现　IUD 位置偏离宫腔，位于肌层内，IUD 周边未见内膜回声，可见肌层环绕。

【病例示范报告】

超声检查所见：子宫体大小 5.5cm × 4.5cm × 3.8cm，宫腔下段及宫颈管上段内见 T 形强回声，后方伴有彗星尾征；其上缘距离宫腔底部约 2cm，其下缘超过宫颈内口约 1.5cm，子宫肌层回声均。右卵巢 3.5cm × 2.4cm × 1.5cm，左卵巢 2.8cm × 2.0cm × 1.7cm。

超声提示：宫内节育器位置下移。

（二）人工流产和药物流产后组织残留

(1) 本病临床表现为流产后不规则或持续阴道流血。

(2) 病理诊断为绒毛组织。

(3) 声像图表现（图 7－5－5）

①部分宫腔线模糊或不连续。

②宫腔可探及团块状中高回声，以宫腔近宫角处多见，形态不规则，边界欠清，内部回声不均。

③CDFI 显示中高回声内部及其附着处肌层探及较丰富血流信号，频谱为低阻型。

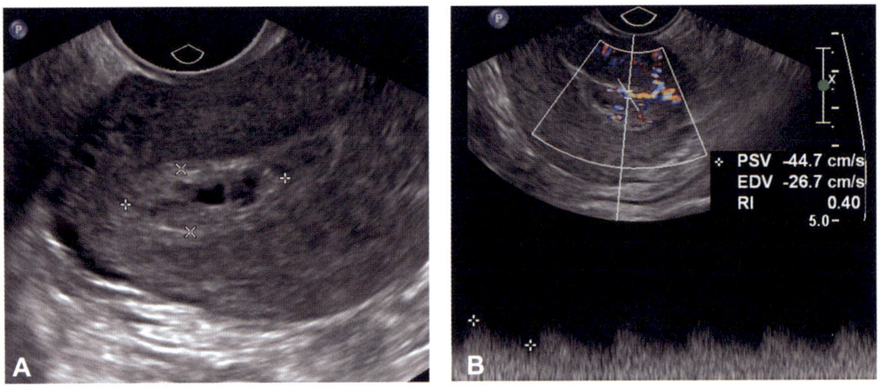

图 7－5－5　宫腔妊娠物残留

A. 宫腔的右侧宫角处探及大小 2.3cm × 1.0cm 中等回声，形态欠规则，边界欠清，内部回声不均；B. CDFI 显示其内见较丰富条状血流信号并可探及低阻型动脉频谱。病理证实为退变的早期绒毛及蜕膜

【鉴别诊断】

(1) 本病应与子宫内膜增生和内膜息肉相鉴别，鉴别依靠病史及声像图表现。

(2) 还应注意本病与妊娠滋养细胞肿瘤的临床表现及实验室检查结合。声像图鉴别要点是病灶位置及血流情况，妊娠物残留的病灶位于宫腔，附着处肌层血流可较丰富，但走行规则；妊娠滋养细胞肿瘤病灶侵犯肌层，血流极其丰富且紊乱。

【病例示范报告】

超声检查所见：子宫体大小 6.0cm×5.8cm×4.6cm，于宫腔近右侧宫角处可见 2.8cm×2.6cm×1.5cm 中等回声，与子宫肌层分界欠清，内部回声不均，CDFI：内见较丰富条状血流信号。子宫肌层回声均。右卵巢 3.5cm×2.8cm×1.5cm，左卵巢 3.8cm×2.5cm×1.7cm。

超声提示：宫腔近右侧宫角处中等回声包块，结合病史考虑宫腔妊娠物残留。

第八章　产　　科

第一节　概　　述

【适应证】

(1) 诊断早、中、晚期正常及异常妊娠。

(2) 引导进行羊水穿刺、绒毛膜活检、脐静脉取血及胎儿宫腔镜检查等。

【超声检查技术】

1. 患者准备

孕 11 周前检查时，经腹扫查前需适量饮水，待膀胱适度充盈后检查；经阴道超声检查前则需排空膀胱。孕 11 周后胎儿超声检查时，经腹扫查前无需充盈膀胱。

2. 体位

孕妇一般采用平卧位或半侧卧位，进行子宫及双附件区的扫查，必要时可根据需要调整体位。经阴道扫查时采用膀胱截石位。

3. 仪器

能够进行实时二维及彩色多普勒成像的超声仪。选用频率 3.5～5MHz 的凸阵探头经腹检查，或 5～7MHz 的腔内探头经阴道检查，根据需要选用不同频率的探头。在保证图像清晰的前提下，尽量采用低能量输出。必要时可以加用彩色多普勒和频谱多普勒。条件许可时可应用三维探头获取容积数据。

4. 扫查方法

怀疑有异位妊娠、不全流产、胚胎停育及滋养细胞疾病等时可采用经阴道超声检查。其他正常妊娠孕妇在孕期一般均采用经腹超声检查。怀疑宫颈功能不全时可采用经会阴或经阴道超声检查。

5. 结果记录

打印一份正式的文字报告，包括各项参数测值、适当的文字描述及必要的图片，在工作站或超声仪器中存储各解剖结构的标准图像及文字报告的电子版。

第二节　正常妊娠超声表现

一、早孕期超声表现

早孕时超声检查可采取经腹或经阴道两种途径。如果经腹超声检查无法获得足够的诊断信息，应联合应用经阴道超声检查。

1. 胎囊的数目、位置

判断胎囊在宫腔内还是在宫腔外或附件区，全面扫查确定宫腔内胎囊的数目，以免漏诊双胎或多胎妊娠。

2. 胎囊的大小

于胎囊的最大纵切面和横切面上测量胎囊的内径（不包括强回声环）。最大上下径、左右径、前后径之和除以 3 即为胎囊平均内径（MSD）。

3. 胎囊内有无胚胎、胚胎的数目，并测量胎芽的长度或胚胎的头臀长（CRL）

判断在胎囊内有无胚胎，如果有，应全面扫查确定胎囊内胚胎的数目，若为多胎妊娠，应判断并详细记录绒毛膜囊和羊膜囊的个数。测量胎芽的长度或胚胎的头臀长，头臀长能够更准确地反映孕龄。如果在胎囊内没有见到胚胎，则应进行超声复查。

4. 胎心搏动

利用实时成像可以清楚地观察到胚胎的胎心搏动。经腹超声检查胎芽长＞10mm 时（经阴道超声胎芽长＞5mm）应该观察到胎心搏动，如果没有观察到，应该复查以了解胚胎是否存活。

5. 子宫、附件区和直肠子宫陷凹

了解有无子宫肌瘤和附件区肿物及其位置、大小；直肠子宫陷凹有无积液，如果有积液，应同时检查腹腔其他部位有无积液。有时早孕期区分正常和异常妊娠是非常困难的，常需要结合血 HCG 数值及变化综合考虑。

二、11^{+0}～13^{+6}孕周超声表现（胎儿头臀长 45～84mm）

1. 头臀长测量

(1) 标准切面　应尽量在胎儿平卧时测量，胎体自然屈曲，显示胎儿正中矢状切面，保证头顶部弧形边缘及下腹部生殖结节清晰显示（图 8－2－1）。

(2) 测量方法　测量光标置于胎儿头顶皮肤外缘至骶尾部最远端的皮肤外缘。

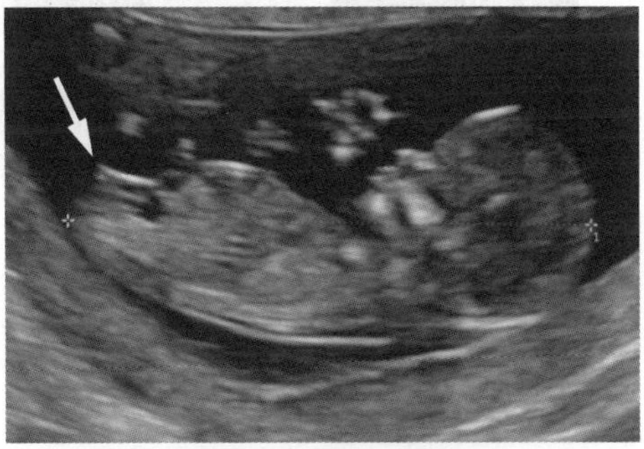

图 8－2－1　头臀长测量切面

箭头所指为生殖结节

2. 胎心搏动

(1) 观察切面　心脏切面，可观察到胎体内有节律的心脏搏动，并能与母体盆腔血管的搏动区别。

(2) 测量方法　一般无需测量胎心率，需要测量时用 M 型或脉冲多普勒超声测量。

3. 颈项透明层（NT）厚度测量

(1) 标准切面　胎儿正中矢状切面，胎体自然屈曲，避免胎头过度仰伸或屈曲。放大至胎头及胎胸占据屏幕的 2/3～3/4。胎儿面向探头时应显示胎儿颜面部及颅脑正中矢状切面，包括胎儿鼻骨、第三脑室和中脑导水管等。声束应垂直于颈背部皮肤，使颈后部显示皮下组织、皮肤、羊膜形成的三条强回声带（图 8－2－2）。

(2) 测量方法　选择十字交叉型光标，置于胎儿颈后部皮下无回声带的最宽处，注意光标的放置按图 8－2－2 所示。

4. 观察胎儿结构

在胎儿颅脑横切面上，正常时应显示近圆形的头颅形态、完整的脑中线及蝴蝶形脉络丛结构（图 8－2－3）；完整显示胎儿双侧上肢/下肢近、远段骨骼强回声及手、足形态（图 8－2－4）；脐带胎儿腹壁入口处无异常回声及膨出物；胎儿下腹部无异常增大的无回声。

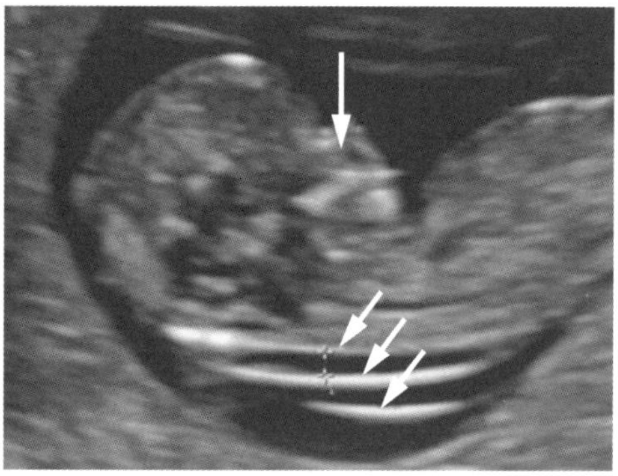

图 8－2－2　NT 测量切面

向上箭头所指为鼻骨强回声，测量点之间为颈项透明层，向下箭头分别指示皮下组织、皮肤、羊膜形成的三条强回声带

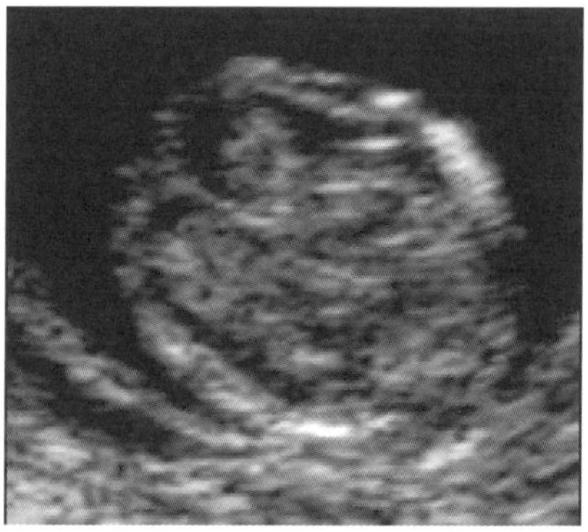

图 8－2－3　胎儿颅脑横切面

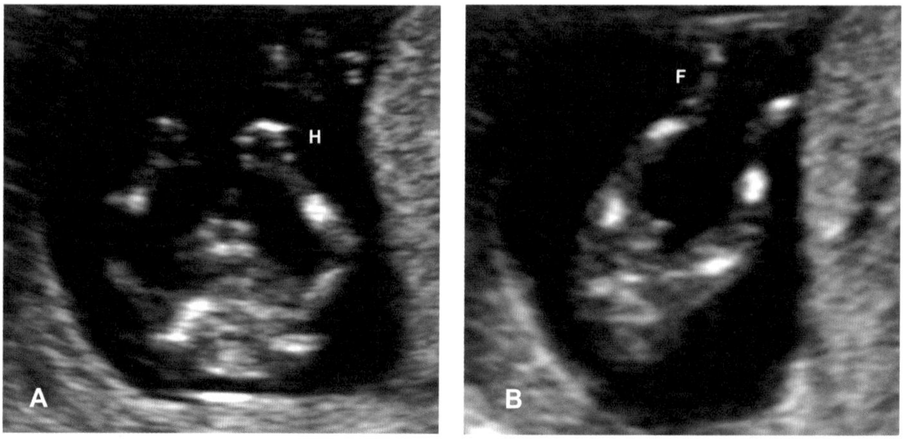

H：手；F：足。

图 8－2－4　胎儿双侧上肢/下肢切面

A. 双上肢切面；B. 双下肢切面

5. 羊水深度

探头垂直于孕妇腹壁，测量最大羊水池深度。

6. 胎盘位置

确定并记录胎盘位置。高危或筛查发现异常胎儿可进一步应用下列超声项目进行辅助诊断。

(1) 三尖瓣频谱

①标准切面：心尖四腔心切面。放大至胎儿胸部占据屏幕的 2/3～3/4，取样门放置于三尖瓣口处，宽度应≥3mm，多普勒角度应小于 30°，加快扫描速度以获得高质量频谱。取样门勿过于靠近房、室间隔，以免受到主动脉等的干扰(图 8－2－5)。

②测量方法：获得频谱后分别测量 E 波及 A 波的峰值流速，观察收缩期(前一心动周期 A 峰与本周期 E 峰之间的时期)有无反流，测量反流最高速度并判断反流持续时间是否超过收缩期的 1/2。

(2) 静脉导管频谱

①标准切面：胎儿正中偏右侧矢状切面，显示胎儿主要血管，在脐静脉近心端和右心房之间寻找流速增快的节段即胎儿静脉导管部位，取样门置于流速增快节段的中部，多普勒角度应小于 60°，取样门尽可能减小(≤1mm) 以降低下腔静脉及肝静脉的频谱信号干扰，调节频谱扫描速度键至快速档或相应档位，才能清晰显示频谱各时相(图 8－2－6)。

②测量方法：获得频谱后分别测量 S 波、D 波及 A 波的峰值流速，评价 A 波的类型(心房收缩期 A 波消失或反向时为 A 波异常)。

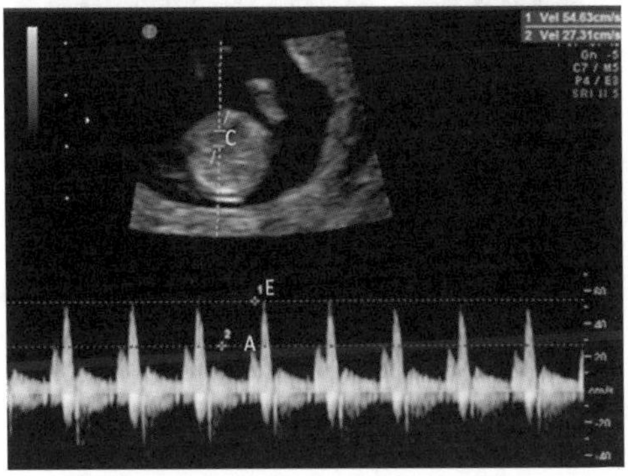

图 8－2－5　三尖瓣频谱测量

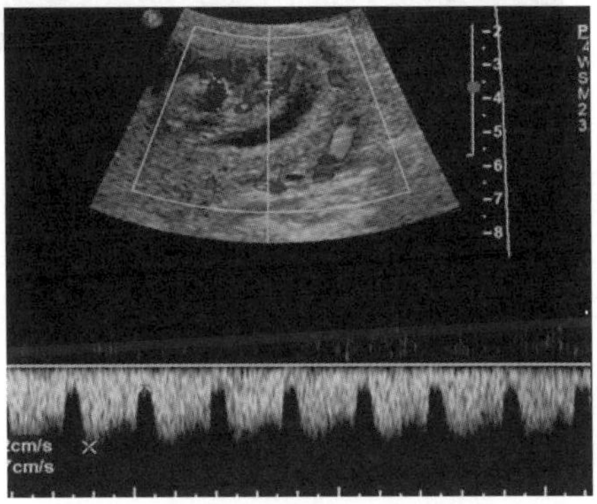

图 8－2－6　静脉导管频谱测量

三、中晚孕期超声表现

1. 胎儿的数目、胎儿是否存活、胎位和胎先露

中、晚孕时比较容易确定胎儿的数目，如果是多胎妊娠，应了解胎盘的数目、胎盘之间是否有分隔、胎儿之间的大小和羊水量差异。如果观察到胎心率和(或)心律异常，应在报告中注明。连续观察无胎心搏动，可诊断胎死宫内。

2. 测量双顶径、头围、股骨长和腹围

通常采用双顶径(BPD)、头围(HC)、股骨长(FL)和腹围(AC)估计胎儿孕龄及生长情况。但在胎儿结构异常时，某些指标不能用于孕龄估计，如脑积水时头围和双顶径增大、长骨发育不良时股骨长与孕周不符。此外，晚孕时双顶径、头围、腹围、股骨长等指标生物变异性加大，会影响孕龄估测的准确性。标准测量方法如下。

(1) 双顶径/头围(图 8－2－7)

①标准切面：颅脑横断面，左右结构基本对称，显示脑中线、透明隔腔及远场侧脑室后角，不应显示小脑及幕下结构。放大至胎头占屏幕的 1/3～1/2 以上。

②测量方法：双顶径及头围可在上述同一切面进行测量，测量双顶径时为近场颅骨骨板外缘至远场颅骨内缘间垂直于脑中线的最大距离；测量头围时用椭圆功能键沿胎儿颅骨外缘直接测出头围周长，不应包括颅骨外软组织。

(2) 腹围(图 8－2－8)

①标准切面：胎儿腹部横切面，显示胎儿胃泡，门脉左、右支及脊柱的横切面，尽量使胎儿腹部横切面呈圆形。探头勿过度用力压迫孕妇腹壁，避免胎儿腹部受压变形或腹壁边界显示不清。放大至胎儿腹部占屏幕的 1/3～1/2 以上。

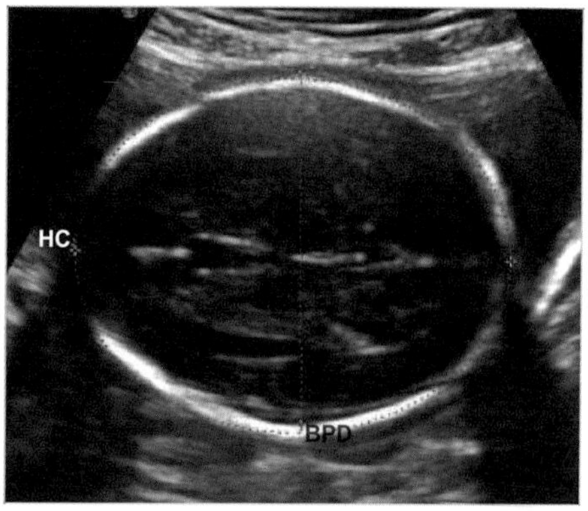

图 8－2－7　双顶径/头围测量切面

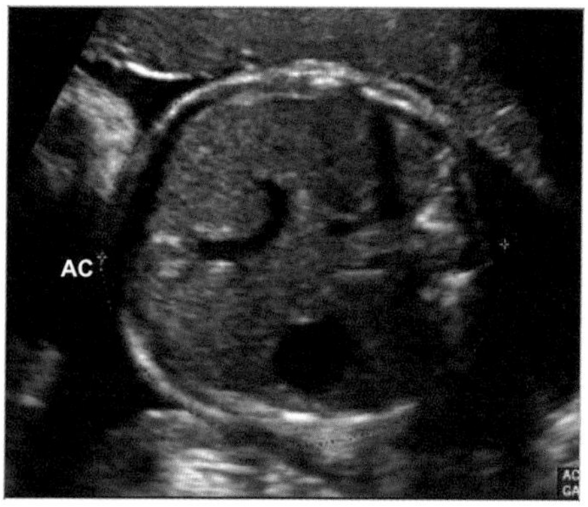

图 8－2－8　腹围测量切面

②测量方法：以椭圆功能键测量胎儿腹壁皮肤外缘的周长。

(3) 股骨长(图 8－2－9)

①标准切面：显示股骨全长及两端低回声的骨骺端，股骨长轴与声束夹角应大于 60°，放大至股骨占屏幕的 1/3～1/2 以上。

②测量方法：测量点应放置在股骨两端坡形强回声的中点，不包括骨骺端。

3. 显示并评价胎儿主要解剖结构

正常胎儿常规中孕筛查应于 20～24 周直接进行，应显示如下切面及结构。

(1) 颅骨光环　自颅顶至颅底的连续横切面，显示完整的颅骨光环。

(2) 透明隔腔　胎头横切面，显示前部脑中线及方形的透明隔腔(图 8－2－10)，正常透明隔腔左右径小于 10mm。

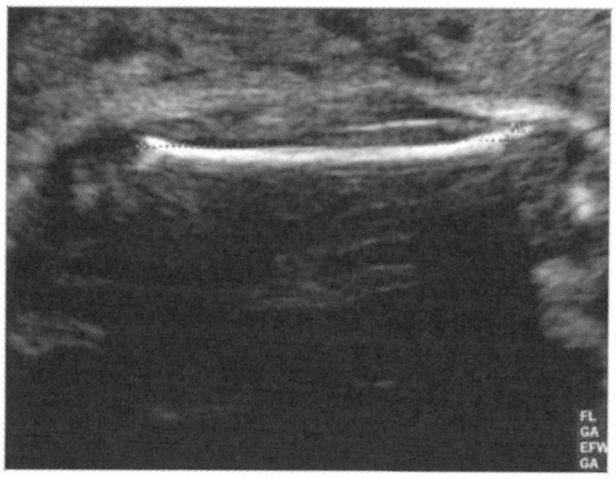

图 8－2－9　股骨长测量切面

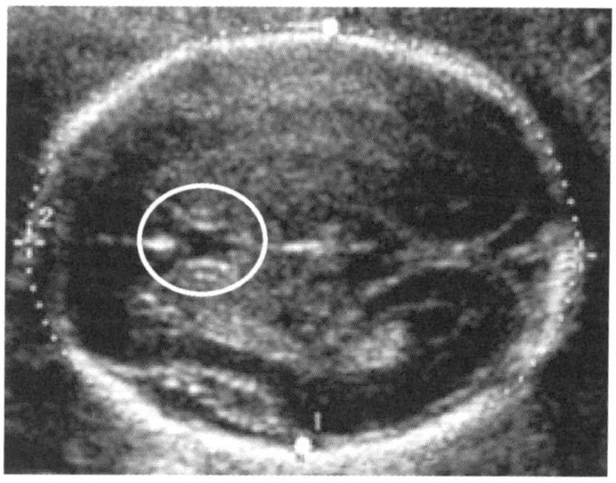

图 8－2－10　透明隔腔切面

(3) 侧脑室切面　侧脑室水平胎头横切面，显示侧脑室体部、侧脑室后角以及脉络丛结构，无明显异常时显示远场的侧脑室即可(图 8－2－11)。

侧脑室体部宽度测量方法：垂直于侧脑室体部内、外侧壁进行测量，注意取样点放置于线样强回声壁和侧脑室内无回声区的交界处，正常中晚孕期测值不大于 10mm。近场侧脑室由于超声伪像的干扰常常无法显示标准切面及进行宽度测量，应等待其转动至远场时再进行测量。

(4) 小脑横断面　小脑水平胎头横切面，脑中线居中，显示小脑半球、中线处的小脑蚓部和小脑延髓池。正常小脑半球呈“8”字形结构(图 8－2－12)，小脑延髓池无回声、无增宽或消失，正常中孕时小脑延髓池宽度小于 10mm(图 8－2－13)。

①小脑横径测量方法：取样点放置于小脑左右小脑半球的两侧。

②小脑延髓池宽度测量方法：取样点放置于小脑蚓部后缘及颅骨强回声内缘。

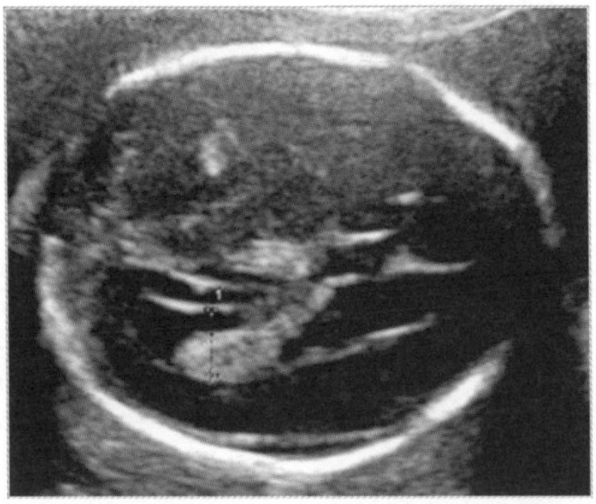

图 8－2－11　侧脑室切面

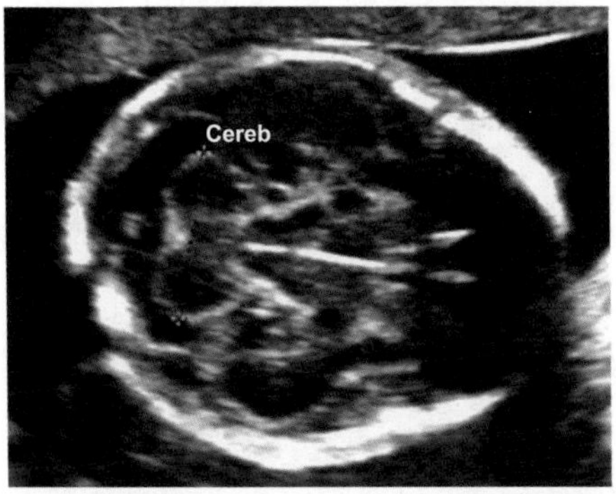

图 8－2－12　小脑横断面

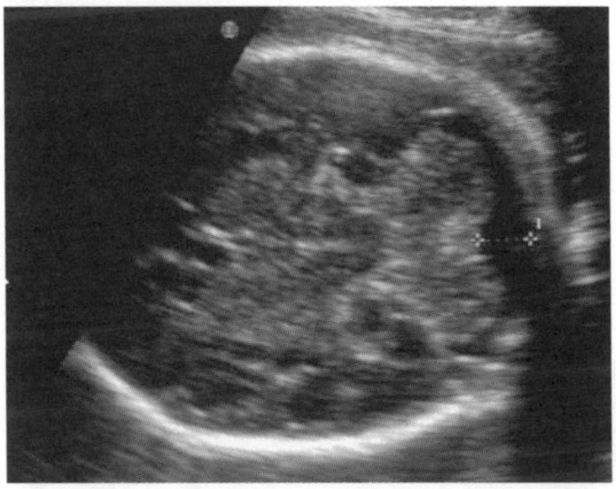

图 8－2－13　小脑延髓池宽度测量

(5) 脊柱矢状或冠状切面　脊柱呈两条平行的串珠状强回声带，尾端融合，骶尾部略向后翘(图 8－2－14)。

(6) 脊柱横切面　沿脊柱从上至下连续横切扫查，显示各节段椎体与后方的两个椎弓骨化中心呈“品”字形排列，皮肤完整(图 8－2－15)。

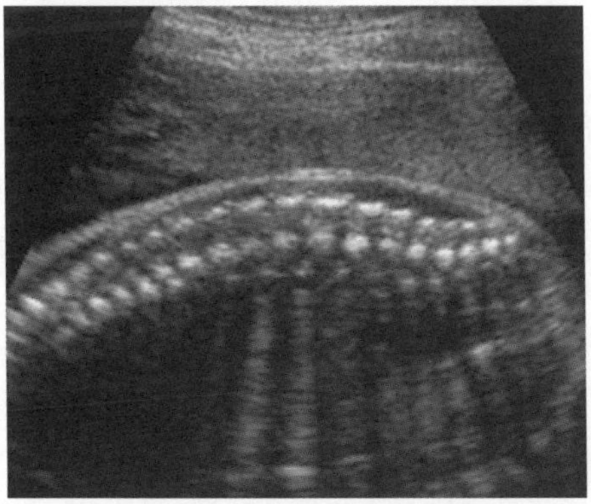

图 8－2－14　脊柱矢状切面

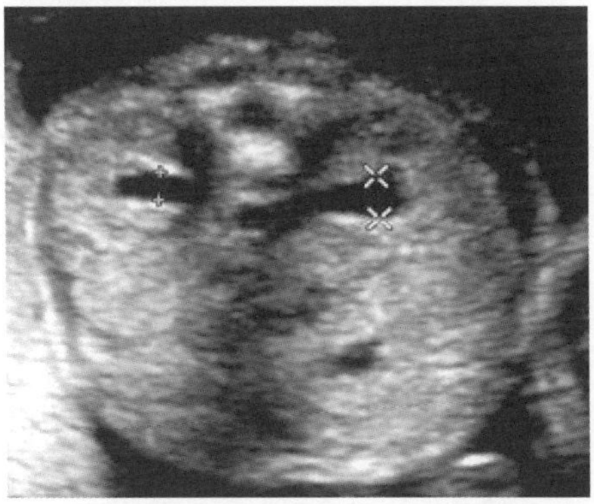

图 8－2－15　脊柱横切面

（7）鼻唇冠状切面　显示双侧鼻孔、上唇、下唇和颏部（图 8–2–16）。

（8）双眼眶切面　胎头横切面，声束尽量从胎儿面部正前方进入（图 8–2–17），显示两眼眶最大横切面，双侧眼眶内的晶状体无回声。

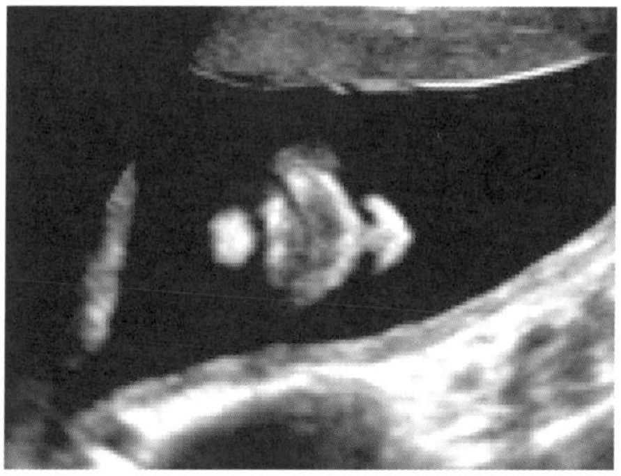

图 8–2–16　鼻唇冠状切面

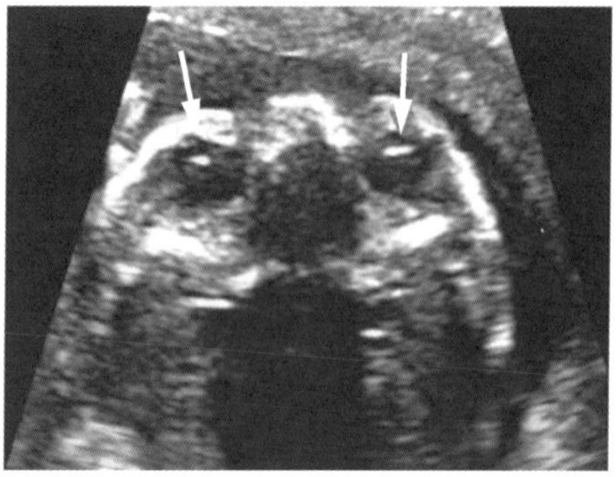

图 8–2–17　双眼眶切面

箭头示双侧晶状体

（9）胃泡＋脐静脉切面　同胎儿腹围标准切面，显示胎儿胃泡，脐静脉腹内段及门脉左、右支，正常时胃泡位于胎儿左侧腹腔（图 8–2–8）。

（10）胆囊＋脐静脉切面　胎儿腹部横切面，显示胆囊及脐静脉，正常时胆囊位于脐静脉的右侧（图 8–2–18）。

（11）脐带入口切面　胎儿腹部横切面，显示脐带与腹壁的连接处，周围无异常膨出物（图 8–2–19）。

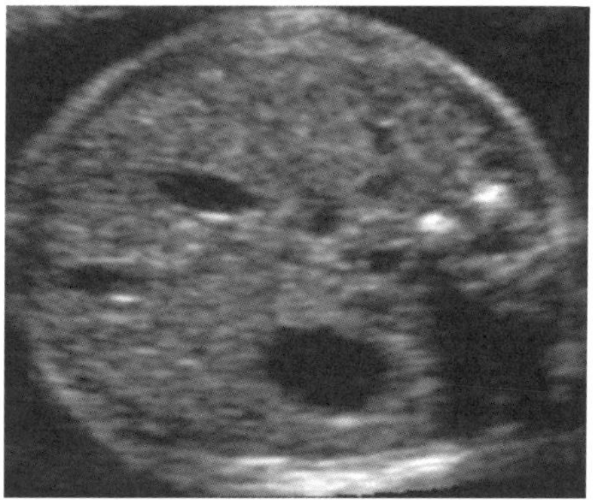

图 8–2–18　胆囊＋脐静脉切面

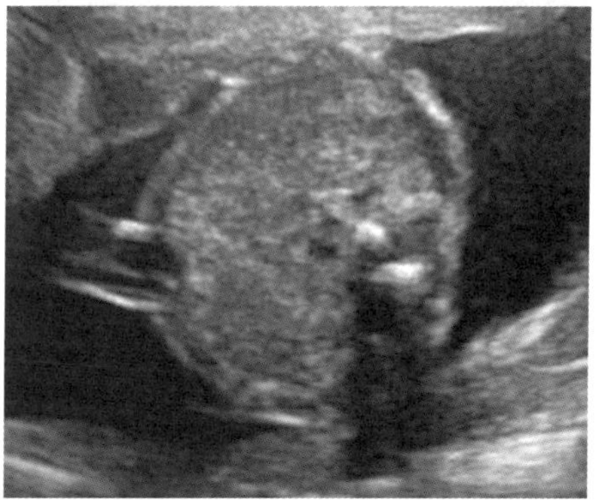

图 8–2–19　脐带入口切面

（12）双肾横切面　胎儿腹部横切面，同时显示脊柱横切面及其两侧的肾脏，两侧肾脏基本等大（图 8–2–15）。

（13）膀胱+双脐动脉切面　胎儿下腹部横切面，显示膀胱无回声区，彩色多普勒显示膀胱两侧的脐动脉血流信号（图 8–2–20）。

（14）双侧股骨、胫骨、腓骨、肱骨、尺骨、桡骨切面　显示各长骨长轴切面，显示方法及长度测量同股骨长标准切面及测量方法（图 8–2–9）。两侧相同长骨基本等长，腓骨稍短于胫骨（图 8–2–21），桡骨稍短于尺骨，但远端尺、桡骨平齐。

（15）双足和双手切面　双侧足底冠状切面，显示尽可能多的跖骨及趾骨（图 8–2–22）。双侧手的切面，显示尽可能多的掌骨和指骨（图 8–2–23），动态观察手的姿态。

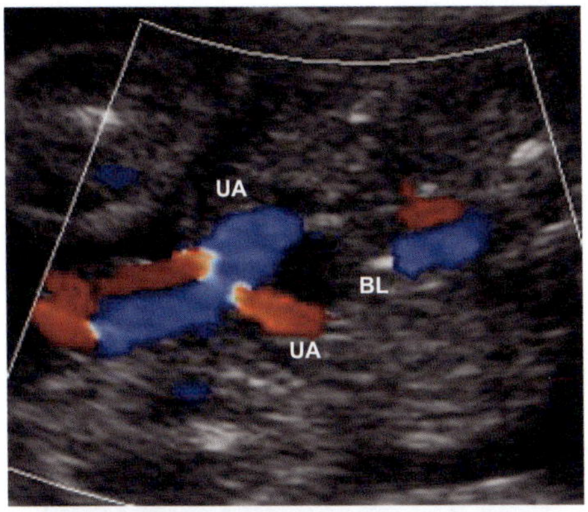

图 8–2–20　膀胱+双脐动脉切面

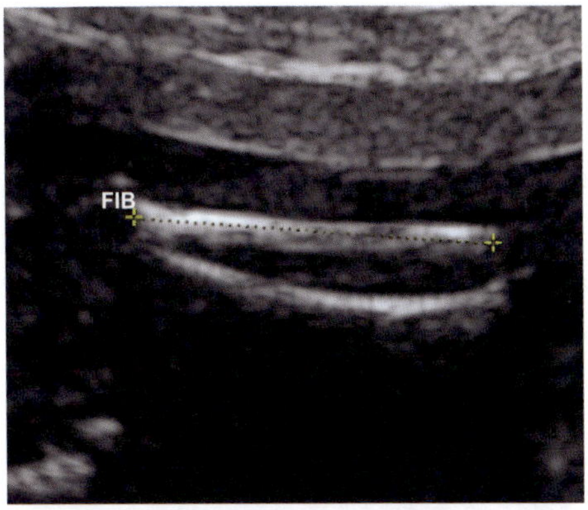

图 8–2–21　胫、腓骨长轴切面

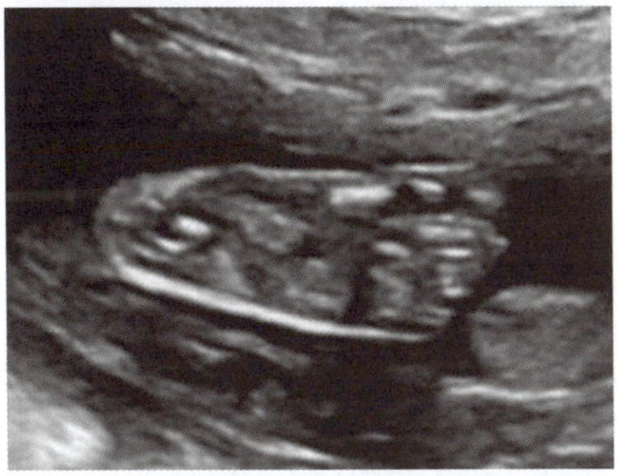

图 8–2–22　足切面

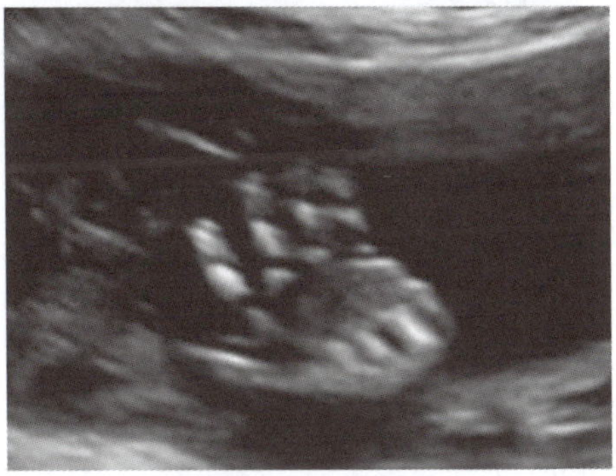

图 8–2–23　手切面

（16）四腔心切面　胎儿胸部横切面，心尖指向胎儿左侧，尽量在室间隔垂直于入射声束时显示心脏四个腔室、完整的室间隔、原发房间隔及左右房室瓣（图 8–2–24），动态观察瓣膜的开闭情况。

（17）左心室流出道切面　显示左心室流出道长轴切面，升主动脉前壁与室间隔连续好、无中断，后壁与二尖瓣前叶相连续（图 8–2–25）。

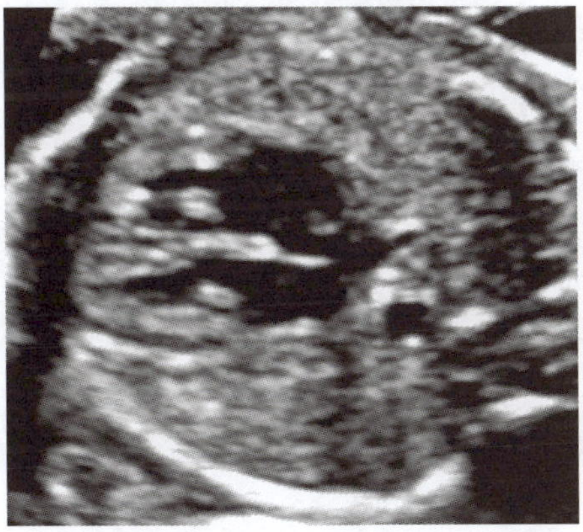

图 8–2–24　四腔心切面

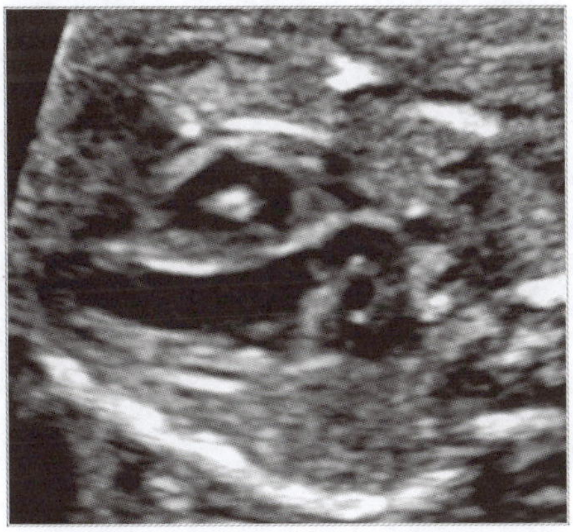

图 8–2–25　左心室流出道切面

(18) 右心室流出道切面　显示主肺动脉从右心室发出，可见肺动脉瓣回声(图 8－2－26)，右肺动脉分支，动态观察时可见其根部走行与左心室流出道根部走行方向垂直。

(19) 三血管切面　胎儿上胸部横切面，从左到右三根血管依次为肺动脉主干及与其相延续的动脉导管、主动脉、上腔静脉横断面，肺动脉内径略大于主动脉内径(图 8－2－26)。上腔静脉后方可见气管横切面。有条件时应加用彩色多普勒显示两根动脉内血流方向一致(图 8－2－27)。

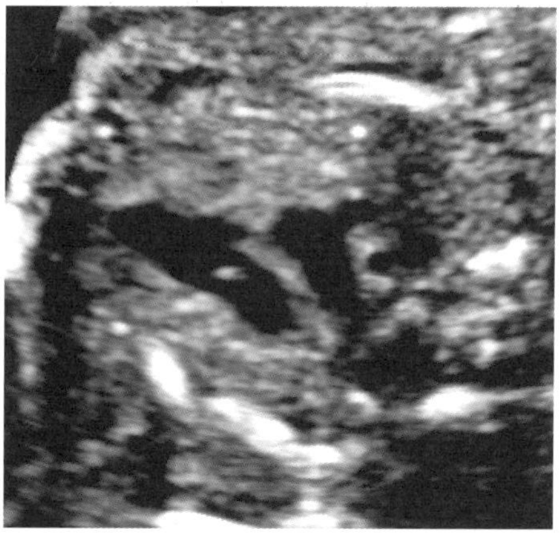

图 8－2－26　右心室流出道切面

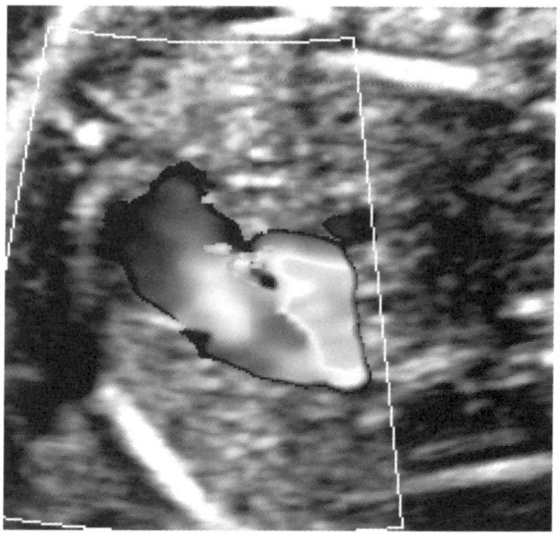

图 8－2－27　三血管切面

(20) 心率　选择 M 超测量时，取样线上结构应同时包含心房和心室流出道；采用多普勒测量时，尽量增大取样门使心房与流出道的频谱血流均包含于频谱内，正常时心房和心室率相同，测量两个连续心动周期中同一时相之间的时间间隔并计算出心率即可(图 8－2－28)。

(21) 脐动脉频谱　选取脐带游离段与声束夹角小于 30° 的节段进行频谱取样及测量，可用“自动测量”功能键自动获得所需数据(PSV、EDV、平均峰值流速、PI 及 RI 等)(图 8－2－29)。

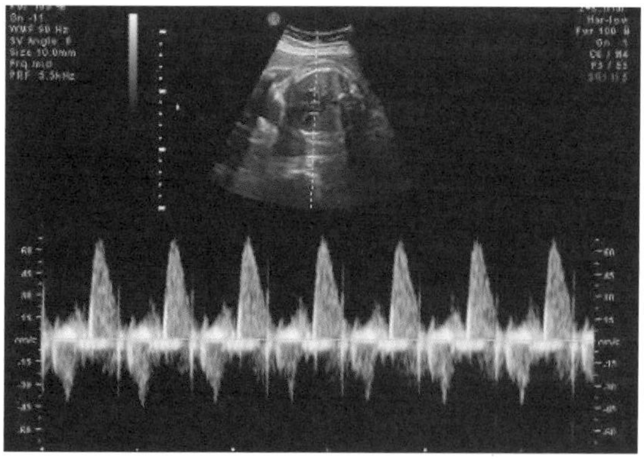

图 8－2－28　心率测量

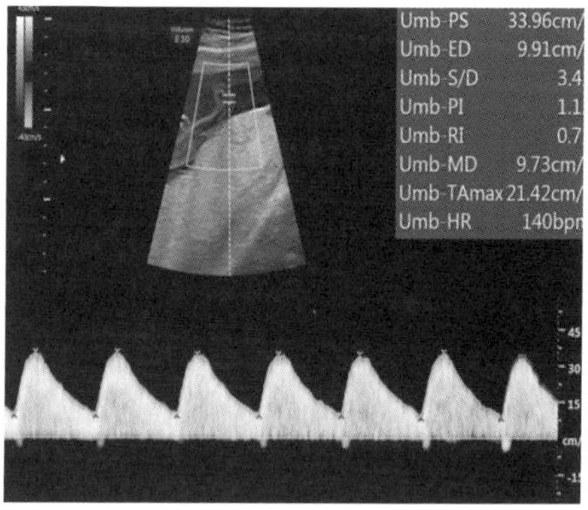

图 8－2－29　脐动脉频谱测量

高危或筛查发现异常胎儿可进一步应用下列超声切面及检查项目进行辅助诊断。

①小脑横径测量：测量光标置于小脑左右小脑半球的两侧(图 8－2－12)，正常小脑横

径随孕周逐渐增大。

②颈背部皮肤(NF)厚度测量：显示胎儿小脑横断面，从枕部颅骨的外侧缘至皮肤的外侧缘(图 8-2-30)。注意超声切面应避免过度向枕部后下方倾斜，以免使测值偏大。21 周前胎儿正常 NF 厚度小于 6mm。

③颜面部正中矢状切面：声束尽可能正对胎儿面部，显示前额、额骨、鼻、鼻骨、上下唇、下颌(图 8-2-31)，注意在此切面不应显示眼眶。在此切面上应注意观察有无小下颌、鼻骨缺失等异常表现。

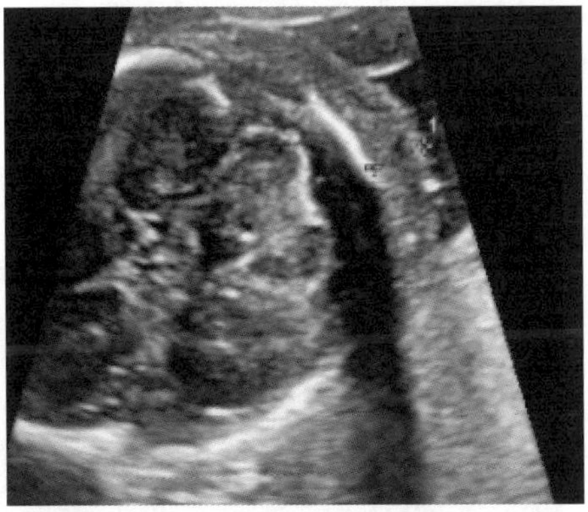

图 8-2-30　NF 厚度测量

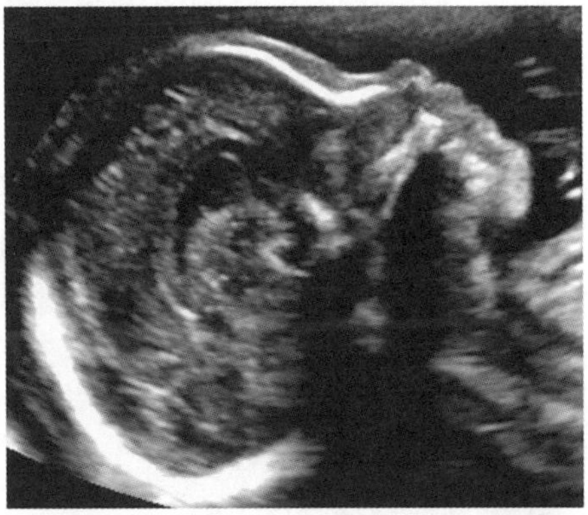

图 8-2-31　颜面部正中矢状切面

④鼻骨长度：在颜面部正中矢状切面上测量，声束与鼻骨长轴成 60°～90°，测量光标置于鼻骨强回声上下两端的外缘(图 8-2-32)。鼻骨长度随孕周逐渐增大。

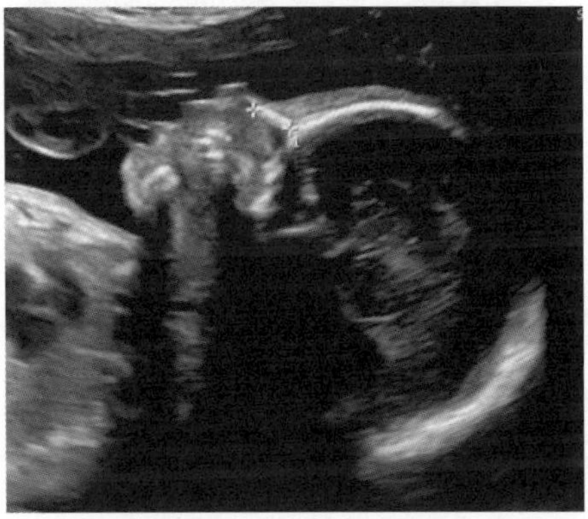

图 8-2-32　鼻骨长度测量

⑤胃泡、膀胱大小测量：长径为胃泡或膀胱无回声最大长轴切面上的最大长径(胃泡形态呈弯曲状时用折线法测量长径)，前后径为同一切面上垂直于长径的最大径线，左右径为垂直于最大长轴切面的胃体中部横切面上的左右最大径线(图 8-2-33)。注意前后径及左右径均为针对该脏器长轴而言，而非针对胎儿体位而言。

⑥肾脏大小测量：在肾脏长轴切面测量肾脏长径，即肾脏上极外缘至下极外缘的距离(图 8-2-34)，注意勿将肾上腺测量在内；在肾脏横切面测量肾脏左右径及前后径。

⑦肾盂宽度测量：胎儿腹部横切面上肾盂显示最清晰的切面，测量前后肾盂内缘之间的距离(图 8-2-35)。正常肾盂宽度 22 周前不大于 4mm，32 周前不大于 7mm，出生前不大于 10mm。

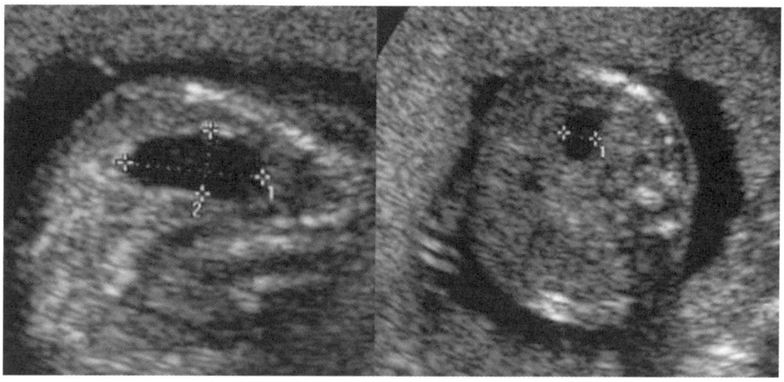

图 8－2－33　胃泡大小测量

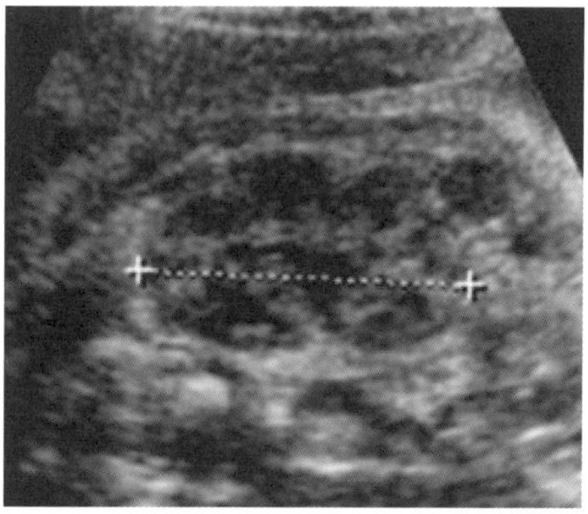

图 8－2－34　肾脏长径测量

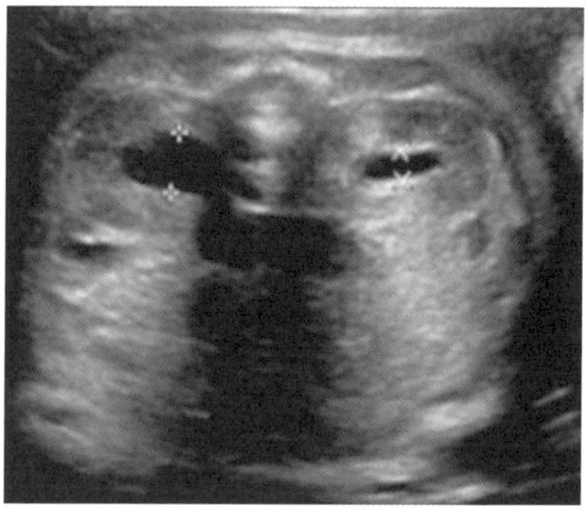

图 8－2－35　肾盂宽度测量

⑧肠管宽度测量：胎儿腹部可见肠管的长轴最大切面，垂直于肠管长轴测量肠管一侧内缘到对侧内缘的最大距离(图 8－2－36)。正常胎儿肠管宽度变异较大，但无明显蠕动，怀疑肠管增宽时应密切超声随访观察。

⑨主动脉弓切面观察：探头平行于胎儿躯干长轴，显示主动脉弓及三条分支、近心端的升主动脉及远心端降主动脉(图 8－2－37)，必要时可加用彩色多普勒显示主动脉弓及分支内的血流信号。

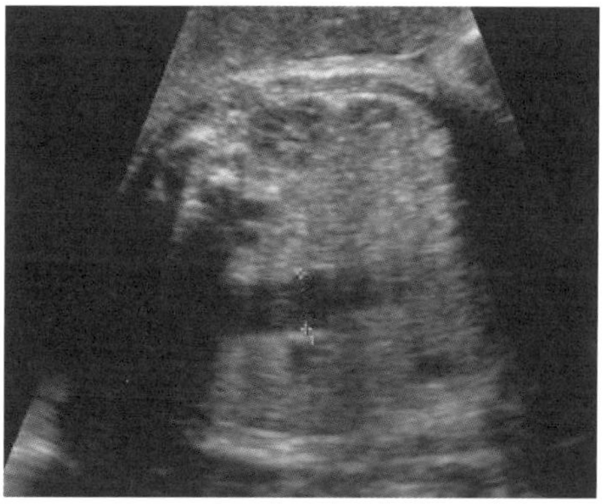

图 8－2－36　肠管宽度测量

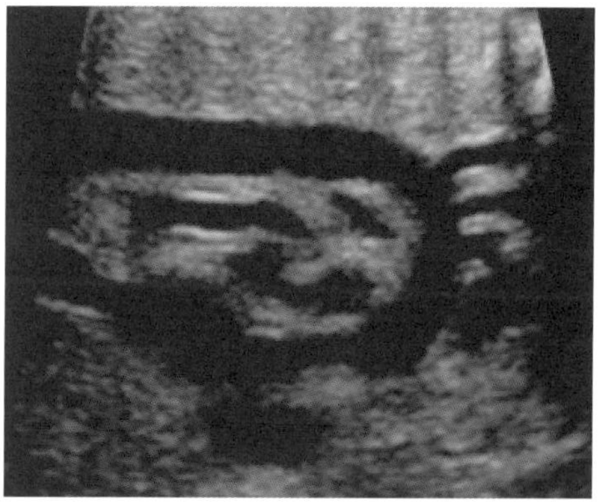

图 8－2－37　主动脉弓切面

⑩动脉导管弓切面观察：显示右心室流出道及动脉导管，连接于降主动脉(图 8–2–38)，必要时可加用彩色多普勒显示动脉导管弓内的血流信号。

⑪右心房上、下腔静脉入口切面观察：主动脉弓切面右侧，显示上、下腔静脉汇入右心房(图 8–2–39)。

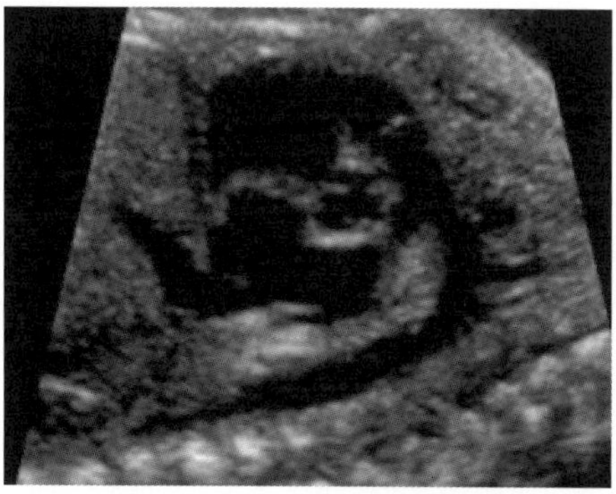

图 8–2–38　动脉导管弓切面

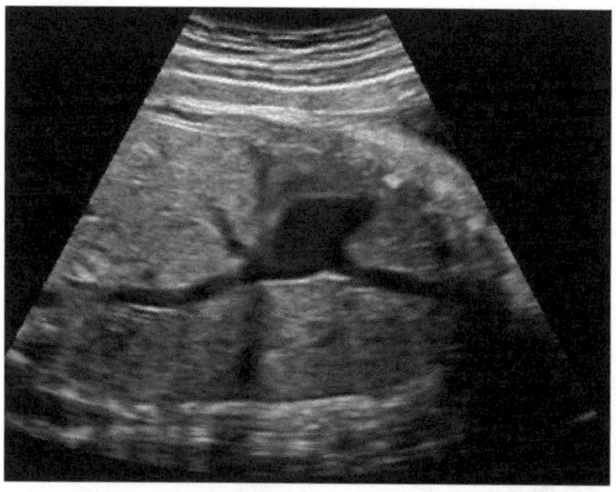

图 8–2–39　右心房上、下腔静脉入口切面

⑫左心房肺静脉入口切面观察：同四腔心切面，见左、右肺静脉的一支或数支连接于左心房底部(图 8–2–40)，CDFI 可显示回流至左心房的肺静脉血流。

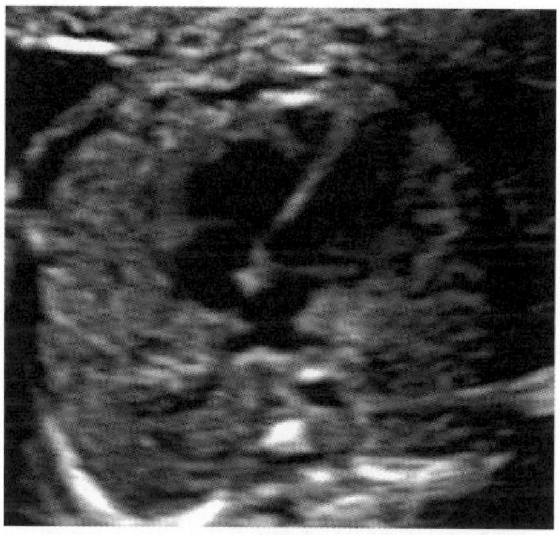

图 8–2–40　左心房肺静脉入口切面

4. 羊水量

羊水量测量方法：孕妇平卧，探头尽量垂直于水平面，垂直测量羊水的深度。测量时探头不能加压，并避开脐带和胎儿肢体。羊水最大深度：寻找羊水最深处，垂直测量，正常值为 3～8cm。羊水指数(AFI)：以孕妇脐为中点，将子宫划分为右上、右下、左上、左下四个象限，分别测量各象限的羊水深度，而后相加得羊水指数，正常参考值为 8～24cm。判断羊水过多或过少时应结合孕周。

5. 胎盘、脐带

孕妇膀胱过度充盈或子宫下段收缩可能造成胎盘前置的假象，胎儿头位时经腹扫查可能显示不清宫颈内口，经会阴或经阴道检查可以帮助判断胎盘与宫颈内口的关系。胎盘位置异常时应观察脐带胎盘入口位置，注意有无脐带打结、脐带囊肿、脐带增粗、帆状胎盘等异常，必要时评价脐动脉频谱是否正常。

6. 子宫、附件区结构

了解有无子宫肌瘤和附件区肿物及其位置、大小，中晚孕期孕妇的正常卵巢往往不易显示。

四、正常报告书写

【正常报告】

1. 早孕

超声检查所见：子宫 7.8cm×7.2cm×6.8cm，宫腔内见胎囊 1.2cm×1.0cm×1.0cm，其内见胎

芽，胎芽长 0.6cm，可见胎心搏动。左卵巢 3.5cm×2.6cm×2.0cm，右卵巢 2.9cm×2.5cm×1.8cm。

超声提示：宫内早孕。

2. 11～13^{+6}孕周

超声检查所见：宫内可见一成形胎儿，胎儿头臀长 6.5cm，NT 厚 0.12cm，胎心率 155 次/分，胎盘前壁，羊水 3.0cm。

超声提示：宫内早－中孕。

3. 中孕

超声检查所见：胎儿双顶径 5.3cm，头围 19.9cm，腹围 18.5cm，股骨长 3.8cm，胎心规律，四腔心可见，胎盘后壁，羊水 5.5cm，胎儿脊柱强回声排列未见明显异常，胎儿上唇形态未见明显异常，胎儿胃泡、膀胱、双肾可见，脐带腹壁入口未见明显异常，胎儿双侧上肢肱/尺/桡骨、下肢股/胫/腓骨可见。

超声提示：宫内中孕。

4. 晚孕

超声检查所见：胎头位于耻上，双顶径 7.9cm，头围 27.9cm，腹围 27.6cm，股骨长 5.6cm，胎心规律，胎盘后壁，羊水 $\dfrac{1.7\;|\;2.6}{1.9\;|\;2.3}$cm，颈部见脐带环绕一周，脐动脉 S/D＜3.0，因胎儿体位受限，部分胎儿结构显示不清。

超声提示：宫内晚孕，头位，脐带绕颈一周。

第三节　异常妊娠超声表现

一、胚胎停育

【诊断要点】

胚胎在孕早期即停止发育，可供参考的超声诊断标准为：经腹超声测量胎囊(即绒毛膜囊)平均内径(胎囊 3 个相互垂直径线的平均值)，大于 25mm 时无胎芽及胎心搏动，或胎芽长大于 10mm 但无胎心搏动。

可伴有以下几种声像图表现。

(1)绒毛膜下出血或宫腔内积血　胎囊周围可出现无回声区，常为积血所致。

(2)胎囊位置下移　子宫颈口已开，胎囊达子宫下段或宫颈内口，甚至宫颈管内。

(3)胚胎妊娠物残留　子宫小于孕周，宫腔内见杂乱中低回声或强回声，未见胎心搏动，周围可见高速低阻血流信号。

【注意事项】

宫腔内无回声较小时，只有在其内可见规律胎心搏动时才能确定为胎囊，否则需要与异位妊娠的假囊相鉴别。只有在胎囊、胎芽较大(参见诊断要点)而未见胎心搏动时，或随诊超声观察(7～10 天后)胎囊或胎芽无明显增大时才能较肯定地诊断胚胎停育，否则诊断需慎重。

【病例示范报告】

超声检查所见：子宫 7.5cm×7.0cm×6.4cm，宫腔内见胎囊 3.6cm×2.4cm×2.0cm，未见明确胎芽及胎心搏动(图 8-3-1)。子宫肌层回声均，胎囊周围见条状液性暗区，最宽 0.8cm。左卵巢 3.0cm×2.7cm×2.1cm，右卵巢 2.9cm×2.6cm×2.1cm。

超声提示：宫内早孕，胚胎停育可能性大，建议复查，胎囊周围液性暗区，积血可能性大。

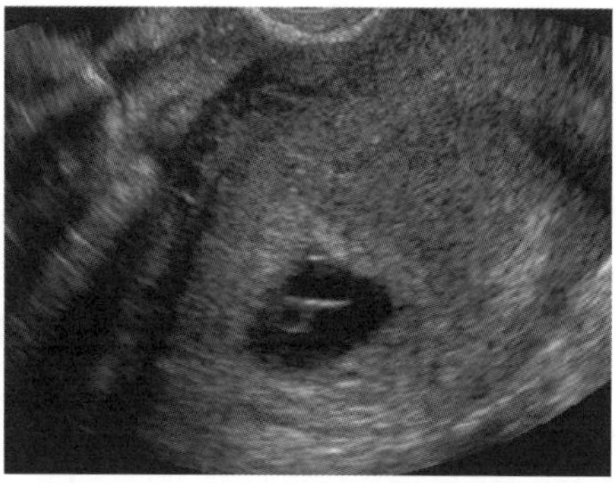

图 8-3-1　胎囊内似可见羊膜囊及卵黄囊回声，但未见明确胎芽及胎心搏动

二、异位妊娠

【诊断要点】

孕卵在子宫腔以外着床发育，称为异位妊娠，习称宫外孕。异位妊娠以输卵管妊娠最为多见，约占异位妊娠的 95%，卵巢妊娠仅为 0.5%～1%，宫颈妊娠更罕见。异位妊娠是常见的妇产科急腹症，延误处理可危及生命。患者出现停经、阴道淋漓出血、腹痛、宫腔内未见胎囊而附件区见包块时应考虑异位妊娠，尿 HCG 呈阳性或血 HCG 升高。部分患者可因异位妊娠破裂大出血导致失血性休克。

声像图表现如下。

(1) 子宫腔内无胎囊　内膜增厚，可出现假胎囊。

(2) 附件区包块　当宫外孕未破裂时，包块内有时可见胎囊、胎芽及胎心搏动，可以确定诊断。宫外孕破裂时，附件区包块依据病程长短可表现为环状中强回声或不均匀中低回声包块。

(3) 直肠子宫陷凹处常见积液。

【鉴别诊断】

异位妊娠破裂需要与黄体破裂鉴别。黄体破裂出血时患者有腹痛和内出血的症状，直肠子宫陷凹内可有大量积液而且附件区可出现不均匀中低回声包块，声像图表现与异位妊娠相似，但缺乏停经史，血 HCG 阴性。

【病例示范报告】

超声检查所见：子宫 7.5cm×7.0cm×6.4cm，宫腔内未见胎囊，内膜厚 1.0cm。子宫肌层回声均。左卵巢 3.0cm×2.7cm×2.1cm，右卵巢 2.9cm×2.6cm×2.1cm，右卵巢旁见 2.5cm×2.0cm×1.6cm 环状中强回声(图 8-3-2)，内见胎芽，长 0.5cm，可见胎心搏动。直肠子宫陷凹见无回声区，范围 4.0cm×3.8cm×3.0cm，内见点状回声。

超声提示：右附件区囊实性包块，符合异位妊娠，盆腔积液。

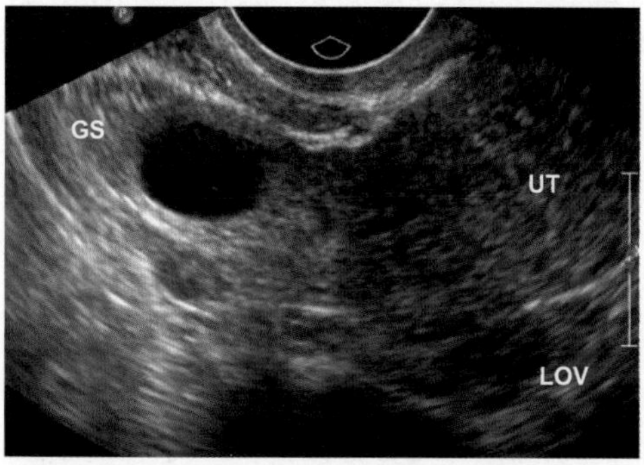

GS. 妊娠囊；LOV. 左卵巢；UT. 子宫。

图 8-3-2　子宫与左卵巢旁可见妊娠囊无回声

三、多胎妊娠

【诊断要点】

超声发现多胎妊娠时，需通过超声检查明确以下几点(以双胎妊娠为例)。

(1) 绒毛膜囊及羊膜囊个数　双绒毛膜囊双胎与单绒毛膜囊双胎相比，并发症少得多，预后好，因此准确了解绒毛膜性是中晚孕期双胎超声检查和诊断的必要依据。孕早期（孕14周前）超声检查非常容易准确判断绒毛膜囊的个数，而中晚孕期常常需要根据病史、分隔的形态及厚度、胎盘个数及位置、胎儿性别等帮助判断，准确性不高，在部分病例常常无法判断，不利于进一步的超声检查和诊断。多胎妊娠的最佳检查时机应在孕早期进行，第一次超声检查时，应详细记录绒毛膜囊及羊膜囊的个数，为中晚孕期的超声诊断奠定良好的基础。

(2) 单绒毛膜囊双羊膜囊双胎时，需判断是否有严重的双胎输血综合征（TTTS），TTTS的主要超声表现为供血胎儿羊水少（最大深度≤2cm）、体重小、膀胱小或消失，受血胎儿羊水多（最大深度≥8cm）、体重大，心脏增大，胎儿水肿等。异常的血流频谱包括脐动脉舒张期血流消失或反向、静脉导管出现反向血流、脐静脉血流出现波动等。一种特殊类型的双胎血液交通导致的畸形为双胎之一无心畸形（TRAP），血液通过脐动脉进入受血胎儿体内，受血胎儿只有腹部、下肢结构而无心脏及以上结构。

(3) 单羊膜囊双胎时，应注意观察是否有连体畸形，由于胎儿之间无分隔，易发生连体畸形，超声可判断连体的部位、程度等。

(4) 单绒毛膜囊双胎之一在中晚孕时死亡后，可导致存活胎儿神经系统损害，可能与血压突然变化和死亡胎儿的坏死组织进入存活胎儿体内引起脑梗死有关。

【注意事项】

(1) 对于双胎妊娠应尽可能在早孕期判断其绒毛膜性及羊膜性，应对每个胎儿分别测量羊水深度。对于单绒毛膜囊双羊膜囊双胎，中孕期应每两周进行一次超声检查，密切监测两个胎儿羊水量的变化，以便及早发现双胎输血综合征。

(2) 多胎妊娠羊水测量时，应尽量于每个羊膜腔分别单独测量并记录羊水最大深度（单羊膜囊多胎除外）。

(3) 多胎妊娠易合并帆状胎盘，应从孕早期起常规扫查确定每个胎儿的脐带胎盘入口位置。

【病例示范报告】

超声检查所见：子宫内可见两个成形胎儿，胎儿之间可见羊膜分隔，仅见一个胎盘回声，位于后壁。

胎儿一位于宫内偏右侧，双顶径5.7cm，头围21.7cm，腹围19.7cm，股骨长4.0cm；胎心规律，胎儿膀胱未显示；胎儿周围可见羊膜包绕（图8-3-3A），羊水深1.9cm。

胎儿二位于宫内偏左侧，双顶径5.9cm，头围22.5cm，腹围21.8cm，股骨长4.4cm；胎心规律，胎儿膀胱1.5cm×2.3cm×1.8cm；羊水深18.2cm（图8-3-3B）。

超声提示：宫内中孕，双胎（单绒毛膜囊双羊膜囊双胎可能性大），双胎输血综合征可能性大。

四、胎儿宫内生长受限

【诊断要点】

当胎儿体重位于相应孕周的10%分位数以下或小于平均值-2个标准差时，可诊断胎儿宫内生长受限（IUGR）。诊断IUGR需以准确规则的月经周期或准确的孕早期（孕14周前）超声检查数据（主要为头臀长）为依据判断，若孕妇月经周期不规则，且无孕早期超声检查数据，则胎龄和体重的估算均会有误差，诊断需谨慎。

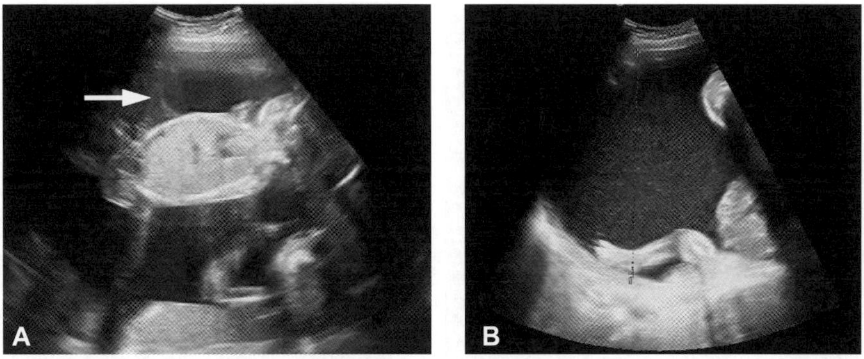

图 8－3－3　双胎输血综合征

A. 供血胎儿身体周围包裹羊膜（箭头）呈悬吊状，羊水深 1.9cm；B. 受血胎儿羊水多（最大深度 18.2cm）

IUGR 的分类如下。

（1）依病因分类　胎儿因素如染色体异常、早期宫内病毒感染等（此时 IUGR 常于中孕时出现，多为对称性），母体因素如高血压、糖尿病等所致胎盘功能受损（此时 IUGR 常于晚孕时出现，多为非对称性）。

（2）依受累部位分类　对称性 IUGR 指胎儿头、腹、四肢等部位对称性小，多见于染色体异常胎儿或早孕时病毒感染的胎儿；非对称性 IUGR 指胎儿头围及股骨长度减小程度小于腹围，多见于胎盘功能受损的胎儿。

IUGR 的声像图表现：双顶径、头围、腹围、股骨长及估计体重减小，头围/腹围比值变大，胎盘功能受损者脐动脉 S/D、PI 值升高，大脑中动脉 PI 值降低，大脑中动脉 PI 与脐动脉 PI 比值降低（小于 1），羊水少等。

【注意事项】

（1）孕 8～12 周 CRL 确定胎龄最准确、可靠，中晚孕时个体差异逐渐加大，超声测量估测孕周的误差较大（中孕时误差为 1～2 周，晚孕时误差可达 3～4 周），双顶径在 14～20 周时误差小于 1 周，但晚孕时受胎头形状影响较大，晚孕时应用头围估测孕周较适宜，晚孕时腹围测量误差最大，最多可达 4 周。

（2）诊断胎儿 IUGR 时应充分参考根据孕妇末次月经计算出的孕周、早孕期或中孕早期第一次超声检查估测的孕周、胎儿血流动力学参数、胎儿生长的个体差异情况等进行综合判断，以免误诊或过度诊断。

（3）胎儿 IUGR 在孕早期即可出现，特别是合并严重染色体异常的胎儿，需引起超声医师的足够重视。

【病例示范报告】

超声检查所见：胎儿双顶径 8.2cm，头围 29.4cm，腹围 27.5cm，股骨长 5.5cm；胎盘前壁，羊水指数 15.5cm，胎心规律。脐动脉收缩期峰值流速/舒张末期流速（S/D）4.4，PI 1.63（图 8－3－4A）；大脑中动脉搏动指数 PI 1.47（图 8－3－4B）。

超声诊断提示：宫内晚孕，头位，胎儿头围相当于 32w4d，腹围相当于 31w4d，股骨长相当于 29w0d（月经孕周 33w5d），胎儿脐动脉阻力增高，大脑中动脉阻力降低。

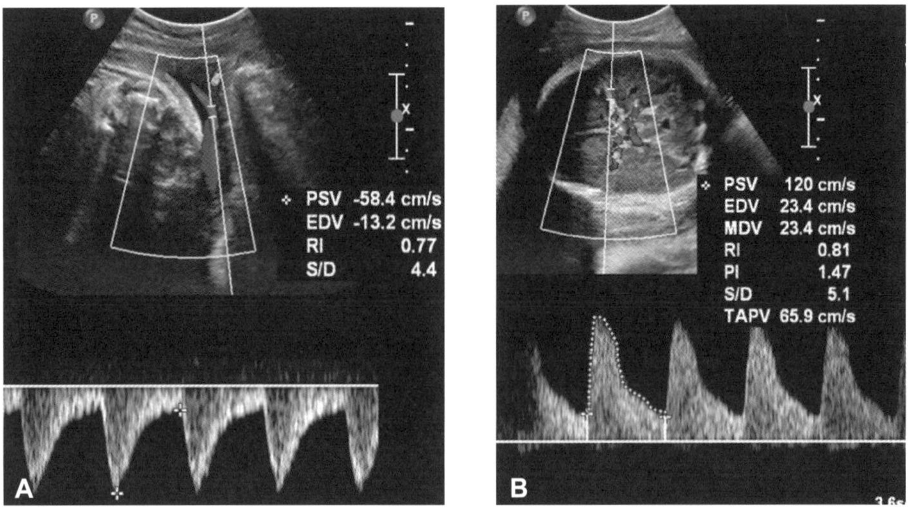

图 8-3-4　胎儿生长受限

A. 胎儿脐动脉阻力增高；B. 胎儿大脑中动脉阻力降低

五、羊水过多

【诊断要点】

诊断标准：中孕时单一切面羊水量最大测值＞8cm，晚孕时单一切面羊水量最大测值＞10cm 或 4 象限 AFI＞24cm。超声检查时发现胎儿漂浮于羊水中或沉于羊膜腔底部，与子宫前壁距离较远；羊水过多常见于：①妊娠糖尿病所致巨大儿；②羊水吞咽或吸收障碍，如胃肠道狭窄或闭锁(特别是上消化道如食管或十二指肠闭锁，下消化道如肛门闭锁通常不引起羊水多)、小颌畸形、腭裂、膈疝、脐疝等；③中枢神经系统病变；④其他原因，如胎儿心脏异常、血流丰富的胎儿肿瘤如骶尾部畸胎瘤、肌肉骨骼系统异常、胎儿水肿、双胎输血综合征、药物影响等。

【注意事项】

羊水过多、胎儿 IUGR、重叠指是 18–三体胎儿中晚孕期常见的超声三联征象，还常合并小下颌、室间隔缺损等，因此中晚孕期发现羊水过多的胎儿应仔细筛查除外染色体异常。小下颌和重叠指都是筛查染色体异常的重要超声征象，应特别重视观察，怀疑重叠指时需动态观察，无明显手指张开运动时才能明确诊断，三维表面成像技术对诊断很有帮助。

【病例示范报告】

超声检查所见：胎儿双顶径 7.9cm，头围 27.7cm，腹围 20.9cm，股骨长 5.3cm；胎盘前壁，羊水最深 9.7cm，羊水指数 26.5cm。胎心规律。胎儿小脑延髓池宽 1.4cm，小下颌，心脏室间隔膜部缺损宽约 4.2mm(图 8-3-5A)，双手重叠指(图 8-3-5B)，左侧马蹄内翻足。

超声提示：宫内中孕，胎儿头围相当于 30w3d，腹围相当于 25w4d，股骨长相当于 28w2d，月经孕周 30w4d，羊水过多，胎儿多发异常，建议进行胎儿染色体检查。

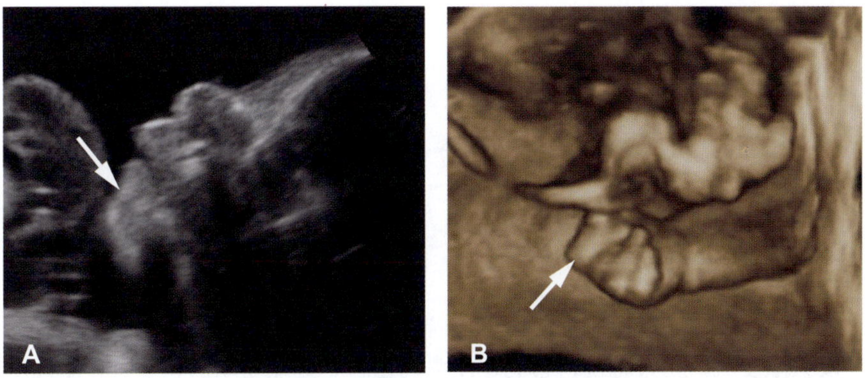

图 8－3－5　18–三体胎儿合并羊水过多

A. 小下颌(箭头)；B. 重叠指(箭头)

六、羊水过少

【诊断要点】

诊断标准：中孕时单一切面羊水量最大测值<2cm，晚孕时 4 象限 AFI<5cm，超声检查时发现胎儿周围无明显羊水间隔，胎儿在宫腔内呈“塞满”状态，活动受限，由于无正常羊水作为透声窗，胎儿各脏器显示不够清晰。羊水过少最常见于：①泌尿系统畸形：双侧肾脏发育不良、双侧泌尿道梗阻、后尿道瓣或闭锁等；②肾前性病变，如子宫胎盘功能不全所致 IUGR、胎膜早破、过期妊娠等；③其他原因，如胎儿染色体异常、前列腺素抑制剂类药物的使用、绒毛活检术后等。

【注意事项】

羊水过少能够导致胎儿肺发育不良，出现时间越早预后越差。羊水明显减少的胎儿进行超声测量时应避免脐带无回声的干扰导致测值出现偏差。羊水过少时往往严重影响超声检查对胎儿结构的观察，必要时应结合其他方法(如病理学检查、染色体检查等)进行病因学诊断。

【病例示范报告】

超声检查所见：胎儿双顶径 3.5cm，头围 12.8cm，腹围 12.7cm，股骨长 2.3cm；胎盘前壁，羊水最大深度 1.0cm，胎心规律。胎儿枕部颅骨连续性中断宽 1.2cm，可见颅内组织通过缺损向外膨出(图 8－3－6A)；双肾增大，结构紊乱，呈多囊性改变(图 8－3－6B)；右手可疑多指，左手指及双足趾因羊水过少显示欠清。

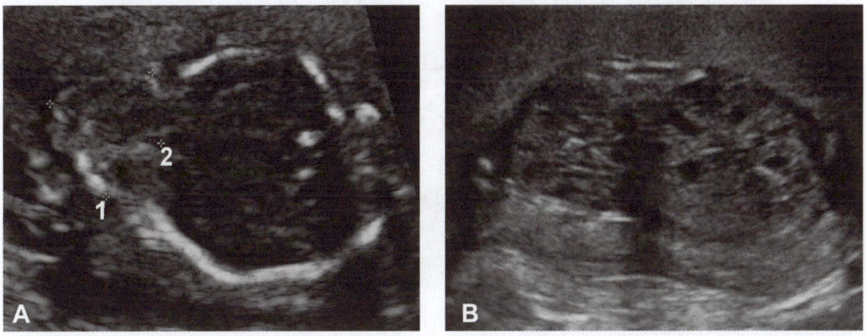

图 8－3－6　Meckel－Gruber 综合征胎儿合并羊水过少

A. 枕后部脑膨出；B. 双侧胎肾增大，呈多囊性改变超声提示：宫内中孕，羊水过少，胎儿多发畸形(脑膨出、多囊肾、可疑多指)，Meckel–Gruber 综合征可能性大。

第四节　胎盘脐带异常

一、胎盘增厚

【诊断要点】

胎盘最大厚度大于正常范围，常见于胎盘内出血、妊娠糖尿病、贫血、胎儿水肿及染色体异常等。胎盘增厚部分呈水泡样变时主要见于胎盘间质变性，需与三倍体胎儿导致的部分性葡萄胎、双胎之一为葡萄胎等鉴别。三倍体胎儿自中孕期起即可见 IUGR、胎儿畸形等；双胎之一为葡萄胎时正常胎儿的生长发育无异常，但孕妇血 HCG 值会明显升高，若胎儿生长发育正常且孕妇血 HCG 值未见升高，此时呈水泡样变的胎盘则多由于胎盘间质变性所致，晚孕期可能有胎盘功能不全的表现。

【注意事项】

胎盘厚度个体差异较大，受多种因素影响，胎盘与子宫壁附着面积小时会显示胎盘增厚，但此时胎盘体积并无增大。当发现胎盘明显增厚、且除外了葡萄胎等病变后，若胎儿无 IUGR 或畸形表现，则行超声随诊观察即可，通常无需特殊处理。

【病例示范报告】

超声检查所见：胎儿双顶径 5.5cm，头围 20.3cm，腹围 16.8cm，股骨长 3.8cm；胎盘右前壁，羊水深 4.6cm。胎心规律。胎盘最厚 5.5cm，大部分胎盘回声不均呈蜂窝状无回声样改变(图 8–4–1)，周围见部分正常胎盘组织回声。

超声提示：宫内中孕，胎盘增厚伴部分水泡样变。

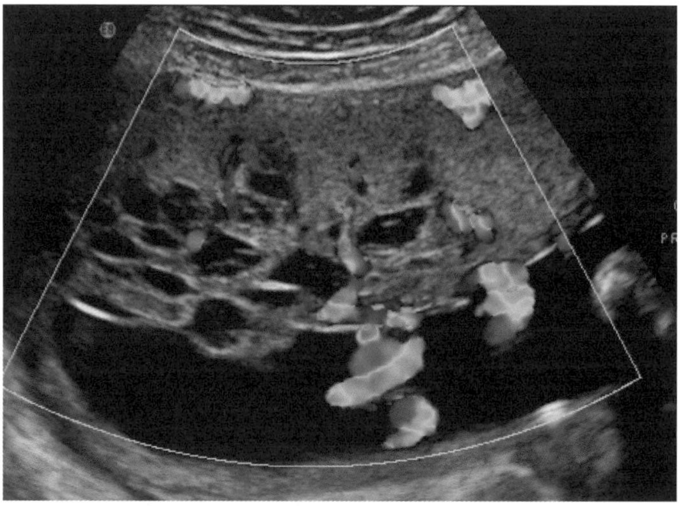

图 8–4–1　胎盘增厚伴部分水泡样变

二、前置胎盘

【诊断要点】

前置胎盘是指胎盘附着于子宫下段，其下缘达到或覆盖于宫颈内口，或胎盘下缘距宫颈内口距离小于 2cm，是晚孕期出血的主要原因之一。中孕时完全性前置胎盘特别是覆盖宫颈内口较多者可能持续至晚孕，而中孕时不完全性前置胎盘中的大多数由于胎盘位置随孕周增长不断上移而逐渐变为正常，因此前置胎盘应于 28 周后诊断。前置胎盘常合并副胎盘、分叶状胎盘、脐带胎盘入口位置异常如球状胎盘或帆状胎盘等。

【注意事项】

晚孕期为准确判断胎盘下缘与宫颈内口的位置关系，应采用经阴道或经会阴检查(孕妇无需充盈膀胱)，可以从不同的角度清楚显示胎盘下缘接近或覆盖于宫颈内口，并可测量胎盘下缘距离宫颈内口的距离，是目前诊断前置胎盘比较可靠的检查方法。

【病例示范报告】

超声检查所见：胎儿双顶径 6.1cm，头围 22.3cm，腹围 19.8cm，股骨长 4.4cm；胎盘主要位于前壁，后壁见部分胎盘，羊水深 5.6cm，胎心规律。胎盘下缘完全覆盖宫颈内口(图 8－4－2)，前后壁胎盘组织之间见血管相连。

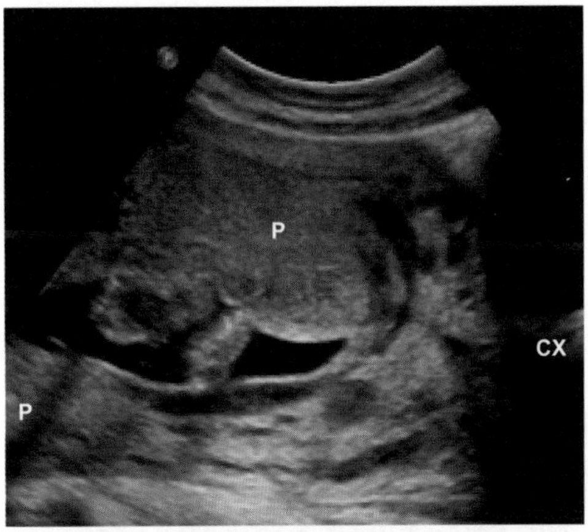

CX. 宫颈；P. 胎盘。

图 8－4－2　前置胎盘

胎盘下缘完全；覆盖宫颈内口

超声提示：宫内中孕，前置胎盘，副胎盘。

三、帆状胎盘

【诊断要点】

又称帆状脐带入口，指脐带入口位于胎盘组织以外，部分脐血管走行于胎盘外的胎膜下，周围无胎盘组织覆盖。可能会导致脐血流异常，影响胎儿生长发育，导致胎儿 IUGR，常见于前置胎盘、双胎妊娠等。

【注意事项】

脐带胎盘入口位置应于 11～14 孕周或中孕期超声检查时开始观察，若发现脐带入口位于胎盘边缘或异位时应详细记录其位置及走行，并定期随访观察，晚孕期常常难以清晰显示。

【病例示范报告】

超声检查所见：胎儿双顶径 5.2cm，头围 19.2cm，腹围 18.3cm，股骨长 3.3cm。胎心规律。羊水深 6.9cm。胎儿结构未见明显异常。胎盘位于子宫后壁下段，完全覆盖宫颈内口，脐带入口处位于胎盘组织外，距胎盘边缘约 2cm(图 8－4－3)。

超声提示：宫内中孕，胎盘低置状态，帆状胎盘可能性大。

四、胎盘绒毛膜下血肿

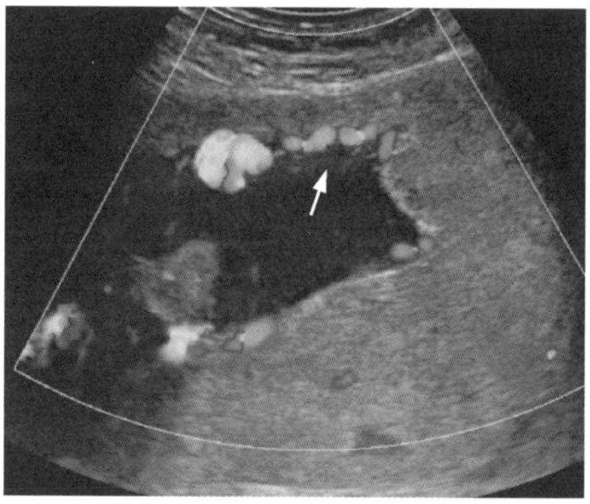

图 8－4－3　帆状胎盘

箭头示脐血管走行于胎盘外胎膜下

【诊断要点】

超声表现为胎盘胎儿面绒毛膜下出现低回声或无回声。一般位于胎盘边缘，位于胎盘下缘近宫颈口处时可致阴道出血，多数无明显临床症状，常于孕 11～14 周或中孕期常规超声检查时发现，不合并其他胎盘异常时绝大多数可自行好转，行超声随访观察即可。

【注意事项】

出现胎盘绒毛膜下血肿时应注意观察有无胎盘增厚、回声不均、前置胎盘、轮状胎盘及帆状胎盘等其他异常表现，不合并其他异常时预后好。

【病例示范报告】

超声检查所见：胎儿双顶径 2.7cm，头围 9.8cm，腹围 8.0cm，股骨长 1.3cm，胎心规律，羊水深 4.9cm。胎盘后壁，胎盘下部绒毛膜下见形态不规则低至无回声，范围约 3.5cm × 1.6cm × 1.5cm（图 8－4－4）。

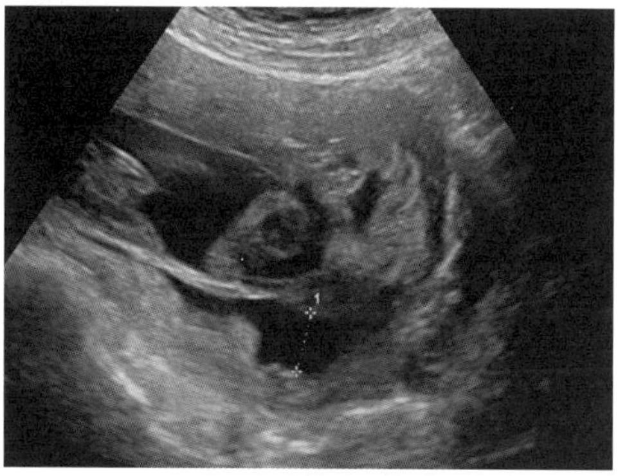

图 8－4－4　胎盘绒毛膜下血肿

超声提示：宫内中孕，胎盘绒毛膜下血肿。

五、单脐动脉

【诊断要点】

单脐动脉是最常见的脐带异常，可见于 1% 的妊娠。单脐动脉胎儿中心脏畸形、染色体异常等发生率增高，不合并其他畸形者预后良好，但晚孕期 IUGR 的发生率可能增加。单脐动脉时脐带内只能见到一条脐动脉和脐静脉，脐动脉管径较粗，确诊需显示胎儿膀胱，在紧贴膀胱处只能见到一侧与髂内动脉延续的脐动脉回声，另一侧缺失。

【鉴别诊断】

髂外动脉位于膀胱周围，易与脐动脉相混淆，从而导致假阴性的诊断，应注意鉴别。髂外动脉比脐动脉管径细，从髂总动脉发出后走行至大腿，而不是像脐动脉一样紧贴膀胱壁走行，鉴别不难。注意是否合并其他畸形及染色体异常。随诊时应注意是否出现宫内发育迟缓，如不合并其他异常时预后往往良好。

【病例示范报告】

超声检查所见：胎儿双顶径 8.0cm，头围 29.0cm，腹围 29.8cm，股骨长 6.0cm。胎盘前壁，羊水指数 18.9cm。胎心规律。膀胱旁仅见一根脐动脉，位于右侧，左侧缺如（图 8－4－5）。心脏膜周部室间隔连续性中断，宽 0.24cm。

超声提示：宫内晚孕，胎儿单脐动脉，胎儿心脏室间隔缺损。

六、脐带囊肿

【诊断要点】

脐带真性囊肿有一层上皮细胞，如脐肠系膜囊肿、脐尿管囊肿、羊膜包裹性囊肿等，常位于脐带近胎儿端，可能合并胃肠道或泌尿系统畸形；假性囊肿占脐带囊肿中的大多数，由于华氏胶局部水肿或退化所致，常合并脐带增粗，走行扭曲。仅凭超声检查难以区分真性或假性囊肿。

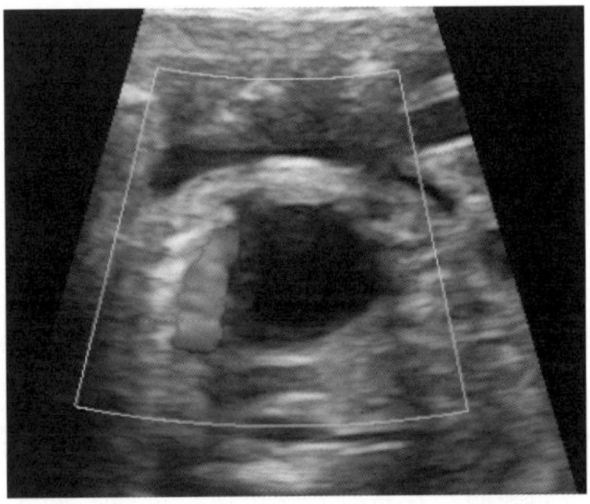

图 8－4－5　膀胱旁仅见一条脐动脉血流信号

【注意事项】

单发的脐带囊肿若位于脐带近胎盘侧，不合并其他异常时预后较好。多发囊肿特别是合并胎儿胃肠道、泌尿系统或染色体异常时预后差，若脐带增粗扭曲伴多发囊肿时可能导致胎死宫内。

【病例示范报告】

超声检查所见：胎儿双顶径 5.0cm，头围 18.5cm，腹围 17.1cm，股骨长 3.4cm。胎盘后壁，羊水 3.9cm，胎心规律。脐带部分节段增粗，最宽 2.6cm，伴多处无回声，最大 1.7cm × 1.0cm（图 8－4－6）。

超声提示：宫内中孕，脐带增粗伴多发囊肿。

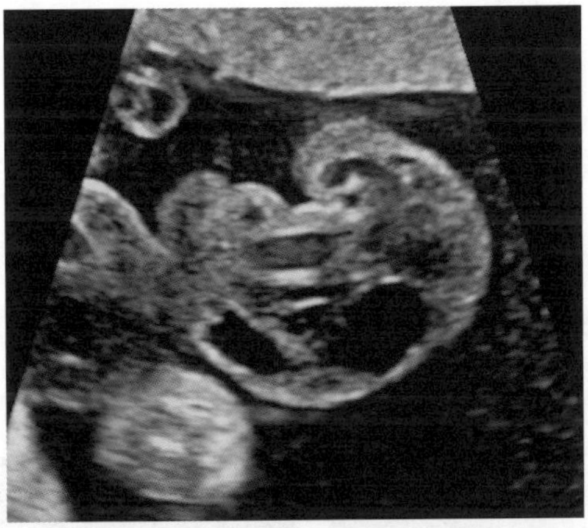

图 8－4－6　脐带增粗伴多发囊肿

第五节　胎 儿 畸 形

一、概述

【适应证】

所有孕妇妊娠 20～24 周时均需对胎儿进行常见重大结构畸形筛查。

【超声检查技术】

1. 体位

一般取仰卧位，头部垫高使孕妇感觉舒适，孕妇充分暴露下腹部，可根据胎儿体位调整孕妇体位至左、右侧卧位。

2. 仪器

一般使用高档彩色多普勒超声诊断仪，选用频率 3.5～5MHz 的凸阵探头经腹检查，选择仪器设置的产科条件，必要时加用彩色多普勒和频谱多普勒辅助诊断。

3. 扫查方法

从胎儿头部到足部进行系统性扫查，内容主要包括颅骨、脑结构，上唇的完整性，心脏四腔心、左右心室流出道，胃泡，胆囊，双肾，膀胱及双脐动脉，脐带腹壁入口，四肢长骨，脊柱等发育情况。扫查完毕后对胎儿进行包括双顶径、头围、腹围、股骨等生长发育测量。

二、颅脑畸形

（一）无脑畸形

【诊断要点】

(1) 颅骨强回声光环消失（图 8－5－1A）。

(2) 大脑半球缺乏或显示少许残留脑组织回声，其外可有一层膜包绕使之与头皮相连。

(3) 无眼眶，眼球突出似青蛙头（图 8－5－1B）。

(4) 常合并脊柱裂，伴有羊水过多。

【注意事项】

(1) 无脑畸形常合并脊柱裂，检查时应注意脊柱有无异常。

(2) 严重的小头畸形易误诊为无脑畸形。

【病例示范报告】

超声检查所见：胎儿颅骨强回声光环消失，未见脑组织回声，面部可见眼球突出似青蛙头；羊水最大深度 10cm。

超声提示：无脑畸形。

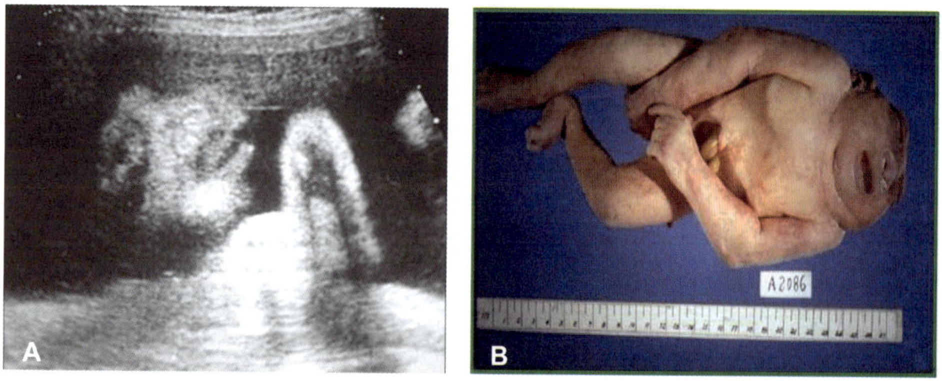

图 8－5－1　无脑畸形

A. 胎儿无脑畸形声像图；B. 无脑儿大体标本

（二）脑膜膨出及脑膨出

【诊断要点】

（1）颅骨强回声光环连续性中断。胎儿部分或全部脑组织连同脑膜一并由颅骨缺损处膨出（图 8-5-2）。

（2）多在枕后部，其次为额部或顶部等处，多位于中线。

（3）由于脑组织膨出，常导致小头畸形，头围小。

（4）约 3%合并脊柱裂。

（5）可伴有羊水过多。

（6）常合并脊柱裂和其他畸形。

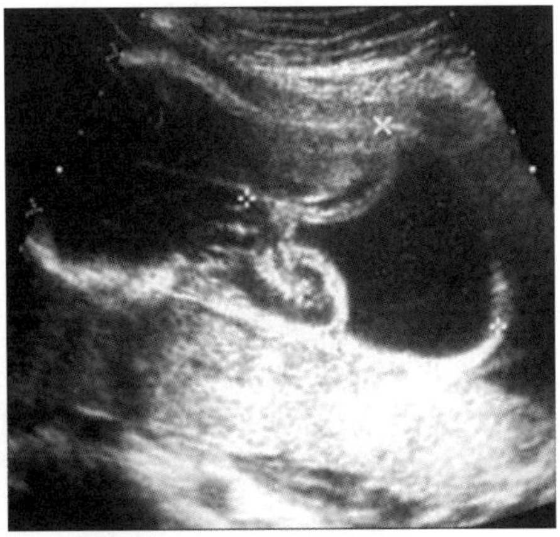

图 8-5-2　胎儿脑膜脑膨出

【注意事项】

（1）大量脑组织膨出时，可导致小头畸形。

（2）颅骨缺损处仅有脑膜膨出时，囊内含脑脊液呈无回声。

（3）当膨出的脑组织较少时，很难分清是脑膨出还是脑膜膨出。

【病例示范报告】

超声检查所见：胎儿枕后部颅骨强回声光环中断约 2cm，颅骨缺损处膨出一囊实混合性包块，大小约 3cm×2cm×2cm。

超声提示：胎儿脑膜脑膨出。

（三）露脑畸形

【诊断要点】

（1）颅骨缺失，脑组织浸泡于羊水中。

（2）脑组织结构紊乱，表面有脑膜覆盖，但无颅骨及皮肤（图 8-5-3）。

（3）羊水过多，且羊水浑浊。

（4）常合并脊柱裂。

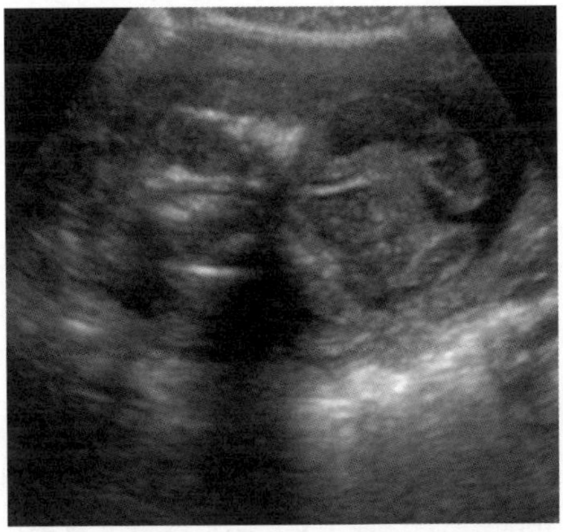

图 8-5-3　胎儿露脑畸形

【注意事项】

（1）由于胎儿早期存在颅骨骨化不全，一般应在妊娠 12 周后才作诊断。

（2）由于露脑畸形胎儿面部常表现正常，因此应与无脑畸形鉴别。

【病例示范报告】

超声检查所见：胎儿颅骨强回声光环消失，脑内结构紊乱，脑的表面有脑膜覆盖，无颅骨和皮肤覆盖。面部显示正常的鼻及唇回声，羊水最大深度 10cm。

超声提示：胎儿露脑畸形。

（四）脑室扩张和脑积水

【诊断要点】

（1）胎儿侧脑室宽度大于 10mm 为脑室扩张。

(2) 10～12mm 为轻度扩张；13～15mm 为中度扩张；大于 15mm 为重度扩张即脑积水(图 8-5-4A)。

(3) 双顶径、头围可增大(图 8-5-4B)。

(4) 脑积水的胎儿常伴脊柱裂和足内翻。

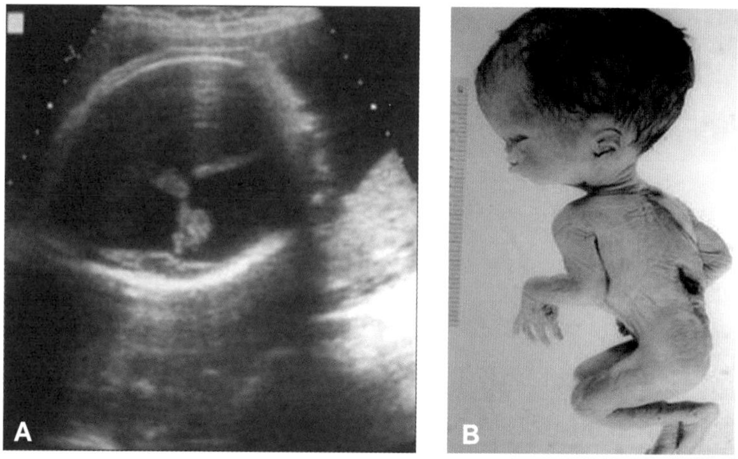

图 8-5-4　胎儿脑积水

A. 胎儿脑积水声像图；B. 脑积水大体标本

【注意事项】

(1) 脑室扩张可出现在妊娠不同时期，在早、中期检查胎儿脑室正常时不能排除其后期出现脑积水。

(2) 早期胎儿大脑发育不完善，超声声像回声偏低易被误诊为脑室扩张。

(3) 脉络丛周围充满脑脊液或脉络丛呈悬垂状时应警惕脑室扩张的可能。

【病例示范报告】

超声检查所见：胎儿透明隔宽 11mm，脉络丛周围充满了脑脊液，左侧侧脑室宽 15mm。

超声提示：胎儿脑积水。

(五) 脊柱裂

【诊断要点】

(1) 开放性脊柱裂　正常脊柱椎体和椎弓形成的强回声带连续性中断，脊椎三角形骨化中心呈“U”或“V”字形改变，背部皮肤和软组织缺损。

(2) 常伴有囊性包块或囊实性包块。

(3) 可伴颅后窝池消失，小脑香蕉征、柠檬头征、脑室扩大、足内翻等。

【注意事项】

(1) 开放性脊柱裂因其超声特征较为明显，较易为超声检查所发现。

(2) 小的闭合性脊柱裂因特征不明显，产前超声常难以发现。

【病例示范报告】

超声检查所见：紧贴胎儿骶尾部向外膨出的囊性包块(图 8-5-5)，大小约 2.8cm×2.5cm。

超声提示：胎儿脊柱裂。

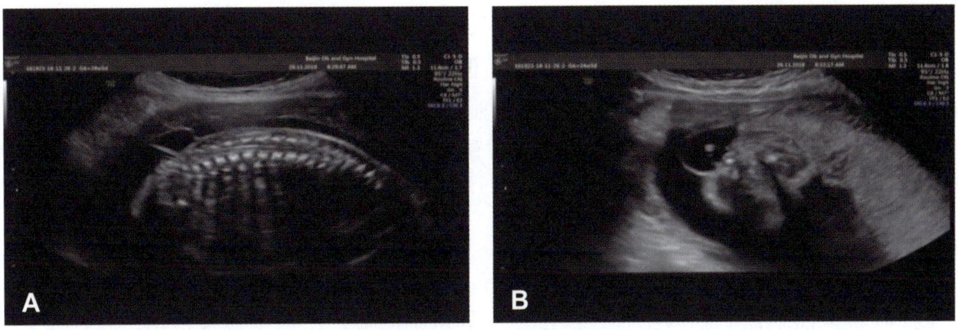

图 8－5－5　骶尾部囊性包块

A. 脊柱矢状切面显示骶尾部囊性包块；B. 脊柱横切面显示骶尾部囊性包块

（六）丹迪－沃克（Dandy－Walker）综合征

【诊断要点】

（1）小脑半球分开，中间无联系，蚓部完全或部分缺如。

（2）第四脑室、颅后窝池增大。

（3）部分伴有侧脑室轻度或明显扩张。

【注意事项】

（1）小脑蚓部要到 18 周之后才基本发育完全，之前无法判断。

（2）部分型小脑蚓部缺失或发育不良产前超声难以明确诊断。

（3）胎儿 MRI 检查可帮助诊断。

【病例示范报告】

超声检查所见：胎儿小脑蚓部部分缺失，颅后窝池增大，三维超声显示小脑蚓部面积为 0.82cm^2（图 8－5－6）。

超声提示：胎儿 Dandy－Walker 综合征。

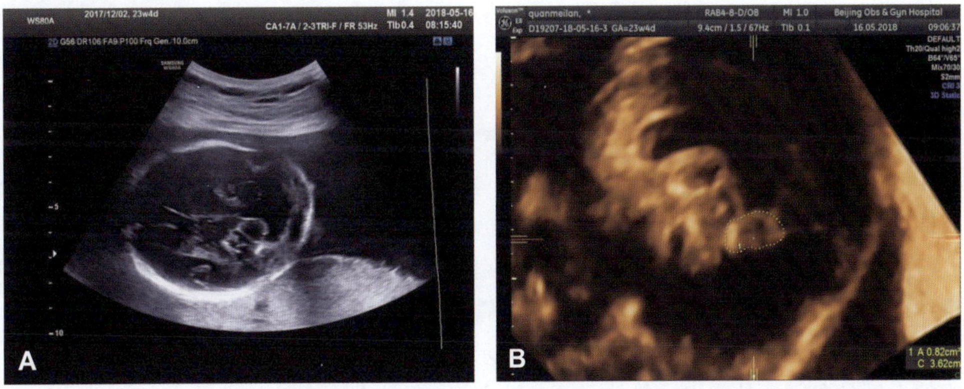

图 8－5－6　胎儿 Dandy－Walker 综合征

A. 小脑蚓部部分缺失，颅后窝池增大；B. 三维超声成像显示小脑蚓部面积

（七）前脑无叶畸形（全前脑）

【诊断要点】

（1）无叶全前脑　丘脑融合、单脑室、无胼胝体、无脑中线、无透明隔腔。面部畸形最

常见无叶全前脑和半叶全前脑，包括独眼、眼距过近、中央唇裂、喙鼻等。

(2) 半叶全前脑　单个脑室腔在颅前方，但后角可形成，无第三脑室、透明隔腔及胼胝体，有部分脑中线，丘脑部分融合，常合并独眼、眼距过近、中央唇裂、单鼻孔等。

(3) 叶状全前脑　无透明隔腔，侧脑室前角融合，体部及后角可扩张，胼胝体可能缺失、发育不良或存在，大脑半球几乎完全分开，无明显面部异常，可有部分脑中线。

【注意事项】

(1) 半叶全前脑如能辨认出颅内结构异常，可于产前作出诊断。

(2) 叶状全前脑由于脑内结构及面部结构异常不明显，产前很难被检出。

【病例示范报告】

超声检查所见：单一的原始脑室、中央唇裂、眼距过近(图 8－5－7)。

超声提示：无叶全前脑。

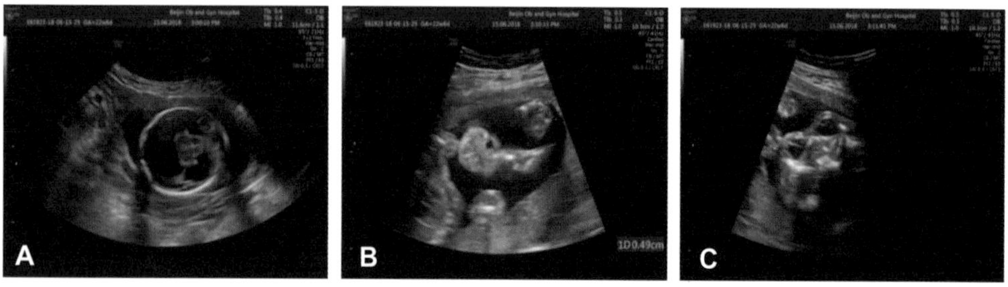

图 8－5－7　无叶全前脑

A. 单一的原始脑室；B. 中央唇裂；C. 眼距过近

三、唇腭裂

【诊断要点】

(1) 胎儿上唇回声连续性中断(图 8－5－8)。

(2) 根据唇裂的程度可分为三度。

Ⅰ度：唇裂只限于唇红部，产前诊断有一定困难。

Ⅱ度：裂隙达上唇皮肤，但未达鼻底。

Ⅲ度：从唇红至鼻底完全裂开。

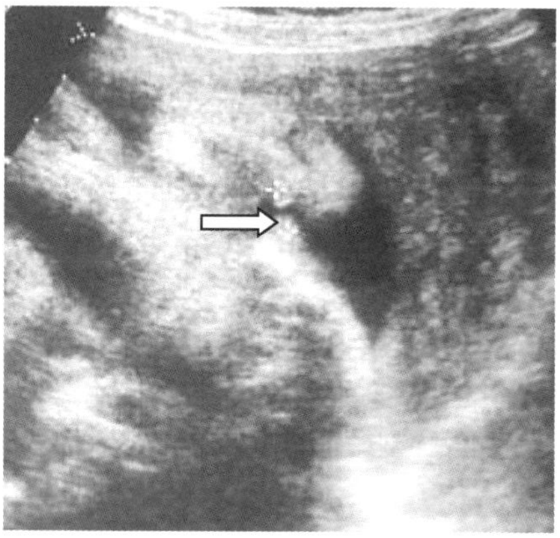

图 8－5－8　胎儿唇裂

(3) 唇裂合并腭裂时，往往伴有上牙槽裂，并继续向上向内延伸至上腭。双侧唇裂合并腭裂时，除了见双侧上牙槽突断裂，有时还能显示正前方的上颌骨向前向外突出，悬挂于两鼻孔之间，称上颌骨前突。

【注意事项】

(1) 约 50%的唇裂合并腭裂，25%为单纯唇裂，25%为单纯腭裂。

(2) 单纯腭裂约有 50%合并其他畸形。

(3) 多种原因常导致漏诊，如胎儿太小或太大，胎位、羊水或肢体遮挡等可影响超声对胎儿口鼻部的探查。

(4) 单纯腭裂产前超声诊断困难。

【病例示范报告】

超声检查所见：胎儿上唇回声连续性中断约 6mm，裂隙达上唇皮肤，但未达鼻底。

超声提示：胎儿唇裂。

四、胎儿心脏畸形

胎儿心脏畸形是胎儿期常见的一种畸形，严重多发的胎儿畸形大部分常累及心脏，并常伴有染色体异常。常规进行胎儿畸形筛查时包括四腔心切面，左、右心室流出道切面和三血管切面探查。有高危因素的胎儿或母亲及家庭先心病高危因素者应对胎儿进行超声心动图检查。

(一) 室间隔缺损

室间隔缺损分为膜周部、流入道部、流出道部及肌部室间隔缺损，膜周部室间隔缺损占 80%左右，可独立存在，也可与其他心脏畸形共同存在。

【诊断要点】

(1) 不同部位的室间隔缺损在胎儿心脏相应切面显示室间隔回声连续性中断(图 8-5-9)。

(2) 有时 CDFI 可见彩色过隔血流信号。

【注意事项】

(1) 胎儿期室间隔缺损的断端常常无回声增强，诊断困难。尤其小的室间隔缺损常无明显血液分流，产前诊断易出现假阳性或假阴性。

(2) 单纯的小室间隔缺损、膜部室间隔小缺损，极易漏诊。

(3) 心尖与声束平行时易造成室间隔上端回声脱失假象，造成假阳性诊断。

(4) 肌部室间隔缺损二维超声不易发现，CDFI 可增加检出率。

(5) 室间隔缺损常合并其他心内畸形及心外畸形，发现室间隔缺损时，要详细检查胎儿心脏及全身结构，正确诊断。

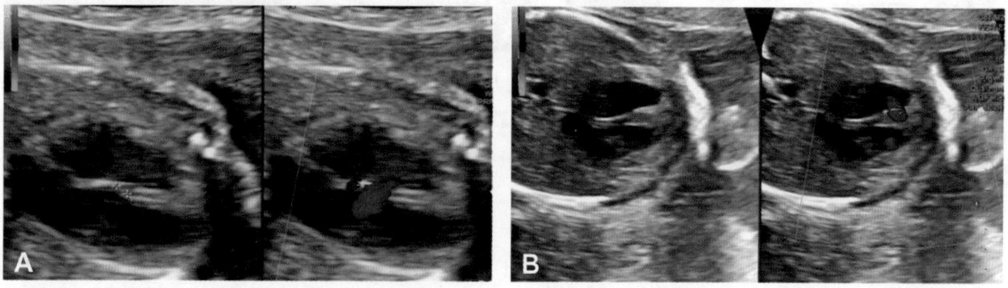

图 8-5-9　室间隔缺损

A. 室间隔膜周部缺损，室间隔上段回声脱失，CDFI 探及右向左分流信号；B. 室间隔肌部缺损，二维超声无明显异常发现，CDFI 室间隔肌部探及右向左分流信号

【病例示范报告】

超声检查所见：胎儿四腔心切面可见室间隔上部回声脱失约 2.3mm，CDFI 可见左向右的彩色分流信号。

超声提示：胎儿心脏结构异常，室间隔缺损。

(二) 完全型房室共道

完全型房室共道(房室间隔缺损、心内膜垫缺损)为原发孔型房间隔缺损、共同房室瓣及室间隔流入部缺损同时存在的一类复杂性先天性心脏病，常合并染色体异常及心内其他畸形。

【诊断要点】

(1) 四腔心切面房间隔下部与室间隔上部回声连续性中断，心内膜垫十字交叉结构消失。

(2) 一组共同房室瓣横穿房室间隔缺损处，不能显示房室瓣在室间隔上的附着点。

(3) CDFI 舒张期正常双流入道血流消失，为一股粗大血流在室间隔段端处分别进入左、右心室，收缩期可探及共同房室瓣口反流(图 8－5－10)。

【注意事项】

(1) 注意与较大的室间隔缺损相鉴别。

(2) 由于其常合并心脏位置异常，如右位心、中位心等，部分病例可伴有大动脉异常，因此诊断时要注意有无其他的心内畸形。

(3) 切面靠近冠状静脉窦水平时容易造成房室间隔缺的假阳性。

【病例示范报告】

超声检查所见：胎儿四腔心切面房间隔下部与室间隔上部回声连续性中断约 10mm。CDFI：舒张期探及一束前向血流通过共同房室瓣口分别进入左、右侧心室(图 8－5－10)。

超声提示：胎儿心脏结构异常，完全性房室间隔缺损。

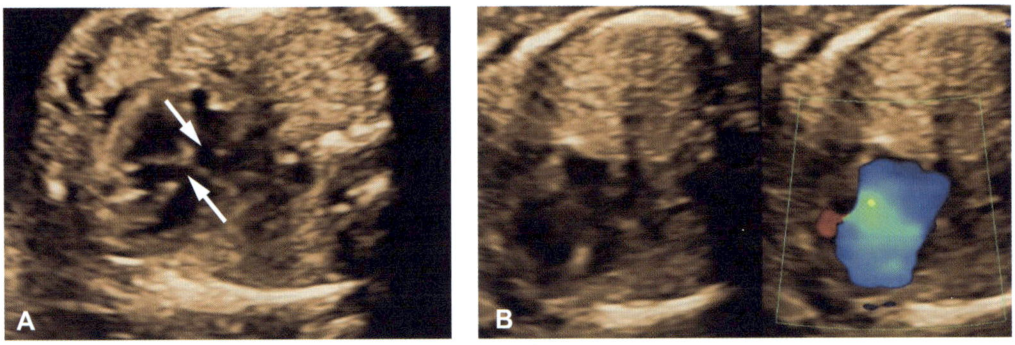

图 8－5－10　胎儿心内膜垫缺损

A. 四腔心切面见房间隔下部(细箭头)及室间隔上部(粗箭头)连续性中断；B. 舒张期 CDFI 探及一束前向血流通过共同房室瓣口分别进入左、右侧心室

(三) 单心室

即单一心室性房室连接，是指一个或两个心房仅与一个主要心室腔连接的畸形，心室主腔可为左心室型、右心室型或难以辨别形态的单一心室；目前国际上将一侧房室瓣闭锁畸形及无法建立双心室循环的畸形(如左心发育不良综合征、右心发育不良综合征等)也并入单心室诊断中来。

【诊断要点】

(1) 胎儿四腔心切面显示房、室间隔完全缺失。

(2) 心脏失去四腔心形态成为两腔结构，仅见一个心房、单一房室瓣及一个心室(偶可见一个残腔)(图 8－5－11)。

(3) 体、肺静脉血流在心房内混合后经共同房室瓣口进入心室，CDFI 显示一条房室前向血流。

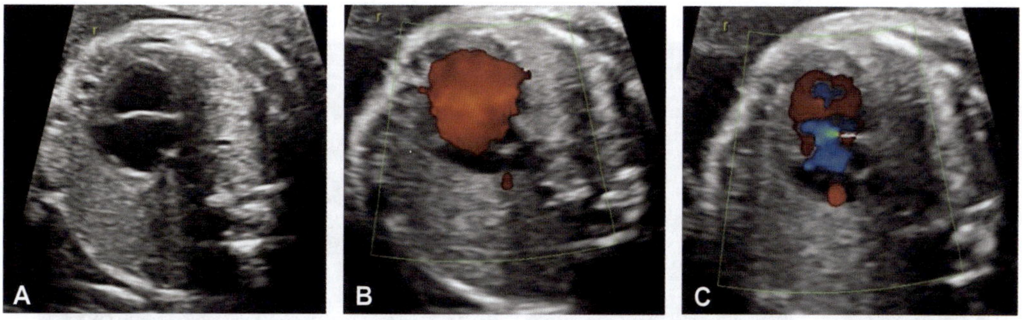

图 8-5-11　胎儿单心房、单心室

A. 二维灰阶超声心房及心室内均未见房间隔及室间隔回声，房室间为共同房室瓣；B. 舒张期仅探及一股前向血流；C. 收缩期共同房室瓣口探及反流血流信号

【注意事项】

(1) 四腔心切面有时将腱索的运动误认为室间隔而出现漏诊。

(2) 常有大动脉转位或永存动脉干，诊断时要注意。

【病例示范报告】

超声检查所见：胎儿四腔心切面显示房、室间隔完全缺失，心脏为两腔结构，仅见一个心房、一个房室瓣及一个心室。CDFI：左、右心房血流在心房内混合后经共同房室瓣口进入心室，显示一条房室血流信号。

超声提示：胎儿心脏结构异常，单心房、单心室。

(四) 左心发育不良综合征

左心发育不良综合征多数为主动脉瓣闭锁，合并左心室及左心室流出道严重发育不良，偶尔为严重主动脉狭窄(图 8-5-12)。

【诊断要点】

(1) 四腔心切面显示心尖部由右心室构成，左心室可表现为缺失、狭小、正常甚至扩张。

(2) 常伴主动脉闭锁及二尖瓣狭窄或闭锁。

(3) CDFI 右心单一房室血流或左心房室血流束较细。

(4) 左心室收缩功能减低(M 型左心室内径在舒张期及收缩期无明显变化)。

【注意事项】

(1) 诊断时要注意辨别有无左侧心室腔存在及有无房室血流信号，避免误诊为单心室。

(2) 诊断时要注意有无主动脉狭窄或闭锁。

【病例示范报告】

超声检查所见：胎儿四腔心切面显示右心室横径 15mm，左心室横径 2mm。CDFI：仅见右心单一房室血流信号，三血管切面主动脉显示不清，左心室长轴切面主动脉瓣回声增强，启闭明显受限，主动脉内径细窄。

超声提示：胎儿心脏结构异常，左心发育不良综合征。

(五) 永存动脉干

永存动脉干仅有一组半月瓣与心室连接，共同动脉干分出体循环、冠状动脉循环及肺循环分支，常合并较大的室间隔缺损。

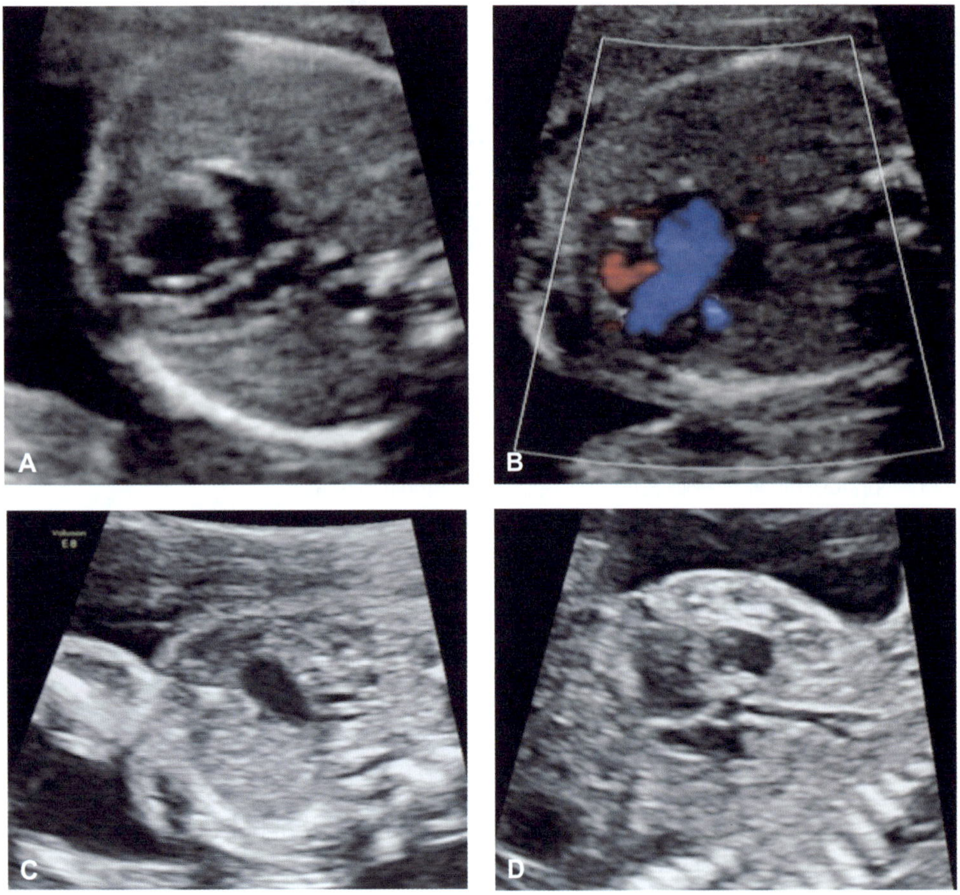

图 8-5-12　胎儿左心发育不良

A. 胎儿四腔心切面显示左、右心室横径明显不对称，左心室狭小，发育不良；B. CDFI 仅见右心单一房室血流信号，左心房室间未探及明显前向血流；C. 示三血管气管切面主动脉显示不清，弓降连接未探及；D. 左心室长轴切面主动脉瓣回声增强，启闭明显受限，主动脉内径细窄，远端可见头颈部血管分支

【诊断要点】

(1) 四腔心切面可表现正常。

(2) 一条大动脉发自左、右心室，肺动脉和头臂血管均发自单一的动脉干（图 8-5-13）。

(3) 单条大血管骑跨在室间隔上，伴有室间隔缺损。

【注意事项】

(1) 诊断时要注意辨别大血管走行及有无分支存在。

(2) 要注意与法洛四联症和肺动脉闭锁相鉴别。

【病例示范报告】

超声检查所见：胎儿四腔心切面显示心室间隔上部回声缺失约 4mm，左、右房室大小对称，可见单条大血管发自左、右心室。CDFI：见一条粗大的血管骑跨在室间隔上。

超声提示：胎儿心脏结构异常，永存动脉干。

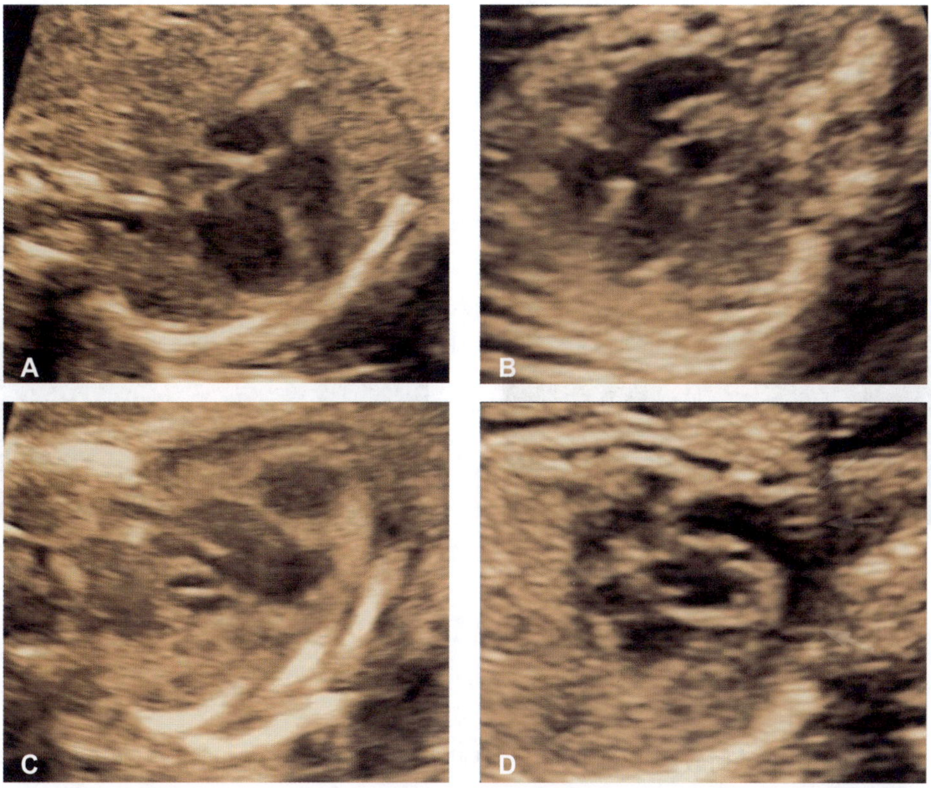

图 8-5-13　胎儿大动脉共干

A. 四腔心切面室间隔上部连续性中断；B. 流出道切面共同动脉干骑跨于室间隔之上，基底部宽大；C. 动脉干根部发出一短干，随后发出分支血管；D. 动脉干远端探及头颈部血管分支

五、消化道闭锁与狭窄

（一）十二指肠闭锁或狭窄

【诊断要点】

(1) 胎儿上腹部横切面呈典型的“双泡征”，胃及十二指肠近端明显扩张(图 8-5-14)。

(2) 羊水过多。

【注意事项】

(1) “双泡征”多在妊娠中晚期时才表现出典型征象。

(2) 可合并心脏、脊柱等畸形，检查时注意。

(3) 少数胎儿于孕早期至 15 周左右，存在一过性“双泡征”表现，需要严密随访。

【病例示范报告】

超声检查所见：胎儿上腹部横切面可见胃及十二指肠近端明显扩张，呈典型的“双泡征”，羊水指数 30cm。

超声提示：胎儿十二指肠闭锁或狭窄，羊水过多。

（二）先天性空肠与回肠闭锁或狭窄

【诊断要点】

(1) 胎儿腹部有多个无回声的肠管切面持续存在，可怀疑有小肠闭锁的可能(图 8-5-15)。

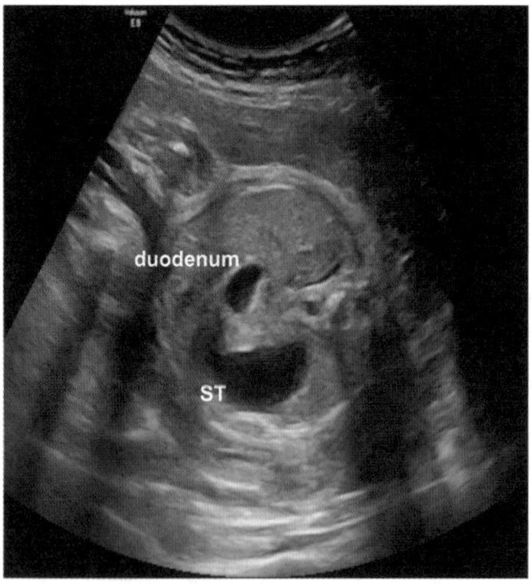

图 8-5-14　胎儿十二指肠闭锁或狭窄

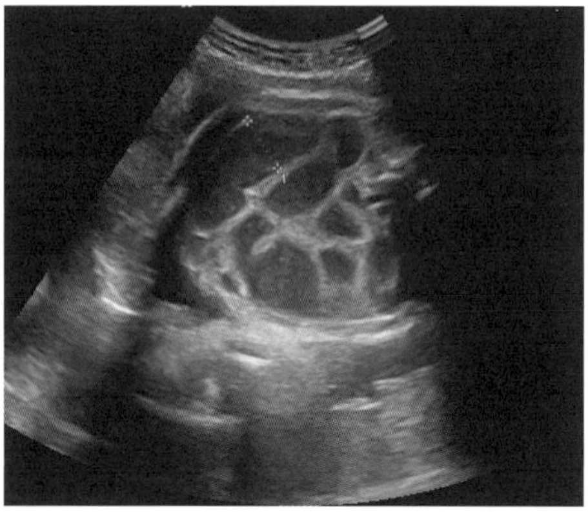

图 8-5-15　胎儿腹部空肠梗阻横断面

(2) 仅一段肠腔扩张，需注意肠扭转。

(3) 羊水过多。

【注意事项】

(1) 产前超声检查时较难区分胎儿空肠与回肠，超声仅可区分胎儿肠道与腹内其他结构。

(2) 产前超声不能确定小肠闭锁的确切部位和类型。

(3) 小肠闭锁一般在妊娠晚期才能被检出。

【病例示范报告】

超声检查所见：胎儿中腹部横切面可见多个无回声的肠管切面持续存在，最宽内径 3cm，蠕动增强，羊水指数 30cm。

超声提示：胎儿空肠与回肠闭锁或狭窄。

六、泌尿系统畸形

(一) 肾盂积水

【诊断要点】

胎儿肾盂前后径增宽，大于 10mm（图 8-5-16）。

【注意事项】

(1) 正常胎儿肾盂可以轻度分离，但不超过 8mm。

(2) 发现胎儿肾盂增宽时应仔细检查输尿管及膀胱情况。

(3) 仔细检查是否合并重复肾。

【病例示范报告】

超声检查所见：胎儿左侧肾盂前后径增宽，为 12mm，肾盏未见扩张；右侧肾盂前后径为 6mm，胎儿输尿管未显示，胎儿膀胱大小正常。

超声提示：胎儿左侧肾盂积水。

(二) 婴儿型多囊肾(Potter Ⅰ型)

【诊断要点】

(1) 双侧肾脏均匀性增大，回声增强，包膜光滑、完整(图 8－5－17)。

(2) 合并羊水过少。

(3) 膀胱常显示不清。

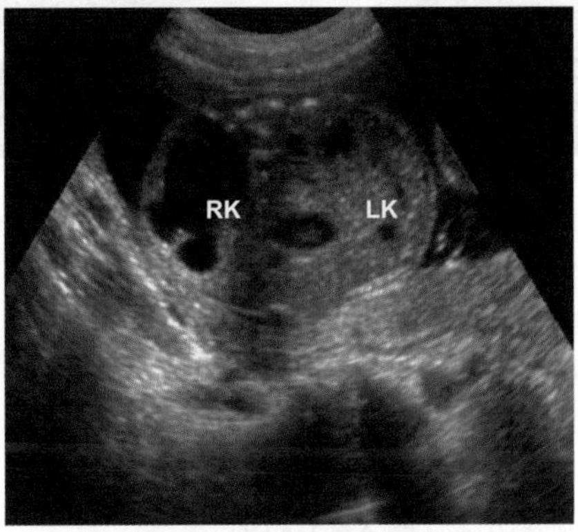

图 8－5－16 胎儿肾积水

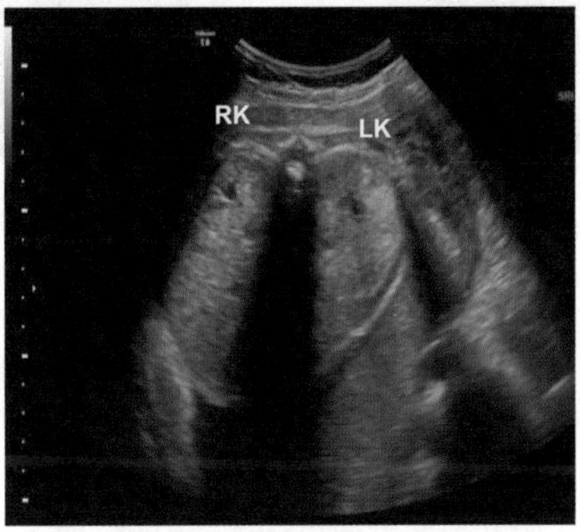

图 8－5－17 胎儿双侧婴儿型多囊肾

【注意事项】

(1) 有些病例在早期仅表现双侧肾脏回声稍增强，双肾增大不明显，部分表现为羊水过少，到中晚期肾脏可增大。注意追踪检查和复查。

(2) 本病预后极差。

【病例示范报告】

超声检查所见：胎儿双侧肾脏均匀性增大，回声增强，包膜光滑、完整，双侧肾脏占据整个下腹部，羊水最大深度 1cm。

超声提示：胎儿双侧婴儿型多囊肾，羊水过少。

(三) 多囊性发育不良肾(Potter Ⅱ型)

【诊断要点】

(1) 病变肾形态失常，体积可增大或缩小。

(2) 病变肾实质内可见多个大小不等的囊性无回声区，囊与囊之间互不相通。肾周围无正常肾皮质，也不能显示正常的集合系统回声(图 8－5－18)。

(3) 如为双侧多囊性发育不良肾，则常有羊水过少及膀胱不显示。

【鉴别诊断】

(1) 需和肾积水鉴别，肾积水肾外观形态正常，肾皮质可显示，囊性无回声之间可相通。

(2) 单侧病变不影响生存，双侧病变产后不能存活。

【病例示范报告】

超声检查所见：胎儿右侧肾脏不均质增大，肾皮质显示不清，实质内见多个大小不等的囊性无回声区，囊与囊之间互不相通。最大囊腔直径约 1.2cm，集合系统显示不清，羊水最大深度 4.5cm。

超声提示：胎儿右侧多囊性发育不良肾。

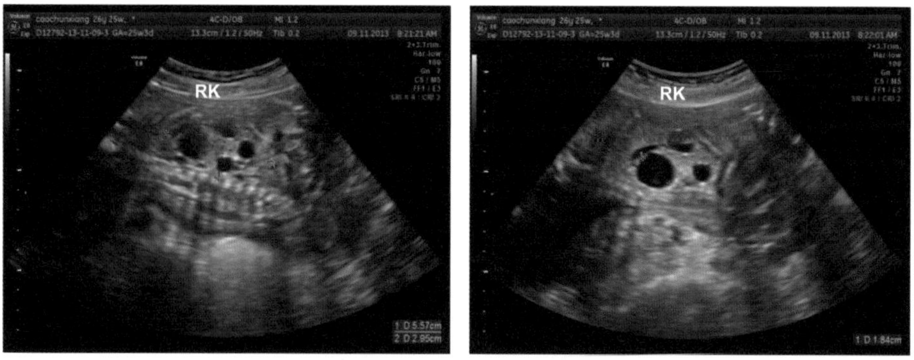

图 8－5－18　胎儿多囊性发育不良肾

七、前腹壁畸形

（一）脐膨出

【诊断要点】

(1) 胎儿前腹壁回声连续性中断，脐带内可见膨出物(图 8－5－19)。

(2) 膨出物表面有腹膜和羊膜覆盖，脐带连接于膨出物上。

(3) CDFI　包块表面见脐血管显示。

【鉴别诊断】

(1) 要根据脐带位置与腹裂畸形相鉴别。

(2) 脐膨出常合并其他结构异常，也常合并 18－三体、13－三体等染色体异常，发现脐膨出时要仔细检查其他系统结构。

【病例示范报告】

超声检查所见：胎儿脐部膨出一包块，包块基底部腹壁回声连续性中断，缺损约 2cm，膨出包块大小约 36mm×30mm×37mm，包块表面可见膜状光带覆盖。CDFI：包块表面见脐血管显示。

超声提示：胎儿脐膨出。

（二）腹裂畸形

【诊断要点】

(1) 胎儿前腹壁回声连续性中断。

(2) 腹部部分脏器外翻至胎儿腹腔外，漂浮于羊水中，表面无腹膜覆盖(图 8－5－20)。

(3) 脐带入腹壁处位置正常。

(4) 羊水过多。

【鉴别诊断】

(1) 要根据脐带位置与脐膨出相鉴别。

(2) 腹裂部位多位于脐旁偏右侧，脐带根部结构正常，与腹壁连接处正常。

【病例示范报告】

超声检查所见：胎儿前腹壁外侧可见一 36mm×30mm×37mm 的包块，包块基底部腹壁回声连续性中断，缺损约 3cm，包块漂浮于羊水中，表面不规则，无膜状光带覆盖；CDFI：包块旁侧见脐血管显示，脐带与腹壁连接正常。

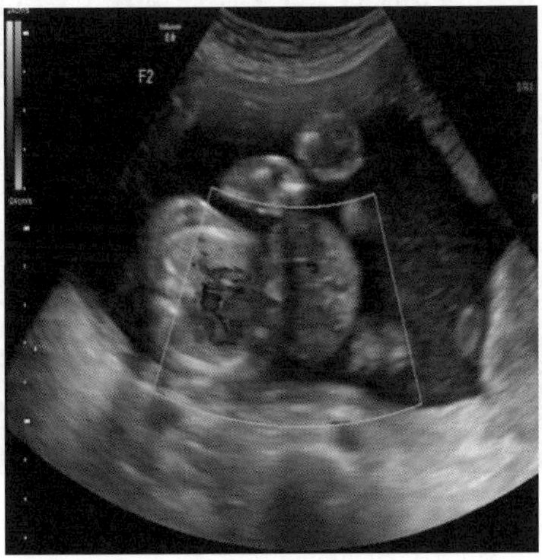

图 8－5－19　胎儿脐膨出

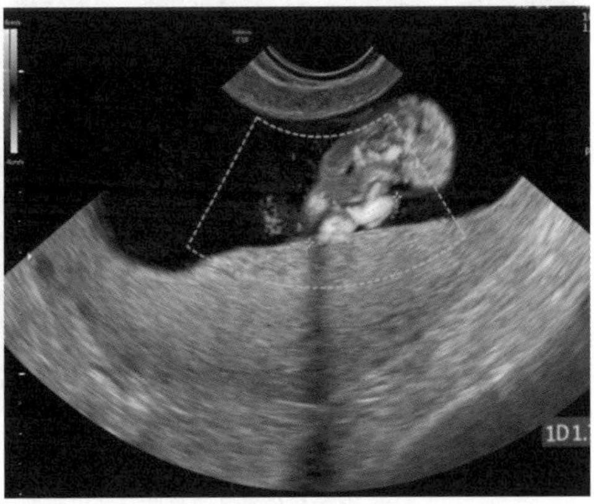

图 8－5－20　胎儿腹裂畸形

超声提示：胎儿腹裂畸形。

八、肌肉骨骼系统畸形

（一）脊柱裂

【诊断要点】

（1）胎儿脊柱纵切面部分区域排列紊乱。开放性脊柱裂时，胎儿脊柱横切面显示三个骨化中心失去“品”字形排列，位于后方的两个椎弓骨化中心向后开放，呈典型的“V”“U”字形改变，冠状面显示位于后方的两个椎弓骨化中心距离增大，无明显侧凸畸形。

（2）开放性脊柱裂可见表面覆盖皮肤及深部软组织连续性中断，中断处可见囊性包块膨出，内见马尾或脊髓组织，脊髓外翻时呈平板或皱襞状（图 8－5－21），多合并颅内结构异常（如脑积水）。

（3）闭合性脊柱裂皮肤无缺损，有包块形椎管内成分通过脊柱缺损处膨出；无包块型脊柱裂口很小，无包块膨出，超声表现不典型，观察脊髓圆锥的位置有助于闭合性脊柱裂的诊断。

【注意事项】

（1）脊柱裂腰骶部常见。

（2）臀位时注意调整体位后观察胎儿骶尾部结构。

（3）少数脊柱裂可合并其他畸形，也可发生于 13–三体、18–三体及染色体部分缺失和重复畸形中。

【病例示范报告】

超声检查所见：胎儿腰 3～4 处脊柱排列紊乱，三个骨化中心的排列失去正常形态，呈典型的“V”“U”字形改变。此处可见外凸一个囊实性包块大小约 3cm × 2cm，其上可见包膜，表面覆盖皮肤和深部软组织回声连续性中断。

超声提示：胎儿脊柱裂，脊髓脊膜膨出。

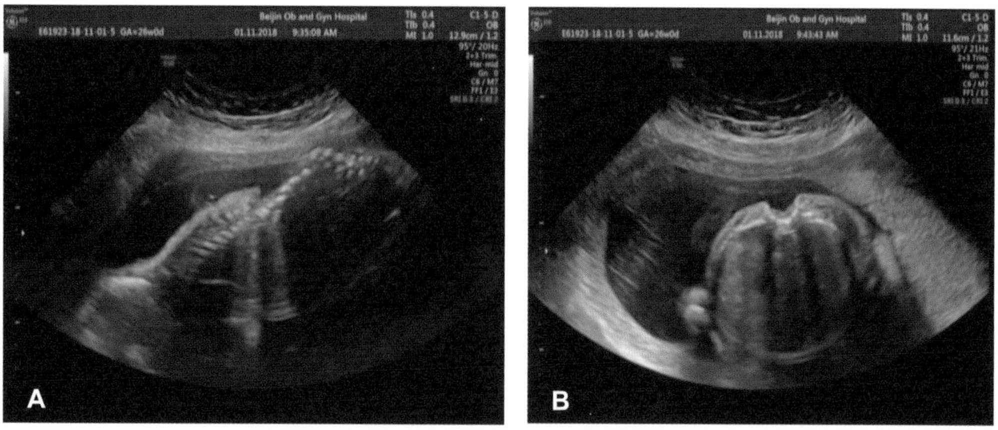

图 8－5－21　胎儿脊柱裂

A. 脊柱排列紊乱、皮肤及软组织回声中断；B. 横切脊柱骨化中心呈“U”字形

（二）胎儿成骨不全

【诊断要点】

（1）胎儿四肢长骨明显短小，弯曲增粗，多处骨折成角，骨折愈合后局部变粗，钙化差（图 8－5－22A）。

（2）胎儿胸廓变形，常有多处肋骨骨折。

（3）颅骨回声低于脑中线回声；颅内脑组织结构清晰可见（图 8－5－22B）。

【注意事项】

（1）胎儿颅骨骨板骨化差，探头加压后颅骨变形，可帮助诊断。

（2）可伴有羊水过多。

（3）除成骨不全Ⅱ型具有典型的超声表现外，其余类型较晚才出现超声改变，有家族史的胎儿应多次追踪观察。

（4）要与胎儿软骨发育不全相鉴别。

【病例示范报告】

超声检查所见：胎头颅骨光环回声弱于脑中线回声，胎儿双顶径 6.9cm，股骨长 2.7cm，胫骨长 2.2cm，双侧股骨可见骨质高回声中断，略弯曲成角。

超声提示：胎儿成骨不全可能性大。

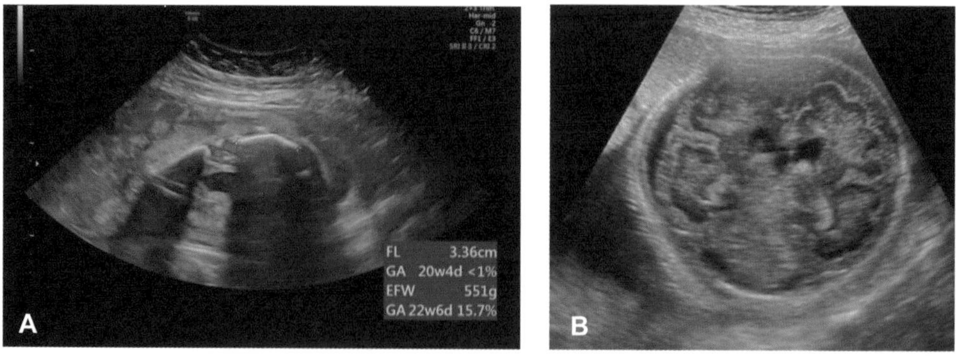

图 8－5－22　胎儿成骨不全

A. 股骨成角、骨折；B. 颅骨骨化不全

(三) 软骨发育不全

【诊断要点】

(1) 胎儿四肢严重短小，干骺端增宽向两侧增大，指(趾)骨短呈哑铃状(图 8-5-23)。

(2) 胸腔狭窄，腹部明显膨大，可伴有腹水。

(3) 颅底窄、头颅大，可合并脑积水。

(4) 椎骨骨化极差，呈低回声。

【注意事项】

(1) 妊娠早期长骨短小不明显，中晚期更明显；测量股骨、肱骨时发现明显短时需引起注意。

(2) 可有全身水肿，浆膜腔积液，颈部水囊瘤、羊水过多等表现。

(3) 可以伴发先天性心脏畸形、面部裂及肾脏畸形。

(4) 要与胎儿成骨不全相鉴别。

【病例示范报告】

超声检查所见：胎儿颅骨光环完整，颅内结构正常，双顶径 8.7cm，头围 29cm；胸腔狭小，胸围 15cm，腹部膨大，腹围 30cm；四肢长骨明显短小，肱骨长 2.2cm，股骨长 2.7cm。羊水最大深度 9.5cm。

超声提示：胎儿软骨发育不全。

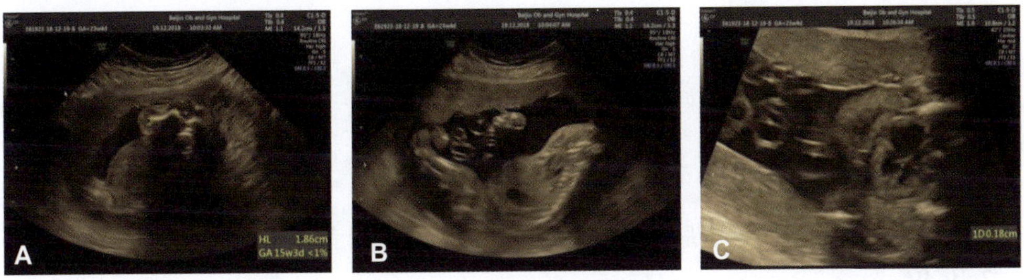

图 8-5-23 胎儿软骨发育不全

A. 股骨明显短小、两端膨大；B. 胸腔狭窄，腹部膨大；C. 合并心脏室间隔缺损

(四) 胎儿致死性侏儒

【诊断要点】

(1) 四肢长骨明显缩短，弯曲，两端膨大，呈“电话听筒”状，椎骨扁平。

(2) 胸腔狭窄，肋骨缩短，腹部相对膨大，纵切面上胸腹部连接处有明显分界(图 8-5-24)。

(3) 胎儿头颅大、前额向前突出，呈“三叶草”型，可伴脑室扩张、胼胝体发育不良等(图 8-5-25)。

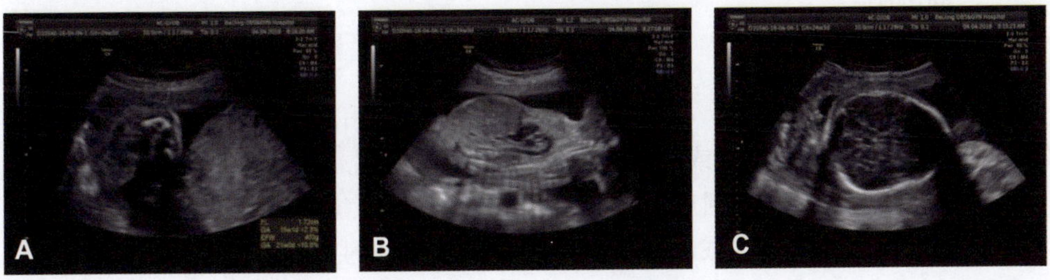

图 8-5-24 胎儿致死性侏儒

A. 股骨明显缩短弯曲；B. 胸腔狭窄，腹部膨大；C. 胎儿头颅呈“三叶草”型

【注意事项】

(1) 扫描时注意观察颅骨形状，椎骨扁平情况，其他特征可有羊水过多、皮肤增厚、水肿、浆膜腔积液等。

(2) 可以伴发先天性心脏畸形、肾积水、马蹄肾、先天性桡骨骨性连接等畸形。

(3) 难与软骨发育不良相鉴别。

【病例示范报告】

超声检查所见：胎儿双顶径 6.8cm，头围 23cm，头颅呈“三叶草”型；胸腔狭窄，肋骨缩短，腹部膨大，腹围 18cm；椎骨扁平；胎儿肱骨长 1.5cm，股骨长 2.0cm，四肢长骨均明显缩短弯曲，两端膨大，呈“电话听筒”状。

超声提示：胎儿致死性侏儒。

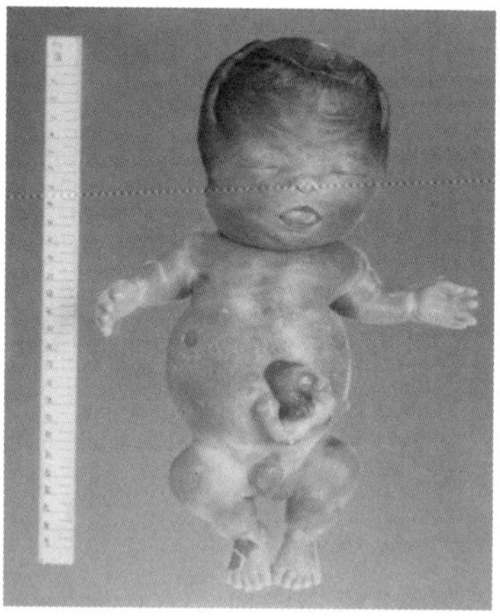

图 8-5-25　胎儿致死性侏儒生后大体标本

第六节　妊娠滋养细胞疾病

一、概述

【适应证】

妊娠早期合并出血需除外妊娠滋养细胞疾病患者。

【超声检查技术】

1. 患者准备

经腹部检查前患者需饮水后充盈膀胱，经阴道检查前患者需排空膀胱。

2. 体位

经腹部检查取仰卧位，经阴道超声检查取膀胱截石位。

3. 仪器

一般使用彩色多普勒超声诊断仪，根据需要选择腹部探头或阴道探头。

4. 扫查方法

(1) 扫查手法　由宫颈到宫底、从左到右连续对子宫、宫腔进行矢状面及轴平面扫查，同时扫查双侧附件区。

(2) 扫查方式　二维灰阶及 CDFI 检查。

二、葡萄胎

【诊断要点】

(1) 子宫明显大于妊娠孕周，子宫肌壁较薄。完全性葡萄胎宫腔内无妊娠囊 (图 8-6-1)，部分性葡萄胎宫腔内可见胚胎或不规则妊娠囊(图 8-6-2)。

(2) 宫腔内见大小不等无回声区，呈蜂窝样改变，与子宫肌壁之间分界清晰。

(3) 完全性葡萄胎见一侧或双侧卵巢黄素化囊肿，部分性葡萄胎通常无黄素化囊肿。

(4) CDFI 未见明确血流信号。

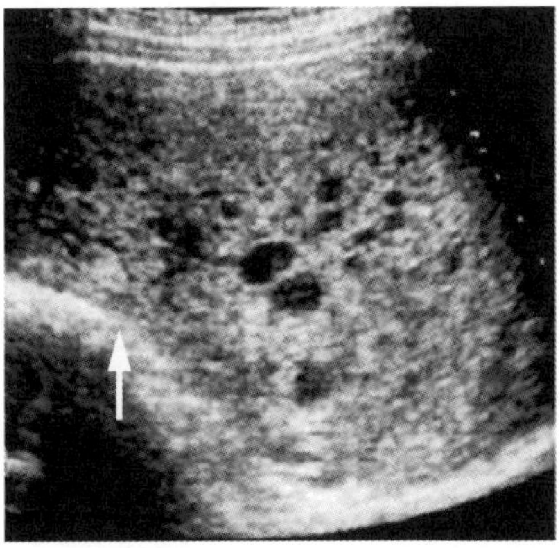

图 8-6-1　葡萄胎

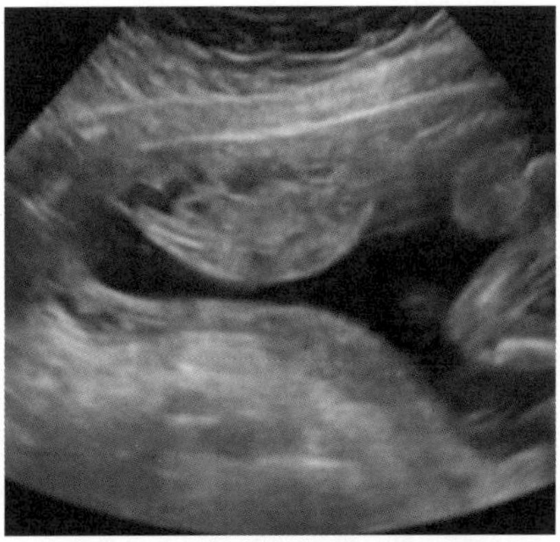

图 8-6-2　部分性葡萄胎

【鉴别诊断】

(1) 患者有停经后阴道不规则出血病史，血量逐渐增多，可排出水泡样组织，可伴下腹坠痛。

(2) 患者血清 HCG 水平明显增高，数倍于正常妊娠水平，因此呕吐症状比正常妊娠为重。

(3) 患者一侧或双侧卵巢可见多发性黄素囊肿改变，一般不产生症状，囊肿过大时可发生卵巢扭转。葡萄胎清除后黄素化囊肿可自行消退。

(4) 需与胚胎停止发育后异常绒毛病变(绒毛变性水肿)相鉴别(图 8-6-3)，后者血清 HCG 水平低。

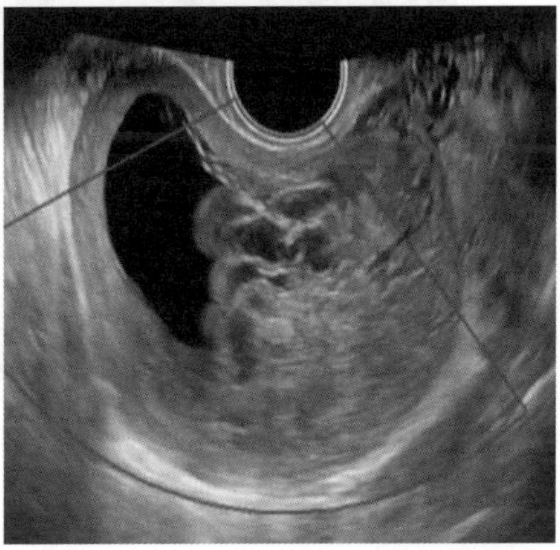

图 8-6-3　异常绒毛病变(绒毛变性水肿)

【病例示范报告】

超声检查所见：子宫前位大小：长×宽×高(cm)，宫腔内见蜂窝样回声，范围约：长×宽×高(cm)，其与子宫肌壁间分界清晰。CDFI：宫腔杂乱回声内未见明确血流信号。双侧卵巢呈囊性增大，长径约　cm。

超声提示：宫腔内蜂窝样回声(完全性葡萄胎可能性大)。

三、妊娠滋养细胞肿瘤(侵蚀性葡萄胎及绒癌)

【诊断要点】

(1) 多有葡萄胎清宫史，阴道不规则出血。

(2) 血清 HCG 异常升高。

(3) 子宫增大，宫腔多为正常表现，肌层见不均质回声，边界不清，内部可见大小不等无回声改变，部分可累及子宫肌层全层(图 8-6-4A)。

(4) CDFI　子宫肌层不均回声区可探及丰富血流信号，呈彩球样或环状，为低阻频谱(图 8-6-4B)。

【注意事项】

(1) 侵蚀性葡萄胎侵入全层子宫肌层可造成子宫穿孔。

(2) 侵蚀性葡萄胎多数发生于葡萄胎清除后 6 个月内；绒癌部分发生于葡萄胎清除后 1

年或更久，部分发生于非葡萄胎妊娠。

(3) 血清 HCG 值高于正常但低于葡萄胎患者的 HCG 水平。

(4) 可伴有宫外转移，如肺部(80%)、阴道(30%)、中枢神经系统(10%)、肝脏(10%)、脾及肾脏、胃肠道等。

【病例示范报告】

超声检查所见：子宫前位，大小：长×宽×高(cm)，宫腔内部分内膜区域回声不均，与邻近子宫肌壁间分界不清(图 8-6-4A)，内部见大小不等无回声区。CDFI：其内探及彩球样丰富血流信号，PW 为动静脉瘘频谱(图 8-6-4B)。

超声提示：宫内非均质回声(侵蚀性葡萄胎可能性大)。

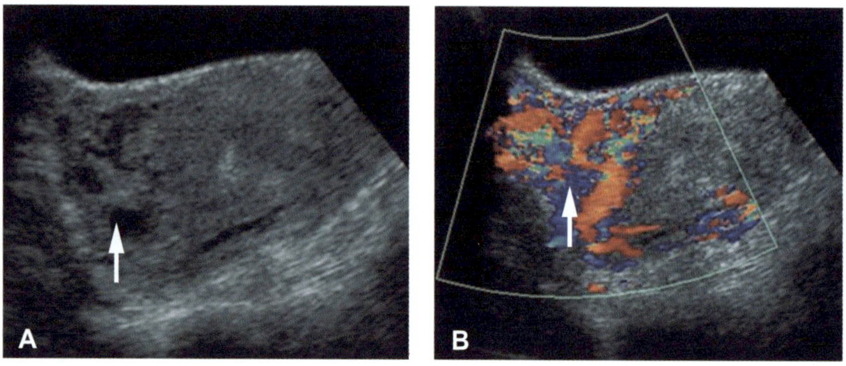

图 8-6-4　侵蚀性葡萄胎

第九章 周围血管

第一节 颅脑血管

一、概述

颅脑血管超声是采用经颅多普勒(TCD)或经颅彩色多普勒(TCCD)无创性技术，实现对脑血管病变的检测诊断。

【适应证】

1. 脑动脉狭窄和闭塞

对临床上诊断为缺血性脑血管病变的患者，通过TCD或TCCD评价颅底动脉主干及交通动脉的血流动力学变化，以确定是否存在血管狭窄或闭塞性病变产生的血流动力学异常。常规检测的颅内动脉包括大脑中动脉(MCA)、大脑前动脉(ACA)交通前段(ACA_1)、大脑后动脉(PCA)交通前段(PCA_1)和交通后段(PCA_2)、颈内动脉终末段(C_1段或称ICA_1)、前交通动脉(ACoA)、后交通动脉(PCoA)、颈内动脉虹吸弯(CS)各段(海绵窦段C_4、前膝段C_3、床突上段C_2)、眼动脉(OA)、椎动脉(VA)、基底动脉(BA)和小脑后下动脉(PICA)。图9-1-1是颅底动脉主干及侧支循环动脉解剖模式图。

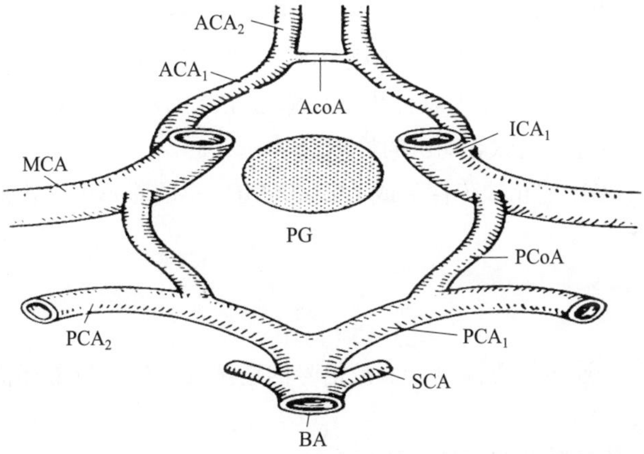

MCA. 大脑中动脉；
ACA_1. 大脑前动脉交通前段；
ACA_2. 大脑前动脉交通后段；
PCA_1. 大脑后动脉交通前段；
PCA_2. 大脑后动脉交通后段；
ICA_1. 颈内动脉终末段；
ACoA. 前交通动脉；
PCoA. 后交通动脉；
SCA. 小脑上动脉；
BA. 基底动脉。

图9-1-1 正常颅底动脉主干及侧支循环动脉解剖模式图

2. 颈动脉狭窄和闭塞

TCD对颅外段颈动脉的检测主要是通过对颈总动脉(CCA)、颈内动脉颅外段(EICA)和颈外动脉(ECA)的血流动力学变化，初步评价颈动脉是否存在严重狭窄或闭塞性病变。对于CCA或颅外段ICA重度狭窄(≥70%)或闭塞时产生的颅内动脉侧支循环的开放是检测评价的重点。

3. 脑血管痉挛

对于原发性或继发性蛛网膜下腔出血的患者，采用TCD动态检测或监测脑血管痉挛发生、发展的脑血流动力学变化，并通过 MCA/EICA 流速比值评估血管痉挛的程度。

4. 脑血管畸形

临床可疑或已确定的脑血管动静脉畸形患者，评价脑动静脉畸形供血动脉的血流动力学变化，检测动－静脉异常通路对供血动脉自动调节、血管舒缩反应等功能的影响。当患者接受外科手术或微创治疗后，对畸形血管供血动脉血流的变化及术后的随访。

5. 颅内压增高与脑死亡

评估各种原因造成的急重症脑病患者颅内压升高的血流动力学改变，通过 TCD 检测颅内动脉血流速度和血管搏动指数的变化，客观评价各种原因导致重症神经功能损害患者颅内压升高到脑死亡的动态血流动力学改变过程及临床治疗的有效性。

6. 脑血流及微栓子监测

检测评价颈动脉内膜剥脱术、冠状动脉搭桥术中患者脑动脉血流动力学变化与微栓子的产生、数量与缺血性脑血管病变的相关性。

【超声检查技术】

1. 患者准备

检查前无需特殊准备，可正常进食及饮水，避免血液黏稠度对血流速度测值的影响。注意头发的清洁，不要涂抹发胶类物质。

2. 体位

颈内动脉颅外段及双侧半球动脉的检查通常采用仰卧位。椎－基底动脉系统检查采用侧卧位或坐位，若采用 TCCD 检查椎－基底动脉，可采用俯卧位，患者头稍低使颈部放松。

3. 仪器

(1) TCD 检查颅内动脉，采用的探头频率为 1.6～2.0MHz。颅外段颈内动脉的检测，可以选择 2.0MHz 脉冲波多普勒探头，降低发射功率强度(10%～20%功率)，从深度 10～15mm 开始检测。常规 TCD 仪器还配备连续波多普勒探头，频率为 4.0MHz 或 8.0MHz，可用于颈总动脉、颈内动脉颅外段、锁骨下动脉等动脉的检测。

(2) TCCD 是采用 1.0～2.5MHz 的相控阵探头或 1.0～5.0MHz 小凸阵彩色多普勒超声成像探头，有利于声束穿透颅骨。

4. 扫查方法

(1) TCD 检查

①经特定检测部位(声窗)，通过检查深度、血流信号的连续性及解剖位置评价颅底动脉功能状态。

②通过血流方向鉴别不同的动脉及侧支循环的建立。

③通过颈总动脉压迫试验对检查动脉及侧支循环途径进行鉴别。

④通过屏气或过度换气试验对脑血管舒缩功能进行评价。

⑤通过脉冲波多普勒频谱测定血流速度及血管搏动指数，以频谱显示最清晰、血流速度最高时进行血流参数测量。

(2) TCCD 检查

①采用二维超声显示双侧半球(额、顶、枕叶等)脑实质基本结构。

②采用彩色多普勒血流成像观察颅内动脉的走向及血流充盈状态、血流方向等。

③采用脉冲波多普勒分支、分段检测血流频谱，测量血流速度等血流动力学参数。TCCD

检查时取样容积不宜过大，血流与声束之间的夹角应小于45°。

(3) 检测声窗　无论是TCD或TCCD检查，均需通过特定的部位(易于声波穿透颅骨的位置)——声窗。常规检查声窗包括颞窗、枕窗、眼窗及颌下窗。图9-1-2显示了不同检查声窗的部位。

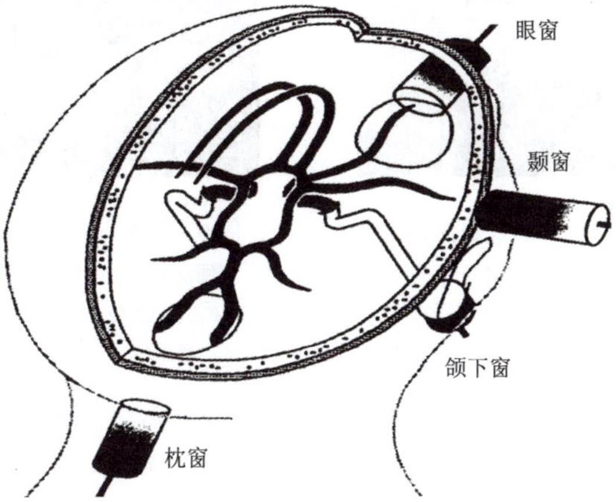

图9-1-2　正常TCD检测声窗

①颞窗(经颞骨嶙部)检查大脑中动脉、大脑前动脉、大脑后动脉、前交通动脉、后交通动脉。在颞窗透声良好的情况下，采用TCCD检查可以清晰显示颅底动脉环及血流充盈成像(图9-1-3)。

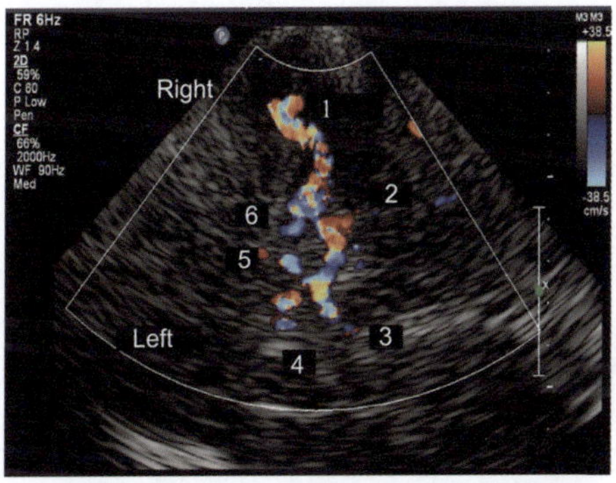

1. 右侧大脑中动脉；
2. 右侧大脑后动脉；
3. 左侧大脑后动脉；
4. 左侧大脑中动脉；
5. 左侧大脑前动脉；
6. 右侧大脑前动脉；
Right. 右侧半球；
Left. 左侧半球。

图9-1-3　正常颅底动脉Willis环CDFI成像

②眼窗(经闭合的上眼睑)检查眼动脉及虹吸部各段。

③枕窗(经枕骨大孔)检查椎动脉、小脑后下动脉、基底动脉。

④颌下窗检查颈内动脉颅外段。

(4) 多普勒频谱　正常脑动脉血流频谱类似直角三角形，周边为明亮色彩，中间接近基线水平色彩偏低，形成“频窗”(图9-1-4)，收缩期快速升高的尖锐波峰(S_1峰)是收缩期最高峰值流速的测量点，随后的收缩期波峰即S_2(血液进入大动脉后出现的血管搏动波)，心脏舒张早期形成一低谷波峰(D峰)。正常脑动脉舒张末期流速测值是在D峰以后的最低值，血流频谱波峰测值高低顺序是$S_1>S_2>D$(cm/s)。TCCD检测与TCD检测方式及成像模式不同，是在彩色血流成像的基础上，但获取的动脉血流频谱形态与TCD相同(图9-1-5)。

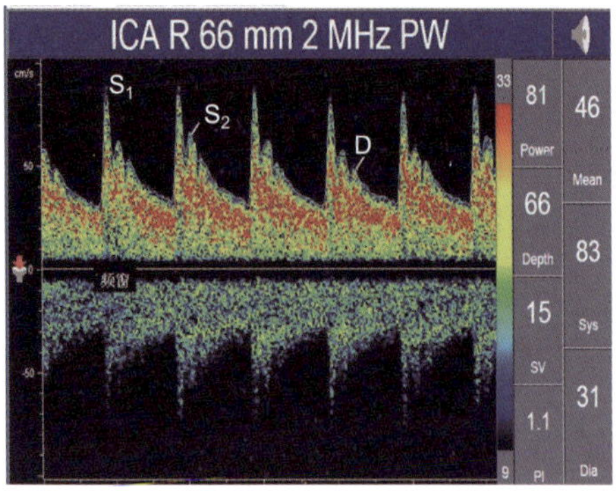

图 9－1－4　正常颅内动脉 TCD 血流频谱

S_1 峰（收缩期波峰）；S_2 峰（血管搏动波）；D 峰（舒张早期波峰）；收缩期基线上方频谱信号低弱区域（频窗）。频谱右侧为相关血流参数测值

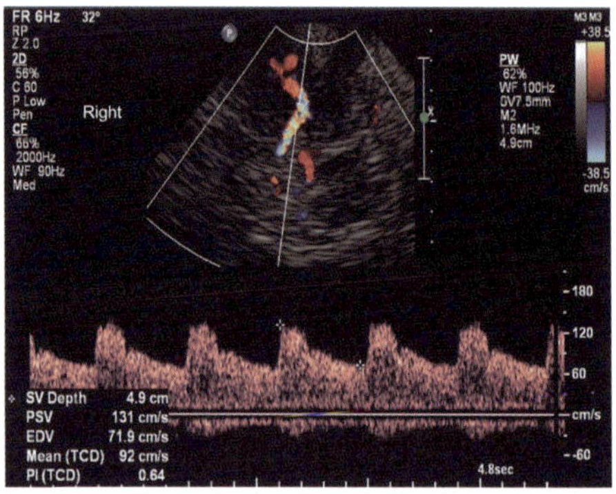

图 9－1－5　正常颅内动脉 TCCD 血流频谱

右侧 MCA 血流频谱检测。图上 1/2 显示区域为 MCA 的 CDFI 影像，下 1/2 显示血流频谱及相关血流参数测值

（5）脑动脉血流动力学参数　常规 TCD 或 TCCD 的血流动力学参数测量包括收缩期峰值血流速度（PSV 或 Vs）、舒张末期流速（EDV 或 Vd）、平均血流速度（Vm）、PI 和 RI。正常脑动脉 PI 值为 0.65～1.10，PI 与 RI 值也可以通过公式计算校正（PI=Vs－Vd/Vm，RI=Vs－Vd/Vs）。表 9－1－1 是 1982 Aaslid 首次发表的 TCD 检测脑动脉 Vm 正常标准值。

表 9－1－1　颅内动脉 TCD 检测正常值（Aaslid 1982）

检测动脉	声窗	深度（mm）	血流方向	平均血流速度（cm/s）
大脑中动脉	颞窗	30～60	正向	55±12
大脑前动脉	颞窗	60～85	负向	50±11
大脑后动脉	颞窗	60～70	正向、负向	40±10
颈内动脉末端	颞窗	55～65	正向	39±09
颈内动脉虹吸部	眼窗	60～80	正向、双向、负向	45±15
眼动脉	眼窗	40～60	正向	20±10
椎动脉	枕窗	60～80	负向	38±10
基底动脉	枕窗	80～110	负向	41±10

（6）血流方向的判断　不同的动脉解剖走行不同，相对于探头检测时的血流方向不同。朝向探头的血流为正向，频谱位于基线上方；背离探头的血流为负向，频谱位于基线下方。当多普勒取样容积位于血管的分支处或血管弯曲走向时，可以检测到双向血流频谱。表 9－1－1 列出了 Aaslid（1982）报道的 TCD 对颅内动脉正常血流方向检测结果。

【检查内容】

（1）常规检测记录双侧半球 MCA、ACA、PCA、ICA_1 及 VA、BA 的深度、血流速度 Vs、Vd、Vm 及 PI 值。判断血流方向及血流音频性质。通过比较双侧半球同名动脉及前后循环血流动力学变化进行综合分析评价脑血管功能状态。

（2）对于颅内动脉狭窄性病变的检测，要进行病变程度的初步评价。对于重度血管狭窄或闭塞病变应对相邻动脉的代偿功能进行评价。

(3) 对于颈总动脉或颅外段颈内动脉重度狭窄或闭塞性病变患者，应对颅内动脉侧支循环的建立进行客观评价。

二、正常超声表现

正常 TCD 或 TCCD 检测的颅内动脉的血流频谱形态为类似直角三角形(图 9-1-4)，收缩峰清晰，频谱内部分布均匀，血流音频柔和。TCCD 显示 MCA、ACA、PCA 成像清晰，血流充盈良好，动脉走行正常，在声窗透声良好的情况下可以清晰地观察到颅底动脉主干形成的 Willis 环结构。

【正常报告】

超声检查所见：双侧大脑中动脉、大脑前动脉、颈内动脉终末段、大脑后动脉血流速度正常对称，血流频谱形态及血流音频正常，血管搏动指数正常。基底动脉及双侧椎动脉血流速度正常对称，血流频谱形态及血流音频正常，血管搏动指数正常。

超声提示：脑血管超声未见明显异常。

三、颅外段颈内动脉狭窄和闭塞

【诊断要点】

1. 一侧颈内动脉狭窄

一侧 ICA 狭窄(≥70%)时，患侧颅外段颈内动脉流速节段性升高伴涡流或湍流频谱，血流音频粗糙。双侧半球动脉血流速度、血流频谱形态、PI 值不对称，患侧半球动脉流速、PI 值明显减低，频峰钝，峰时延长，呈现典型的低流速低搏动性血流频谱特征，通过颈总动脉压迫试验可以判断侧支循环建立的血流动力学变化。

2. 一侧颈内动脉闭塞

一侧颈内动脉闭塞，患侧颅外段颈内动脉血流信号消失，患侧颈外动脉、健侧颈内动脉流速相对升高(前交通动脉开放者)，双侧半球血流速度、频谱形态和 PI 值的变化及颅内、外动脉侧支循环开放特征与颈内动脉狭窄(≥70%)血流动力学变化基本一致。

3. 典型侧支循环开放的血流动力学特征

一侧颈内动脉狭窄≥70%或闭塞均有可能造成颅内动脉侧支循环的开放，TCD 检测到的典型侧支循环血流动力学变化特征如下。

(1) 前交通动脉开放征　血流通过前交通动脉，由健侧颈内动脉系统向患侧颈内动脉系统供血所产生的血流动力学改变。

①患侧 MCA、ACA、ICA_1 血流速度明显减低，健侧 MCA、ACA、ICA_1 流速相对升高，以 ACA 升高为著(图 9-1-6A～图 9-1-6D)。

②双侧 ACA_1 血流频谱方向不一致，患侧 ACA 方向逆转，图 9-1-6C 显示患侧 ACA 血流方向朝向探头(红色方向箭标)，图 9-1-6D 显示健侧 ACA 为负向(灰色方向箭标)。

③压迫健侧 CCA 时，患侧 MCA、ACA 流速进一步下降，说明患侧 MCA、ACA 的血流供应来源于健侧 ICA 系统。

(2) 后交通动脉开放征　血流通过患侧的 PCA 经开放的后交通动脉向患侧 ICA、MCA 供血产生的血流动力学改变。

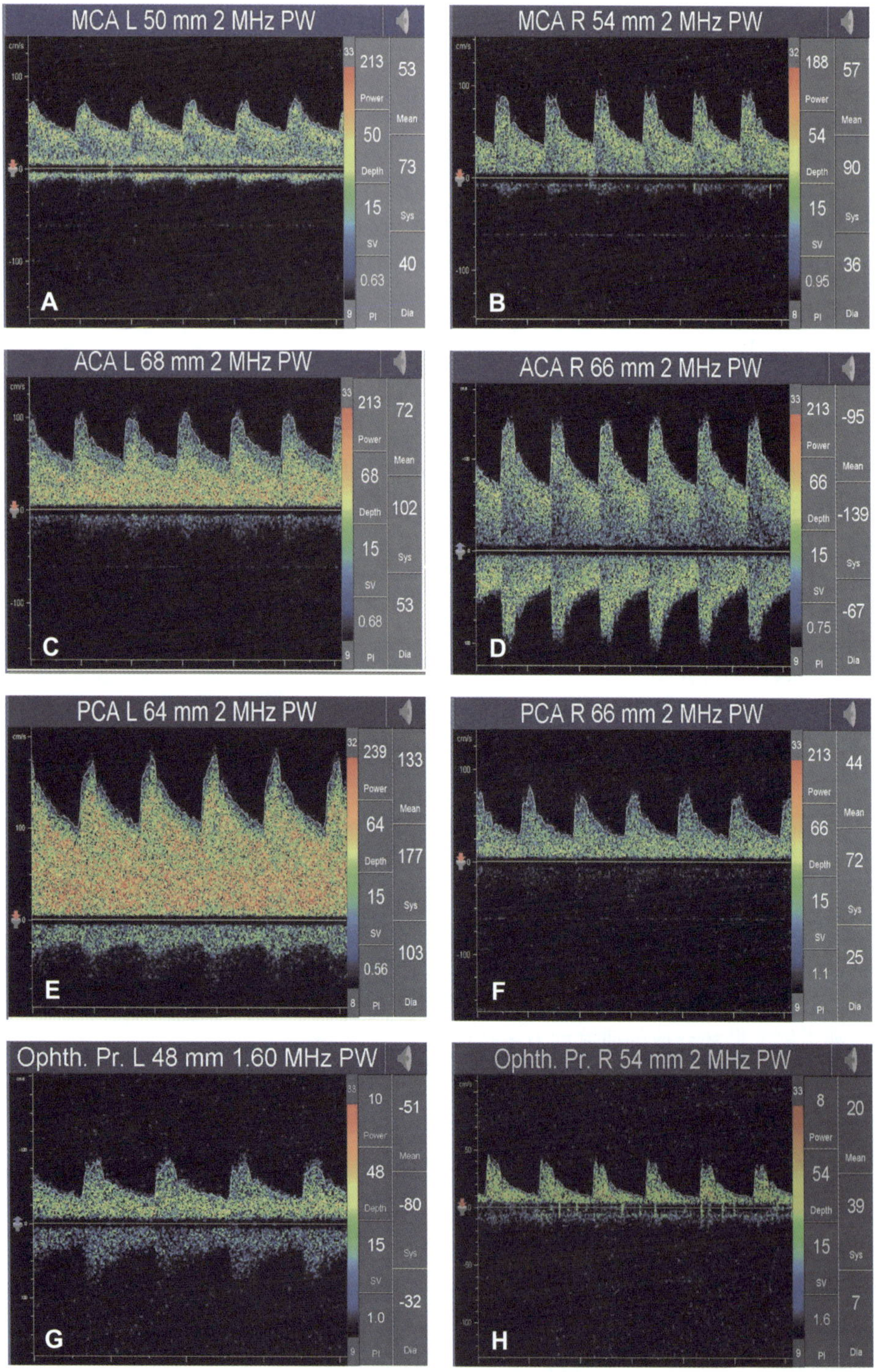

图 9－1－6　左侧颈内动脉重度狭窄，DSA 证实 TCD 检测结果

A. LMCA Vs73cm/s，Vm 53cm/s，Vd 40cm/s，PI 0.63；B. RMCA Vs 90cm/s，Vm 57cm/s，Vd 36cm/s，PI 0.96；C. LACA Vs 102cm/s，Vm 72cm/s，Vd 53cm/s，PI 0.68；D. RACA Vs 139cm/s，Vm 95cm/s，Vd 67cm/s，PI 0.75；E. LPCA Vs 177cm/s，Vm 133cm/s，Vd 103cm/s，PI 0.56；F. RPCA Vs 72cm/s，Vm 44cm/s，Vd 25cm/s，PI 1.10；G. LOA Vs 80cm/s，Vm 51cm/s，Vd 32cm/s，PI 1.0；H. ROA Vs 39cm/s，Vm 20cm/s，Vd 7cm/s，PI 1.60。LACA（C 图）与 LOA（G 图）血流方向逆转

①双侧 PCA 血流速度不对称，患侧 PCA 流速明显升高(图 9－1－6E，图 9－1－6F)。

②患侧 PCA 血流频谱形态改变，峰钝，PI 值相对减低。

③压迫健侧 CCA 时，患侧 PCA 血流速度进一步升高，可以进一步证实后交通动脉侧支循环通路的开放。

(3) 颈内、外动脉侧支循环开放征　血流通过患侧颈外动脉经眼动脉(OA)向患侧 ICA、MCA 供血。

①双侧 OA 血流速度不对称，患侧相对升高。

②双侧 OA 血流频谱形态不一致，患侧 OA 呈现低阻力低搏动性改变(图 9－1－6G，图 9－1－6H)。

③双侧 OA 血流方向不一致，患侧 OA 血流方向逆转(反向)(图 9－1－6G)。

【注意事项】

(1) TCD 对于颅外段颈内动脉狭窄或闭塞性病变的检测，主要是针对颅内动脉侧支循环建立的评估。

(2) 通过 TCD 对颅外段颈内动脉狭窄程度的评估，目前国内外专业领域尚无统一的标准，不能单纯依靠局部血流速度的升高就确定狭窄程度，应联合颅内动脉血流动力学检测结果综合评估。当发现颈内动脉颅外段流速异常升高，同时检测到患侧颅内动脉血流速度、血管搏动指数均低于健侧，并且观察到典型的侧支循环开放的血流动力学特征，才可以确定颅外段颈内动脉或同侧颈总动脉存在重度狭窄或闭塞性病变。

(3) 通过 TCD 检测颅外段颈内动脉闭塞时，应注意反复调整检测角度，鉴别颈内－外动脉侧支循环开放产生的颈外动脉颅内化，造成颈内动脉颅外段闭塞的漏诊或误诊。

【病例示范报告】

以图 9－1－6 患者 TCD 检测结果的报告为例进行超声描述。

超声检查所见：双侧大脑中动脉峰值流速不对称，左侧流速相对减低(左侧 73cm/s，右侧 90cm/s)，血流频谱形态改变，峰钝、峰时延迟，血管搏动指数减低(左侧 PI 0.63，右侧 PI 0.96)。

双侧大脑前动脉峰值流速不对称，左侧流速相对减低(102cm/s)，右侧代偿性升高(139cm/s)，血管搏动指数减低(左侧 PI 0.68，右侧 PI 0.75)。双侧血流方向不一致，左侧逆转，压迫右侧颈总动脉时，左侧大脑前动脉流速进一步减低(前交通支开放征)。

双侧大脑后动脉峰值流速不对称，左侧峰值流速明显升高(左侧 177cm/s，右侧 72cm/s)，血管搏动指数明显减低，压迫右侧颈总动脉时，左侧大脑后动脉流速进一步升高(后交通支开放征)。

双侧眼动脉峰值流速不对称，左侧流速明显升高，血管搏动指数减低，血流方向逆转(左侧颈－内外动脉侧支开放征)。

超声提示：左侧颈内动脉颅外段病变，前交通支开放，左侧后交通支开放，左侧颈内－外动脉侧支开放。

四、颅内动脉狭窄和闭塞

【诊断要点】

(一)颅内动脉狭窄

对于颅内动脉狭窄的 TCD 检测诊断国内外尚无统一的标准，要通过血流速度、多普勒频谱特征、血流声频改变、毗邻动脉血流动力学的动态变化等综合分析评估。

1. 大脑中动脉狭窄

(1) 血流速度异常　由于各种原因造成大脑中动脉管腔狭窄时，即可检测到病变血管出现的血流速度升高特征，由于动脉狭窄程度不同，血流速度升高也不同。

①轻度狭窄：相对于动脉血管内径减小＜50%，狭窄段峰值流速在 140～170cm/s，平均流速 90～120cm/s。

②中度狭窄：相对于动脉血管内径减小 50%～69%。狭窄段峰值流速 170～220cm/s，平均流速 120～150cm/s。狭窄近段流速正常，远段流速相对减低，PI 值与血流频谱形态基本正常。

③重度狭窄：相对于动脉血管内径减小≥70%。狭窄近段流速可以正常或相对减低；狭窄段流速明显升高，大于 220cm/s。狭窄远段大脑中动脉的 M_2 段及其以远分支动脉血流速度明显下降，PI 明显减低，血流频谱形态异常，峰钝(图 9－1－7)。

④侧支动脉血流代偿征：随着动脉狭窄程度的进展，狭窄以远脑组织血流灌注减低，其毗邻动脉将出现代偿性扩张的血流动力学改变。以 MCA 为例，其毗邻的大脑前动脉及大脑后动脉流速较健侧同名动脉血流速度相对升高，PI 值相对减低，这是典型的侧支动脉血流代偿征。

(2) 血流频谱和音频异常　轻度狭窄时血流频谱形态基本正常。中度狭窄时收缩期出现涡流频谱。重度狭窄时收缩期出现涡流与湍流混杂的低频高强度血流频谱(图 9－1－7A)，闻及粗糙的血流音频或血管杂音，异常音频呈“索条状”高强信号分布于基线上下方。

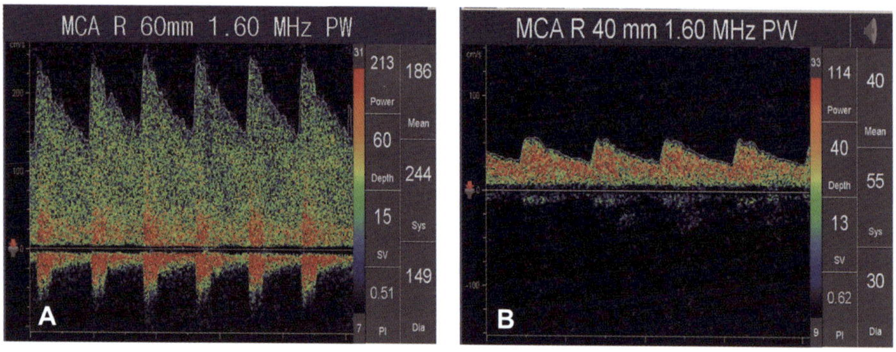

图 9－1－7　重度 MCA 狭窄的 TCD 检测

A. 右侧大脑中动脉(MCA R)狭窄段流速升高，Vs 244cm/s，Vd 149cm/s，Vm 186cm/s，PI 0.51；

B. 右侧大脑中动脉(MCA R)狭窄远段流速明显减低，Vs 55cm/s，Vd 30cm/s，Vm 40cm/s，PI 0.62

(3) TCCD 检测　采用 TCCD 成像方法对 MCA 狭窄性病变的检测，可以通过彩色血流成像显示 MCA 血管腔内血流充盈不均，狭窄段动脉血流纤细——“束腰征”，PW 检测到血流速度升高，狭窄以远段伴紊乱的“五彩镶嵌样”血流影像。因此，狭窄前段、狭窄段及狭窄以远段出现血流充盈明显不均性改变(图 9－1－8)。狭窄毗邻动脉主干流速升高，远端血流信号丰富。

2. 椎－基底动脉狭窄

(1) 椎动脉狭窄　一侧或双侧椎动脉狭窄时，狭窄段动脉血流速度呈节段性升高。当存在双侧椎动脉重度狭窄时(狭窄≥70%)，远端基底动脉(BA)、大脑后动脉(PCA，BA 供血者)流速与 PI 减低，出现典型的低流速低搏动性血流动力学改变特征。

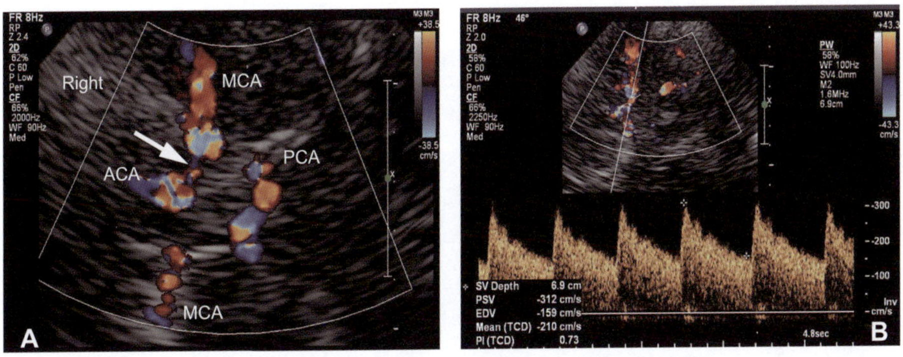

ACA. 大脑前动脉；MCA. 大脑中动脉；PCA. 大脑后动脉。

图 9－1－8　重度 MCA 狭窄的 TCCD 检测

A. 右侧大脑中动脉起始段 CDFI 显示血管腔充盈纤细（狭窄处，箭头），狭窄以远管径增宽，紊乱血流信号充盈；B. 狭窄处流速为 PSV 312cm/s，EDV 159cm/s，平均流速 210cm/s，PI 0.73

(2) 基底动脉狭窄　同样具备节段性流速升高特征。当 BA 重度狭窄时，根据狭窄的位置，血流动力学变化表现不同。其近端双侧 VA 流速相对减低，PI 相对升高。BA 狭窄以远段及 PCA（由 BA 供血者）流速明显减低伴 PI 下降，血流频谱形态改变。

（二）颅内动脉闭塞

1. 大脑中动脉闭塞

(1) 大脑中动脉急性闭塞　TCD 沿 MCA 主干检测深度 40～65mm 均未探测到血流信号或仅探及不连续的低速高阻力型或单峰型血流信号。通过对侧颞窗交叉探测（深度达 90～100mm）也未获得 MCA 主干血流信号。病变同侧 ACA、PCA 血流信号可探及，流速与健侧比较无明显差异。

(2) 大脑中动脉慢性闭塞　沿 MCA 主干（深度 40～65mm）探及低流速低阻力（PI 值明显减低）不连续性血流信号（图 9－1－9A）。TCCD 患侧 ACA、PCA 流速明显升高（高于健侧 ACA、PCA 20%～30%），伴 PI 减低（侧支动脉血流代偿征），血流频谱形态改变（图 9－1－9B，图 9－1－9C）。TCCD 检测 Willis 环结构显示清晰，但 MCA 供血区域无连续性主干血流信号，可探及强弱不等、大小不一的细小动脉血流影像（图 9－1－9D）。

2. 基底动脉闭塞

(1) 急性 BA 闭塞　此类患者多数为急性重症，需要即刻实施溶栓治疗。检查首选数字减影血管造影（DSA）、CTA 影像手段，以达到快速诊断目的。TCD 对于 BA 闭塞的患者可以作为动脉或静脉溶栓等治疗效果的动态评估手段。

(2) 慢性 BA 闭塞　双侧或单侧 PCA（BA 供血者）出现流速减低伴低搏动性血流动力学改变特征。若 BA 为节段性闭塞，闭塞近、远端之间有良好的侧支循环通路，闭塞以远的 BA 流速可能减低不显著，但是低搏动性（PI 减低）血流频谱特征改变是典型的。

3. 椎动脉闭塞

椎动脉闭塞与受累血管相关。一侧椎动脉闭塞，另一侧椎动脉正常者，患侧血流信号消失，健侧椎动脉流速正常。由于双椎动脉的位置对检测结果的影响，对于椎动脉闭塞患者的 TCD 检测结果应结合 TCCD 成像综合分析。TCCD 通过枕窗检测可以发现无双侧椎－基底动脉形成的典型“Y”字动脉血管结构特征，呈单支动脉血流成像。

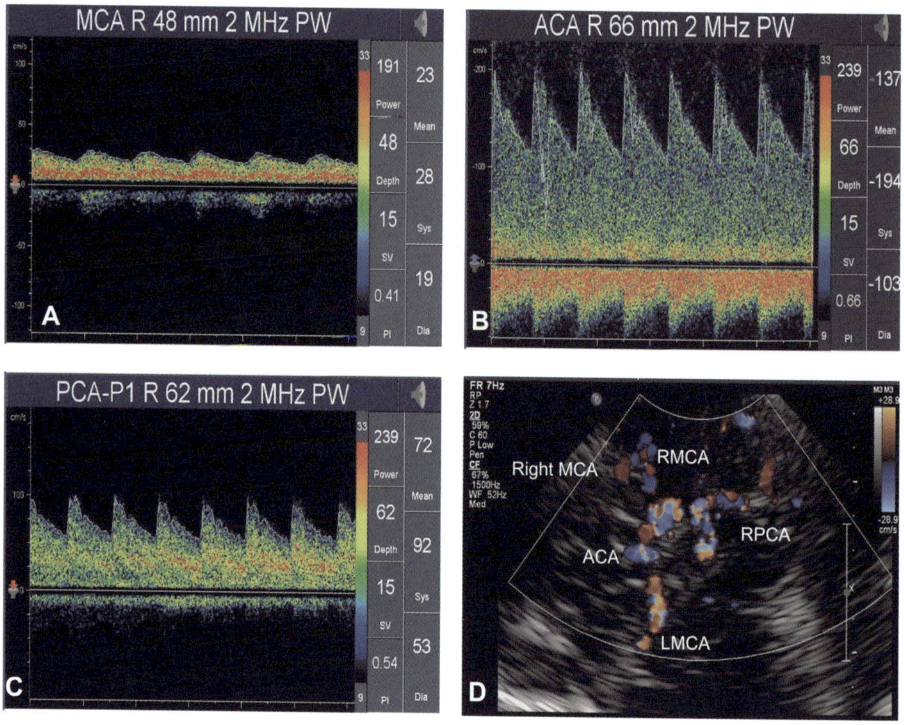

图 9-1-9　MCA 慢性闭塞性病变的 TCD 与 TCCD 检测结果

A. 右侧 MCA 流速明显减低，PSV（Sys）28cm/s，EDV（Dia）19cm/s，Vm 23cm/s，PI 0.41；B. 患侧大脑前动脉流速代偿性升高，PSV 194cm/s，EDV 103cm/s，Vm 137cm/s，PI 0.66；C. 患侧大脑后动脉流速代偿性升高，PSV 92cm/s，EDV 53cm/s，Vm 72cm/s，PI 0.54；D. TCCD 检测显示 Willis 环结构清晰，MCA 血流成像不连续，患侧 PCA 及 ACA 血流充盈良好，分支成像清晰

正常椎动脉解剖结构分颈段（V_1 段）、椎间隙段（V_2 段）、枕段（V_3 段）和颅内段（V_4 段）。当闭塞性病变部位不同，TCD 与 TCCD 检测到的血流图像和血流动力学变化不同，要对病变动脉的颅内、外段检测结果进行全面的分析评估，才能获得相对准确的诊断结果。

【鉴别诊断】

1. 与 MCA 狭窄鉴别的动脉病变

（1）脑血管痉挛　此类病变特点是广泛性颅内动脉流速升高，流速的高低与病变的进程、原发病变密切相关，常见于蛛网膜下腔出血性病变。

（2）脑动静脉畸形　病变是由于脑组织形成局限性增生的血管团，动－静脉之间直接形成短路，供血动脉阻力明显减低，血流速度升高是全程、收缩与舒张末期非对称升高，表现为高流速低搏动性血流频谱特征。

2. 与椎－基底动脉狭窄鉴别的病变

主要是颅外段颈内动脉狭窄或闭塞性病变，导致后交通动脉开放时产生的 VA、BA 流速升高。此类病变出现的 VA、BA 流速升高是全程代偿血流动力学的特征改变。

【病例示范报告】

以图 9-1-9 患者的 TCD 与 TCCD 联合检测结果报告为例。

超声检查所见：TCD 检测显示双侧大脑中动脉血流速度不对称，右侧 MCA 主干（48mm 深度）血流速度明显减低（图 9-1-9A），峰值流速 28cm/s，舒张末期流速 19cm/s，平均流速 23cm/s，血管搏动指数明显减低(PI=0.41)，血流频谱形态改变，峰钝。

右侧 ACA 血流速度明显升高(图 9-1-9B)，峰值流速 194cm/s，舒张末期流速 103cm/s，平均流速 137cm/s，血管搏动指数相对减低(PI=0.66)，血流频谱形态正常。

右侧 PCA 流速也相对升高(图 9-1-9C)，峰值流速 92cm/s，舒张末期流速 53cm/s，平均流速 72cm/s，血管搏动指数相对减低(PI=0.54)，血流频谱形态正常。

TCCD(图 9-1-9D)检测显示 Willis 环结构存在，无 MCA 主干血管成像，沿 MCA 供血区域检测到低速细小分支动脉血流影像，其毗邻的 PCA 出现管腔内血流充盈增宽(扩张代偿征)。

超声提示：右侧大脑中动脉慢性闭塞性病变，右侧大脑前、后动脉血流速度代偿性升高。

五、颅内高压与脑死亡

【诊断要点】

1. 颅内压升高

颅内压增高的病因有多种，TCD 不能对病因作出准确的诊断，但可以作为动态观察颅内压(ICP)进行性增高的监测手段。颅内压与脑血流的动态变化直接相关。通过 TCD 监测脑血流速度、血流频谱形态、PI 指数的变化对颅内压升高的血流动力学改变进行综合分析。

(1)血流速度的变化　ICP 的增加，可导致颅内动脉血流速度的减低。在 ICP 升高早期，以舒张期末流速下降为主，平均流速相对减低，随着 ICP 的不断增加，收缩期流速逐渐下降。

(2)血管搏动指数的变化　随着 ICP 的升高，PI 值进行性增加。

(3)血流频谱的变化　血流频谱从典型的“三峰形”到收缩峰高尖，S_2 峰消失，舒张期前切迹加深，直至舒张末期流速减低达基线水平。

2. 脑死亡

脑死亡是指脑全部功能丧失，且不可逆转，脑以外的生命功能如心脏搏动、呼吸功能等用药物或人工机械维持。

(1) 流速变化　收缩期峰值流速＜50cm/s。

(2) 血流方向变化　舒张期血流方向逆转，出现“振荡型”血流频谱。

(3) 血流方向指数(DFI)变化　DFI 是评估脑死亡的血流动力学改变的重要指数。DFI=1-R/F(R、F 分别为反向与正向血流速度值)，DFI＜0.8 提示脑死亡血流改变。

(4) 短暂及极低收缩期血流信号，舒张期血流消失，呈现典型“钉子波”。

(5) 无血流信号，脑血流循环完全停止。

【注意事项】

TCD 是临床无创性评价颅内压升高的血流动力学变化的重要手段。但是，检查过程中应及时鉴别因血压相对减低引发脑灌注压下降出现的相对颅内压升高的颅内动脉血流动力学改变。

对于重症脑病患者的脑死亡判断，需要注意与声窗不穿透、是否存在骨窗开放等情况对血流评价的影响。对于脑死亡的判断要由主治医师以上资质、2 人以上重复检测结果证实。

第二节 颈部血管

一、概述

【适应证】

(1) 正常人群或脑血管病高危人群(如高血压、糖尿病、高脂血症、肥胖、吸烟人群、既往有脑血管病史等)的筛查。

(2) 对脑卒中、短暂性脑缺血发作(TIA)、可逆性神经功能缺陷(RIND)、黑矇等神经系统症状的患者进行评价。

(3) 对无症状性颈部血管杂音、伴有心脏杂音或拟行心血管手术患者进行评价。

(4) 对实施颈动脉内膜剥脱术患者进行术前、术中和术后的评价及随访。

(5) 对实施颈部动脉、脑血管病变手术或介入治疗的患者进行评价及随访。

(6) 对不能接受脑 DSA 的患者，颈动脉超声检查是首选方法。

(7) 对颈部搏动性肿块、怀疑或确定颈部血管疾病者的检测。

【超声检查技术】

1. 患者准备

颈动脉、椎动脉、锁骨下动脉超声检查前一般无需特殊准备。检查前应询问病史，包括有无神经系统症状、脑缺血及颈动脉疾病的相关临床症状、颈动脉支架或内膜剥脱术病史以及既往相关的影像学检查资料。

2. 体位

常用平卧位，无需去枕，枕头高低以患者头部舒适及颈部肌肉放松为基础(尤其老年患者)。检测一侧颈部动脉时患者头略偏向对侧，避免颈部过伸造成胸锁乳突肌紧张影响检测结果。

3. 仪器

颈动脉超声检查所用的超声仪应配备高频线阵探头，3.0～12.0MHz 频率范围均可以。根据患者颈部的长度、体形选择不同探头，对于肥胖、颈部较短、椎动脉、锁骨下动脉位置较深、检查困难的患者，可备用 2.0～5.0MHz 凸阵探头或微凸阵探头。总之，根据颈部不同血管检测的需要，选择超声成像所需的不同频率探头。

二、正常超声表现

【检查内容】

1. 正常颈动脉超声检查步骤

正常颈总动脉、颈内动脉、颈外动脉的超声检查步骤如下。

①采用二维灰阶成像方式，首先进行横切面扫查，右侧自无名动脉分叉处、左侧从主动脉弓起始处开始，连续观察颈总动脉、颈内外动脉分叉处、颈内动脉、颈外动脉主干及分支。

②观察颈总动脉、颈动脉球部、颈内动脉近段血管壁的三层结构，包括内膜、中膜和外膜。

③纵切面分别在颈内、外动脉分叉水平上、下方 1～1.5cm 范围内测量颈总动脉远段、

颈动脉球部、颈内动脉近段的直径及内－中膜厚度（IMT），观察有无动脉粥样硬化性斑块。

④采用彩色多普勒血流成像观察上述动脉的血流充盈状态，典型颈总、颈内与颈外动脉彩色血流成像呈“Y”字形结构特征。

⑤采用脉冲多普勒超声测量颈总动脉（远段）、颈动脉球部、颈内动脉（近段）、颈外动脉的峰值流速、舒张末期流速。当发现颈动脉狭窄≥50%时，应计算狭窄段/狭窄近段或狭窄段/狭窄远段的血流速度比值，分析血流频谱特征。

⑥颈内、外动脉的血管结构、血流动力学参数、血流频谱的鉴别。

2. 正常椎动脉、锁骨下动脉、无名动脉的检测

(1) 正常椎动脉的超声检查步骤如下。

①椎动脉的检测应包括颈段（V_1段）、椎间段（V_2段）和枕段（V_3段），通过二维成像观察椎动脉的走行，测量V_2段（C_2～C_6）血管直径。当V_1段（特别是开口处）存在血管狭窄时要测量残余管径与原始管径。

②以CDFI或能量多普勒显像观察椎动脉从V_1～V_3全程血流充盈状态及走行，注意椎动脉的走行异常（非第六颈椎横突孔上行）与起源异常（非锁骨下动脉起源）。

③以脉冲多普勒超声检测V_1、V_2段血流频谱，测量V_1、V_2的峰值及舒张末期流速。

(2) 正常锁骨下动脉的超声检查步骤如下。

①以灰阶成像从无名动脉上行或从颈总动脉下行观察左、右侧锁骨下动脉血管结构。

②以CDFI观察锁骨下动脉血流充盈情况。

③以脉冲多普勒超声检测锁骨下动脉的血流频谱，测量收缩期峰值及舒张末期血流速度，血管狭窄时要注意鉴别狭窄的位置与椎动脉开口水平的关系。

④无名动脉的检测应注意主动脉弓分支水平、锁骨下动脉与右侧颈总动脉分叉水平处血管结构及血流动力学的变化。

【正常报告】

超声检查所见：双侧颈总动脉管径正常对称，内－中膜厚度正常，各段血流速度正常。双侧颈动脉球部（窦部）管径正常对称，内－中膜厚度正常，血流速度正常。双侧颈内动脉管径对称，各段流速正常。双侧颈外动脉血流速度正常。双侧椎动脉管径对称，各段血流速度正常。双侧锁骨下动脉血流正常，频谱形态正常。

超声提示：颈部动脉超声未见明显异常。

三、颈动脉粥样硬化病变

颈动脉粥样硬化病变是缺血性脑血管病变的重要原因之一。动脉粥样硬化病变好发的部位以颈动脉分叉处最多见。动脉硬化病理改变表现为颈动脉内－中膜的融合、硬化斑块的形成、动脉狭窄和闭塞，最后导致脑血流供应障碍。

(一) 早期颈动脉粥样硬化病变

二维超声成像显示颈动脉内－中膜（IMT）融合，呈局限性或弥漫性增厚，通常IMT≥1.0mm界定为IMT增厚。

(二) 动脉粥样硬化斑块的形成

在IMT增厚的基础上动脉粥样硬化病变进展导致斑块形成。当IMT≥1.5mm并突出于管腔，即可定义为斑块，斑块的基本结构为表面的纤维帽、核心部、基底部和上下肩部。

根据形态学分类可将斑块分为规则型(表面纤维帽完整)(图 9-2-1A)、不规则型(纤维帽不完整)(图 9-2-1B)和溃疡型斑块(纤维帽破裂不完整，斑块表面形成“火山口”征)(图 9-2-1C)。

根据回声特征将颈动脉粥样硬化斑块分为：均质性回声(斑块内部回声均匀一致，表现为均匀的高、中、低回声)和不均质回声斑块(斑块内部高、中、低回声混合)(图 9-2-1D)。斑块内部回声有 20%以上的面积不一致即为不均质回声斑块。

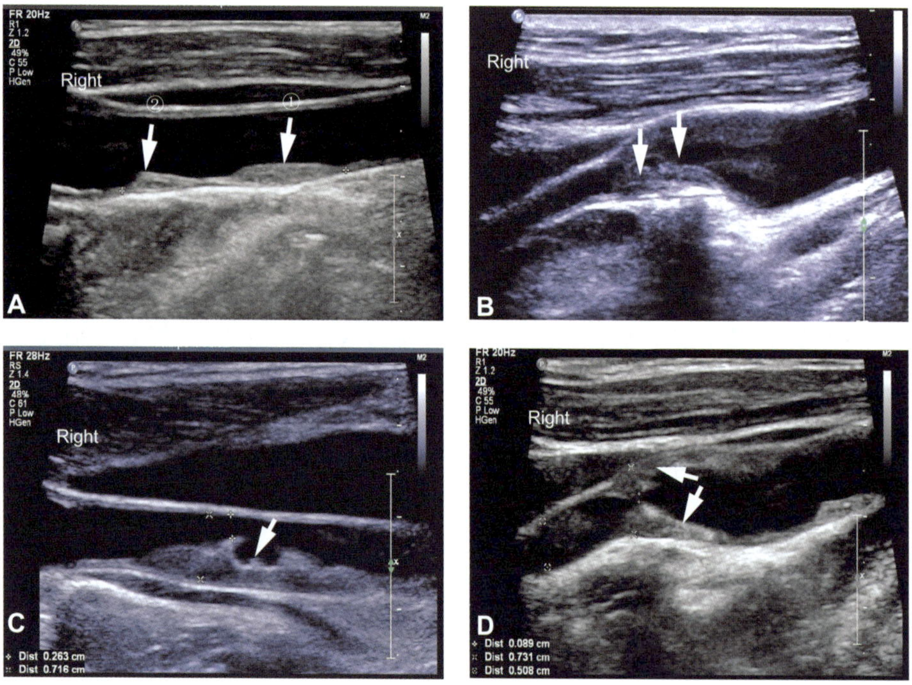

图 9-2-1　不同类型斑块超声检测特征

A. 规则型、均质回声斑块，纤维帽完整(箭头)；B. 不规则型、不均质回声斑块；C. 溃疡型斑块，表面“火山口”征。斑块致血管内径减小，原始管径 0.716cm，残余管径 0.263cm；D. 颈内动脉球部前外侧壁与后内侧壁分别探及不规则型、不均质回声斑块。局部管径减小，原始管径 0.731cm，残余管径 0.089cm，颈内动脉近段管径 0.508cm

(三)颈部动脉狭窄病变

颈部动脉狭窄多为颈动脉粥样硬化病变发展到较严重的阶段，是导致缺血性脑血管病变的重要原因。对于颈部动脉狭窄的治疗方法有药物和外科手术或介入治疗。早期发现颈部动脉狭窄，使患者及时得到有效的治疗，是减少颈部动脉狭窄性缺血性脑血管病的发病率、复发率和死亡率的关键。血管超声对管腔狭窄率的测量方法不同，对血管狭窄评价的准确率存在一定的影响。

1. 颈部动脉狭窄的测量

颈动脉狭窄程度的准确评价，是关系到狭窄病变患者选择进一步有效诊治手段的关键。通常颈动脉超声对于血管狭窄率的计算应通过血管内径、面积与血流动力学参数检测结果综合分析，单纯管径法或面积法评价血管狭窄程度是不准确的。管径测量一般采用北美症状性颈动脉内膜剥脱术试验法(NASCET)、欧洲颈动脉外科实验法(ECST)、颈总动脉法(CC)和颈动脉指数测量法(CSI)。

NASCET法：狭窄率=(1－狭窄处残余管径/正常颈总动脉管径)×100%。

ECST法：狭窄率=(1－狭窄处残余管径/狭窄处原始管径)×100%。

CC法：狭窄率=(1－狭窄处残余管径/狭窄远段正常管径)×100%。

CSI法：狭窄率=[1－(狭窄远段正常管径×1.2－狭窄处残余管径)/狭窄远段正常管径]×1.2×100%。

面积测量法：狭窄率=(1－狭窄处最小管腔截面积/原始管腔截面积)×100%。

2003年北美放射学会超声放射专家分会的共识会议公布了颈内动脉狭窄性病变的程度分类，共4级：Ⅰ级，正常或＜50%(轻度)；Ⅱ级，50%～69%(中度)；Ⅲ级，70%～99%(重度)；Ⅳ级，闭塞(表9－2－1)。

表9－2－1　2003北美放射学会超声放射专家共识会议公布的标准

狭窄程度	PSV(cm/s)	EDV(cm/s)	PSV_{ICA}/PSV_{CCA}
正常或＜50%	＜125	＜40	＜2.0
50%～69%	≥125，＜230	≥40，＜100	≥2.0，＜4.0
70%～99%	≥230	≥100	≥4.0
闭塞	无血流信号	无血流信号	无血流信号

2. 颈部动脉狭窄的检测

由于颈部动脉狭窄的部位和程度不同，产生的血流动力学变化不同，以下内容以颈总动脉、颈内动脉、颈外动脉、椎动脉、锁骨下动脉与无名动脉的重度狭窄(≥70%)作为主要检测内容进行分析。颈部动脉重度狭窄是引发缺血性脑血管病变的重要原因之一，早期发现对患者治疗方法的选择具有重要的临床价值。

(1) 颈总动脉狭窄　根据狭窄的位置不同，颈总动脉近段、中段与远段狭窄产生的血流动力学变化不同。近段颈总动脉存在重度狭窄时，狭窄段流速升高，狭窄以远的颈总动脉中段、远段、颈内外动脉流速均减低，血流频谱形态改变，血流加速度时间延长。若狭窄病变位于颈总动脉远段(或分叉水平)，将直接导致颈内、外动脉近段血流速度升高，远段流速明显减低。

(2) 颈内动脉狭窄　狭窄的部位不同，产生的血流动力学变化也不同。颅外段颈内动脉存在狭窄时，可以发现病变血管结构的变化、动脉粥样硬化斑块的形成、管径减小等。狭窄段血流速度明显升高(表9－2－1)，狭窄以远段血流速度明显减低，血流频谱形态异常，血流加速度时间延长(图9－2－2)。颅内段(眼动脉分支水平)存在重度狭窄时，颅外段颈内动脉血管腔无明显狭窄(或存在轻度狭窄)，但血流速度相对减低，特别是舒张末期流速较健侧减低，血管阻力指数相对升高。

(3) 椎动脉狭窄　椎动脉颅外段狭窄可以发生在V_1～V_3段任一部位，临床上以V_1段多见，椎动脉狭窄程度分级同颈内动脉。目前国际、国内尚无统一的诊断标准，推荐2009年美国伦琴射线学杂志(AJR)发表的国内学者的研究结果(表9－2－2)。

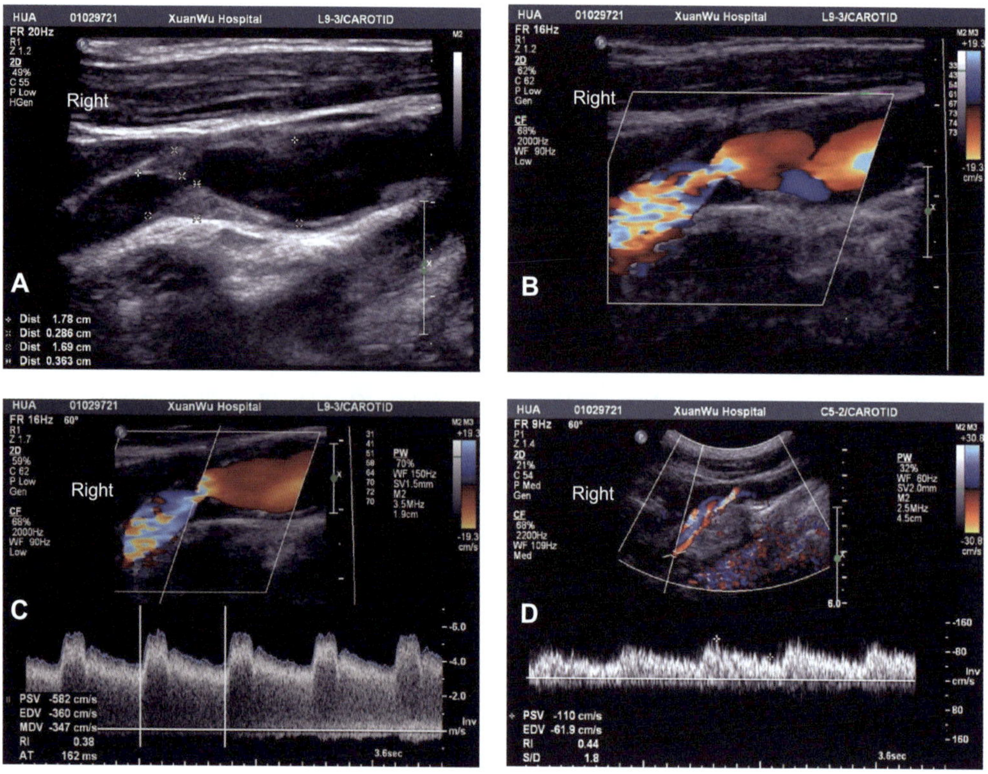

图 9-2-2　颈内动脉狭窄 70%～99%患者的检测结果

A. 二维成像显示右侧颈动脉球部前外侧壁与后内侧壁分别探及 1.78cm × 0.286cm 和 1.69cm × 0.363cm 不规则、不均质回声斑块，血管内径减小；B. CDFI 血流成像显示狭窄处血流充盈缺损，出现“五彩混叠”的血流；C. 狭窄处流速明显升高，PSV 582cm/s，EDV 360cm/s；D. 狭窄远段流速减低，PSV 110cm/s，EDV 61.9cm/s，狭窄段 PSV 与狭窄远段 PSV 的比值为 5.29

表 9-2-2　椎动脉狭窄血流参数标准(参考)

狭窄程度	PSV(cm/s)	EDV(cm/s)	PSV_{OR}/PSV_{IV}
<50%	≥85，<140	≥27，<35	≥1.3，<2.1
50%～69%	≥140，<220	≥35，<50	≥2.1，<4.0
70%～99%	≥220	≥50	≥4.0
闭塞	无血流信号	无血流信号	无血流信号

PSV_{OR}：椎动脉开口处(狭窄段)峰值流速；PSV_{IV}：椎间隙段(狭窄以远段峰值流速)。

(4) 锁骨下动脉狭窄

①狭窄程度分类：锁骨下动脉狭窄可以导致患者上肢动脉及椎-基底动脉缺血改变，临床表现为双上肢动脉血压、动脉搏动不对称。狭窄程度不同，血流动力学改变不同，临床表现也不同。锁骨下动脉狭窄所产生的血流动力学改变不仅限于自身病变，同时累及双侧椎动脉及患侧上肢动脉的血流灌注变化。常规检查锁骨下动脉狭窄程度的分级同椎动脉、颈动脉，包括轻度狭窄(小于 50%)、中度狭窄(50%～69%)和重度狭窄(70%～99%)。

②中、重度狭窄的判断：临床上锁骨下动脉中度狭窄者，患者可能无明显临床症状，可以在采用药物治疗的同时，定期动态观察血流动力学的改变。当血管狭窄达到重度时，

患者将出现明显的后循环缺血的症状与体征。因为，重度狭窄时会导致患侧椎动脉血流方向的部分或完全性逆转，出现“振荡性”或反向血流，导致椎动脉血流灌注异常。然而，椎动脉出现的“振荡性”血流信号也可见于中度狭窄患者。如何准确判断中度还是重度狭窄病变直接影响患者治疗方法的选择。但是，目前国际上对于锁骨下动脉狭窄的判断尚缺乏统一的标准。推荐 2011 年国内学者发表于超声医学与生物学杂志上关于血管超声对重度锁骨下动脉狭窄的评估标准(表 9－2－3)。

表 9－2－3　重度锁骨下动脉狭窄评估标准

分类	界定值	特异性(%)	准确率(%)
PSV_1(cm/s)	≥343	83.2	86.1
EDV(cm/s)	≥60	93	85.7
PSV_1/PSV_2	≥4.0	90.9	84.9
PSV_1+EDV+PSV_1/PSV_2	—	97.6	95.8

PSV_1 狭窄处峰值流速；PSV_2 狭窄以远最低峰值流速；EDV 狭窄处舒张末期流速。

③锁骨下动脉窃血类型：正常椎动脉的血流方向与同侧颈总动脉一致。当锁骨下动脉出现严重狭窄或闭塞时，同侧上肢动脉和椎动脉的血供受阻，血液供应来源于健侧椎动脉。因此，出现患侧椎动脉的血流反向，导致临床出现典型的椎－基底动脉缺血改变，即锁骨下动脉窃血综合征。

由于锁骨下动脉狭窄程度不同所产生的窃血类型不同，血管超声检测到的窃血特征也不同。

隐匿型窃血(Ⅰ级)：当锁骨下动脉狭窄大于 50%但小于 70%时，患侧椎动脉及上肢动脉血供影响不明显。双上肢血压差小于 10mmHg 时，椎动脉血流方向正常，但血流频谱收缩早期可能出现“切迹”特征。通过增加患侧上肢活动或采用上肢加压束带试验后患侧椎动脉频谱“切迹”加深，可以判断为Ⅰ级窃血。

部分型窃血(Ⅱ级)：当锁骨下动脉狭窄＞70%但＜90%时，患侧椎动脉血流方向出现部分逆转特征，彩色血流成像为红色与蓝色交替征，血流频谱表现为收缩期正向、舒张期负向的双向血流信号。

完全型窃血(Ⅲ级)：当锁骨下动脉狭窄＞90%或闭塞后(椎动脉无明显狭窄病变)，患侧椎动脉血流方向完全逆转(反向)，与 CCA 方向相反。

值得注意，当存在双侧椎动脉重度狭窄、或椎动脉一侧狭窄一侧闭塞、或一侧锁骨下动脉闭塞一侧重度狭窄等多血管病变时，将很难检测到上述典型锁骨下动脉窃血的血流动力学改变特征，此时窃血的类型不能反映锁骨下动脉狭窄的程度。

(四)颈部动脉闭塞病变

1. 颈总动脉闭塞

颈总动脉管径正常或减小(与病程相关)，管腔内充满不均质回声，CDFI 显示血流信号消失。若病变位置仅累及颈总动脉分叉水平以下，则颈内、外动脉可探及低流速、低搏动性血流，血流方向不一致。

2. 颈内动脉闭塞

病变血管内径正常或减小(与病程相关)。根据闭塞性病变累及的范围不同，超声检查特征也不同。

①颈内动脉颅外段全程闭塞：从颈内动脉近端开始，管腔内充填不均质或均质回声（血栓栓塞早期），血流信号消失。血管内径正常或相对减小（与病程相关）。

②颈内动脉颅内段闭塞：闭塞位于眼动脉分支前，颅外段颈内动脉管径基本正常或相对减小，但血流速度较健侧减低，舒张期血流信号消失。闭塞位于眼动脉分支后，颅外段颈内动脉管径相对减小，血流速度低于健侧，以舒张期流速减低为著，但舒张期血流信号不消失。

3. 椎动脉闭塞

根据椎动脉闭塞病变的累及范围，其闭塞的类型可以分为三类。

(1) 全程闭塞　二维超声检查椎动脉自 V_1 段分支开始至 V_3 段管腔内充填均质或不均质回声，CDFI 在降低血流速度量程标准低限的检测条件下仍无血流信号。

(2) 节段性闭塞　椎动脉 V_1～V_2 段（部分椎间隙）二维成像显示动脉管腔内充填均质或不均质回声，CDFI 显示血流信号消失，但 V_2 段远段（颈 2～3 或颈 1～2）椎间隙可探及低速低搏动性血流信号，于椎间隙周边探及多条侧支动脉血流。

(3) 颅内段闭塞（远段闭塞）　椎动脉闭塞的部位在颅内段。颅外段 V_1～V_3 椎动脉管腔显示清晰，但血流信号强度较健侧明显减低，CDFI 无中心“亮带”之彩色血流特征，血流速度明显减低，以舒张期流速减低为著。当闭塞部位于小脑后下动脉分支前方时，可探及单向（收缩期）低速高阻力型的血流改变。收缩期流速明显低于健侧，舒张期流速为零。

【注意事项】

(1) 对于颈动脉粥样硬化斑块的检测评估一定要测量斑块的长与厚，指出病变的位置，说明斑块的形态与回声特征。

(2) 颈部动脉狭窄病变程度的评价原则　血管结构（管径或面积）改变是基础，狭窄段血流动力学标准要符合，狭窄远段血流动力学参数变化是区别中、重度狭窄的关键，综合分析才能提高诊断准确率。

(3) 对于闭塞性病变的诊断既要注意管腔结构的异常，更要注意管壁与腔内异常回声的鉴别，尽量避免将次全闭塞误诊为完全性闭塞。

【病例示范报告】

超声检查所见：双侧颈总动脉管径对称，内－中膜不均匀性增厚，各段流速正常。双侧颈内动脉管径不对称，内－中膜不均匀性增厚。右侧颈内动脉球部（窦部）至近段前外侧壁与后内侧壁分别探及 1.78cm × 0.286cm 和 1.69cm × 0.363cm 不规则、不均质回声斑块。血管内径减小，残余管径 1.1mm，原始管径 7.5mm，CDFI 血流成像显示狭窄处血流充盈缺损，出现“五彩混叠”的血流。狭窄处流速明显升高，达 582/360cm/s（收缩期峰值流速/舒张期末血流速度），狭窄远段流速明显减低为 110/61.9cm/s（收缩期峰值流速/舒张期末血流速度）。狭窄段与狭窄远段峰值流速比值为 5.29，远段血流频谱呈低流速低搏动性改变。左侧颈内动脉管径、血流速度未见明显异常（图 9－2－2）。双侧颈外动脉血流速度不对称，右侧相对升高（代偿性）。双侧椎动脉管径对称，各段流速正常。双侧锁骨下动脉流速未见异常。

超声提示：双侧颈动脉内－中膜不均匀增厚伴斑块形成，右侧颈内动脉狭窄（70%～99%）。

四、颈动脉其他病变

(一)颈内动脉肌纤维发育不良

颈内动脉肌纤维发育不良多见于青少年或30～40岁年龄组，是一种病因不明的非炎症性病变，表现为动脉肌性结构发育不良。病理显示动脉中层肌纤维结构异常，中膜层增厚与变薄的病理改变交替存在。增厚处中膜纤维和平滑肌细胞增生肥大，突向管腔，造成血管狭窄，变薄处中膜肌纤维减少，局部内弹力板结构不完整或消失，管壁受血流切应力作用向外扩张膨出，形成微动脉瘤或小的囊性动脉瘤。血管造影显示动脉管腔呈串珠样改变。临床上患者因患侧颅内动脉缺血出现相应的症状与体征。

【诊断要点】

1. 二维超声

一侧或双侧颈内动脉管径不均匀性缩窄，动脉内－中膜结构不清，无正常中膜平滑肌特有的低回声带。

2. 彩色多普勒

CDFI显示颈内动脉无层流血流特征。采用低频率凸阵探头，显示病变侧颈内动脉颅外段全程管腔内血流充盈不全，呈“串珠样”改变，远段血流信号低弱。

3. 脉冲多普勒

病变侧颈内动脉血流频谱呈低流速高阻力特征，伴节段性血流速度升高或减低。

【鉴别诊断】

对于颈内动脉肌纤维发育不良造成的血管狭窄，应注意与先天性颈内动脉发育不对称相鉴别。后者超声表现为全程管径纤细但无管腔节段性狭窄，CDFI显示血流充盈一致但无中心亮带特征。脉冲多普勒频谱也为高阻力型(与健侧比较)，无节段性血流速度改变。

(二)颈动脉夹层动脉瘤

各种原因引起动脉管壁内膜或中膜撕裂后，受血流的冲击，使内膜、中膜层与外膜层分离，血液注入形成假性管腔或血栓形成，导致真性血管腔狭窄或闭塞，引发缺血性脑血管病。根据假腔破裂口的位置与真假腔血液流动的方向不同，血流动力学变化有所不同。临床上的主要表现与病变引起的脑缺血程度相关。

【诊断要点】

1. 二维超声

根据血管结构的变化可分为真、假双腔型和假腔内血栓型。由于动脉内膜自血管壁撕脱后，无论纵切面或横切面成像均可探及随血流漂动的中等回声膜性结构随血流漂动，形成真、假双腔结构(图9－2－3A，图9－2－3B)。

2. 彩色多普勒成像

(1) 若假腔入口位于近心端、出口位于远心端，假腔内的血流方向与真腔一致，血流色彩与真腔一致，但假腔内血流无“中心亮带”之血流成像特征，真腔管径减小出现血流加速形成紊乱、“五彩相嵌”的血流特征。

(2) 若假腔入口位于远心端，假腔内血流方向与真腔相反，真、假腔内血流色彩不同(图9－2－3C)。

(3) 若假腔只有入口(单一破裂口)时，病变早期可探及双腔结构，假腔内单向收缩期低速血流信号。若假腔内血栓形成，血管腔内随血流搏动性膜结构消失，撕脱的内膜与血管壁间形成低回声（血栓）称壁内血肿型夹层（图 9－2－3D），真腔内径减小，出现血管狭窄的血流动力学改变。若假腔内血栓形成迅速可导致真腔闭塞。

（4）若颈动脉撕脱位于中膜与外膜层之间形成瘤样扩张，即夹层动脉瘤。

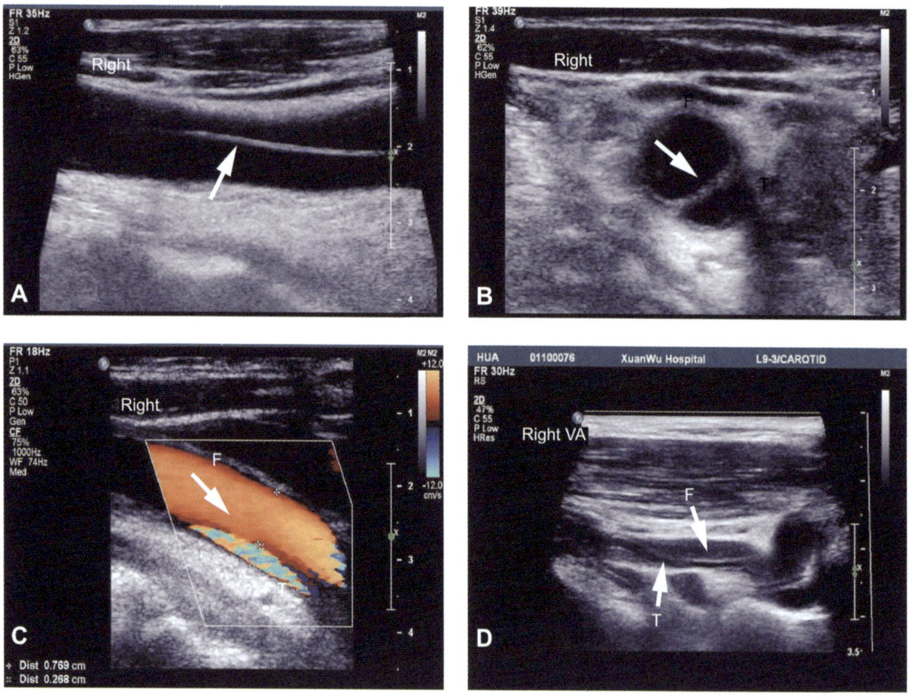

F. 假腔；T. 真腔。

图 9－2－3 颈动脉夹层（A～C）与椎动脉夹层（D）（箭头示壁内血肿）

A. 二维纵切面成像显示右侧颈总动脉管腔内线状等回声结构（箭头）为撕脱的内膜；B. 二维横切面成像显示右侧颈总动脉双腔结构，中间为撕脱的内膜（箭头）；C. CDFI 成像显示假腔与真腔内血流色彩不一致；D. 右侧椎动脉起始段（V_1 段）二维成像显示双腔结构。假腔内充填低回声，真腔管径明显减小

【鉴别诊断】

颈动脉夹层的诊断应注意与颈动脉真、假性动脉瘤鉴别。

（1）颈动脉真性动脉瘤　超声表现为血管壁结构完整，血管腔呈瘤样扩张，病变管腔内探及低速涡流血流信号。

（2）假性动脉瘤　其形成与外伤或医源性诊疗操作等相关。超声表现为颈动脉周边组织间隙形成无血管壁结构的搏动性包块，内可见涡流血流信号，其后方或侧方与动脉之间形成细小管状或针孔样通道。彩色多普勒成像显示“红蓝交替”的血流信号，脉冲多普勒显示双向“振荡型”血流频谱。

五、颈动脉狭窄治疗评估

（一）颈动脉支架术

超声技术对于颈动脉狭窄介入治疗患者的超声检查应包括治疗前、后的动态评估。术前对动脉粥样硬化斑块的位置、大小、回声特征、残余管径与原始管径、血流速度参数等形态学和血流动力学参数变化进行综合评价，准确评估血管狭窄程度，客观评价介入治疗的有效性。

【诊断要点】

1. 二维超声

纵断面成像显示血管腔内平行走行的非直线性强回声附着于动脉血管内壁（图 9－2－4A），通过变换探头声束方向可以观察到高回声网状结构，并通过网状结构在管腔内的位置，测量支架的长度。横断面成像显示动脉壁与支架形成的双环状回声结构，内层为强回声支架，外层为血管壁或压缩不全的动脉粥样硬化斑块。

对于支架术后的患者，二维超声检测内容应包括支架近段、中段、远段的内径，并注意支架残余狭窄（支架扩张不全）（图 9－2－4B）及术后 1～3 个月内膜的增生及斑块的形成情况。若存在残余狭窄时，支架近、中、远段内径不同。术后再狭窄时可探及支架内膜异常增生。

2. 彩色多普勒

支架术后血流充盈状态与二维超声测量的管径及内膜观察部位相对应。支架扩张良好者，超声检测显示血流充盈完全。支架远端动脉管腔内和支架旁 ECA 血流充盈均无异常（图 9－2－4C）。但是，支架位置不到位、存在残余血管狭窄时，支架内血流充盈不全。当患者于术后 3 个月以后接受血管超声检测发现血流充盈不全时，应注意支架术后再狭窄的发生。

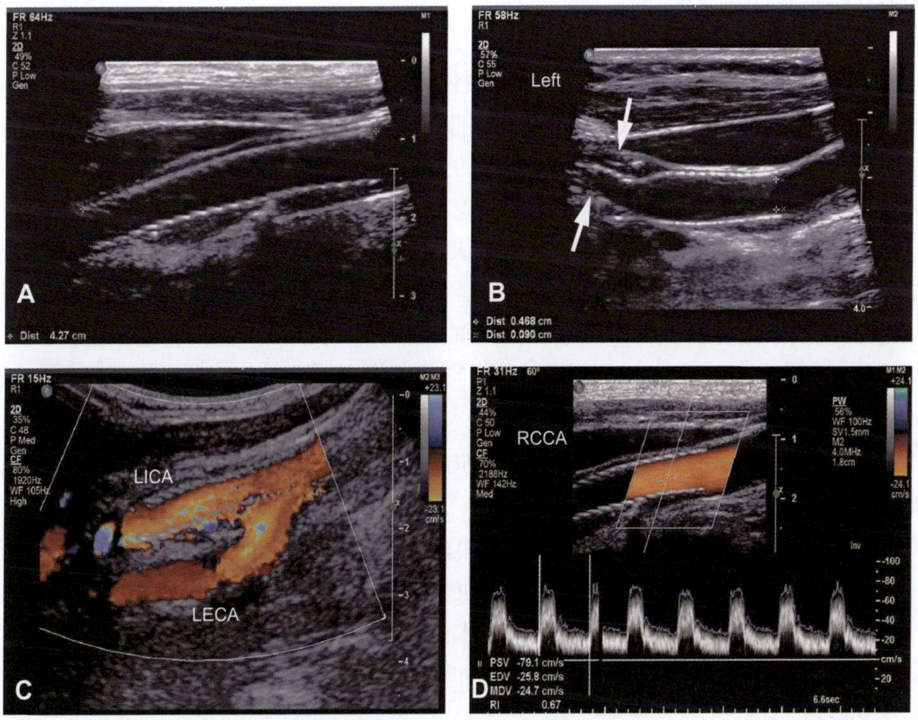

LECA. 颈外动脉；LICA. 颈内动脉。

图 9－2－4　颈动脉支架术后超声检测

A. 颈动脉支架二维成像呈非直线性强回声。支架覆盖于 CCA 远段、颈动脉球部、ICA 近段，支架长 4.27cm；B. 支架术后残余狭窄，支架远段扩张不全（箭头）。支架术后内膜增生，近段支架原始内径 0.468cm，增生内膜 0.09cm；C. 支架术后血流充盈成像，颈内动脉与颈外动脉充盈良好；D. 支架内血流速度检测正常。PSV 79.1cm/s，EDV 25.8cm/s，RI 0.67

3. 脉冲多普勒

支架内、支架远端血流速度、血流频谱恢复正常(图 9-2-4D)。若发现支架内流速异常升高，可疑支架内残余狭窄或再狭窄时，可以观察到近、中、远段的流速变化，特别是狭窄段与狭窄远段(尽可能长范围检测)流速变化。同时，要结合颅内动脉血流动力学的检测结果分析，才能准确判断支架术后血管再狭窄并评估狭窄程度。对于术后再狭窄程度的超声评价，目前国际上尚无统一标准，可以参照表 9-1-1 诊断标准。

【注意事项】

对于颈动脉支架术后的超声检查，应注意支架术后早期血栓形成与远期支架内膜增生或斑块的再生。通常支架内血栓形成发生于支架术后早期，与患者用药不规范等相关，超声表现为支架内壁低回声附着，血流充盈不全(要注意仪器增益调节适当)。支架术后远期内膜增生或斑块形成通常发生于术后 3 个月以上。

(二)颈动脉内膜剥脱术

颈动脉狭窄的外科治疗手段除介入治疗外，还可以采用颈动脉内膜剥脱术(CEA)治疗。国际上 CEA 最早于 20 世纪 50 年代初期，目前已成为外科手术治疗颈动脉狭窄有效及经典的方法。

【诊断要点】

对于实施 CEA 的患者，超声检测内容应包括患侧颈动脉术前、术中和术后的解剖结构及血流动力学的综合评估。

1. 二维超声

术前超声检测评估血管腔内动脉粥样硬化斑块的位置、大小、回声及血管狭窄程度(图 9-2-5A)。术中检查评价 CEA 之血管内膜结构、斑块祛除的完全性、血管内径的恢复，及时发现残留内膜与动脉粥样硬化斑块导致的残余血管狭窄。正常 CEA 术后血管前壁显示点状强回声(血管壁切口缝合征)，个别患者可能检测到残留的细小片状内膜结构或残留的斑块(图 9-2-5B)，可导致残余血管狭窄。术后超声检查应注意血管腔结构与术中一致。

2. 彩色多普勒

术前血管狭窄段血流充盈呈细线样，局部出现“五彩镶嵌”血流特征，狭窄远段血流色彩亮度相对减低呈单色低速血流改变(图 9-2-5A)。术中、术后检查病变血管血流充盈是否恢复正常，管腔中心“亮带”血流特征恢复(图 9-2-5C，图 9-2-5D)。若狭窄部位残留斑块，或因手术缝合造成的血管再狭窄时，彩色血流成像可以发现术后再狭窄。

3. 脉冲多普勒

术前动脉狭窄段呈高流速特征，狭窄远段流速明显减低，诊断标准同表 9-2-2。术中斑块祛除完整，血流恢复畅通时，原狭窄段血流速度恢复正常。若术中发现有斑块残留时，此时血流速度测值应与术前比较，若流速与术前变化相差不明显，说明 CEA 不成功。术后 1 周内观察的血流动力学参数，是远期评价的基础。

【注意事项】

CEA 术中及时评估血管的通畅性、术后 24 小时内及时发现颈动脉血栓形成，可用于评估 CEA 的成功率。由于 CEA 术后 24 小时内是急性动脉血栓形成的危险期，应根据患者病情，动态观察患侧血流动力学的变化。CEA 术后一周常规颈动脉超声检查应注意原狭窄部位管腔的畅通性、有无新鲜血栓、残余的内膜、动脉管腔周边软组织有无异常回声、术后血肿形成等，上述是造成围手术期并发症的重要原因。

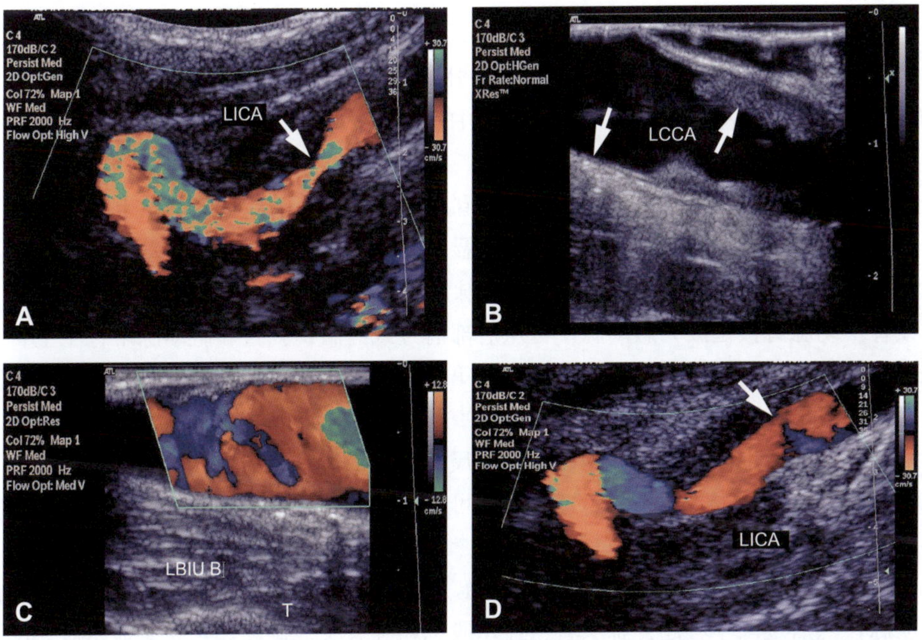

图 9-2-5　颈动脉 CEA 的检测评估

A. 术前颈内动脉狭窄（箭头）；B. 术中超声可见 CEA 切除部位血管内膜结构消失（左侧箭头），非切除部位粥样硬化斑块残留（右侧箭头）；C. 术中 CDFI 成像，血流充盈正常；D. 术后与术前（图 A）CDFI 检测比较，颈内动脉血流充盈恢复正常

第三节　四 肢 动 脉

一、概述

【适应证】

(1) 肢体乏力、发凉。

(2) 肢体疼痛或趾端溃疡、坏疽。

(3) 头晕、头昏、视物模糊等颅脑缺血症状。

(4) 肢体动脉搏动减弱、消失或双上肢血压差异 20mmHg 以上。

(5) 疑有肢体动脉瘤、假性动脉瘤、动静脉瘘。

(6) 肢体动脉手术或介入治疗后的随访。

【超声检查技术】

1. 患者准备

患者处于安静的状态下检查，检查室温度适中，避免冷或热刺激。检查床要足够宽，以便患者的四肢和躯干能舒适放松。

2. 体位

上肢动脉一般采用平卧位，被检肢体外展、外旋，掌心向上。下肢动脉一般采用平卧位，被检肢体略外展、外旋，膝关节略为弯曲。

3. 仪器

上肢动脉通常采用 5～10MHz 线阵探头，从锁骨上窝扫查锁骨下动脉的近心段可采用 5～7MHz 凸阵探头。下肢动脉通常采用 5～7MHz 线阵探头，较深处动脉必要时可用 3～5MHz 凸阵探头，浅表处动脉可采用 7～10MHz 线阵探头。

4. 扫查方法

(1) 上肢动脉　超声检查从锁骨上窝开始，首先显示位于锁骨下静脉上方的锁骨下动脉。右侧锁骨下动脉从头臂干发出，一般能显示其起始段。左侧锁骨下动脉从主动脉弓直接发出，通常难以显示其起始段。锁骨下动脉远心段可从锁骨下方显示。

锁骨下动脉直接延续为腋动脉，可从肩部前方或经腋窝扫查。腋动脉下行至上臂移行为肱动脉。腋动脉与锁骨下动脉的分界点为第一肋的外侧缘，与肱动脉的分界点为大圆肌的下缘，超声检查时一般可以根据以上解剖特点来判断。

肱动脉在前臂上段分叉后分为桡动脉和尺动脉，二者可从前臂前方显示。桡动脉和尺动脉在手腕部甚为浅表，较易显示。必要时可从腕部开始检查桡、尺动脉，然后逆向扫查至其起始部。

(2) 下肢动脉　超声检查从腹股沟部开始，首先采用横切扫查显示位于股总静脉外侧的股总动脉，然后逐渐下移超声探头直至显示股总动脉分叉。旋转超声探头显示股总动脉的纵切面，并显示股浅动脉和股深动脉的上段。股深动脉通常位于股浅动脉的外后方，分支较多，一般可以追踪到大腿中部。股浅动脉的超声扫查可经大腿内侧，近段较为浅表易显示，远段走行于收肌管内而位置较深，检查时应适当调节超声仪的设置，必要时改用频率较低的超声探头，使该段动脉显示良好。此外，可从膝后显示腘动脉，然后向上逆向扫查股浅动脉的远段，并逐一向上检查。

检查腘动脉时，膝关节应保持放松，腘动脉位于腘静脉深部(前方)。胫前动脉从腘动脉发出，经腘窝扫查时位于腘动脉的下方，与腘动脉几乎垂直；在小腿上部经前外侧扫查可显示该段动脉朝向超声探头，走行略呈弧形；在沿小腿下行过程中，先贴附于骨间膜前面走行，然后走行于胫骨前方，在足背部移行为足背动脉，必要时可改用 10MHz 超声探头检查。

腘动脉分出胫前动脉后移行为胫腓干。胫腓干可从小腿上部的后方或内侧扫查。胫腓干在小腿上部分为胫后动脉和腓动脉。胫后动脉和腓动脉从小腿内侧检查时，前者位置较浅，后者位置较深。腓动脉除可从小腿内侧显示外，也可从小腿后外侧、前外侧显示。胫后动脉和腓动脉的远心段较为浅表，必要时可从这些动脉的远段开始扫查，逐渐向上直至腘动脉。

【检查内容】

(1) 应用灰阶超声显示动脉，观察动脉管壁和管腔结构，测量动脉内径，识别解剖变异。

(2) 动脉的彩色多普勒检查包括血流方向、血流充盈以及流速增高引起的彩色混叠。

(3) 对被检动脉分段进行脉冲多普勒取样并对所记录的多普勒频谱进行分析。

(4) 评价动脉病变的部位、范围和严重程度，包括动脉内 - 中膜增厚及斑块特征、动脉狭窄程度、有无闭塞，有无动脉瘤、假性动脉瘤和动静脉瘘等。

二、正常超声表现

1. 灰阶超声

正常肢体动脉管腔显示清晰，无局限性狭窄或扩张；管壁结构规则，无斑块或血栓形成。在灰阶超声图像上，动脉壁的内膜和中层结构分别表现为偏高回声和低回声的均质条带，此征象见于内径较大且较为浅表的动脉，如腋动脉、肱动脉、股总动脉、股浅动脉近段以及腘动脉。当动脉处于较深的部位和(或)动脉内径较小时，动脉管腔和管壁结构的分辨力可受到限制，应用彩色多普勒显示血管甚为重要。

2. 彩色多普勒

正常肢体动脉的管腔内可见充盈良好、形态规则的彩色血流信号。走行较直的动脉内血流呈层流，表现为动脉管腔中央的流速较快，色彩较明亮；管腔边缘的流速较慢，色彩较暗淡。彩色血流具有搏动性，即与心动周期相一致的红、蓝相间的色彩变化。红、蓝二色分别代表收缩期的前进血流和舒张期的短暂反流(图 9-3-1)。

3. 脉冲多普勒

四肢动脉阻力较高，静息状态下的典型脉冲多普勒频谱为三相型，即收缩期的高速正相波、舒张早期的短暂反流波和舒张晚期的低速正相波(图 9-3-2)。在老年或心脏输出功能较差的患者，脉冲多普勒频谱可呈双相型，甚至单相型。当肢体运动、感染或温度升高而出现血管扩张时，外周阻力下降，舒张早期的反向血流消失，在收缩期和舒张期均为正向血流。

正常动脉内无湍流，脉冲多普勒频谱波形呈现清晰的频窗。肢体动脉的血流速度从近段到远段逐渐下降。

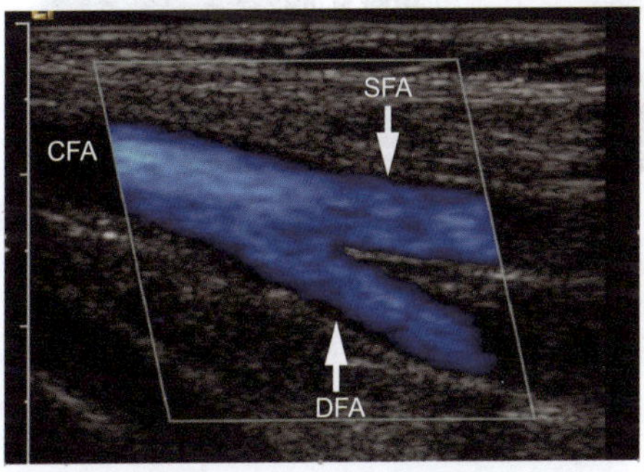

CFA. 股总动脉；SFA. 股浅动脉；DFA. 股深动脉。

图 9-3-1　正常下肢动脉彩色多普勒血流图像

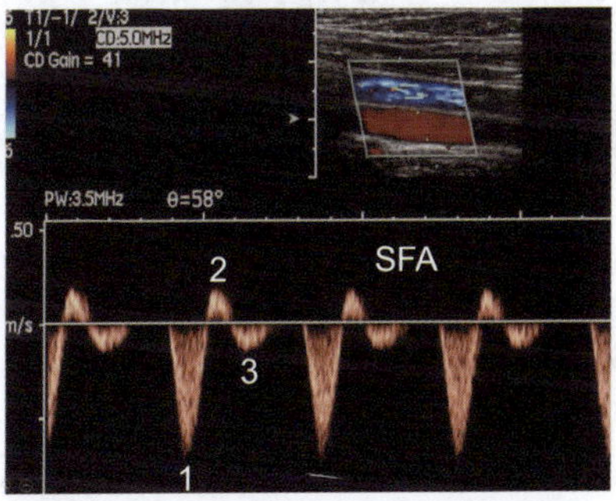

1. 收缩期的高速正相波；2. 舒张早期的短暂反流波；3. 舒张晚期的低速正相波。SFA. 股浅动脉。

图 9-3-2　正常下肢动脉的脉冲多普勒三相型血流频谱

【正常报告】

超声检查所见：双侧股总动脉、股浅动脉、股深动脉、腘动脉、胫前动脉、胫后动脉、腓动脉内-中膜不厚，内壁光滑，未见斑块，管径对称，腔内为无回声。彩色多普勒显示上述动脉血流通畅，充盈良好。脉冲多普勒示频谱形态正常。

超声提示：双下肢动脉未见明显异常。

三、动脉硬化闭塞症

【诊断要点】

1. 灰阶超声

动脉硬化闭塞症是动脉粥样硬化斑块形成，引起动脉狭窄、闭塞，进而导致肢体慢性缺血，好发于下肢动脉。灰阶超声表现包括动脉内－中膜增厚，管壁钙化、斑块形成，并可伴有附壁血栓；可为局限性，也可为弥漫性。斑块因其成分不同而有不同的超声表现，钙化斑块具有较强的超声反射界面而呈强回声(图 9－3－3)，动脉内壁或斑块表面的附壁血栓因超声反射较弱而呈低回声。在灰阶超声上新鲜血栓与血液的回声甚为相似，单独应用灰阶超声较难分辨。含有较多纤维组织的斑块回声则介于以上二者之间。混合型斑块内可存在不同的成分而具有以上各种斑块的不同表现。动脉壁严重钙化时可因超声反射而产生声影，影响其深部组织结构的显示。

2. 彩色多普勒

当四肢动脉狭窄时，彩色血流形态不规则，充盈缺损，与对侧或正常动脉比较，血流变细，流速增高或呈射流；狭窄开口处出现湍流，即五彩镶嵌样血流；狭窄远段因血流速度降低而颜色变暗(图 9－3－4)。彩色多普勒成像有助于分辨附壁血栓与腔内血液的界面。如果动脉闭塞，病变段则无血流信号。

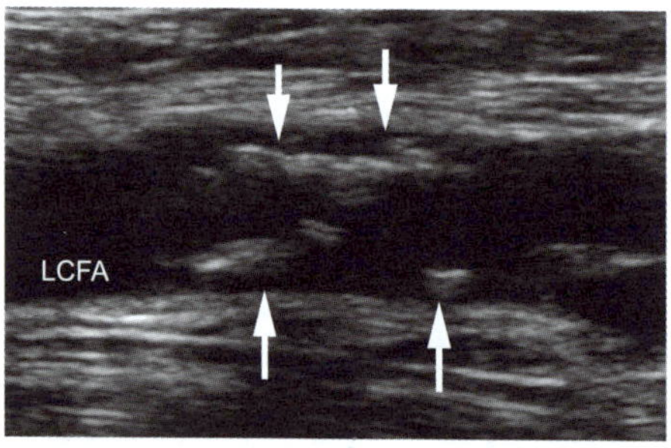

LCFA. 左侧股总动脉。

图 9－3－3　下肢动脉硬化闭塞症

灰阶超声显示病变动脉多发斑状强回声(箭头)

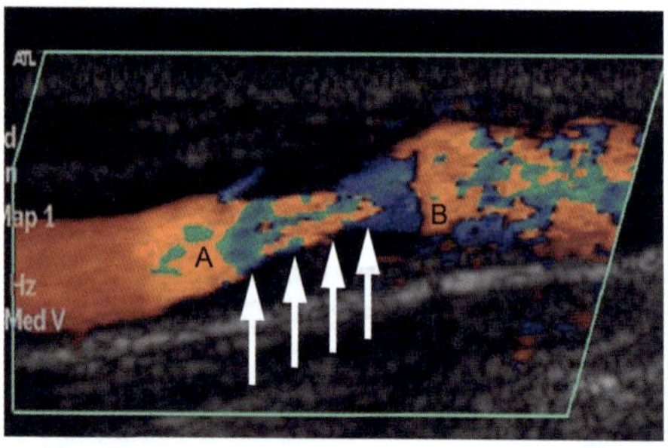

A. 狭窄近心端；B. 狭窄开口处。

图 9－3－4　下肢动脉狭窄段彩色多普勒血流图

动脉狭窄段血流变细、流速增高，呈五彩镶嵌样血流(箭头)

3. 脉冲多普勒

根据脉冲多普勒频谱的变化特点，即收缩期峰值血流速度、舒张期早期反向血流速度、频带特征等，可有效地判断四肢动脉狭窄程度(图 9－3－5，图 9－3－6)。近年来，动脉狭窄和闭塞的超声诊断标准更注重病变处收缩期峰值流速与其近侧正常动脉段内收缩期峰值流速的比值(表 9－3－1)。

【注意事项】

(1) 由于超声对四肢动脉狭窄的定量诊断主要依赖于动脉狭窄的多普勒频谱分析和血流速度测定，因此频谱的准确分析和测量甚为重要。

(2) 下肢动脉近心段至远心段血流速度不断降低，检查过程中，特别是检查高度狭窄或闭塞远端的动脉时，应不断优化(降低)彩色多普勒血流速度标尺。

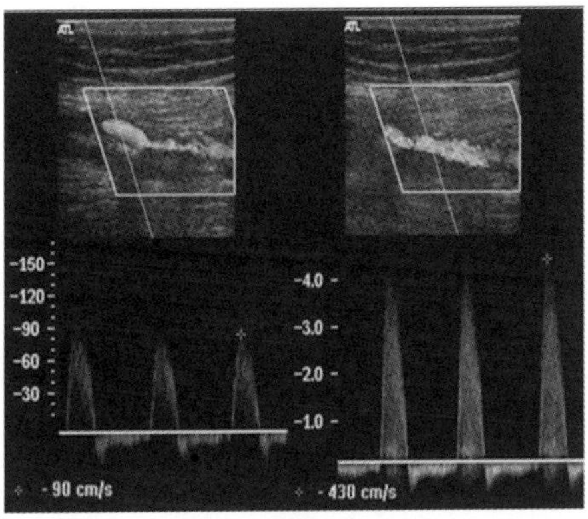

图 9-3-5　肢体动脉狭窄处及其近侧动脉的脉冲多普勒频谱

左图：狭窄近侧动脉段收缩期峰值流速 90cm/s；

右图：狭窄动脉段收缩期峰值流速 430cm/s

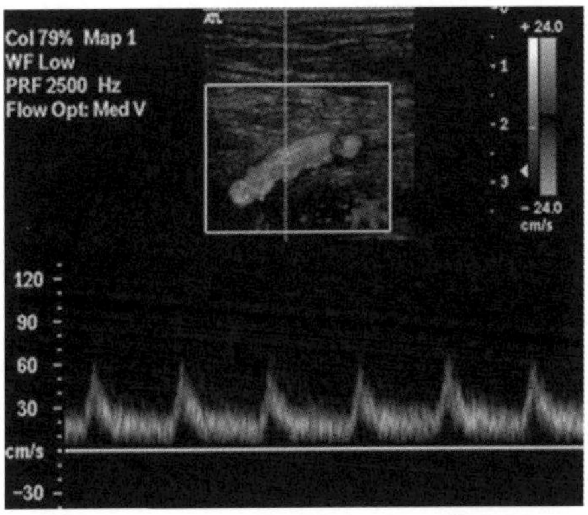

图 9-3-6　肢体动脉重度狭窄的远侧脉冲多普勒频谱

其表现为收缩期峰值血流速度降低的单相血流频谱

(3) 动脉斑块及管壁严重钙化时，影响声束穿透，彩色和脉冲多普勒可能均不能显示血流，造成血流中断假阳性表现。此时，应检查明显钙化动脉段近端和远端的动脉，判断血流是否存在。

【鉴别诊断】

(1) 下肢动脉硬化闭塞症与其他下肢动脉疾病相鉴别　包括血栓闭塞性脉管炎、急性下肢动脉栓塞、多发性大动脉炎等。

表 9-3-1　动脉狭窄和闭塞的超声诊断标准(Zwiebel 等)

动脉狭窄程度	收缩期峰值流速升高率*	病变处多普勒频谱	近侧及远侧多普勒频谱
＜50%	0～100%	三相波，反向血流成分可能减少，轻微频带增宽或有频窗充填	正常
50%～99%	＞100%	单相波，无反向波，全心动周期均为正向血流，频带明显增宽	远侧为单相频谱，且收缩期流速减低
闭塞	—	所显示动脉段无血流信号	紧邻阻塞处的近心段可闻及“撞击音”。远心段为单相频谱且收缩期流速减低

* 病变处与相邻近侧正常动脉段相比；动脉狭窄程度是指直径狭窄率。

(2) 上肢动脉硬化闭塞症与其他上肢动脉疾病相鉴别　包括胸廓出口综合征、雷诺综合征、多发性大动脉炎等。

【病例示范报告】

超声检查所见：双侧股总动脉、股浅动脉、股深动脉、腘动脉、胫前动脉、胫后动脉内-中膜增厚，内膜面不光滑，可见多发强回声斑块，较大者位于右侧股总动脉远段，最厚处约 3.6mm。右侧股浅动脉中远段管腔狭窄，彩色多普勒显示狭窄处血流束变细、紊乱，呈五彩镶嵌样血流。脉冲多普勒示频谱不正常，收缩期峰值速度增高至 430cm/s。其远侧腘动脉频谱异常，呈收缩期峰值血流速度降低的单相血流频谱。余血管血流通畅，充盈良好。

超声提示：双下肢动脉粥样硬化伴多发斑块形成，右侧股浅动脉中远段重度狭窄(直径狭窄率>70%）。

四、四肢动脉其他疾病

（一）急性动脉栓塞

【诊断要点】

1. 灰阶超声

动脉管腔内见不均质实性偏低回声（图 9-3-7A），有时可见不规则强回声斑块伴典型或不典型声影，有时于栓塞近心端可见到血栓头漂浮于管腔内。

2. 彩色多普勒

急性动脉完全栓塞时，彩色血流于栓塞部位充盈缺失（图 9-3-7B，图 9-3-7C）。不完全性栓塞时，彩色血流呈不规则细条或细线状，色彩明亮或暗淡。

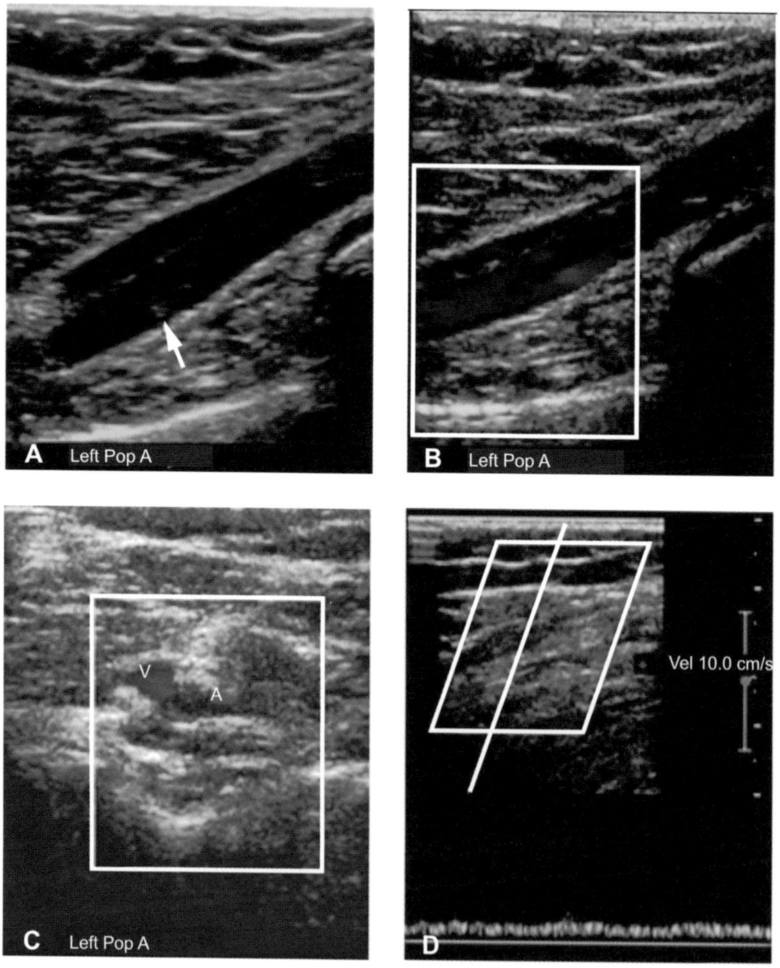

Left Pop A. 左侧腘动脉；A. 动脉；V. 静脉。

图 9-3-7　左侧腘动脉急性栓塞

A. 灰阶超声显示左侧腘动脉内栓子（箭头）；B. 彩色多普勒显示其近侧段血流充盈缺损（纵切面）；C. 彩色多普勒显示其远侧段无血流信号（横切面）；D. 由于侧支循环存在，左侧胫后动脉可见血流信号，脉冲多普勒频谱呈静脉样，血流速度 10cm/s

3. 脉冲多普勒

完全栓塞时，动脉栓塞段不能探及血流频谱。不完全栓塞时，栓塞区血栓与管壁间可见不规则血流信号，此处的血流速度多不太高，脉冲多普勒频谱波形不定。栓塞远心端动脉内可探及低速低阻或单相连续性带状频谱(图 9-3-7D)。

【注意事项】

(1) 急性四肢动脉栓塞起病急骤，患肢突然出现疼痛、苍白、厥冷、麻木、运动障碍及动脉搏动消失；多见于心脏病患者，特别是房颤患者；发病前可无间歇性跛行等下肢慢性缺血症状。下肢动脉栓塞发病率较上肢高 10 倍。其中，下肢动脉栓塞以股动脉栓塞的发病率最高，其次是腘动脉，上肢动脉栓塞则以肱动脉常见。

(2) 彩色多普勒超声能够无创、直观地显示栓塞动脉的形态和血流动力学改变，从而迅速确定栓塞的部位和范围，对临床诊治具有重要的指导作用，也可作为取栓术后了解血流重建情况的监测手段。

【鉴别诊断】

急性四肢动脉栓塞需与急性四肢深静脉血栓形成鉴别，后者可引起动脉反射性痉挛，使远心端动脉搏动减弱、皮温降低、皮肤颜色苍白，以致与急性四肢动脉栓塞相混淆。

【病例示范报告】

超声检查所见：双侧股总动脉、股浅动脉、腘动脉、胫前动脉、胫后动脉内-中膜不厚，内壁平整。左侧腘动脉管腔内见不均质实性低回声充填，彩色多普勒示病变段管腔内血流充盈缺损，部分管腔无血流信号，其远侧胫后动脉可见低速血流信号，脉冲多普勒频谱呈静脉样。余血管血流通畅，充盈良好。

超声提示：左侧腘动脉内实性回声，结合病史考虑急性栓塞可能性大。

(二) 血栓闭塞性脉管炎

【诊断要点】

1. 灰阶超声

病变动脉段内径不均匀性变细甚至闭塞，内膜面粗糙不平，呈“虫蚀”状，管壁不均匀增厚。由于病变呈节段性，可见正常动脉段与病变段交替(图 9-3-8A)；病变近心段和远心段的正常动脉段内-中膜无相应改变；病变段无粥样斑块形成，一般无钙化。多以腘动脉以远段动脉病变为主。

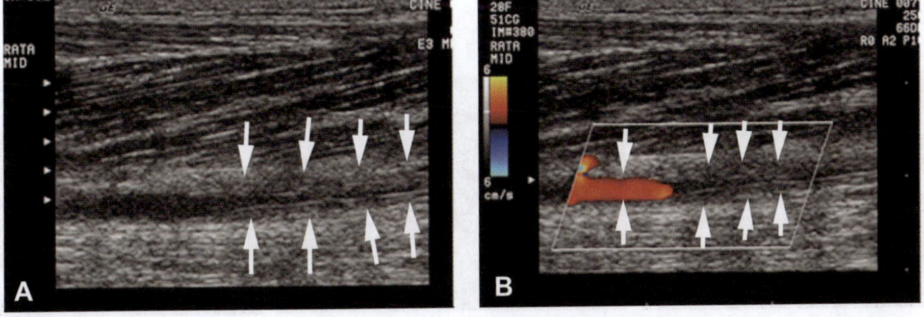

图 9-3-8　血栓闭塞性脉管炎

A. 胫后动脉中段管壁明显增厚(箭头)，正常与异常部分界限分明；B. 胫后动脉正常段血流充盈基本正常(长箭头)，病变段(闭塞)动脉管腔内无血流信号(短箭头)

2. 彩色多普勒

病变动脉狭窄时，彩色血流变细、边缘不平整；非病变段可有血流充盈、形态基本规则。当动脉完全闭塞时，管腔内则无血流信号显示(图 9－3－8B)。在病程较长的患者中可见侧支循环建立。

3. 脉冲多普勒

由于血栓闭塞性脉管炎一般会累及一段较长的动脉，呈非局限性特点(不像动脉粥样硬化所致的动脉狭窄，一般呈局限性)，脉冲多普勒频谱变化较大。如果病变较轻，仅有内膜或管腔的轻度改变，频谱形态可接近正常的三相波。但多数情况下，脉冲多普勒频谱呈单相波，流速增高或减低，病变以远的正常动脉内的脉冲多普勒频谱呈单相低速血流波。在闭塞的动脉管腔内探测不到脉冲多普勒频谱。

【注意事项】

(1) 多见于青壮年男性；动脉病变主要累及肢体中、小动脉和静脉；病变多呈节段性，病变之间血管相对正常。

(2) 血栓闭塞性脉管炎需与动脉粥样硬化、结节性动脉周围炎进行鉴别。

(3) 彩色多普勒超声可准确、直观地显示血管闭塞性脉管炎受累的范围和程度，并能够提供疾病造成的血流动力学改变，有助于疾病的分期和疗效的判断。

【病例示范报告】

超声检查所见：左侧股总动脉、股浅动脉、腘动脉、胫前动脉胫后动脉近段内－中膜不厚，内壁平整。左侧胫后动脉中段节段性管壁增厚，管腔显示不清，累及长度约 5.8cm。彩色多普勒显示病变处管腔内可见断续细线状血流信号，脉冲多普勒显示频谱不正常，血流速度减低，峰值流速 15cm/s。

超声提示：左胫后动脉异常所见，结合病史考虑血栓闭塞性脉管炎可能性大。

(三) 四肢动脉瘤

1. 真性动脉瘤

【诊断要点】

(1) 灰阶超声　动脉局限性梭状或囊状扩张，内径为相邻正常动脉的 1.5 倍或以上(图 9－3－9A，图 9－3－9B)，内壁回声可有异常改变，如回声增强、不光滑或毛糙，或见强回声斑块，可有附壁血栓，呈低回声或中等回声。测量内容包括动脉瘤最大直径、长度、瘤体近端至近心段动脉分叉、瘤体远端至远心段动脉分叉的距离，如有血栓需要测量血栓厚度，为临床介入治疗提供充足信息。

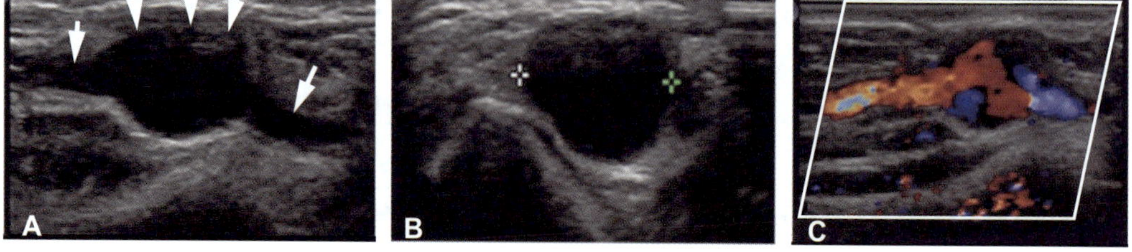

图 9－3－9　真性动脉瘤

A. 纵切面扫查显示桡动脉(短箭头)局部瘤样扩张(长箭头)；B. 横切面显示瘤样扩张处呈囊样结构，边界清晰，管壁完整；C. 彩色多普勒检查显示扩张动脉内有涡流

(2) 彩色多普勒　动脉瘤内血流紊乱，其程度与动脉扩张的大小及形状有关，在扩张明显或者囊状扩张的病变区可见涡流(图 9－3－9C)。附壁血栓形成时，可见彩色血流充盈缺损。彩色多普勒对发现是否因血栓形成导致动脉闭塞有重要价值。

(3) 脉冲多普勒　血流由正常动脉段进入动脉瘤，管腔突然扩大，可造成明显的血流紊乱，在动脉瘤腔的不同位置取样，可得到不同的频谱波形，脉冲多普勒对于识别瘤腔内因血栓形成而闭塞有重要价值。

【鉴别诊断】

四肢真性动脉瘤并不常见，多发生于腘动脉，需要与假性动脉瘤、动脉夹层鉴别诊断，鉴别要点参见表 9－3－2。

【病例示范报告】

超声检查所见：右侧腕部桡骨茎突水平桡动脉瘤样扩张，上下径约 1.3cm，前后径约 0.9cm，左右径约 1.1cm，其近段桡动脉内径约 0.3cm，彩色多普勒示其内呈涡流，其两端桡动脉血流通畅，频谱正常。

超声提示：右侧桡动脉瘤。

2. 假性动脉瘤

【诊断要点】

(1) 灰阶超声　动脉周围可见无回声病灶，形态呈类圆形或不规则，即假性动脉瘤瘤腔。当伴有血栓形成时，瘤腔壁见厚薄不均的低或中等回声附着。高频探头可以显示瘤腔内血流回声，呈“云雾”状流动。如果动脉与病灶之间的开口较大(＞1～2mm)，灰阶图像可以帮助确定开口位置(图 9－3－10A)。

(2) 彩色多普勒　瘤腔内血流紊乱或呈涡流状。除此之外，彩色多普勒还可以帮助确定灰阶超声不能显示的动脉与瘤腔之间的小开口，即瘤颈。在瘤颈处可见收缩期由动脉“喷射”入瘤体内的高速血流束，舒张期瘤体内的血液流回动脉腔，彩色血流暗淡(图 9－3－10B，图 9－3－10C)。瘤体内的彩色血流充盈情况与瘤颈的大小及腔内有无血栓形成有关。如瘤体内有血栓形成，彩色血流显示局限性充盈缺损。

(3) 脉冲多普勒　在瘤颈处可探及双向血流频谱，即收缩期由动脉流入瘤体的高速血流频谱，舒张期瘤体内的血流反流入动脉的低速血流频谱，这是假性动脉瘤的特点和诊断要点(图 9－3－10D)。在瘤腔内血流紊乱，不同位置探及的血流频谱不同。

【鉴别诊断】

假性动脉瘤常见于外伤或者医源性(插管、穿刺取血等)损伤，以股动脉假性动脉瘤多见。临床症状常表现为有压痛的搏动性包块，可伴发感染、出血及局部压迫、疼痛等，诊断可结合病史。鉴别要点参见表 9－3－2。

【病例示范报告】

超声检查所见：在左股浅动脉中段内侧可见一无回声结构，大小 3.5cm × 4.2cm，壁厚薄不均，最厚约 4.0mm，腔不规则。彩色多普勒示其内血流信号紊乱，呈涡流，收缩期可见自左股浅动脉流向无回声结构的高速血流，舒张期无回声结构内血流流入股浅动脉，破裂口处(瘤颈)血流束宽约 1.5mm。脉冲多普勒在瘤颈显示双向血流频谱，收缩期由左股浅动脉流入无回声结构的血流峰值流速为 254 cm/s。

超声提示：左股浅动脉假性动脉瘤。

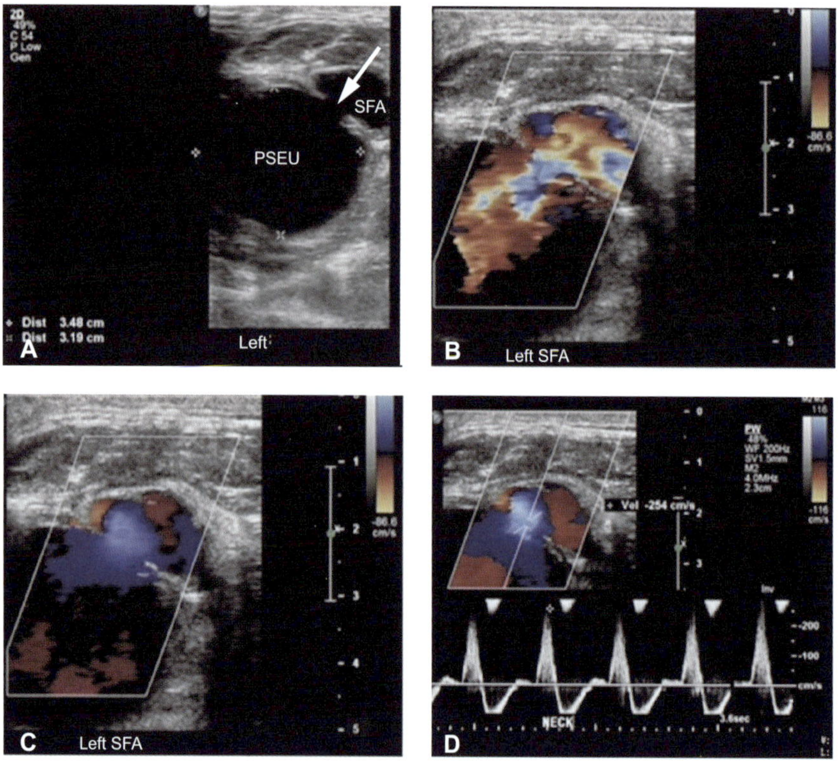

PSEU. 假性动脉瘤；SFA. 股浅动脉。

图 9-3-10　股浅动脉假性动脉瘤

A. 灰阶超声示左侧股浅动脉中段内侧探及囊性无回声结构，与股浅动脉相通（箭头）；B. 彩色多普勒显示自左侧股浅动脉流向无回声结构的高速血流；C. 彩色多普勒显示自无回声结构流向左侧股浅动脉的反向血流；D. 脉冲多普勒频谱显示，瘘口内双向血流：（收缩期）由股浅动脉流向无回声结构的高速血流（254cm/s）和（舒张期）由无回声结构流入股浅动脉的反向血流

表 9-3-2　真性动脉瘤与假性动脉瘤、动脉夹层的鉴别

	真性动脉瘤	假性动脉瘤	动脉夹层
病因	动脉粥样硬化	外伤、感染	动脉粥样硬化、梅毒、马方综合征等
起病	缓慢	较慢	急骤
形态	梭形、囊状	囊状	梭形或螺旋形
纵切面灰阶超声	梭形	类圆形或不规则	双腔（真腔和假腔）
横切面灰阶超声	圆形、类圆形	动脉外侧，类圆形或不规则	双腔
彩色多普勒	紊乱血流或涡流	瘤颈显示双向血流信号	真、假腔内彩色血流一般不同（方向、彩色血流亮度等）
脉冲多普勒	同彩色多普勒	瘤颈显示双向血流频谱	真、假腔多普勒频谱一般不同（方向、流速等）

第四节　四 肢 静 脉

一、概述

【适应证】

(1) 四肢沉重、疼痛。

(2) 四肢肿胀。

(3) 下肢色素沉着、溃疡。

(4) 下肢浅静脉曲张。

(5) 复发性下肢浅静脉曲张(静脉手术或介入治疗后随访)。

(6) 上肢和(或)胸壁浅静脉扩张。

(7) 不明原因的肺动脉栓塞。

【超声检查技术】

1. 患者准备

患者平静呼吸，处于安静状态下检查。检查室温度适中，避免冷或热刺激。检查床要足够宽，以便患者的四肢和躯干能舒适放松。

2. 体位

上肢静脉一般采用平卧位，被检肢体外展、外旋，掌心向上。下肢静脉可采用平卧位，被检肢体略外展、外旋，膝关节略为弯曲。站立位使下肢静脉膨胀而容易观察，如果受检者身体条件允许，特别是怀疑下肢静脉瓣功能不全时，应首选站立位检查。

3. 仪器

与四肢动脉要求相似，参见本章第三节。

4. 扫查方法

(1) 上肢静脉　锁骨下静脉不易显示，可采用锁骨上、下径路或胸骨上窝径路进行探测。腋静脉可从胸前扫查在胸前肌肉后方显示，也可将探头置于腋窝高处，从腋部扫查来显示。肱静脉可从肱二头肌内侧寻找肱动脉，然后在其两侧进行追踪观察。

上肢浅静脉扫查，先在三角肌旁找到头静脉与锁骨下静脉或腋静脉的连接处，然后沿肱二头肌外侧追踪观察头静脉；检查贵要静脉需要先在上臂找到贵要静脉与肱静脉或腋静脉连接处，然后沿肱二头肌内侧追踪观察；上述静脉也可由肱骨下端向上检查。

(2) 下肢静脉　在腹股沟处显示股总静脉，向上观察至髂外静脉的远端，向下观察到股浅静脉与股深静脉近心段。股浅静脉远心段位置较深，可采用前侧或后侧径路来充分显示此段静脉；其中位于收肌管内段位置很深，不能被有效地按压，应纵切采用彩色多普勒观察管腔内血流信号，必要时使用 3.5～5MHz 的凸阵探头。在腘窝位置可以显示腘静脉，其与深部(前方)的腘动脉伴行。

胫后静脉探查常用小腿前内侧径路：探头置于小腿前内侧，声束指向后方或后外方，沿胫骨内侧与肌肉之间的间隙向上追踪观察。腓静脉探查可采用与探测胫后静脉相同的小腿前内侧径路，在胫后静脉后方显示腓静脉。检查胫前静脉时，探头先置于内、外踝连线的中点附近，显示胫前静脉远心段，然后沿小腿前外方向上追踪观察。腓肠肌静脉和比目鱼肌静脉也最好常规检查，特别是当患者小腿局部疼痛和(或)触痛而深静脉系统正常时，探测这些静脉是否有血栓很重要。

检查大隐静脉时，沿小腿内侧上行，经过膝关节内侧，再沿大腿内侧上行，并逐渐转向前方，最后于耻骨结节下外方 3～4cm 处汇入股总静脉；也可以从上至下逐一检查。小隐静脉走行表浅，经过外踝后方，沿小腿后面上升，经腓肠肌两头之间达腘窝并在此汇入腘静脉。

【检查内容】

四肢静脉疾病主要包括静脉血栓和静脉瓣功能不全，每条(段)静脉的观察内容大致相同，包括：①观察静脉是否有变异以及内膜、管腔内回声情况；②进行探头加压试验，观察静脉管腔被压闭的程度，进而判定管腔内有无静脉血栓；③观察静脉管腔内是否有自发性血流信号以及血流信号的充盈情况；④检查静脉瓣膜功能。

二、正常超声表现

1. 灰阶超声

四肢主要静脉内径大于伴行动脉内径，且随呼吸运动而变化。在深吸气或 Valsalva 试验时，较大的静脉内径发生相应的改变。

正常四肢静脉具有以下四个灰阶声像图特征。

①静脉壁非常薄，甚至在灰阶超声上都难以显示。

②内膜平整、光滑。

③超声图像上管腔内的血流呈无回声，高分辨力超声仪可显示流动的红细胞呈弱回声。

④具有可压缩性，探头加压可使管腔压闭，此特征在鉴别静脉血栓时具有重要意义。部分人在管腔内可看见静脉瓣膜，尤以锁骨下静脉、股总静脉及大隐静脉常见(图 9-4-1)。

2. 彩色多普勒

正常四肢静脉内显示单一方向的回心血流信号，充盈于整个管腔；挤压远端肢体静脉时，管腔内血流信号增强；而当挤压远端肢体放松后或 Valsalva 试验时血流信号立即中断或短暂反流后中断(图 9-4-2)。有一些正常小静脉(桡、尺静脉，胫、腓静脉)可无自发性血流，人工挤压远端肢体时，管腔内可呈现血流信号；加压后静脉管腔消失，血流信号亦随之消失。

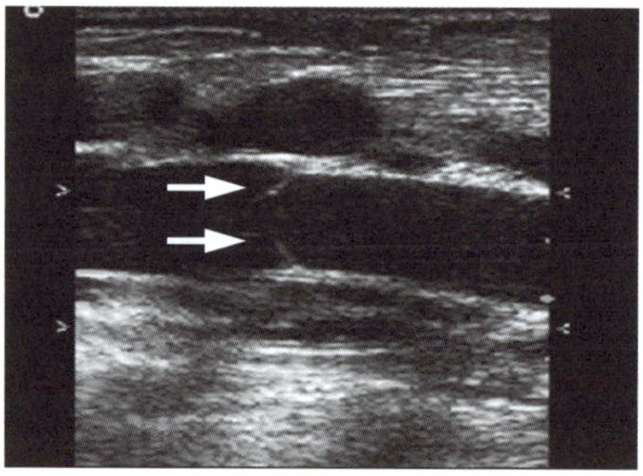

图 9-4-1　正常下肢静脉瓣膜(箭头)

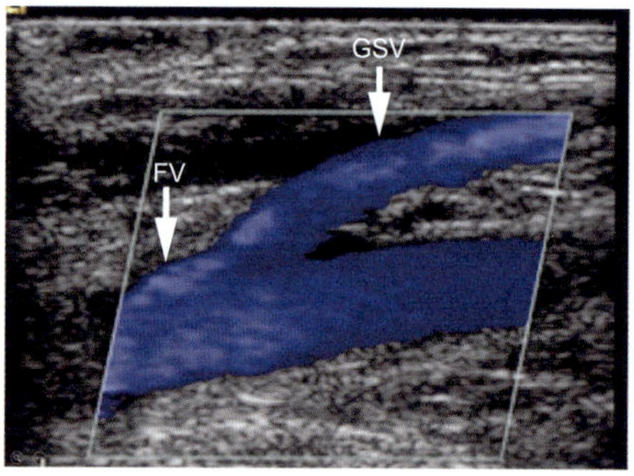

FV. 股静脉；GSV. 大隐静脉。

图 9-4-2　正常下肢静脉的彩色多普勒图像

3. 脉冲多普勒

正常四肢静脉重要的多普勒特征如下。

(1) 自发性　当受检者肢体处于休息或活动状态时，大、中静脉内存在血流信号，小静脉内可缺乏自发性血流。

(2) 期相性　正常四肢静脉血流速度和血流量随呼吸运动而变化，脉冲多普勒能直观地观察上述变化(图 9-4-3)。吸气时胸内压降低，右心房压随之降低，上肢静脉压与右心房压的压力阶差增大，上肢静脉血液回流增加、血流速度加快；呼气时则相反。下肢静脉血流的期相性变化正好与上肢静脉相反，吸气时，膈肌下降，腹内压增高，下腔静脉受压，下肢外周静脉与腹部静脉之间的压力阶差降低，造成下肢血液回流减少和血流速度减慢；

呼气时则相反。当静脉血流缺乏期相性，变为连续性血流时，预示着检查部位近段、有时可为远段静脉有严重的阻塞。

(3) Valsalva 试验　深吸气后憋气，四肢大静脉或中等大小的静脉内径明显增宽，血流信号减少、短暂消失甚至出现短暂反流，用于判断从检查部位至胸腔的静脉系统的开放情况(图 9-4-4)。

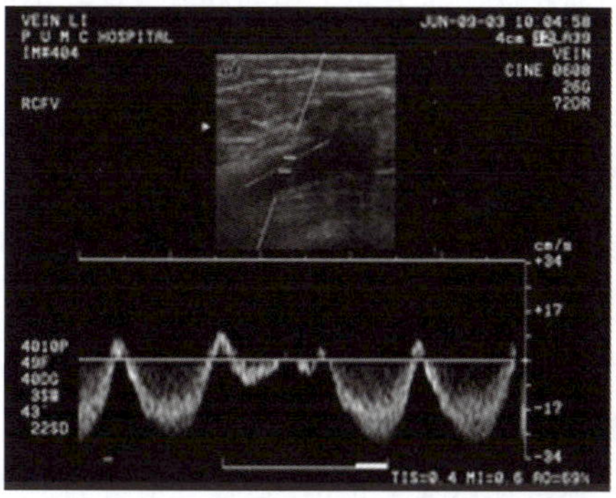

图 9-4-3　正常股总静脉的期相性血流频谱

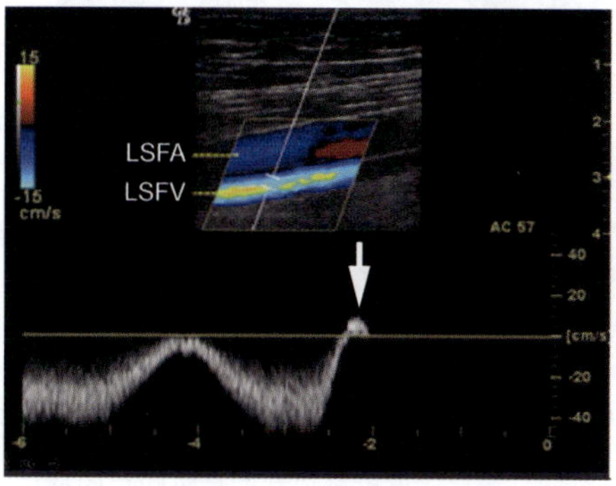

图 9-4-4　Valsalva 试验时正常股浅静脉的脉冲多普勒频谱

Valsalva 试验时的短暂反流(箭头)

(4) 挤压远端肢体血流信号增强　人工挤压检查处远端肢体后，正常四肢静脉呈现短暂的血流信号增强或多普勒频移加快，这种反应可以证实检查部位与被压迫处之间的静脉段是通畅的。如果挤压检查处远端肢体后，血流信号没有增强，则说明在检查部位以远的静脉存在阻塞；血流信号延迟或微弱的增强，提示远端静脉不完全阻塞或周围有侧支循环。

(5) 单向回心血流　因静脉瓣膜防止血液反流，故正常下肢静脉血液仅回流至心脏。当先天或后天因素造成瓣膜功能不全时，静脉血液的反流时间会明显延长，据此可判断瓣膜功能不全。

【正常报告】

超声检查所见：双侧股总静脉、股浅静脉、股深静脉、腘静脉、胫后静脉和腓静脉管腔显示清楚，管径对称，内为无回声，探头加压后管腔可压闭。彩色多普勒显示上述静脉血流通畅，充盈良好，挤压小腿放松后或做 Valsalva 试验，上述静脉未见异常反流。

超声提示：双下肢深静脉未见明显异常。

三、四肢静脉血栓

(一)四肢浅静脉血栓

【诊断要点】

1. 灰阶超声

使用高频探头，在静脉走行区皮下不能探及正常的浅静脉，取而代之的是条索状的低或中强回声，边界清晰或模糊，管腔不能被压闭。血栓处静脉壁明显增厚呈低回声，是血栓性静脉炎所致。部分慢性浅静脉血栓可伴有静脉石，呈斑状强回声。

2. 彩色多普勒

根据血栓梗阻程度和累及范围，血栓段彩色血流信号可以出现充盈缺损或完全无血流信号。

(二)四肢深静脉血栓

【诊断要点】

1. 灰阶超声

血栓形成后数小时到数天之内表现为无回声，一周后逐渐变为低回声，低于周围肌肉组织，边界平整(图 9-4-5)。血栓处静脉管径通常明显扩张，显著大于相邻动脉，管腔不能被压闭。血栓可自由漂动或随肢体挤压而漂动，这是急性血栓的诊断依据，同时也预示有肺栓塞的可能性，是非常危险的征象。在血栓的附近或较远部位可伴有侧支循环形成，一般较正常静脉细且多数走行迂曲或交错排列。

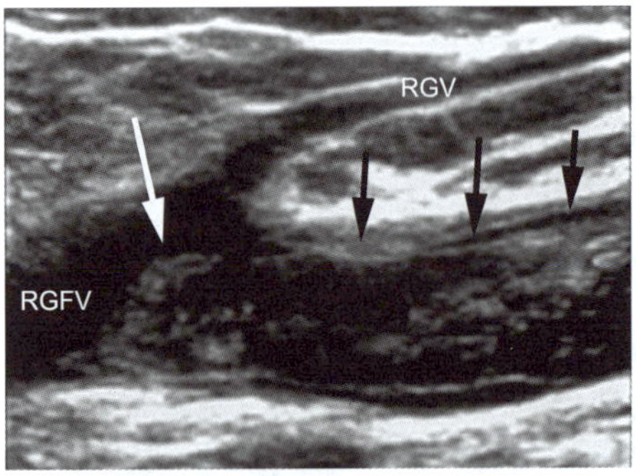

RCFV. 右侧股总静脉；RGV. 右侧大隐静脉。

图 9-4-5　急性下肢静脉血栓的灰阶超声图像
血栓(箭头)处静脉扩张

亚急性血栓(2 周至 6 个月)回声较急性阶段逐渐增强，血栓变小且固定，静脉扩张程度减轻，甚至静脉管径恢复至正常。血栓处静脉管腔不能完全被压闭。血栓黏附于静脉壁，不再自由浮动。

6 个月以上的静脉血栓，称为血栓慢性期或慢性血栓。这个阶段的病变静脉表现为管壁局限性或弥漫性增厚，管径可以明显小于正常，部分静脉变为闭塞的纤维条索状或静脉结构显示不清。

2. 彩色多普勒

血栓段静脉内完全无血流信号或探及少量血流信号。血栓再通，静脉腔内血流信号逐渐增多，有的表现为“双轨”征(图 9-4-6)。当静脉瓣受损时，可以出现静脉反流。有的静脉血栓则可能始终为阻塞状态，无血流信号。

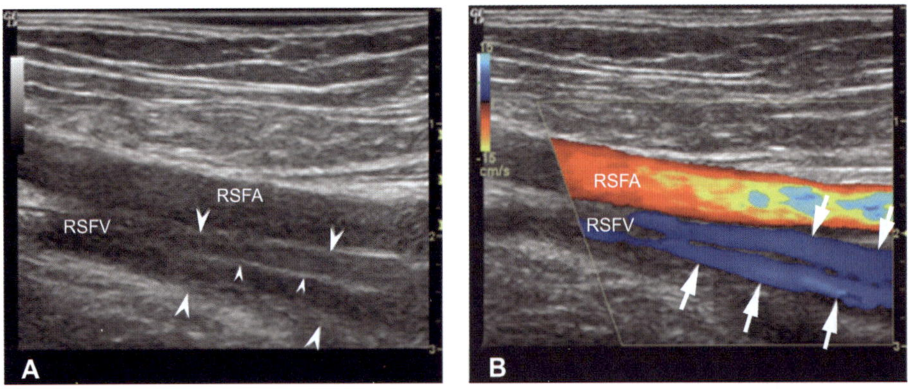

RSFA. 右股浅动脉；RSFV. 右股浅静脉。

图 9-4-6　右侧股浅静脉慢性血栓

A. 管腔内可见条状中高回声(短箭符)，长箭符所示为股浅静脉壁；B. 条状中高回声将管腔内血流信号分隔，呈“双轨”征

3. 脉冲多普勒

当血栓使静脉完全闭塞时，血栓远段静脉频谱变为连续性，失去期相性血流特征，Valsalva 试验时静脉血流无明显变化。但血栓致管腔部分阻塞或阻塞后形成丰富的侧支循环

时，远端静脉可能不发生这些改变。

【注意事项】

1. 检查注意事项

(1) 四肢浅静脉血栓常发生于静脉输液或外周中心静脉导管(PICC)置管的部位，也常见于浅静脉曲张患者膝以下的大隐静脉及其属支。体征明显，能在静脉走行区皮下触及条索状肿块，有触痛，可伴有局部红斑。因浅静脉位置表浅，检查时应该选用线阵高频探头。

(2) 一旦超声诊断急性期血栓，尤其观察到自由漂浮血栓时，必须十分小心，避免不必要的挤压，以免引起血栓脱落。

(3) 间断加压检查时不应在长轴切面下进行，以免静脉移出扫查切面而产生静脉被压闭的假象。

(4) 小腿深静脉多为两条同名静脉伴行，检查时应全程探查两条血管内有无血栓形成，以防漏诊。

(5) 小腿肌间静脉丛血栓形成是临床较常见但超声检查易漏诊的血栓类型。当出现小腿胫后静脉及腓静脉通畅，但患者小腿明显肿胀，要留意探查肌间静脉丛有无血栓形成。

(6) 当大隐静脉或小隐静脉有血栓形成时，应注意观察血栓上端至隐股静脉交界或隐腘静脉交界的距离。

(7) 四肢静脉血栓需与非血管性病变进行鉴别，如血肿、腘窝(Baker)囊肿、关节积液、感染、软组织肿瘤等。

2. 超声描述

描述被检深静脉和浅静脉可压缩性，血栓回声特点、范围，静脉血栓的彩色及脉冲多普勒超声特征。如果超声检查过程中发现静脉瓣膜功能不全，应增加相关检查要求描述。

【病例示范报告】

超声检查所见：左侧股总静脉、股浅静脉、股深静脉及腘静脉管腔增宽，内充满低回声，探头加压管腔不被压闭。彩色多普勒显示该侧股总静脉、股浅静脉、股深静脉未见明确血流信号，腘静脉血流充盈缺损，余静脉可见血流充盈，未见明显血栓征象。

超声提示：左侧下肢深静脉急性血栓形成。

四、下肢静脉瓣膜功能不全

【诊断要点】

1. 灰阶超声

下肢浅静脉瓣膜功能不全表现为病变处浅静脉扩张(图 9-4-7)、走行迂曲，有的患者伴有浅静脉血栓形成；部分可合并穿支静脉瓣膜功能不全，表现为连接于深、浅静脉之间的迂曲扩张的管状结构，内径比正常的穿支静脉明显增宽。

下肢深静脉瓣膜功能不全分为原发性和继发性，前者常表现为静脉管腔增宽，管壁内膜平整、不增厚，管腔内无实性回声，探头加压后管腔能被压闭。有的患者可显示静脉瓣膜及其关闭不全的表现。由血栓引起的继发性下肢静脉瓣膜功能不全的静脉管径可以增宽、正常或变细，静脉瓣膜增厚、活动僵硬或固定。

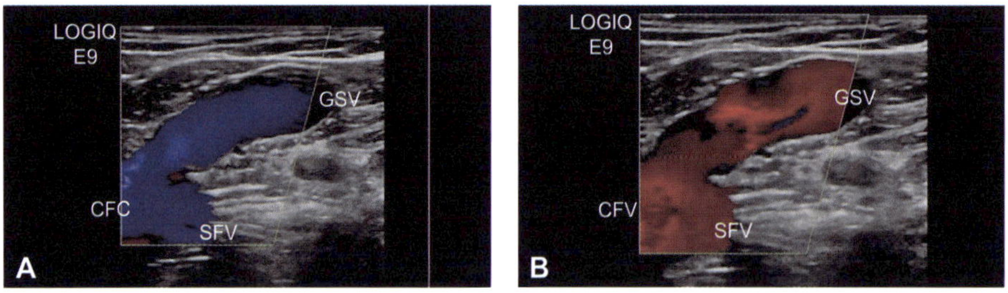

SFV. 股浅静脉；CFV. 股总静脉；GSV. 大隐静脉。

图 9-4-7　大隐静脉瓣膜功能不全

A. 大隐静脉曲张、增宽，平静呼吸血流汇入股静脉；B. Valsalva 试验，GSV 出现反流

下肢深静脉瓣膜功能不全分为原发性和继发性，前者常表现为静脉管腔增宽，管壁内膜平整、不增厚，管腔内无实性回声，探头加压后管腔能被压闭。有的患者可显示静脉瓣膜及其关闭不全的表现。由血栓引起的继发性下肢静脉瓣膜功能不全的静脉管径可以增宽、正常或变细，静脉瓣膜增厚、活动僵硬或固定。

2. 彩色多普勒

在原发性静脉瓣膜功能不全中，静脉管腔内血流充盈良好，回心血流与正常静脉无明显不同或回心血流量增加。Valsalva 试验或挤压小腿放松后，可见病变段静脉瓣膜处显示线样或束状反向血流信号(图 9-4-8)。继发性下肢静脉瓣膜功能不全的血流形态视血栓分期而定。Valsalva 试验或挤压小腿放松后，病变段静脉可出现明显反流。

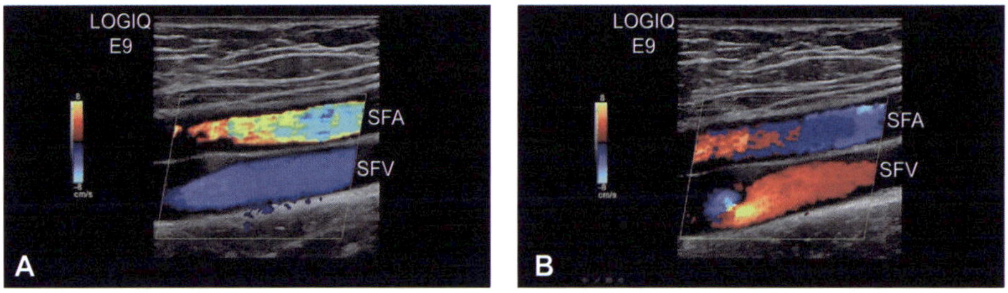

SFV. 股浅静脉；SFA. 股浅动脉。

图 9-4-8　下肢深静脉瓣膜功能不全

A. 平静呼吸时，股浅静脉回心血流呈蓝色；B. Valsalva 试验后出现明确反流

3. 脉冲多普勒

多数学者认为，反流时间小于 0.5s 提示正常，以反流时间大于 1.0s 来诊断下肢深静脉瓣膜功能不全较为合适(图 9-4-9)。

【注意事项】

(1) 超声检查时应分别从大腿内侧向腘窝部，以及从腘窝部向大腿远侧段的后方扫查股浅静脉和腘静脉，并使两次扫查的范围相互覆盖。

(2) 检查大隐静脉时，应注意分别检测大隐静脉主干及其属支。临床上经常可见股外侧浅静脉瓣膜功能不全而大隐静脉主干瓣膜功能正常。瓣膜功能不全的股外侧浅静脉可汇入大隐静脉，也可在腹股沟部直接汇入股静脉。

(3) 小隐静脉可汇入腘静脉或股浅静脉，隐腘静脉交界水平的上下差别甚大。准确描述

隐腘静脉交界解剖位置(通常利用隐腘静脉交界与腘窝皮肤皱褶之间的距离)有助于临床医师高位结扎小隐静脉时，方便地找到隐腘交界。

(4) 小隐静脉瓣膜功能不全可合并股浅静脉及腘静脉近段(隐腘静脉交界水平以上)反流，临床研究显示此类股浅静脉及腘静脉近段反流多在小隐静脉高位结扎与剥除术后消失。超声报告中将其报告为“股浅静脉及腘静脉近段反流”比“股浅静脉及腘静脉近段瓣膜功能不全”更为合适。

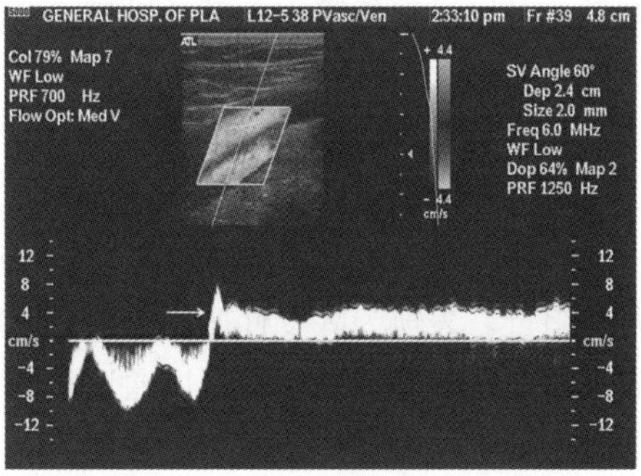

图 9-4-9　下肢深静脉瓣膜关闭不全

Valsalva 试验后，脉冲多普勒显示静脉反流频谱(箭头)，反流时间大于 1s

(5) 下肢深静脉瓣膜缺如也表现为静脉反流，但对于治疗方案的选择则有明显差别。所以，在声像图显示静脉瓣膜的情况下，如有病理性静脉反流，可以提示静脉瓣膜功能不全。相反，超声报告提示静脉反流即可。

(6) 下肢穿支静脉甚多，静脉瓣功能不全且直径较大的穿支静脉具有临床意义。穿支静脉直径通常在穿支静脉经过筋膜处测量。

【病例示范报告】

超声检查所见：双侧股浅静脉、腘静脉、大隐静脉管腔显示清晰，内为无回声，探头加压后管腔被压闭；左侧大隐静脉近心端见瓣膜回声，且关闭不全。彩色多普勒显示上述静脉血流通畅，充盈良好，呈自发性血流。挤压小腿放松后和(或)Valsalva 试验，左侧大隐静脉见反流信号，脉冲多普勒显示反流频谱，反流时间约 5s。

超声提示：左侧大隐静脉瓣膜功能不全。

五、先天性四肢血管畸形

(一)四肢血管瘤

【诊断要点】

1. 灰阶超声

肢体软组织内的海绵状血管瘤表现为大小不等、形态各异、分格状的低回声或无回声囊腔，边界不清，无包膜；囊腔内可有弱、等、高不同程度的血栓回声。蔓状血管瘤则表现为瘤体形态不规则、内可见走行迂曲的无回声管状结构，无明确的边界。这两种血管瘤的瘤体受压后均可变小。

2. 彩色多普勒

海绵状血管瘤内的无回声结构有不规则、红蓝相间、小片状血流信号，颜色较暗淡，也可无血流信号显示；探头加压后快速放松时，可显示瘤体内血流信号，或者颜色较前变亮；瘤体受压时可变小，瘤体内的血流信号消失，而压力解除或挤压瘤体远端的肢体时，瘤体大小和血流信号可以恢复原来的状态。

蔓状血管瘤瘤体内有丰富的红蓝相间的彩色血流，在细小动静脉瘘的部位出现五彩镶嵌样血流信号。与海绵状血管瘤不同的是，无需加压瘤体内的彩色血流即可清楚显示。

3. 脉冲多普勒

海绵状血管瘤可以测到不规则、速度较低的静脉样血流频谱，瘤体近段动脉血流阻力减低，可以呈现低阻力型动脉频谱。蔓状血管瘤可以测及瘤体内速度较快的动脉频谱，呈低阻力波型；动静脉瘘的部位可以测得高速的湍流样血流频谱；在距离瘤体较近的静脉内能测到随心动周期变化的、速度较快的静脉频谱。

【鉴别诊断】

四肢血管瘤需与血管球瘤及淋巴管瘤进行鉴别。血管球瘤较小，多发生在指、趾甲床及其附近。表现为阵发性剧烈疼痛，寒冷刺激时明显。淋巴管瘤有多种类型，单纯声像图表现与血管瘤难以鉴别，可以通过彩色或多普勒多普勒鉴别，超声引导下穿刺也是鉴别方法之一。

【病例示范报告】

超声检查所见：左前臂背侧中远侧段肌肉内可见囊实性包块，范围 8.5cm×2.5cm，边界不清楚，无包膜，瘤体体积受压时可变小，彩色和脉冲多普勒示探头加压后放松时，囊性结构内可见低速血流信号。

超声提示：左前臂背侧中远侧段肌肉内囊实性包块，海绵状血管瘤可能性大。

(二)先天性动静脉瘘

【诊断要点】

1. 灰阶超声

病变部位可见多发散在的管状和圆形无回声区，呈蜂窝样改变。

2. 彩色多普勒

无回声区内充满血流信号，可见明亮的五彩镶嵌的血流信号。

3. 脉冲多普勒

病变部位动脉血流频谱为高速低阻型。仔细观察病变处可探及许多扩张的静脉，有的内部显示动脉样血流频谱。在病变近心端参与瘘血供的动脉常增宽，走行弯曲，甚至呈瘤样扩张，血流频谱为高速低阻型。

【鉴别诊断】

先天性动静脉瘘与后天性动静脉瘘鉴别：先天性动静脉瘘常发生于细小的动、静脉之间，瘘口众多、细小，不容易判断瘘口的具体部位，瘘口处五彩镶嵌样血流信号具有提示作用。不典型者，彩色多普勒超声难以确诊，应建议行其他影像学检查。动脉造影的动态观察可显示病变的部位和范围，对确定治疗方案有决定性意义。

【病例示范报告】

超声检查所见：右上肢前臂软组织内见多发散在的管状和圆形无回声结构，呈蜂窝样改变，彩色多普勒显示无回声结构内有血流信号，并可见五彩镶嵌样血流。脉冲多普勒显示病变近心端动脉(尺动脉)血流速度增快，收缩期峰值血流速度 96cm/s，相邻的静脉内径增宽，并探及搏动性血流。

超声提示：右上肢前臂软组织超声异常所见，结合病史考虑先天性动静脉瘘。

(三)先天性静脉曲张性骨肥大综合征(Klippel－Trenaunay 综合征)

【诊断要点】

1. 灰阶超声

患侧肢体骨骼增长、增粗，伴软组织肿胀肥厚，其外侧可探及扩张、迂曲、网状的异常浅静脉。曲张静脉内可有血栓存在，伴有海绵状血管瘤时，可见静脉石回声，同侧深静脉可有变细或增粗的改变，也可能探查不到深静脉(缺如)。

2. 彩色多普勒

随探头加压和抬起可观察到扩张、迂曲静脉内血流信号充盈及消失改变情况，Valsalva 试验则可出现反流。如合并血栓时，管腔内可见实性回声，探头加压管腔不被压闭，彩色血流信号充盈缺损或消失。有时可见浅静脉粗大紊乱呈瘤样扩张及团块状血流信号，还可显示交通支静脉血流情况(图 9-4-10)。

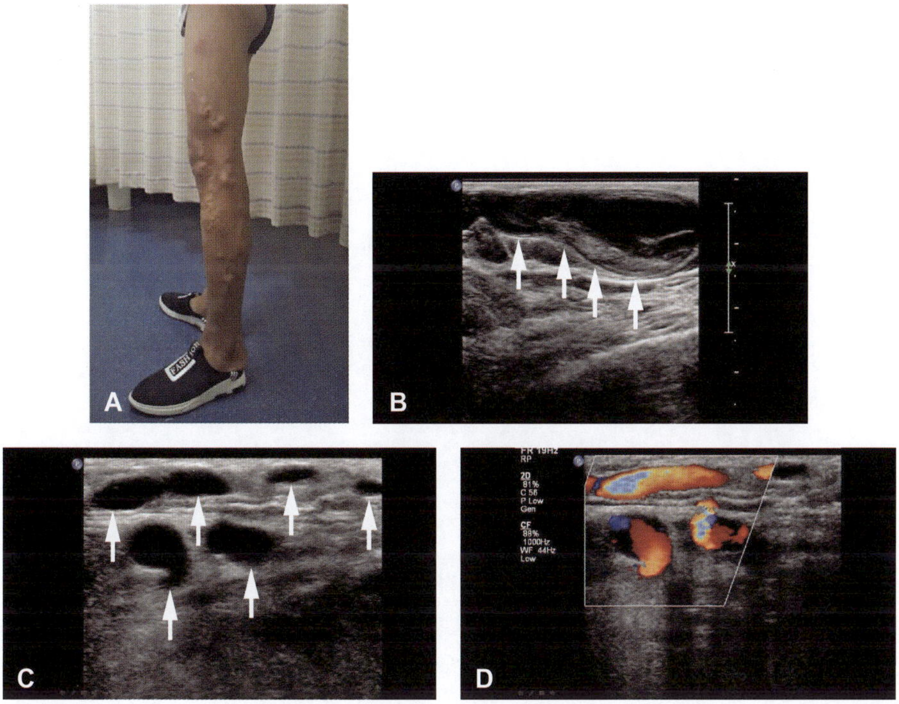

图 9-4-10　Klippel-Trenaunay 综合征

A. 左下肢外侧浅静脉曲张；B. 下肢浅静脉曲张伴血栓形成(箭头)；C. 下肢浅静脉和软组织内静脉扩张(箭头)；D. Valsalva 试验显示扩张的静脉出现反流

3. 脉冲多普勒

通过脉冲多普勒测量患侧肢体异常静脉的反流时间，帮助判断浅、深静脉瓣的功能状况。当皮肤葡萄酒样红色血管瘤或斑痣伴有肢体软组织海绵状血管瘤时，其内可测得血流频谱。

【鉴别诊断】

Klippel-Trenaunay 综合征的主要病理特征为三联征：①浅静脉曲张，常伴有深静脉异常，表现为深静脉缺如、静脉狭窄或静脉扩张，并伴静脉瓣缺如；②皮肤毛细血管瘤或海绵状血管瘤；③骨骼和软组织过度生长。

临床上需要与伴动、静脉瘘的先天性血管发育不全相鉴别。本综合征中动脉正常，无动静脉瘘，可据此鉴别诊断。

【病例示范报告】

患者，男，25 岁，左下肢增长、增粗，皮肤可见血管瘤。

超声检查所见：左下肢外侧浅静脉迂曲、扩张，部分静脉管腔内见不均质实性回声，探头加压后管腔不被压闭。挤压小腿放松后及 Valsalva 试验，彩色多普勒显示左侧大隐静脉重度反流。该侧下肢软组织内静脉扩张，Valsalva 试验其内出现反流。

超声提示：左下肢超声异常所见，结合患者体征考虑 Klippel－Trenaunay 综合征。

第十章 浅表器官

第一节 眼 部

一、概述

【适应证】

(1) 任何导致眼屈光间质浑浊而无法窥清眼底的情况均可选择超声检查，如玻璃体积血、玻璃体后脱离、视网膜脱离、脉络膜脱离、早产儿视网膜病变、外层渗出性视网膜病变(Coats 病)等。

(2) 眼内占位性病变可通过其声学特征进行诊断和鉴别诊断，如视网膜母细胞瘤、脉络膜黑色素瘤、脉络膜血管瘤、脉络膜转移癌等。

(3) 因眶内占位病变、炎症、血管畸形等所致的单侧或双侧眼球突出，如眶蜂窝织炎、球筋膜炎、炎性假瘤、颈动脉海绵窦瘘等可应用超声检查进行诊断和鉴别诊断。

(4) 外伤所致的眼部损伤，如眼内异物、巩膜裂伤等可通过超声检查了解损伤情况。

(5) 全身疾病的眼部表现，如甲状腺相关眼眶病、糖尿病视网膜病变等。

(6) 白内障手术前应用超声检查确定所选择的眼内人工晶状体屈光度以及眼内情况。

(7) 眼部肿瘤、占位性病变治疗的超声随访。

【超声检查技术】

1. 患者准备

检查前应通过与患者的交流消除其紧张、恐惧心理，配合医生的检查，如平稳呼吸、减少瞬目等。通过询问病史、阅读病历了解患者的基本病情。

2. 体位

一般为仰卧位检查，特殊情况下可以采用坐位检查。

3. 仪器

一般使用高频线阵探头、仪器内置的小器官条件即可，但需降低发射功率、尽量缩短多普勒检查的时间。

4. 扫查方法

(1) 二维超声　首先将仪器的增益调整至最高，以免将细小的病变遗漏，一般依照如下顺序进行扫查。

①横切扫描：将探头置于 6 点角膜巩膜缘，得到上方眼球后极部的图像，向下(穹窿部)移动探头，依次得到眼球后极部、赤道部、周边部的图像。应用相同的方法分别对眼球的下方、鼻侧、颞侧进行检查。

②纵切扫描：如果应用横切扫描有异常发现或者有不能详尽观察的盲区，可以进行纵切扫描。旋转探头 90°(即与横切扫描相垂直)，同样自角膜巩膜缘向穹窿部移动探头，观察病变的情况。

③轴位扫描：将探头置于眼球中央，得到自角膜顶点至视神经的眼球图像为轴位图，可以明确病变与视神经、黄斑之间的关系。

(2)彩色多普勒成像　主要介绍眶内血管的检查方法。

作眼球的轴位切面，在视神经的两侧找寻类似英文字母“S”形的粗大血管即眼动脉。视神经的低回声区内可以发现红－蓝相间的血流信号即视网膜中央动脉和视网膜中央静脉。在视神经的两侧可以发现单一颜色的条带状血流信号为睫状后短动脉。

【检查内容】

常规眼超声检查的重点在眼内容和眼球壁上，检查时应注意以下几点。

(1) 晶状体是否在位，位置是否有异常。

(2) 玻璃体的透声性是否发生改变，如改变请注明病变的形状、与眼球壁之间的关系，病变的运动及后运动情况等。

(3) 眼球壁是否光滑，是否发生分离，分离后的形态等。

(4) 视盘有无异常隆起，视神经是否为均匀的无回声区等。

(5) 眼外肌有无异常增厚或变薄，内回声是否均匀。

(6) 眶内组织的回声是否均匀，有无异常增强或减弱。

(7) 双侧泪腺大小是否对称，内回声是否有改变。

(8) CDFI 检查眶内可见眼动脉、视网膜中央动脉、睫状后短动脉等血管，部分病例可见眼上静脉。注意有无异常扩张的血管，血流信号有无异常。

二、正常超声表现

1. 眼的结构

眼球呈类圆形，由带状回声区和无回声区相间组成(图 10－1－1)。角膜呈弧形带状回声，如果探头对角膜加压可见角膜形态发生改变即角膜顶点的回声局限扁平。前房为半球形无回声区。虹膜显示为对称的带状回声，中央区回声局限缺如为瞳孔区。晶状体的全部均可清晰显示，呈类椭圆形中强回声。玻璃体表现为无回声区，与眼球壁回声之间界限清晰。球壁回声为类圆形带状强回声，与玻璃体回声形成明显的对比，受仪器分辨力的影响，正常情况下超声诊断仪无法将球壁的三层结构明确分辨。

眼眶主要由中强点状回声组成，呈类英文字母“W”形，视神经表现为带状无回声区，前与视盘回声相连向后延伸至颅内，但一般的超声诊断仪仅能显示深度 60mm 左右的眶内结构。眼球的上、下、鼻、颞侧各有一条肌肉，二维超声表现为带状回声，边缘回声较中央明显增强，与周边的眶脂肪组织可以清晰分辨。泪腺位于眼球的颞上方，呈类三角形，内为中低回声，边界清晰，无压缩性。

2. 眶内的血管

眼动脉为颈内动脉的主要分支，自视神经孔进入眶内。呈英文字母“S”形与视神经相伴自视神经孔走行到眼前部。眼动脉在走行的过程中分出视网膜中央动脉和睫状动脉；视网膜中央动脉自球后 15mm 处进入视神经内向前直达视盘；睫状后短动脉分为 6～8 支包绕在视神经旁。眼眶内的血管根据其解剖及走行 CDFI 检查一般只对眼动脉、视网膜中央动脉和睫状后短动脉进行观察和定量测量(图 10－1－2)。所有的眼局部动脉血管的频谱与颈内动脉类似均为三峰双切迹状。

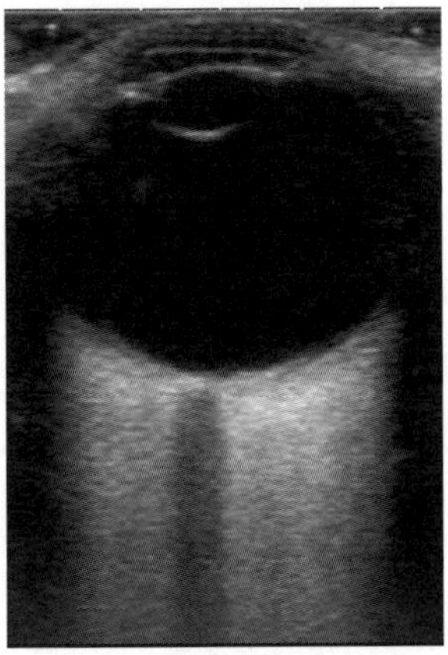

图 10-1-1　正常眼二维超声

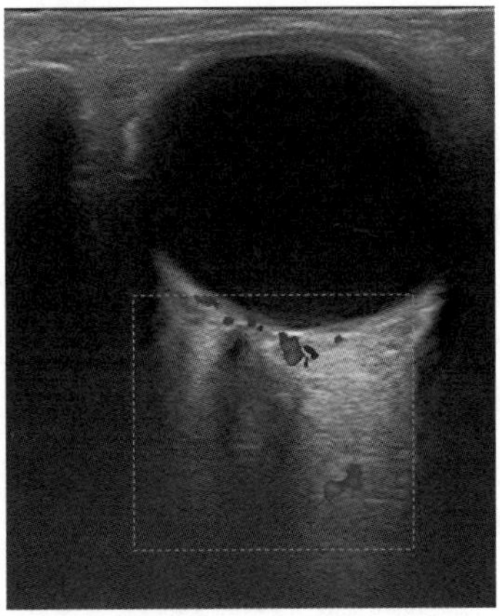

图 10-1-2　正常眼 CDFI

【正常报告】

双眼眼球轴长(二维超声相对测量)：右眼 23.5mm，左眼 23.7mm。

超声检查所见：双眼晶状体在位，玻璃体内为无回声区，眼球壁回声光滑，与眶内组织之间连接紧密，视神经走行无异常弯曲，眼外肌未见异常增厚或变薄。眼眶内回声均匀，未见异常增强或减弱。双侧泪腺大小等大，内回声均匀。CDFI：眶内可见眼动脉，视网膜中央动脉、静脉，睫状后短动脉等血流信号，未见异常扩张的血管及异常血流信号。

超声提示：双眼球内、眶内未见异常。

三、眼部疾病

(一)玻璃体积血

【诊断要点】

(1) 成年人多见，一般均有外伤史、全身或眼局部疾病史，如糖尿病、高血压病、视网膜静脉阻塞、视网膜动脉阻塞等。

(2) 二维超声检查　玻璃体内均匀的点状或条带状回声，一般不与眼球壁回声紧密相连或部分与球壁回声相连。

(3) 运动试验和后运动试验均阳性。

(4) CDFI 病变内无血流信号。

【鉴别诊断】

超声诊断时需要与玻璃体积脓、玻璃体变性等同样表现为玻璃体内点状回声的疾病相鉴别。玻璃体积血与积脓很难鉴别，尤其部分病例积血合并积脓，单纯依靠形态改变将二者完全鉴别有一定困难，需要紧密联系患者的临床表现、病史等仔细鉴别。

超声诊断对玻璃体积血的诊断与眼底镜的观察同样重要，除非临床医生能够明确只有玻璃体积血而无其他并发症的存在，否则一般均需要进行超声检查除外玻璃体后脱离、视网膜脱离、脉络膜脱离等并发症。

【病例示范报告】

超声检查所见：右眼后极部玻璃体内可探及均匀点状弱回声，不与后极部球壁回声相连，运动试验及后运动试验均阳性。左眼玻璃体内未见异常回声(图 10-1-3)。CDFI：玻璃体内点状弱回声内未见异常血流信号。

超声提示：右眼玻璃体内异常回声，性质待查，玻璃体积血可能大。

(二)玻璃体后脱离

【诊断要点】

(1) 成年人尤其老年人多见，合并高度近视、玻璃体积血的患者多见。

(2) 二维超声检查 玻璃体内可探及光滑、连续条带状弱至中强回声，一般不与后极部球壁回声相连，部分病例可与眼球壁回声相连。病变的运动和后运动试验均阳性。

(3) CDFI 检查 玻璃体内带状病变上未见异常血流信号。

【注意事项】

玻璃体后脱离可以独立出现，患者的主诉为眼前黑影飘动及闪光感，与视网膜脱离的主诉类似；也可以和玻璃体积血同时出现。单纯玻璃体后脱离行超声检查时，将仪器的增益调整至最高以免漏诊。

光滑和连续是诊断玻璃体后脱离的最基本的条件。完全玻璃体后脱离一般容易诊断，不完全玻璃体后脱离尤其与视盘相连时容易与视网膜脱离相混淆，CDFI 在鉴别上有诊断价值，玻璃体后界膜上没有血流信号为二者的主要鉴别点。

【病例示范报告】

超声检查所见：右眼球内未见异常回声。左眼中部玻璃体内可探及光滑、连续条带状中强回声，不与后极部球壁回声相连，运动及后运动均阳性。带状回声内可探及均匀点状回声(图 10-1-4)。CDFI：玻璃体内病变上未见异常血流信号。

超声提示：左眼玻璃体内异常回声，性质待查，玻璃体后脱离，玻璃体积血。

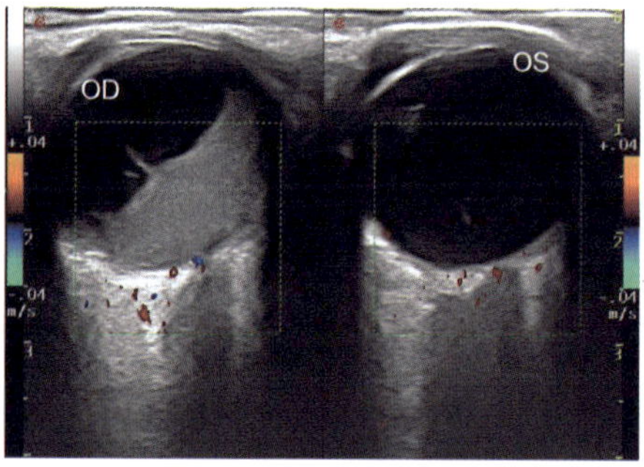

图 10-1-3 玻璃体积血

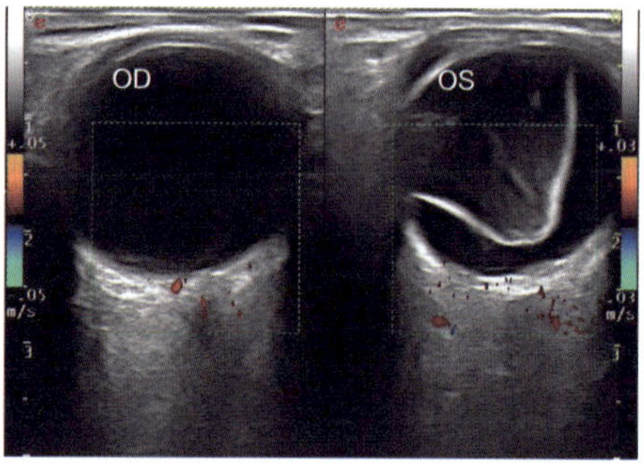

图 10-1-4 玻璃体后脱离

(三)视网膜脱离

【诊断要点】

(1) 任何年龄均可发病，成年人尤其合并高度近视的患者多见。

(2) 玻璃体内光滑、条带状中强回声，至少有一端与视神经相连。

(3) 带状回声有轻度的动度呈钟摆状，后运动一般阴性。

(4) CDFI 检查 视网膜中央动静脉的血流信号自视神经内向病变延续，为动脉与静脉伴行的血流频谱。

【注意事项】

视网膜脱离是一种严重致盲的眼部疾病，需要及时、准确地诊断。超声检查对视网膜脱离的诊断尤其合并白内障、玻璃体积血等导致屈光间质浑浊的疾病时有极高的诊断价值。

与视网膜脱离超声表现相似的常见疾病有玻璃体内积血、机化膜、玻璃体后脱离、脉络膜脱离等。一般而言如果病变内没有血流信号，玻璃体积血、机化膜、玻璃体后脱离的可能性较大；如果病变内的血流信号不与视网膜中央动脉相延续且为单纯低速动脉型血流频谱，则脉络膜脱离的可能性较大。

【病例示范报告】

超声检查所见：右眼球内未见异常回声。左眼玻璃体内可探及类“V”形条带状中强回声，与视盘回声紧密相连，运动试验(+)，后运动试验(-)(图10-1-5)。CDFI：左眼视网膜中央动脉和静脉向玻璃体内病变延伸，为动脉与静脉伴行的血流频谱。

超声提示：左眼玻璃体内异常回声，性质待查，视网膜脱离。

(四)脉络膜脱离

【诊断要点】

(1) 以眼内手术后常见，眼内炎症、外伤等亦可见。

(2) 玻璃体内对称的双弧形条带状中强回声，与赤道部或后极部球壁回声相连。

(3) 类冠状切面可见“花瓣征”。

(4) CDFI检查　带状中强回声上可较丰富的血流信号，血流频谱为低速动脉型。

【注意事项】

脉络膜脱离一般继发于眼外伤或眼内手术之后，患者一般伴有眼内压降低且一般没有显著的视力障碍，临床诊断存在一定困难。超声检查结合其特殊的形态改变和血流特点一般可以得到准确诊断，对疾病的诊断和治疗有一定的帮助。

【病例示范报告】

超声检查所见：右眼轴位切面玻璃体内可见对称的弧形带状中强回声，不与视盘相连，与眼球壁之间为无回声区(图10-1-6)。类冠状位切面玻璃体内可见多个弧形带状回声相连呈“花瓣征”，病变运动试验阴性。左眼球内未见异常回声。CDFI：弧形带状回声上可见丰富的血流信号，近眼球周边部取样为单纯低速动脉型血流频谱。

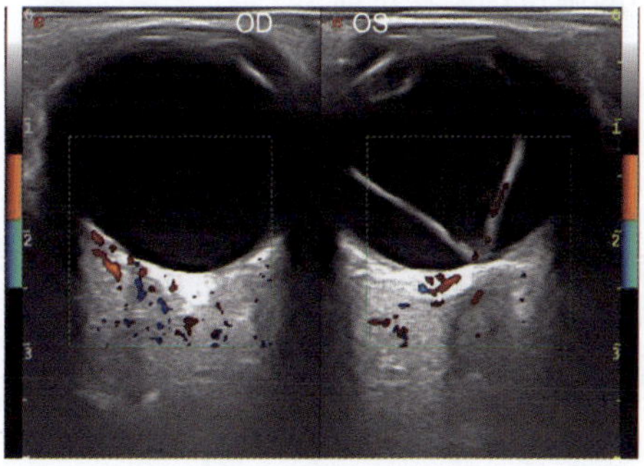

图10-1-5　视网膜脱离

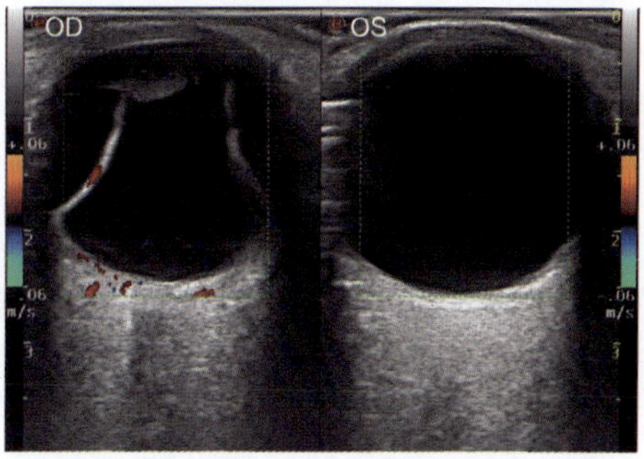

图10-1-6　脉络膜脱离

超声提示：右眼玻璃体内异常回声，性质待查，脉络膜脱离。

(五)视网膜母细胞瘤

【诊断要点】

(1) 婴幼儿发病，临床表现为“白瞳”，可单眼亦可双眼发病，部分病例有遗传史。

(2) 二维超声检查　眼内不规则形实性病变，内回声不均匀，典型病例病变内可见斑块状强回声即“钙斑”。

(3) CDFI 检查　病变内可见视网膜中央动、静脉向内延伸，频谱为动脉与静脉伴行血流频谱。

【鉴别诊断】

本病主要需与其他同样表现为“白瞳”的疾病进行鉴别，如 Coats 病、原始永存玻璃体增生症、早产儿视网膜病变等。视网膜母细胞瘤为婴幼儿多发的疾病，应用超声诊断有极高的价值。检查时应注意以下几点。

(1) 保持患儿安静以配合检查，必要时可以药物镇静后再进行超声检查。

(2) 一定要双眼均进行检查，避免漏诊。

(3) “钙斑”是视网膜母细胞瘤的典型特点。

(4) 检查中未发现“钙斑”的病例一定要进行 CDFI 检查，通过病变的血流特征对病变进行鉴别。

(5) 特殊疑难的病例可以密切结合临床改变并随诊观察，以免误诊。

(6) 临床价值　通过对肿瘤形态特征和血流特点的研究，可以准确地诊断视网膜母细胞瘤。此外，对于视网膜母细胞瘤可以采用放射治疗、化学治疗、冷冻治疗等保存视功能疗法，超声检查可以了解治疗后病变的大小改变、血流变化等，为观察治疗效果提供依据。

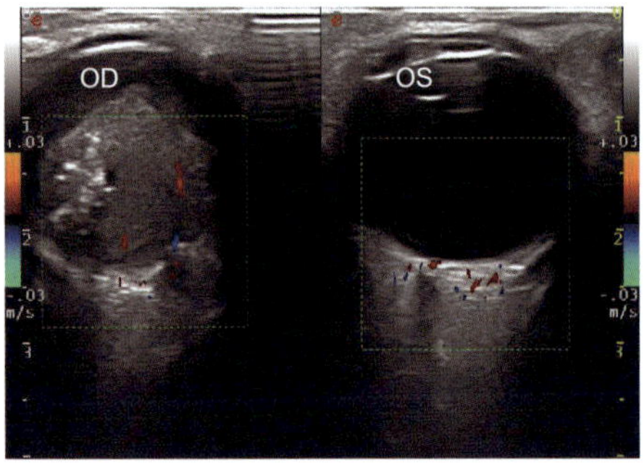

图 10-1-7　视网膜母细胞瘤

【病例示范报告】

超声检查所见：右眼球内可见不规则形实性病变充满玻璃体腔，病变内回声欠均匀，可见多个大小不等的斑块状强回声，后有声影。视神经双侧对称无增粗。左眼球内未见异常回声（图 10-1-7）。CDFI：右眼视网膜中央动脉与静脉向病变内呈树枝状延伸，为动脉与静脉伴行的血流频谱。

超声提示：右眼球内实性占位病变，性质待查，视网膜母细胞瘤可能大。

(六) 脉络膜黑色素瘤

【诊断要点】

(1) 本病成年人多见。

(2) 二维超声检查　典型病例呈蕈状，边界清晰，内回声不均匀以中低回声为主，部分病例可见“挖空征”和脉络膜凹陷。部分病例可以继发视网膜脱离。

(3) CDFI 检查　病变内可见血流信号，频谱为低速动脉型血流频谱。

【鉴别诊断】

本病需要与其他脉络膜肿瘤相鉴别。

(1) 脉络膜血管瘤　血管瘤眼底检查呈橘红色圆形实性病变，表面可有色素沉着。超声检查病变内回声均匀，为中等强度，无脉络膜凹陷和声衰减等特点。

(2) 脉络膜转移癌　超声检查为视网膜下结节状扁平隆起，边界欠整齐。内部回声较均一，内部回声强度介于血管瘤和黑色素瘤之间。

(3) 应用超声检查诊断脉络膜黑色素瘤有一定的优势，典型蕈状病例具有上述声学特点。检查时不要将增益值设置过高，以免将“挖空征”等声学特点掩盖。

(4) 临床价值　超声检查可以及时了解病变的形态、内部回声、大小以及继发改变等，为治疗提供帮助。

【病例示范报告】

超声检查所见：右眼球内未见异常回声。左眼视盘鼻侧可探及蕈状实性病变，大小12.3mm×13.6mm×8.6mm，内回声欠均匀，可见“挖空征”，未见脉络膜凹陷。病变表面可见带状回声被覆，基底部与球壁回声之间可见浅间隙(图 10－1－8)。CDFI：病变基底部可见较丰富的血流信号，为低速单纯动脉型血流频谱。

超声提示：左眼球内实性占位病变，性质待查，脉络膜黑色素瘤可能大，左眼继发性视网膜脱离。

(七)脉络膜血管瘤

【诊断要点】

(1) 成年人多见。

(2) 二维超声检查　眼球内可见半球形实性占位病变，以后极部多见，边界清晰，内回声均匀一致。

(3) CDFI 检查　病变基底部可见较丰富的血流信号，为低速单纯动脉型血流频谱。

【注意事项】

脉络膜血管瘤为眼内良性占位病变，一般可采用眼内激光光凝、光动力学治疗等方法治疗。超声诊断对病变的随访有很大帮助，检查时应注意病变大小、病变内的血流信号变化等以观察治疗效果。

【病例示范报告】

超声检查所见：右眼球内未见异常回声。左眼后极部球壁视盘颞侧可见半球形实性病变，大小 11.6mm×9.7mm×3.4mm，边界清晰内回声均匀一致，未见“挖空征”及脉络膜凹陷(图 10－1－9)。CDFI：病变内可见较丰富的血流信号，频谱为低速动脉型。

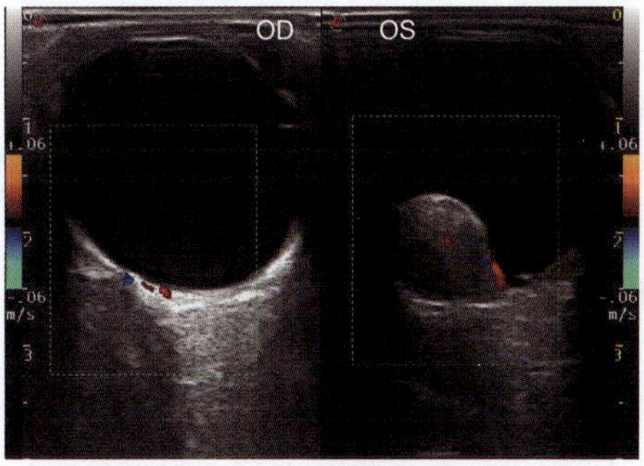

图 10－1－8　脉络膜黑色素瘤

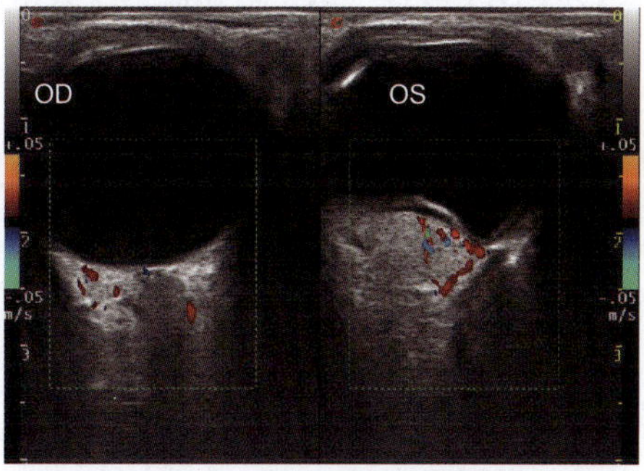

图 10－1－9　脉络膜血管瘤

超声提示：左眼球内实性占位病变，性质待查，脉络膜血管瘤可能大。

(八)眶海绵状血管瘤

【诊断要点】

(1) 成年女性多见，肿瘤多发单侧，偶见双眼病例。临床表现为轴性渐进性眼球突出。

(2) 二维超声表现　病变呈圆形或椭圆形，边界清晰、光滑，有肿瘤晕，内回声均匀为中强回声。压缩试验阳性。

(3) CDFI 检查　病变的边缘可见点状血流信号。

【注意事项】

受超声诊断穿透能力的影响，位于眶尖部的病变超声检查可能无法探查。

(1) CT　病变多位于肌锥内、视神经外侧，视神经多受病变的挤压而变形。病变密度较高，均质。CT 显示肿瘤的数量和全貌优于超声。

(2) MRI　可以更明确显示肿瘤的位置、范围、边界以及肿瘤和周边组织结构的关系。MRI 更大的优势在于显示病变与视神经的关系。T_1WI 肿瘤为中等强度信号，T_2WI 肿瘤为高信号。

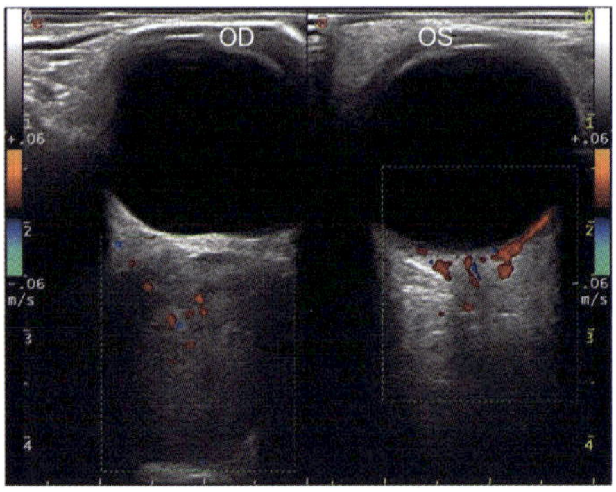

图 10－1－10　海绵状血管瘤

【病例示范报告】

超声检查所见：右眼视盘颞侧球壁回声局限内凸，球后可见椭圆形实性病变，大小 16.8mm × 10.2mm × 5.8mm，边界清晰，内回声均匀为中强回声，可见肿瘤晕，视神经受病变压迫向鼻侧轻度移位，压缩试验阳性(图 10－1－10)。左眼球内、眶内未见异常回声。CDFI：病变边缘可见点状血流信号。

超声提示：右眼眶内实性占位病变，性质待查，海绵状血管瘤可能大。

(九)良性泪腺混合瘤

【诊断要点】

(1) 泪腺混合瘤多发于成年女性，病程长，主要表现为眼球突出并向下移位。

(2) 二维超声表现　泪腺区圆形或椭圆形实性占位病变，边界清晰，内回声欠均匀，鼻下移位，前界回声强，后界回声弱，可见声衰减，无压缩性。

(3) CDFI 检查　病变内血流信号欠丰富。

【注意事项】

由于肿瘤的特殊位置，可以结合 CT、MRI 检查。

(1) CT　水平面上方类圆形高密度影，肿瘤内有囊腔时病变内密度不均匀。大的病变可以导致泪腺区骨压迫吸收、局部骨缺失。

(2) MRI　T_1WI 肿瘤为低或中等强度信号，T_2WI 肿瘤为高信号。

【病例示范报告】

超声检查所见：右眼球内、眶内未见异常回声。左眼颞上眼球壁局限内凸。颞上眶区探查可见类圆形实性病变，大小 15.2mm × 13.8mm × 12.5mm，边界清晰，内回声欠均匀，前界回声强，后界回声弱，病变无压缩性(图 10－1－11)。CDFI：病变边缘可见血流信号。

超声提示：左眼眶内实性占位病变，性质待查，泪腺混合瘤可能大。

(十)神经胶质瘤

【诊断要点】

(1) 儿童主要眼眶肿瘤之一，无家族史，但可同时伴有先天性小眼球和神经纤维瘤病。

(2) 二维超声检查　视盘回声隆起，视神经呈梭形或椭圆形增大，边界清晰，内回声减低，伴有无回声区，无压缩性。

(3) CDFI 检查　病变内未见异常血流信号。

【注意事项】

应用 CT 检查可以清晰地显示神经胶质瘤的完整形态，更有特点的是可以显示病变是否向颅内蔓延，提供更全面的诊断信息。MRI 检查显示 T_1WI 肿瘤为中等强度信号，T_2WI 肿瘤为高信号。

【病例示范报告】

超声检查所见：右眼视盘回声隆起，球后可见类椭圆形病变与视神经紧密相连，病变内回声低，间有无回声区，无压缩性，大小 18.1mm × 16.3mm × 11.5mm（图 10－1－12）。左眼球内、眶内未见异常回声。CDFI：病变内未见异常血流信号。

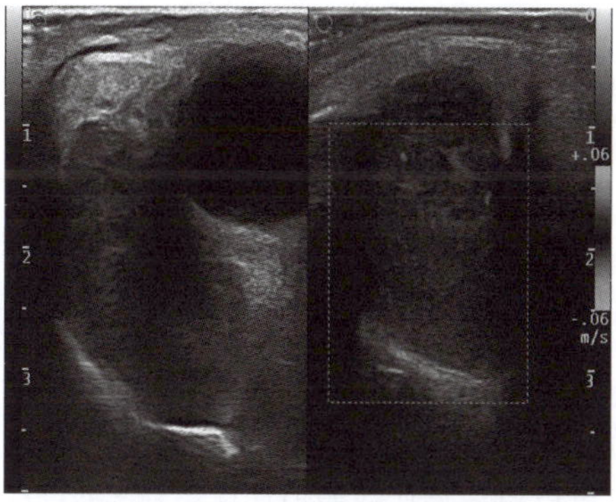

图 10－1－11　良性泪腺混合瘤

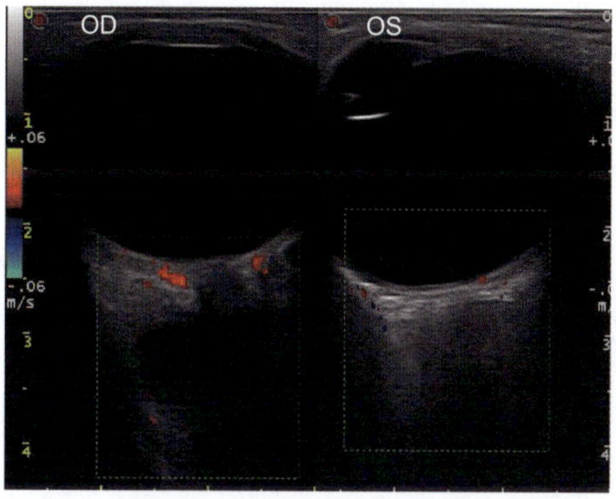

图 10－1－12　神经胶质瘤

超声提示：眶内实性占位病变，性质待查，神经胶质瘤可能大。

（十一）甲状腺相关眼病

【诊断要点】

(1) 发病年龄跨度大，青年至老年人均可发病。其中甲状腺功能亢进合并眼征多见于女性，单纯眼征者以男性居多。

(2) 二维超声检查　可见眼外肌增厚，球后可见“T”形征，眶脂肪垫增厚。

(3) CDFI 检查　一般无异常血流信号，部分病例可见眼上静脉扩张。

【注意事项】

超声诊断甲状腺相关眼病是一种常用的检查方法，通过对眼外肌厚度的测量，可以观察病变的程度及治疗效果等。MRI 检查可以全面观察眼肌厚度的变化，此外还可以显示眼外肌纤维化的程度。

【病例示范报告】

超声检查所见：双眼球内未见异常回声，双眼球后可见“T”形征，双眼泪腺回声对称无增大（图 10－1－13）。双眼眼外肌测量结果见表 10－1－1。CDFI：双眼眶内未

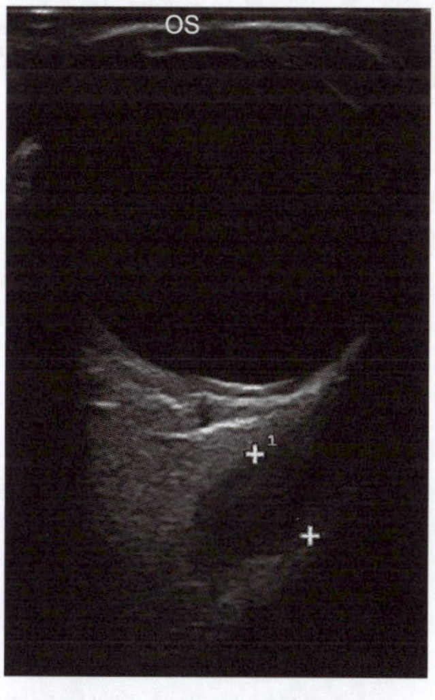

图 10－1－13　甲状腺相关眼病

见异常血流信号。

表 10－1－1　双眼眼外肌测量结果　　单位：mm

	内直肌	外直肌	上直肌	下直肌
右眼	4.3	4.8	5.6	4.8
左眼	4.6	5.0	6.2	5.0

超声提示：双眼眶内异常回声，性质待查，甲状腺相关眼病。

(十二)异物

【诊断要点】

(1) 明确的眼部外伤史。

(2) 眼部不规则形强回声，降低增益 50%后此强回声不随增益下降而减弱。

(3) 伴彗星尾征及声影。

【鉴别诊断】

(1) 眼部钙化　一些特殊情况下如视网膜母细胞瘤、脉络膜骨瘤、眼球萎缩等疾病可在病变内出现斑块状强回声，部分病例可以伴有声影等与异物类似的表现，需要结合病史、超声表现等进行鉴别。

(2) 临床价值　超声检查不仅将眼球和异物置于一个平面上，可以准确显示异物的位置，而且可以对异物伴随的玻璃体积血、玻璃体积脓、视网膜脱离、脉络膜脱离等情况进行诊断。

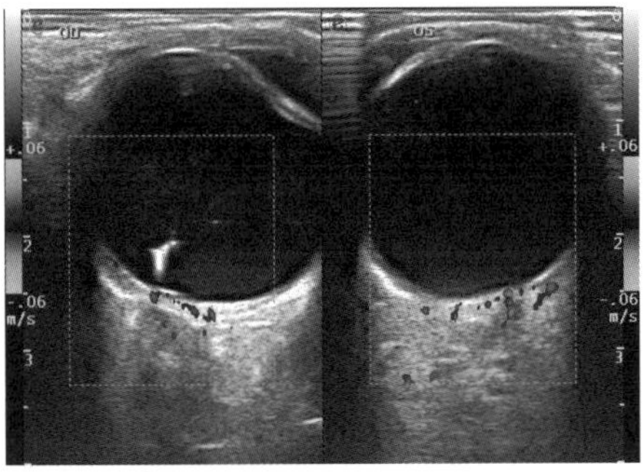
图 10－1－14　球内异物

【病例示范报告】

超声检查所见：右眼后极部玻璃体内可探及不规则形病变，内为均匀的强回声，减低增益 50%，病变仍表现为强于球壁的强回声，其后见尾影及声影(图 10－1－14)。左眼球内未见异常回声。CDFI：病变内未见异常血流信号。

超声提示：右眼球内异常回声，性质待查，球内异物。

第二节　涎　　腺

一、概述

涎腺可分为大涎腺和小涎腺两类，大涎腺包括腮腺、颌下腺以及舌下腺，小涎腺包括唇腺、舌腺以及腭腺。

【适应证】

(1) 涎腺区肿胀。

(2) 颈部相应区域肿物的诊断与鉴别。

(3) 颈部相应区域疼痛。

(4) 临床怀疑干燥综合征、IgG4 相关病变累及涎腺。

【超声检查技术】

1. 体位

一般采用仰卧或侧卧位，充分暴露扫查区域，根据扫查区域的不同，采取头向对侧的偏转。

2. 仪器

采用实时超声诊断仪，首选线阵探头，频率为 5～17MHz。

3. 扫查方法

检查腮腺时，先将探头横置于扫查区域(如腮腺在同侧耳垂前下方)，显示腺体横断面，测量左右径和前后径；探头旋转 90°，将探头纵向放置于耳垂前下方，显示腺体纵断面，测量上下径。如需检查腮腺导管，可嘱患者咬牙，探头横断放置于上颌第二磨牙的位置。

检查颌下腺时，探头横断及纵断放置于颌下。

经下颏横断面扫查，可以在舌根部两旁显示对称分布的舌下腺。

涎腺检查时，应特别强调双侧对比检查，能够帮助明确病变侧回声有无异常。

【检查内容】

通常包括腮腺和颌下腺，需注意腺体内部回声是否均匀，内部有无肿物。双侧对比，检查腺体有无肿胀，腺体回声是否增强或减弱。同时注意腺体内导管有无扩张。CDFI 探查腺体内血流信号。

二、正常超声表现

(一) 腮腺

腮腺分浅部和深部两部分。一般探头位于耳前检查为腮腺的浅叶部分。横断面扫查腺体呈三角形，底部靠近近场，其浅方为低回声脂肪。腮腺回声较强，与甲状腺类似，但腺体后方多出现回声衰减，回声较低，造成腺体后边界显示不清。横断面扫查时可按下颌骨延长线为标志分叶，其浅方为腮腺浅叶，深方为深叶。纵断面扫查腮腺呈长梭形，深部常可见下颌后静脉。横断面扫查时，颧弓下方腮腺实质内还可见与皮肤表面平行的管样回声，为腮腺导管。有时腺体内可见正常大小的淋巴结回声。CDFI 腮腺实质内可见散在的血流信号(图 10-2-1)。

副腮腺并不少见，多位于腮腺前方，腮腺导管旁，呈与腮腺回声一致的腺体样结构，但与腮腺分离。

(二) 颌下腺

横断面为椭圆形，呈均匀一致的中等回声，与甲状腺类似。其浅方与深方低回声为肌肉结构，有时可见与皮肤表面平行的线状回声，为颌下腺导管。CDFI 颌下腺实质内可见散在的血流信号(图 10-2-2)。

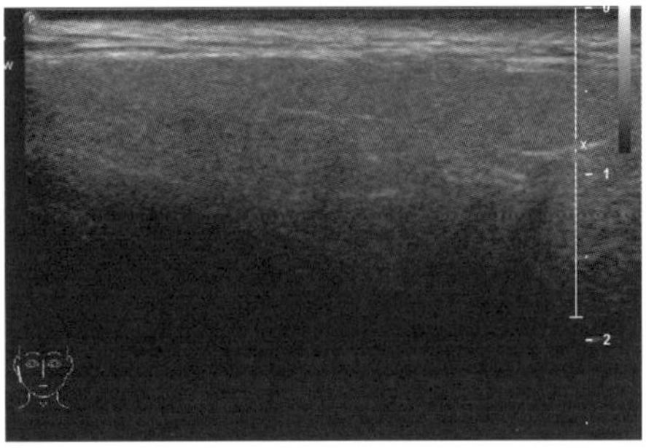

图 10-2-1　正常腮腺纵断面

腺体呈较强回声，远场因衰减回声减低

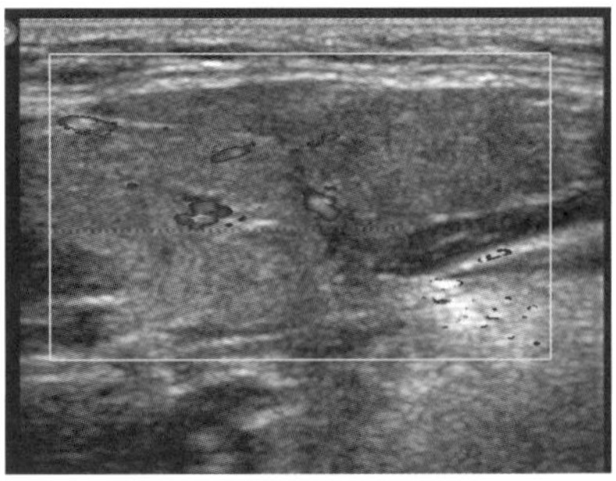

图 10-2-2　正常颌下腺

呈均匀一致的中强回声，CDFI：内部可见少量血流信号

(三) 舌下腺

探头置于下颏皮肤表面，声束指向口底，横断面扫查，于舌根水平的两侧可见舌下腺横断面声像图，外形略呈三角形，内部为均匀一致的中等回声，与甲状腺类似(图 10-2-3)。

【正常报告】

超声检查所见：双侧对比扫查显示左、右侧腮腺的形态和大小对称，左侧腮腺大小 4.2cm×3.1cm×1.8cm，实质回声均匀，内未见异常肿物，导管未见明显扩张。CDFI：未见异常血流信号。

超声提示：左侧腮腺未见异常。

三、涎腺炎症与结石

(一) 急性化脓性腮腺炎

【诊断要点】

(1) 双侧对比扫查，患侧腮腺较对侧肿大。

(2) 腺体外形饱满，回声不均匀减低，包膜不清，探头接触有压痛(图 10-2-4)。

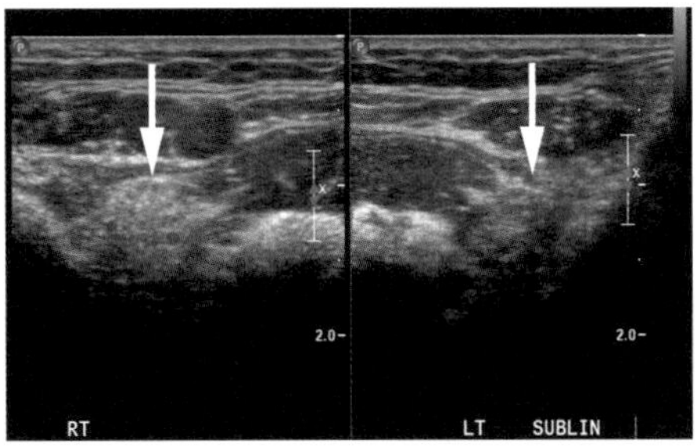

图 10-2-3　经皮口底横断面

显示双侧舌下腺外形略呈三角形，为对称的强回声结构(箭头)，位于舌的两侧

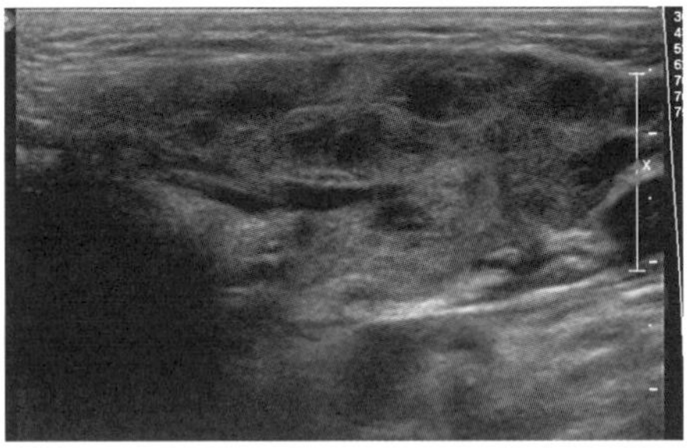

图 10-2-4　左侧腮腺明显肿大，内部回声不均匀减低，探头加压局部触痛明显，符合腮腺炎表现

(3) 常伴有腮腺内、耳周及颈部淋巴结肿大。

(4) CDFI　炎症早期腺体内血流信号明显增多。

【注意事项】

(1) 若见边界不清，回声及不均匀的片状低回声区，高度提示脓肿。

(2) 如双侧腮腺同时或先后发病，需与病毒性腮腺炎鉴别。病毒性腮腺炎由柯萨奇病毒引起，临床特征为腮腺炎、牙龈炎、疱疹性咽峡炎三联征，常以咽炎开始，然后出现腮腺症状，应注意询问流行病史。

【病例示范报告】

超声检查所见：右侧腮腺形态饱满，大小 5.1cm×3.8cm×3.1cm(对比扫查：左腮腺大小 4.2cm×3.1cm×1.8cm)，压痛明显，实质回声不均匀减低，散在片状回声减低区，边界欠清。腮腺主导管未见明显扩张。CDFI：右侧腮腺腺体内部分区域可见丰富血流信号。

超声提示：右腮腺肿大，符合腮腺炎症表现。

(二) 流行性腮腺炎

【诊断要点】

(1) 多发生于 2 岁以上儿童，2 岁以下幼儿少见。

(2) 常双侧同时或先后发病，有轻度触痛、压痛。

(3) 腺体肿胀，回声减低，探头加压有压痛。

(4) 常伴有腮腺内、耳周及颈部淋巴结肿大。

(5) CDFI　腺体内血流信号增多(图 10-2-5)。

【注意事项】

(1) 可并发睾丸炎，在腮腺炎后 5～10 天发生，睾丸炎常单侧发生。

(2) 需与急性化脓性腮腺炎鉴别。

【病例示范报告】

超声检查所见：双侧腮腺形态饱满，有压痛，实质回声不均匀减低，边界清，内未见明显肿物。腮腺主导管未见明显扩张，CDFI：双侧腮腺实质内可见丰富血流信号。

超声提示：双侧腮腺肿大，结合病史，考虑流行性腮腺炎。

(三) 涎腺结石

【诊断要点】

(1) 男性多发，以青壮年多见，病程可迁延多年。

(2) 如涎石较小，未阻塞导管，则可无任何症状；如阻塞导管可表现为伴随进食的腺体肿大及胀痛，疼痛可非常剧烈，表现为“涎石绞痛”，触诊可有硬结、压痛。

(3) 无感染者腺体大小回声正常，内可见圆形或卵圆形强回声后方伴声影，如涎石钙化程度较低，则表现为稍强回声伴后方弱声影。

(4) 合并感染时，腺体内可见不规则的低回声区。长期慢性感染可使腺体缩小，回声不均，腺体导管呈不同程度扩张(图 10-2-6)。

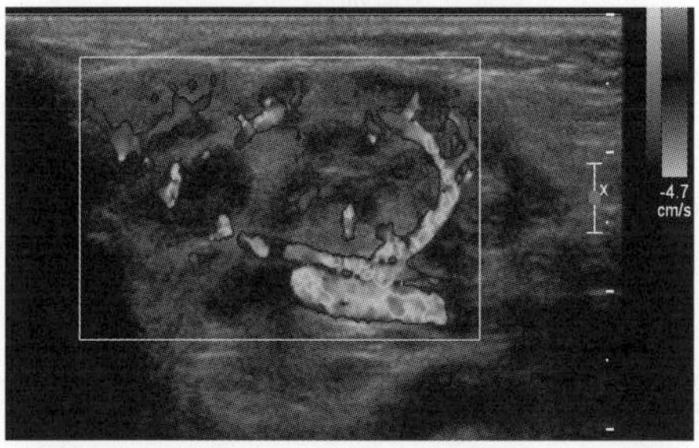

图 10-2-5　4 岁患儿，双侧腮腺肿大，声像图显示右侧腮腺回声不均匀减低，CDFI：血流信号增加

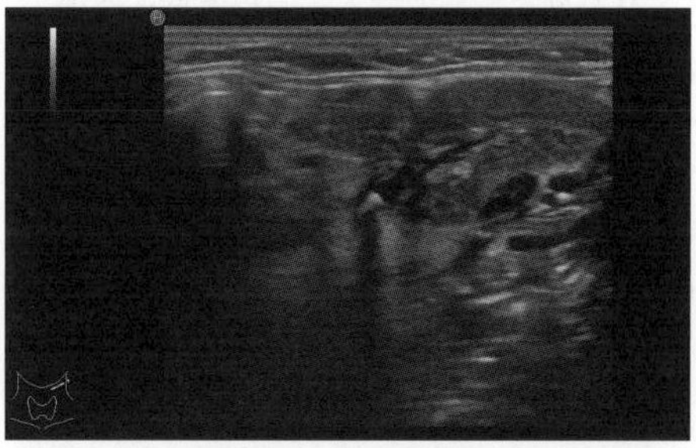

图 10-2-6　左侧颌下腺回声减低，导管扩张，其内可见结石强回声伴声影

(5) CDFI　合并感染或阻塞导管导致腺体肿胀时，腺体内血流明显增多。

【鉴别诊断】

(1) 需与颌下淋巴结结核鉴别，因淋巴结核常伴有钙化，可与结石混淆。鉴别点在于颌下淋巴结常在腺体之外，其钙化也不在导管走行区域。

(2) 需与少数颌下腺肿瘤压迫所致导管阻塞症状鉴别。

(3) 怀疑腮腺结石时，应沿颧弓足侧仔细扫查腮腺导管走行区域。

【病例示范报告】

超声检查所见：右侧颌下腺形态饱满，实质回声尚均匀。可见多个强回声伴声影，最大者 0.2cm × 0.1cm，周围部分导管扩张。CDFI：未见明显异常血流信号。

超声提示：右颌下腺内异常强回声，颌下腺结石可能，右颌下腺导管扩张。

(四) 涎腺良性淋巴上皮病、IgG4 相关病变等系统性炎症

【诊断要点】

(1) 多见于中老年女性，多数在 50 岁以上。

(2) 涎腺腺体被淋巴细胞浸润破坏或替代，多从腮腺开始，出现无痛性肿大，病变呈进行性发展，后期可累及颌下腺或泪腺，造成眼干、口干等临床表现。

(3) 本病又称 Mikülicz 病，属自身免疫病；如合并结缔组织病、风湿性关节炎者称舍格伦综合征 (Sjōgren 综合征)，即口、眼干燥综合征；近年来，研究发现部分患者存在血清 IgG4 浓度明显增高，这类患者属于 IgG4 相关疾病类型，患者除涎腺病变外，还可能出现胰腺、肝脏、肺脏等脏器的免疫性炎症及纤维化、硬化改变。

(4) 本病声像图表现与涎腺炎类似，但往往表现为双侧、多发腺体受累，泪腺也是常见受累部位。受累腺体具有共同的声像图特点：腺体形态饱满，肿大，回声减低，内部结构呈网格样改变。CDFI：血流信号丰富(图 10-2-7，图 10-2-8)。

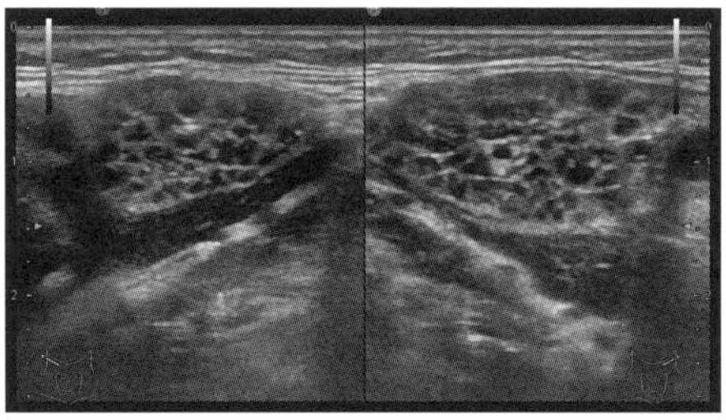

图 10-2-7　IgG4 相关性疾病患者，双侧颌下腺明显肿大，回声减低，内部呈网格样结构。

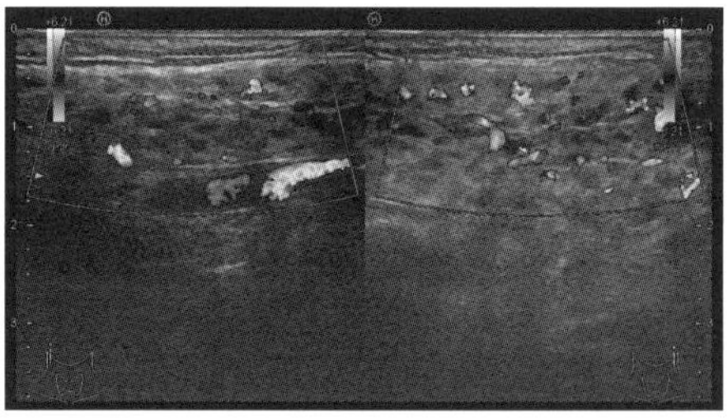

图 10-2-8　同一患者，CDFI 显示双侧颌下腺血流信号丰富

【注意事项】

本病的超声诊断要点是系统、全面地进行涎腺和泪腺的扫查，当出现多个腺体类似声像图改变时，具有提示诊断的价值。

【病例示范报告】

超声检查所见：双侧腮腺、颌下腺、泪腺形态饱满，实质回声不均匀减低，内部呈网格样改变。CDFI：上述腺体内血流信号丰富。

超声提示：双侧腮腺、颌下腺、泪腺弥漫性病变，请结合临床除外免疫性炎症改变。

四、涎腺肿瘤及肿瘤样病变

(一) 良性混合瘤（多形性腺瘤）

【诊断要点】

(1) 多见于腮腺，是涎腺最常见的肿瘤。

(2) 多以偶然发现耳旁无痛性包块就诊，中年女性多发，生长缓慢，无症状。

(3) 多数混合瘤呈圆形或类圆形，边界清楚，内部回声均匀(图 10-2-9)。

(4) CDFI 肿瘤内常无或者仅有稀疏血流信号。

【鉴别诊断】

(1) 需与涎腺区的慢性淋巴结肿大鉴别，肿块位于淋巴结而不在涎腺区内。

(2) 需与涎腺其他良恶性肿瘤鉴别，如沃辛瘤(Warthin 瘤)、恶性混合瘤等。

【病例示范报告】

超声检查所见：左侧腮腺内可见一 1.7cm × 1.5cm 中低回声包块，外形规则呈类圆形，边界清，内部回声尚均匀，后方可见回声轻度增强。CDFI：肿物内未见明显血流信号，周边可见少量血流信号。

超声提示：左腮腺实性肿物，良性混合瘤可能。

(二) 沃辛瘤（Warthin 瘤）

【诊断要点】

(1) 多见于腮腺，尤其是浅叶后下极，是涎腺最常见的肿瘤之一。

(2) 中老年男性多发。

(3) 多数腮腺形态正常，在单侧或双侧腮腺内见单个或多个实性占位病变，边界清楚，形态规则，内部回声可不均匀，还可见片状低回声区。

(4) CDFI 肿物内血流信号常较丰富，可表现为类似淋巴结内的分支状血流信号(图 10-2-10)。

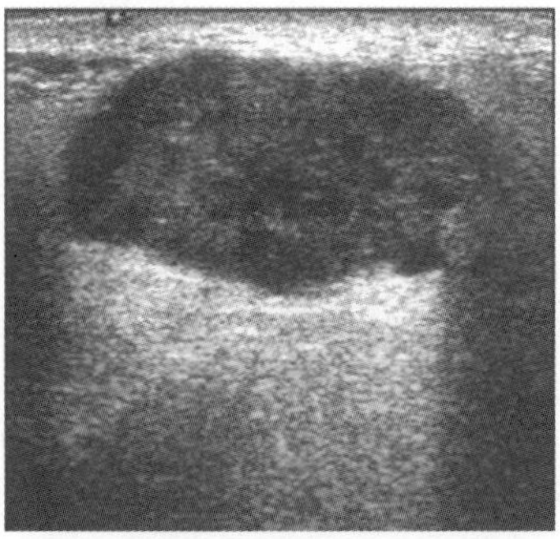

图 10-2-9 左侧腮腺内可见低回声占位性病变，边界清晰，符合混合瘤表现

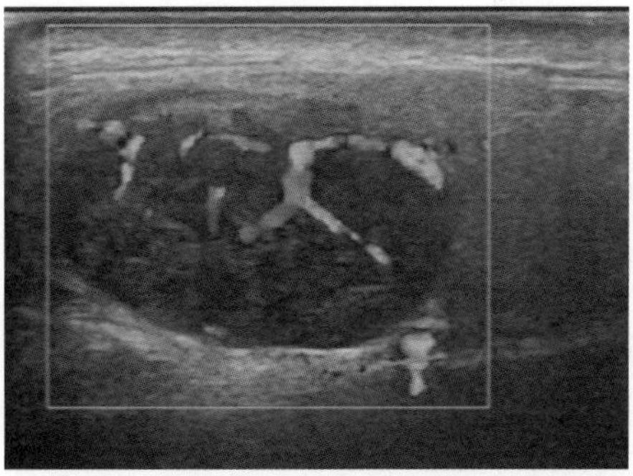

图 10-2-10 腮腺内实性低回声结节，CDFI：瘤体内分支状排列的血流信号。术后病理证实为腺淋巴瘤

【鉴别诊断】

(1) 当腮腺囊肿的囊液内含有较多杂质或伴发感染时，内部回声常类似实性肿物，需注意鉴别。

(2) 需与涎腺其他肿瘤鉴别，如良性混合瘤等。

(3) Warthin 瘤术后复发少见，但少数患者双侧都可能会出现新肿瘤，故需随诊复查同侧及对侧腮腺。

(4) 超声造影能够显示肿瘤灌注区域及灌注范围，对判断肿物实际范围和鉴别诊断有所帮助。

【病例示范报告】

超声检查所见：左侧腮腺浅叶内可见多个中低回声结节，大小不一，最大 3.0cm×1.9cm，外形规则，边界清，内部回声不均匀，可见多个小片状低回声区，中间由条带状强回声分隔呈网格状，CDFI：肿物内可见较丰富血流信号，呈分支样分布。周围颈部可见多个淋巴结肿大，淋巴结门结构清晰。

超声提示：左腮腺多发实性肿物，Warthin 瘤可能，左侧颈部多发肿大淋巴结。

(三)黏液囊肿

【诊断要点】

(1) 是最常见的小涎腺瘤样病变，好发于下唇、舌尖、口底等部位。

(2) 常位于黏膜下，肉眼可见，超声显示薄壁的无回声，继发感染或出血时，内部可表现为点状或小片状中低回声，有时类似实性肿物。

(3) CDFI　无血流信号。

【鉴别诊断】

(1) 囊肿继发感染或出血后，需注意与实性肿物鉴别。

(2) 颌下腺囊肿需与口底的皮样囊肿鉴别。

【病例示范报告】

超声检查所见：左侧颌下腺可见一 3.1cm×2.2cm 中等回声及无回声混杂包块，边界清，有包膜，其内回声不均匀。CDFI：内未见明显血流信号。

超声提示：左颌下腺囊性肿物。

第三节　甲　状　腺

一、概述

【适应证】

(1) 甲状腺疾病相关症状和(或)体征　局部肿大、疼痛、声音嘶哑、呼吸困难、压迫感等，触诊异常，颈部淋巴结肿大。

(2) 其他辅助检查　发现甲状腺异常，包括同位素、CT、MRI 影像学检查和(或)实验室检查异常。

(3) 甲状腺术前、术中及术后评估。

(4) 甲状腺病变随访。

(5) 超声引导下介入诊断和治疗。

【超声检查技术】

1. 体位

一般取仰卧位，颈后垫一小枕使头略向后仰，充分暴露颈部。如果甲状腺肿物较大，可嘱患者头偏向对侧或调整为侧卧位。

2. 仪器

一般使用高频线阵探头对甲状腺进行探测。必要时采用低频凸阵探头结合吞咽动作对胸骨后甲状腺进行观察。

3. 扫查方法

(1) 测量甲状腺大小和体积。沿侧叶纵切扫查，取最大切面测量上下径，横切扫查时取最大横切面测量横径和前后径；用同样的方法测量峡部各径。必要时，测量甲状腺体积，常用的方法为椭圆体计算法：以椭圆体公式（$V=\pi/6\times$长径$\times$宽径$\times$厚径）计算两侧叶及峡部的体积，然后相加即为甲状腺的总体积。

(2) 从上至下、从外向内做一系列横切和纵切扫查，观察甲状腺实质及结节的二维超声表现。结节回声水平分为：极低回声（低于颈前肌）、低回声（高于颈前肌低于甲状腺实质）、等回声（与甲状腺实质回声相当）和高回声（高于甲状腺实质回声）。判断甲状腺实质回声水平，以邻近胸锁乳突肌回声作为参照。

(3) CDFI 检查　观察腺体和结节的血流信号的分布和丰富程度，测量结节内动脉血流的峰值流速和阻力指数。必要时，测量甲状腺上、下动脉的内径、峰值流速和阻力指数。

【检查内容】

(1) 观察甲状腺与周围脏器和组织结构的关系，从而对病变位置作出准确判断。

(2) 常规测量甲状腺的大小，必要时计算甲状腺的体积。

(3) 观察甲状腺腺体回声水平和均匀性，结节的位置、数目、大小、边界、有无声晕、内部回声、纵横比、钙化、与被膜关系等特征。

(4) 观察腺体血流信号的分布和程度；病灶周边和内部血流信号的分布特点，必要时，测量动脉血流峰值流速和阻力指数。

(5) 必要时检查颈部淋巴结（参见本章第八节“浅表淋巴结”）。

二、正常超声表现

(1) 正常甲状腺左右侧叶上下径 4～6cm，横径 1.5～2cm，峡部前后径 0.2～0.4cm。正常甲状腺大小存在较大个体差异，但侧叶前后径的个体差异相对较小，若侧叶前后径大于 2cm，可考虑诊断甲状腺肿大。

(2) 甲状腺被膜为一薄而规整的高回声带，实质为分布均匀的细而密集的中等回声，回声水平明显高于邻近的胸锁乳突肌回声（图 10－3－1）。高档彩色多普勒超声仪显示腺体内弥漫性分布的较为丰富的点状、条状血流信号（图 10－3－2）。

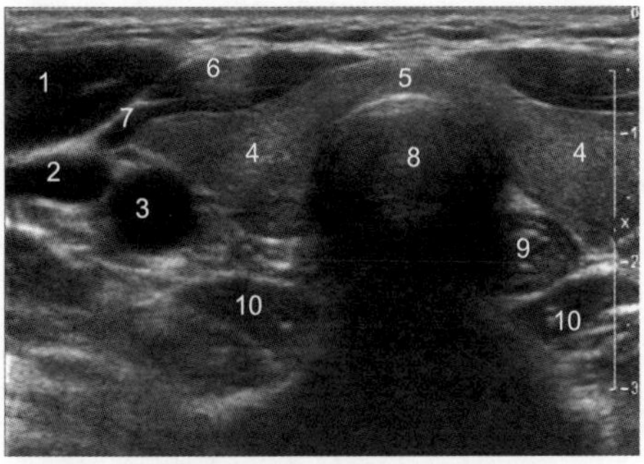

1. 胸锁乳突肌；2. 颈内静脉；3. 颈总动脉；4. 甲状腺左、右叶；5. 甲状腺峡部；6、7. 颈前肌肉；8. 气管；9. 食管；10. 颈长肌。

图 10－3－1　正常甲状腺及其周围关系的灰阶图像

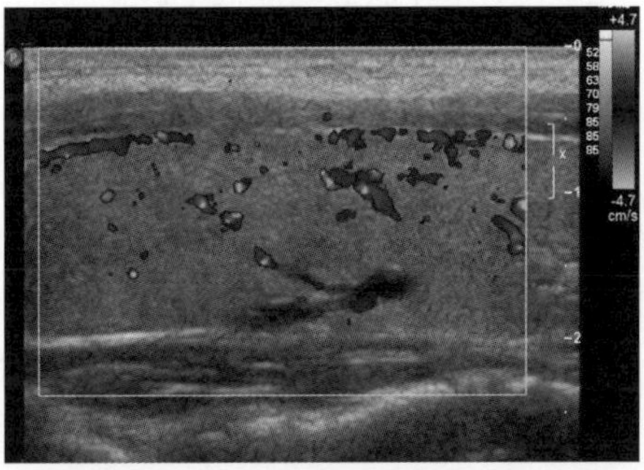

图 10－3－2　正常甲状腺腺体的彩色血流图像

甲状腺腺体内见较为丰富的点状、条状血流信号

(3) 甲状腺上、下动脉的平均内径约 2mm，为搏动性动脉血流频谱，收缩期峰值流速为 30～50cm/s。甲状腺的三对静脉为连续性低振幅频谱。

【正常报告】

超声检查所见：甲状腺右叶大小 4.5cm × 1.7cm × 1.5cm，左叶大小 4.6cm × 1.8cm × 1.6cm，峡部厚 0.2cm。腺体组织回声均匀，未见占位性病变。CDFI 血流分布及频谱未见异常。

超声提示：甲状腺未见异常。

三、甲状腺先天发育异常

(一) 甲状舌管囊肿

【诊断要点】

(1) 发生部位为颈前区中线、舌骨下方。

(2) 触诊肿块边界清晰，表面光滑，有囊性感，无压痛，并能随吞咽或升舌、缩舌运动而上下活动。

(3) 典型表现为大小 1～2cm 边界清晰的无回声区，内部无血供。

(4) 当囊肿内部液体黏稠或存在残留甲状腺组织时，具有相应的声像图表现。

【注意事项】

(1) 当内部液体黏稠时，不要误诊为肿瘤。

(2) 当合并残留正常甲状腺组织或在此基础上发生各类甲状腺病变时，应警惕误诊。

【病例示范报告】

超声检查所见：颈前区舌骨下方见 3.0cm × 1.8cm × 1.2cm 的无回声区，包膜完整，边界清楚，后方回声增强，内见多数点状回声，该无回声区随吞咽而上下活动。CDFI：周边见少许点状血流信号，内部未见明确血流信号。

超声提示：颈前区囊性肿物，甲状舌管囊肿可能性大。

(二) 异位甲状腺

【诊断要点】

(1) 在可能发生异位的部位探及甲状腺组织回声。

(2) 正常解剖部位甲状腺缺如或发育不良。

(3) 可合并甲状腺功能低下。

(4) 异位甲状腺也可并发各种甲状腺疾病。

【注意事项】

(1) 当在颈部、口腔内或其他可能发生甲状腺异位的部位探及实性“肿物”，同时发现正常解剖部位未探及甲状腺或甲状腺明显较正常小时，应想到甲状腺发育不全和异位甲状腺的可能，切不可轻易作出“肿物”诊断，导致切除异位甲状腺而引起甲状腺功能低下。

(2) 应注意甲状腺缺如与颈前肌肉的鉴别。

(3) 核素显像是发现和诊断异位甲状腺的最佳影像检查方法，可以对甲状腺缺如和异位甲状腺的部位、数量作出明确诊断。

【病例示范报告】

超声检查所见：甲状腺右叶大小 3.5cm × 1.3cm × 0.9cm，左叶大小 3.6cm × 1.2cm × 0.8cm，峡部厚 0.15cm。腺体组织回声均匀，未见占位性病变。CDFI 血流分布及频谱未见异常。颈前区舌骨下方见 3.5cm × 2.8cm × 1.2cm 的混合性回声区，边界清晰，内部可见一均匀中高回声，大小为 2.9cm × 2.4cm × 1.2cm，其内血流信号较为丰富，分布规则(图 10－3－3)。

超声提示：颈前区舌骨下方囊实性包块，结合甲状腺明显较正常小，考虑甲状舌管囊肿合并异位甲状腺可能性大。

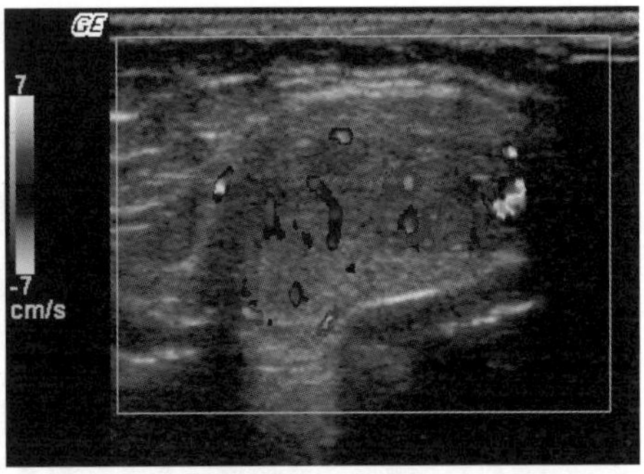

图 10－3－3　甲状舌管囊肿残留有功能甲状腺组织(核素显像检查证实)

实性部分内见较为丰富的血流信号，类似正常位置甲状腺的彩超表现

四、甲状腺炎症性疾病

(一)亚急性甲状腺炎

【诊断要点】

(1) 常见于 20～50 岁的女性患者，常有上呼吸道感染或扁桃腺炎病史。

(2) 受累甲状腺局部有肿痛，质坚韧，压痛明显。实验室检查显示血液中甲状腺微粒体抗体和球蛋白抗体的滴度明显升高。

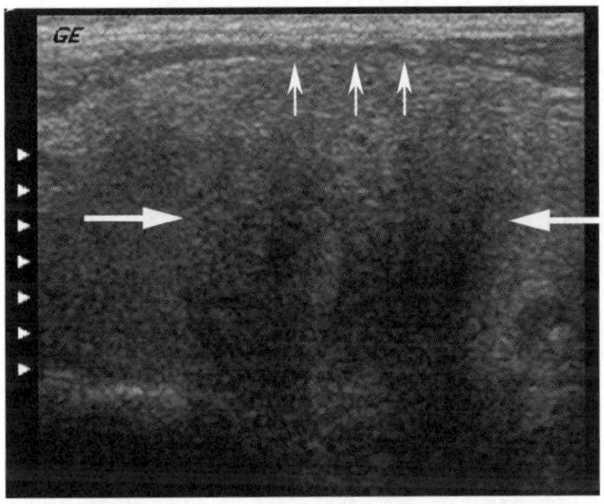

图 10－3－4　亚急性甲状腺炎

大箭头所示为融合性低回声带(“冲洗过”征)，小箭头所示为甲状腺与颈前肌之间的间隙模糊

(3) 双侧或单侧腺体内散在性或融合性低回声(图 10－3－4)，无明显占位效应。声像图表现随病程变化，直至最后恢复正常。

【鉴别诊断】

(1) 亚急性甲状腺炎主要应与甲状腺癌和局限性桥本甲状腺炎相鉴别。部分亚急性甲状腺炎患者无明显疼痛史和甲状腺区压痛，应警惕误诊为甲状腺癌。

(2) 超声结合患者临床表现和实验室资料有助于确诊本病，超声也是随访此病的良好工具。

【病例示范报告】

超声检查所见：甲状腺右叶大小 4.9cm × 1.7cm × 1.5cm，左叶大小 5.4cm × 2.4cm × 1.9cm，峡部厚 0.3cm。左叶内见片状低回声区，范围约 2.0cm × 1.8cm，边界模糊，形态不规则，探头挤压病灶患者局部出现疼痛感。CDFI：病灶内部可见原有血管在病灶内穿行，右叶回声均匀，未见明确结节。

超声提示：甲状腺左叶低回声区，符合炎性病变超声表现。

(二)桥本甲状腺炎

【诊断要点】

(1) 腺体声像图表现为以下类型。

①弥漫回声减低型：表现为肿大腺体弥漫性回声减低，较为均匀，伴有许多条状高回声(图 10－3－5A)，CDFI 表现为“火海征”(图 10－3－5B)，与毒性弥漫性甲状腺肿表现类似。

②弥漫网络型：肿大腺体内见许多散在细小低回声而呈网络状改变(图 10－3－6)，CDFI 显示血供丰富，呈弥漫性分布。

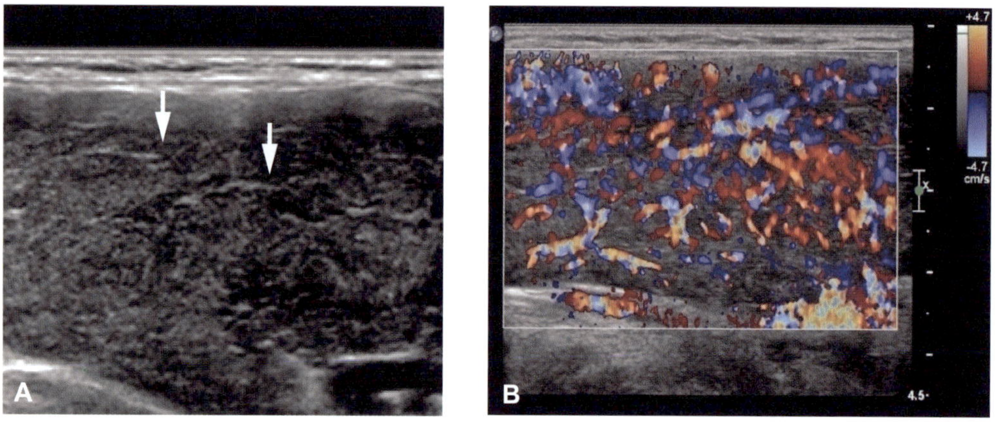

图 10-3-5　桥本甲状腺炎（弥漫回声减低型）

A. 腺体弥漫性回声减低，内见许多条状高回声（箭头）；B. 腺体内见丰富血流信号，呈“火海征”

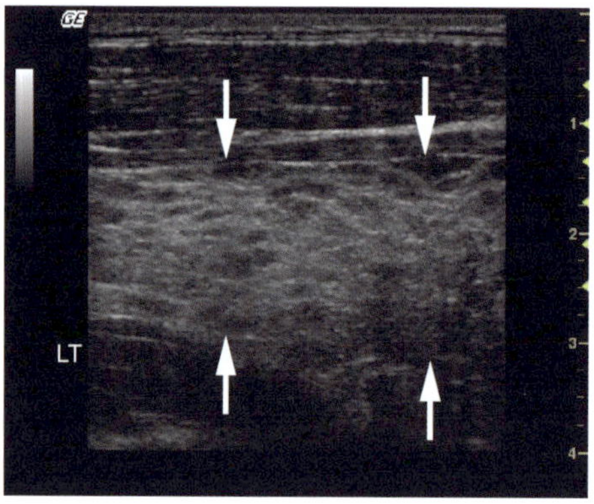

图 10-3-6　桥本甲状腺炎（弥漫网络型）

左叶腺体内见散在分布的细小低回声和条状高回声

③萎缩型：腺体呈弥漫性萎缩，无或轻度血流信号增加。

④局限型：病变局限在某一区域。

(2) 常见于 40 岁左右的女性患者，无特殊自主症状。

(3) 触诊甲状腺质地坚韧如橡皮样，血液中甲状腺微粒体抗体和球蛋白抗体的滴度明显升高。

【注意事项】

(1) 需注意与毒性弥漫性甲状腺肿和亚急性甲状腺炎鉴别。

(2) 仅依赖超声表现常不能对本病作出明确诊断。

(3) 超声检查结合患者症状和体征，尤其实验室检查甲状腺微粒体抗体和球蛋白抗体的滴度明显升高，方能作出明确诊断。

【病例示范报告】

超声检查所见：甲状腺右叶大小 6.5cm × 2.8cm × 3.0cm，左叶大小 6.9cm × 2.7cm × 2.9cm，峡部厚 0.8cm。甲状腺实质回声弥漫性减低、不均，可见许多条索状中高回声。CDFI：实质内血供丰富，呈弥漫性分布。

超声提示：甲状腺弥漫性病变，结合临床和实验室检查结果考虑桥本甲状腺炎可能性大。

五、甲状腺增生性疾病

（一）毒性弥漫性甲状腺肿（原发性甲状腺功能亢进症）

【诊断要点】

(1) 甲状腺弥漫性对称性肿大，被膜规整。

(2) 未经治疗的初发者，腺体表现可分为两种类型。

①弥漫回声减低型：双侧腺体弥漫性回声减低，较为均匀(图 10-3-7)，CDFI 表现为“火海征”。

②散在回声减低型：双侧腺体内见多个边界模糊的片状回声减低区，探头挤压后回声增强和范围缩小。CDFI：回声减低处血流信号尤为丰富。

(3) 病程较长或反复发作者，腺体回声水平可与正常腺体相当，不均匀，部分病例伴有条状高回声。

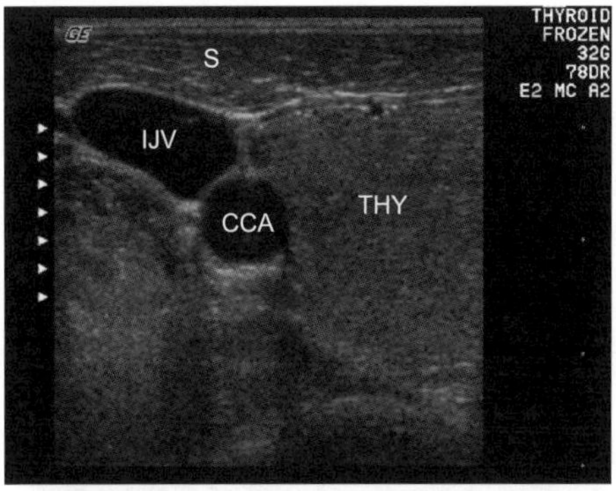

CCA. 颈总动脉；IJV. 颈内静脉；THY. 甲状腺；S. 回声。

图 10-3-7　毒性弥漫性甲状腺肿（弥漫回声减低型）

右侧甲状腺弥漫性肿大，实质回声稍高于同侧胸锁乳突肌回声

【注意事项】

(1) 弥漫回声减低型毒性弥漫性甲状腺肿需与早期桥本甲状腺炎和单纯性甲状腺肿相鉴别，散在回声减低型毒性弥漫性甲状腺肿需与亚急性甲状腺炎、单纯性结节性甲状腺肿相鉴别。

(2) 仅依靠超声检查较难对本病作出明确诊断，需结合临床症状和体征及实验室检查结果方能作出明确诊断。

(3) 超声能够准确测量甲状腺体积，了解腺体的血供状况，从而帮助选择治疗方式、计算 ^{131}I 用量和判断疗效。

【病例示范报告】

超声检查所见：甲状腺右叶大小 6.0cm×2.5cm×2.6cm，左叶大小 6.2cm×2.4cm×2.7cm，峡部厚 0.6cm。腺体组织回声弥漫性减低、不均，未见明确占位性病变。CDFI：腺体内显示弥漫性分布的丰富血流信号，呈“火海样”改变。右甲状腺上动脉 PSV 90cm/s，RI 0.45，左甲状腺上动脉 PSV 104cm/s，RI 0.46。

超声提示：甲状腺弥漫性肿大、血供丰富，结合临床考虑为毒性弥漫性甲状腺肿。

(二) 单纯性弥漫性甲状腺肿

【诊断要点】

(1) 患者无明显自觉症状，甲状腺功能正常。

(2) 双侧甲状腺弥漫性、对称性肿大，实质回声正常或增粗伴多发薄壁无回声区。

(3) 腺体内血流信号正常或弥漫性轻度增多。

【注意事项】

(1) 本病需与毒性弥漫性甲状腺肿和结节性甲状腺肿相鉴别。

(2) 依据甲状腺声像图表现和甲状腺功能正常，较易诊断本病。

(3) 超声能够准确测量甲状腺大小，是本病随访和判断疗效的良好工具。

【病例示范报告】

超声检查所见：甲状腺右叶大小 6.5cm×2.8cm×2.5cm，左叶大小 6.3cm×2.7cm×2.4cm，峡部厚 0.6cm。腺体组织回声弥漫性不均，未见明确结节，CDFI：腺体内血流信号未见明显异常。

超声提示：甲状腺弥漫性肿大。

(三) 单纯性结节性甲状腺肿

【诊断要点】

(1) 双侧甲状腺不对称性肿大。

(2) 腺体内探及大小不等的结节，结节声像图表现因病程、继发性改变而复杂多样，多为囊实性结节，典型的呈蜂窝样改变，边界清晰，形态规则(图 10-3-8)。

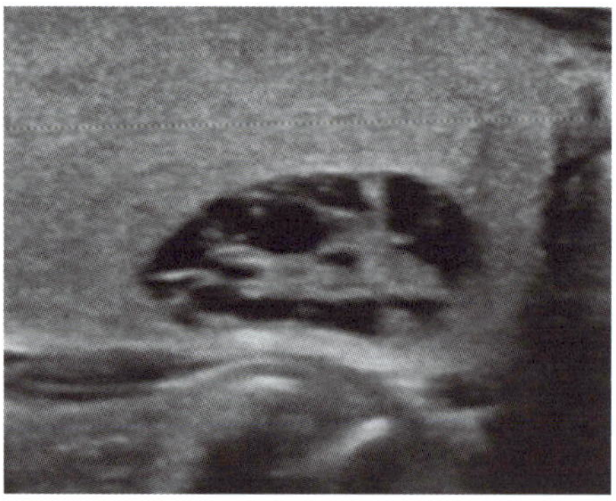

图 10-3-8　单纯性结节性甲状腺肿

腺体内见囊实性结节，呈“蜂窝样”改变，边界清晰，形态规则

(3) 结节外腺体组织回声不均。

【注意事项】

(1) 超声较易诊断本病，多数患者能够避免进行其他影像学检查。但对于性质不确定的甲状腺结节应重视结合核素扫描检查。

(2) 超声对腺体内结节是否癌变，是否合并甲状腺功能亢进症的判断存在一定困难。

【病例示范报告】

超声检查所见：甲状腺右叶大小 6.8cm×3.0cm×2.5cm，左叶大小 6.0cm×2.9cm×2.6cm，峡部厚 0.5cm。腺体回声不均，左、右叶内均见多个大小不等的低回声及混合性回声，右叶最大者 3.0cm×2.3cm×2.0cm，位于上极，边界清晰，内可见数个细小不规则无回声区，CDFI：周边可见明显环绕血流信号，内部见少许点状血流信号；左叶最大者 2.0cm×1.8cm×1.7cm，位于中部，边界清晰，以无回声为主，CDFI：周边见明显环绕血流信号，内部无明显血流信号。

超声提示：甲状腺弥漫性肿大伴多发实性及囊实性结节，符合结节性甲状腺肿伴囊性变超声表现。

六、甲状腺肿瘤

(一) 甲状腺腺瘤

【诊断要点】

(1) 多见于中年女性患者。

(2) 体检触及质韧、表面光滑及随吞咽活动良好的单发结节。

(3) 灰阶超声显示单发、形态规则和边界清晰是本病的主要诊断依据(图 10-3-9)。

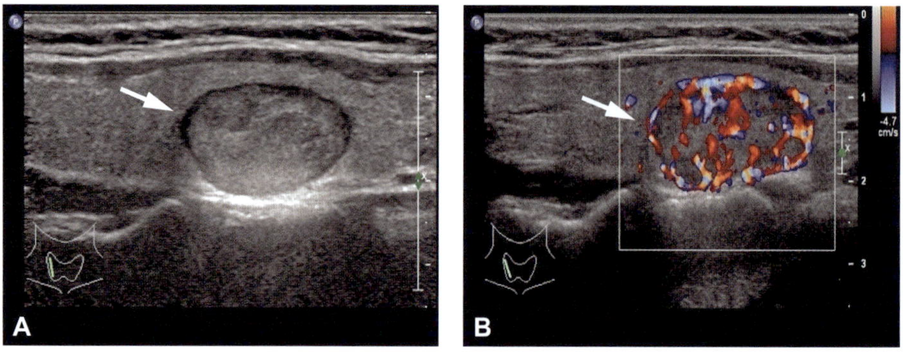

图 10-3-9　甲状腺腺瘤

A. 腺瘤呈椭圆形(箭头)，内部呈均匀等回声，边界规则、清晰，部分周边见窄晕，后方回声增强；B. 腺瘤周边有较完整的环绕血管(箭头)，内部血供丰富，分布较为规则

(4) CDFI 显示周边较为完整的环绕血流和内部分布规则血流具有一定辅助诊断价值。

【注意事项】

(1) 主要应与单纯性结节性甲状腺肿和甲状腺癌相鉴别。

(2) 多数甲状腺腺瘤仅凭超声即可作出提示，但少数腺瘤与边界清晰的恶性病变(如滤泡性甲状腺癌)较难鉴别。

(3) 超声对腺瘤恶变和功能自主性腺瘤的诊断价值有限。

(4) 有些非甲状腺病变，如甲状旁腺腺瘤、食管憩室等可呈现类似甲状腺腺瘤的表现，需要加以鉴别。

【病例示范报告】

超声检查所见：甲状腺右叶大小 5.1cm × 2.5cm × 2.0cm，左叶大小 5.0cm × 1.7cm × 1.5cm，峡部厚 0.3cm。甲状腺右叶上极见等回声，大小约 2.0cm × 1.5cm × 1.3cm，有包膜，边界清晰，周边可见“晕环”征，CDFI：结节周边见环绕血流，内部见丰富的血流信号，PSV 60cm/s，RI 0.55。余腺体未见明显异常。

超声提示：甲状腺右叶上极实性占位，甲状腺腺瘤可能性大。

(二) 甲状腺癌

【诊断要点】

(1) 边界　较大癌灶常表现为边界模糊，未分化癌可呈“蟹足样”改变，但髓样癌和微小癌(直径<1cm)常表现为边界清晰。癌灶周边晕环常不完整或厚薄不均，环绕血流信号不规整，小于全周的 1/2。

(2) 内部回声　癌灶常表现为实性不均质低回声，少部分可出现囊性成分(图 10－3－10A)。微小癌回声常低于颈前肌肉回声，较大癌肿回声有所增强，但常低于正常腺体回声(图 10－3－11)。微小钙化(1mm 左右的点状强回声)预测恶性的特异性较高，但敏感性很低。CDFI：内部血流信号分布不规则，可见穿支血管(图 10－3－10B)。

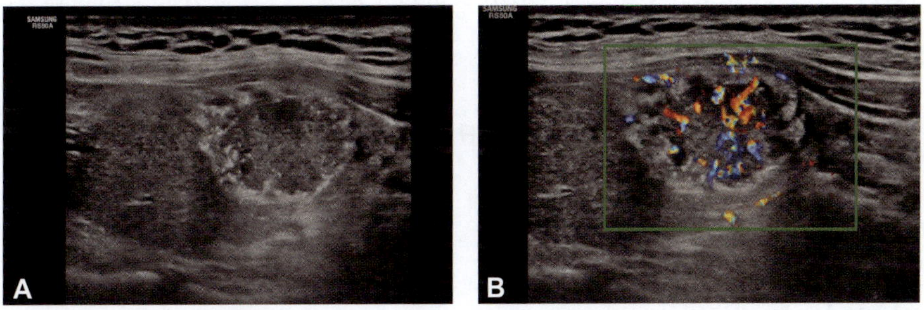

图 10－3－10　甲状腺乳头状癌

A. 低回声病灶，边界模糊、形态不规整，内部见多发微小钙化；B. CDFI：病灶内见穿入血流，走行不规则

(3) 形态　较大癌灶常表现为形态不规则，前后径与横径比值>1。

(4) 可合并颈部淋巴结转移癌。

【注意事项】

(1) 甲状腺癌主要应与单纯性结节性甲状腺肿、腺瘤相鉴别，有时需与甲状腺炎相鉴别。

(2) 超声是甲状腺癌较为可靠的影像学检查方法，常作为首选。

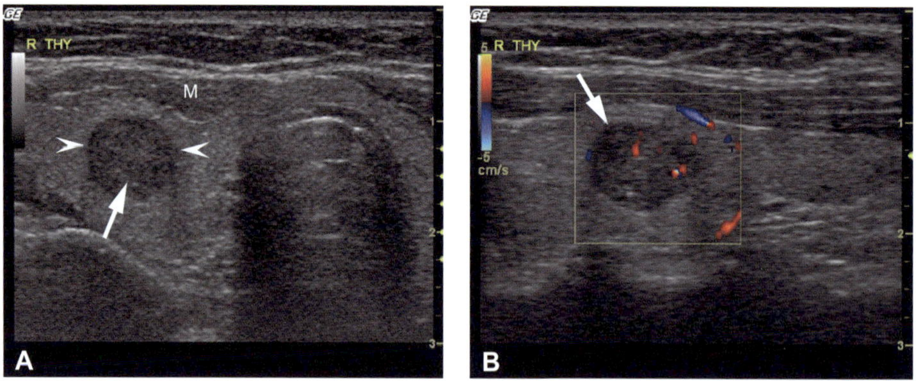

M. 肌肉。

图 10-3-11 甲状腺微小髓样癌

A. 横切扫查癌肿前后径大于横径，形态规则，边界清晰，内部回声低于颈前肌肉，并见微小钙化(长箭头)；B. 箭头指向癌肿，周边和内部见少许点状和短条状的血流信号

(3) 甲状腺癌具有多种不同病理类型和生物学特征，其复杂多样的声像图表现给超声检查明确诊断带来困难。必要时，应与核素显像或 CT 成像结合起来应用。如多种检查方法仍无法明确诊断，可进行超声引导下针吸、活检检查帮助定性。

【病例示范报告】

超声检查所见：甲状腺右叶大小 4.9cm × 2.1cm × 1.8cm，左叶大小 4.5cm × 1.8cm × 1.6cm，峡部厚 0.2cm。右叶下极见 1.5cm × 1.2cm × 1.5cm 不均质低回声区，边界模糊，后方回声轻度衰减，内部可见多个点状强回声，CDFI：病变周边见少许断续血流信号，内部见较丰富的动、静脉血流，分布较杂乱，PSV 80cm/s，RI 0.7。余腺体未见异常回声。右侧颈部中下部颈内静脉周围可见多个淋巴结，最大者 2.5cm × 1.6cm，多数中央髓质高回声消失，内部血供丰富，分布不规则。左侧颈部及双侧锁骨上窝未见异常淋巴结。

超声提示：甲状腺右叶下极实性占位伴多发微小钙化，癌不除外，右侧颈部多发肿大淋巴结，不除外淋巴结转移癌。

第四节 甲状旁腺

一、概述

【适应证】

(1) 探查甲状旁腺功能亢进和高钙血症的病因，常见病因有甲状旁腺腺瘤、甲状旁腺增生、多发性内分泌腺瘤病和甲状旁腺癌。

(2) 甲状旁腺病变随访。

(3) 超声引导下甲状旁腺疾病的介入诊断和治疗。

【超声检查技术】

1. 体位

一般取仰卧位，颈后垫一小枕使头略向后仰，充分暴露颈部。

2. 仪器

通常选用频率为 7.5～10.0MHz 的线阵探头，为提高图像分辨率也可用更高频率的探头。当正常位置未能发现甲状旁腺时，可选用 3.5MHz 的凸阵探头对患者锁骨后及胸骨后进行扫查以寻找有无异位的甲状旁腺。

3. 扫查方法

(1) 正常位置甲状旁腺的扫查　在清楚显示甲状腺结构时，可先自上而下对甲状腺进行横断面扫描，在甲状腺内后方仔细寻找甲状旁腺，然后再对甲状腺进行纵向扫描，应特别注意甲状腺下极周围，有时较低位的下甲状旁腺病变易与周围的软组织结构相混淆。

(2) 异位甲状旁腺的扫查　异位于颈部，常见位置为甲状腺内、颈动脉鞘内的结缔组织内、食管后胸骨上窝等处，对上述部位应仔细扫查，并尽可能扩大颈部的扫查范围。

锁骨后方、胸骨后方也是异位甲状旁腺的好发部位，应尽可能对这些部位进行扫查，特别是当患者有明显的甲状旁腺功能亢进的症状和体征而超声未发现常见位置的甲状旁腺增大时。应嘱患者做吞咽动作，使病灶提升；同时采用凸振探头(扫查方向朝向足侧)对胸骨上窝、锁骨上窝进行探测，可能发现异位于该处的病灶。

【检查内容】

(1) 观察甲状腺后方有无甲状旁腺增大和病变，颈部、胸骨上窝和双侧锁骨上窝有无异位的甲状旁腺病变。

(2) 观察每个甲状旁腺病灶的部位、大小、回声、边界、血供情况及其与周围组织的关系等。

二、正常超声表现

由于正常甲状旁腺体积过小(平均约为 5mm×3mm×1mm)，且与周围组织不能形成良好的反射界面，故超声很难显示。有作者报道正常甲状旁腺多为边界清楚的卵圆形或圆形均匀的实性高回声。

【正常报告】

超声检查所见：双侧甲状腺后方及下极下方未见明确异常回声，颈部、胸骨上窝和锁骨上窝也未发现明确和可疑异位甲状旁腺病变。

超声提示：颈部未见增大的甲状旁腺。

三、原发性甲状旁腺功能亢进症

【诊断要点】

(1) 80%～90%的原发性甲状旁腺功能亢进症由单发的甲状旁腺腺瘤引起，少部分由甲状旁腺增生或多发腺瘤引起，因腺癌引起的原发性甲状旁腺功能亢进症临床非常少见。实验室检查有高血钙(＞11mg/dl)和低血磷(＜3mg/dl)。

(2) 病灶位于甲状腺与颈长肌、颈总动脉与气管之间，属常见位置(图 10－4－1)；约 20%患者病灶异位。

(3) 腺瘤　常为均匀低回声，边界清晰，形态尚规则，可见包膜回声，少数内部伴有钙化灶、囊性变；肿瘤形态为椭圆形，其长轴与身体矢状面平行；病灶与甲状腺之间存在条状高回声；肿瘤前缘常有血管绕行，并发出多支动脉分支进入肿瘤内，病灶内部血供丰富，常集中于一侧，呈“极向”分布(图 10－4－2)。

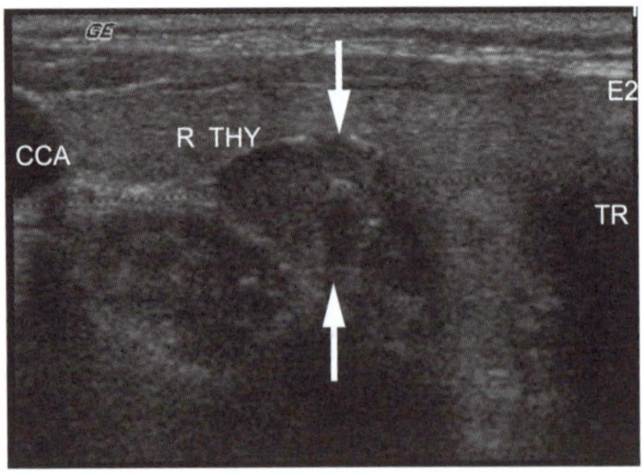

THY. 甲状腺；TR. 气管；CCA. 颈总动脉。

图 10－4－1　正常位置的甲状旁腺腺瘤（箭头）

上方箭头指向甲状腺被膜和甲状旁腺肿瘤的包膜所致的带状高回声

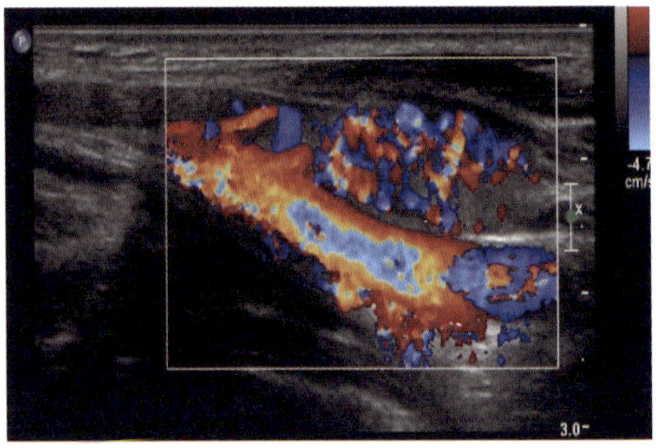

图 10－4－2　甲状旁腺腺瘤

病灶前缘常有血管绕行，内部血供丰富，呈“极向”分布

（4）增生　可见数个甲状旁腺不同程度增大，形态呈椭圆形或不规则形，内部为均匀低回声或等回声，一般无囊性变或钙化灶，血供不如腺瘤丰富（图 10－4－3）。

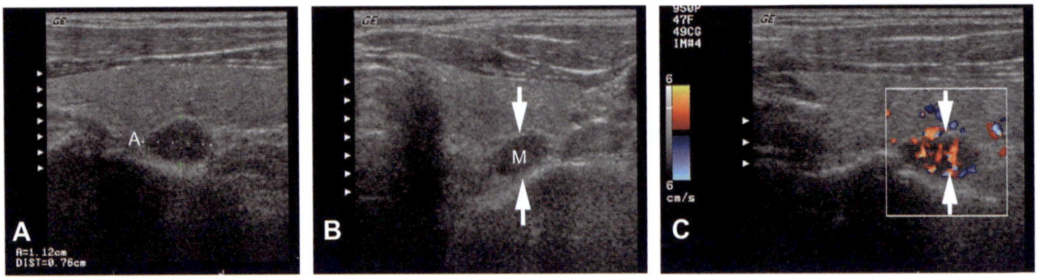

M. 甲状旁腺增生结节。

图 10－4－3　甲状旁腺增生

A. 颈部纵切灰阶图像，测量标记之间为增生结节，病灶大小为 1.1cm×0.8cm；B. 颈部横切灰阶图像；C. 颈部纵切彩色血流成像，显示病灶内部血供丰富（箭头）

（5）腺癌

①癌灶常较大，形态不规则或呈分叶状。

②内部为不均匀低回声，可伴有囊性变或钙化灶。

③肿瘤可侵犯邻近的组织。

④CDFI：癌灶内部及周边血供丰富，分布不规则。

⑤可发现同侧颈部淋巴结转移灶。

【注意事项】

（1）勿将颈长肌、食管等正常解剖结构误认为甲状旁腺肿物。

（2）异位甲状旁腺的发生率为 10%～20%，可发生的异位部位有甲状腺上极之上、甲状腺内、食管气管沟内、咽及食管之后、颈动脉鞘内、胸骨上窝、纵隔等，故应增大扫查范围。

（3）注意甲状旁腺肿物大小和数量，注意与邻近甲状腺结节和淋巴结的鉴别。

（4）由于病变过小、病灶异位和病灶与周围组织回声对比度差等因素影响，致使超声检查存在一定的局限性，应注意与核素显像、CT 等影像学检查方法的联合应用。

【病例示范报告】

1. 甲状旁腺腺瘤

超声检查所见：甲状腺右叶下极后方见一 1.9cm × 1.2cm × 1.0cm 低回声结节，边界清晰，内部回声均匀。纵切病灶前方周边可见甲状腺下动脉，其发出分支进入病灶内部。病灶内部见丰富血流信号，分布规则。

超声提示：甲状腺左叶下方实性占位，甲状旁腺腺瘤可能性大。

2. 甲状旁腺增生

超声检查所见：甲状腺左叶中上 1/3 交界处后方见一 1.0cm × 0.8cm × 0.6cm 均质低回声结节，边界清晰。CDFI：病灶内部和周边见少许血流信号。另在甲状腺右叶下极后方见一 0.8cm × 0.7cm × 0.5cm 低回声结节，与前者超声表现相似。

超声提示：甲状腺后方多发实性结节，结合临床考虑多发甲状旁腺增生可能性大。

四、继发性甲状旁腺功能亢进

本病因严重肾功能不全、维生素 D 缺乏、骨病变等原因引起的低血钙所致的甲状旁腺代偿性肥大和功能亢进。甲状旁腺一般表现为增生，其“诊断要点”和“注意事项”如前所述。

五、多发性内分泌腺瘤病

多发性内分泌腺瘤病引起的甲状旁腺功能亢进常合并多器官腺瘤。

第五节　乳　　腺

一、概述

【适应证】

(1) 乳腺癌筛查。

(2) 常规体检。

(3) 出现乳房不适等症状和(或)体征。

(4) 其他影像学检查发现的乳腺异常，需要超声协助或补充诊断。

(5) 乳腺病变的随访。

(6) 乳腺手术前、后评估。

(7) 乳腺假体置入术后的评估。

(8) 超声引导下介入诊断和(或)治疗。

【超声检查技术】

1. 检查前准备

应注意保护患者隐私，男性操作者应注意受检者的心理反应，态度端正，操作规范，避免不必要的误会。检查前要询问病史和进行必要的触诊。

2. 体位

一般取仰卧位，检查侧手臂置于头部上方，以充分暴露乳腺及腋窝等部位。乳房较大或下垂明显时，尤其是检查此类乳房外侧象限时，可采取面向对侧的侧卧位，必要时检查者可用手向上托起乳房。当受检者的乳腺肿块只有在直立姿势才能触及，可采用坐位进行检查。

3. 仪器

仪器应选用中、高档彩色多普勒超声诊断仪，探头选择频率 7～13MHz 的高频线阵探头。若肿块位置很表浅，可适当提高探头频率；对深部的较大占位、有硅胶充填物的乳腺进行扫查时，可适当调低探头的频率以更好地显示各层结构的全貌。

4. 扫查方法

(1) 常用的扫查方法　放射状扫查法、反放射状扫查法、纵切法、横切法、旋转扫查法和斜切法等。

①放射状扫查法：沿着乳晕做连续的放射状扫查，适用于显示乳腺导管。

②反放射状扫查法：与放射状扫查相垂直的切面进行扫查。

③纵切法：从腋前线或腋中线的腺体边缘扫查至胸骨旁，沿乳房依次做纵切面扫查。

④横切法：从乳房上象限的外周上缘扫查至乳房下皱褶，沿乳房依次做横切扫查。

⑤旋转扫查法：沿所查部位旋转扫查，以便判断有无肿块和肿块的特征。

⑥斜切法：将探头置于乳头旁，使声束斜切入乳头后方，以清晰显示乳头及其深部结构。

(2) 乳腺检查方法　可选用纵切法、横切法、放射状扫查法和反放射状扫查法。由于乳腺腺体范围较大，无论采用何种扫查方法，都应按一定的次序依次扫查，以免遗漏。内侧必须扫查至出现胸骨声影，外侧必须扫查至腋前线乳腺结构完全消失，上界和下界也需扫查至乳腺结构完全消失，达到乳腺周围的脂肪组织为止。并且每次扫查范围应有重叠，不留空隙，尤其变换患者检查体位时，应与已扫查切面有部分重叠。

(3) 乳头-乳晕检查方法　前后位扫查时，乳头内部导管与声束平行，导致乳头呈低回声或极低回声，后方常伴有声衰减。乳头-乳晕处组织致密，可致后方回声衰减，乳头下方为病变好发部位，需仔细扫查。可将探头置于乳头旁，使声束斜切入乳头下方进行检查。

(4) 肿块检查法　发现占位性病变后，探头轻放其表面(必要时检查者需用手指固定肿块)，先确定肿块的长轴断面，将探头从肿块一侧移向另一侧，逐一切面扫查，然后旋转探头 90° 同样地进行短轴切面扫查。

(5) 腋窝扫查　沿腋动脉长轴和短轴多断面扫查，向外至臂侧近端，向内至胸壁，判断是否有副乳腺、肿大淋巴结及其他占位性病变。

【检查内容】

(1) 乳腺的各个层次(皮肤、皮下脂肪层、腺体层、乳腺后间隙和胸壁肌层)是否完整。

(2) 双侧乳腺腺体层的形态、结构是否对称(腺体最厚处通常位于乳腺外上象限)；是否有导管扩张。

(3) 乳腺腺体内是否有肿块，单发还是多发，尤其应该重点扫查患者疼痛部位、触诊或乳腺 X 线摄影发现有肿块的部位。

(4) 肿块的观察要点

1) 位置　首先应明确肿块位于哪侧乳房，然后应用下面所述的方法进行详细描述。

①象限定位法：以经过乳头的水平线和垂直线为依据将乳腺划分为外上、内上、外下、内下四个象限，乳头和乳晕所在的区域为中央区，对可触及的较大病变推荐采用象限定

位法。

②时钟定位法：以乳头为中心，以顺时针 12 时制的钟点表示病变所在的方向，加以病变与乳头的距离确定病变的位置，此方法适用于不易触及的病变。

③解剖层次定位。

2) 大小　寻找肿块的长轴，测量肿块的长径和前后径，旋转探头 90°，测量肿块的短径，应尽量测量肿块的三个径线。

3) 肿块的超声特征

①形态：圆形、椭圆形和不规则形。

②方位：平行、不平行。

③边缘：光整、不光整。不光整又分为模糊、高回声晕、成角、微小分叶、毛刺和蟹足。

④内部回声：无回声、低回声、等回声、高回声、不均匀回声和囊实性混合回声，其中，不均匀回声是对实性肿块的描述。

⑤后方回声特征：无改变、后方回声增强、后方回声衰减和混合改变。

⑥钙化：观察钙化的大小、形态和分布。可以 0.5mm 为标准将钙化分为粗钙化和微钙化，形状有点状、杆状、爆米花样和蛋壳样等，分布特点有细线状、分支状、簇状和密集点状分布等。尚可对钙化的位置进行描述，如肿块内、肿块外、导管内、导管外等。

⑦血流：Alder 血流分级，0 级：肿块内无血流信号；Ⅰ级：少量血流信号，肿块内见点状血流信号或一条棒状血流信号，长度小于肿块长径的 1/2；Ⅱ级：中量血流信号，即可见一条主要血管，长度大于肿块长径的 1/2 或见 2～3 小血管；Ⅲ级：血流丰富，即可见肿块内 4 条以上血管或血管之间相互连通，交织成网。

4) 相关特征

①结构扭曲：包括肿块周围的导管扭曲和乳房悬韧带（Cooper 韧带）僵硬、变直等。

②导管改变：包括导管扩张、与肿物相延续、导管内肿块、血栓及碎屑。

③皮肤改变：皮肤水肿增厚与回缩。

④水肿：周围组织回声增强和呈网格样。

5) 乳腺周围、腋窝等部位是否有肿大淋巴结，是否有副乳腺。引流区淋巴结重点扫查腋窝、胸骨旁和锁骨上。

【注意事项】

(1) 扫查速度不宜过快，扫查断面相互覆盖，以免遗漏。

(2) 检查乳腺时探头应轻放于皮肤上，不宜加压，以免改变肿块形态、位置等，特别是检查肿块内血流时，加压会影响小血管的显示。

(3) 检查乳腺腺体组织的同时，应观察脂肪层、Cooper 韧带、腺体后间隙和胸壁肌层等是否有病变，特别是周围脂肪伸入腺体层内，会造成类似肿块的假象，应仔细加以鉴别，腺体内局灶性脂肪与腺体周围的脂肪回声一致，加压探头局部可发生变形。

(4) 注意皮肤和皮下脂肪层的占位病变与乳腺腺体层占位病变的鉴别。

(5) 常规扫查乳腺后方的胸壁结构，观察有无病变，判断病变的来源及其与乳腺的关系。

(6) 注意问诊和触诊，并结合其他影像学检查，减少漏诊。

二、正常超声表现

1. 二维超声

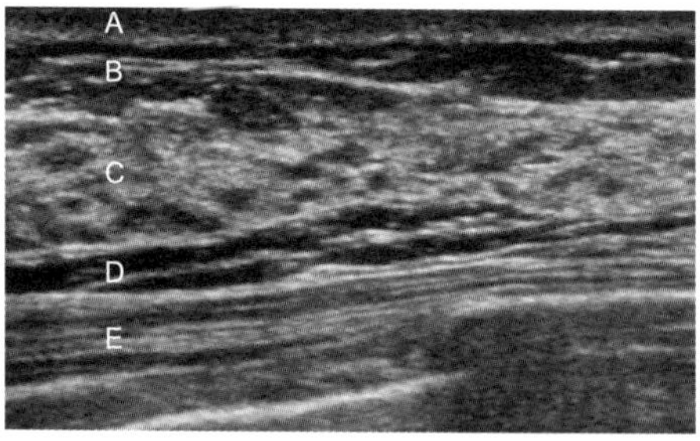

A. 皮肤；B. 脂肪层；C. 腺体层；D. 腺体后间隙；E. 肌层。

图 10-5-1　乳腺正常超声表现

乳腺及其周围组织的结构：乳头、皮肤、皮下脂肪层、乳腺腺体、腺体后间隙和胸壁肌层(图 10-5-1)。

(1) 乳头　可为均匀的中等回声、低回声或极低回声，后方常伴有声衰减，主要是乳头内部的导管与声束平行所致。检查时可通过向乳头一侧施压使其偏向另一侧，使声束与乳头内导管形成一定的角度。

(2) 皮肤　界面反射形成的两条细线状强回声带和夹在中间的真皮形成的中等水平回声带，其厚度<2mm。

(3) 皮下脂肪层　位于皮肤和乳腺腺体层之间，乳腺超声检查中将脂肪的回声定义为等回声，脂肪层内可见线状的高回声分隔和 Cooper 韧带。Cooper 韧带通常在皮下脂肪较多的乳房显示清晰，一端连于皮肤和浅筋膜浅层，另一端连于浅筋膜深层，牵拉乳房小叶使腺体表面呈波浪状。

(4) 乳腺腺体　乳腺由复管泡状腺组织(实质)、围绕腺组织的结缔组织和脂肪组织(间质)组成。乳腺实质被结缔组织分隔为 15～20 个腺叶，每个乳腺叶又由结缔组织分隔成若干个乳腺小叶。乳腺小叶是分泌乳汁的场所，由 10～100 个成簇的泡状腺组成，小叶内的小导管将泡状腺连接起来，汇集形成一条终末导管，终末导管与小叶仪器共同组成乳腺的基本单位，称为终末导管小叶单位(TDLU)。终末导管部分位于小叶内，称为小叶内终末导管，部分位于小叶外，称为小叶外终末导管。终末导管汇入小叶间导管，多个小叶间导管再进一步汇集成一根连于整个腺叶的输乳管，直接开口于乳头。乳腺的小叶内间质结缔组织比较疏松，内含较多的成纤维细胞核和脂肪细胞，毛细血管丰富，胶原纤维成分少。小叶间间质的结缔组织比较致密，称为小叶分隔，其组织结构与真皮网织层相互延续，细胞成分少而纤维粗大。

腺体厚度和回声个体差异较大，与年龄和所处的生理期有密切关系。青春期未生育女性脂肪层薄，腺体层相对较厚，表现为强弱相间的回声。而老年女性脂肪层增厚，腺体层薄，回声增强。妊娠和哺乳期间，腺泡和导管显著增生，腺体层明显增厚，回声与脂肪稍高或相同。

(5) 腺体后间隙　由浅筋膜深层和胸肌筋膜构成，胸壁肌层紧临其后方。超声断面呈线状或带状低回声，大多数年轻女性乳腺后间隙的两层筋膜不易分辨。老年女性，尤其脂肪较厚时，该层境界清楚，呈薄层低回声。

(6) 胸壁　肌层呈低回声，显示与解剖结构一致的肌纤维纹理，排列整齐。肋骨为薄片状强回声，后方回声衰减。肋软骨为低回声，短轴呈球形或椭圆形，边界清楚，形态规则。肋软骨短轴断面与乳腺纤维腺瘤的声像图相似，但肋软骨与肋间肌相连，后方回声衰减。

2. 多普勒超声

采用高频超声检查时，可显示正常乳腺的血管走行，在乳头附近的血流信号最丰富。

3. 乳腺占位性病变的超声评估标准和处理意见

乳腺占位性病变的报告结果推荐采用美国放射学会（ACR）制定并为国际广泛采用的乳腺影像报告及数据系统（BIRADS），对影像诊断结果进行分析。BIRADS 超声的分类标准如下。

0 类：超声未能完成评价，需要进一步的影像学检查。

1 类：超声未见异常，常规筛查。

2 类：符合良性声像图改变（该分类包括单纯性囊肿、乳腺内淋巴结、乳腺置入物、乳腺手术后的稳定性改变、连续性超声检查无变化的纤维腺瘤等），常规筛查。

3 类：良性可能性大，恶性危险度＜2%，建议 6 个月后复查。

4 类：有恶性可能，建议穿刺活检；此分类病变具有癌的可能性为 3%～94%，建议组织病理学诊断。

4A 类：低度恶性风险（3%～10%）。

4B 类：中度恶性风险（11%～50%）。

4C 类：高度恶性风险（51%～94%）。

5 类：符合恶性声像图改变，高度提示恶性（95%以上）。

6 类：病理证实为恶性。

【正常报告】

超声检查所见：双侧乳腺形态结构正常，乳腺导管未见扩张，未见明确占位回声。CDFI：双侧乳腺内未见异常血流信号。

超声提示：双侧乳腺未见异常，BIRADS－US 1 类。

三、乳腺单纯性囊肿

【诊断要点】

(1) 常见于 30～50 岁女性。

(2) 病变较小时无症状，大者多以乳房肿块就诊。

(3) 触诊肿块为圆形或椭圆形，表面光滑，境界清楚。

(4) 声像图特征　形态规则，多呈圆形、椭圆形或大分叶状，多为平行位生长，边界清晰，有光滑完整包膜，内呈无回声，后方回声增强，可见侧方声影（图 10－5－2）。

【鉴别诊断】

本病具有典型的声像图特征，比较容易作出诊断，需要注意的是与乳腺囊性增生症相鉴别，后者常多发，有时形态不甚规则，与月经周期有关。典型的乳腺单纯性囊肿应划分为 BIRADS－US 2 类。

【病例示范报告】

超声检查所见：右侧乳腺 12 点方向距乳头约 2cm 处腺体层可见 2.1cm×1.3cm 无回声结节，形态规则，平行位生长，边界光滑清晰，包膜光滑完整，后方回声增强。CDFI：结节内无血流信号。

超声提示：右乳无回声结节，BIRADS－US 2 类。

四、乳腺纤维腺瘤

【诊断要点】

(1) 常见于生育年龄的妇女，特别是30岁以下的女性。

(2) 表现为无痛、实性、边界清楚的孤立性结节，触之可移动。

(3) 质地较硬，可呈分叶状，常有完整包膜。

(4) 可同侧或双侧、同时或不同时发生多发性结节。

(5) 声像图特征　形态规则，常呈椭圆形，可伴有大分叶，较小时可表现为圆形，平行位生长，边界清晰，常可见包膜，内部回声多为均匀等回声或低回声，少数内可见回声区、粗颗粒状和棒状钙化，部分纤维腺瘤内可见条带样高回声，多数纤维腺瘤后方回声无改变，部分可有回声增强现象，可有侧方声影(图10-5-3)。

(6)多普勒超声　较小的纤维腺瘤往往无血流或少许血流(0～I级)，较大的纤维腺瘤内部血流可较丰富。

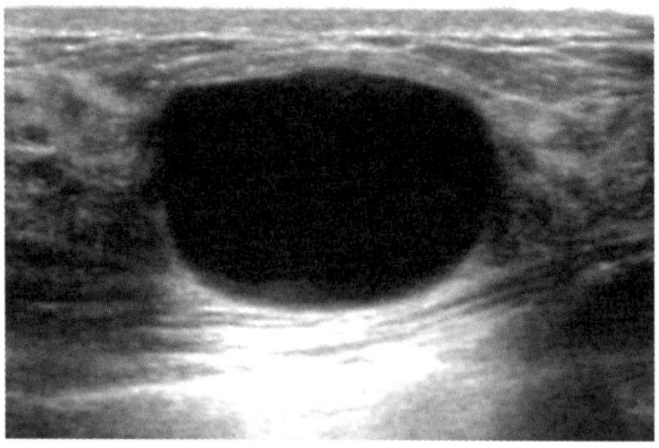

图10-5-2　乳腺单纯性囊肿

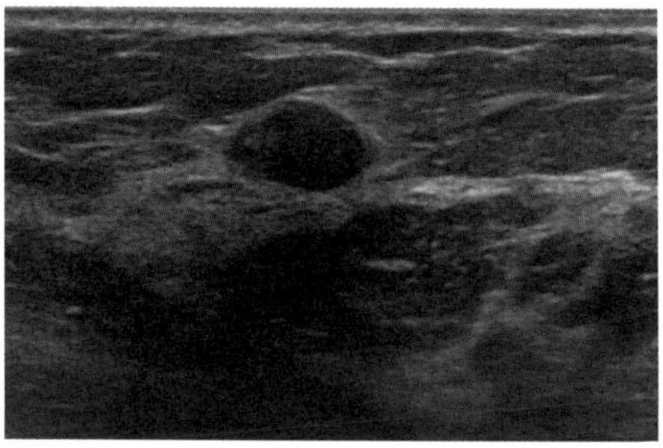

图10-5-3　乳腺纤维腺瘤

【鉴别诊断】

多数纤维腺瘤有典型的超声声像图表现，结合患者年龄，可作出BIRADS-US 3类的诊断。但是纤维腺瘤超声表现并非一成不变，病程长的纤维腺瘤可发生玻璃样变、黏液变性和钙化。这时需与乳腺囊肿、乳腺癌鉴别，典型的乳腺囊肿为无回声，后方回声增强，乳腺癌肿块多呈浸润性增长，形态不规则，无包膜，边缘呈毛刺状，肿块纵径大于横径。

【病例示范报告】

超声检查所见：左侧乳腺1点方向距乳头约3cm处腺体层内可见1.3cm×0.7cm低回声结节，内部回声均匀，边界光滑清晰，外缘可见完整的包膜样强回声，后方回声无改变。CDFI：上述低回声结节内可探及少许点状血流信号。

超声提示：左乳低回声结节，BIRADS-US 3类。

五、乳腺导管内乳头状瘤

【诊断要点】

(1) 按部位可分为中央型乳头状瘤(位于乳晕区)及外周型乳头状瘤。

(2) 中央型乳头状瘤可发生于任何年龄，但大多数介于40～50岁之间，单侧乳头溢液，特别是血性溢液最为常见，少数病例可在乳晕区触及肿块。

(3) 外周型乳头状瘤常无明显的临床症状。

(4) 声像图特征　导管囊状扩张，内壁连续性好，无中断或被侵蚀的现象，内可见乳头状低回声或中高回声，形态规则，沿乳腺导管生长，边界清晰，内部一般无血流信号，较大时可探及点状或棒状血流信号，常为低速低阻型，部分可见丰富血流，表现为轴心性的血流信号(图 10－5－4)。

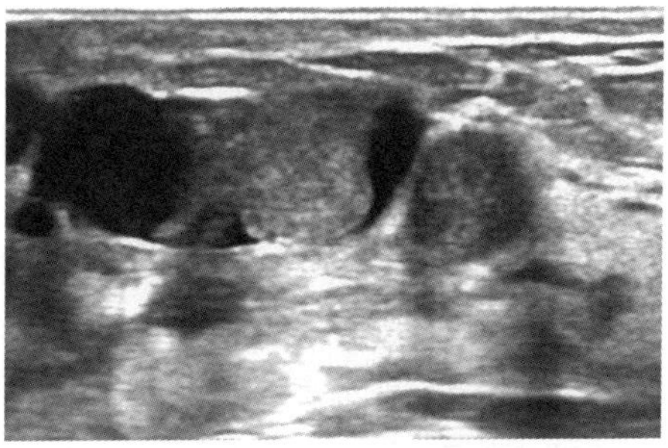

图 10－5－4　导管内乳头状瘤

(5) 部分导管内乳头状瘤声像图表现与乳腺其他良性肿瘤相同，表现为低回声实性结节，尤其是外周型导管内乳头状瘤。

【鉴别诊断】

导管内乳头状瘤应与乳腺增生症相鉴别，后者也可见导管扩张，但通常导管内无乳头状实性回声。较大导管内乳头状瘤应与导管内乳头状癌相鉴别，对于实性部分形态不规则，血流信号丰富的病变应警惕导管内乳头状癌的可能。此类病变建议评估为 BIRADS－US 4A 类。

【病例示范报告】

超声检查所见：右侧乳腺 10 点方向距乳头约 1.5cm 处腺体层可见导管呈囊样扩张，最宽约 0.7cm，其内可见多个等回声实性结节，大者 0.7cm × 0.6cm，边界清，规则，其旁见少许絮状低回声，随体位改变可移动。CDFI：上述等回声结节内可见散在点状血流信号。

超声提示：右乳腺导管扩张伴管腔内等回声结节，BIRADS－US 4A 类，导管内乳头状瘤可能性大。

六、乳腺炎

【诊断要点】

(1) 哺乳期乳腺炎多发生于哺乳期妇女，尤其是初产妇。浆细胞性乳腺炎多发生于 35～40 岁的经产妇、非哺乳期妇女，其次为绝经期妇女。

(2) 乳头及周围破损、乳汁淤积和乳腺导管阻塞是哺乳期乳腺炎的主要易感因素。浆细胞性乳腺炎是一种非细菌性炎症，由乳晕下导管阻塞引起导管扩张，管腔内积聚的类脂质等物质侵蚀导管壁引起浆细胞浸润。

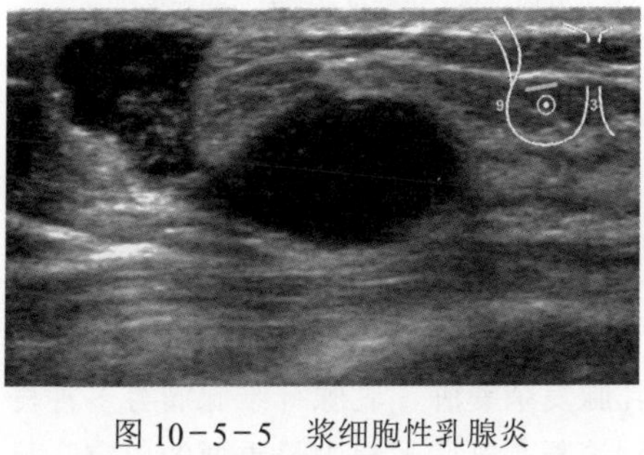

图 10－5－5　浆细胞性乳腺炎

(3) 哺乳期乳腺炎临床表现有发热、患处乳腺红肿、疼痛、乳腺肿块及患侧腋下淋巴结肿大。初期，表现为受累局部出现界限不清的低至无回声，内部回声不均。脓肿形成早期，液化不完全，肿块呈囊实性，脓肿完全液化后，内部为无回声。炎症期脓肿周边、脓肿内未完全液化的部分有较丰富的血流信号(图 10－5－5)。

(4) 浆细胞性乳腺炎早期可无症状，或仅表现为乳头浆液性分泌物。急性期有红、肿、热、痛，病程迁延可达数年。

【鉴别诊断】

乳腺炎不同阶段声像图表现可与乳腺血肿、乳腺囊肿、乳腺癌等类似，哺乳期乳腺炎结合相关临床资料不难作出诊断。慢性乳腺炎中，较小的病灶可为瘢痕所替代，形成边界不清的中低回声结构，后方回声衰减，难与乳腺癌鉴别，往往需要进行穿刺活检明确诊断；乳腺炎纤维化、皮肤退缩要注意与乳腺癌肿块周围浸润鉴别，尤其是老年人。病程迁延、久治不愈的乳腺炎，建议超声引导下穿刺活检除外炎性乳癌。

【病例示范报告】

超声检查所见：右侧乳腺 12 点方向距乳头约 3cm 处可见范围约 3.1cm×1.6cm 不规则混合回声区，边界尚清，其内回声不均匀，轻压探头有蠕动感，CDFI：上述混合回声区内部及周边可见丰富血流信号。

超声提示：右乳混合回声区，结合临床，考虑浆细胞性乳腺炎可能性大。

七、乳腺癌

【诊断要点】

(1) 多见于中老年女性。

(2) 早期无任何症状，最初表现为一侧乳房肿块，多为无痛性，质硬，边界不清，多为单发。随着肿瘤进展可出现皮肤凹陷、橘皮样改变和乳头异常(包括乳头溢液、乳头回缩等)等。

(3) 直接征象　肿瘤较小时，形态可规则或不规则，肿瘤较大时，形态多不规则；边缘模糊、周边可有成角、蟹足征、毛刺征、高回声晕；肿块纵横比>1；多呈低回声，可伴有后方回声衰减，肿块内部常伴有微小钙化(图 10-5-6)。

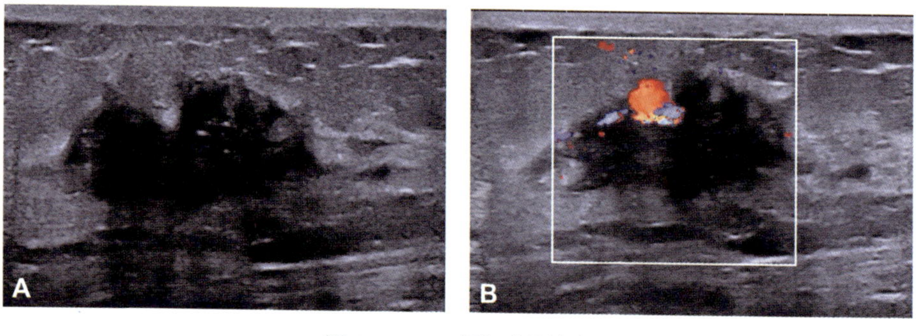

图 10-5-6　浸润型导管癌

A. 右乳低回声结节，形态不规则，周边可见成角、毛刺、蟹足及高回声晕，内部可见多发点状钙化；
B. 低回声结节内可见粗大的滋养血管

(4) 间接征象　Cooper 韧带连续性中断，皮肤水肿、增厚，腋窝淋巴结肿大、形态失常。

(5) 大多数乳腺癌表现为血流丰富，且肿瘤周边可见粗大的穿入型动脉血流，频谱多表现为高速、高阻的频谱特点。

【鉴别诊断】

乳腺癌的超声表现多样，不同声像图表现可与乳腺复杂囊肿、乳腺纤维腺瘤等多种良性病变类似，因此乳腺癌与其他乳腺良性肿瘤的鉴别诊断是乳腺超声中最重要的内容。另外，乳腺良、恶性肿瘤超声声像图表现有重叠，乳腺癌的诊断不能单凭其中任何一种征象，必须综合考虑。

【病例示范报告】

超声检查所见：右侧乳腺 11 点方向距乳头 2.0cm 处腺体层可见 2.8cm × 1.7cm 低回声结节，边界不清，形态不规则，周边可见成角、毛刺、蟹足及高回声晕，内部回声不均，可见多发点状强回声。CDFI：该结节内可见粗大血流信号。

超声提示：右乳低回声结节，BIRADS－US 5 类。

八、乳腺介入超声

（一）超声引导下空芯针穿刺活检术

【适应证】

超声可显示的乳腺病变，可疑恶性或性质难以判定，需要进一步病理学诊断。

【禁忌证】

(1) 穿刺点有感染或开放性伤口的患者。

(2) 有出血倾向或凝血机制障碍的患者。

(3) 不能保持体位固定和不能配合操作者。

(4) 妊娠期、哺乳期患者为相对禁忌，在患者要求或者病情需要的情况下可行该操作。

【超声检查技术】

1. 术前准备

术前向患者解释说明该项操作的意义、方法及可能的并发症，征得患者同意并签署知情同意书。

2. 仪器

彩色多普勒超声诊断仪，频率一般为≥12MHz 的高频线阵探头，与探头配套的穿刺引导架，自动活检枪，根据需要，一般选择 16G 穿刺活检针，根据病变情况，射程可选择 15mm 或 22mm。

3. 操作方法

(1) 进行常规超声扫查，明确目标肿块的位置、大小及周围组织情况。拟定合适的进针路径、角度和穿刺深度。

(2) 为便于操作，肿物在左乳者，患者一般取右侧卧位，位于右乳者取仰卧位，以充分暴露乳腺的待穿刺部位。

(3) 术者需穿着消毒衣、消毒帽及口罩，戴无菌手套。

(4) 局部皮肤用 5%碘伏消毒，消毒面积为以进针点为圆心的、半径约 10cm 的圆形范围。铺无菌洞巾，需要使用穿刺架的，换用带穿刺架的无菌穿刺探头，根据之前拟定的进针路径选取穿刺点具体位置。不需要使用穿刺架引导的，可在超声引导下徒手操作（图 10－5－7）。

(5) 采用 2% 利多卡因对局部皮肤、皮下组织进行浸润麻醉。随后在实时超声监测下进针，使针尖达到病灶边缘的预定位置，触发活检枪扳机，切取病灶组织。取得活检组织后，迅速退针，将组织条浸入装有 10% 甲醛的标本瓶固定，等待送检。

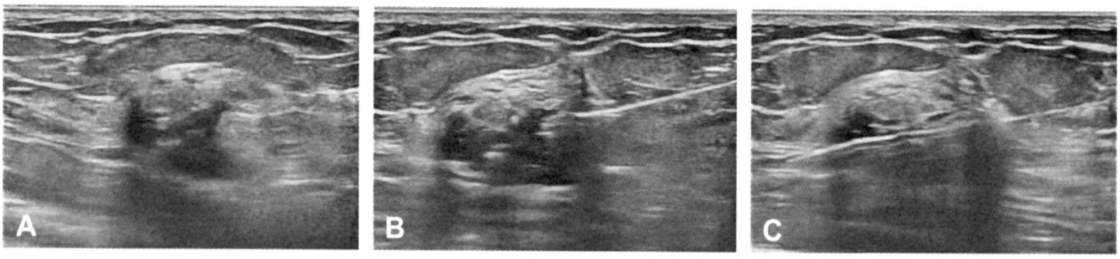

图 10-5-7　超声引导下空芯针穿刺活检

A. 常规超声显示右乳低回声结节；B. 在超声监视下穿刺针抵达结节边缘；C. 在超声监视下穿刺针准确穿刺结节

(6) 用无菌纱布覆盖穿刺点，并嘱患者用手加压固定 30min 后，检查穿刺点无渗血后，患者方可离开。3 天内保持穿刺点干燥清洁。

【注意事项】

超声引导下乳腺的穿刺活检术并发症很少，偶有出血、疼痛或皮下淤血等，极少数可能出现感染、气胸及迷走神经刺激反应，应制定相应的应急预案并备有应急药物。

(二) 超声引导下乳腺结节定位术

【适应证】

超声检查可见但临床触诊不明确、欲在手术中切除的乳腺肿块。

【禁忌证】

(1) 穿刺点有感染或开放性伤口的患者。

(2) 有出血倾向或凝血机制障碍的患者。

(3) 不能保持体位固定和不能配合操作者。

(4) 月经期、妊娠期、哺乳期患者为相对禁忌，在患者要求或者病情需要的情况下可行该操作。

【超声检查技术】

1. 术前准备

术前向患者解释说明该项操作的意义、方法及可能的并发症，征得患者同意并签署知情同意书。

2. 仪器

彩色多普勒超声诊断仪，频率一般为≥12MHz 的高频线阵探头，与探头配套的穿刺引导架，定位针。

3. 操作方法

(1) 进行常规超声扫查，明确目标肿块的位置、大小及周围组织情况。在病灶最大径线的位置固定探头，选定合适的进针路径、角度。

(2) 患者一般取仰卧位，双手合抱于枕后，以充分暴露乳腺的待穿刺部位。

(3) 术者需穿着消毒衣、消毒帽及口罩，戴无菌手套。

(4) 局部皮肤用 5% 碘伏消毒，消毒面积为以进针点为圆心的、半径约 10cm 的圆形范围。铺无菌洞巾，换用带穿刺架的无菌穿刺探头，在病灶最大径线的位置固定探头，根据之前选定的进针路径选取穿刺点具体位置。

(5) 随后在实时超声监测引导下将定位针刺入病灶中心，推送定位针，固定定位针位置，轻而慢地退出针鞘，打开定位针钩。然后再次用探头扫查病灶，确认定位针穿过病灶，定位针在声像图上表现为带状强回声，后方可伴有彗星尾征。轻拉定位针不能退出，表明固定较好(图 10-5-8)。

(6) 将定位针位于乳腺外尾端的过长部分用纱布和医用胶带固定。

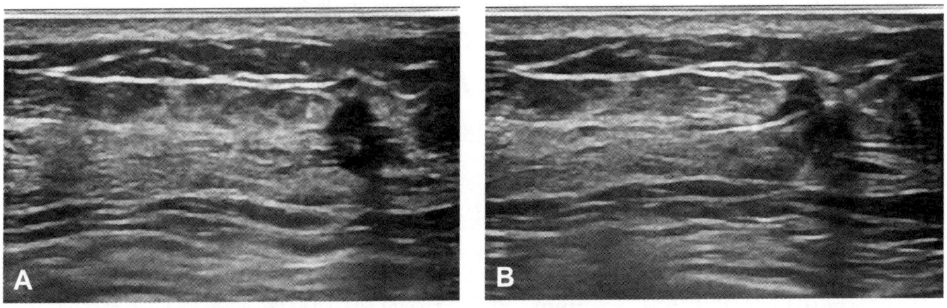

图 10-5-8　超声引导下乳腺结节定位

A. 左乳低回声结节，超声引导定位时使结节靠近探头一侧；B. 在超声监视下定位针穿过结节

【注意事项】

如果病灶位于乳头或乳晕深部，为避免损伤乳晕深部的大导管，可自乳晕外围斜行进针。

(三)超声引导下真空辅助乳腺活检

【适应证】

(1) 超声可见的乳腺可疑病灶活检。

(2) 有手术指征的乳房良性病灶(病变最大径≤3cm)的微创切除。

(3) 新辅助治疗后的疗效判定。

【禁忌证】

(1) 有出血倾向、凝血机制障碍。

(2) 患者合并严重基础病，不能耐受手术。

(3) 乳腺假体置入术后，乳房较小、病灶较大的患者。

(4) 加压包扎困难。

(5) 不能保持体位固定和不能配合操作者。

(6) 月经期、妊娠期、哺乳期患者。

如为靠近乳头乳晕区皮肤的病灶，易引起乳腺大导管皮肤的损伤；伴有粗大钙化的病灶，易引起旋切刀损坏，甚至导致操作不能完成。对于上述情况，操作者应根据经验慎重选择。

【超声检查技术】

1. 术前准备

术前向患者解释说明该项操作的意义、方法及可能的并发症，讲解术中配合要领，征得患者同意并签署知情同意书。

2. 仪器

彩色多普勒超声诊断仪，频率一般为≥12MHz 的高频线阵探头，微创旋切系统。

注：针对目前临床上的普遍使用情况，以 EnCor 和 Mammotome 旋切系统来举例说明。

3. 操作方法

(1) 进行常规超声扫查，明确目标肿块的位置、大小、周围组织尤其是血管分布情况，选择穿刺路径，拟定切割步骤。

(2) 患者一般取仰卧位，双手合抱于枕后，以充分暴露乳腺的待穿刺部位，可通过在患者背后加垫海绵垫的方式来调整姿势，以利于手术进行。

(3) 安装旋切系统，检查系统工作状况，把刀具置于准备切割状态。

(4) 术者需穿着消毒衣、消毒帽及口罩，戴无菌手套。

(5) 局部皮肤用 5% 碘伏消毒，消毒面积为以进针点为圆心的、半径约 10cm 的圆形范围。铺无菌洞巾，换用无菌探头再次探查定位目标病灶，根据之前拟定的路径选择最佳穿刺点和进针路径。

(6) 采用 2% 利多卡因沿选择路径自皮肤至肿块下方的乳腺后间隙及肿块周围进行浸润麻醉。

(7) 于预设切口处切开皮肤 3～5mm，置入合适的旋切刀，轻而慢地插入到病灶基底部，将旋切刀头端的凹槽完全对准肿块。打开旋切模式进行连续的真空抽吸和旋切，肿块被条形切除，整个旋切过程在超声实时引导和监控下进行，根据图像调整旋切深度和角度直至病灶被完全切除，注意避开血管。旋切过程中以及拔出旋切刀前采用间断真空抽吸清除局部积血。最后用超声探测，明确无残留后终止旋切，可利用生物胶粘合切口，用无菌纱布局部包扎。嘱患者用手局部压迫切口处纱布 30 分钟，24 小时后复查伤口情况。所有切除组织条用 10% 甲醛溶液固定并送病理检查(图 10－5－9)。

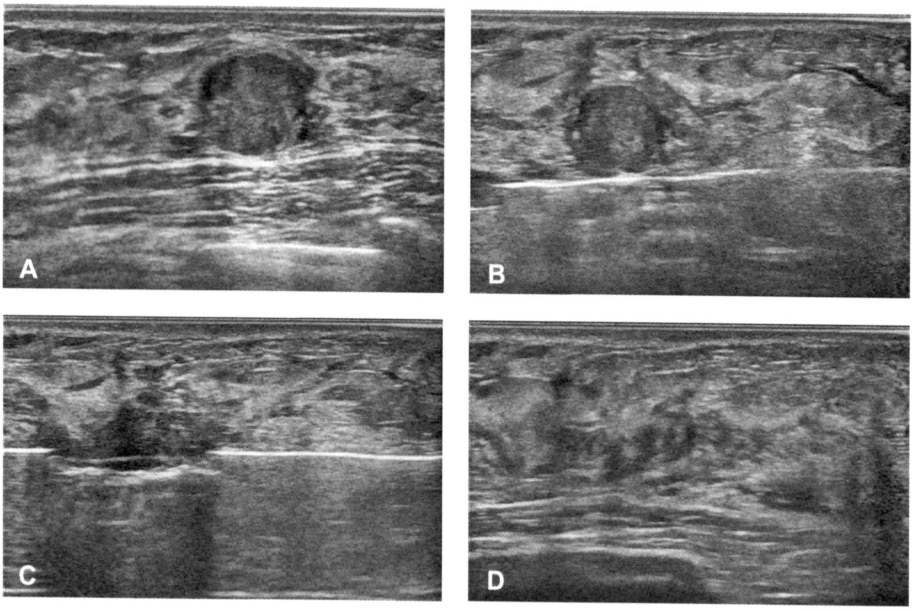

图 10－5－9　超声引导下真空辅助乳腺活检

A. 常规超声显示右乳低回声结节，空芯针活检确认为纤维腺瘤；B. 在超声监视下旋切针抵达结节后方；C. 真空负压将结节吸引入旋切针槽内，开始切割；D. 超声确认结节完全切除

【注意事项】

(1) 切口应采用既能够同时处理同侧乳房内的多发性病变而位置又较为隐蔽的微切口：对于乳房外上和内上象限肿块，切口一般取在近腋窝处；而对于乳房内下和外下象限肿块，切口一般位于腋前线乳头水平。

（2）术中尽量将旋切刀置于肿块下，同时保证刀尖向上，防止术中旋切刀误入胸腔而造成气胸、血胸。当旋切刀切除肿块至接近皮肤时，应在超声监测下注意观察下皮肤与旋切刀距离，避免误伤乳房皮肤。肿物接近皮肤表面时，术前一般采取皮下注射生理盐水，将肿物和皮肤分开，也可采取从肿物侧方旋切，避免伤及皮肤。

（3）手术后局部压迫要有效，一般应大于 30 分钟，这是预防和减少局部积液、血肿、淤血和感染等并发症的关键。局部制动，尽量减少患侧上肢运动并尽量采用腹式呼吸为主。

九、乳腺超声弹性成像

超声弹性成像可对乳腺病变的硬度进行评估，根据病变的硬度评估良、恶性。一般认为，乳腺良性病变质地较软，而恶性病变质地较硬。根据 2015 版《弹性成像临床应用世超联指南及推荐》弹性成像临床适应证包括：①在灰阶超声基础上评估乳腺病灶硬度，辅助良、恶性鉴别诊断；②应用于 BIRADS－US 3 类和 4A 类病例的升降类，减少不必要的穿刺；③乳腺癌新辅助化疗疗效评价；④乳腺非肿块病变区域硬度异常的发现和评估。

目前，临床上应用的弹性成像主要是应变式弹性成像和剪切波弹性成像。应变式弹性成像以不同的色彩表示组织的硬度，病变的彩色弹性图复杂多样，日本学者 Itoh 总结了乳腺病变的彩色弹性图特征，并提出了 5 分评分法，评分标准如下。

1 分：肿瘤整体发生变形，图像显示为绿色。

2 分：肿瘤大部分发生变形，但小部分无变形，图像显示为绿色和蓝色的马赛克状。

3 分：肿瘤边界发生变形，中心部分无变形，图像显示为中心为蓝色，病灶周边为绿色。

4 分：肿瘤整体未见变形，图像显示病灶整体为蓝色。

5 分：肿瘤整体和周边组织均未见变形，图像显示病灶和周边组织为蓝色。

但是，部分病例无法归纳入该评分法，因此，国内学者提出了改良 5 分法，评分标准如下。

1 分：病灶整体或大部分显示为绿色。

2 分：病灶显示为中心呈蓝色，周边为绿色。

3 分：病灶范围内显示为绿色和蓝色所占比例相近。

4 分：病灶整体为蓝色或内部伴有少许绿色。

5 分：病灶及周边组织均显示为蓝色，内部伴有或不伴有绿色。

剪切波弹性成像则可以通过测量剪切波在组织内的传播速度定量组织的硬度，组织的弹性模量可以与剪切波速度建立换算关系，即 $E=3\rho c^2$，E 为组织的弹性模量，ρ为组织密度，c 为剪切波速度，研究报道剪切波弹性成像技术操作者依赖性低，可重复性较好。大部分学者认为应用剪切波弹性成像可以评价乳腺病变的硬度，进而评估病变的良、恶性，但是不同研究者间报道的诊断临界差异较大。

2013 版 ACR BIRADS 指南建议将病灶评估为质软、质中和质硬，但是并没有给出具体标准。该指南强调，常规超声通过形态、边缘及回声等标准来评价病变的良、恶性的价值远大于病变的软硬度，因此弹性评估不可以凌驾于形态学特征（图 10－5－10）。

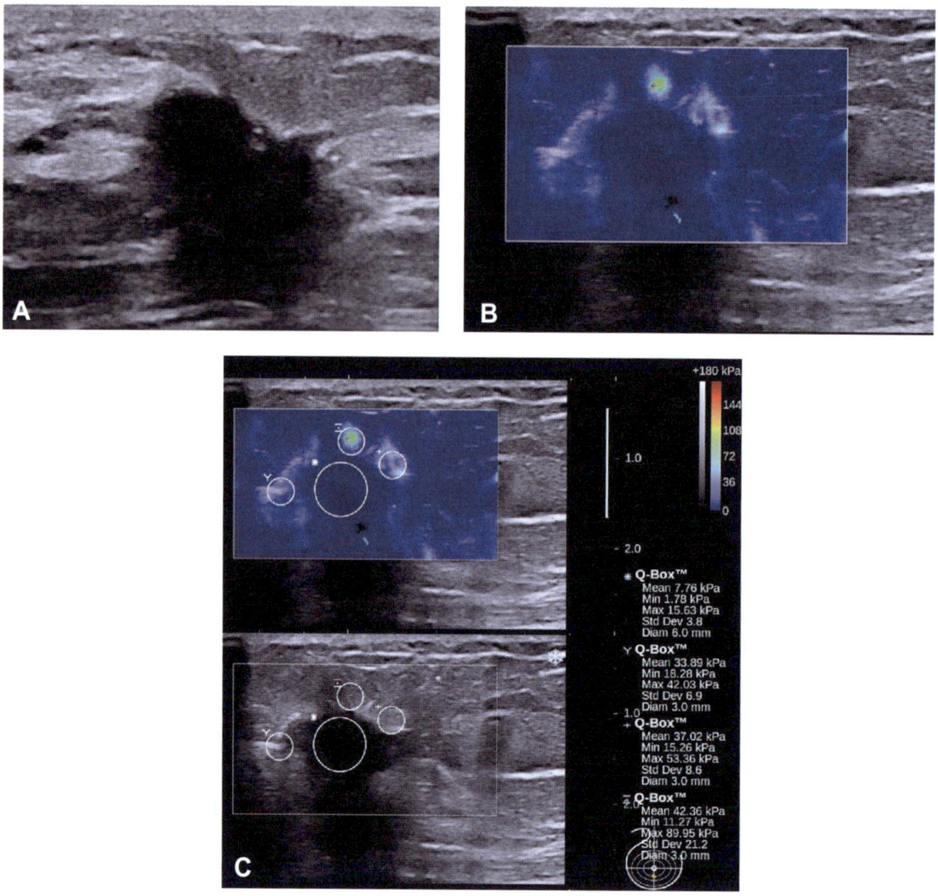

图 10-5-10 乳腺剪切波弹性成像

A. 左乳低回声结节，常规超声具有恶性特征；B. 剪切波弹性成像彩色弹性图；C. 选择感兴趣区域定量测量弹性值，本例弹性最大值为 89.95kPa

十、乳腺超声造影

目前认为，乳腺超声造影能够反映病变的血流灌注信息，在乳腺病变的鉴别诊断中存在潜在价值，但是尚缺乏统一的参照标准和权威的应用指南，需要更多临床研究验证。乳腺超声造影在某些方面有积极的意义：第一，超声造影可以反映病灶微血管灌注信息，穿刺活检前使用超声造影，有助于指导取材部位，提高穿刺活检的阳性率；第二，超声造影可应用于评估乳腺癌新辅助化疗疗效；第三，对其他检查方法难以判断性质的病灶，超声造影可提供额外的诊断信息(图 10-5-11)。

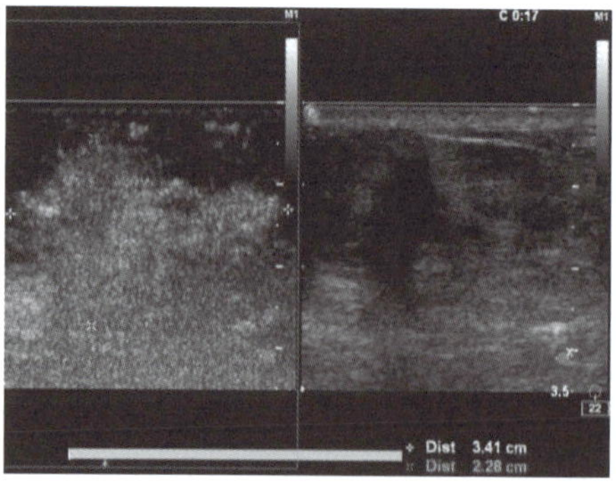

图 10-5-11 乳腺超声造影

超声造影后病变范围明显增大，病理证实为浸润型导管癌

第六节 阴 囊

一、概述

【适应证】

(1) 阴囊疾病相关症状和(或)体征　整个或局部肿大、疼痛、压迫和下坠感等；触诊异常，腹股沟淋巴结增大。

(2) 其他辅助检查发现阴囊异常　包括 CT、MRI 检查和(或)实验室检查异常。

(3) 阴囊术前、术中及术后评估。

(4) 阴囊病变随访。

(5) 超声引导下阴囊疾病介入诊断和治疗。

【超声检查技术】

1. 患者准备

检查前患者无特殊准备。检查时嘱患者将阴茎上提至前腹壁并用纸巾或衣物遮盖，用手固定。阴囊过分下垂者，需用纸巾等将阴囊适当托起。阴囊表面适量涂耦合剂，以保证皮肤与探头充分接触。

2. 体位

通常采用仰卧位，充分暴露下腹部和外阴部。检查精索静脉曲张时，宜补充采用直立体位。

3. 仪器

通常采用彩色多普勒超声波诊断仪，探头频率 5～12MHz。

4. 扫查方法

(1) 测量睾丸大小和体积。纵切扫查睾丸，取最大切面测量上下径，横切扫查时取最大横切面测量横径和前后径。必要时，测量睾丸体积常以椭圆体计算睾丸体积计算公式：(V=π/6×上下径×横径×前后径)。

(2) 从上至下、从外向内做一系列横切和纵切扫查，观察阴囊内容物及病变的二维超声表现。定义正常睾丸实质回声为等回声作为标准，将异常回声水平分为无回声、极低回声、低回声、等回声和高回声。

(3) 横切扫查　观察阴囊壁，注意双侧睾丸和附睾形态、大小、包膜、内部结构和回声改变，观察睾丸、附睾周围有无液体及其量的变化。

(4) 纵切扫查　对左、右侧阴囊分别进行观察。应从阴囊根部开始扫查，注意精索、附睾(头、体、尾各部)和睾丸各部分。必要时采用“触诊辅助法”，以左手示、姆二指固定睾丸，用右手把握探头。自上而下地进行睾丸长轴纵切或多平面扫查。对于触及但又易于漏诊的睾丸、附睾小结节，可用左手指触及结节部位，将探头从多切面对准该病变仔细扫查。

(5) CDFI 检查　观察阴囊内容物及病变的血流信号的分布和丰富程度，测量病变内动脉血流速度和阻力指数。必要时，测量睾丸动脉、输精管动脉的内径、峰值流速和阻力指数。

(6) 超声造影检查　超声造影较增强CT和MRI可更灵敏地实时显示肿瘤的微血管构架及血流特征。

【检查内容】

(1) 观察阴囊内容物组织结构的关系，从而对病变位置作出准确判断。

(2) 常规测量睾丸附睾大小，必要时计算睾丸体积。

(3) 观察睾丸附睾回声水平和分布均匀性；病变的位置、数目、大小、形态、边界、内部回声、有无晕环、纵横比、钙化、与被膜关系等特征。

(4) 观察睾丸附睾血流信号的分布和程度；病灶周边和内部血流信号的分布特点，必要时，测量动脉血流 PSV 和 RI。

(5) 检查腹股沟淋巴结。

二、正常超声表现

1. 二维超声图像

阴囊壁呈中低回声，分布均匀，双侧对称，厚度小于 0.5cm。睾丸实质呈中等回声，分布均匀；鞘膜腔内可有少量无回声液体(图 10－6－1)。睾丸纵切面呈卵圆形，横切面呈近圆形。成人大小约：长径 4cm，宽径 3cm，厚径 2cm。

附睾头部为中等均匀回声，体、尾部呈均匀低回声，纵切面头部呈圆钝，体、尾部及返折部细长(图 10－6－2)；横切面头部呈近圆形，尾部及返折部亦呈扁圆形。附睾头约：长径 1.1cm，宽径 0.7cm。精索静脉内径≤0.2cm，输精管内径≤0.1cm。

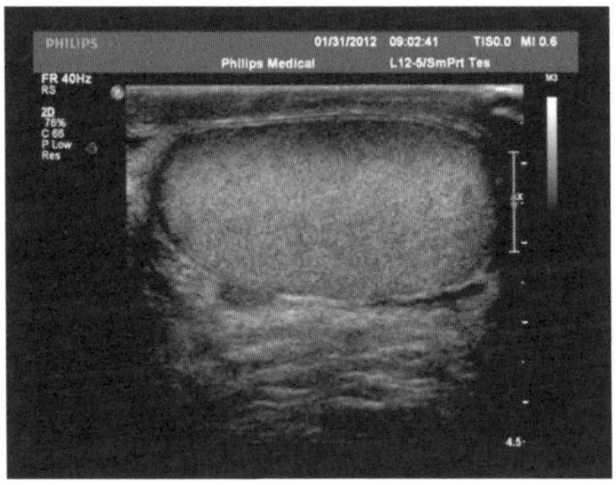

图 10－6－1　正常睾丸

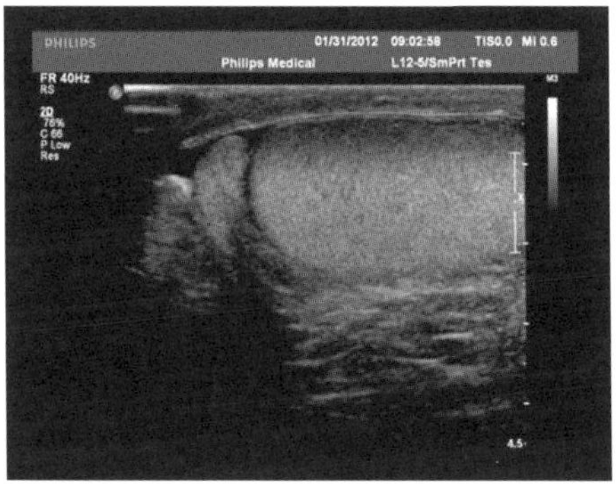

图 10－6－2　正常附睾

2. 频谱多普勒

睾丸动脉的频谱波形：收缩期波峰圆钝，舒张期血流平缓下降，但流速、阻力逐渐降低，呈低阻型。输精管动脉的频谱波形：收缩期呈三角形，舒张期多无血流显示，为高阻型。

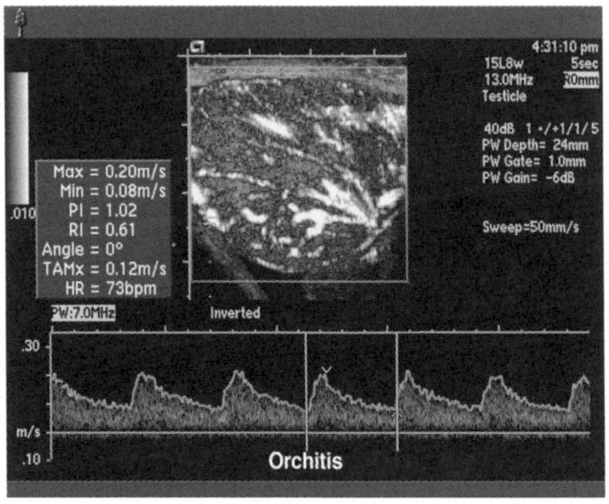

图 10－6－3　正常睾丸、附睾彩色及频谱多普勒图像

3. 彩色多普勒

睾丸动脉血流信号较强，位于蔓状静脉丛内，其周围有 1～2 条与之平行的提睾肌动脉或输精管动脉。睾丸血流信号丰富，呈条状分布；附睾头、尾部的血流信号较丰富(图 10－6－3)。

精索静脉内可显示血流信号，尤其是在

深吸气时明显。

【正常报告】

超声检查所见：右侧睾丸大小约 3.5cm × 2.7cm × 1.5cm，左侧大小约 3.6cm × 2.8cm × 1.6cm。睾丸组织回声分布均匀，未见占位性病变。CDFI 血流分布及频谱未见异常。

超声提示：睾丸未见异常。

三、阴囊急症

(一)急性睾丸、附睾炎

【诊断要点】

(1) 睾丸、附睾急性炎症大多数由细菌引起，少数由病毒及其他致病因素引起(如病毒性腮腺炎等)。

(2) 临床上发病较急，主要表现为阴囊红肿、剧痛，可伴发热、寒战等全身感染症状。

(3) 患侧睾丸、附睾弥漫性肿大，少数患者可呈局灶性肿大，睾丸实质回声强弱不等、分布不均匀，附睾则以低回声多见(图 10-6-4)，脓肿为无回声区。

(4) CDFI 显示炎症区血流信号丰富(图 10-6-5)，PW 检测睾丸动脉为高速低阻血流。

(5) 附睾极度肿胀者，可导致睾丸缺血，CDFI 显示局部或整个睾丸均无血流信号。

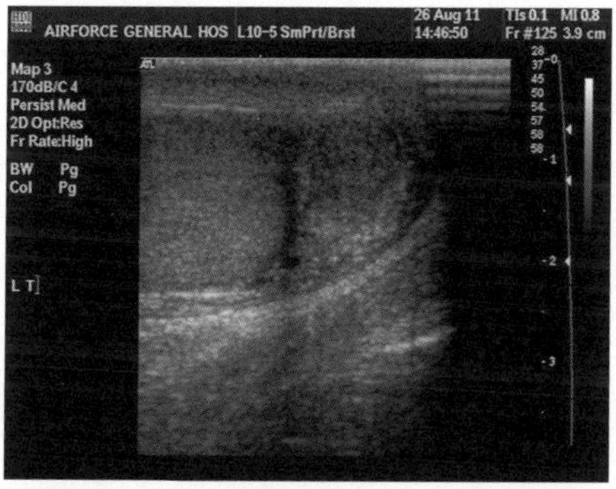

图 10-6-4　附睾局部肿大，回声不均匀

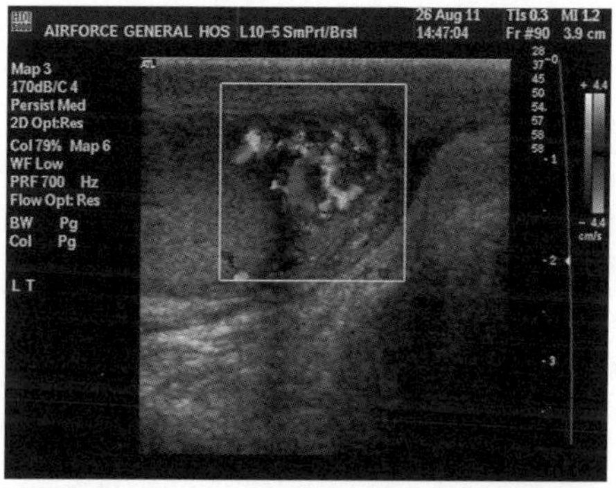

图 10-6-5　附睾局部肿大，血供增多

【鉴别诊断】

(1) 急性睾丸炎应与睾丸扭转松懈后相鉴别。

(2) 急性附睾炎应与附睾附件扭转相鉴别。

【病例示范报告】

超声检查所见：右侧睾丸大小约 4.1cm × 3.2cm × 2.3cm，包膜整齐、平滑，睾丸实质呈中等水平回声，分布欠均匀(图 10-6-6)，后方无回声增强。左侧睾丸大小约 3.6cm × 2.6cm × 1.9cm。双侧附睾和阴囊未见异常，鞘膜腔无积液。CDFI：右侧睾丸实质显示血流信号丰富(图 10-6-7)，左侧睾丸 CDFI 血流信号未见异常。

超声提示：急性睾丸炎(右)。

(二)睾丸扭转

【诊断要点】

(1) 睾丸扭转是由于睾丸及精索的附着异常引起精索扭曲，导致睾丸动、静脉血流中断。

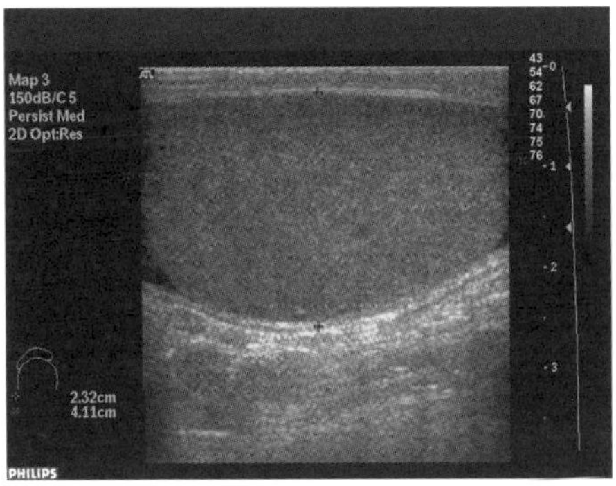

图 10-6-6 睾丸肿大，回声不均匀

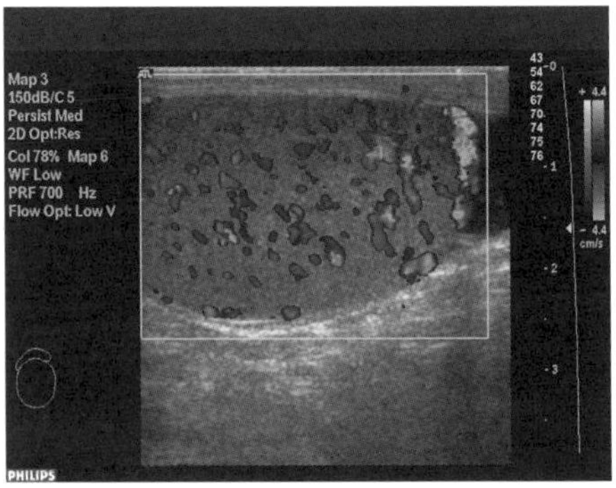

图 10-6-7 睾丸肿大，血供增多

(2) 起病急，阴囊突发剧痛，数小时后，阴囊壁出现红肿。

(3) 患侧睾丸明显肿大，内部回声强弱不等，分布不均匀，CDFI 显示睾丸及扭曲的精索内无血流信号。

(4) 探头加压时，患侧阴囊压痛明显。

【注意事项】

(1) 睾丸扭转多见于青少年及儿童。

(2) 常于运动后或睡眠中发作。

(3) 睾丸扭转可因外力撞击而引起，应与睾丸外伤相鉴别。

【病例示范报告】

超声检查所见：左侧睾丸明显肿大，大小约 4.9cm×3.8cm×2.8cm；附睾头肿大，大小约 2.5cm×1.9cm。睾丸包膜整齐清晰，表面平滑；睾丸实质中等回声，分布尚均匀，附睾回声明显减低，探头挤压病灶，患者局部觉疼痛明显。CDFI：左侧睾丸、附睾未见血流信号(图 10-6-8)；右侧睾丸、附睾血流信号正常。左侧鞘膜腔内少量无回声区(较右侧略增多)。

超声提示：左睾丸扭转。

(三) 睾丸外伤

【诊断要点】

(1) 阴囊受到一定外力的碰撞与挤压后，可导致睾丸损伤。

(2) 睾丸钝挫伤 患侧睾丸正常或轻度肿大，局部实质回声减低，分布不均匀，包膜下示无回声区，但包膜回声完整(图 10-6-9)。

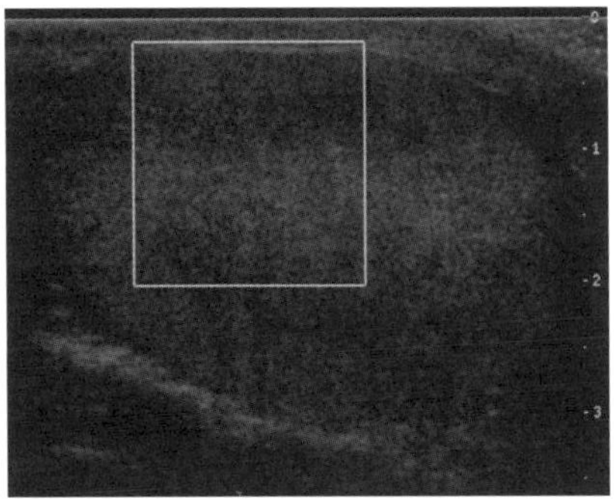

图 10-6-8 左侧睾丸明显肿大，睾丸、附睾未见血流信号

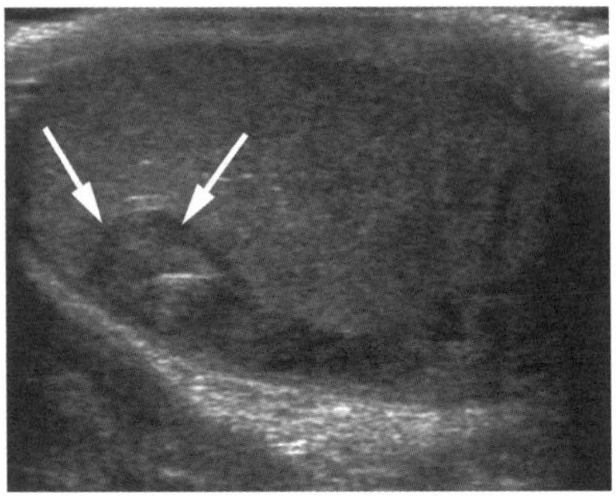

图 10-6-9 睾丸钝挫伤

(3) 睾丸破裂伤　患侧睾丸肿大，局部实质回声减低，分布不均匀，局部包膜回声中断，可见内容物溢出。

(4) 睾丸断裂伤　患侧睾丸肿大，通常在上极或下极连续性中断，形态不规则，局部常伴无回声，分布不均匀(图 10－6－10)。

(5) 睾丸破碎　患侧睾丸肿大，通常示多处组织回声连续性中断，局部常伴无回声区，回声不均匀，睾丸形态失常(图 10－6－11)。

(6) CDFI 显示正常睾丸组织血流信号较丰富，损伤的睾丸组织血流信号不丰富或无血流信号。

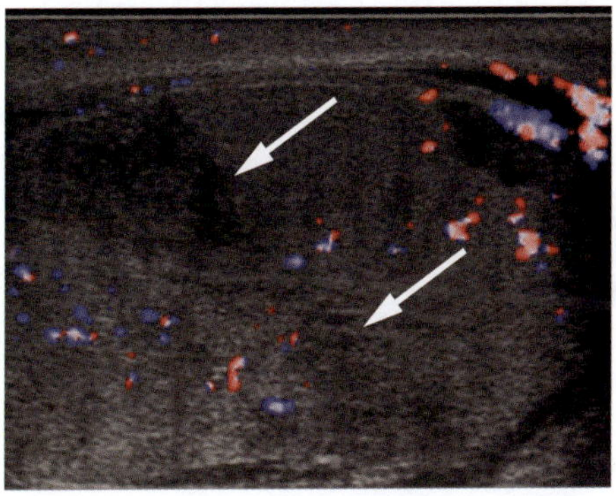

图 10－6－10　睾丸断裂伤彩色多普勒图像

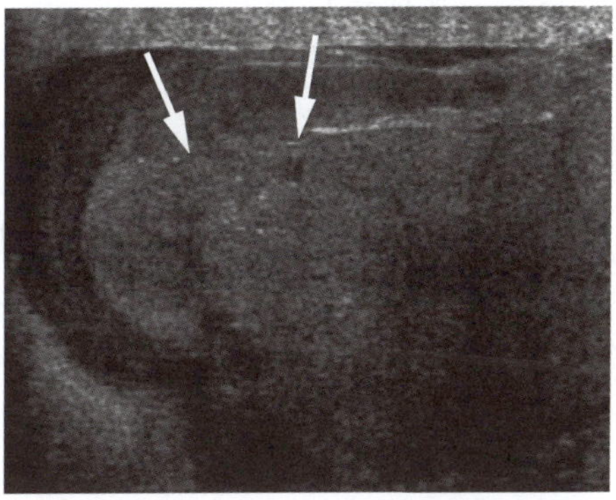

图 10－6－11　睾丸破碎

(7) 探头加压时，患侧阴囊压痛明显。

【鉴别诊断】

(1) 睾丸扭转可因外力撞击而引起，应与睾丸扭转相鉴别。

(2) 睾丸内无血流、精索扭曲成团可排除睾丸外伤。

【病例示范报告】

超声检查所见：左侧睾丸肿大，大小约 4.8cm×2.7cm×3.9cm。睾丸包膜部分连续性中断，受损部分实质回声减低，不均匀，部分睾丸实质向包膜背侧突入鞘膜腔(图 10－6－12)。鞘膜腔内可见少量无回声区，并呈条带状无回声区包绕附睾及睾丸。附睾形态、大小大致正常，回声减弱。CDFI 显示正常睾丸组织血流信号较丰富，损伤的睾丸组织无血流信号。患侧阴囊壁增厚，达 6mm，阴囊中隔明显增厚，层次尚清晰。

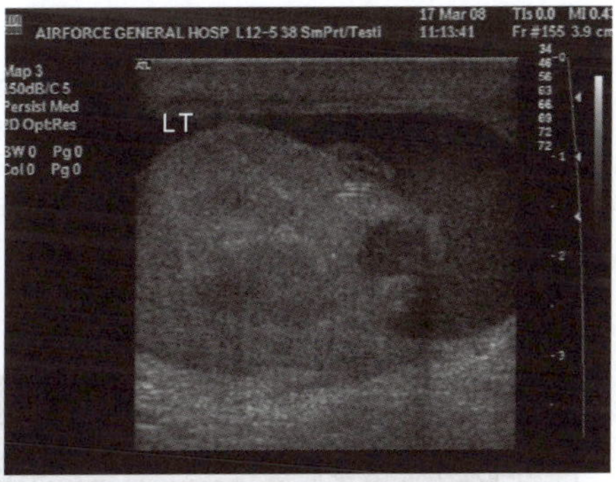

图 10－6－12　睾丸破裂伤

超声提示：左侧睾丸破裂伤。

四、睾丸肿瘤

(一) 睾丸恶性肿瘤

【诊断要点】

(1) 多见于 20～40 岁，原发性睾丸恶性肿瘤 96%起源于生殖细胞，成人以精原细胞瘤最常见，其次为胚胎癌；继发性恶性肿瘤主要有睾丸白血病及转移癌。

(2) 临床症状多不明显，少数可有疼痛；睾丸体积增大但仍保持其原形，表面光滑，质地变硬。实验室检查显示 AFP、β-HCG 增高。

(3) 肿瘤边界尚清楚，内部回声高低不等，分布不均匀。

(4) CDFI 显示睾丸肿瘤受累区血流信号丰富。

【鉴别诊断】

(1) 睾丸肿瘤应与睾丸损伤后血肿机化相鉴别。

(2) 睾丸肿瘤应与慢性睾丸炎、附睾炎相鉴别。

【病例示范报告】

超声检查所见：右侧睾丸肿大，大小约 4.1cm×2.5cm×3.2cm，呈卵圆形，睾丸下极可见一低回声，大小约 2.3cm×1.3cm，肿物与周边睾丸实质界限尚清，形态欠规则，内部回声不均匀(图 10-6-13)。CDFI 显示肿物内部及周边部分血流信号丰富，且不规则分布；同侧附睾大致正常；鞘膜腔内未见无回声区；左侧睾丸大小、外形和内部回声正常。

超声提示：右侧睾丸实性占位性病变，符合精原细胞瘤。

(二) 睾丸良性肿瘤

【诊断要点】

(1) 睾丸良性肿瘤少见，有腺样瘤、皮样囊肿等。

(2) 腺样瘤体积较小，内部以低回声至稍高回声多见，分布尚均匀，CDFI 可见少量血流信号。

(3) 腺样瘤有时向睾丸、附睾表面突起，质硬，容易触及。

【鉴别诊断】

(1) 因肿瘤体积较小，应与睾丸间质细胞瘤相鉴别。

(2) 应与睾丸精原细胞瘤相鉴别。

(3) 超声检查无特异性表现，可超声引导下穿刺活检取病理组织学检查确诊。

【病例示范报告】

超声检查所见：右侧睾丸大小约 3.7cm×2.9cm×1.8cm，于睾丸上极可见一等回声，大小约 1.5cm×0.9cm，肿物与周边睾丸实质界限清楚，形态尚规则，内部回声均匀(图 10-6-14)。CDFI 显示肿物内部血流信号不丰富，同侧附睾大致正常，鞘膜腔内未见无回声区，左侧睾丸大小、外形和内部回声正常。

超声提示：右侧睾丸占位性病变，考虑腺样瘤可能性大。

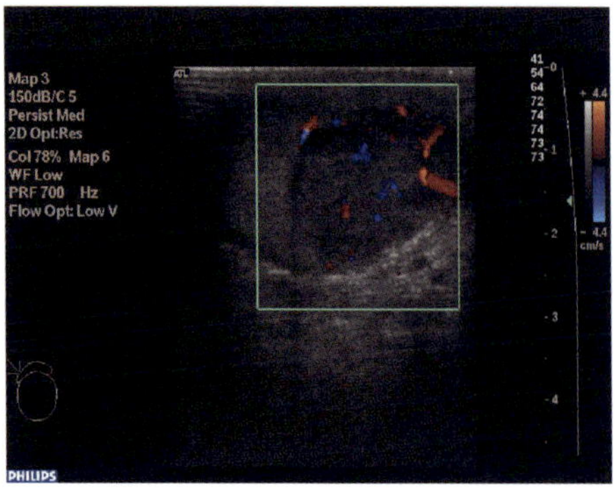

图 10-6-13　右侧睾丸精原细胞瘤

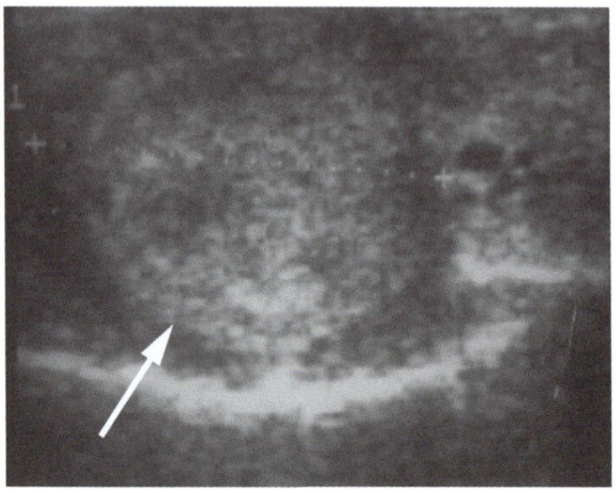

图 10-6-14　睾丸腺样瘤

五、睾丸、附睾结核

【诊断要点】

(1) 睾丸、附睾结核首发部位常为附睾尾部，并可蔓延至整个附睾，乃至睾丸、阴囊壁等。单独的睾丸结核少见，部分病例可并存肾结核或其他部位结核。

(2) 临床主要表现为阴囊触及肿块，可伴有低热，局部红肿、疼痛等。

(3) 睾丸、附睾结核分为局灶性和弥漫性。患侧附睾肿大，睾丸大小正常或肿大，形态欠规则。病变边界尚不清楚，内部低回声为主，可示无回声或钙化，分布不均匀(图 10-6-15)。CDFI 显示病变组织血流信号不丰富，其周边血流信号丰富。

【鉴别诊断】

(1) 附睾局灶性结核与慢性附睾炎、附睾肿瘤相鉴别，附睾弥漫性结核与急性弥漫性附睾炎相鉴别。

(2) 睾丸结核与睾丸肿瘤相鉴别。

(3) 单依靠超声检查较难对本病作出明确诊断，需结合临床症状、体征及实验室检查结果方能确诊。

【病例示范报告】

超声检查所见：左侧附睾肿大，于附睾尾部示大小约 1.8cm × 1.1cm × 0.9cm 异常回声区，病变边界尚不清楚，形态欠规则，内部呈低回声为主，并可示强回声，分布不均匀(图 10-6-16)。CDFI 显示病变组织血流信号不丰富，其周边血流信号丰富。

超声提示：左侧附睾结核。

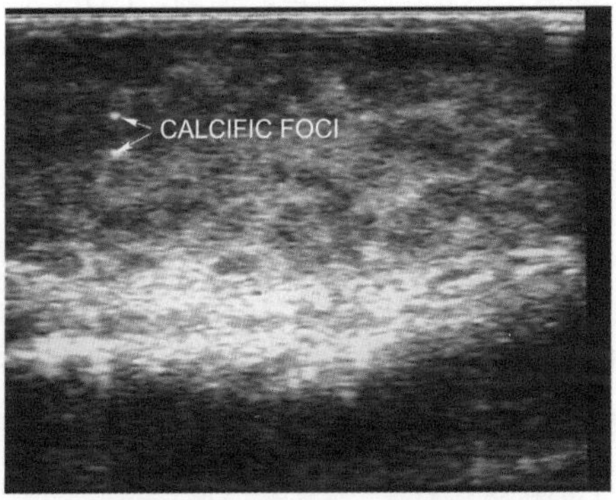

图 10-6-15　睾丸、附睾结核

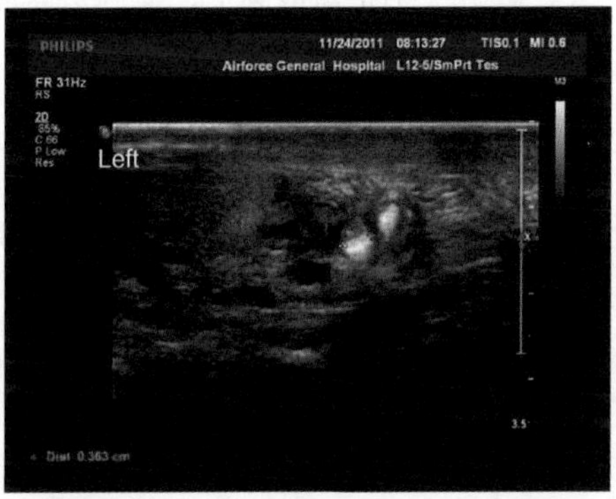

图 10-6-16　左侧睾丸、附睾结核

六、隐睾

【诊断要点】

(1) 隐睾约半数发生在右侧，双侧者占 10%～20%，约 70%的隐睾在腹股沟管内。

(2) 触诊时阴囊内无睾丸，在腹股沟区常可触及睾丸。

(3) 超声显示单侧或双侧阴囊空虚，内部未见睾丸回声。于患侧腹股沟或腹膜后可显示睾丸，体积较正常小，呈均匀的低回声，边界清楚。部分隐睾周围伴有无回声。

(4) CDFI 显示隐睾内可见少量的血流信号。

(5) 隐睾如恶变，其内侧出现低回声，或整个隐睾回声强弱不等，病变区血流信号丰富。

【注意事项】

(1) 隐睾应注意与淋巴结肿大相鉴别。

(2) 探头加压检查　位于腹股沟管内或腹膜后(近腹环处)的隐睾低回声可变形、滑动，患者有轻度胀痛。

(3) 少数患者睾丸可异位于耻骨上、股部或会阴部。

【病例示范报告】

超声检查所见：于右侧腹股沟部靠近阴囊根部，可探及一椭圆形低回声区，边界清晰，大小约 1.2cm×3.2cm(图 10-6-17)，将探头适当加压检查可见椭圆形低回声区变形、滑动，患者感轻度胀痛。CDFI 显示隐睾内血流信号减少。

超声提示：右侧隐睾。

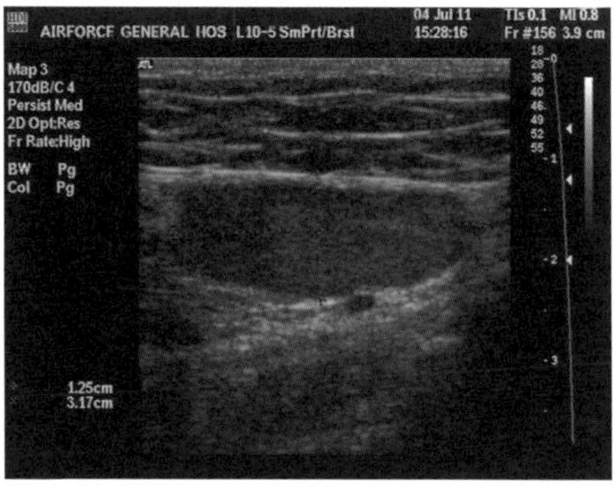

图 10-6-17　隐睾二维图像(位于腹股沟管内)

七、睾丸、附睾囊肿

(一)睾丸囊肿

【诊断要点】

(1) 睾丸囊肿单发多见，可分为白膜囊肿、睾丸网囊肿及单纯性囊肿。

(2) 多数患者无临床表现。

(3) 睾丸大小正常或肿大，囊肿边界清楚，囊壁薄，内部为无回声，清晰。CDFI 显示囊肿内无血流信号。

【鉴别诊断】

(1) 睾丸囊肿较大时应与局限性鞘膜腔积液相鉴别。

(2) 超声诊断睾丸囊肿能作出明确诊断。

【病例示范报告】

超声检查所见：左侧睾丸大小约 3.5cm×2.6cm×1.7cm，其内可见大小约 1.0cm×0.6cm 的无回声区，囊壁整齐，无回声，后壁回声增强(图 10-6-18)。CDFI 显示无回声内无血流信号。

超声提示：左侧睾丸囊肿。

(二)附睾囊肿

【诊断要点】

(1) 附睾囊肿大多数位于头部，体、尾部少见。

(2) 多见于成年人，多数患者无明显临床表现。

(3) 附睾大小正常或肿大，囊肿呈圆形或椭圆形，边界清楚，囊壁薄，内部为无回声，清晰。CDFI 显示囊肿内无血流信号。

【注意事项】

(1) 精液囊肿，囊内含有大量点状较强回声。

(2) 囊肿，可导致近端附睾管、输出小管及附睾网扩张。

【病例示范报告】

超声检查所见：右侧附睾头部可见一无回声区，大小约 0.5cm × 0.3cm，囊壁整齐，无回声，清晰，后壁回声增强(图 10－6－19)。CDFI 显示囊肿内无血流信号。

超声提示：右侧附睾囊肿。

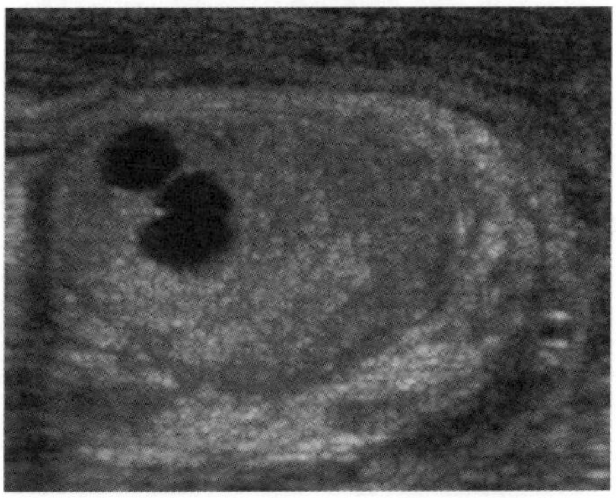

图 10－6－18　睾丸囊肿

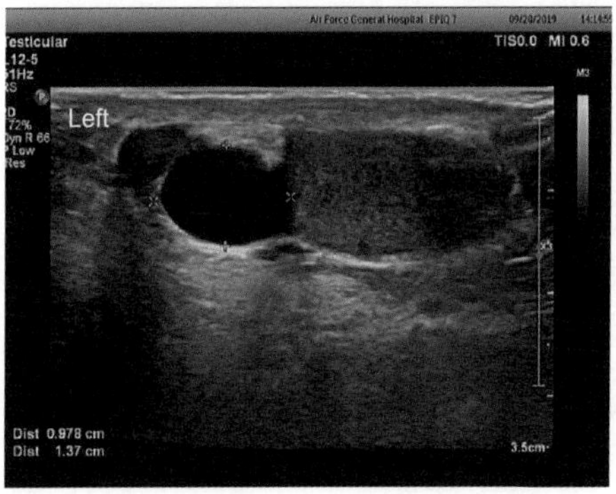

图 10－6－19　附睾囊肿

八、精索静脉曲张

【诊断要点】

(1) 精索静脉曲张多见于青壮年，绝大多数发生在左侧，发病率约 10%。

(2) 病变较轻者临床不易发现；重者在阴囊根部可触及曲张的静脉。

(3) 精索静脉丛走行迂曲伴不同程度的扩张，内径≥1.8mm，重者常形成“静脉湖”。

(4) 精索内静脉扩张明显者，常伴有精索外静脉扩张，内径≥2mm。

(5) Valsalva 试验时精索静脉扩张加重，内径可达 5mm(图 10－6－20)。

(6) 精索静脉丛内出现反向血流，Valsalva 试验时加重。

【注意事项】

(1) 精索静脉曲张分级

0 级：Valsalva 试验反流阴性，蔓状静脉丛最大内径≤1.8mm。

Ⅰ级：仅 Valsalva 试验反流阳性(多普勒测反流速度为 4～6cm/s，取样夹角≤60°)，蔓状静脉丛最大内径≥1.8mm。

Ⅱ级：深呼吸反流阳性(多普勒测反流速度为 4～6cm/s，取样夹角≤60°)，Valsalva 试验反流加重，蔓状静脉丛迂曲扩张。

Ⅲ级：平静呼吸反流阳性(多普勒测反流速度为 4～6cm/s，取样夹角≤60°)，蔓状静脉丛明显扩张，内径达 5mm。

(2) 精索静脉曲张的分型

回流型：反流的血液沿精索内静脉回流。

分流型：部分反流的血液经交通支从精索外静脉回流。

淤滞型：蔓状静脉丛明显扩张，而反流不显著。

(3) 在丝虫病流行地区，应与丝虫病所引起的阴囊内淋巴管扩张相鉴别。

【病例示范报告】

超声检查所见：于左侧阴囊根部精索纵切面可见弯曲的长条形或近圆形管状无回声，

并向附睾及睾丸背侧延伸，内径 3～4mm。阴囊根部精索横切面呈多房状或蜂窝状。Valsalva 试验可见静脉增粗，内径达 5.0mm。CDFI：血流反流信号(图 10－6－21)。双侧睾丸、附睾及阴囊未见异常。

超声提示：左侧精索静脉曲张。

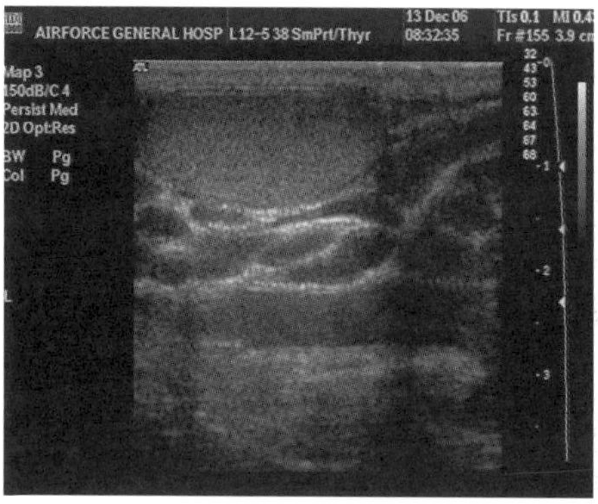

图 10－6－20　精索静脉迂曲扩张

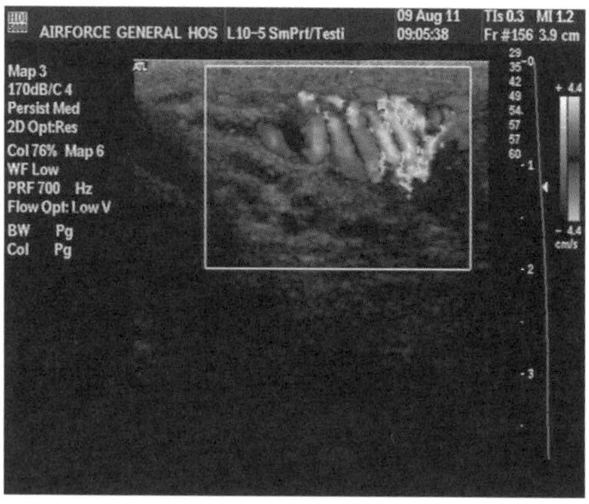

图 10－6－21　精索静脉反流彩色多普勒图像

九、鞘膜积液

【诊断要点】

(1) 睾丸鞘膜或精索鞘膜腔内出现无回声区，清晰；大量积液时，睾丸呈悬吊状态，而精索被无回声区部分或大部分包绕。

(2) 无回声区常可伴有高回声光点。

(3) 慢性感染者鞘膜层增厚，无回声内伴有高回声光带。

【注意事项】

(1) 睾丸鞘膜积液为睾丸固有鞘膜腔囊内积液增加。

(2) 精索鞘膜积液　即腹膜鞘突的精索部分闭锁，部分开放而引起的。探头加压等外力作用下，无回声区大小及形态不发生改变(图 10－6－22)。

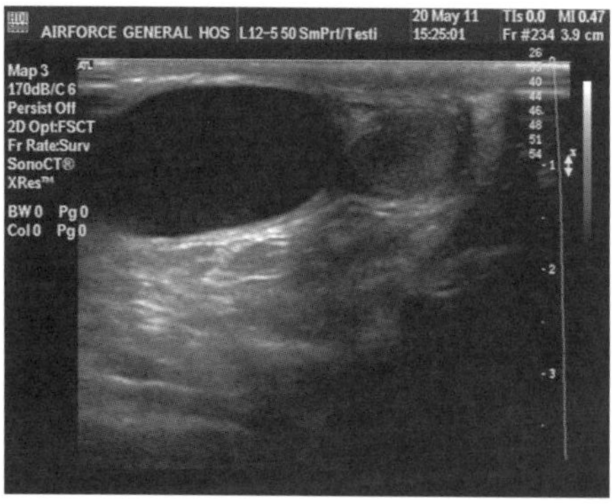

图 10－6－22　精索鞘膜积液

(3) 混合型鞘膜积液　鞘突仅在腹股沟管内环处闭锁，其余部分仍然开放形成腔，并与睾丸鞘膜腔相通。大多数患者睾丸鞘膜腔和精索鞘膜囊均示无回声区，并相通。部分患者仅在挤压阴囊时，精索鞘膜囊才出现无回声区。

(4) 交通性鞘膜积液　腹膜鞘突不闭锁，并与腹腔和睾丸鞘膜腔相通。当精索鞘膜腔入口径过大时，腹腔内的大网膜或肠管可脱入鞘膜腔而形成斜疝。平卧位并挤压阴囊时，睾丸鞘膜腔无回声区可明显缩小，并可见到无回声区经精索鞘膜腔流入腹腔内；但站立后，睾丸鞘膜腔无回声区又逐渐增多(图 10－6－23)。

【病例示范报告】

超声检查所见：左侧阴囊明显肿大。囊壁稍薄而均匀，厚约 3.1mm，层次清晰，内壁光滑。囊内呈大片无回声区并包绕睾丸，阴囊后壁回声增强。睾丸悬吊于阴囊壁上（图 10－6－24），表面光滑，形态、大小未见异常。右侧阴囊壁厚 3.8mm，鞘膜腔及睾丸未见异常。CDFI：双侧睾丸血流信号未见异常。

超声提示：左侧睾丸鞘膜积液。

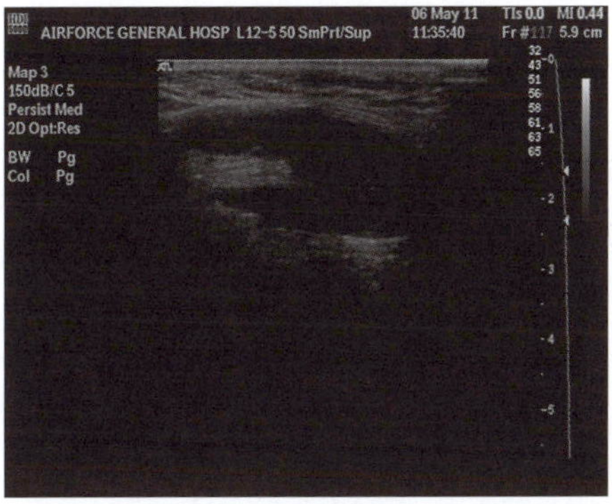

图 10－6－23　交通性鞘膜积液合并斜疝二维图像

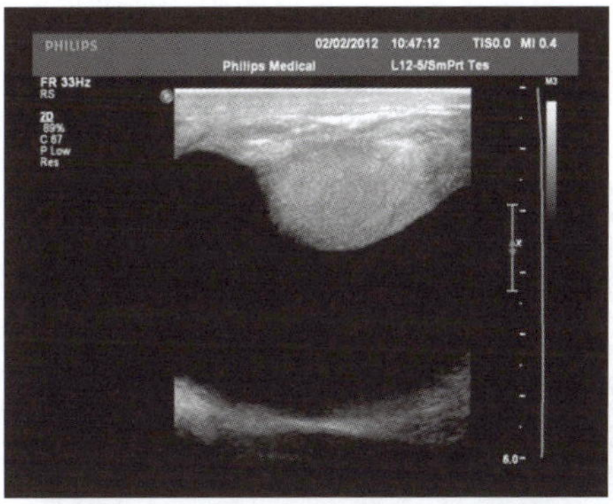

图 10－6－24　睾丸鞘膜积液

十、斜疝

【诊断要点】

(1) 多数患者临床表现为腹股沟及阴囊内无痛性、可返纳性包块，但当斜疝嵌顿时，可伴有剧烈疼痛。

(2) 阴囊（根部）内出现条索状或椭圆形的异常回声区。

(3) 探头加压等外力作用下，异常回声区大小及形态可发生改变。

(4) 异常回声区为大网膜时，呈高回声；为肠管时，可见蠕动，肠腔内示少量无回声。

(5) CDFI　大网膜内或肠壁均可见少量血流信号。

【注意事项】

(1) 腹膜鞘突未闭锁，因而鞘突与腹腔相通，腹腔内的大网膜或肠管等内容物可脱入鞘膜囊而形成斜疝。

(2) 疝嵌顿时，大网膜回声不均匀，无血流信号；扩张的肠管不蠕动，肠壁无血流信号。

(3) 斜疝应与精索肿瘤相鉴别。

【病例示范报告】

超声检查所见：右侧阴囊明显肿大，于阴囊（根部）内可见椭圆形的异常回声区（图 10－6－25），边界不清，形态不规则，其内可见肠管蠕动，在探头加压作用下，异常回声区缩小且形态发生改变；鞘膜腔可示无回声区，睾丸未见异常。CDFI 显示肠壁少量血流信号。

超声提示：右侧腹股沟斜疝。

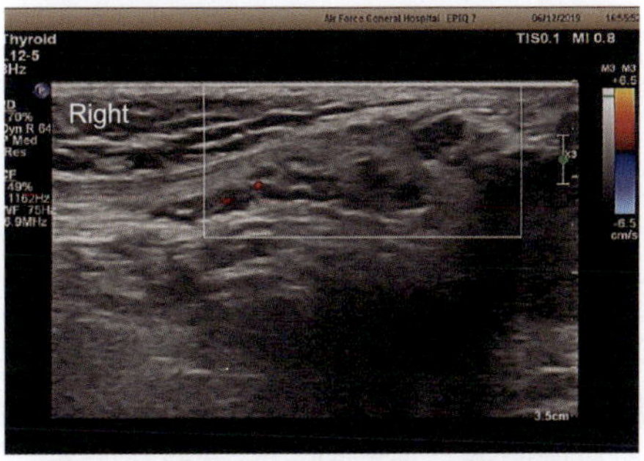

图 10－6－25　疝内容物为肠管

十一、睾丸微小结石症

【诊断要点】

(1) 睾丸微小结石症临床上较少见，可伴发隐睾、睾丸发育不良、精索静脉曲张等。

(2) 睾丸大小正常或缩小，形态正常。

(3) 双侧或单侧睾丸内显示散在点状强回声，大小 1～2mm，后方无声影。

(4) CDFI　睾丸内血流信号较正常减少。

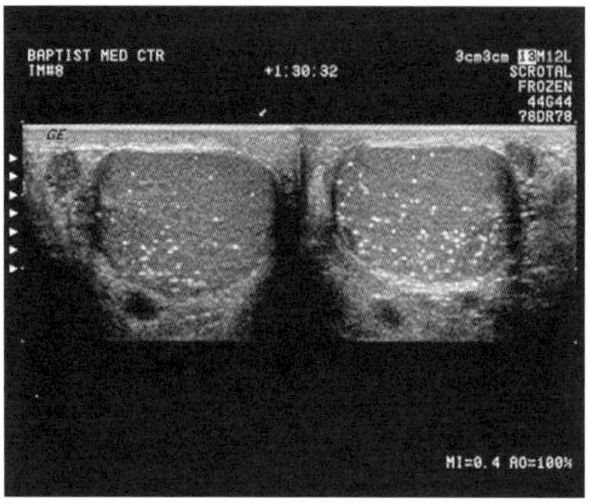

图 10-6-26　睾丸微小结石症

【注意事项】

(1) 睾丸微小结石症是由于曲细精管内上皮细胞脱落、坏死及钙盐沉着所致。

(2) 睾丸微小结石症应与睾丸钙化灶、睾丸鞘膜腔结石相鉴别。

【病例示范报告】

超声检查所见：左侧睾丸大小约 3.5cm×2.6cm×1.7cm，右侧睾丸大小约 3.7cm×2.5cm×1.8cm，形态正常。双侧睾丸内显示散在点状强回声，大者直径约 1.6mm，后方无声影(图 10-6-26)，鞘膜腔未见异常。CDFI：双侧睾丸血流信号减少。

超声提示：双侧睾丸微小结石症。

第七节　阴　　茎

一、概述

【适应证】

(1) 阴茎疾病相关症状和(或)体征　整个或局部肿大、疼痛、异物感等；肉眼观及触诊异常，如阴茎肿瘤、外伤及勃起功能障碍；腹股沟淋巴结增大。

(2) 其他辅助检查发现阴茎异常。

(3) 阴茎术前、术中及术后评估。

(4) 阴茎病变随访。

(5) 超声引导下阴茎疾病介入诊断和治疗。

【超声检查技术】

1. 患者准备

检查前患者无特殊准备。需要进行药物注射诱发勃起试验者，医生应与患者谈话，让患者了解检查步骤以及注意事项等，消除顾虑并签署“患者知情同意书”。检查中请患者充分暴露阴茎，需要时请遵医嘱把阴茎向上或向下提拉，用手固定。阴茎表面适量涂耦合剂，以保证皮肤与探头充分接触。

2. 体位

通常采用仰卧位，充分暴露下腹部和外阴部。

3. 仪器

通常采用彩色多普勒超声波诊断仪，探头频率 5～12MHz。

4. 扫查方法

(1) 从上至下、从外向内做阴茎腹侧及背侧一系列横切和纵切扫查，观察阴茎海绵体及病变的二维超声表现。与阴茎海绵体回声相当为等回声，异常回声水平分为无回声、低回声、等回声和高回声。

(2) 频谱及彩色多普勒观察阴茎海绵体及病变的血流信号的分布和丰富程度，测量阴茎深动脉、阴茎背动脉的内径、血流速度和阻力指数，测量阴茎背深静脉的内径、血流速度。

(3) 超声造影检查　超声造影较增强CT和MRI更灵敏地实时显示肿瘤的微血管构架及血流特征。

【检查内容】

(1) 观察阴茎海绵体回声水平和均匀性，病变的位置、数目、大小、形态、边界、内部回声、有无晕环、纵横比、钙化、与皮肤关系等特征。

(2) 观察阴茎海绵体血流信号的分布和程度；病灶周边和内部血流信号的分布特点，测量阴茎深动脉、阴茎背动脉的内径、血流的流速和阻力指数，测量阴茎背深静脉的内径、血流速度。

(3) 检查腹股沟淋巴结。

二、正常超声表现

1. 二维超声图像

阴茎纵切面图像为三排条状中低回声结构，回声分布尚均匀，横切面图像为三个圆形中低回声结构，呈倒置的等腰三角形排列，其平行排列的两个圆形结构为阴茎的海绵体；尿道海绵体位于阴茎腹侧面，呈圆形结构，其中心部位的尿道黏膜及阴茎海绵体中心部位的血管壁呈线性强回声，整齐而光滑(图 10-7-1)。阴茎疲软状态下，阴茎深动脉内径 0.3～0.7mm；当注入血管活性药物(如前列腺素 E_1)后 5 分钟，阴茎海绵体体积明显增大，内部回声变低，并示药物强回声光点；阴茎深动脉扩张，内径达 0.9～1.5mm。

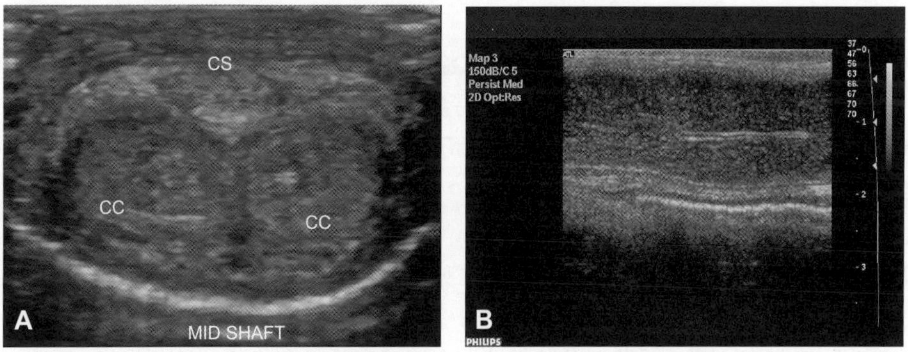

图 10-7-1　阴茎横切面(A)、纵切面(B)图像

2. 频谱及彩色多普勒

阴茎疲软状态下，阴茎深动脉收缩期血流速度可达 15cm/s，阻力指数无变化，舒张末期血流速度非常低。当注入血管活性药物(如前列腺素 E_1)后 5 分钟，阴茎海绵体体积明显增大，阴茎深动脉扩张，收缩期血流速度达 40～60cm/s，舒张末期血流速度≤4.25cm/s，阻

力指数≥0.90，阴茎静脉血流与注射药物前无变化；同时，可示丰富的螺旋动脉分支。

3. 三维超声图像

三维血管立体结构明确，密集分布，走行较直、规则(图 10－7－2)。

【正常报告】

超声检查所见：阴茎纵切面图像为三排条状中低回声结构，横切面图像为三个圆形中低回声结构，阴茎海绵体组织回声分布均匀，未见异常病变。阴茎疲软状态下，阴茎深动脉收缩期血流速度达 14cm/s(图 10－7－3)。CDFI 血流分布未见异常。

超声提示：阴茎未见异常。

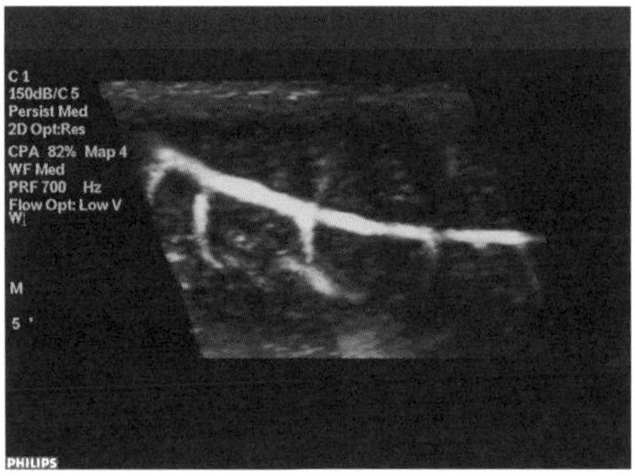

图 10－7－2　阴茎深动脉三维血管成像

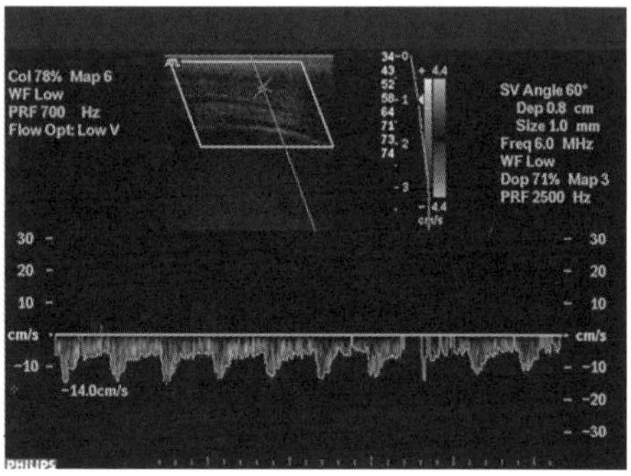

图 10－7－3　阴茎疲软状态下，阴茎深动脉频谱多普勒图像

三、血管性阳痿

(一) 动脉性阳痿

【诊断要点】

(1) 腹主动脉、髂内动脉、阴部内动脉的任何部位的血管疾病均可导致阳痿，其发生率为 71%～81%。

(2) 当注入血管活性药物(如前列腺素 E_1)后 5 分钟，阴茎海绵体体积增大不明显，内部回声变低，阴茎深动脉无明显增宽。

(3) 阴茎深动脉血流呈低速单峰形，最大流速＜30cm/s，舒张末期流速为 2～4cm/s，阻力指数正常或较正常增大(≥0.90)，静脉不易显示。

(4) 三维彩色多普勒能量血管造影成像显示血管走行迂曲、增宽，呈串珠样改变，而且空间结构关系较紊乱，血管呈稀疏分布。

【注意事项】

(1) 动脉功能异常是男性中老年阳痿的常见病因，闭塞性血管疾病是 40 岁以上继发性阳痿的主要病因。

(2) 动脉性阳痿注药后阴茎深动脉收缩期血流速度是最有价值的诊断指标。阴茎深动脉收缩期血流速度≤25cm/s 为重度损害，25～30cm/s 为临界或轻度损害，≥30cm/s 可视为正常。

【病例示范报告】

超声检查所见：当注入前列腺素 E_1 后 5 分钟，阴茎大小基本正常，内部回声变低，阴茎深动脉内径约 0.07cm。阴茎深动脉血流呈低速单峰形，最大流速 10.2cm/s(图 10－7－4)。CDFI：阴茎背深静脉血流显示不清。三维彩色多普勒能量血管造影成像显示阴茎深动脉走行迂曲、增宽，呈串珠样改变(图 10－7－5)。

超声提示：动脉性阳痿。

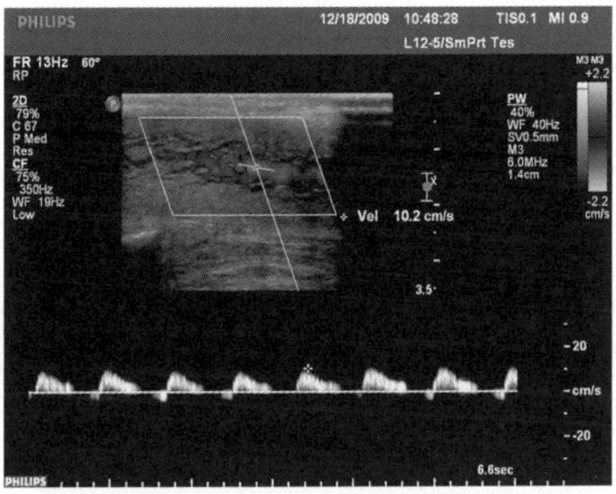

图 10－7－4　动脉性阳痿

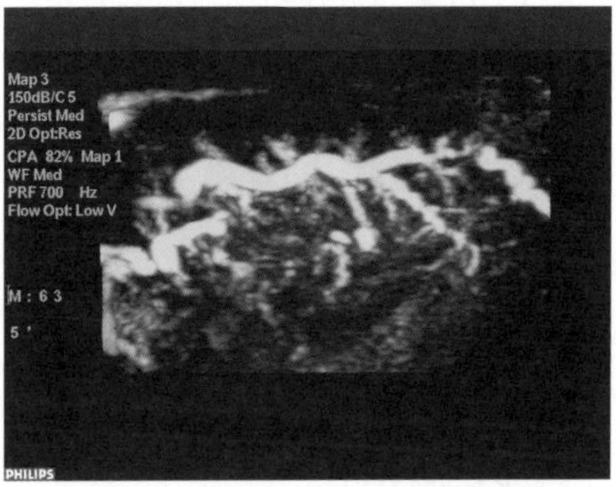

图 10－7－5　动脉性阳痿三维血管成像

(二) 静脉性阳痿

【诊断要点】

(1) 静脉性阳痿是由于阴茎海绵体静脉在阴茎勃起时不能完全闭合，形成静脉瘘所致。

(2) 当注入血管活性药物(如前列腺素 E_1)后 5 分钟，阴茎海绵体体积增大较明显。

(3) 阴茎深动脉血流频谱形态改变，最大流速大于 30cm/s，舒张末期流速也明显增大(≥5cm/s)，阻力指数却明显降低(≤0.75)。

(4) 阴茎背深静脉血流速度增快，可达 10～20cm/s，提示静脉回流明显增多。

【鉴别诊断】

静脉性阳痿和动脉性阳痿超声鉴别诊断指标见表 10－7－1。

表 10－7－1　血管活性药物注射 5 分钟后动脉性阳痿和静脉性阳痿的比较

	最大流速(cm/s)	舒张末期最小流速(cm/s)	阻力指数	静脉回流
动脉性阳痿	≤30	≤5	≥0.90	不明显
静脉性阳痿	≥30	≥5	≤0.75	明显

探头角度θ为 60°。

【病例示范报告】

超声检查所见：当注入前列腺素 E_1 后 5 分钟，阴茎体积增大，内部回声变低。CDFI：阴茎背深静脉血流速度增快，频谱多普勒测血流为 21.6cm/s(图 10－7－6)。

超声提示：静脉性阳痿。

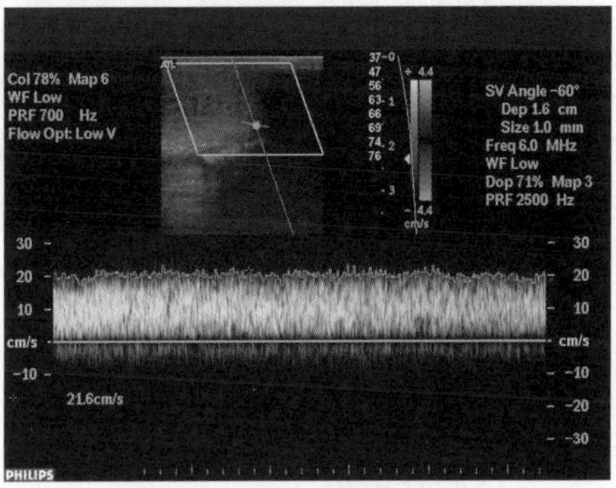

图 10－7－6　静脉性阳痿

四、阴茎肿瘤

(一) 阴茎癌

【诊断要点】

(1) 发病年龄多在 35 岁以上，都有包茎或包皮过长、包皮炎病史。

(2) 阴茎局部肿大，形态不规则。

(3) 肿瘤边界欠清，内部以低回声为主，分布不均匀。

(4) CDFI 显示肿瘤组织血流信号不丰富。

【鉴别诊断】

(1) 应与包皮阴茎头炎、慢性溃疡、湿疹相鉴别。

(2) 诊断困难时，可行穿刺活检。

【病例示范报告】

超声检查所见：阴茎头局部肿大，形态不规则，其内示大小约 1.1cm×0.6cm 的异常区，边界欠清，内部以低回声为主(图 10-7-7)，分布不均匀，CDFI 显示肿瘤组织血流信号不丰富。

超声提示：阴茎癌。

(二) 阴茎纤维瘤

【诊断要点】

(1) 阴茎局部肿大，形态尚规则。

(2) 肿瘤边界清楚，内部为低回声，分布尚均匀。

(3) CDFI 显示肿瘤组织血流信号不丰富。

【鉴别诊断】

(1) 应与包皮阴茎头炎、慢性溃疡、湿疹相鉴别。

(2) 诊断困难时，可行穿刺活检。

【病例示范报告】

超声检查所见：阴茎头局部肿大，形态尚规则，于阴茎龟头背侧，中线右侧示异常回声区，大小约 1.0cm×0.4cm，边界清楚，内部为低回声，分布尚均匀(图 10-7-8)，CDFI：肿瘤组织血流信号不丰富。

超声提示：阴茎纤维瘤。

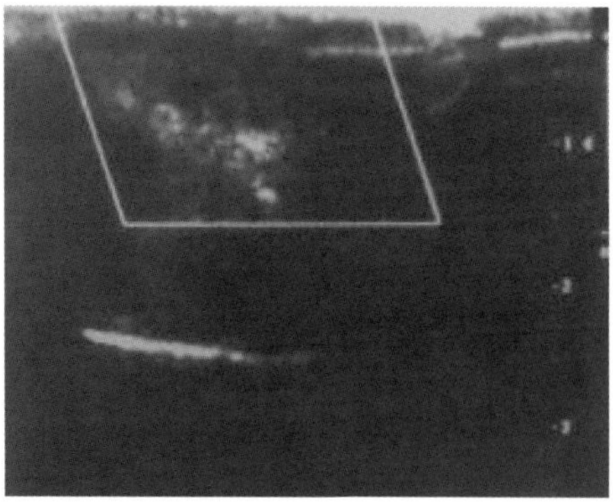

图 10-7-7　阴茎鳞状上皮细胞癌

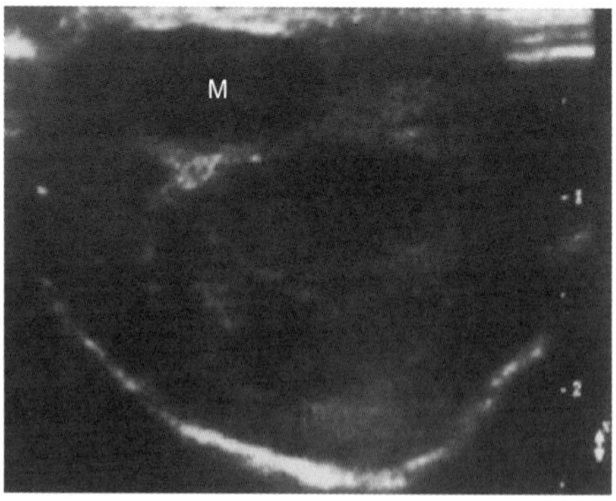

图 10-7-8　阴茎纤维瘤

五、阴茎外伤

(一) 阴茎挫伤

【诊断要点】

(1) 阴茎肿大，形态不规则。

(2) 受伤部位阴茎组织结构回声异常，回声减低或不均匀的血肿回声。

(3) CDFI 有助于发现阴茎的血管病变，如阴茎深动脉至海绵体窦样间隙的瘘道(图 10-7-9)。

【注意事项】

(1) 多为阴茎受直接暴力的打击，被挤压于施加暴力物与耻骨之间所致。

(2) 结合临床症状和体征可确诊。

【病例示范报告】

超声检查所见：阴茎肿大，形态不规则，其内可示片状低回声为主，分布不均匀(图 10-7-10)，CDFI 显示异常组织回声内血流信号紊乱。

超声提示：阴茎挫伤。

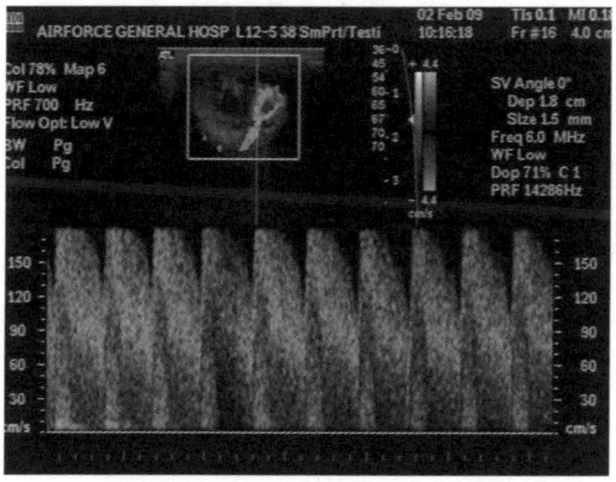

图 10-7-9　阴茎深动脉静脉瘘

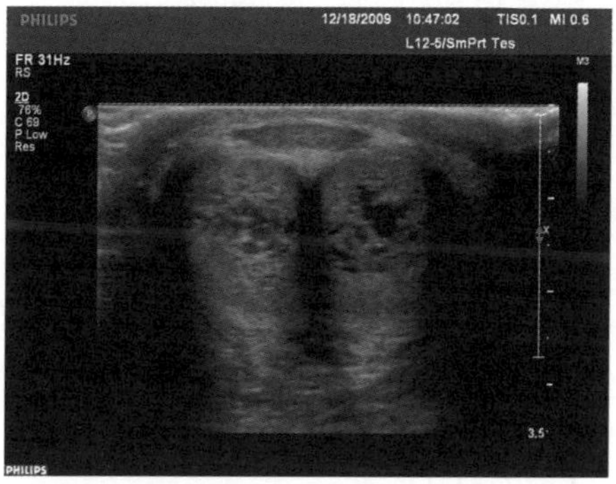

图 10-7-10　阴茎挫伤

(二)阴茎海绵体破裂

【诊断要点】

(1) 阴茎肿大，形态不规则。

(2) 阴茎组织结构回声异常，回声减低或回声不均匀的血肿，若阴茎筋膜破裂，则在阴囊、会阴及下腹部可示不均匀的血肿回声。

(3) CDFI 显示受伤部位无血流信号。

【注意事项】

(1) 阴茎海绵体破裂是指在勃起的状态下，若遇暴力打击、碰撞、弯折，则引起阴茎白膜和海绵体破裂。

(2) 结合临床症状和体征可确诊。

【病例示范报告】

超声检查所见：阴茎肿大，形态不规则，其内可示片状低回声为主，分布不均匀，并在阴囊、会阴部可示不均匀的低回声(图 10-7-11)，CDFI：异常组织回声内无血流信号。

超声提示：阴茎海绵体破裂。

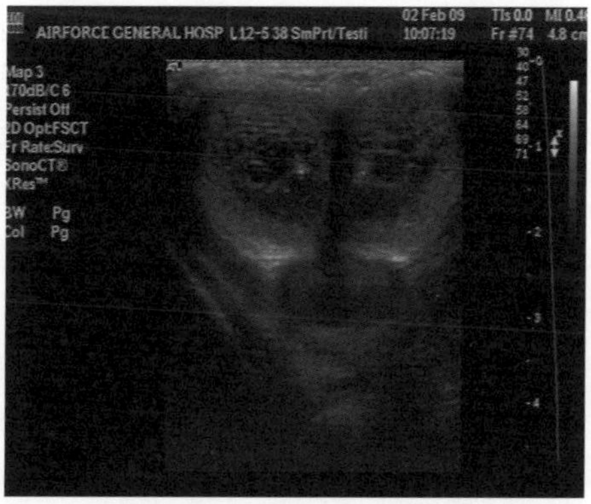

图 10-7-11　阴茎海绵体破裂

六、尿道异物

【诊断要点】

(1) 阴茎大小、形态未见异常。

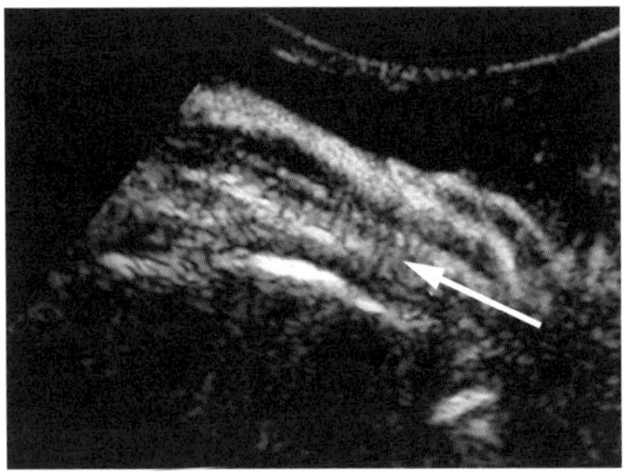

图 10-7-12　尿道异物

(2) 超声检查可显示异物的部位和形状，异物通常呈强回声，并伴有彗星尾征或后方声影。

(3) CDFI 显示未见异常血流信号。

【注意事项】

(1) 尿道异物多种多样。

(2) 异物通常由尿道口插入，结合临床症状和体征可确诊。

【病例示范报告】

超声检查所见：阴茎大小、形态未见异常，其内可示片状强回声(图 10-7-12)，后方伴声影，CDFI 未见异常血流信号。

超声提示：尿道异物。

第八节　浅表淋巴结

一、概述

【适应证】

(1) 判断浅表淋巴结(头颈部、腋窝、腹股沟等区域)是否肿大。

(2) 鉴别上述部位肿大淋巴结的良、恶性，并进一步推测其病变性质(炎症性、结核性、转移性或淋巴瘤)。

(3) 明确病变来源于淋巴结，还是来源于软组织或其他器官。

(4) 超声引导下穿刺活检或针吸细胞学检查。

(5) 治疗后的疗效判断和随访。

【超声检查技术】

1. 体位

一般取仰卧位，颈后衬软垫，头后伸，充分暴露颈部。行腋窝淋巴结检查时，宜暴露腋窝，取双手上举抱头姿势；行腹股沟淋巴结检查时，宜充分暴露腹股沟及大腿内侧区域。

2. 仪器

选用彩色超声诊断仪，线阵探头频率 5～12MHz。

3. 扫查方法

(1) 颈部区域可采取从上至下、从右侧至左侧作一系列横切和纵切扫查。首先扫查颏下区，而后患者头转向对侧，从腮腺区、颌下区、颈上区、颈中区、颈下区、锁骨上窝到颈后三角进行扫查。然后依照上述顺序对左侧颈部作相应扫查。对于腋窝、腹股沟区域也应依照一定顺序扫查，可采取从上到下，从外到内的顺序，切记涵盖整个扫查区。

(2) CDFI 检查　观察淋巴结的血流分布类型和丰富程度，测量淋巴结内动脉血流的 PI 和 RI。

【检查内容】

(1) 观察淋巴结与周围脏器和组织结构的关系，从而对其位置作出准确判断。

(2) 观察淋巴结的数目、大小、形态(短径/长径)、边界、内部回声、钙化、坏死、液化等征象。对于多发淋巴结肿大，还需观察淋巴结是呈“串珠”状分布，还是呈“蜂窝”状分布，淋巴结间有无融合，淋巴结与周围毗邻结构的关系，有无大血管受压、受侵。周围软组织有无肿胀和液化等。

(3) 观察淋巴结血流信号丰富程度及分布类型 ①无血流信号型；②门部血供型；③周边血供型；④混合血供型(门部血供型和周边血供型同时存在)。必要时，对肿大淋巴结内血流行频谱多普勒测量，记录其 PI 和 RI 值。

二、正常超声表现

(1) 正常淋巴结一般较小，常见于颌下区、上颈部、颈后三角和腹股沟。

(2) 声像图上正常淋巴结呈条状、偏长的扁圆形或卵圆形，通常短径≤5mm，短径/长径(S/L)明显<0.5，淋巴结外周皮质呈低回声，中心髓质-门结构呈强回声，类似微缩版的“肾形”结构。

(3) 彩色多普勒显示正常淋巴结内无血流，或仅髓质-门区域见少量血流信号(图 10-8-1)。

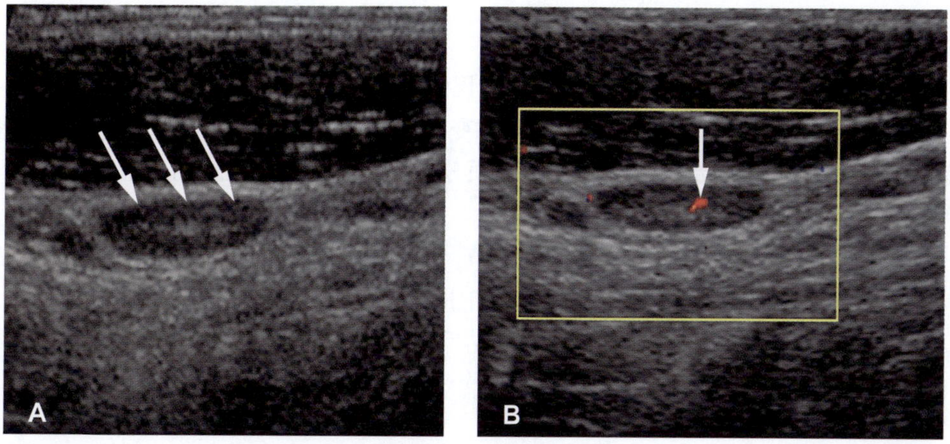

图 10-8-1 正常淋巴结

A. 颈部淋巴结(箭头)中央强回声为髓质-门结构，周围为低回声皮质；B. 显示为髓质-门结构分布(门部血供型)血流信号(箭头)

【正常报告】

超声检查所见：右颈部(Ⅲ区)见一结节，大小为 1.1cm×0.3cm×0.3cm，扁圆形，边界清，中心见强回声条带状髓质-门结构，周围绕以均匀低回声皮质结构。CDFI 见结节中心点状血流信号。

超声提示：右侧颈部Ⅲ区正常淋巴结显示。

三、淋巴结反应性增生

【诊断要点】

(1) 细菌或病毒的慢性、长期或反复的感染导致淋巴结反应性增生。以头、上颈、腹股沟为多见，随着感染的控制，肿大淋巴结可以缩小，甚至在超声上“消失”。

(2) 声像图上肿大淋巴结呈单发或多发，多数呈椭圆形或扁圆形，短径/长径(S/L)<0.5，也

可近似圆形，边界清晰，皮质均匀性增厚，呈均匀低回声，中央的髓质－门结构相对较窄。

(3) 彩色多普勒为门部血供型，淋巴结髓质－门血流信号不同程度的增多，并向皮质发出诸多细小分支，其特征是形态和走行均较规则(图 10－8－2)。

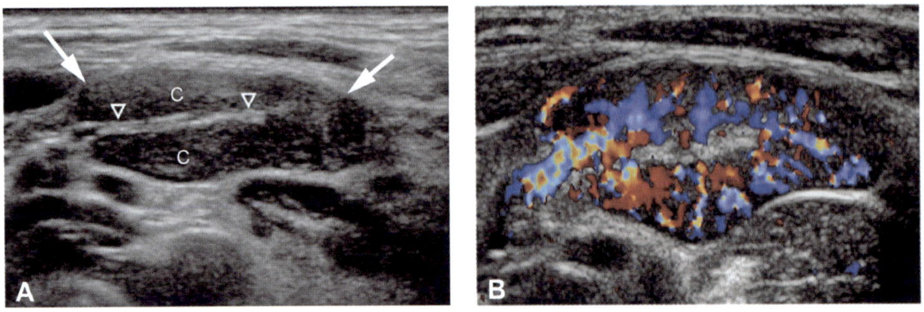

C. 皮质。

图 10－8－2 反应增生性淋巴结

A. 颈部淋巴结(箭符)皮质均匀增厚，髓质－门结构(箭头)相对较窄；B. 髓质－门见粗大的彩色血流，其远端呈树枝状由髓质向皮质延伸

【鉴别诊断】

(1) 仅凭超声声像图有时难以鉴别正常淋巴结与淋巴结反应性增生。

(2) 淋巴结反应性增生有时体积较大，形态变圆，髓质－门结构变小或消失，需要与转移癌相鉴别，在门部血供型明显、并有较多较粗皮质分支时，需要考虑淋巴瘤的可能。

【病例示范报告】

超声检查所见：右侧上颈部见一实性结节，大小 1.9cm × 0.8cm × 0.7cm，卵圆形，边界清，中心见窄带状强回声。CDFI 结节内显示自中心向周边规则分布的丰富血流信号。

超声提示：右侧上颈部实性结节，淋巴结反应性增生可能性大。

四、结核性淋巴结炎

【诊断要点】

(1) 常见于儿童和青年患者，一般病程较长，好发于颈部及锁骨上窝，单侧发病多见，无痛性淋巴结肿大多数沿着颈静脉和颈后三角分布；淋巴结发生干酪样坏死并液化形成结核性脓肿时，常伴有淋巴结周围炎，皮下组织肿胀，甚至积脓、破溃及窦道形成；结核病变进程中可出现钙化。

(2) 声像图表现多样。肿大淋巴结呈圆形或椭圆形，可群聚成堆或散发分布，边界清晰，也可模糊而相互融合，多数短径/长径(S/L)＞0.5；病变早期因皮质向心性肿胀，强回声的髓质－门结构受压移位，随着病变进展，强回声髓质－门结构消失，酷似淋巴结转移瘤的声像；淋巴结内部回声低而不均匀，当发生干酪样坏死并液化时，可见范围不等的囊变区，探头加压时可见其内移动性点状回声；部分病例可见针尖状、点状、斑点状强回声，为钙化所致；淋巴结周围软组织肿胀、淋巴结界限变得模糊(图 10－8－3)。

(3) CDFI　结核性淋巴结炎血流信号分布呈现多样性，较大的结节血流分布稀少或消失，可见被挤压的门部血流或周边环绕的血流信号。

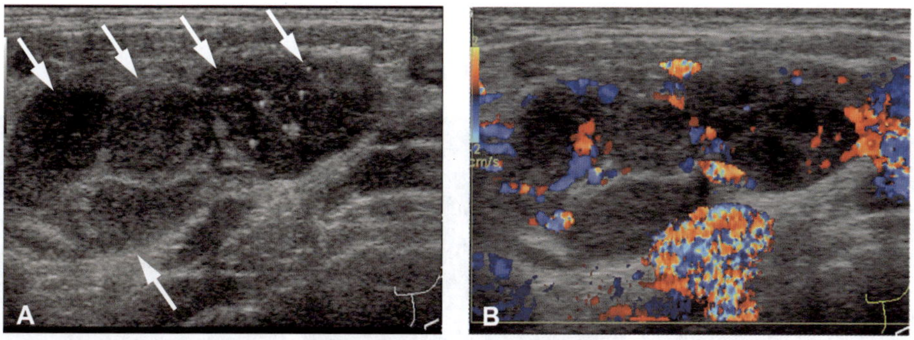

图 10-8-3　结核性淋巴结炎

A. 左侧颈部多发淋巴结肿大(箭头)，有融合，部分边界不清晰，内回声不均，图像右侧者内含多发针尖状强回声，伴彗星尾征；B. 肿大淋巴结周边显示较丰富的血流信号，内部未见明显血流信号

【鉴别诊断】

(1) 结核性淋巴结炎需与淋巴结转移癌和淋巴瘤相鉴别。淋巴结结核内部液化明显、在液化的背景下存有散在细小的钙化、周围软组织炎性改变也较明显，这些可能是鉴别诊断时有价值的声像指标。

(2) 浅表淋巴结结核患者常常有午后发热或夜晚盗汗症状，也可有近期明显劳累等病史。

【病例示范报告】

超声检查所见：右侧颈后三角见多发低回声结节，呈融合状，范围约 3.5cm×1.8cm×1.5cm，边界模糊不清，内部回声不均，部分结节内见散在针尖状强回声，结节周围软组织明显肿胀。CDFI：结节周边见较丰富绕行血流信号，内部血流信号分布稀少。

超声提示：右侧颈后三角多发结节，倾向于良性病变，结核性淋巴结炎可能性大。

五、恶性淋巴瘤

【诊断要点】

(1) 大部分患者以一侧颈部淋巴结肿大为首发症状，以颌下、上颈部、颈后三角等部位为多见；约 1/3 患者出现发热和体重减轻等全身症状。

(2) 声像图上表现为多发淋巴结肿大，呈“串珠”状排列，椭圆形，短径/长径(S/L)>0.5，边界较清晰、很少出现融合，皮质呈向心性增厚，致使中心强回声门样结构变窄、移位，以至于消失。采用较高频率超声(如 13MHz 以上)可显示内部有微小结节或网状样改变。皮质回声往往极低，但很少出现液化、坏死。

(3) CDFI　以丰富的门部血供型为主，内部血管走行规则或紊乱，向皮质分支增多，血管偏粗大，也可为混合或周边血供类型(图 10-8-4)。

【鉴别诊断】

(1) 淋巴瘤与结节病声像图表现相仿，难以鉴别，诊断需结合其他资料。

(2) 部分呈向心性皮质增厚伴有窄淋巴门的淋巴瘤病例，与体积较大的反应增生性淋巴结表现相似，声像图上难以鉴别，需经淋巴结穿刺活检或手术活检以确诊。

【病例示范报告】

右侧上颈部见实性结节，大小 1.8cm×1.6cm×1.5cm，椭圆形，边界清，内部回声减低、不均。CDFI：结节内部见丰富血流信号，周边见条状血流信号。余右颈部还见多个淋巴结肿大，呈串珠状排列，无明显相互融合。

超声提示：右侧颈部多发淋巴结肿大，倾向于恶性病变，淋巴瘤可能性大。

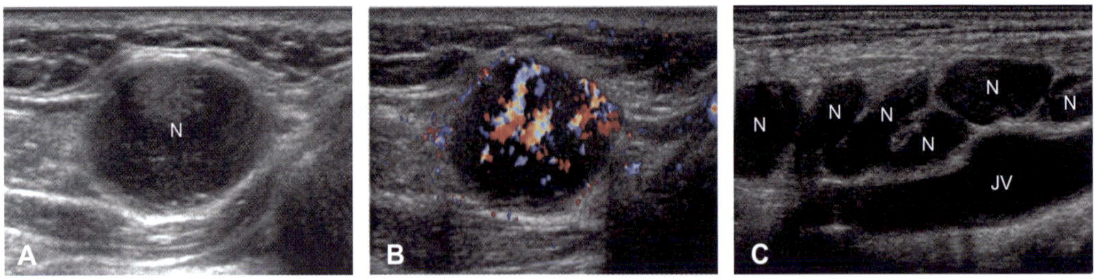

N. 淋巴结；JV. 颈内静脉。

图 10－8－4　恶性淋巴瘤

A. 左侧上颈部淋巴结肿大，几呈圆形，边界规则欠光滑，内回声较低，欠均，髓质－门结构消失；B. 显示混合型血流信号分布；C. 同侧颈部多个淋巴结肿大呈“串珠样”状排列，边界清晰，无融合

六、淋巴结转移癌

【诊断要点】

(1) 多见于中老年患者。查体触及一侧进行性增大的结节或肿块，在相应淋巴引流区域可有原发灶，但也可原发灶未明。一般无疼痛，初期多单发，肿块较小，中等硬度，活动度稍差或固定，其后肿块数目增多且相互融合。

(2) 声像图上淋巴结转移癌形态呈圆形、类圆形或不规则形，通常短径/长径(S/L)＞0.5。边界清晰，如侵出被膜则呈模糊状；皮质多呈向心性增厚，强回声的髓质－门变窄、偏心甚至完全消失，皮质回声不均(图 10－8－5)；有时可见微小钙化所致的点状强回声，多见于甲状腺乳头状癌或髓样癌所致的转移灶，也可见小片状不规则低－无回声区，甚至可液化成囊性肿物，多见于甲状腺乳头状癌或头颈部鳞状细胞癌所致颈部转移灶。

(3) CDFI　呈周边型或混合型血流信号分布特点。

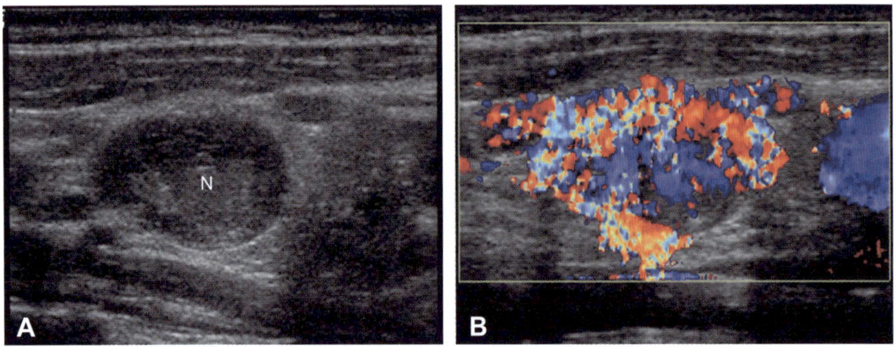

N. 淋巴结。

图 10－8－5　淋巴结转移癌

A. 左侧颈部淋巴结肿大，呈椭圆形，边界清晰，内部回声不均，未显示髓质－门结构；B. 淋巴结内部和周围均显示丰富的血流信号，呈混合型

【注意事项】

(1) 仅凭一项声像图指标判断淋巴结的良、恶性，可致假阳性诊断。综合灰阶及彩色多普勒血流显像等多项(≥3 项)指标可提高诊断准确率。

(2) 目前超声对淋巴结微小(≤1cm 或 0.5cm)转移癌难以作出诊断。

【病例示范报告】

超声检查所见：右颈中部(Ⅲ区)见 2.0cm × 1.5cm × 1.3cm 的低回声结节，边界清晰，内部回声不均，髓质－门结构消失，CDFI：结节内部和周边均见丰富血流信号。

超声提示：右颈中部(Ⅲ区)结节，倾向于恶性病变，淋巴结转移癌可能性大。

第十一章　肌肉骨关节系统

第一节　肌　　肉

一、概述

骨骼肌主要分布于躯干及四肢，收缩迅速有力，受躯体神经支配，直接受人的意志控制，称为随意肌。肌的外面由结缔组织所形成的肌外膜所包被，由肌外膜发出若干纤维隔进入肌内将其分为小的肌束，包被肌束的结缔组织称为肌束膜。肌束膜由结缔组织、血管、神经和脂肪构成，也称纤维脂肪隔。肌束内的每条肌纤维由肌内膜包绕，供应肌的血管、神经和淋巴管沿这些结缔组织深入肌内。单一肌肉和肌肉群又被筋膜层(即肌间隔)分开。肌肉组织的特殊构造决定了肌肉对负荷的极大适应性。

每块骨骼肌包括肌腹及肌腱，每块骨骼肌至少由一个肌腹、两个肌腱通过肌腱和纤维骨性连接附着于骨骼上。肌腹之间由纤维间隔分开，或有多个肌腱而仅有一个肌腹。骨骼肌的内部结构差别较大，取决于其特定的功能。梭形肌肌纤维沿纵轴平行排列，最适合进行大幅度运动。单羽、双羽及环羽肌结构更适合于短距收缩及负重。

【超声检查技术】

1. 仪器与方法

中高档彩色超声诊断仪，根据检查部位及目的灵活选用探头，兼顾穿透能力和分辨率。最常选用 7～10MHz 线阵探头，表浅部位可选用 9～12MHz 或 13～18MHz，体型胖者可能需要 5MHz 的探头，必要时辅以 3.5MHz 探头。

2. 扫查方法

一般采用直接扫查法及双侧对比扫查法，对肌肉的超声检查包括所检查肌肉的位置、起止点、肌组织内回声、肌纤维连续性及肌组织收缩功能。检查开始时探头平行于肌肉长轴进行扫查，明确异常区域后，分别获取松弛状态和等长收缩状态下的声像图，转动探头90°横切面扫查，重复上述过程。在特别表浅的部位，避免各向异性伪像所造成的假阳性结果，可能需要加用水囊或其他导声物。

【注意事项】

(1) 首先询问病史，尤其是外伤、治疗、疼痛等病史，如可疑肿物，更要询问生长速度、治疗史，尤其是抗感染治疗病史。

(2) 注意在外伤部位及外伤处的对侧、淤血处、疼痛最明显部位或者肿物部位进行探查。

(3) 注意实时超声检查和选择合适体位；静态、主动或被动运动状态下进行检查，双侧对比检查；检查时手法注意尽量一致；小的肌肉撕裂在松弛状态下的图像中可能被掩盖，但是在等长收缩时会清楚地显示出来。

(4) 检查开始时探头不要施压，进行全面扫查后再逐级加压并配合肌肉等长收缩后扫查，加压的强度要尽可能一致(筋膜和纤维脂肪间隔是肌肉结构中回声最强的成分，当加压使得这些成分更加紧密时，整个肌肉的回声都会增强，不应误认为异常）。

(5) 检查肌肉组织的同时，注意肌肉组织间隙中的动、静脉及神经组织是否伴有损伤后相应的异常改变，为临床相关治疗提供一定的指导。

(6) 存储图像一般要有双幅对比检查、二维及彩色等；宽景成像可完整显示病变的范围及情况，更利于与患者及临床医师沟通。

(7) 同时综合其他影像学检查资料，尤其是传统影像学检查。

超宽视野合成功能是超声显示肌肉、肌腱完整解剖的最好方法，也称“宽景”成像。其原理是通过探头连续移动扫查获得的一系列图像构成所扫查解剖区域的整体图像。操作者可沿被扫查结构连续移动扫描，显示延伸跨越多个关节的肌肉，获得长达 60cm 的大幅高分辨力声像图(图 11－1－1)，使不在同一解剖断面的肌肉、肌腱结构(如斜向走行的缝匠肌)和神经血管束得以连续、完整地显示，并准确测量长度。

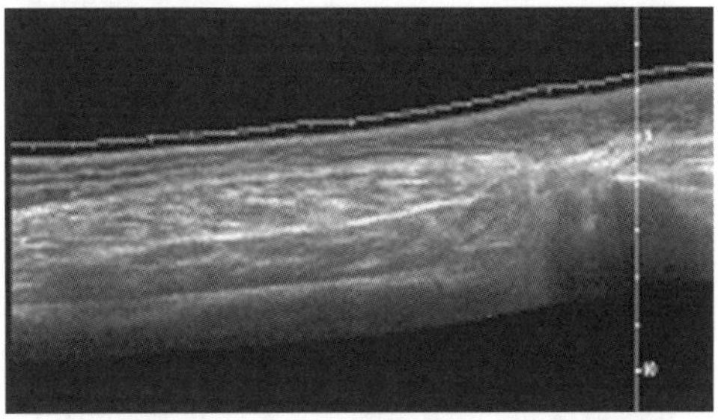

图 11－1－1　正常股四头肌长轴宽景成像

二、正常超声表现

正常肌肉组织整体呈低回声，回声低于肌腱和皮下组织；其中肌纤维或肌束表现为低回声，肌束外周包绕的肌束膜、肌外膜、肌间隔及薄层纤维脂肪组织，构成明显的组织界面，均呈较强的线状或条状高回声。纵切观察肌束排列自然有序，成羽状、带状或梭形，轻度倾斜于肢体长轴(图 11－1－2)。横切观察，每条肌肉略呈圆形、梭形或不规则形，肌束呈低回声，肌束间可见网状、带状及点状强回声分隔。肌肉中较大的血管呈类圆形无回声，彩色多普勒血流显像和能量多普勒成像可显示彩色血流信号，但是肌肉内的血流信号并不丰富(图 11－1－3)。

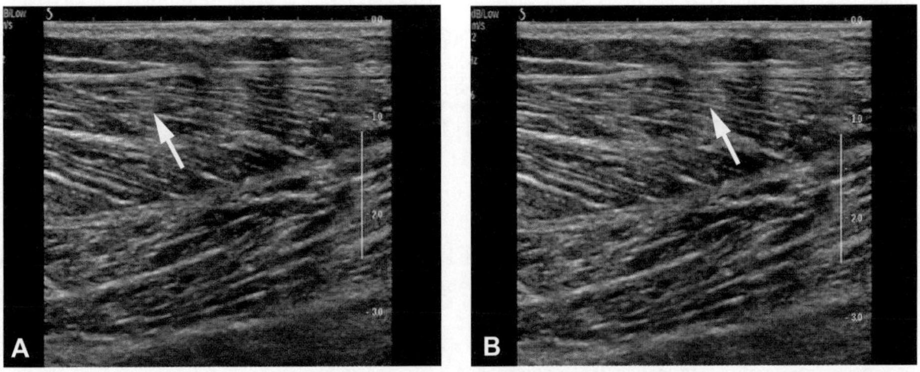

图 11－1－2　正常肌肉

A. 箭头示筋膜；B. 箭头示肌纤维

肌肉收缩时，肌束直径增加，长度缩短，回声强度常减低。当放松或探头加压会导致单位体积内的声界面增多，肌肉回声增高。肌肉发达的运动员肌束肥大也表现为回声减低，可作为评价运动员锻炼水平的指标。

肌肉的正常变异：副肌组织为最常见的变异，如手部指节处的副伸肌结构、副比目鱼肌、腕部掌长肌、腓骨短肌变异可能表现为相应部位的假包块或类似腱鞘炎表现，偶尔会被误认为病变组织，超声检查时应注意识别。此外，青少年的冈上肌较成年人长，可延伸至肩袖内构成低回声区，不要误认为肩袖撕裂(图 11-1-4)。对肌肉羽状结构的辨认有助于避免误诊并可以使操作者正确地将肌肉组织和病灶区分开。

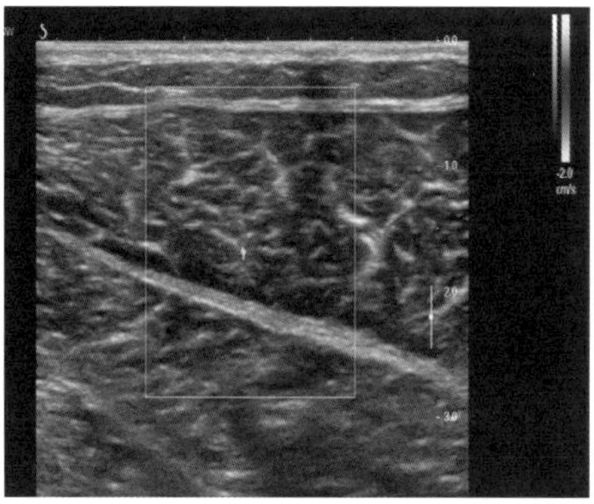

图 11-1-3　肌肉内的血流

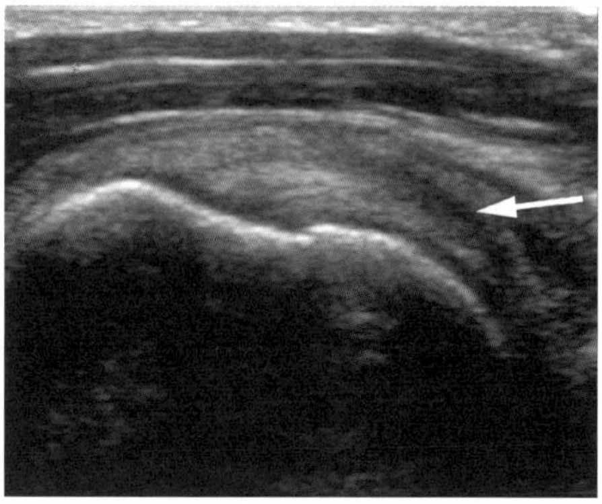

图 11-1-4　正常青少年冈上肌

青少年的冈上肌较成年人长，可延伸至肩袖内构成低回声区(箭头)，酷似肩袖撕裂

三、肌肉损伤

(一)肌肉内损伤

1. 肌肉挫伤

肌肉挫伤由钝性物体直接撞击或挤压所引起，受伤肌腹内间质水肿、出血，出现血肿，软组织肿胀和引起肌肉痉挛，严重者可并发骨折和骨筋膜室综合征。

声像图表现：受累肌肉弥漫性肿胀，回声减低，纹理结构失常，出血区因损伤后的时间不同而异，开始时可表现为不规则高回声、边界不清，开始机化的较大血肿中心部呈低-无回声，边缘部表现为高回声。急性者，可伴有肌肉外的软组织损伤性改变，如组织肿胀，回声增强，出现皮下出血或血肿，但皮肤完好。部分挫伤晚期，可发生肌外膜、深筋膜、肌肉中心腱增生、增厚，甚至钙化或骨化。轻度挫伤者可无血肿形成，仅显示肌肉肿大、回声减低，肌肉内部结构保持完整。

2. 肌肉拉伤

肌肉拉伤是常见的运动性损伤，常发生在体育运动及交通事故时，原因有挤压(直接损伤)和拉伤(间接损伤)。由于肌肉强力性收缩，过度的伸展或牵拉超过肌纤维和肌束的生理弹性范围，肌纤维、筋膜及其血管发生断裂。根据损伤严重程度不同可分为轻度(Ⅰ度)、部分性(Ⅱ度)和完全性(Ⅲ度)拉伤三种类型。

(1) 轻度(Ⅰ度)　又称伸长撕裂，发生在肌肉伸长超过其弹性限度，损伤不超过肌肉实质的 5%。常见于各种损伤后，无明显临床表现；一般不需处理，两周后随访可恢复正常。

声像图表现：肌肉回声可正常或损伤部位肌肉肿胀、回声减低，无或有微小回声中断，损伤部位出血肌纹理回声失常，出现不规则低或无回声，伴有微小血肿者可呈高或低回声(图 11-1-5，图 11-1-6)。

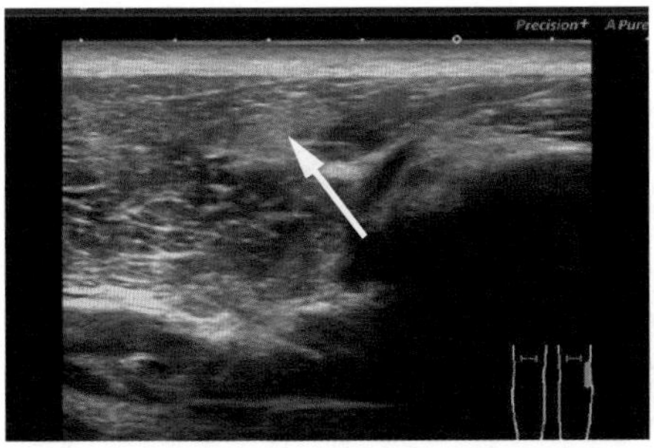

图 11－1－5　右侧腓肠肌外侧头局部伸长撕裂

局部肌肉组织回声增强，结构紊乱

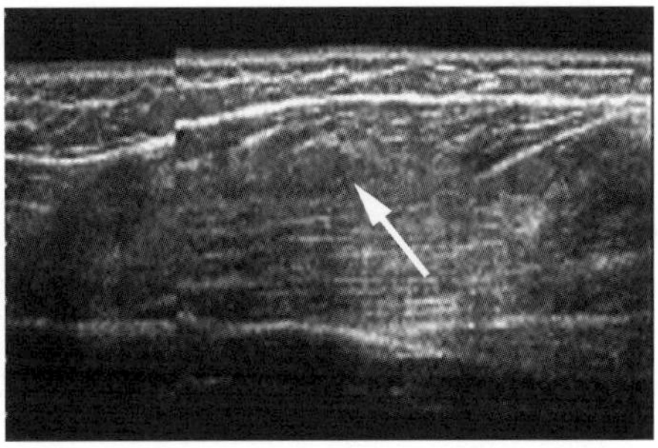

图 11－1－6　肌肉伸长撕裂的宽景成像（箭头）

⑵ 部分性撕裂（Ⅱ度）　部分性拉伤者，部分肌肉连续性中断，部分肌肉仍保持连续性，撕裂大于肌肉实质的 5%，但小于肌肉的完全断裂，患者常感到突然的噼啪声，伴随局部的剧痛和肿胀。如果肌肉位置表浅，则可出现淤血或者瘀斑。根据其断裂部分占整个肌肉组织横截面积的多少又可分为三级，轻度者＜1/3，中度者为 1/3～2/3，2/3 以上但未达整个肌腹者为重度。临床上肢体活动受限，但保存一定的功能。

声像图表现：声像图上可见受损肌肉出现回声连续性中断，断端内可见出血－血肿，血肿开始时呈高回声，或高低混合回声，24 小时之后回声减低呈低或无回声，慢性者血肿发生机化呈高回声（图 11－1－7，图 11－1－8）。动态观察损伤部位可见随着肌肉的收缩，断端间可被分离，同时发现保存连续性的肌肉组织是Ⅱ度损伤的重要标志。

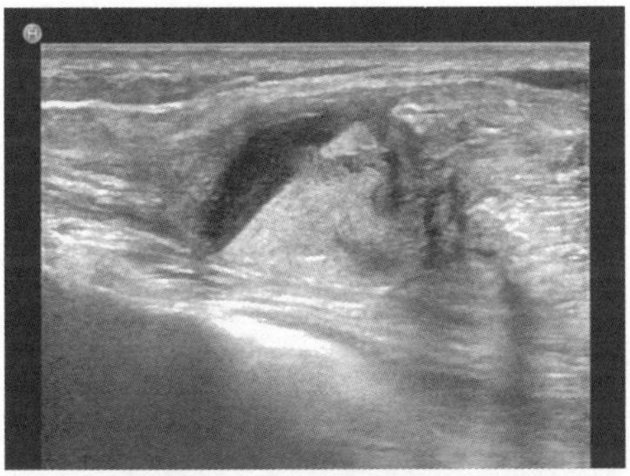

图 11－1－7　肱二头肌断裂

肌纤维中断，断端见混合回声血肿

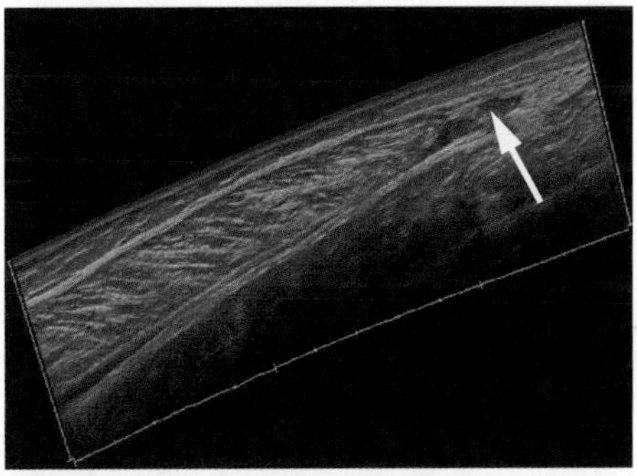

图 11－1－8　腓肠肌远端内侧头断裂宽景成像

⑶ 完全性撕裂（Ⅲ度）　完全性拉伤，较少见，整块肌肉连续性中断并伴有断端的回缩，断端出现血肿。临床上肢体功能丧失，部分患者可触及断端间的凹陷。

声像图表现为整个肌肉组织连续性中断并回缩，回缩的远端聚集成团，类似软组织肿物（患者及临床医师常误为肿物），血肿充填了回缩肌肉末端周围间隙，肌组织断端回缩回声增强，被周围血肿低－无回声所包围，出现所谓的“钟舌征”（图 11－1－9，图 11－1－10）。

3. 超声对肌肉撕裂预后（愈合）的判断

⑴ 估计损伤的范围　通过测量伤口处肌肉分开的距离可以获得。

⑵ 动态观察大致判断愈合的进展　随着愈合的进展，血肿壁逐渐增厚，回声增强，液性区逐渐缩小。连续随访检查，对随访预后及相关康复训练提供一定帮助。

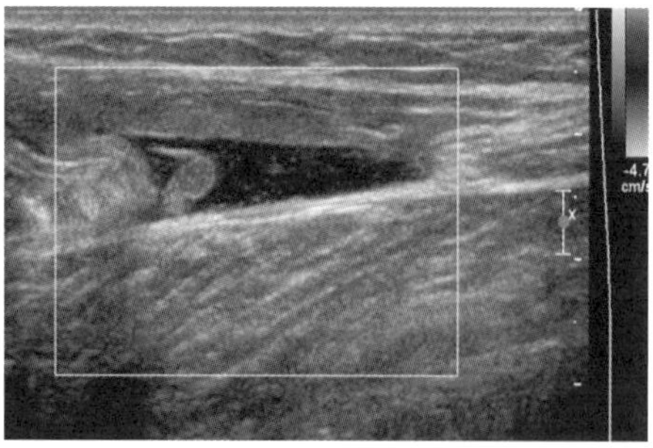

图 11－1－9　腓肠肌远端内侧头肌组织断裂、回缩，断端血肿形成

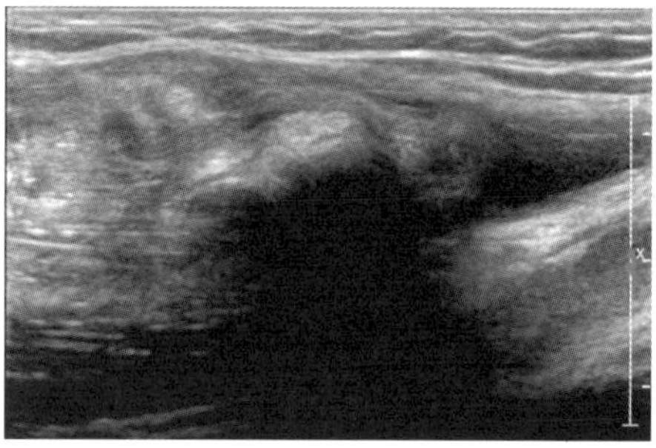

图 11－1－10　肱二头肌断裂并出血

损伤已被瘢痕组织填满，但进一步的重建还不明显时恢复训练，再次发生损伤的概率很高。过早的关节活动会延长愈合时间，增加瘢痕形成，对运动员损伤很大。

(3) 估计瘢痕形成的大小及数目　瘢痕形成越多或越大，对肌肉功能的影响越明显。

【注意事项】

发生损伤时，临床医生不能将注意力仅仅集中于有无骨折。实际上，有无骨折与肌肉撕裂之间不存在必然联系。对于此类患者尽早超声检查可明确有无肌肉撕裂、损伤程度及范围，以便进行下一步治疗。

肌肉完全性撕裂患者往往同时存在不完全撕裂和伸长撕裂，即损伤中心部位为完全撕裂，近损伤周边为不完全撕裂，而在与正常肌肉移行区域为伸长撕裂。

部分撕裂与完全撕裂应引起重视，避免误诊或误治。

(二)肌肉边缘损伤

1. 肌肉腱膜撕裂

声像图表现为撕裂处充满血液并沿腱膜延伸，特征性表现为纵切扫查时腱膜两侧纤维脂肪垫方位的改变。

网球腿是常见的肌肉腱膜撕裂。正常腓肠肌内、外侧头近跟腱移行部位呈锐角，一旦超声诊断角度增大，纤维连续性中断，伴有或不伴有血肿即可诊断(图 11－1－11)。

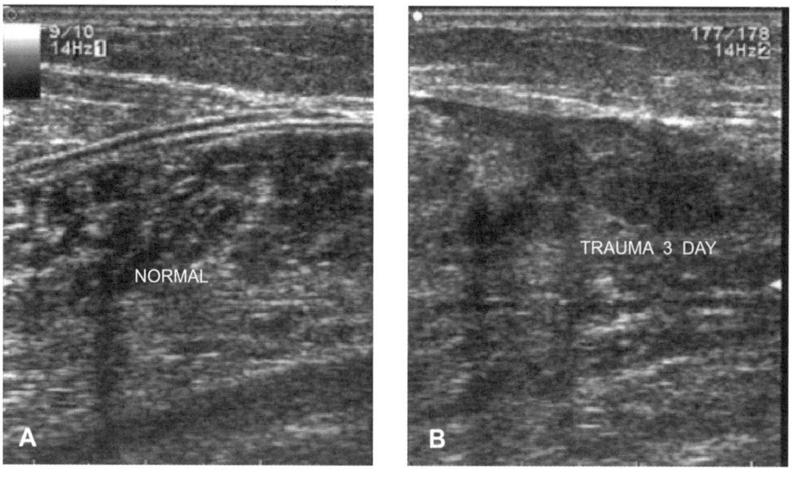

图 11－1－11　网球腿，腓肠肌内侧头撕裂

A. 健侧；B. 网球腿

2. 肌疝

肌疝或称筋膜疝，是肌肉的一部分通过先天性或后天性(外伤或手术)肌外膜及筋膜缺损或潜在薄弱部分(如神经、血管穿出处)，向外突出至皮下或邻近的肌间隙。一般发生在外伤或手术后，最常见部位是小腿胫前外侧肌组，常为体位疝出，改变体位后大多数可复位。临床上表现为皮下出现局限性有弹性的肿块，部分只在运动时或下肢站立时出现，随病程的延长逐渐增大，具有可复性是其另一特点。多数无症状，部分可出现疼痛、肌肉痉挛和压痛，有时可发生嵌顿或神经卡压。

超声检查可以发现筋膜的缺陷及肌疝的范围。肌肉疝出时，可见筋膜外实性软组织肿物，内侧与筋膜下肌肉相连续，外侧可见规则或轻度不规则边界回声，两端可见变薄的筋膜高回声，裂口处出现连续性中断。正常情况下，无明显症状的肌肉，声像图表现与其内侧筋膜下肌肉组织回声相似，在急性期形成疝的肌肉由于纤维脂肪垫的聚集压迫，声像图表现为高回声；如果肌疝持续存在，由于受累肌肉水肿甚至坏疽，声像图多表现为低回声。部分已复位肌疝可以通过肌肉收缩和舒张状态下动态观察，如肢体屈伸或在某种特定体位下，可以增加肌疝和筋膜裂口的检出率。CDFI 局部血流可以增加(图 11－1－12，图 11－1－13)。

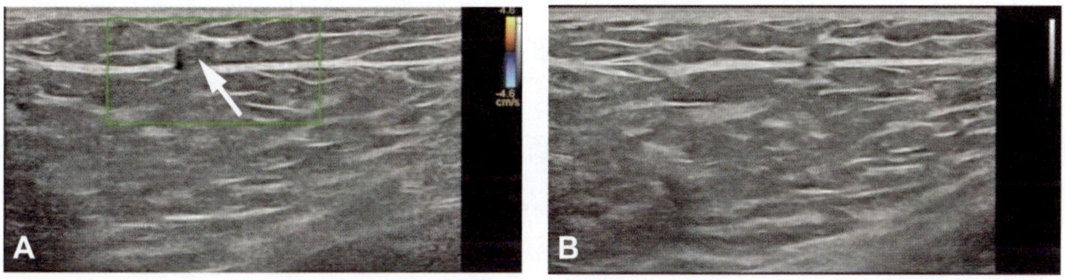

图 11－1－12　肌疝

A. 局部筋膜层连续性中断，局部见低回声；B. 加压后消失

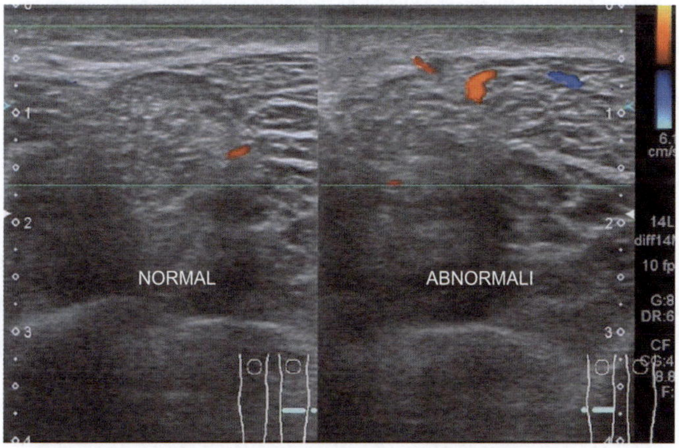

图 11－1－13　肌疝的彩色多普勒表现

肌疝局部血流信号增多

当肌肉被修复组织代替后，疝部分将保持低回声，如果怀疑肌疝，不应用探头施加太大的压力，否则可影响对不典型疝的观察。

3. 髂胫束综合征

髂胫束上起自髂骨嵴，由臀大肌、臀中肌筋膜构成，上 1/3 有阔筋膜张肌与其相融合，向下延伸过股骨外上髁下端，止于胫骨外侧髁，中下 2/3 位于股外侧肌浅面，膝关节和外侧副韧带的外侧，股二头肌前方。髂胫束综合征是髂胫束与突出的股骨外侧髁和膝关节外侧隐窝接触处摩擦，引起的炎症、肿胀或撕裂，所产生的一系列症状。如大腿末端外侧或膝外侧邻近关节处疼痛、压痛及发热感。临床上，早期者运动后休息症状可以缓解，在正常活动时症状仍可持续存在，易发生在长跑、滑雪、足球、棒球等运动员及长途快速行军的军人。超声最好于运动后即刻进行。

声像图表现为髂胫束前后径增厚，回声减低，急性者在股骨外侧髁与髂胫束深面滑囊内出现积液，注意应与髌外侧窝膝关节积液、外侧副韧带及外侧半月板损伤、股二头肌腱附着部位损伤等鉴别。

4. 跖筋膜炎

跖筋膜炎属于非特异性炎症，是引起足跟跖侧疼痛的常见原因之一。跖筋膜是足底维持足弓的厚的致密结缔组织，起自跟骨结节，向前止于跖骨头，前部分叉，大致呈三角形。跖筋膜炎最常发生于跖腱膜的跟骨端，由于长期过度负重、跳跃或肥胖，跖筋膜过度受力或因骨刺(约 1/3 跟骨骨刺患者合并跖筋膜炎)的夹压、磨损等引起，可见于年轻运动员和肥胖老年人。临床表现为足底的疼痛及压痛，晨起、负重活动及足背屈时加重。

声像图表现：正常跖筋膜声像图表现为纤维样中高回声，厚度 1.5～2.5mm，靠近跟骨侧略厚，前部略薄，纤维连续性好。跖筋膜炎声像图一般表现为跖筋膜的片状增厚及回声减低，厚度＞5mm，内部纤维状回声模糊或消失，严重时腱膜周围可见异常积液，腱周软组织也可出现水肿增厚。超声还可以显示与跖筋膜平行的筋膜之间增厚的纺锤状损害或者纤维连续性中断。另外常常可见到跟骨表面不平整以及强回声骨刺形成。慢性者发生纤维化或钙化时，腱内出现高回声纤维结节或灶状强回声伴声影。在严重的病例或炎症活动期，腱膜病区血流信号增加。

四、肌肉血肿

肌肉血肿见于各种外伤，是肌肉损伤的共同表现，如肌肉断裂伤、撞击伤、砸伤、钝挫伤等，有时也可见于应用抗凝血药物或凝血因子缺乏所引起的非外伤性血肿。因血管破裂，产生肌肉内、肌肉间及周围软组织血肿，血肿的大小通常可判断损伤的范围。急性者出现肌肉肿胀和疼痛，或触及肿物，轻者肌肉无力，功能受限，下肢者出现跛行；合并肌肉断裂时，断裂处可见出现凹陷，损伤部位有明显压痛，大的肌肉血肿，出现骨筋膜室综合征时，有肢体肿胀、疼痛剧烈、脉搏减弱、肢体苍白和感觉异常。

声像图表现与血肿的部位、范围、形成时间及有无合并肌肉断裂相关，小的血肿呈圆形或卵圆形，长轴与肌束相平行，位于肌腹者，多呈纺锤形，位于肌腹周围的血肿，则包绕肌肉。血肿的回声与血肿形成时间相关，刚形成的新鲜血肿，数小时内呈高或高－低混合性回声，有流动感，而后血液内细胞成分及纤维析出，可出现液性暗区，数天后，血肿开始破碎，出现液实混合回声，可有不规则高回声壁，数周后，血肿完全液化时则呈无回声，血肿形成后如无再出血，6～8 周血肿可以逐渐吸收直至消失，吸收过程中，血肿壁回声逐渐增强，边缘由清晰而变模糊，血肿腔逐渐缩小。大的血肿如果吸收不良，血肿周边可见强回声骨化，后方声影逐渐明显。因凝血因子缺乏或抗凝药物所致的血肿，开始即表现为低－无回声。有关血肿本身外的肌肉损伤回声，可参考肌肉损伤相关部分(图 11－1－14)。

大的新鲜血肿可在超声引导下尽早穿刺抽吸，有诊断和治疗意义，而一旦血肿机化，穿刺可能失去最佳时机。

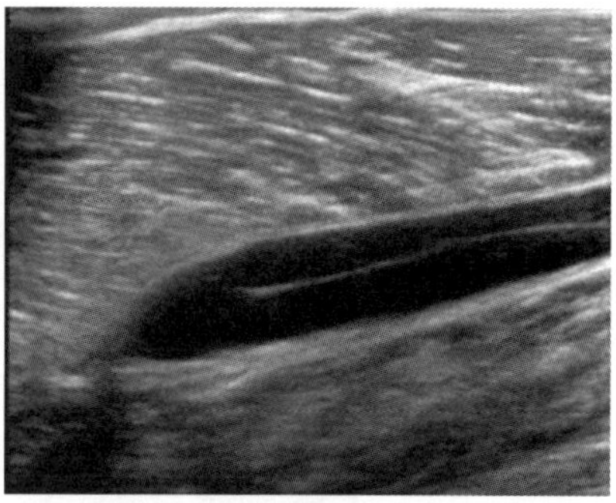

图 11－1－14　下肢肌间血肿

五、肌炎

肌炎属于软组织炎症，可因软组织本身各种感染所致，也可因骨、关节感染引起，还可见于结缔组织病。病理上为组织炎症充血、水肿、渗出，可呈局限性，也可呈弥漫性。典型的临床表现为高热、寒战，局部受累部位红、肿、热、痛，脓肿形成后有波动感。实验室检查中性粒细胞增多，血沉加快。

声像图表现：一般脓肿显示为无回声或混合性回声，通常呈椭圆形，大多数边界不清楚或形态不规则。当临床征象还不典型时，超声对早期诊断细菌感染是非常有益的。声像图表现为受累肌肉肌纹理回声增强，早期无液化时呈实性等或低回声，部分可呈高回声，可伴有感染性渗出液，与无症状侧对比发现受累肌肉厚度增加。液化后，出现脓腔，多数中心呈无回声，脓腔内稠厚的脓汁或组织碎片呈较高回声，也可有厚薄不等的间隔回声。脓肿周围有厚而不规则的低回声壁，轻压探头，脓肿形变不明显，但可见脓腔内脓液的浮动，并伴有压痛。CDFI 及 PDI 中心区无明显血流信号，脓肿壁及周围组织可见血流信号(图 11－1－15，图 11－1－16)。

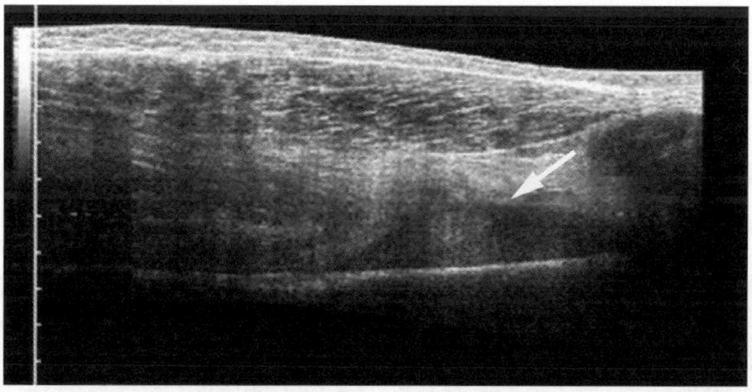

图 11－1－15　肌炎的宽景成像

受累肌肉增厚，肌纤维走行紊乱，可见脓肿形成(箭头)

产气杆菌感染引起的脓肿，可出现液－气平面。超声引导下脓肿穿刺引流，可明确病原菌类型，并可注射敏感抗生素起到积极治疗的作用。由化脓性肌炎发展而来的脓肿需与骨髓炎鉴别(化脓性肌炎所导致的脓肿位于肌肉中央，而骨髓炎形成的脓肿可见到脓性物质沿骨的轮廓形成窦道，并可见到骨膜抬高和液体使骨膜与骨皮质分离)。此外，肌肉脓肿应与横纹肌溶解症、血肿等相鉴别。

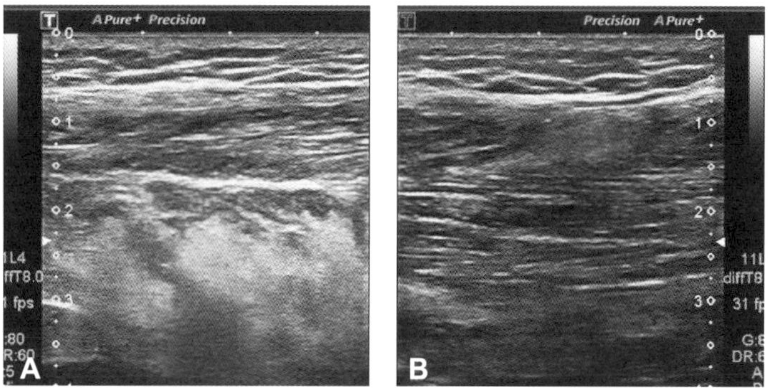

图 11－1－16　A. 小腿肌炎(肌组织回声增强，回声不均，边界不清)；B. 正常侧对照

六、局限性骨化性肌炎

局限性骨化性肌炎是发生在肌肉内、局限性非肿瘤性异位骨形成性疾病，60%与外伤有关，可发生于肌肉、肌腱及筋膜，好发于肘、肩、大腿和臀部等处，常发生于有较大血肿的肌肉损伤或挫伤之后，但40%的患者回忆不起任何外伤病史。临床症状主要表现为局部痛性肿块，肿块质硬，移动不明显，位于关节周围或肿物较大者，可引起关节和肢体的活动功能障碍。成熟者 X 线扫查可显示为钙化或骨化的肿块。超声能早期发现病变，较好地显示病变的大小、范围、与邻近组织的关系及疾病进展，并可在一定程度上反映病理改变。

声像图表现：早期(损伤后 6 周内)，可显示损伤处类似非肿瘤性软组织肿物，类似于机化血肿声像图表现，肿块呈不均质低回声，内部结构紊乱不均质，边界较清楚，但不光滑，彩色多普勒显示肿块周边可见血流信号，与软组织肿瘤很难鉴别(应注意软组织肿瘤常常在肿瘤内见血流，钙化一般也见于实质内部)。

亚急性期(损伤后 6～8 周)，肿块中心仍大部分呈低回声，可见散在点状高回声，周边伴有凹凸不平薄层骨化强回声带或环，后方伴声影(图 11－1－17，图 11－1－18)。钙化主要分布于病变的外周，此为骨化性肌炎的特点。

慢性期肿块不再增大，外周可见致密层状钙化强回声，表面凹凸不平，在病变进展过程中，声影逐渐明显。

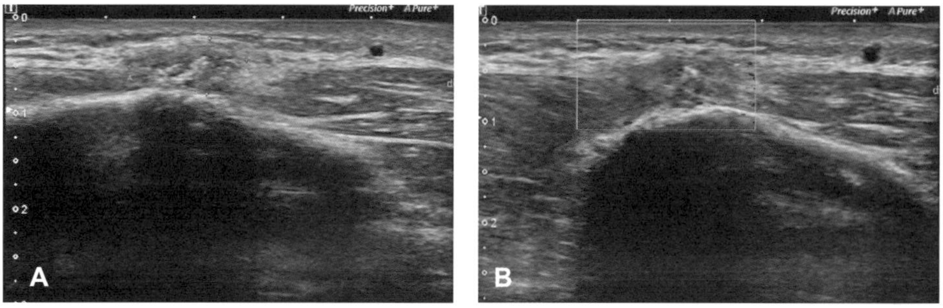

图 11－1－17　局限性骨化性肌炎(前臂术后)

A. 肌组织内可见低回声区，内可见强回声；B. 彩色多普勒显示内可见点状血流信号

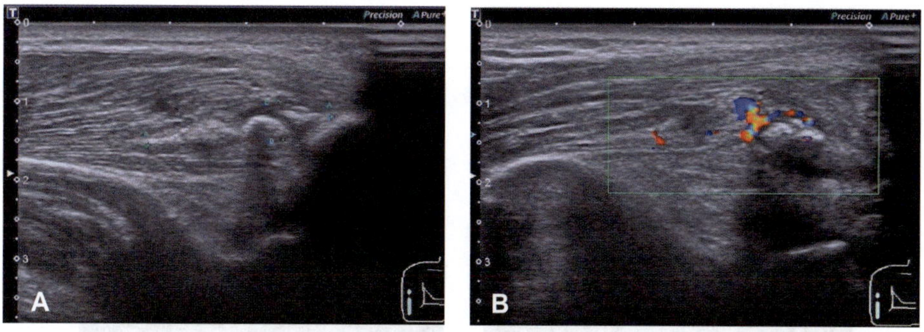

图 11-1-18　局限性骨化性肌炎（外伤后）

A. 肌层内显示强回声后伴声影；B. 彩色多普勒超声显示局部血流信号

七、结核性肌炎

结核性肌炎属于化脓性肌炎，由于其致病菌较为特殊，临床表现与其他细菌引起的脓肿有所不同。继发于邻近骨关节、肌腱、淋巴结、胸膜结核等直接扩散而来者常见，原发性（血源性）罕见。主要发生于四肢、躯干，胸、腹壁次之，多数单发。病史长，持续1个月至数月，局部可触及无痛性肿物，无红、肿、热、痛等典型炎症表现，主要表现为肌肉内形成结核性肉芽肿或结核性冷脓肿，但无全身中毒症状，无其他活动性结核。实验室检查淋巴细胞升高，血沉增快。

声像图表现：受累肌肉肿胀，结构紊乱，层次不清，出现周围低回声，中心无回声或整体为不均匀高回声，类似"大理石"纹状，边界不清，并向周围浸润，发生纤维化或钙化后，则表现为不均匀高回声，原发性者周围骨、关节无明显异常改变，继发性者，多出现冷脓肿，并有窦道与原发灶相连续，脓肿内可见碎屑状回声，死骨沉积于脓腔底部，并可见相邻骨、关节及胸、腹膜结核病灶，皮下软组织水肿，有时可合并蜂窝组织炎。

超声引导下脓肿穿刺活检并化疗有确诊和治疗的意义。结核性肌炎主要应与其他细菌引起的脓肿相鉴别，结核性肌炎炎症反应较其他脓肿轻，以慢性炎症为主要表现，彩色多普勒有一定的诊断意义，结核性肌炎脓肿周边的血流信号较其他类型脓肿少。

八、先天性肌性斜颈

先天性肌性斜颈系先天性斜颈的一种，又称颈肌损伤性斜颈，是因单侧胸锁乳突肌挛缩引起的头颈外观偏斜，真正原因至今不明，可能与胎儿宫内体位不良，造成胸锁乳突肌局部缺血，或分娩过程中的牵拉、旋转或钳夹致胸锁乳突肌损伤有关。一般在患儿出生后1周，病侧颈前部沿胸锁乳突肌可触及到一质硬无痛肿块，2～3周后，患儿头斜向患侧，下颌转向健侧，并随年龄增加斜颈明显。此类患者早期发现、早期治疗非常重要，一般可采取按摩和物理疗法；1岁以下的婴幼儿采取保守治疗可达到70%的治愈率；大于1岁的婴幼儿则尽量采用手术方式。大龄儿童由于其胸锁乳突肌挛缩严重以及颈阔肌或筋膜发生挛缩，单纯松解术效果不佳，采用双极松解术较好。

声像图表现为患儿双侧胸锁乳突肌不对称；患侧胸锁乳突肌明显增粗、增厚（一般呈梭形），病变部位回声增强，内部结构紊乱，回声不均，肌束纹理紊乱或消失，肌外膜连续。肿块多位于胸锁乳突肌上及中部。早期，彩色多普勒显示增厚的胸锁乳突肌内部可见较丰富血流信号，呈低阻低速，随着病程延长，血流信号逐渐较少直至消失（图 11-1-19）。

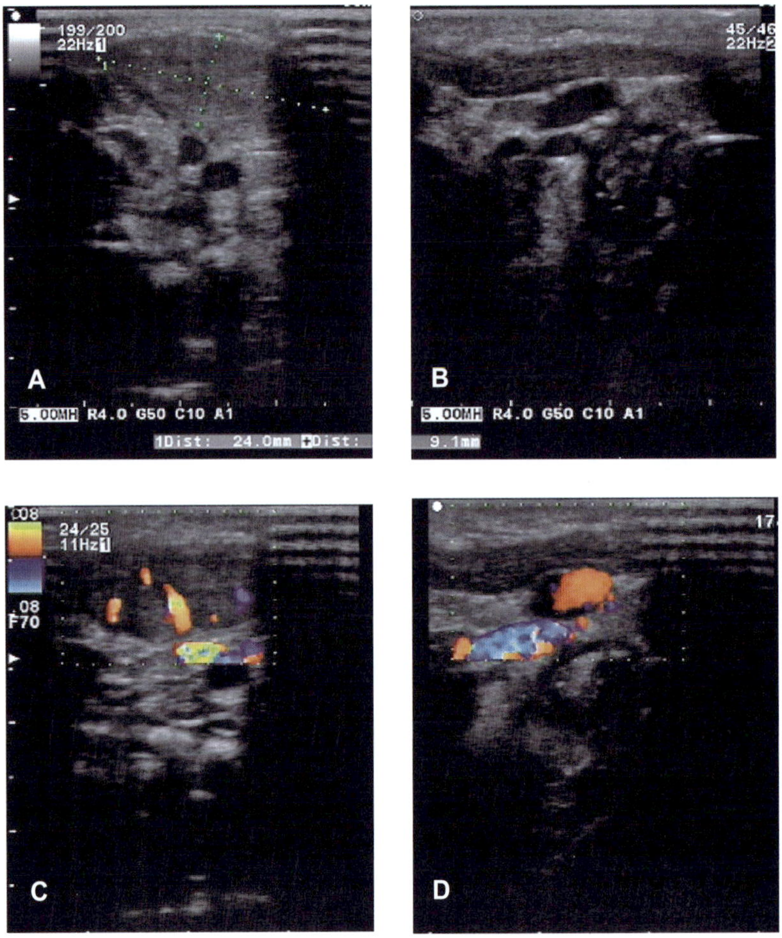

图 11－1－19　先天性肌性斜颈

A. 胸锁乳突肌增厚，回声增强；B. 健侧；C. 胸锁乳突肌血流增加；D. 健侧未见血流

九、横纹肌溶解症

横纹肌溶解症指横纹肌细胞由于骨骼肌的损伤，如直接肌肉创伤、肌肉缺血、代谢性疾病(如糖尿病酮症酸中毒、低血钾症)、感染性疾病、药物滥用、中毒等原因所致横纹肌发生坏死溶解，或细胞膜的整体性受损而使细胞内容物(包括肌球蛋白和 CPK 磷酸肌酸激酶等)逸出细胞外所引起的一组肌肉疾病。根据其受损范围可分为弥漫性(多块肌肉受累)和局限性(一块肌肉受累)。临床表现除主要病史外，局部肌肉剧烈疼痛、压痛和收缩无力，并出现肿胀，运动加重，运动受限，实验室检查肌红蛋白、肌酐、CPK、钾、磷增高及酱油色肌(红)蛋白尿等。多数患者可无明显症状，部分患者可出现急性肾功能衰竭、短暂无尿。

声像图表现：肌溶解病变范围小时，可表现为局部肌组织梭形均匀性低或无回声病变，周边部分回声较强且清楚，肌纹理正常，病灶较大者，整个肌腹肿大，肌肉内肌纹理结构消失，回声强弱不等，或回声强度普遍增高，肌束膜及纤维间隔周围因渗出和水肿，则显示为网状低回声。CDFI 及 PDI 病灶内多无血流信号，病变周围可见散在多少不等的血流信号。

根据声像图特征可以区分横纹肌溶解及离断性损伤。当诊断不清时进行损伤部位的穿刺将有指导意义，横纹肌溶解症病灶处穿刺可抽出无血、无菌液体，以此可与外伤性血肿及脓肿鉴别。

第二节　肌　　腱

一、概述

肌腱呈扁带状，其近端与肌腹相连，末端连接于骨，正常肌腱组织主要由坚韧的相互平行排列的粗大胶原纤维束组成，不具收缩性，但抗强度大。肌腱分为无腱鞘和有腱鞘两种。腱鞘由纤维鞘(外)和滑囊鞘(内)两层构成，位于骨沟处的肱二头肌长头肌腱、手指的掌侧、足趾跖侧的指(趾)屈肌腱有腱鞘包裹，腕部指屈伸肌腱、踝部胫后肌腱、趾长屈、踇长屈及腓骨长短肌腱等，通过纤维性支持带，骨－纤维通道处，只有滑膜鞘包裹，而肩腱袖、肘部的肱三头肌腱、肱二头肌腱末端，髋部的髂腰肌腱、膝部的股四头肌腱、髌腱、股二头肌腱、髂胫束及跟腱等大的肌腱无腱鞘。人体肌腱大小不同，最大的为跟腱，最细的为跖肌腱。正常成人肌腱厚度见表 11－2－1。

表 11－2－1　正常成人肌腱厚度

髌腱	4～6mm
跟腱	4～6mm
肱二头肌长头腱	3～5mm(3mm)
跖腱膜	2.5～3.3mm
指伸肌腱	1～1.5mm

【超声检查技术】

根据相应肌肉与其相延续的肌腱来判断所属肌腱。确定纵切时探头的适当位置，并观察肌腱截面的形状及直径。扫查时保证声束与肌腱走行垂直；有些部位肌腱走行略呈弯曲状，需要相应地变换探头方向，否则会因“各向异性伪像”而误诊肌腱病变的假阳性结果。另外，检查肌腱同时观察周围其他软组织的情况。具体参考“第一节　肌肉”部分。

二、正常超声表现

肌腱纵切表现为束带状，内部由均匀分布的平行连续、纤细高回声线状结构，腱外的纤维鞘或腱周的脂肪纤维结缔组织呈线状高回声(图 11－2－1)。

肌腱横断面轮廓经运动训练后可以改变。各种肌腱的声像图特征，依其形状、部位不同也各有其特点：肩袖、肱二头肌长头腱、髌腱、跟腱等，声像图粗大且有与其解剖形状相似的影像，在相应的部位很容易找到；腕、手部肌腱则呈条状，也并不难看清。但由于腕部肌腱密集，识别时需熟悉相互间的解剖位置关系，并借助相应手指活动的动态实时超声加以确认。手指的浅、深屈肌腱沿指骨凹面走行，易致其在所有未严格垂直于超声束的部位显示为假性低回声伪像。此时若将手指稍屈，以矫正肌腱与声束的位置关系，可使伪像消除，即显示正常回声的纤维状结构。

根据肌腱的声像图表现，不但可以观察其形状，通过回声强弱推断其内部组织的病理学改变，也可以测量肌腱的厚度或直径，彩色多普勒超声探查可发现肌腱是否伴有急性炎症及炎症严重程度，结合肢体运动动态观察肌腱的滑动情况。

声像图上，滑囊鞘为低回声的暗晕围绕着肌腱，纵切表现为肌腱两侧线状无回声，厚度小于 1～2mm。腱纤维鞘呈围绕肌腱的强反射线。在做相关运动时，可见肌腱在腱鞘内自由滑动。腱末端的窄带状纤维软骨把肌腱与骨连接在一起，声像图表现为肌腱远端易于分辨的低回声区（与体内其他部位软骨的超声表现类似，图 11－2－2），边界清晰，厚度较肌腱主体薄，纵切观察呈三角形，骨面光滑完整。

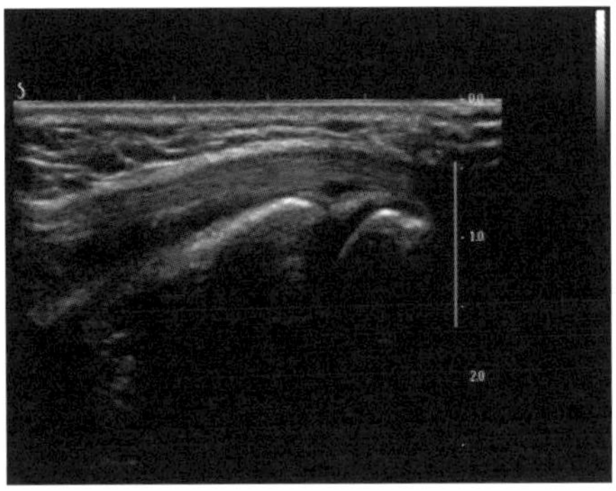

图 11－2－1　正常腕部肌腱

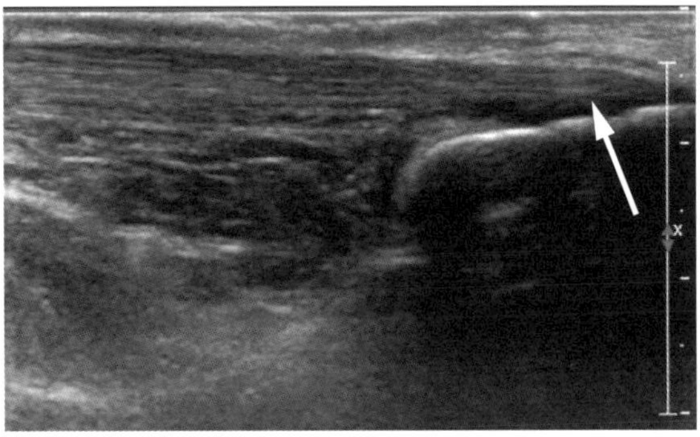

图 11－2－2　肌腱骨连接处

肌腱的骨连接处由纤维软骨带连接，为边界清楚的低回声（箭头）

三、肌腱炎与腱鞘炎

肌腱炎几乎都与创伤和慢性劳损有关，急性肌腱炎多发生于运动损伤，慢性者大多数继发于反复创伤及过度劳累，也可以继发于异物感染，某些结缔组织病（如类风湿关节炎、系统性红斑狼疮等）患者更易发生。肌腱的反复、过度牵拉或撞击，使肌腱胶原纤维发生反复微小撕裂和修复，反应性成纤维细胞增生致肌腱肿胀，并引起肌腱实质内纤维黏液变性，以变性为主，无炎症细胞出现者，一般称为肌腱病，肌腱肿胀并伴有炎症细胞浸润者称为肌腱炎，慢性者可发生粘连、钙化。临床表现主要为局部疼痛、压痛，肌腱增粗，局部运动功能障碍。应用超声可以明确损伤部位、类型及性质，指导临床医生下一步处理。超声引导局部封闭、反复穿刺，捣碎结节及钙化造成损伤区域的出血及炎症反应，可收到良好治疗效果。

1. 有滑囊鞘的肌腱

急性期表现为肌腱增粗、增厚，厚度大于 6mm，或较对侧厚 2mm，回声减低，腱鞘明显增厚，腱鞘周围出现无或者低回声积液，内部回声常不均，动态观察可见腱在腱鞘内活动受限。横断面肌腱变圆，肌腱内部腱纤维状回声失常或消失，呈均匀或不均匀低回声，合并断裂者内部出现腱连续性中断，或者出现局灶性低或无回声区（图 11－2－3）。

慢性期常见声像图为肌腱本身增厚内部因纤维组织被黏液组织、肉芽组织或纤维化所代替，声像图表现为肌腱内纤维结构不清或消失，纤维化表现为高回声，黏液样变性或肉芽组织增生出现灶性低回声区，发生局部组织内钙盐沉积时，则于病变肌腱部位内见强回声，伴或不伴声影。

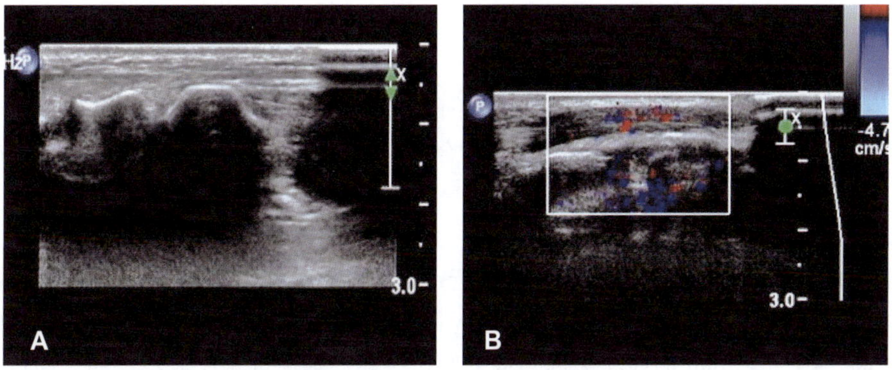

图 11-2-3 肌腱炎合并腱鞘炎

A. 正常肌腱；B. 肌腱炎并腱鞘炎，显示肌腱回声减低，周围有低回声，可见血流信号

与健侧对比观察是诊断的基础。外伤手术吻合后的肌腱，在局部吻合端呈显著增大、轮廓不清、回声不均质和钙质沉着，有时可见残存的缝线。这些系常见的手术后遗现象，要注意与慢性肌腱炎相区别。此外，注意与风湿性疾病鉴别(后者超声可发现滑膜内层不规则增厚，另外由于增生滑膜内富含淋巴管和新生毛细血管，彩色多普勒和能量多普勒可显示其内血流信号增多)。对于反复发作的肌腱炎合并腱鞘炎，若不能用急、慢性损伤解释，应尽早超声引导滑膜活检，有时可以发现较早期的结缔组织病。

2. 没有滑囊鞘的肌腱

声像图表现为局部或总体的肌腱增厚、肿胀，增厚肌腱内局部回声异常，呈低回声、高回声或不均匀混合回声或者强回声区。增厚部位在腱末端骨附着部位，部分可伴有局部骨皮质表面不光滑等骨质增生或骨质破坏的表现。

四、肌腱撕裂

肌腱撕裂常为间接暴力所致的急性损伤，常因相关肌肉或肌腱在某种姿势下强力收缩扭转或强力牵拉，超过肌腱本身所能承受的生理限度所致，但损伤患者通常有肌腱过度使用性受损病史，或本身存在某些结缔组织病变(如系统性红斑狼疮、痛风、类风湿等)，导致肌腱在某些轻微外力下而容易损伤断裂。临床表现：开放性损伤可见伤后及断裂的肌腱、局部出血，容易诊断，闭合性损伤者及完全断裂者常于断裂部位听闻“砰”的响声，随即肢体发生肌肉无力、运动无力，局部肿胀、压痛及淤血，断裂处可出现凹陷。部分性撕裂者可出现局部肿胀、疼痛及功能受限。

完全性撕裂声像图表现为撕裂肌腱近端回缩，断端分离，肌腱回声连续性中断。急性期断端之间可见低或无回声血肿和渗液，相关肌肉组织在屈伸运动或探头加压时，局部变形，断端距离增大、断端出现异常活动；陈旧性撕裂表现为断端间有瘢痕-肉芽组织增生充填，呈中强回声，无纤维状结构，相延续的肌肉回缩可类似肿物形成(结合病史及超声表现可与肿物鉴别)。

部分性撕裂表现为受累肌腱局部增厚，纤维走行紊乱，当横断面上断裂部分超过肌腱本身 50%以上，声像图上方可显示部分纤维连续性中断，同时可显示出完整无断裂部分；当仅有少量腱纤维断裂或微小的劈裂，腱的回声中断和劈裂裂隙也不会被显示出来，仅可表现为肌腱的局部增厚，回声减低或增强。

常见的有跟腱撕裂、髌腱撕裂、肱三头肌肌腱撕裂、伸指肌腱撕裂和手指屈肌腱撕裂等。

以跟腱损伤为例：由于跟腱撕裂断端不能对接，并有血肿及坏死组织充填，因而跟腱完全撕裂患者要手术治疗，采用跟腱缝合术。部分撕裂患者非手术治疗常采取石膏固定。

1. 急性期声像图表现

完全断裂者，肌腱连续性中断，断裂近端回缩，出现裂隙，断端间因跟腱前方脂肪垫及渗出、出血，可见高回声、低回声或无回声。不完全性断裂者，可见部分肌腱纤维回声中断，出现＞5mm 的线状无回声或低回声裂隙，腱周可见厚薄不一的无回声带（渗出积液），小范围撕裂者，不出现明显的连续性中断，仅表现为损伤肌腱的肿胀，局部回声减低，内部正常结构消失。横切观察内见斑点状低回声与强回声间杂存在（正常跟腱呈圆形或椭圆形）。损伤后 2～4h 内断端及跟腱周围可见出血，声像图表现为中等强回声液体，内可见点状强回声漂动；随着时间的推移，断端血肿表现为低回声，腱周也可见低回声（图 11－2－4）。

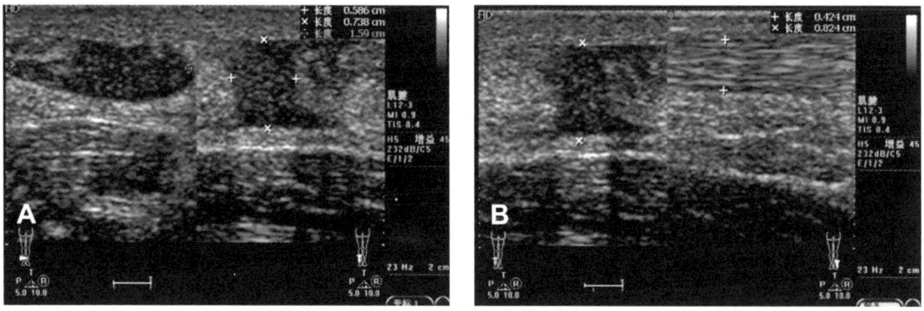

图 11－2－4　跟腱完全断裂纵断面及横断面

A. 右侧跟腱完全断裂（肌腱连续性中断，内见低回声血肿）；B. 左侧跟腱（损伤侧）及右侧跟腱（正常侧）对比

动态观察，踝关节背伸运动时，断端远端肌腱随背伸而离心运动，断端距离加大；跖屈运动时，断端间仍有低回声间隙。由于各向异性伪像的存在，跟腱断裂时可见到断端后方的干净声影。

2. 慢性期声像图表现

完全性断裂慢性期断端纤维增生、瘢痕形成，断端间充满结缔组织，厚的瘢痕组织桥架于断端处，呈不均匀较高回声，肿大或凹陷变薄。不完全断裂者局部跟腱纤维状回声连续性尚好，损伤部位可增厚、稍变细，回声多增强，内常常可见强回声钙化及声影。发生钙化者通常在接近跟骨的附着部，偶尔于外科手术和创伤后发生腱的骨化。在跟腱近止点处多见低或无回声，滑囊增厚且不均匀，Kager 脂肪三角肿大，回声减低或者增强，边界不清。跟骨结节表面不平整。

3. 治疗后恢复期声像图表现

非手术治疗声像图表现为肌腱回声逐渐增强并伴有体积缩小，手术治疗则常表现为肌腱体积增大，回声减低。无论手术治疗还是非手术治疗，肌腱愈合时肌腱内出现片状乃至束状强回声，肌腱体积逐渐缩小。但当跟腱延期愈合时，常可见到断端低回声内未见强回声纤维结构，损伤肌腱内出现钙化及骨化，还可见到因缝合线头所致的短棒状强回声，后方可见淡声影。

第三节　韧　　带

一、概述

韧带为关节辅助结构，由连于相邻两骨之间的致密结缔组织束构成(与肌腱一致，但其内的胶原纤维呈交织分布)，分布在关节周围，有稳定及限制关节过度运动的作用。在关节囊内，如前、后交叉韧带称为关节囊内韧带；在关节囊外，如髌股韧带、内侧副韧带，称为关节囊外韧带。

超声检查技术具体参考“第一节　肌肉”部分。

二、正常超声表现

除膝交叉韧带外，韧带的纵断面呈束状或带状高回声。两端与骨皮质紧密相连，不同于肌腱，内部结构回声稍显不规则，CDFI 检查无血流信号显示。由于伪像存在，正常交叉韧带超声多为低回声，不要误认为是损伤。

三、膝关节副韧带损伤

(一)膝关节内侧副韧带损伤

膝关节内侧副韧带损伤是关节外韧带损伤中最多见的一种，常发生在股骨髁水平。临床十分常见，多由于过度屈膝，小腿外翻，外旋位受反向暴力扭伤，或直接跌打、撞击所引起，多见于运动或意外损伤。临床上表现为膝关节疼痛，局部肿胀压痛，特别是膝外展及外翻时疼痛加重。

声像图表现可分为三度。

1. Ⅰ度损伤

为微小撕裂或者疲劳损伤，没有明显的临床症状及不稳定性。声像图表现为低回声积液(由于水肿和血肿所致)，与内侧副韧带平行。

2. Ⅱ度撕裂

为实质内撕伤，不稳定性增加。声像图表现为低回声积液和韧带增厚可同时显示，韧带回声减低，边界及内部回声模糊不清。

3. Ⅲ度撕裂

为完全性撕裂。声像图表现为纤维连续性中断，断端回缩较小呈锯齿形，低回声或无回声液体或血肿充填于撕裂处，浅深层均受损，局部肿胀增厚(图 11-3-1，图 11-3-2)。

(二)膝关节外侧副韧带损伤

外侧副韧带损伤较内侧副韧带损伤少见。完全性撕裂声像图表现为韧带连续性中断，伴有低回声血肿；部分性撕裂则表现为韧带增厚、边界不清，周围有积液或低回声。

无论内侧副韧带撕裂还是外侧副韧带撕裂，多数患者急性期有明显的探头触痛。急性期或修复期，彩色多普勒显示血流信号增加。副韧带损伤同时应注意半月板、前交叉韧带损伤，有时可同时伴有腘窝囊肿。

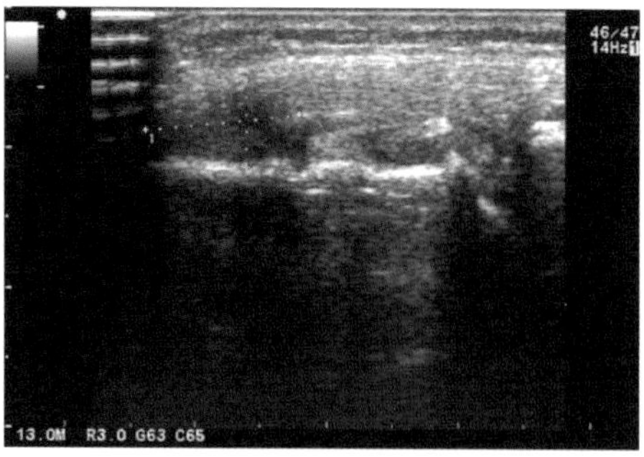

图 11－3－1　右膝侧副韧带损伤，纤维连续中断，回声减低

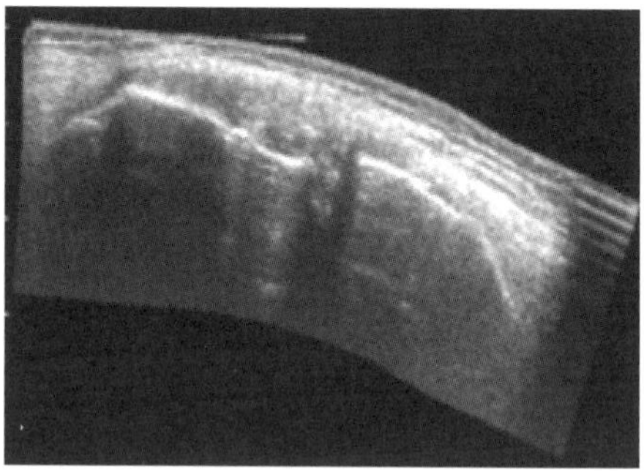

图 11－3－2　右膝侧副韧带损伤宽景成像

四、膝关节交叉韧带损伤

前交叉韧带断裂，由于强力过伸，屈膝强力外翻、外旋，或暴力从后方向前方作用于胫骨上端所引起，常发生在如滑雪、足球等运动损伤。后交叉韧带损伤是膝部最结实的韧带，一般很少单独发生断裂，发生于屈膝位，暴力从前方冲撞胫骨上端，使之向后过度移位，或由强力过伸所致。

前、后交叉韧带完全性撕裂时，声像图表现为韧带回声不连续或缺失，或断端屈曲呈波浪状或卷曲状，不完全性断裂诊断相对较困难，声像图上无韧带连续性中断，仅表现为韧带变形，较对侧增粗，回声减低，边缘不整(图 11－3－3，图 11－3－4)，关节腔积液或积血，关节间隙增宽，滑膜增厚，常是伴有关节内骨折或半月板损伤的指征。

MRI 对交叉韧带损伤的诊断有一定优势，超声常常发现膝关节积液，可作为初步筛选。

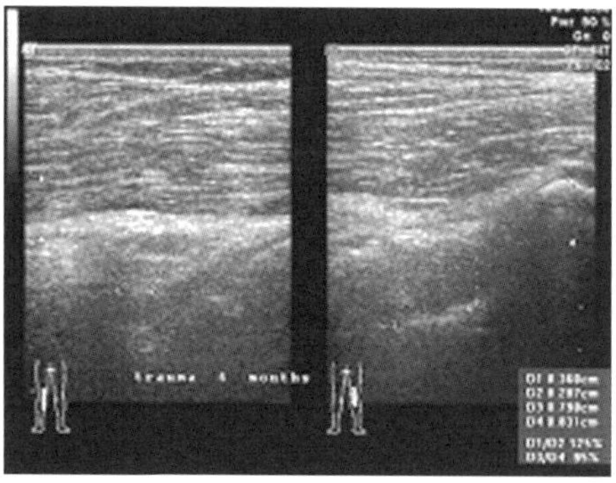

图 11－3－3　后交叉韧带损伤图

外伤后 6 月，交叉韧带损伤(左图－健侧；右图－患侧)

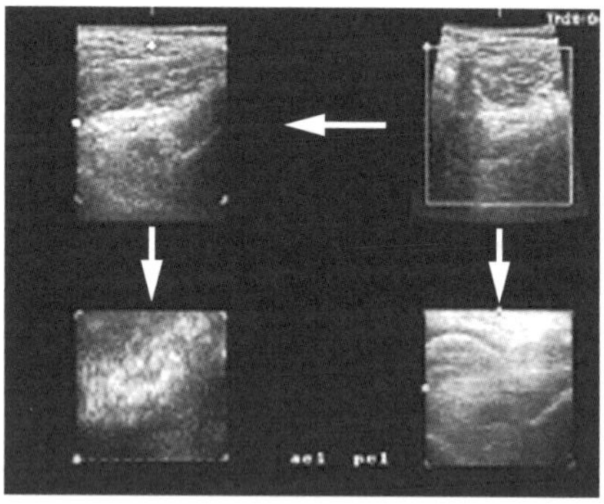

图 11－3－4　后交叉韧带损伤的三维成像

第四节　骨、软骨及关节疾病

一、概述

1. 骨骼分类

(1) 人体骨骼因形状不同而分为管状骨、扁骨和不规则骨三类。

①管状骨又分为长骨和短骨。股骨、胫骨、肱骨等属于长骨，掌骨、指骨、跖骨、趾骨等属于短骨。

②颅骨、胸骨及髂骨属于扁骨。

③脊椎、蝶骨、腕骨和跗骨则属于不规则骨。

(2) 骨质按其结构分为皮质骨和松质骨两种。

2. 小儿骨科主要特点

小儿长骨由骨干、干骺端、骨骺及骺板组成。干骺端为骨干两端较粗大的部分。骨骺在胎儿及儿童时期多为软骨，所以也叫骺软骨。骨骺与干骺端之间的软骨，只存在单向的软骨增殖与成骨活动，称为骺板。在生长发育的过程中，它逐渐变薄消失，骨干与骨骺结合，骨的发育完成。

3. 四肢关节解剖

(1) 关节分为纤维连接、软骨连接和滑膜关节。超声主要用于滑膜关节的检查。滑膜关节的组成结构主要包括关节面、关节腔和关节囊。

(2) 每个骨端的骨性关节面上覆盖的关节软骨为透明软骨，表面光滑，具有弹性，能承受重力，并保护关节面的骨质。

(3) 关节囊由外层致密的结缔组织和内层较薄的滑膜组成，是一个封闭的结缔组织囊。滑膜可分泌少量的关节滑液，滑膜囊位于结构摩擦面之间，以减少相邻结构间的摩擦。

4. 骨骼肌解剖

(1) 骨骼肌由肌腹和肌腱构成。

(2) 肌腱位于肌腹的两端，其附着于骨起到固定肌肉的作用。肌腱由致密纤维结缔组织、胶原纤维及成纤维细胞构成。

(3) 腱鞘是套在肌腱表面的鞘管，它起到固定肌腱并减少肌腱与骨的摩擦作用。腱鞘的外层为纤维性鞘膜，内层为滑膜层，衬于纤维性鞘膜的内面，然后反折覆盖于肌腱成为脏层，脏层和壁层之间形成滑囊，内有少量滑液，起润滑作用。

二、正常超声表现

1. 骨膜

骨膜为一层致密的纤维结缔组织膜，紧密覆盖于骨皮质的表面。由于其与邻近软组织的密度差异不明显，所以在正常情况下超声检查不能显示骨膜结构。

2. 骨皮质

(1) 正常长骨骨干的骨皮质表面完整光滑，骨干长轴切面超声图像显示骨皮质表面为平滑的线状强回声，后方伴声影。

(2) 扁平骨和不规则骨(如肋骨、盆骨和脊椎等)形态各异，正常状态下超声可见与骨皮质外形一致的线状强回声构成骨的轮廓，后方伴声影。

3. 软组织

(1) 超声可以清晰显示躯干、四肢等部位的软组织结构，包括皮下脂肪、各层筋膜、肌肉、肌腱、血管及神经等。

(2) 皮下脂肪层　皮下脂肪层为低回声，脂肪组织与肌肉的筋膜界限平滑、清晰。

(3) 肌肉　结构层次清晰，肌肉筋膜呈线状强回声，肌束呈低回声，肌束纹理呈细线状，排列走行整齐，纹理连续。

（4）肌腱　表现为束状、连续的带状高回声，表面光滑，内由密集整齐、平行排列的线状高回声构成。

（5）滑膜囊　内可有少许滑液。正常的滑膜囊内通常不显示液体，髌下深囊常可显示少量 1～2mm 液体。

（6）腱鞘　包绕腕、踝、手指、足趾等处肌腱周围，显示为肌腱周围极薄的低回声。

三、关节积液、滑膜增生与关节周围囊肿

（一）髋关节暂时性滑膜炎

【诊断要点】

（1）髋关节暂时性滑膜炎是良性的、原因不明的自限性病变，是髋关节疼痛最普遍的原因，多发生于 3～8 岁儿童。

（2）表现为突发的或隐匿的单侧髋关节疼痛、跛行和关节活动轻度受限，可能存在低热。

【注意事项】

（1）髋关节积液不是髋关节暂时性滑膜炎的特异性超声表现，髋关节暂时性滑膜炎的确诊，需要结合病史及随诊复查进行排除性诊断，主要鉴别疾病为股骨头骨骺骨软骨病（Perthes 病）、急性化脓性髋关节炎等。

（2）髋关节积液首先聚集在关节囊的前隐窝，髋关节前方矢状切面是观察前隐窝的主要切面，正常儿童髋关节前隐窝生理性滑液厚度平均值为 1mm（范围 0.2mm～1.6mm），超声多不易显示。

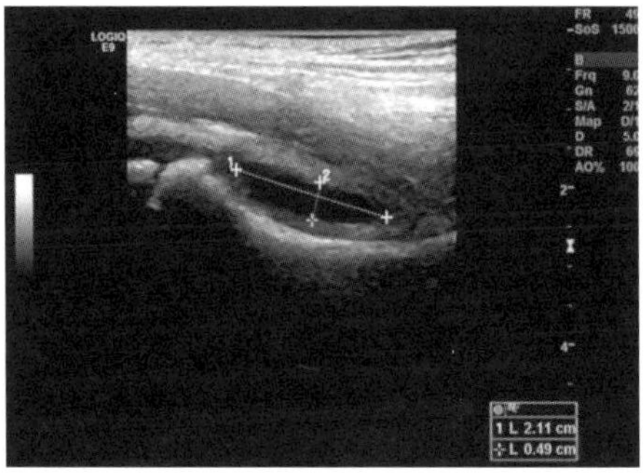

图 11－4－1　髋关节暂时性滑膜炎
测量标记示髋关节前隐窝处液体

【病例示范报告】

超声检查所见：右侧髋关节前隐窝可见无回声，厚约 0.5cm，前关节囊增厚，前侧界略凸起（图 11－4－1）。

超声提示：右髋关节前隐窝积液。

（二）腘窝囊肿

【诊断要点】

（1）腘窝囊肿又称 Baker 囊肿，是腓肠肌内侧头与半膜肌腱之间滑囊积液。

（2）常由慢性损伤、感染等引起。

（3）早期仅表现为腘窝部不适或肿胀感，当囊肿长大时可出现肿块，屈膝不便。

（4）触诊时于腘横纹下方偏内侧可扪及有弹性的囊性肿块，表面光滑并向深部延伸。伸膝时肿块明显且变硬，屈膝时肿块不明显且较软。

【注意事项】

（1）腘窝囊肿与膝关节后方的囊性病变不是同义词。

（2）原发性常见于儿童，不与关节腔相通；继发性常见于成人，与关节腔相通。

（3）单纯腘窝囊肿典型表现为腓肠肌内侧头与半膜肌腱之间局灶性无回声囊性包块，壁光滑。囊肿内部常常伴有线状分隔、低回声滑膜，有时见强回声钙化。

【病例示范报告】

超声检查所见：左侧膝关节后方扫查，腓肠肌内侧头与半膜肌腱之间可见一囊性肿物，呈分叶状，大小约 6.0cm×4.8cm×3.2cm，壁欠光滑，液体尚清亮，内可见分隔样结构(图 11－4－2)，内未见明显血流信号。

超声提示：左侧腘窝囊肿。

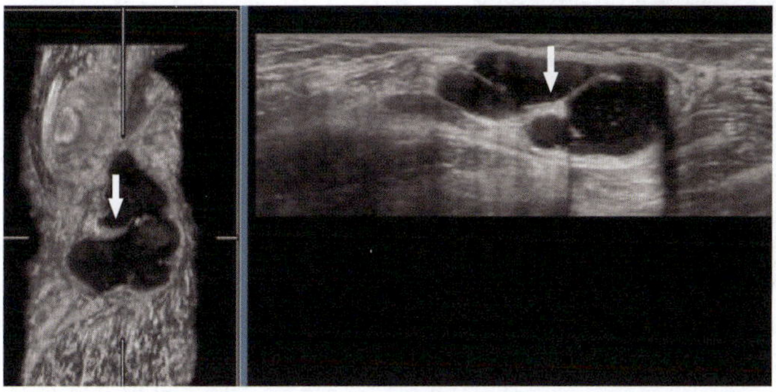

图 11－4－2 腘窝囊肿(箭头示囊肿内部分隔)

(三)腱鞘炎

【诊断要点】

(1) 腱鞘炎常继发于过度应用或摩擦、感染或关节炎引起的微损伤。

(2) 肌腱和腱鞘之间的过度摩擦可使腱鞘产生充血、水肿、渗出等无菌性炎症反应，继而可发生慢性纤维结缔组织增生、肥厚等变化。

(3) 典型表现为局部疼痛、压痛及关节活动受限等，常发生在手指和腕部。

【注意事项】

超声检查时急性腱鞘炎可见腱鞘积液；慢性腱鞘炎可见腱鞘增厚、滑膜增生、滑车增厚。

【病例示范报告】

超声检查所见：右中指掌侧扫查，包绕指屈肌腱可见低回声区，厚约 0.3cm，掌指关节水平指屈肌腱增厚，A1 滑车增厚，低回声内可见丰富血流信号(图 11－4－3)。

超声提示：右中指屈肌腱腱鞘炎可能性大。

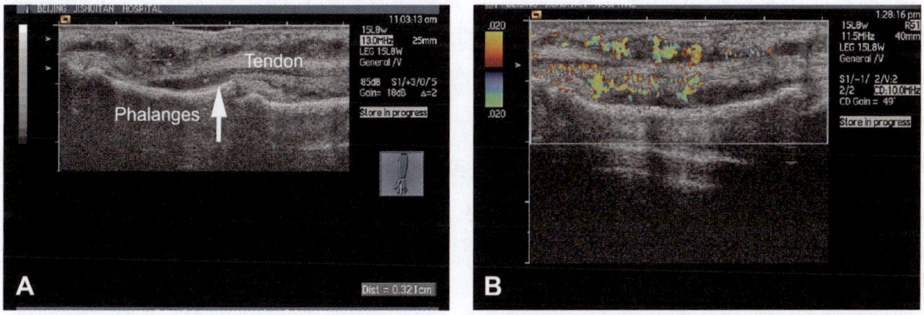

图 11－4－3 腱鞘炎

A. 箭头示右中指包绕指屈肌腱的低回声区；B. CDFI 显示病灶内血流信号丰富

(四)腱鞘囊肿

【诊断要点】

(1) 好发于手足小关节、肌腱附近，手腕部常见。

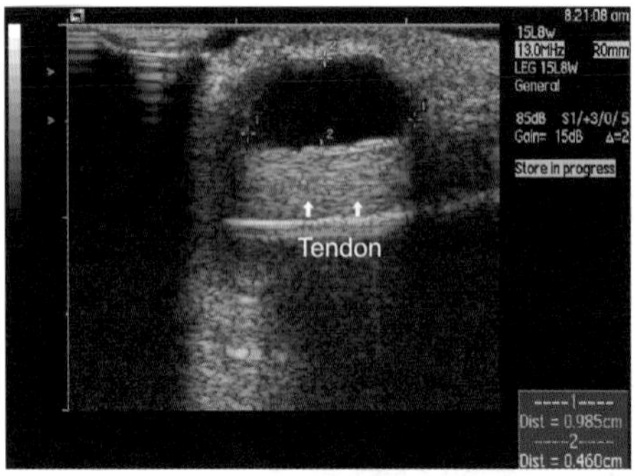

图 11-4-4　腱鞘囊肿

测量标记中指屈肌腱旁腱鞘囊肿，壁薄光滑，内呈无回声

(2) 腱鞘囊肿生长缓慢，表现为局部肿块、轻微疼痛。发生于腕管或腕尺管可压迫正中神经或尺神经，引起感觉障碍或肌肉麻痹。

【注意事项】

小关节或肌腱周围囊性包块，多表现为壁薄光滑，内通常为无回声，偶见细密中高回声，可见线状分隔。

【病例示范报告】

超声检查所见：左中指掌指关节周围扫查，指屈肌腱旁可见一囊性肿物，大小约 1.8cm×0.9cm×0.5cm，壁薄光滑，液体清亮，内未见明显血流信号(图 11-4-4)。

超声提示：左中指腱鞘囊肿。

四、骨骼感染性疾病

(一)骨髓炎

【诊断要点】

(1) 多见于儿童，男性多于女性。

(2) 多侵犯管状骨，好发部位为胫骨近端及股骨远端，其他多见于肱骨、桡骨、髂骨等。

(3) 急性骨髓炎发病急，多有全身感染中毒症状，如寒战、高热、头疼、呕吐等；如感染未能控制，可发生败血症并导致中毒性休克。局部症状为患肢剧痛，活动受限等。患处红肿，压痛明显，皮温升高，当脓液穿破骨膜进入软组织后疼痛方可改善，但肿胀加重，触之有波动感。

【注意事项】

(1) 病变早期感染灶小，仅限于骨内，周围骨皮质完整时，由于声束不能穿透骨皮质，超声不能显示骨内病变。

(2) 感染灶在骨内形成局限性脓肿，骨皮质受损破坏时，超声可见骨皮质回声缺损、粗糙不光滑，骨内有形态不规则、边缘不清楚的低回声区。

(3) 形成骨膜下脓肿时可见骨皮质破损，骨膜增厚、被抬高，骨膜与骨皮质之间出现液性回声区。

(4) 死骨形成时，呈现孤立的点状、带状或块状强回声，后方伴声影。

(5) CDFI　急性骨髓炎可见病损处骨膜表面及周围软组织有丰富血流信号显示，呈斑点状或树枝样分布，并可探及动脉血流频谱。

【病例示范报告】

超声检查所见：右胫骨上段骨表面粗糙不光滑，可见骨膜抬高，骨膜下可见液性中等回声，周围软组织肿胀，回声不均，CDFI：周围软组织可见较丰富血流信号(图 11-4-5)。

超声提示：结合病史，急性骨髓炎可能性大。

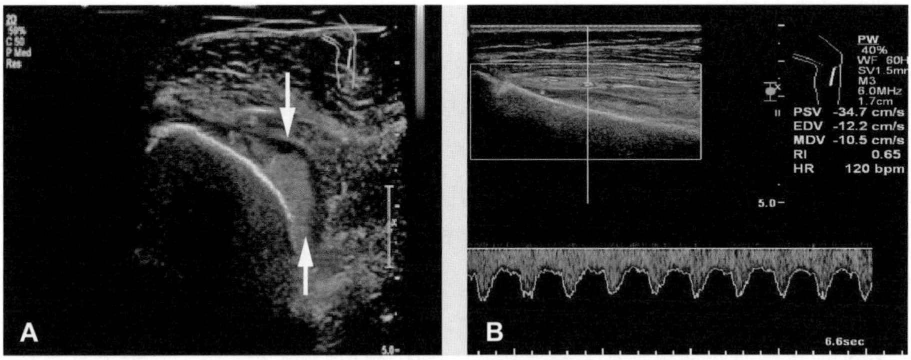

图 11-4-5　胫骨上段急性骨髓炎

A. 可见骨膜被抬高，呈线状高回声（向下箭头），骨膜下高回声积脓（向上箭头）；B. 病变骨周围软组织血流较丰富

（二）骨与关节结核

【诊断要点】

(1) 绝大多数骨或关节结核是由肺部、消化道或淋巴结的结核原发病灶通过血循环或淋巴系统侵入骨或关节内，在其中发育繁殖并造成的继发病变，个别由邻近病灶蔓延所致。

(2) 多见于儿童，男性多于女性。

(3) 发病缓慢，早期无明显全身症状，活动期可有低热、盗汗、无力、体重减低等症状。晚期局部肿胀、疼痛、肌肉萎缩和功能障碍。

【注意事项】

(1) 典型的关节结核可见病变骨关节结构模糊，关节间隙变窄，骨皮质粗糙不光滑，骨质破坏。严重者关节变形，其周围包绕稠厚的结核脓肿。

(2) 腰椎结核超声检查时应将探头指向椎体，可见椎体前缘骨皮质破损，椎体压缩变形，继而在一侧或两侧椎旁显示大小不等、均匀或不均匀低回声区。腰椎结核形成的腹膜后寒性脓肿通常较大，常可沿腹股沟向大腿内侧肌群下方延伸，在超声检查时，应注意广泛扫查，可准确判断脓肿的范围。

【病例示范报告】

超声检查所见：左胫骨远端骨皮质粗糙不光滑，局限性破损，范围约 2.4cm × 1.8cm × 1.3cm，骨内可见细小而密集的斑点状强回声及浑浊液性的低回声区（图 11-4-6），内部及周边可见少许血流信号。

超声提示：左胫骨远端骨结核不除外。

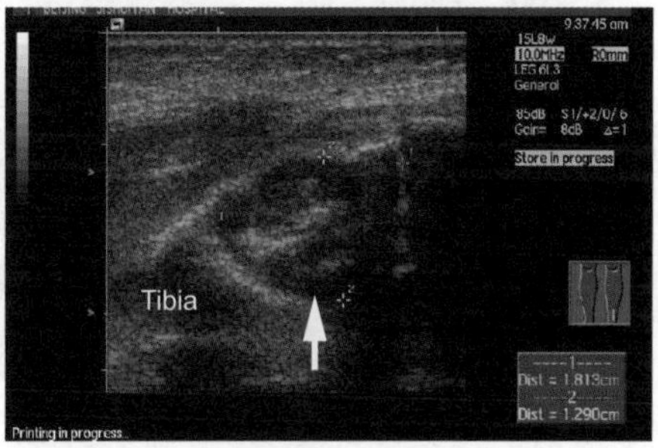

图 11-4-6　骨结核

箭头示左胫骨远端骨结核病灶，骨皮质破坏，病灶内可见斑点状强回声死骨

五、婴幼儿发育性髋关节发育不良

【诊断要点】

(1) 发育性髋关节发育不良（DDH）是儿童常见疾病之一。1992 年北美骨科年会将先天

性髋脱位(CDH)更名为DDH，更准确地表明了该病的特点。一方面，出生时发现的髋关节发育轻微“异常”可能在出生后几周内逐渐趋于正常；另一方面，出生时“正常”的髋关节也可能逐渐发展成DDH。这种生长发育过程中出现的不确定性使DDH的诊断更加复杂。出生后髋关节不稳定的发生率为1/100，髋关节脱位为1/1000～2/1000，地域之间略有差异。

(2) 体格检查　小于3个月的新生儿及婴儿阳性体征主要表现为Ortolani征阳性或Barlow征阳性。大于3个月的婴儿阳性体征包括髋关节外展受限、双下肢不等长、臀纹不对称。

(3) 切面、扫查方法及观察内容

1) 髋关节冠状切面(Graf法)　婴儿侧卧位、待检测髋关节处于生理状态(轻微屈曲15°～20°)。探头置于髋关节外侧股骨大转子处，与身体长轴保持平行，声束垂直于骨盆矢状面，获得髋臼窝正中冠状切面。在此切面显示以下结构：①软骨—骨交界；②股骨头；③滑膜皱襞；④关节囊；⑤盂唇；⑥“近端软骨膜”，为超声专用术语，由三个解剖结构组成，分别为股直肌反折头的腱性部分、包含脂肪垫的关节囊附丽及软骨膜本身；⑦髋臼顶部，由髂骨构成，包括骨性和软骨性部分；⑧骨性边缘，骨性髋臼顶的外侧缘；⑨骨缘转折点，骨性臼顶从凹面移行为凸面的转折点；⑩髂骨支下缘(图11－4－7)。

测量及分型：标准冠状切面声像图的三个重要标志分别为髂骨支下缘、平直髂骨外缘及盂唇。先在近端软骨膜移行为骨膜处做髂骨的切线为基线；然后以髋臼窝内髂骨支下缘与骨性髋臼顶的切线为骨顶线；确定骨缘转折点(骨性髋臼顶凹面向凸面移行处)和关节盂唇中心点，这两点相连形成软骨顶线。基线与骨顶线相交成α角。基线与软骨顶线相交成β角(图11－4－8)。Graf法将髋关节分为四大类型及多个亚型。

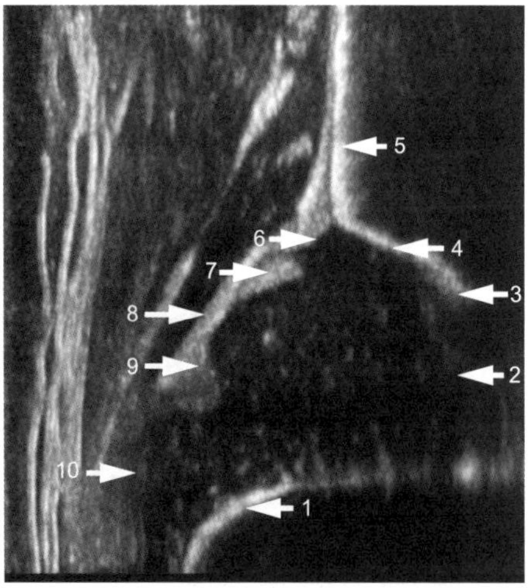

1. 软骨－骨交界；2. 股骨头；3. 髂骨支下缘；4. 骨缘转折点；5. 平直髂骨外缘；6. 软骨性髋臼顶；7. 盂唇；8. 关节囊；9. 滑膜皱襞；10. 股骨大转子。

图11－4－7　髋关节冠状切面：正常髋关节(Graf Ⅰ型)

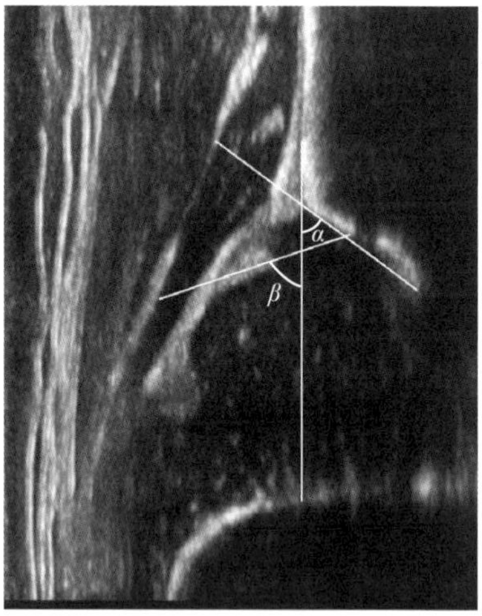

图11－4－8　Graf法测量图

2) 髋关节屈曲横切面　婴儿仰卧位或侧卧位，髋关节屈曲90°，探头位于后臀部，平行于股骨长轴，做髋关节横切面(声束与骨盆水平面平行)，切面需清晰显示股骨干长轴、股骨头、髋臼及盂唇。正常图像显示股骨头与髋臼窝紧密接触。显示此图像后，在婴儿自然放松状态下，保持婴儿髋关节屈曲90°，轻柔地推压婴儿大腿，使髋关节内收(类似Barlow

试验动作）以评估髋关节稳定性；如果股骨头半脱位或脱位，轻柔地推压婴儿大腿，使髋关节外展（类似 Ortolani 试验动作）以评估股骨头可否复位。

髋关节屈曲横切面扫查，可将髋关节描述为：髋关节稳定（股骨头与髋臼窝紧密接触）；髋关节松弛（婴儿多小于 4 周，推压内收髋关节时，股骨头与髋臼窝之间可出现轻微分离）；髋关节半脱位（股骨头与髋臼窝明显分离，但股骨头仍部分位于髋臼内）；髋关节加压可脱位（推压内收髋关节时，股骨头可脱出髋臼外）；髋关节脱位可复位（外展髋关节，股骨头可复位至髋臼内）；髋关节脱位不可复位（外展髋关节，股骨头不能复位至髋臼内）。

3）股骨头覆盖率（FHC） 婴儿侧卧位，髋关节位于中立位，探头置于髋关节外侧，探头长轴与身体轴线平行，在股骨大转子处获得髋关节冠状切面（同 Graf 法的标准冠状切面）。通过骨性髋臼顶外侧做一条直线，平行于超声图像基线，然后再沿股骨头的内侧和外侧各做一条平行于基线的切线，股骨头内侧切线到基线的距离为 a，股骨头内外切线间的距离为 b，a/b 比率为 FHC。

【注意事项】

（1）婴幼儿一般应在出生后 4～6 周内接受超声检查，6 个月以下婴儿髋关节主要由软骨构成，股骨头多尚未骨化，X 线很难准确显示髋关节结构形态，超声是髋关节首选的影像学检查方法，当股骨头骨化后，超声无法清晰显示 Y 形软骨，超声的诊断价值降低。

（2）Graf 法髋关节标准冠状切面声像图的三个重要标志分别为髂骨支下缘、平直髂骨外缘及盂唇，而Ⅲ型和Ⅳ型髋关节是脱位的髋关节，其骨性臼顶发育差，股骨头移位，多难以获得测量所要求的标准冠状切面。所以，Ⅲ型和Ⅳ型髋关节的判定主要依据股骨头与髋臼的相对位置，以及软骨性臼顶、盂唇与“近端软骨膜”的形态。

【病例示范报告】

病例 1 患儿 2 月龄

超声检查所见：双侧髋关节结构基本对称，骨性臼顶及软骨臼顶覆盖良好，骨性髋臼上缘锐利。双侧股骨头大小正常，位于髋臼窝内，双侧股骨头骨化中心未出现。

左：α= 62°，β= 54°

右：α= 63°，β= 55°

超声提示：双侧髋关节 Graf Ⅰ型（图 11－4－9）。

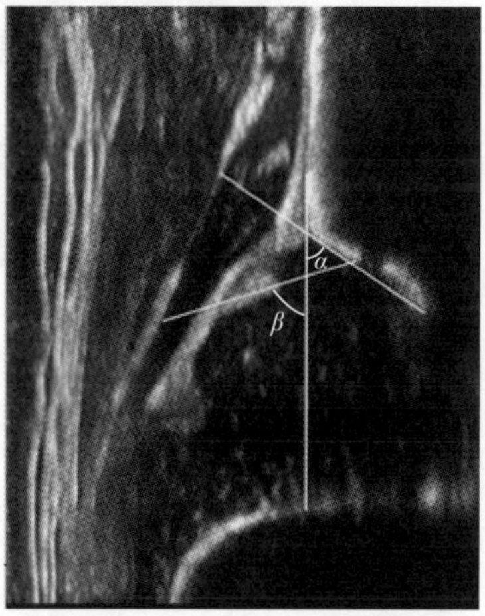

图 11－4－9 Graf Ⅰ型髋关节

病例 2 患儿 1 月龄

超声检查所见：左侧髋关节骨性臼顶覆盖减少，软骨臼顶覆盖增多，骨性髋臼上缘圆钝。右侧髋关节骨性臼顶覆盖显著减少，软骨臼顶覆盖明显增多，骨性髋臼上缘较平直。双侧股骨头大小正常，双侧骨化中心未出现。

左：α= 57°，β= 63°

右：α= 46°，β= 75°

超声提示：左侧髋关节 Graf Ⅱa 型（图 11－4－10），右侧髋关节 Graf Ⅱc 型（图 11－4－11）。

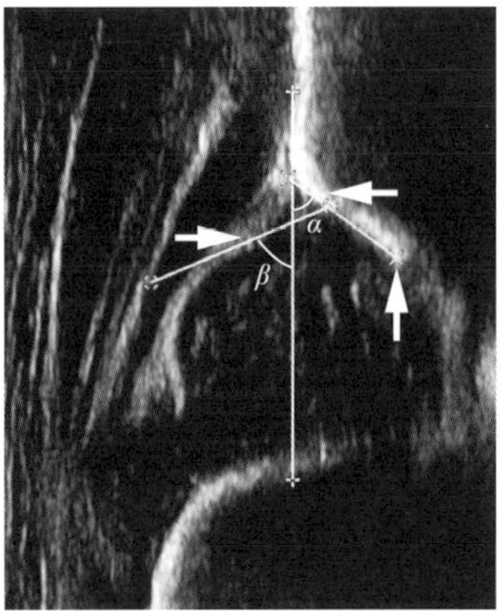

图 11－4－10　Graf Ⅱa 型髋关节

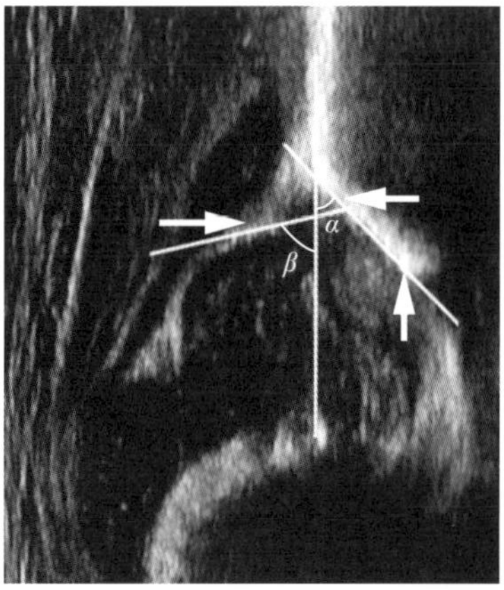

图 11－4－11　Graf Ⅱc 型髋关节

病例 3　患儿 1 月龄

超声检查所见：左侧髋关节骨性臼顶覆盖显著减少，骨性髋臼上缘平直，股骨头部分向髋臼窝外移位，软骨臼顶被抬高，向头侧移位，股骨头与臼顶之间可见高回声纤维脂肪组织填充。股骨头顶点距臼顶 Y 形软骨距离约 0.4cm。右侧髋关节骨性臼顶覆盖显著减少，骨性髋臼上缘平直，股骨头脱位至髋臼窝外，软骨臼顶被挤压，向足侧移位，股骨头与臼顶之间可见高回声纤维脂肪组织填充。股骨头顶点距臼顶 Y 形软骨距离约 0.6cm。双侧股骨头骨化中心未出现。

超声提示：左侧髋关节 Graf Ⅲ型（图 11－4－12），右侧髋关节 Graf Ⅳ型（图 11－4－13）。

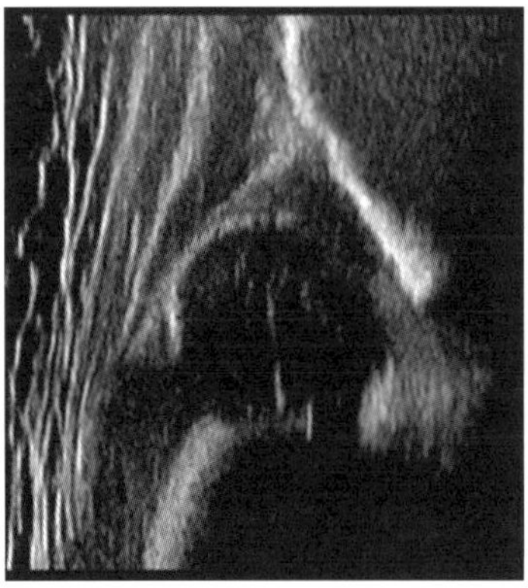

图 11－4－12　Graf Ⅲ型髋关节

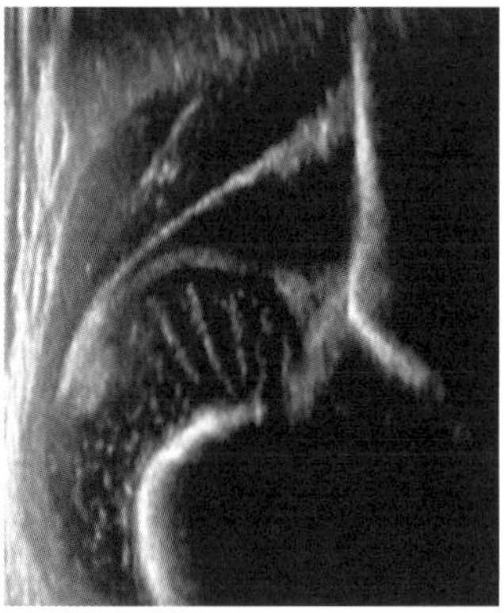

图 11－4－13　Graf Ⅳ型髋关节

第五节　骨与软组织肿瘤

一、骨肿瘤和瘤样变

（一）孤立性骨囊肿

【诊断要点】

(1) 多见于儿童，男女比例约为 2:1。

⑵ 好发于长管状骨的干骺端，多位于肱骨及股骨近端。

⑶ 多无明显症状，少数病例有轻微疼痛及压痛，多因发生病理性骨折而就诊。

【注意事项】

病变表现为局限性骨囊性改变，多呈单房囊腔，囊壁菲薄，囊内有透明或淡黄色清亮液体，邻近骨质变薄、膨胀。注意与动脉瘤样骨囊肿鉴别。

【病例示范报告】

超声检查所见：右上臂扫查，肱骨中段可见骨皮质局限膨胀变薄，呈弧形隆起，髓腔内呈无回声，范围约 6.0cm × 3.1cm × 2.6cm，边界清，病变内部及周边未见血流信号(图 11-5-1)。

超声提示：右肱骨中段骨囊肿可能性大。

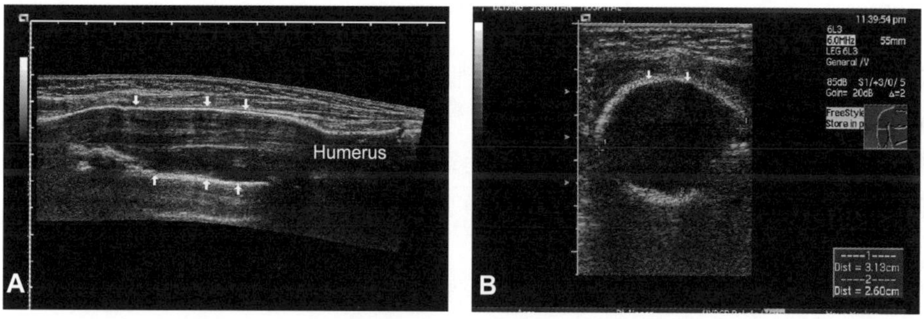

图 11-5-1　骨囊肿

A. 纵切面；B. 横切面。箭头示右肱骨中段骨囊肿，骨皮质膨胀变薄，髓腔内呈无回声

(二)动脉瘤样骨囊肿

【诊断要点】

⑴ 多见于青少年，可有外伤史，病程进展较快。

⑵ 全身骨骼均可发病，多见于长骨干骺端和脊椎。

⑶ 早期主要表现为局部肿胀和持续性肿痛，病灶表浅者可触及质硬肿块。

【注意事项】

动脉瘤样骨囊肿是由于骨骼局部血流动力学改变所引起的骨膨胀性血性囊肿，内由纤维性骨结缔组织和纤维性骨小梁为间隔，形成多房多隔、充满血液的腔隙。注意与孤立性骨囊肿鉴别。

【病例示范报告】

超声检查所见：右大腿外侧及前方扫查，股骨近端可见长约 3.0cm 范围骨皮质局限性膨胀变薄，骨内可见混合回声包块，内呈不规则多房分隔状结构伴“液-液平面”，内部及周边可见少许血流信号。股骨周围软组织未见明显肿物(图 11-5-2)。

超声提示：右股骨近端动脉瘤样骨囊肿可能。

(三)骨巨细胞瘤

【诊断要点】

⑴ 骨巨细胞瘤是由巨核间质细胞和多核巨细胞为主要成分的溶骨性骨肿瘤，具有潜在恶性。

⑵ 好发于青壮年，发病高峰为 30 岁左右。

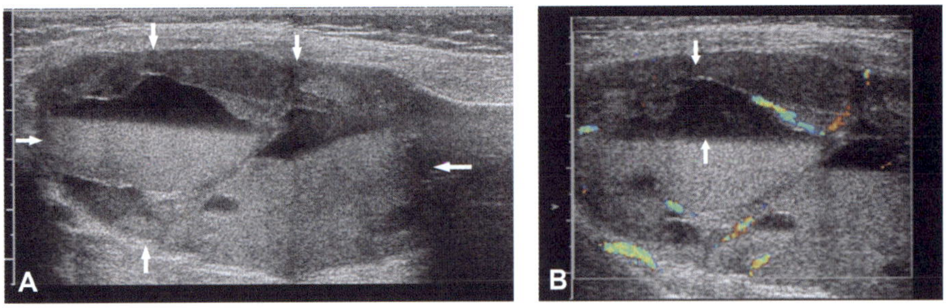

图 11-5-2　动脉瘤样骨囊肿

A. 骨皮质膨胀、变薄(箭头)，骨内呈不规则的多房多隔状结构及液性区；B. 骨皮质膨胀、变薄(向下箭头)，骨内可见红细胞沉积形成“液-液”平面(向上箭头)。CDFI 显示肿物边缘及内部有少许血流信号

(3) 可发生在任何骨骼，多发生于四肢长骨的骨端，其中股骨远端和胫骨近端最多，此外还可发生于脊椎和盆骨。

(4) 主要症状为患处疼痛，局部肿胀。肿瘤穿破骨皮质可形成软组织肿块，患肢关节活动受限。位于脊椎和骨盆的肿瘤，体积大时可产生相应的压迫症状。

【注意事项】

(1) 偏良性骨巨细胞瘤边界清晰；偏恶性骨巨细胞瘤边界不清，可突破骨皮质侵犯周围软组织形成肿块，其形态不规则，为分叶状和结节状。

(2) 注意显示肿瘤与周围脏器的关系。如发生在骶骨的巨大骨巨细胞瘤可将子宫及双侧附件抬高。

【病例示范报告】

超声检查所见：右股骨近端骨皮质局限性膨胀变薄，髓腔内可见实性低回声肿物，大小约 5.5cm×4.3cm×4.1cm，边界尚清，回声欠均，内可见相互交错的间隔样回声(图 11-5-3)。内部及周边可见较丰富血流信号。

超声提示：右股骨近端骨内实性低回声肿物，符合骨巨细胞瘤超声表现。

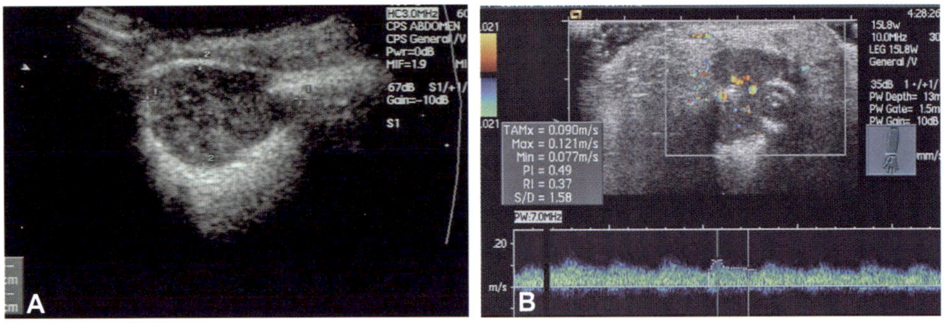

图 11-5-3　骨巨细胞瘤

A. 骨皮质膨胀，髓腔内为实性低回声病灶；B. 病灶内可见较丰富血流信号

(四) 成骨肉瘤

【诊断要点】

(1) 成骨肉瘤是由肉瘤性成骨细胞产生的肿瘤性骨及骨样组织为其主要结构的恶性骨

肿瘤。

(2) 临床主要特征是恶性程度高、病程短、发病快。

(3) 多见于儿童和青少年。

(4) 可发生于任何骨，但好发于长骨干骺端，最多见于股骨远端、胫骨及腓骨近端。

(5) 主要临床表现为肢体固定部位的疼痛，局部肿胀并出现质硬包块，患处红肿、皮肤温度升高，可有功能障碍等。

【注意事项】

(1) 成骨肉瘤超声影像的特异性表现是骨膜反应，可见骨膜线状增厚，回声增强。在肿瘤边缘与正常骨交界处可见骨膜抬高并与骨皮质分离，形成三角形结构，与放射影像学描述的Codman三角完全符合。

(2) 典型的成骨肉瘤软组织肿块内可见与骨皮质表面垂直呈放射状排列的针状瘤骨强回声，早期针状瘤骨细小，晚期针状瘤骨粗大且排列密集，与放射学描述的“日射征”完全符合。

(3) 注意检查肿瘤与周围血管的关系，判断血管是否受侵犯，是否被肿瘤包绕(图11-5-4)。

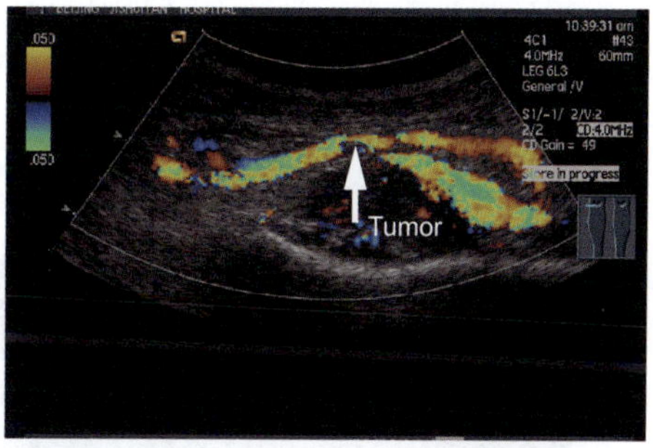

图11-5-4　成骨肉瘤

箭头所示成骨肉瘤侵及膝关节后方，将腘动脉、腘静脉顶起

【病例示范报告】

超声检查所见：右股骨远端骨皮质破损，可见骨膜抬高并与骨皮质分离，形成Codman三角结构，包绕股骨可见软组织肿块，范围约6.0cm×3.6cm×2.7cm，边界欠清，呈混合回声，内可见大量与骨皮质表面垂直呈放射状排列的针状强回声(图11-5-5)。CDFI：病变内部及周边可见丰富血流信号，呈放射状分布，可探及动脉血流频谱。

超声提示：右股骨远端骨皮质破损，包绕股骨软组织肿块，血流丰富，图像符合成骨肉瘤超声表现。

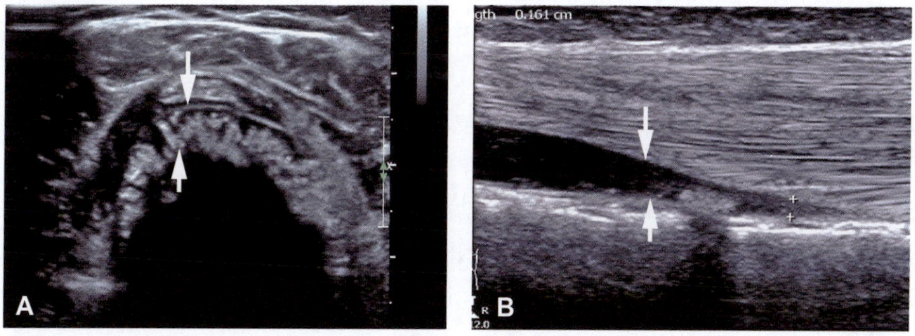

图11-5-5　成骨肉瘤

A. 向下箭头示被抬高的骨膜，向上箭头示针状瘤骨；B. 箭头示骨膜抬高与骨皮质分离形成Codman三角

(五) 软骨肉瘤

【诊断要点】

(1) 软骨肉瘤的特点是由肿瘤细胞产生软骨，而不形成骨，同时肿瘤内可伴有黏液样变、钙化或骨化。

(2) 发病年龄较大，好发于 30～50 岁。

(3) 多见于四肢和骨盆。根据肿瘤发生部位分为中心型与周围型软骨肉瘤。

(4) 临床表现相对缓和，病程长，进展缓慢，主要表现为局部疼痛与肿胀，症状较轻微。

【注意事项】

(1) 检查时应注意肿瘤与周围脏器、血管的解剖关系。

(2) 术后复发的肿瘤为边界清的低回声肿块。

【病例示范报告】

超声检查所见：右髋关节周围扫查，髂骨外侧骨皮质破损，局部可见一团块状实性低回声肿物，大小约 12.0cm×9.4cm×8.8cm，边界清，内可见散在分布的斑块状、半环状强回声及不规则无回声区（图 11－5－6），肿物内部及边缘可见少量点状血流信号。

超声提示：右髂骨巨大实性低回声肿物，符合软骨肉瘤超声表现。

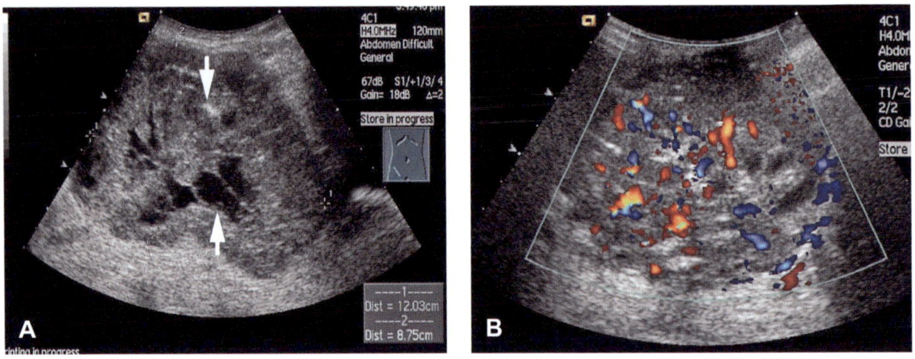

图 11－5－6　软骨肉瘤

A. 实性低回声肿物，向下箭头示强回声瘤骨，向上箭头示液化坏死区域；B. CDFI 肿物内丰富血流信号

（六）骨转移瘤

【诊断要点】

(1) 骨转移瘤是指原发于某器官的恶性肿瘤通过血液循环或淋巴系统转移到骨骼所产生的继发性肿瘤。任何器官的癌瘤都可以发生转移，其中最常见的原发癌是肺癌、肾癌、甲状腺癌、前列腺癌、乳腺癌等。

(2) 可发生在任何骨，但最常见的部位是脊椎，其中腰椎最多，其次为胸椎、颈椎和骶骨。骨转移病灶还多见于肋骨、股骨、胫骨、盆骨等部位。

(3) 主要表现为严重的疼痛、局部肿块及功能障碍，还可以发生病理性骨折等严重并发症。

(4) 有恶性肿瘤病史，在躯干骨或四肢骨出现固定部位、持续性疼痛、同时夜间加剧者，应高度怀疑骨转移瘤的可能。

【注意事项】

骨转移瘤的超声表现多样，超声能显示骨质破坏的情况及周围软组织肿物的形态、大小、结构特点，其声像图特征与骨破坏范围的大小、肿瘤内反应性新生骨成分的多少、肿瘤组织纤维化、脂肪变性、出血坏死程度等因素有关。

【病例示范报告】

超声检查所见：右胫骨中段骨皮质破损，局部可见一实性杂乱回声肿物，大小约

7.0cm×3.8cm×1.8cm，边界清，回声不均，内可见散在分布的斑片状强回声和少许无回声(图 11－5－7)。CDFI：肿物内部及周边可见较丰富血流信号，可探及动脉血流频谱。

超声提示：右胫骨实性杂乱回声肿物，结合病史考虑骨转移瘤可能性大。

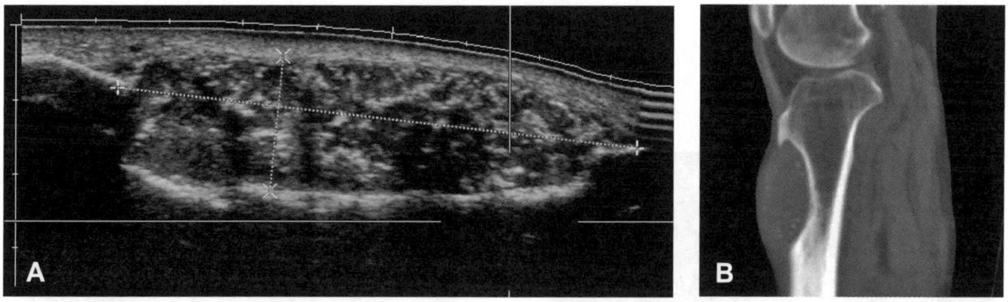

图 11－5－7 肺癌胫骨转移瘤声像图及 CT 图对照

A. 胫骨破损，局部实性肿物，内回声不均；B. CT 矢状位：左侧胫骨上段骨皮质破坏，局部软组织肿块，密度不均匀

二、软组织肿瘤

(一)腱鞘巨细胞瘤

【诊断要点】

(1) 腱鞘巨细胞瘤是由关节、腱鞘、滑囊或肌腱附属纤维组织的滑膜组织增生所致，以滑膜样增生的单核巨细胞为主，术后复发率高，早期诊断、早期治疗对患者的康复十分重要。

(2) 腱鞘巨细胞瘤根据生长方式不同可分为局限型和弥漫型。

(3) 局限型腱鞘巨细胞瘤多见于中老年人，多发生于手部，85%发生在手指，其他发病部位有腕、踝、足等部位。

(4) 弥漫型腱鞘巨细胞瘤发病年龄广，但大多数为 40 岁以下年轻人。大多数病变由关节内向外扩展，也可直接发生于关节外。关节内病变主要累及膝关节，其次为髋、踝、肘和肩关节。关节外肿瘤多位于关节周围软组织，最常见部位是膝、大腿和足。

(5) 腱鞘巨细胞瘤主要症状为局部肿块，疼痛，可侵犯相邻骨皮质，使之破损、不光滑，也可侵入关节囊内，造成关节功能受限。

【注意事项】

(1) 由于腱鞘巨细胞瘤来源于关节及腱鞘的滑膜组织，常形成微小的卫星灶，手术不易完全切除干净，易导致肿瘤复发，因此针对术前病灶多发的患者需反复扫查，筛查卫星灶，避免遗漏，术后复查亦需高度重视。

(2) 弥漫型腱鞘巨细胞瘤多为关节周围侵袭性生长，如发生于踝关节，病变不仅向下侵及足底软组织，还可向上侵犯小腿肌群，应注意在病变周围广泛扫查。

【病例示范报告】

病例 1

超声检查所见：右示指扫查，近节包绕指屈肌腱可见一实性分叶状低回声肿物，大小约 2.3cm×2.0cm×0.9cm，边界清晰，内回声不均匀，内可见少许血流信号(图 11－5－8)。

超声提示：右示指包绕指屈肌腱实性低回声肿物，局限型腱鞘巨细胞瘤可能性大。

病例 2

超声检查所见：左肘关节周围扫查，包绕肘关节可见实性低回声肿物，关节前方肿物6.8cm×4.7cm×2.2cm，关节后方肿物2.2cm×1.1cm×0.3cm，局部肱骨及桡骨骨皮质凹陷，肿物内部回声不均匀（图 11-5-9），可见较丰富血流信号，探及动脉血流频谱。

超声提示：包绕左肘关节实性低回声肿物，肱骨及桡骨受侵破损，弥漫型腱鞘巨细胞瘤可能。

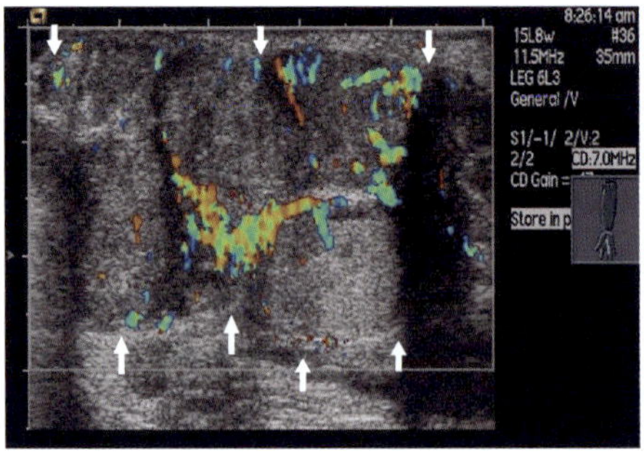

图 11-5-8　局限型腱鞘巨细胞瘤

肿瘤呈结节样，边界清晰，内回声不均匀，内可见丰富血流信号

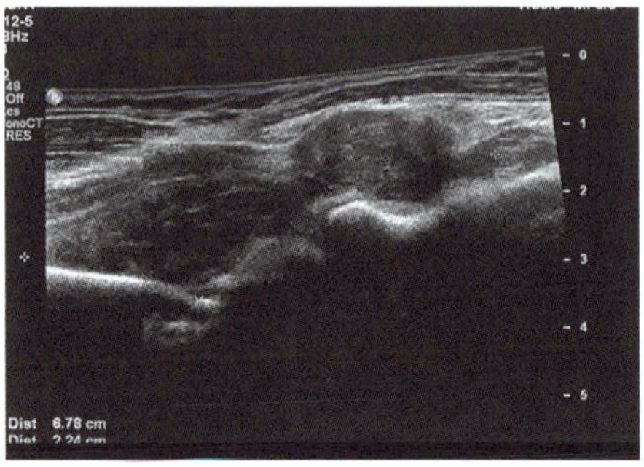

图 11-5-9　弥漫型腱鞘巨细胞瘤

肘关节周围实性低回声肿物，内部回声不均匀，可见较丰富血流信号

（二）血管瘤

【诊断要点】

多发于肢体软组织内，患者常有肢体固定疼痛，且行走、站立或运动后肢体疼痛加重，休息后疼痛缓解，肢体功能多不受影响。

【注意事项】

(1) 血管瘤为异常血管组织构成的良性肿瘤，常见病理类型包括海绵状血管瘤、毛细血管瘤、静脉血管瘤、混合型、动静脉畸形血管瘤、滑膜血管瘤等。

(2) 海绵状血管瘤表现为团块状、分叶状或条索状的杂乱回声肿块，体积大小差异很大。瘤体边界与周围软组织分界欠清，无包膜，内可见粗细不等、迂曲扩张的管状结构互相交通。部分血管瘤内可见血窦样囊状结构，挤压远端肢体肌肉时，在迂曲扩张的血窦中显示缓慢充盈的血流信号。

(3) 毛细血管瘤体积多较小，边界清，无包膜，内为低回声，管状结构不明显，病变内可见少许血流信号。

【病例示范报告】

超声检查所见：右手大鱼际区扫查，皮下软组织内可见一低回声肿物，大小约2.9cm×1.8cm×1.0cm，边界不清，回声欠均，内可见迂曲扩张的管状结构，挤压周围软组织可见肿瘤内充盈丰富血流信号（图 11-5-10）。

超声提示：右手大鱼际血管瘤可能性大。

（三）血管球瘤

【诊断要点】

(1) 血管球瘤是发生于小动、静脉吻合交通处血管球的良性肿瘤。

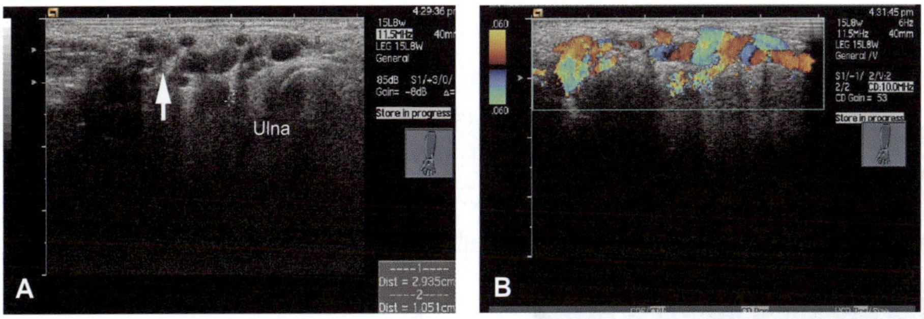

图 11－5－10　血管瘤

A. 箭头示肿物呈迂曲扩张的管状结构；B. CDFI 显示迂曲扩张的管状结构内充盈丰富血流信号

(2) 由于血管球组织在手掌侧、手指、足趾上分布较多，因此本病多发于四肢末端，约有 75%的血管球瘤发生于手部，其中尤以手指甲下最为常见。

(3) 特点为患处剧烈触痛、对温度变化特别敏感，遇冷或遇热(特别是遇冷)时疼痛。

【注意事项】

CDFI：血管球瘤内部可探及丰富血流信号，呈“彩球状”，呈低阻力动脉血流频谱，这可能与血管球瘤内动脉小分支与静脉直接相连有关，导致动脉血流阻力较小。

【病例示范报告】

超声检查所见：右拇指甲下扫查，甲根处可见一实性低回声肿物，大小约 0.6cm×0.5cm×0.2cm，边界尚清，回声均匀，内可见极丰富血流信号，呈“彩球状”，可探及低阻动脉血流频谱(图 11－5－11)。

超声提示：右拇指甲根血管球瘤可能性大。

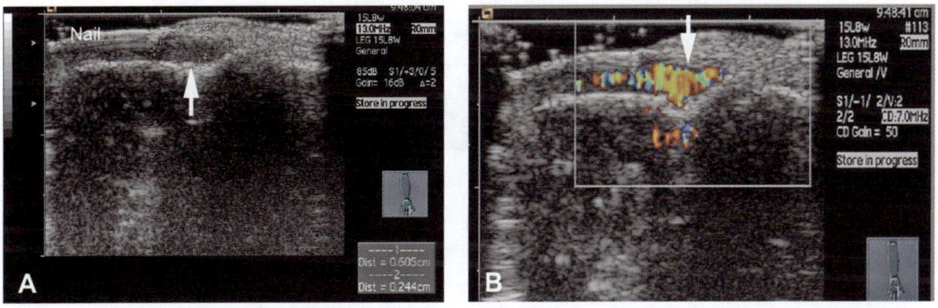

图 11－5－11　血管球瘤

A. 箭头示右拇指甲根部实性低回声肿物，边界清晰；B. CDFI 示肿瘤内血流信号丰富，呈“彩球状”

(四) 神经源性肿瘤

【诊断要点】

(1) 神经组织来源的肿瘤，沿神经干生长。

(2) 常见于肢体。患者多无明显症状，有时可有压痛或沿肢体放射样麻木感，病程进展缓慢，多因肢体部位软组织肿块就诊。

【注意事项】

(1) 常见周围神经源性良性肿瘤，包括神经鞘瘤及神经纤维瘤。典型神经鞘瘤多单发，边界清楚，包膜光滑，内部呈低回声，可推移相邻神经束呈偏心性生长表现，彩色多普勒常见较多血流信号。神经鞘瘤内常见囊变、出血及钙化。

(2) 神经纤维瘤分三型，局灶性、丛状及弥漫性。局灶性神经纤维瘤多表现为单发，边界清楚，内呈低回声，瘤体位置居中，呈中心性生长表现。丛状神经纤维瘤累及范围较广，常表现为神经蜿蜒瘤样增粗，瘤体可沿神经呈串珠样排列。弥漫性神经纤维瘤病变范围较广，皮肤及皮下软组织增厚，边界不清，回声弥漫增强，可见较杂乱网状、线状或蜂窝样低回声。

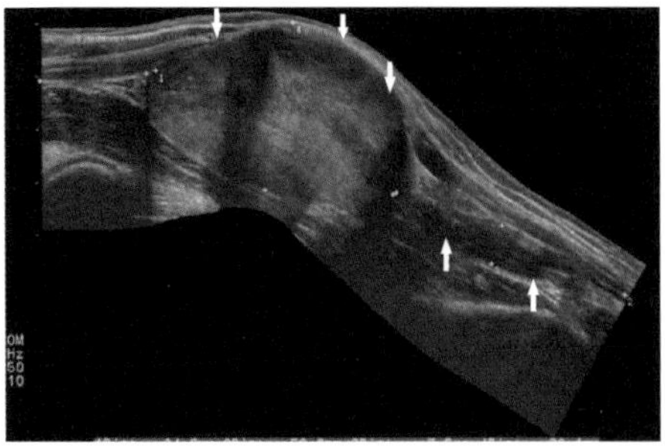

图 11－5－12　右上臂神经鞘瘤

肿瘤包膜光滑，内回声欠均匀，箭头示肿瘤远端增粗的桡神经

【病例示范报告】

病例 1

超声检查所见：右上臂外侧扫查，肌层内沿桡神经走行可见一椭圆形实性低回声肿物，大小约 8.1cm × 4.7cm × 3.5cm，边界清晰，有包膜，内回声欠均匀，远端桡神经增粗，肿物内部及周边可见少许血流信号(图 11－5－12)。

超声提示：右上臂桡神经来源神经鞘瘤可能。

病例 2

超声检查所见：左上肢扫查，软组织内沿正中神经走行可见多个实性低回声肿物，呈串珠样分布，大小不等，最大约 2.1cm × 1.7cm × 0.5cm，最小约 1.0cm × 0.8cm × 0.3cm，边界尚清，回声均匀，内部及周边可见稀疏斑点样彩色血流信号(图 11－5－13)。

超声提示：左上肢沿正中神经走行多发实性低回声肿物，符合神经纤维瘤超声表现。

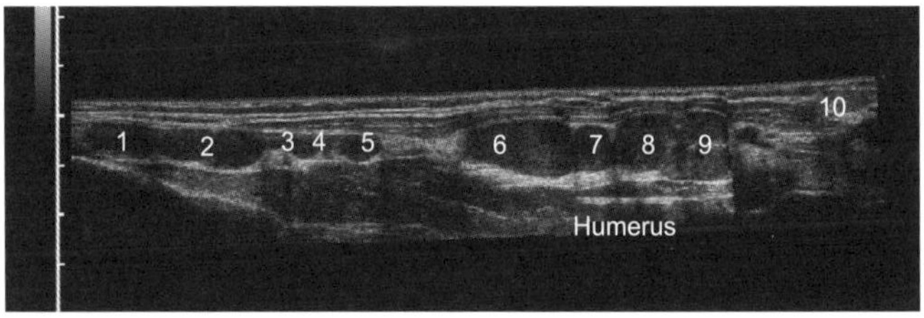

图 11－5－13　左上肢神经纤维瘤

10 个呈圆形或椭圆形的瘤体沿正中神经走行，排列成串珠样

(五) 侵袭性纤维瘤

【诊断要点】

(1) 侵袭性纤维瘤又称硬纤维瘤或韧带样纤维瘤，由成纤维细胞和大量胶原纤维构成。

(2) 多见于儿童及青少年。

(3) 好发于肢体及臀部肌层，可将肢体重要的血管神经包埋于瘤体，紧贴关节时使关节功能受限，可导致跛行。

【注意事项】

肿瘤呈侵袭性生长，形态多不规则，呈分叶状或伪足样深入肌层内，肿瘤回声不均匀，内可见团块状高回声，血流信号稀少。

【病例示范报告】

超声检查所见：左膝关节周围扫查，关节后方肌层深处可见一实性杂乱回声肿物，形态不规则，大小约 5.8cm × 2.7cm × 1.5cm，无包膜，与周边软组织分界不清，内部回声欠均，内可见以低回声为主的混合性回声，内部及周边可见稀疏斑点样彩色血流信号(图 11-5-14)。

超声提示：左膝关节后方实性杂乱回声肿物，符合侵袭性纤维瘤表现。

(六)纤维肉瘤

【诊断要点】

(1) 纤维肉瘤是以成纤维细胞为主要结构的恶性肿瘤，占所有软组织恶性肿瘤的首位。

(2) 多见于 20～50 岁，中年患者较多。

(3) 全身各部位均可发生，以大腿及膝部最常见。

(4) 多数患者无明显疼痛或仅有轻微疼痛，病程进展虽然较慢，但术后可复发，病灶常为多发，而且侵犯深肌层，范围较大，以致会导致截肢。

【注意事项】

(1) 病程晚期纤维肉瘤可呈团状或分叶状，内回声不均，可见片状回声增强，或部分液化、坏死并伴网状条索。

(2) 纤维肉瘤内可显示较丰富的彩色血流信号和动脉血流频谱。位于四肢的肿瘤应该仔细观察肿瘤与血管神经的关系，血管是否被包绕，能为临床手术提供重要信息。

【病例示范报告】

超声检查所见：右大腿外侧扫查，肌层深处可见一实性低回声肿物，呈分叶状，大小约 16.8cm×10.3cm×14.2cm，边界清晰，内回声不均匀，内部可见高回声线状条索(图 11-5-15)，内可见丰富血流信号。

超声提示：右大腿外侧深肌层实性低回声肿物，符合纤维肉瘤超声表现。

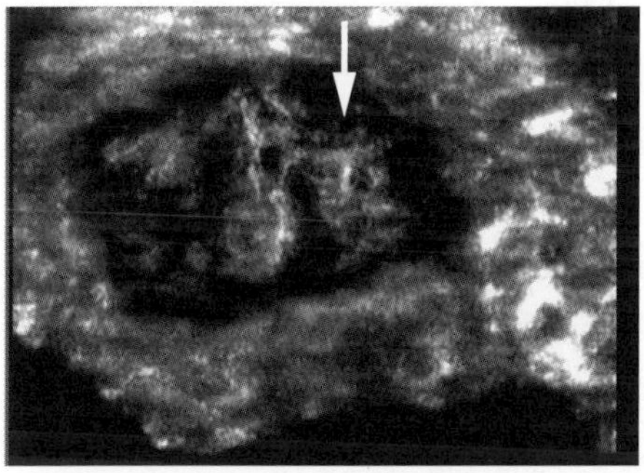

图 11-5-14　侵袭性纤维瘤

箭头示肿瘤边界欠清，内部回声不均匀，呈多结节状

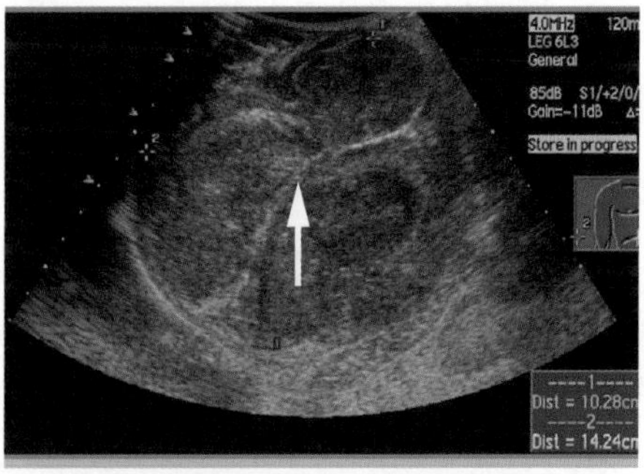

图 11-5-15　纤维肉瘤

测量标记示肿瘤内部回声不均匀，箭头示肿瘤内部高回声线状条索

(七)脂肪肉瘤

【诊断要点】

(1) 发病年龄多在中年以上，男性多于女性。

(2) 好发于全身脂肪分布丰富的部位，如臀部、大腿等处。

(3) 此类肿瘤多无明显症状，无痛且病程发展缓慢，多为患者无意触摸时发现肿物，此时肿瘤多已较大。

【注意事项】

(1) 脂肪肉瘤多呈团块状或分叶状，边界清晰，内部回声极不均匀，可见团片状强弱不等的回声，分化好的脂肪肉瘤特征明显，容易辨认。

(2) 术后多次复发的脂肪肉瘤早期表现为小的低回声病灶，血供少，不易与瘢痕组织鉴别。

(3) 脂肪肉瘤分几种亚型，主要包括去分化脂肪肉瘤、黏液样脂肪肉瘤、多形性脂肪肉瘤、脂肪肉瘤(非特殊类型)。因组织分化不同，超声图像肿物内血流显示不同，表现为少血流或较丰富血流。

【病例示范报告】

超声检查所见：左侧臀部扫查，肌层内可见一实性低回声肿物，大小约 7.5cm×4.1cm×4.4cm，边界清晰，内回声不均匀，内可见结节样高回声及液性无回声区，内未见明显血流信号(图 11-5-16)。

超声提示：左臀部肌层实性低回声肿物，符合脂肪肉瘤超声表现。

(八)滑膜肉瘤

【诊断要点】

(1) 滑膜肉瘤的组织形态与滑膜组织相似，是具有滑膜组织分化倾向的、恶性程度较高的肿瘤。

(2) 多见于 20～40 岁的青壮年，男女比例相差不多。

(3) 常发生于四肢大关节周围，以下肢多见，膝关节、踝关节最多见，其次可发生于躯干和头颈部。

(4) 肿瘤生长多缓慢，病程 2～4 年，早期多无明显症状，或有轻度疼痛及压痛。后期主要症状为局部肿块，轻微疼痛及压痛，可围绕神经生长，并压迫侵蚀骨，也可侵入关节囊内，造成关节功能受限。

【注意事项】

(1) 滑膜肉瘤多位于关节附近，呈团块状或分叶状，边界清晰，显示为不均匀实性低回声，可伴有出血坏死、囊性变及钙化。

(2) CDFI　肿瘤内血供丰富，可见血流信号呈斑片状及树枝样分布，可探查到动脉血流频谱。

【病例示范报告】

超声检查所见：右膝关节周围扫查，膝关节后内侧肌层可见一实性低回声肿物，呈团块状，大小约 5.7cm×4.3cm×3.6cm，边界清晰，内回声不均匀，内可见钙化点(图 11-5-17)，肿物内可见丰富血流信号，可探及动脉血流频谱。

超声提示：右膝关节后内侧实性低回声肿物，符合滑膜肉瘤超声表现。

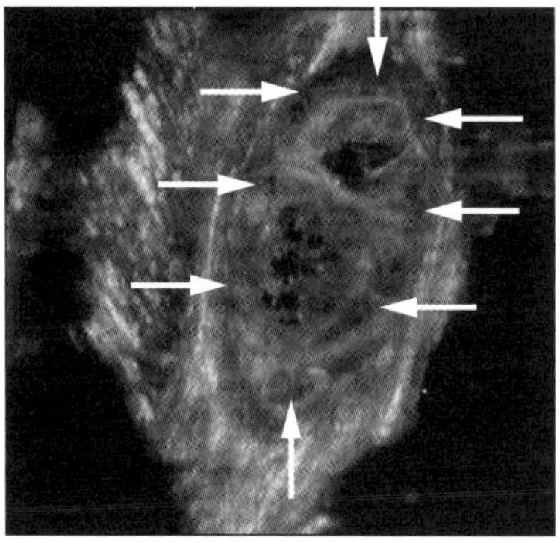

图 11-5-16　脂肪肉瘤

箭头示肿瘤边界尚清，内回声不均匀，可见结节样高回声及液性无回声区

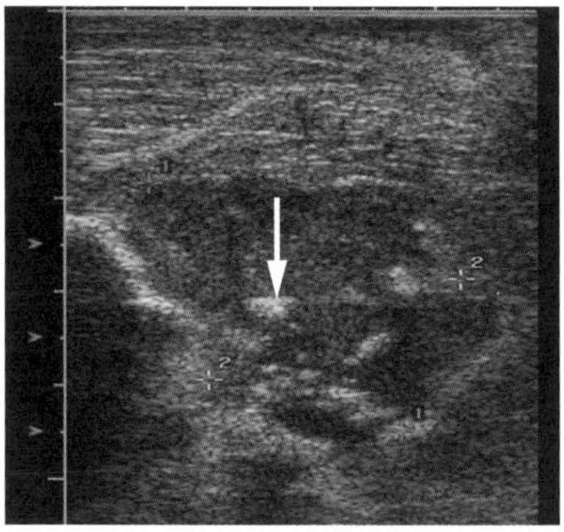

图 11-5-17　滑膜肉瘤

测量标记示肿瘤边界清晰，内回声不均匀，箭头示肿瘤内部钙化

第十二章 儿 科

第一节 颈 部

一、概述

【适应证】

颈部软组织疾病相关症状和(或)体征：局部肿胀、疼痛、头部向一侧不自主偏斜、颈部触诊包块、颈部器官受推挤移位、气管或食管受压迫所致呼吸及吞咽困难。

【超声检查技术】

1. 患者准备

检查前 2 岁以下及不配合儿童需口服 10%水合氯醛(0.5～0.7ml/kg)，镇静入睡后进行，检查过程中需家长陪同。

2. 体位

患儿取仰卧位，颈后垫一小枕使头略向后仰，如婴幼儿颈部较短，则需家长双手抬高受检儿童肩膀帮助颈部后仰，充分暴露颈前区。侧颈部检查，使受检儿童头偏向对侧或调整为侧卧位，以充分暴露侧颈部。

3. 仪器

使用具有高频线阵探头的超声检查仪对颈部进行探查，必要时采用低频凸阵探头对胸骨上窝深方及胸骨后前纵隔进行检查。

4. 扫查方法

(1) 沿肌肉走行显示胸锁乳突肌横切面、纵切面，左右同位测量两侧厚度，观察有无结节、肿块。

(2) 自下颌骨下缘起始，至胸骨上窝、锁骨上窝为止，横切、纵切扫查颈前区、颈后区软组织。

【检查内容】

(1) 观察双侧胸锁乳突肌肌纤维是否连续，肌层内是否存在占位，记录病灶大小、有否包膜，质地回声、多普勒血流情况。

(2) 观察颈前区、颈后区有否占位，病灶位置、大小、囊实性，与重要器官毗邻关系，仔细观察并记录颈动脉鞘、食管、喉腔及气管、甲状腺有否移位。

二、正常超声表现

(1) 双侧胸锁乳突肌起于胸骨柄及锁骨附着端，两头汇合后，斜向后上止于颞骨乳突，整体呈低回声，横切面呈梭形或椭圆形，纵切面呈带状，肌纤维呈连续线状高回声走行于肌层内。

(2) 儿童甲状软骨板多无钙化，呈均匀低回声，横切扫查显示甲状软骨板，内侧所含气体高回声的腔隙为喉腔，继续向下越过甲状软骨下缘、环状软骨，显示气管起始部，气管与喉腔相互延续，后方因彗星尾征遮盖难以显示。甲状腺左后方为食管，呈左右径大于前后径的椭圆形结构，超声显示消化道壁结构。甲状腺两叶外侧为颈总动脉、颈内静脉。

【正常报告】

超声检查所见：双侧胸锁乳突肌对比探查，厚度差异不明显，肌纤维走行连续，肌层内未见具体肿块、结节。颈前区及双侧颈后区软组织结构清晰，未见具体肿块、结节，所探查区域内解剖结构(颈动脉鞘、食管、喉腔及气管、甲状腺)未见受压移位。

超声提示：双侧胸锁乳突肌层内、颈前区及双侧颈后区未见确切占位。

三、常见儿科颈部疾病及变异

(一) 肌性斜颈

【诊断要点】

(1) 发生于新生儿，生后 2 周左右，左侧或右侧胸锁乳突肌出现肿块。

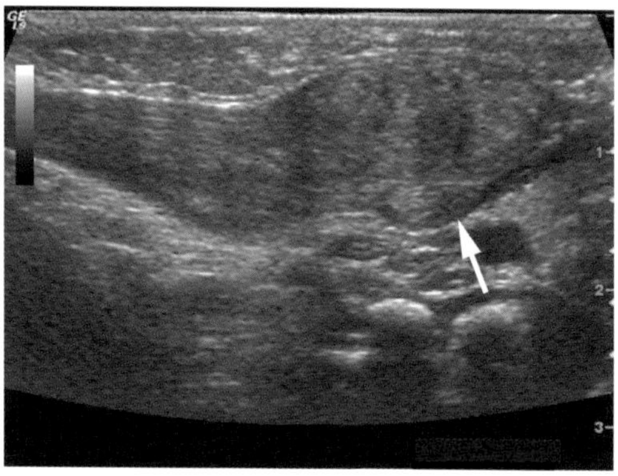

图 12－1－1　肌性斜颈

右侧胸锁乳突肌纵切，于胸骨端可见包块，大小约 3.3cm×2.2cm×1.1cm，内回声粗糙杂乱(箭头)，中段肌纤维正常

(2) 患儿头斜向患侧，下颌转向健侧。触诊肿块位于患侧胸锁乳突肌内，多呈梭形，边界清晰，走行与胸锁乳突肌方向一致，常可累及胸锁乳突肌胸骨和(或)锁骨附着端。

(3) 典型超声表现为胸锁乳突肌层内实性混杂回声肿块，质硬，无包膜，与正常肌肉相延续，包块内肌纤维稀疏、粗乱、断裂(图 12－1－1)。

(4) 彩色多普勒血流显示包块内少血流或无血流信号。

【注意事项】

(1) 肌性斜颈典型肿块于 2 周左右出现，2～3 个月后肿块可逐渐缩小，6 个月～1 岁后消失，肿块消失后患侧胸锁乳突肌可有挛缩，典型超声改变有年龄段限制。

(2) 肌性斜颈需与纤维肉瘤或其他肿瘤相鉴别，需严格结合病史。

(3) 胸锁乳突肌胸骨及锁骨附着端间有一定距离，扫查时，应充分显示两附着端，明确受累范围。

【病例示范报告】

超声检查所见：右侧胸锁乳突肌层内锁骨附着端可见肿块，大小 3.1cm× 2.1cm×1.5cm，内部回声不均匀，以低回声为主，无包膜，边界清，所处区域肌纤维断裂、排列杂乱。CDFI：肿块内未见确切血流信号。

超声提示：右侧肌性斜颈，锁骨端受累。

(二) 淋巴管瘤

【诊断要点】

(1) 颈部囊性包块，颈后三角最为常见。

(2) 包块表面光滑，触诊波动感明显，表面所覆盖皮肤可呈淡蓝色。外伤时包块可有囊内出血，体积迅速增大，此时穿刺液体为粉红色或暗红色。

(3) 超声表现为颈部无回声肿块，单房或多房，分隔纤细，腔内液体清亮（图 12－1－2A），外伤合并出血时，房腔内液体可浑浊甚至出现沉淀（图 12 － 1 － 2B）。

(4) 彩色多普勒血流显示腔内无血流信号，合并血管瘤成分时则可于房间隔处探及血流信号。

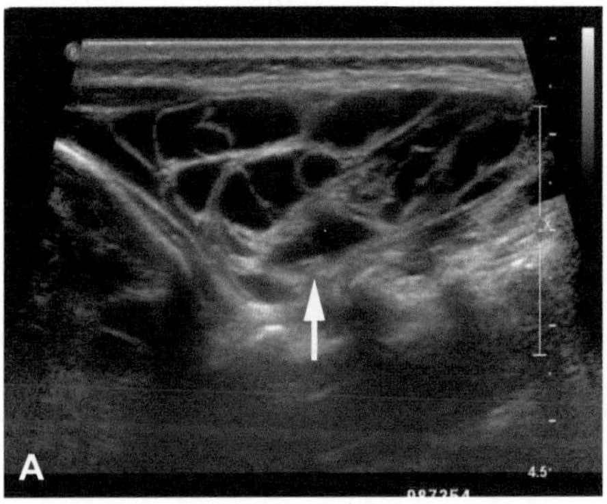

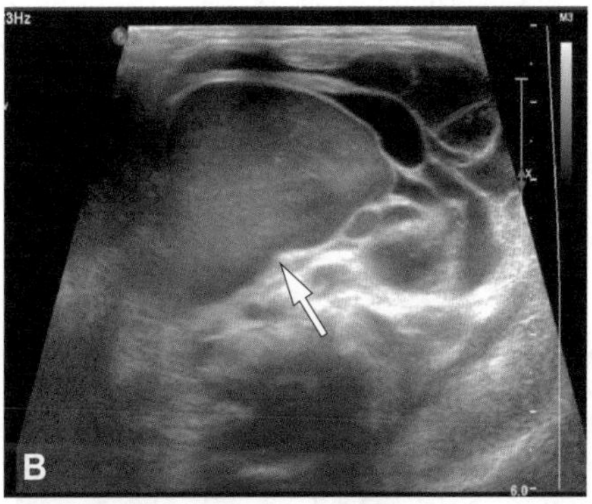

图 12－1－2　颈部淋巴管瘤

A. 颈后部纵切，肌层内多分隔囊性包块（箭头），大小约 7.3cm×6.2cm× 3.5cm；B. 左颈部多房性囊性肿物，病变范围约 6.4cm×5.9cm×3.5cm，内最大囊腔约 4.8cm×4.0cm×2.4cm，腔内液体浑浊提示合并出血（箭头）

【注意事项】

(1) 小婴儿呼吸频率快，淋巴管瘤腔内常出现伪彩，需仔细鉴别。

(2) 淋巴管瘤可包绕颈部大血管，推挤压迫气管导致呼吸困难，与重要器官毗邻关系需仔细观察、描述。

【病例示范报告】

超声检查所见：左侧胸锁乳突肌内侧可见无回声包块，内可见多数不规则高回声分隔，肿块包绕左侧颈总动脉，整体范围约：4.2cm×5.2cm×1.5cm，腔内液体尚清亮。CDFI：腔内及分隔处未显示确切血流信号。

超声提示：左颈部淋巴管瘤，包裹同侧颈总动脉。

(三) 胸腺异位

【诊断要点】

(1) 颈部可发生胸腺异位的区域出现胸腺组织回声，触诊质地松软。

(2) 位于胸骨上窝的异位胸腺，随吸气可隆起呈结节或包块样，可与纵隔内胸腺相连接。

(3) 异位胸腺边界清晰，整体呈低回声，内含多发颗粒样或短线样强回声（图 12 － 1 － 3）。

(4) 彩色多普勒血流显像于异位胸腺内可探及血流信号，但不丰富。

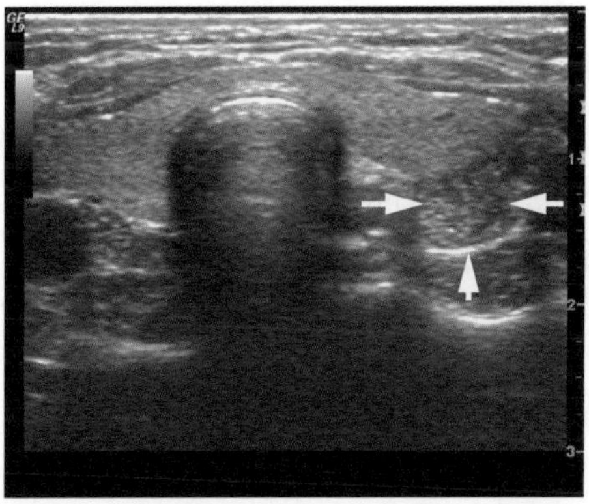

图 12－1－3　异位胸腺

颈部甲状腺横切面于甲状腺左叶后方可见胸腺组织（箭头），内可见散在颗粒状强回声

【鉴别诊断】

(1) 胸腺组织内纤维结缔组织构成的小叶间隔可呈颗粒样强回声，当异位于甲状腺后方紧贴甲状腺叶时，需与甲状腺癌鉴别。

(2) 异位胸腺质地松软，可压缩，整体呈低回声，少数病例需与囊性病灶鉴别。

【病例示范报告】

超声检查所见：甲状腺左叶后方可见包块，大小约 2.0cm×1.1cm×1.5cm，包块质地松软可压缩，内为均匀低回声，可见散在分布多发颗粒状强回声，随呼吸与甲状腺左叶有相对运动。CDFI：包块内可见少量血流信号。

超声提示：异位胸腺，位于甲状腺左叶后方。

(四) 青春期甲状腺

【诊断要点】

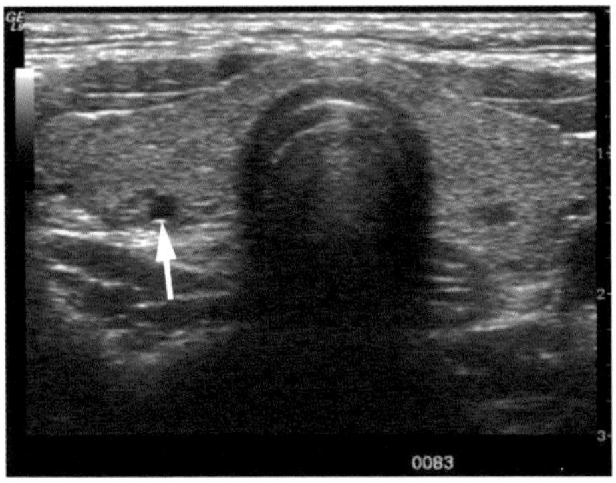

图 12-1-4　青春期甲状腺

颈部甲状腺横切面于甲状腺右叶后方近边缘可见小囊状无回声(箭头)，甲状腺左叶后方亦可见类似改变

(1) 发生于青春期儿童。

(2) 超声显示甲状腺轻度肿大或不肿大，腺体边缘出现大小不等的小囊肿，囊肿可聚集或孤立分布(图 12-1-4)。囊肿过于细小时，仅显示后壁回声增强，表现为点状强回声，余甲状腺实质回声均匀。

(3) 彩色多普勒血流显像囊变区无血流信号，余甲状腺区血流正常。

(4) 实验室检查无明显异常改变。

【鉴别诊断】

青春期甲状腺滤泡轻度扩张，可形成大小不等的小囊肿，聚集分布时，应与甲状腺囊腺瘤及结节性甲状腺肿鉴别；囊肿过于细小时，囊腔显示困难，仅能因囊肿后壁回声增强显示多发点状强回声，需与甲状腺癌的砂砾样钙化鉴别。

【病例示范报告】

超声检查所见：甲状腺右叶大小约 1.4cm×1.2cm×4.0cm，左叶大小约 1.5cm×1.1cm×4.1cm，峡部厚 0.3cm。左叶下极腺体边缘可见大小不等的小囊状无回声，边界清楚，大者约 0.2cm×0.3cm，余腺体实质回声尚均匀，未见占位。CDFI：无回声区内未探及血流信号，余甲状腺血流未见明显异常。

超声提示：甲状腺左叶下极腺体边缘滤泡轻度扩张，考虑青春期甲状腺改变。

第二节　急　腹　症

一、概述

【适应证】

患儿有腹痛、呕吐，排果酱样大便或停止排气、排便等消化道症状，或有外伤病史；

新生儿及小婴儿出现剧烈哭闹、拒奶，均可行腹部超声检查，除外急腹症。

【超声检查技术】

1. 患者准备

因患儿起病急、症状重，需尽快作出诊断并及时治疗，故不需做特殊准备。怀疑急腹症的患儿随来随检查。

2. 体位

患儿取仰卧位及左、右侧卧位。

3. 仪器

高频探头观察消化道，低频探头扫查全腹及各脏器情况。

4. 扫查方法

2 岁以下及不配合患儿口服 10%水合氯醛（0.5～0.7ml/kg），入睡后，使用高频探头加压扫查。

【检查内容】

观察右下腹阑尾区，同时观察全腹肠管及盆、腹腔情况。测量阑尾外径、阑尾壁厚度，脓肿各径线，扩张肠管内径及“同心圆”包块横切面径线。

二、常见儿科急腹症

（一）急性阑尾炎及阑尾脓肿

【诊断要点】

腹痛、发热。实验室检查：白细胞计数及中性粒细胞增高，C 反应蛋白（CRP）增高。阑尾炎超声表现为阑尾肿胀，外径大于 0.6cm（图 12－2－1），阑尾周围不同程度系膜回声增强、增厚，或高回声的大网膜包裹。急性化脓性阑尾炎可见阑尾腔扩张，内为无回声或中等回声，往往中近段腔内可见强回声粪石（图 12－2－2）。阑尾脓肿为阑尾穿孔后改变，阑尾周围低或无回声包块（图 12－2－3），壁薄厚不均，周围条片状低回声粘连。

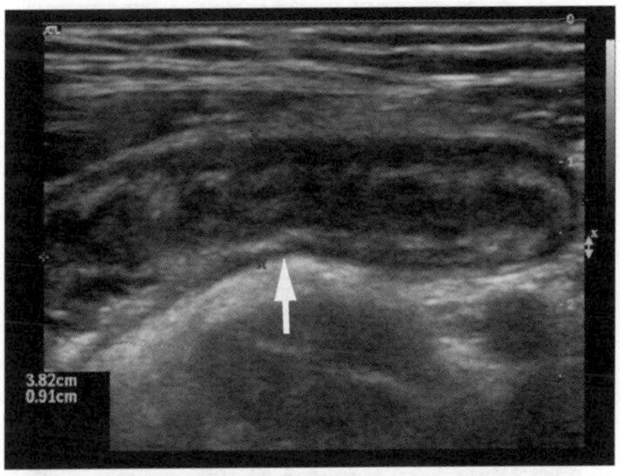

图 12－2－1　急性阑尾炎

纵切阑尾肿胀，壁增厚（箭头），腔内未见粪石及积脓

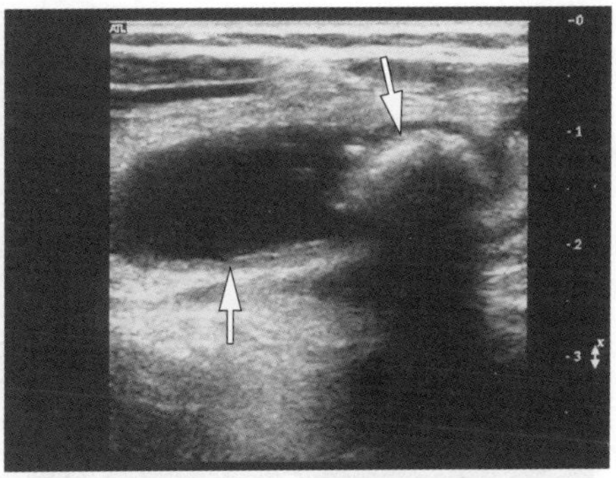

图 12－2－2　急性化脓性阑尾炎

纵切阑尾肿胀，腔内可见粪石一枚（向下箭头），粪石远段阑尾腔积脓（向上箭头）

【注意事项】

阑尾脓肿有时酷似积液扩张的肠管，二者需注意鉴别。阑尾脓肿有时并不局限于右下腹，要注意观察盆腔、左腹部及上腹部。

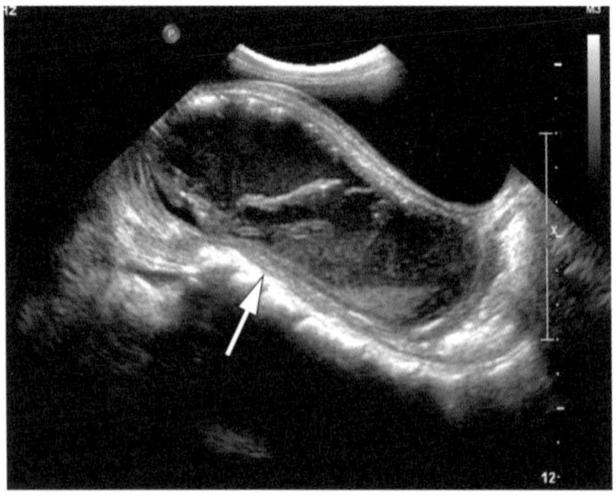

图 12-2-3 阑尾脓肿

盆腔纵切膀胱后方脓肿大小约 11.4cm×4.7cm×7.1cm（箭头）

【病例示范报告】

病例 1

超声检查所见：右下腹可见阑尾肿胀，外径 0.9cm，壁厚 0.25cm，阑尾根部可见弧带状强回声，大小约 0.8cm×1.0cm，后方伴声影，中远段腔内可见无回声。阑尾周围可见大网膜增厚呈高回声包绕，局部尚未形成包块。盆腔内未见无回声区。

超声提示：急性化脓性阑尾炎，阑尾粪石，局部大网膜包裹。

病例 2

超声检查所见：右下腹可见阑尾部分段显示，最大外径约 0.75cm，阑尾腔萎瘪，阑尾盲端显示不清。盲端周围可见不规则无回声区，范围约 3.5cm×4.7cm×5.2cm，壁为不规则高回声。周围肠间隙可见条片状低回声。

超声提示：右下腹阑尾脓肿。

（二）肠套叠

【诊断要点】

好发年龄为 6 个月～2 岁，典型症状表现为阵发性哭闹，排果酱样大便，腹部腊肠样包块；少数小婴儿无哭闹而表现为精神弱或表情淡漠。超声显示横切面为“同心圆”包块（图 12-2-4A），肿块多位于右上腹，纵切面为套筒征（图 12-2-4B）。

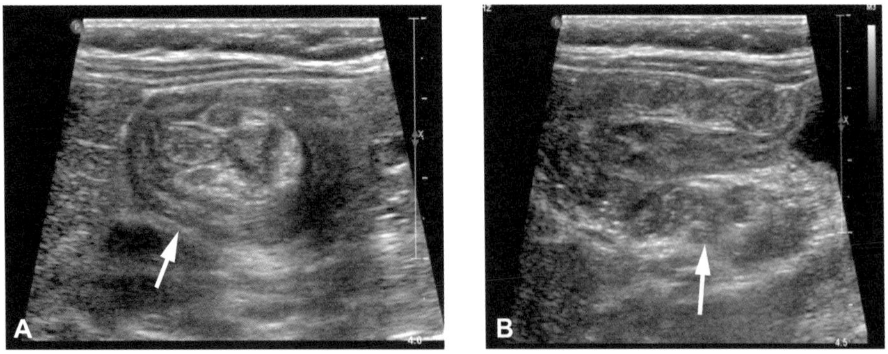

图 12-2-4 肠套叠

A. 横切面右中腹部同心圆征象（箭头），套入部内可见小淋巴结；B. 纵切面套入部呈套筒样改变（箭头），近端肠管积液

【注意事项】

肠套叠的“同心圆”包块有时易与肠壁异常增厚的肠管混淆，尤其是腹型紫癜的肠管，需用高频探头仔细观察，注意套叠肠管壁的层次。

【病例示范报告】

超声检查所见：右上腹可探及“同心圆”包块，横断面约 2.9cm×3.5cm，套入长度约 7.5cm，回盲部结构消失，套入部近端可见数枚大小不等的低回声结节，大者约 1.7cm×0.9cm×0.6cm。余腹部肠管扩张尚不明显。

超声提示：肠套叠(回结型)。

(三) 肠梗阻

【诊断要点】

临床表现为腹痛、腹胀、呕吐，停止排便、排气。超声表现为部分小肠高张力连续积液迂曲扩张(图 12－2－5)，内径 3～4cm，根据观察结肠内有无液体、气体，判断梗阻完全性与不全性。

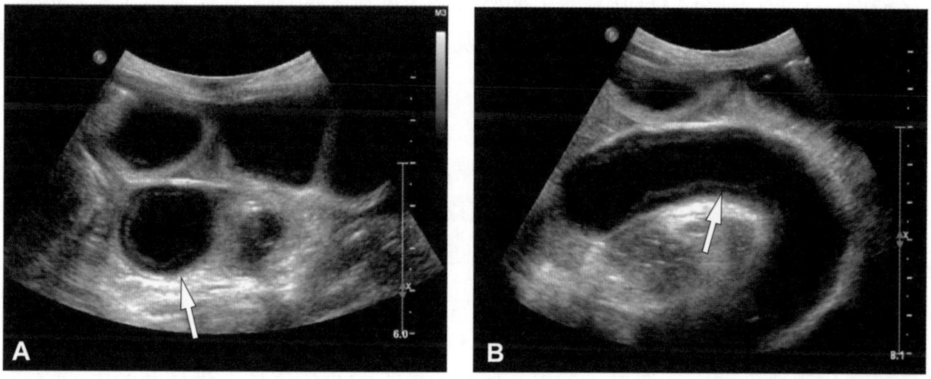

图 12－2－5　肠梗阻(绞窄性)

A. 横切面多发小肠积液扩张(箭头)；B. 纵切小肠连续扩张，张力高，黏膜回声不均匀、不光整，黏膜下低回声带提示肠壁有坏死或血运障碍(箭头)

【注意事项】

小肠肠管连续扩张且有一定张力才可诊断梗阻，如小肠和结肠均扩张往往是肠麻痹的表现并非肠梗阻。必要时可结合临床症状及腹立位 X 线片综合判断。

【病例示范报告】

超声检查所见：中上腹部可探及连续积液扩张的小肠，张力较高，横断面内径约 2.7cm。右下腹小肠完全萎瘪，升、降结肠及回盲部未探及明显气体及肠内容物。盆腔内可探及无回声区，最大前后径约 3.7cm。

超声提示：小肠梗阻(完全性)，合并腹水。

第三节　胃　肠　道

一、概述

【适应证】

有腹痛、呕吐、腹泻、血便等消化道症状的患儿。

【超声检查技术】

1. 患者准备

空腹8h，上午检查。检查前开塞露排便，2岁以下及不配合患儿口服10%水合氯醛（0.5～0.7ml/kg），入睡后检查。

2. 体位

患儿取仰卧位。

3. 仪器

高频线阵探头，高频及低频凸阵探头。

4. 扫查方法

自剑下至盆腔全腹扫查，剑突偏左纵向斜切面观察贲门及食管裂孔，剑下横纵切面观察胃及幽门，上腹部横纵扫查肠系膜上动脉与腹主动脉之间的十二指肠水平部，胰头右侧观察十二指肠降部。右下腹探查观察回盲部及阑尾，全腹扫查观察各组小肠，两侧腹及盆腔扫查观察升、降结肠、乙状结肠及直肠。

【检查内容】

贲门是否位于膈下，幽门、胃壁有无增厚，十二指肠走行是否正常及有无扩张。左上腹空肠及右下腹回肠有无扩张、肠壁增厚及形态失常。回盲部形态有无异常，壁有无肿胀。肠间有无占位，肠系膜有无增厚及回声异常。结肠有无肠壁增厚、肿胀及异常扩张。

二、正常超声表现

各段消化道壁无肿胀、增厚，各组小肠可间断充盈少量气体、液体及肠内容物或呈萎瘪状态。结肠内可间断充盈粪便。

【正常报告】

超声检查所见：贲门位于膈下，胃壁未见增厚，胃内未见滞留物，幽门肌层未见增厚，幽门管无延长。十二指肠走行未见异常，管腔未见扩张。部分小肠可见少量气体及液体充盈，各组小肠及结肠未见异常扩张，肠壁未见肿胀，肠壁及肠间隙未见占位。回盲部位于右下腹，形态良好。肠系膜未见增厚、肿胀。

超声提示：消化道未见明确器质性病变。

三、常见儿科胃肠道疾病

（一）先天性肥厚性幽门狭窄

【诊断要点】

临床表现为生后2～3周开始呕吐，为特征性的喷射性呕吐，进行性加重。患儿消瘦，严重者出现脱水貌。超声表现为幽门肌层增厚（图12－3－1A），厚度大于0.3cm，幽门管延长（图12－3－1B），长度1.5～2.5cm。胃内大量滞留液，幽门以下消化道充气、充液明显减少。

【注意事项】

根据患儿症状及超声图像诊断不困难。少数患儿呕吐不严重，幽门肌层增厚不明显者属可疑患儿，需随诊观察。

【病例示范报告】

超声检查所见：幽门肌层增厚，厚度0.42cm，幽门管延长，长度2.1cm。胃蠕动增强，胃内大量滞留液，检查过程中未见胃内容物通过幽门。小肠生理积气减少，未见积液扩张。

超声提示：先天性肥厚性幽门狭窄。

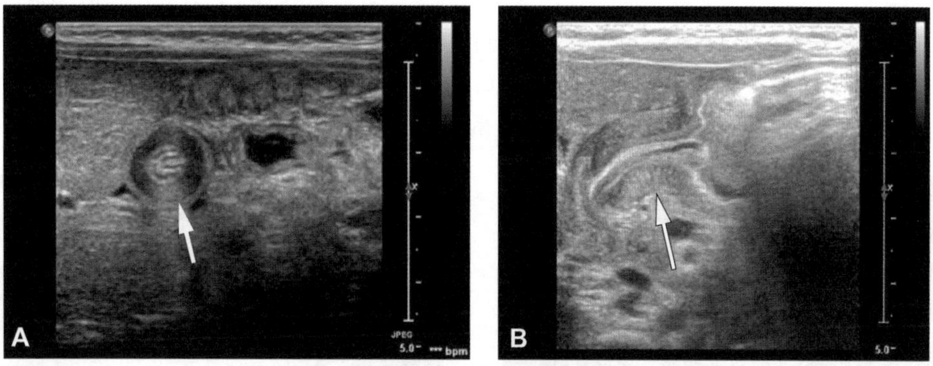

图 12-3-1　先天性肥厚性幽门狭窄

A. 幽门横切肌层增厚，呈环状(箭头)；B. 幽门纵切幽门管延长(箭头)

（二）十二指肠膜式狭窄与闭锁

【诊断要点】

多在新生儿期发病，表现为生后呕吐，呕吐物中含胆汁。部分膜式狭窄患儿可在婴儿期或儿童早期发病，表现为间断呕吐。超声表现为十二指肠扩张，若隔膜或闭锁位于降段与水平部交界处，则表现十二指肠降段扩张，水平部萎瘪。若位于十二指肠空肠曲或空肠起始部，则表现为十二指肠降段与水平段均积液扩张，扩张远端肠管萎瘪。饮水后仔细观察多数患儿可见隔膜回声(图 12-3-2)。

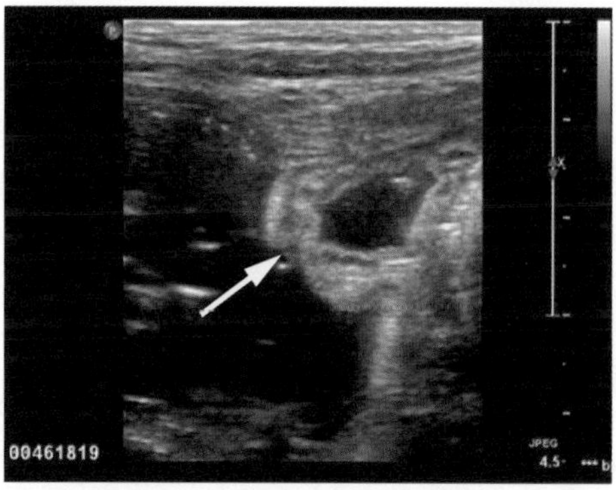

图 12-3-2　十二指肠膜式狭窄

十二指肠降段明显扩张积液，降段与水平部交界处可见中等

【注意事项】

十二指肠梗阻不严重者，因检查前禁食水或临床已行胃肠减压者，十二指肠可扩张不明显，如高度疑似本病，可让患儿饮水或经胃肠减压管注水，进一步观察有无梗阻。

【病例示范报告】

超声检查所见：胃内可见大量滞留液，十二指肠降段积液扩张，张力增高，横断面内径约 3.0cm，扩张处至降段与水平部交界处骤然变窄，呈盲囊样改变，水平部萎瘪未见气液回声，走行未见异常。余小肠生理积气明显减少，呈萎瘪状态，结肠细小，降结肠外径约 1.1cm。

超声提示：十二指肠降段与水平部交界处梗阻，考虑膜式狭窄。

（三）肠系膜囊肿与大网膜囊肿

【诊断要点】

(1) 肠系膜囊肿及大网膜囊肿均由先天性淋巴管发育障碍引起。原始的淋巴组织遗留形成囊壁，与正常淋巴管无交通。通常无症状，患者因腹大或腹部包块就诊。

(2) 肠系膜囊肿多依附肠壁，超声表现为多房囊性包块，囊腔大小不等(图 12－3－3)，囊肿可呈蜂窝状，细微囊腔似海绵样，呈中等回声。多数囊液清亮，合并出血时囊液浑浊。

(3) 大网膜囊肿多位于大网膜或脏器附近的韧带。超声表现多为多房性(图 12－3－4)，少数为单房性，囊壁菲薄，囊肿紧贴前腹壁，肠管均位于囊肿后方。

(4) 继发病变包括囊肿感染、出血，肠系膜囊肿可扭转引起急腹症。

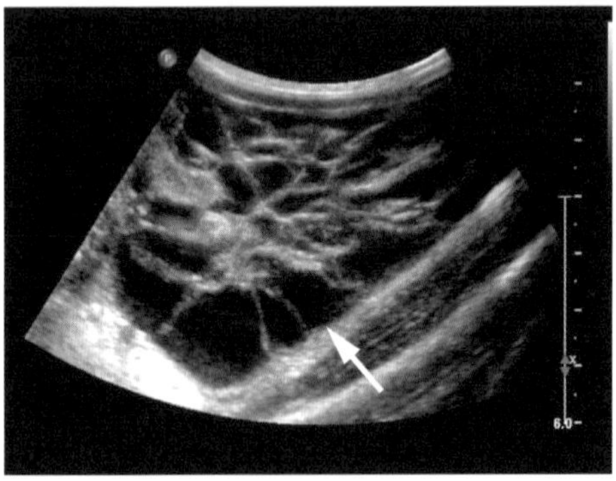

图 12－3－3　肠系膜囊肿

中下腹腔内多房囊性包块，蜂窝状(箭头)

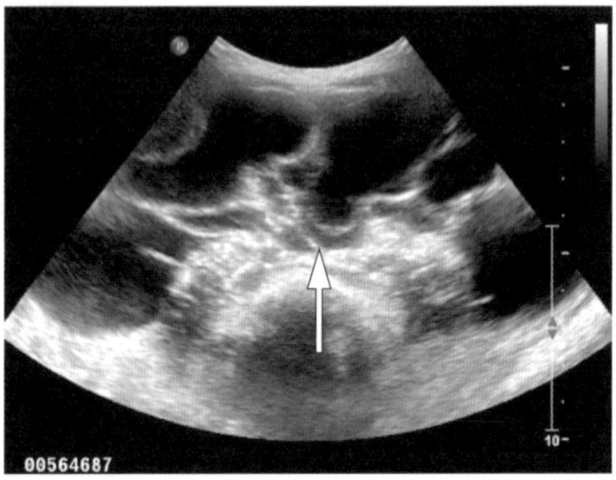

图 12－3－4　大网膜囊肿

中下腹腔内多房囊性包块(箭头)，紧贴前腹壁，边界清晰，肠管受压后移

【鉴别诊断】

单房囊肿有时需与肠重复畸形鉴别，囊壁结构是关键鉴别要点。女孩的囊肿还需观察双侧卵巢是否正常，以免与卵巢囊性占位混淆。位于右上腹的单房囊肿需观察胆总管，避免误诊为胆总管囊肿。

【病例示范报告】

超声检查所见：右上腹可探及多房囊性包块，边界清晰，形态不规则，范围 8.6cm×5.4cm×6.7cm，部分病变区域呈蜂窝状，囊隔及囊壁菲薄，腔内为无回声。局部肠管受压移位，肠系膜血管未见受累。全腹肠管未见异常扩张，腹腔内未探及无回声区。

超声提示：右上腹肠系膜囊肿。

(四) 囊肿型肠重复畸形

【诊断要点】

(1) 消化道任何部位均可发生重复畸形，位于小肠者最多见，占 66%～83%。重复畸形按形态可分为两种，囊肿型和管型。囊肿型占 80%，较易被超声辨认。

(2) 临床表现

①腹痛，继发肠梗阻或肠套叠以急腹症就诊。

②腹部包块。

③常规检查时偶然发现或产前超声发现。

(3) 囊肿型表现为腹腔内紧邻肠管的无回声囊腔，大多张力较高，呈圆形或类圆形，与正常肠管无交通，无蠕动。囊壁有一定厚度，厚 0.2～0.4cm，并且薄厚大致均匀，囊壁内可见低回声环绕，为薄层的肌层结构(图 12－3－5)。囊腔无分隔，腔内为无回声。囊肿邻近肠管明显受压，与囊壁关系紧密。

【鉴别诊断】

低频探头观察病灶全貌，高频探头观察囊壁结构、囊壁黏膜及与周围肠管关系。腔外型的囊肿型重复畸形需与肠系膜囊肿、囊性畸胎瘤鉴别。鉴别要点为高频探头观察囊壁厚度及有无消化道壁结构，腔内有无分隔。肠系膜囊肿囊壁菲薄并多发分隔；囊性畸胎瘤囊壁薄厚不均无层次，常伴小结节或钙化。新生儿女婴囊肿型重复畸形需常规探查双侧卵巢，除外卵巢囊肿。

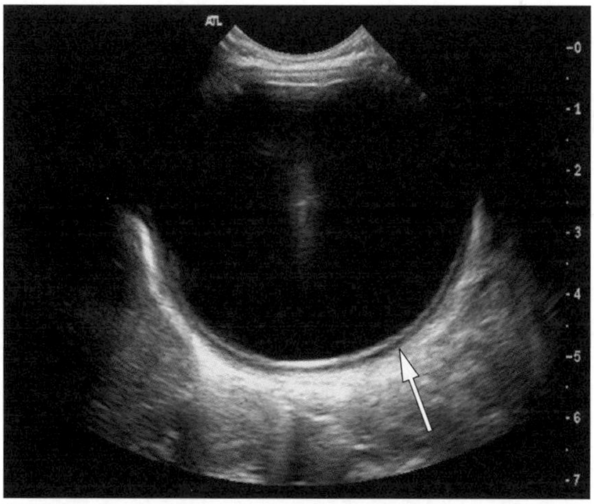

图 12-3-5 肠重复畸形(囊肿型)

右上腹囊性包块，边界清晰，张力高，壁厚 0.2cm，壁内可见肌层结构(箭头)

【病例示范报告】

超声检查所见：右中腹腹腔内可探及一类圆形囊状无回声，大小约 4.5cm×5.5cm× 6.0cm，张力高，边界清晰，腔内无分隔，未见细颗粒状回声漂移；囊壁厚度约 0.2cm，薄厚均匀，壁内可探及薄层低回声环绕。囊腔与右腹一段小肠紧贴，各组小肠未见积液扩张。

超声提示：肠重复畸形(囊肿型)。

第四节 肝胆系统

一、概述

【适应证】

(1) 肝胆疾病相关症状和(或)体征　皮肤、巩膜黄染，面色暗黄，大便淡黄或白色陶土样；腹部膨隆；触诊异常；肝肿大、脾肿大等。

(2) 实验室检查　肝功能及总胆红素、直(间)接胆红素异常。

(3) 肝胆疾病术前、术中及术后评估。

(4) 肝胆病变随访。

(5) 超声引导下介入诊断和治疗。

【超声检查技术】

1. 患者准备

新生儿及婴儿空腹 6h，儿童空腹 8h，上午检查。2 岁以下及不配合患儿口服 10%水合氯醛(0.5～0.7ml/kg)，入睡后检查。

2. 体位

患儿取仰卧位、左右侧卧位。

3. 仪器

具有高频线阵探头及高频、低频凸阵探头彩色多普勒超声仪，必要时使用具备弹性成像功能的设备测量肝脏实质或肿瘤实质内硬度。

4. 扫查方法

自剑下至盆腔全腹扫查，肝脏纵、横切面及斜切面扫查，胆囊及肝外胆管纵、横切面扫查。CDFI 鉴别胆总管与肝门血管。

【检查内容】

(1) 观察肝脏实质回声水平和均匀性，有否回声增粗、增强，边缘是否光滑，有无占位。

(2) 测量肝脏大小。

(3) 格林森鞘有否增厚及回声增强。

(4) 观察胆囊形态，测量大小，囊壁有否僵硬不规则，必要时餐后观察收缩情况。

(5) 观察肝内、外胆管有无扩张，测量肝外胆管内径。

二、正常超声表现

(1) 正常肝脏位于右上腹部，中等回声，实质回声均匀，解剖特点同成人。3 岁以下儿童由于躯体发育相对内脏发育速度低，正常肝脏于肋缘下可探查到下缘 2～3cm，此外由于肝细胞内水分比例相对较高且脂肪蓄积少，低年龄组儿童肝脏整体回声较成人偏低，由于衬托对比使肝内胆道系统及门脉分支系统的管壁回声相对较强，此种情况为正常儿童生理特点，非病理性管壁回声增强(如硬化性胆管炎等)。

(2) 胆囊解剖与成人大致相同，禁食、水情况下，充盈胆囊长径通常大于 1.5cm，进食 1h 后正常胆囊收缩率可达 2/3 以上。由于儿童胆汁酸溶解度较低，长时间禁食可导致胆囊腔内絮状沉淀。由于儿童腹壁薄声衰减少，胆囊囊壁回声层次结构显示更为清晰，自内向外表现为高(黏膜)–中(肌层)–高(浆膜)回声特点。仔细观察胆囊形态与充盈–收缩表现有助于鉴别婴儿肝炎与先天性胆道闭锁。

(3) 正常儿童肝内胆管超声往往不能显示管腔，胆总管全程在低年龄组儿童除十二指肠后段受肠气干扰外可全程显示，正常胆总管内径为 0.2～0.5cm。

【正常报告】

超声检查所见：肝脏形态未见异常，于肋缘下可探及约 2.2cm，剑下可探及约 2.7cm，肝实质回声均匀，未见占位。胆囊充盈佳，形态未见异常，大小约长 2.8cm×1.1cm×1.3cm，囊壁发育尚可，层次清晰，未见增厚，腔内未见异常回声。肝内、外胆管未见扩张。

超声提示：肝胆超声未见明显异常。

三、常见儿科胆道畸形

(一) 先天性胆道闭锁

【诊断要点】

1. 临床表现

生后黄疸，进行性加重，皮肤、巩膜黄染，面色暗黄，大便淡黄或白色陶土样。

2. 超声表现

(1) 胆囊大小如常但形态僵硬，边缘可不光整。长度可达到 2～3cm，内径大于 0.4cm，可有小的憩室样结构形成。

(2) 小胆囊，长度小于 1～1.5cm，内径约 0.2cm，壁僵硬不规则，充盈差(图 12－4－1)。

(3) 胆囊小而且无充盈，仅可见胆囊痕迹，喂奶后无变化。

(4) 以上三种胆囊均可合并有胆总管区小囊肿，可与胆囊管及胆囊相通，但与左右肝管不相通。

(5) 少部分病例可见到肝内胆管局限性扩张。

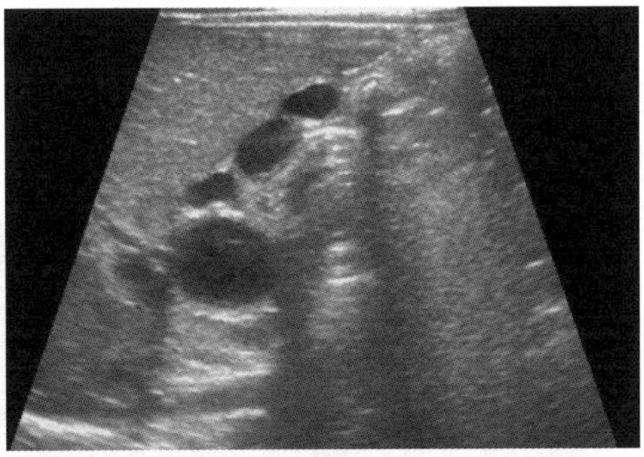

图 12－4－1　胆道闭锁

胆囊形态扭曲僵硬，胆总管区可见一囊腔

(6) 病程后期(3 个月以上) 表现为肝肿大，被膜不光整，肝裂增宽，格林森鞘增厚，肝硬化改变；脾肿大；脐旁静脉开放，门脉侧支形成、腹水等门脉高压征象。

【鉴别诊断】

先天性胆道闭锁需与新生儿肝炎鉴别。新生儿肝炎胆囊通常充盈良好，形态与正常差异不大，部分胆囊充盈较差者，其形态较自然，囊壁增厚但发育良好。肝脏被膜光整，回声一般不增粗。偶有重症肝炎，胆囊形态不规则，可在后期出现肝硬化，与胆道闭锁酷似。胆囊形态改变不明显的早期胆道闭锁有时与新生儿肝炎鉴别困难，此时需要短期(2 周) 复查，尽可能在 2 月龄内明确诊断。

【病例示范报告】

超声检查所见：肝脏于右肋缘下可探及约 3.8cm，剑突下可探及约 4.5cm，肝脏边缘不规则，实质回声增粗、增强，未见占位。胆囊大小约 1.3cm×0.3cm×0.2cm，囊壁僵硬不规则，奶后 1h 未见收缩。胆总管区可见约 0.8cm×0.8cm×0.6cm 囊状无回声，肝内胆管未见扩张。脾脏厚约 2.8cm，肋缘下可探及约 2.6cm，实质回声均匀。胰腺大小、形态实质回声未见异常，胰管未见扩张。盆腔内可探及前后径约 1.8cm 无回声区。

超声提示：胆道闭锁合并胆总管区小囊肿、肝硬化、脾脏肿大，少量腹水。

(二) 先天性胆总管囊肿

【诊断要点】

1. 临床表现

腹痛，大囊肿可触及腹部包块，小囊肿亦可无临床症状，继发感染时，出现发热，黄疸，继发胆囊炎、胰腺炎。

2. 超声表现

胆总管囊肿可大可小，较大者内径可达十余厘米(图 12－4－2)，小者呈梭形，小婴儿多为囊肿较大，张力高，囊壁薄，囊内可见胆泥回声。呈管状扩张的胆总管末端常常有胆泥团堵塞。合并肝门区胆管不同程度扩张时，肝内可见清晰的管状无回声，与胆总管囊肿相通。常见合并左右肝管、肝总管、胆囊管、矢状部胆管扩张。继发炎症时可合并胰腺肿胀，胰管扩张，胆囊壁毛糙。胆总管囊肿位于门静脉前方，与门静脉主干关系密切是重要的确诊依据。胆总管囊肿穿孔时可见到肝门区及周围粘连及包裹积液，部分病例可见到穿孔处破口。

【鉴别诊断】

个别的肝囊肿及十二指肠降段囊肿型重复畸形需与之鉴别，部分肝囊肿自肝实质边缘向肝外生长，并与第一肝门邻近，易误认为胆总管囊肿。确定囊肿是否紧贴于门静脉前方，寻找正常胆总管是鉴别要点。胆总管末端通常可见均匀的中等回声胆泥团，注意不要误认为占位。

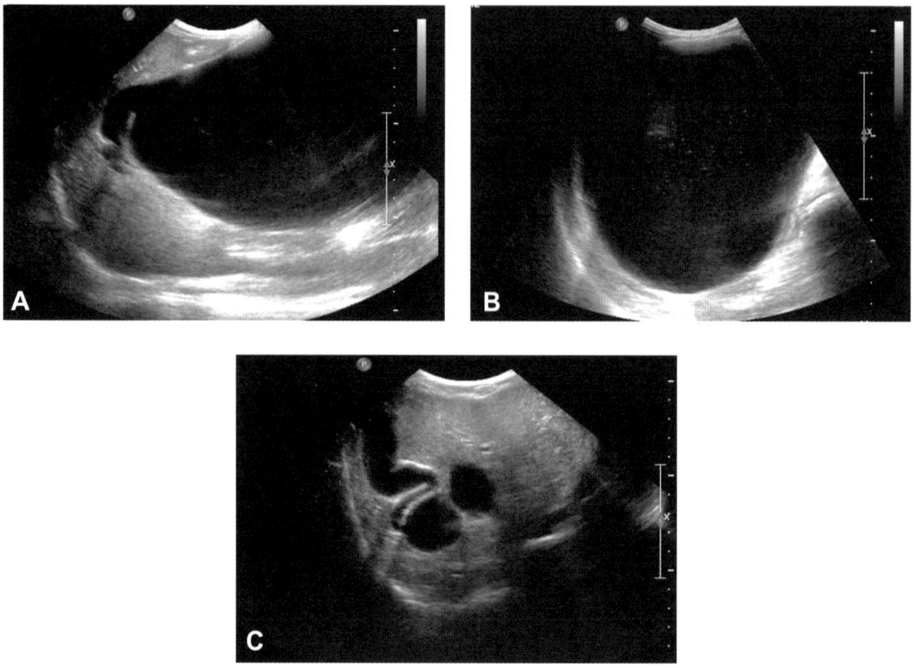

图 12-4-2　先天性胆总管囊肿合并左右肝管扩张

A. 胆总管及肝总管扩张（纵切面）；B. 胆总管囊状扩张（横切面）；C. 左右肝管扩张

【病例示范报告】

超声检查所见：肝脏大小、形态未见异常，边缘光整，实质回声均匀，未见占位。胆囊大小约 4.5cm×1.5cm×1.7cm，囊壁厚约 0.3cm，内壁毛糙，腔内未见异常强回声。胆总管呈囊状扩张，大小约 3.8cm×3.2cm×2.6cm，腔内胆汁浑浊。肝内胆管不同程度扩张，右肝管内径约 0.8cm，左肝管内径约 1.2cm。胰腺肿胀，体部前后径约 2.1cm，实质回声增粗，尚均匀，胰管全程扩张，内径约 0.28cm。脾脏厚约 2.5cm，肋缘下未探及，实质回声均匀。双肾大小、形态实质回声及结构未见异常。腹腔内未探及无回声区。

超声提示：先天性胆总管囊肿伴肝内胆管不同程度扩张，合并胆囊炎、胰腺炎。

（三）先天性肝内胆管扩张（Caroli 病）

【诊断要点】

1. 临床表现

腹痛，继发感染者有发热、恶心、呕吐、黄疸，上消化道出血，右上腹发作性疼痛，脾肿大。

2. 超声表现

肝内多发柱状或囊状扩张的胆管（图 12-4-3），呈无回声，相互连通，扩张的胆管无规律，可达到肝脏边缘实质内。合并肝纤维化者高频探头可见肝回声明显增粗，似网格状，此时要注意探查肾脏，可见到隐性遗传性多囊肾征象。

【鉴别诊断】

Caroli 病分两型，Ⅰ型为单纯型，不合并肝硬化和门脉高压，临床主要表现腹痛，往往怀疑胆囊炎、胆结石。Ⅱ型除肝内胆管扩张还合并先天性肝纤维化、隐性遗传性多囊肾，临床症状为腹大、呕血、脾肿大等门静脉高压表现。

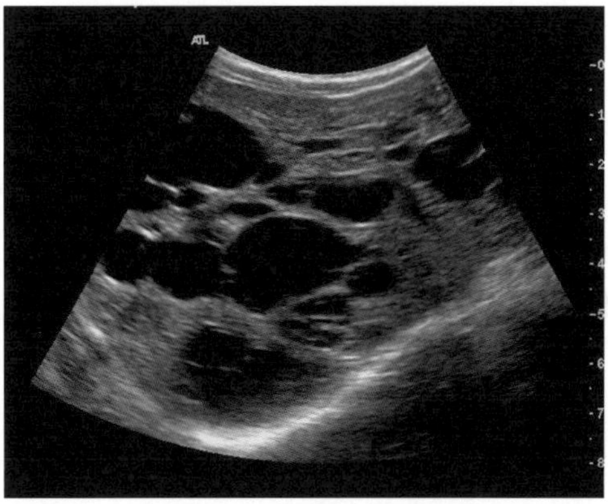

图 12－4－3　Caroli 病

肝内弥漫分布多数大小不等囊状扩张的胆管

【病例示范报告】

超声检查所见：肝脏于肋下可探及约 3.2cm，剑下可探及约 4.5cm，边缘稍钝，实质内可见广泛分布多数大小不等囊状无回声，大者 2.9cm×2.5cm×2.2cm，壁厚约 0.1cm，部分形态不规则，部分相通。胆总管内径约 0.6cm。胆囊大小约 5.7cm×1.9cm×2.2cm，囊壁不厚，内壁光滑，腔内未见异常回声。胰腺形态未见异常，未见肿胀，实质回声均匀，胰管不扩张。脾脏厚约 2.8cm，肋缘下未探及，实质回声均匀。双肾大小、形态实质回声及结构未见异常，肾内未见囊状无回声。

超声提示：先天性肝内胆管扩张(Caroli 病)。

第五节　泌　尿　系　统

一、概述

【适应证】

(1) 尿频、尿急、尿痛、血尿、高血压、排尿困难、正常排尿合并滴尿、肾区疼痛、肾区包块，直肠肛诊前列腺区包块。

(2) 其他辅助检查如实验室检查、腹部平片、静脉尿路造影等提示泌尿系统异常。

(3) 泌尿系统肿瘤的术前、术中及术后检查，原发部位可能为泌尿系统的转移瘤检查。

(4) 反复发作的附睾炎患儿，需检查前列腺区。

【超声检查技术】

1. 患者准备

检查当日婴幼儿禁食、水 6h，学龄前及学龄儿童禁食、水 8h，必要时检查前 30min 或检查过程中饮水憋尿充盈膀胱。

2. 体位

患者取侧卧位，完全暴露腰部。取仰卧位，充分暴露腹部剑突直至耻骨联合。必要时，辅以俯卧位置，经背部观察双肾及输尿管。

3. 仪器

配以高频线阵探头，高频及低频凸阵探头的腹部超声诊断仪。

4. 扫查方法

(1) 侧卧位　经侧腰部，以肝、脾为声窗对肾脏进行纵、横切面及冠状切面扫查。俯卧位显示肾脏长轴，以长轴为基础进行横切面及纵切面扫查。

(2) 仰卧位　加压显示肾门、肾盂、肾盂输尿管连接部。如输尿管可充盈，沿输尿管走行显示输尿管横切面、纵切面。

(3) 仰卧位　矢状面扫查膀胱，以尿道内口为中心分别向两侧扫查，直至膀胱两侧壁为止，观察膀胱腔及膀胱壁。横切面向足侧扫查观察膀胱颈部、三角区及前列腺区，向头侧倾斜观察膀胱两侧壁及顶部。

【检查内容】

(1) 双肾是否存在、位置、大小、形态、结构及实质回声，双肾实质内有否发育不良的幼稚结构，有否占位。双肾肾盂是否扩张，肾盏是否变钝扩张，集合系统内有否结石及占位。

(2) 肾盂输尿管连接部是否存在梗阻，输尿管全程是否扩张。

(3) 膀胱腔内壁是否光整，壁有否增厚，腔内尿液是否清亮，有无结石、囊肿及占位。

(4) 前列腺区有否囊肿及占位。

二、正常超声表现

(1) 双肾呈椭圆形，大小与年龄相匹配，如存在发育迟滞，则与实际身高相匹配。肾包膜光整，新生儿及婴儿可有轻度分叶改变。双肾髓质呈低回声，皮质回声高于髓质但低于肝脏回声，3 个月内婴儿肾皮质回声可等于肝脏回声或高于肝脏回声。肾盂、肾盏无扩张，部分儿童肾盂可轻度充盈，但肾盏尚锐利。

(2) 部分患儿可显示正常输尿管，充盈状态下，内径小于 0.4cm，部分患儿可见随尿液经过管壁蠕动。

(3) 膀胱内壁光整连续，腔内无分隔，尿液清亮，排尿后腔内无残余尿。膀胱顶部可显示已闭合的脐尿管残迹。

(4) 青春期前儿童前列腺体积小，显示为包裹后尿道膜部以上部分的低回声实性结构，边缘清楚光滑。

【正常报告】

超声检查所见：左肾大小 7.5cm×4.2cm×3.1cm，右肾大小 7.2cm×4.0cm×2.9cm，双肾实质回声未见异常，包膜光整，皮髓分界清晰，实质内未见明确结节、包块及囊状无回声，未见异常强回声，肾盂、肾盏无扩张，双侧未见扩张的输尿管。膀胱充盈，壁不厚，内壁光整，腔内尿液尚清亮，未见囊状无回声及占位。前列腺区未见占位。

超声提示：双肾、膀胱超声未见异常，前列腺区未见占位。

三、常见儿科泌尿系统畸形

(一) 输尿管膨出

【诊断要点】

1. 临床表现

输尿管膨出合并肾盂输尿管积水、重肾等畸形患儿可有泌尿系感染。有时巨大的输尿管膨出肉眼可见脱垂至尿道外口处。

2. 超声表现

患侧肾盂及输尿管扩张，或重肾上肾盂、上输尿管积水，输尿管末端于膀胱内膨出（图 12－5－1），表现为囊状无回声，壁可厚可薄，持续观察可见膨出有大小变化，时而充盈，时而萎瘪。膨出可以为双侧，在膀胱内二者紧贴，似眼镜样改变。巨大输尿管膨出可压迫对侧输尿管开口或同侧下输尿管开口，造成对侧肾积水或同侧下肾盂、下输尿管积水。合并感染时膨出的输尿管腔内尿液浑浊。

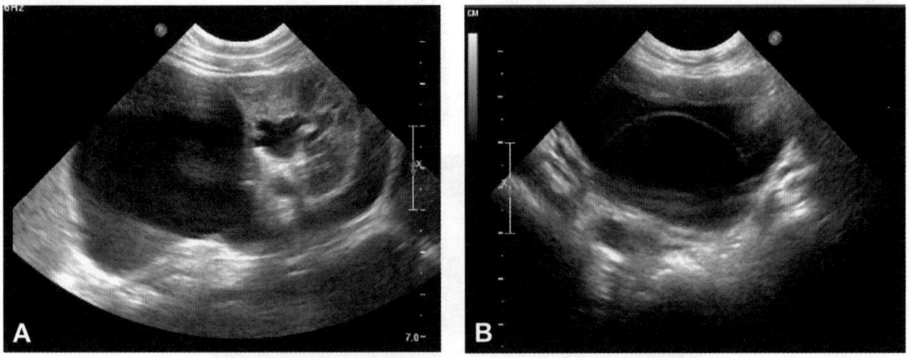

图 12－5－1　左侧重肾上输尿管膨出并上肾盂、上输尿管积水

A. 左重肾，上肾集合系统呈囊状扩张，所属输尿管扩张；B. 上输尿管末端进入膀胱后延续为一大小约 3.8cm×2.3cm×2.8cm 薄壁囊状无回声

【注意事项】

检查前饮水充盈膀胱，必要时检查过程中膀胱充盈及排尿后交替观察，能够获得典型的声像图及测得真实的大小数值，因为膀胱充盈过度及充盈不佳，输尿管膨出都可以处于萎瘪状态。

【病例示范报告】

超声检查所见：膀胱充盈佳，壁不厚，内壁光整，左侧三角区可见约 2.8cm×2.7cm×2.4cm 囊状无回声，壁厚约 0.15cm，与左侧输尿管相通，腔内尿液尚清亮。左侧输尿管全程稍扩张，远段内径约 0.6cm。左肾大小约 7.5cm×4.3cm×3.3cm，肾盂、肾盏稍扩张，肾盂前后径约 1.6cm，实质较薄处厚约 1.0cm。右肾大小约 7.2cm× 3.9cm×3.2cm，肾盂、肾盏及输尿管未见扩张。双肾实质回声、结构未见异常，皮髓分界清晰。

超声提示：左侧输尿管膨出合并左肾左输尿管轻度积水。

（二）膀胱输尿管反流

【诊断要点】

1. 临床表现

反复的尿路感染、脓尿、发热。

2. 超声表现

（1）直接征象　输尿管远端增宽，内径大于 0.4cm，输尿管黏膜下段变短或消失，入膀胱处开口增宽，内径大于 0.2cm（图 12－5－2）。新生儿或婴幼儿可于排尿过程中肾盂、肾盏及输尿管突然一过性充盈扩张。

（2）间接征象　轻度肾盂积水或肾盂充盈，肾盂壁及输尿管壁可有增厚，肾外形萎瘪，皮质回声增强，皮髓质结构模糊，即瘢痕肾。继发反流，可见膀胱壁呈小梁或憩室，输尿管开口移位于憩室内或小梁间。

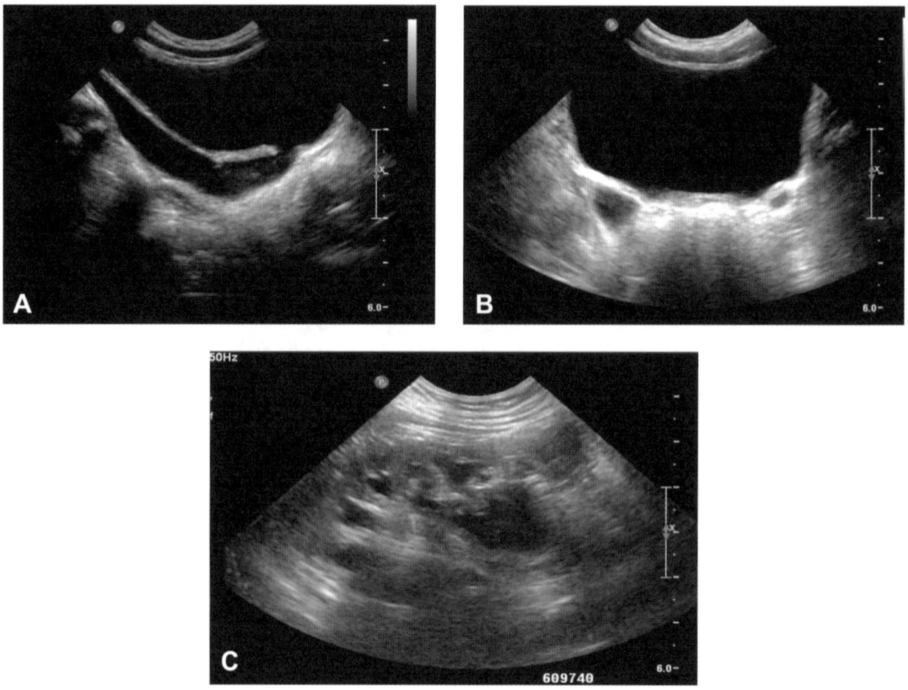

图 12－5－2　右侧原发膀胱输尿管反流合并瘢痕肾

A. 右输尿管纵切面，右输尿管扩张，黏膜下段消失，入膀胱处开口增宽；B. 输尿管膀胱横切面，右侧输尿管远端扩张，左侧输尿管远端充盈；C. 右肾外形萎瘪，轮廓模糊

【注意事项】

检查前适当饮水，充盈膀胱，尽量于排尿过程中观察双侧输尿管及肾盂、肾盏变化情况。对于临床高度怀疑本病，超声异常改变不明显者，不能除外反流。反流分级做排泄性膀胱尿道超声造影检查。尽管超声造影存在一定痛苦，但确诊率高，且没有放射线辐射，是确诊本病首选的造影方法。

【病例示范报告】

超声检查所见：左肾大小约 7.1cm×3.8cm×2.8cm，右肾大小约 7.7cm×4.0cm× 2.9cm，右肾盂、肾盏稍扩张，一般状态下肾盂前后径约 0.8cm，实质较薄处厚约 1.1cm，右侧输尿管远段充盈，内径约 0.2cm。膀胱充盈佳，壁不厚，内壁光整，腔内尿液尚清亮，未见占位。排尿时右侧输尿管突然一过性扩张，内径 0.7cm，右肾盂前后径增至约 1.6cm，膀胱萎瘪。约 20s 后，膀胱充盈约 1/3，右侧肾盂、肾盏及输尿管扩张程度明显减轻。双肾实质回声未见异常，皮髓分界清晰，左侧肾盂、肾盏及输尿管未见扩张。前列腺区未见囊状无回声。

超声提示：右侧膀胱输尿管反流，左肾超声未见异常。

（三）输尿管口异位

【诊断要点】

1. 临床表现

女孩表现为正常分次排尿合并持续性滴尿；男孩多无尿失禁，可伴有尿路感染症状。

2. 超声表现

输尿管口异位多见于女孩，常合并其他泌尿系统畸形。合并重肾时，可见到上肾盂及上输尿管积水，输尿管全程显示，追溯到输尿管末端发现未进入膀胱，高频探头可探查到其进入子宫颈或阴道(图 12－5－3)。合并肾发育不良时，可探及小肾及其扩张的输尿管。少数病例肾脏很小探查不清楚，如果见到患侧扩张的输尿管，亦可诊断本病。双侧输尿管异位极为少见，表现为膀胱发育小，不充盈，双侧输尿管均未进入膀胱。

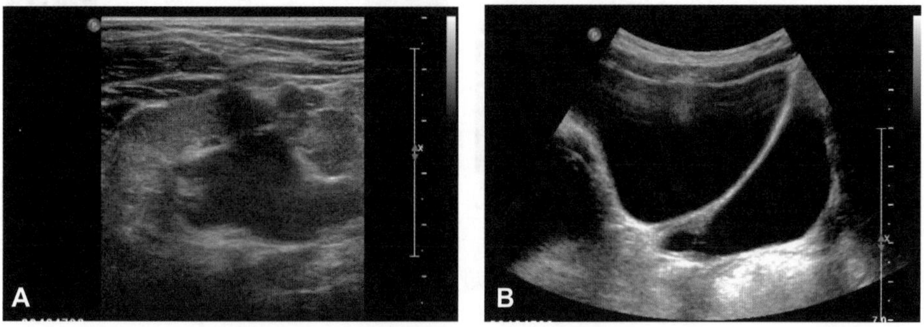

图 12－5－3　左侧输尿管口异位合并左肾发育不全

A. 左肾发育小合并轻度肾积水；B. 左输尿管扩张，远端开口于阴道

【注意事项】

检查前饮水，充盈膀胱。个别患儿滴尿现象明显，但反复探查却找不到小肾及扩张的输尿管，此时不能排除输尿管口异位。肠道气体或内容物多、干扰大时，隔期复查，可提高小肾及其引流输尿管的检出率。

【病例示范报告】

超声检查所见：左肾大小约 7.9cm×3.9cm×3.2cm，右肾大小约 7.0cm×3.2cm×2.7cm，双肾实质回声未见异常，皮髓分界清晰。左肾中上三分之一交界位置可见肾实质带将肾窦分为上下两部分，上肾盂前后径约 0.6cm，上肾盏稍扩张，上输尿管全程扩张，远端最大内径约 0.8cm，可见进入阴道。下肾盂未见扩张，其引流输尿管可见充盈，远端内径约 0.3cm，开口于膀胱三角区，可见开口喷尿现象。右侧肾盂、肾盏未见扩张，输尿管开口可见于膀胱腔内喷尿。膀胱充盈佳，壁不厚，腔内未见占位。

超声提示：左侧重肾，左上输尿管口异位(开口于阴道)，合并左侧上肾盂、上输尿管积水。右肾超声未见异常。

(四) 常染色体隐性遗传性多囊肾

【诊断要点】

1. 临床表现

生长发育落后，大儿童可因腹大或门脉高压症状就诊。

2. 超声表现

双肾明显增大，长径可达 13～14cm，肾内髓质区域扩大，皮质变薄或显示不清，整个肾内散在弥漫分布星点状、短线状高回声，低频探头往往观察不到囊腔，高频探头可探及散在少许小囊状无回声(图 12－5－4A)。有时肾周边可见受压变薄的皮质，中心偶可见集合系统充盈。多数患儿伴有肝脏纤维化(图 12－5－4B)及肝内胆管扩张症。

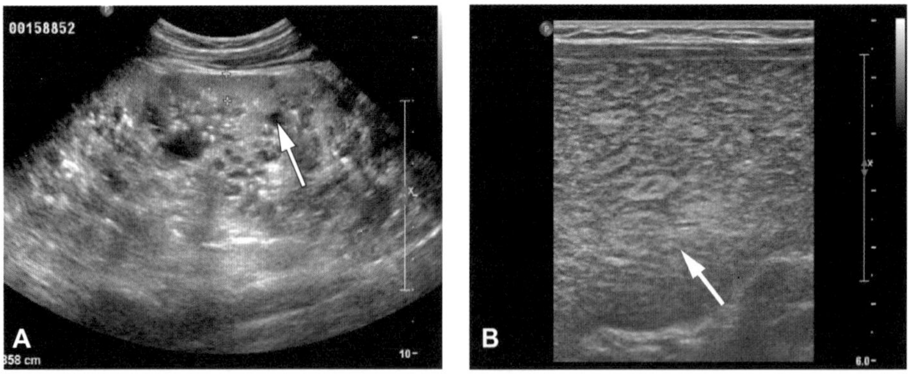

图 12－5－4　常染色体隐性遗传性多囊肾合并肝纤维化

A. 肾脏增大，髓质结构消失，肾内弥漫分布强回声光点及少量小囊变区（箭头）；B. 肝实质回声异常粗糙，散在网状条状强回声，呈纤维化改变（箭头）

【注意事项】

典型病例超声特点显著，无需鉴别，可直接诊断，但要常规探查肝脏，观察肝内胆管有无扩张，有无肝纤维化改变。

【病例示范报告】

超声检查所见：双肾明显增大，右肾大小约 13.1cm×6.6cm×5.4cm，左肾大小约 13.5cm×6.9cm×5.6cm。双肾髓质内可见散在弥漫的点状高回声，后方未见声影，肾脏周边可见薄层肾皮质回声，中心可见集合系统充盈无回声。高频探头探查可见点状高回声间夹杂多个细小囊状无回声，最大者内径约 0.4cm。双侧输尿管未见扩张，膀胱未见异常。肝不大，外形未见明显异常，实质回声粗糙呈网格状改变，肝内未见囊状无回声及占位。胆囊（−），肝内、外胆管未见扩张，胰腺（−），脾不大。腹腔内未见无回声区。

超声提示：常染色体隐性遗传性多囊肾（婴儿型多囊肾）合并肝纤维化。

（五）多房性肾囊性变

【诊断要点】

（1）组织学具有胚胎结构的分化不良特点，结构为整个肾脏发育不良，以囊肿占优势。

（2）因单侧发病，通常无临床症状，多在常规超声检查或产前超声检查中发现。体积大者可因腹部包块就诊。

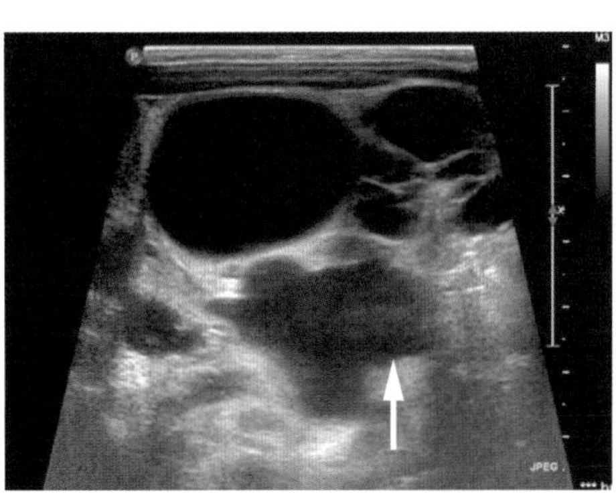

图 12－5－5　多房性肾囊性变

左肾区纵切扫查左肾呈多房囊性改变（箭头），囊腔间互不相同，未见肾实质

（3）超声表现为患侧肾区可见不规则的大小不等的薄壁囊状无回声，囊间不相通（图 12－5－5），探及不到输尿管、正常肾组织及集合系统回声。

（4）可发生于重复肾的上半肾及马蹄肾的一侧肾脏。

【鉴别诊断】

因超声表现为肾区多发囊腔，注意与肾积水和显性遗传性多囊肾鉴别，前者肾盏大小相似，相互连通，排列规则；后者囊肿周围可见正常的肾实质回声。

【病例示范报告】

超声检查所见：左肾区可见多发大小不等囊状无回声，整体大小约6.8cm×4.5cm×4.8cm，较大囊腔约2.5cm×4.3cm×3.0cm。囊间互不相通，未探及正常肾实质回声。右肾大小7.1cm×3.8cm×2.9cm，肾内结构及实质回声未见异常，肾盂、肾盏无扩张。双侧未见扩张输尿管，膀胱未见异常。

超声提示：左侧多房性肾囊性变。

（六）前列腺囊

【诊断要点】

(1) 前列腺囊由副中肾管的尾端残余及尿生殖窦的上皮共同构成，多与尿道下裂并发。

(2) 根据囊肿大小、引流是否通畅以及有无感染而症状不同。常见症状有下尿路感染、尿路梗阻及附睾炎。

(3) 超声表现为膀胱正后方前列腺区囊状无回声(图12–5–6)，可大可小，囊壁薄，囊液清亮。也可开始探查时不显示，用力排尿后出现。

(4) 可并发囊内结石。囊肿合并感染时囊壁增厚，囊液浑浊。

(5) 对于反复出现症状如反复附睾炎，并发囊内结石、感染，或囊肿巨大均需手术切除。体积较小且引流良好的前列腺囊不需手术，可随诊观察。

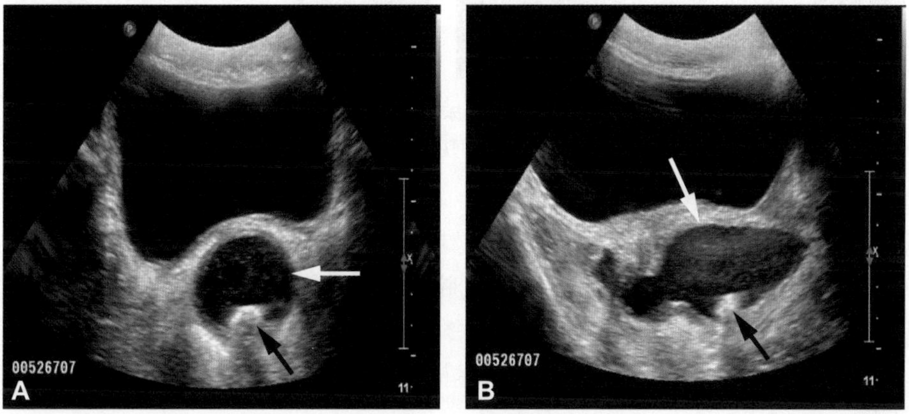

图12–5–6　前列腺囊

A. 耻骨联合上方横切面：膀胱与直肠间可见一边界清晰囊状无回声(白箭头)；后部见弧带状强回声结石(黑箭头)，伴声影；B. 纵切面：囊腔呈长圆形(白箭头)，上部不规则

【注意事项】

尿道下裂的患儿要常规探查盆腔，观察有无合并前列腺囊。反复附睾炎的患儿要注意观察是否由前列腺囊所致。

【病例示范报告】

超声检查所见：膀胱后方前列腺区探及囊状无回声，呈类圆形，大小约3.5cm×2.7cm×3.0cm，囊壁厚度约0.3cm，腔内液体浑浊，未见强回声，前列腺显示不清。双肾大小、形态、结构及实质回声未见异常，肾盂、肾盏无扩张。双侧输尿管未见扩张，膀胱充盈，壁不厚，内未见强回声及占位。

超声提示：前列腺囊合并感染。

（七）脐尿管囊肿

【诊断要点】

(1) 脐尿管囊肿合并感染时，表现为脐部红肿、包块，发热，腹痛。

(2) 超声检查首先要判断病变位于腹腔内还是腹壁内。

(3) 典型超声表现为腹壁内囊性包块(图 12－5－7A)，由于就诊时往往多已合并感染，故囊壁增厚，可达 4～9mm。囊内可有多发分隔(图 12－5－7B)，囊液浑浊，有絮状坏死物，囊肿内液体由数毫升至数百毫升不等。

(4) 均有周围软组织肿胀、粘连，囊肿一端可与膀胱相通或与脐部相通。

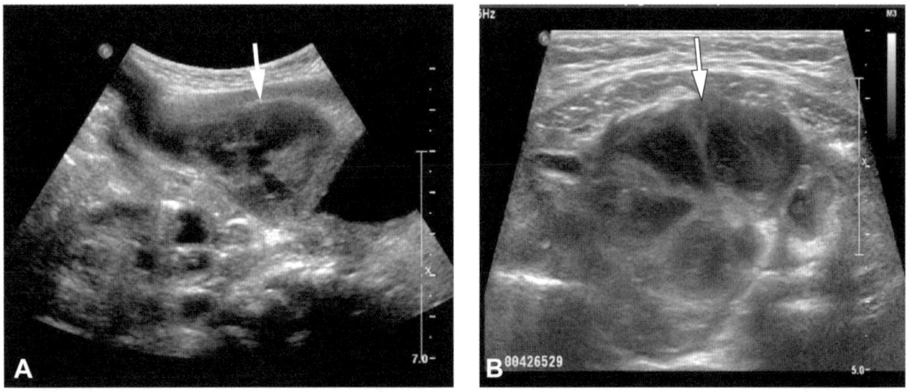

图 12－5－7　脐尿管囊肿继发感染

A. 纵切扫查脐部于腹壁内延伸至膀胱顶部不均质回声包块，周围组织肿胀；B. 高频探头横切囊腔内可见多发分隔

【鉴别诊断】

(1) 不典型的病例需要与急性阑尾炎、盆腔脓肿及梅克尔憩室炎鉴别。脐尿管囊肿感染病变位于腹壁内是重要的鉴别点，动态观察病变与腹腔内肠管之间可见相对移动。

(2) 有时膀胱充盈或排空状态会影响脐尿管畸形的正确诊断，因此要注意观察病变与膀胱的关系。

(3) 少数病例需与脐部腹壁的其他囊性占位鉴别，例如淋巴管瘤继发感染。

【病例示范报告】

超声检查所见：脐下腹壁内可见一低回声为主的包块，边界清晰，大小约 4.4cm×3.8cm×5.2cm。包块内部见不规则无回声区，范围约 2.8cm×3.1cm×2.7cm，内可见细点状高回声漂移。包块周围软组织肿胀，内见条片状低回声粘连。包块上极可见管状低回声通向脐部，下极与膀胱未见相通，动态观察病变与腹腔肠管运动不一致，局部腹腔内未见占位。膀胱充盈可，壁不厚，腔内未见异常回声。

超声提示：脐尿管囊肿继发感染。

第六节　儿童常见肿瘤

一、概述

【适应证】

腹部触及包块患儿，腹部膨隆或各种原因临床怀疑腹部占位的患儿。

【超声检查技术】

1. 患儿准备

上午检查，检查前空腹 8h，必要时给予开塞露排便，2 岁以下或不配合患儿口服 10% 水合氯醛（0.5～0.7ml/kg）入睡后检查。

2. 体位

患儿取仰卧位、左、右侧卧位、必要时俯卧位。

3. 仪器

低频探头与高频探头配伍使用。

4. 扫查方法

⑴ 低频探头观察肿瘤全貌并测量肿瘤大小，取最大横切面测量横径，取最大纵切面测量前后径及上下径。

⑵ 自上而下，从左至右，并变换角度做各种斜切扫查。

⑶ CDFI 观察肿瘤内部血流信号分布及丰富程度。

【检查内容】

⑴ 观察肿瘤与各脏器的关系，首先对肿瘤位置作出准确判断。

⑵ 观察肿瘤的边界、内部回声、有无囊腔、有无钙化及钙化类型，从而对肿瘤提示初步定性诊断。

⑶ 观察肿瘤与腹部大血管的关系，有否动脉穿行和静脉瘤栓。

⑷ 常规观察各脏器，有否邻近脏器浸润受累或转移。观察腹腔内或腹膜后淋巴结有无肿大。

⑸ CDFI 根据丰血或乏血可鉴别肿瘤坏死区，提示某些血供丰富的肿瘤。

二、儿童常见肿瘤

（一）腹部神经母细胞瘤

【诊断要点】

⑴ 神经母细胞瘤是小儿最常见的恶性实体瘤之一，来源于未分化的交感神经节细胞。80%病例位于腹膜后，半数以上病例就诊时已有远处转移，2%的病例可见到肿瘤转移，但寻找不到原发灶。肿瘤进展迅速，但只有极少数会自行凋亡。

⑵ 临床多因原发瘤、转移瘤或儿茶酚胺代谢不正常而有症状。患儿发热、消瘦、贫血及腹部包块，骨转移时出现腿疼、背疼，椎管内侵犯时出现下肢麻痹、大小便失禁。

⑶ 神经母细胞瘤特殊Ⅳ期临床诊断标准　一个小的原发瘤，合并肝、皮肤软组织转移

和(或)骨髓转移，但骨髓转移小于10%，年龄小于1岁。因其原发瘤较小，查体一般扪及不到，但转移征象明显，故患儿通常因腹大、腹膨隆就诊。

(4) 超声表现

①肿瘤位于一侧腹膜后、中线区或肾上腺区，包块呈类圆形或形态不规则，边界清晰。

②典型病例表现为肿物呈一巨块，也可呈多结节改变，中等偏高回声(图12-6-1A)，砂砾样钙化常见(图12-6-1B)，囊腔罕见。

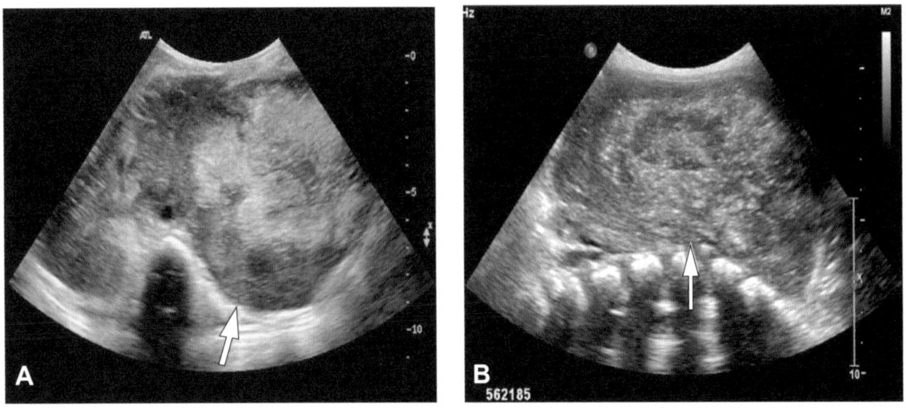

图12-6-1 神经母细胞瘤

A. 左侧腹膜后高低不均匀回声包块(箭头)，腹主动脉被肿瘤包绕；B. 盆腔纵切，紧贴椎体前缘低回声包块，边界清晰，内散在大量砂砾样钙化(箭头)

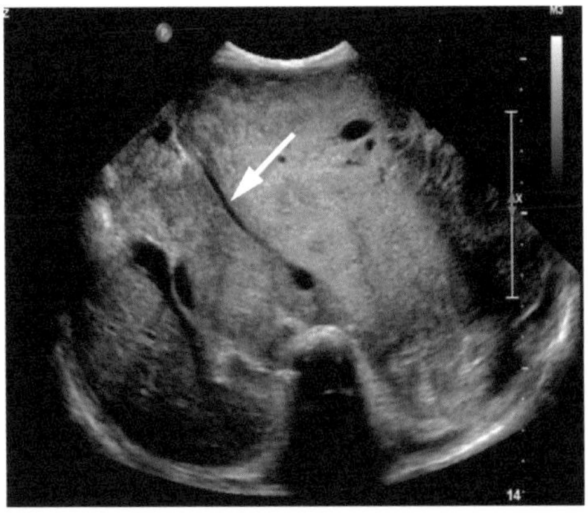

图12-6-2 神经母细胞瘤

腹膜后中等回声包块，内可见细点状高回声，腹主动脉及肠系膜上动脉于肿瘤内穿行，后者被牵拉(箭头)

③最突出的特点是不同程度包绕腹膜后大血管生长(图12-6-2)，包括动脉和静脉。

④可有腹膜后淋巴结转移，可蔓延侵犯胰腺及肾脏，表现为肿瘤与胰腺或肾脏分界不清。

⑤可侵犯椎管，椎体周围的瘤组织经椎间隙向椎管内延伸。

⑥肝转移为肿瘤常见的转移方式，表现为肝内弥漫或散在粟粒状、结节状或团块状转移灶。

⑦特殊Ⅳ期患儿原发瘤较小，位于肾上腺，呈圆形或类圆形，边界清晰，回声不均，以中或低回声为主，可见斑点状强回声，偶可见小囊腔。

【注意事项】

(1) 注意定位准确，肿瘤侵犯胰腺或肾脏，不要误认为来源于胰腺或肾脏的肿瘤。

(2) 因为涉及手术，腹膜后大血管与肿瘤的关系要描述清楚。

【病例示范报告】

超声检查所见：左上腹腹膜后探及巨大混杂回声包块，越中线，边界清晰，大小约 12cm×9.8cm×10.5cm。肿块无被膜，边缘呈多结节状，部分区域可见点状强回声，后方伴淡声影。肿瘤包绕腹主动脉长达 7cm，腹腔动脉、肠系膜上动脉于肿物内穿行并被牵拉，左肾动脉全程及右肾动脉起始部于肿块内穿行。胰腺受压前移，未见受累。左肾受压，上极实质与肿物分界不清。上腹部腹膜后可见多发低回声结节，大者约 2.5cm×1.6cm×1.1cm，部分与肿块融合相连。肝实质内散在数个低回声结节，边界清晰，大者 1.0cm×0.8cm×0.6cm。右肾及脾脏未见异常。腹腔内未见无回声区。

超声提示：左侧腹膜后神经母细胞瘤，肝转移及腹膜后淋巴结转移，侵犯左肾，包绕多数腹膜后大血管。

（二）畸胎瘤

【诊断要点】

(1) 胚胎性肿瘤，多含有三个胚层的组织，分为良性及恶性。可发生于颅内松果体，颈前、前纵隔、腹膜后、骶尾部及卵巢、睾丸，最常见部位为骶尾部及腹膜后。

(2) 骶尾部畸胎瘤最常见，临床可触及骶尾部包块，患儿可有排便困难，大便形状变扁。腹膜后畸胎瘤表现为腹部包块，巨大畸胎瘤会压迫肾脏及腹膜后大血管，但无血管穿行。AFP 升高提示肿瘤为恶性。

(3) 超声表现

①骶尾部肿瘤位于骶骨前、直肠后，直肠受压前移变扁（图 12–6–3），自骶尾部探查见肿瘤包绕尾骨尖。

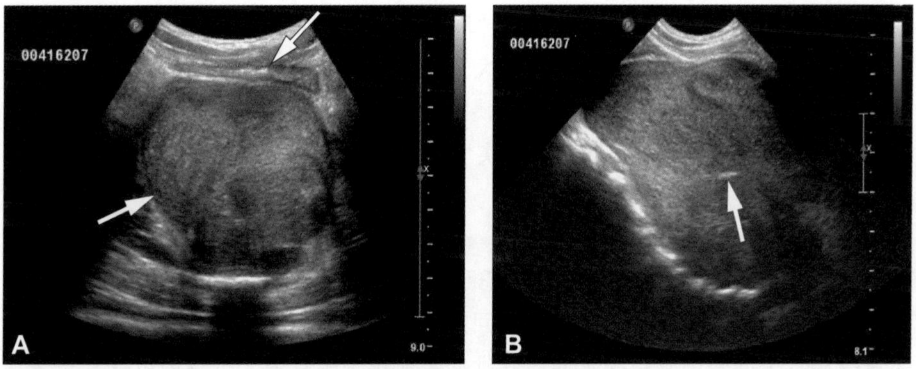

图 12–6–3 骶尾部畸胎瘤（实性）

A. 横切直肠与尾骨之间巨大实性团块（向上箭头），回声欠均匀，直肠受压前移变扁（向下箭头）；B. 纵切瘤体紧贴尾骨前缘，中心部可见小条状强回声（箭头）

②腹膜后肿瘤可探及胰腺或肾脏受压移位。

③肿瘤边界清晰，回声混杂呈囊实性（图 12–6–4），可见不规则囊状无回声及弧形、团状、不规则强回声，后方伴声影。肿瘤亦可呈完全囊性（图 12–6–5）。

④骶尾部恶性畸胎瘤呈相对均匀的低回声，肿瘤可向椎管内延伸，表现为骶尾部椎管内实性低回声。合并肝脏转移灶时，肝内可见边界清晰的低回声或稍高回声结节。

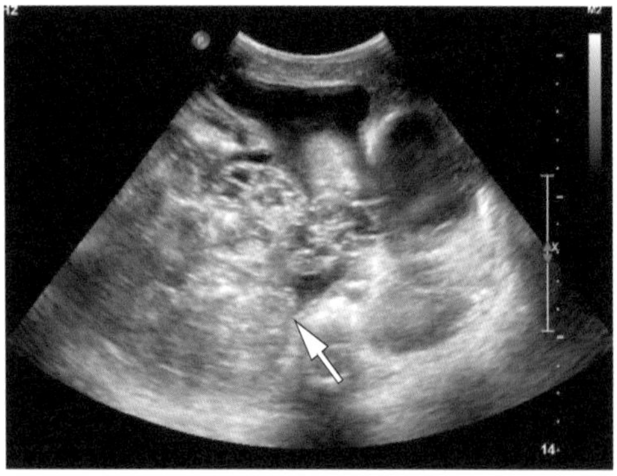

图 12－6－4　腹膜后畸胎瘤(囊实性)

上腹横切，腹部巨大混合回声包块(箭头)，大小约 17.2cm× 11.9cm×13.9cm，囊实相间，左侧可见弧带状钙化

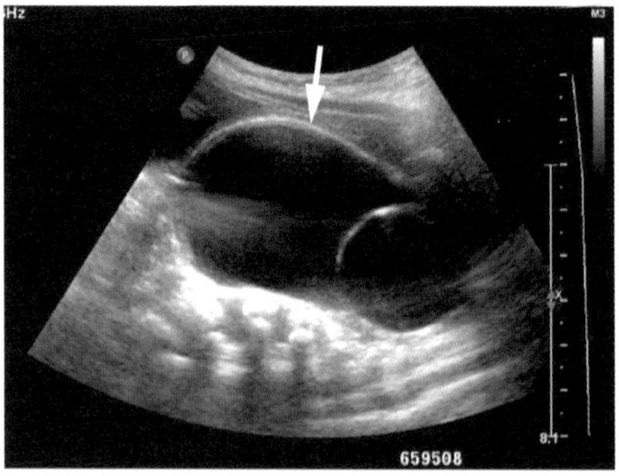

图 12－6－5　骶尾部畸胎瘤(囊性)

盆腔纵切骶前直肠后方囊性包块(箭头)，边界清晰，内可见分隔

【注意事项】

(1) 骶尾部畸胎瘤盆腔内瘤体有较大囊腔者不要把囊腔误认为膀胱，瘤体有较多脂肪成分者，呈团状中高回声，边界模糊，与盆腔内正常脂肪分界不清，容易漏诊。

(2) 超声诊断腹部畸胎瘤是位于腹腔内还是位于腹膜后，对手术有较大帮助。

【病例示范报告】

病例 1

超声检查所见：腹膜后探及混杂回声肿块，大小约 10.2cm×9.4cm×12.1cm，边界清晰，内为不均匀低回声并可见数个大小不等囊状无回声，较大者约 5.2cm×3.4cm×2.9cm，瘤体上极可见不规则弧形强回声，后方伴声影。胰腺受压前移，左肾受压下移。腹膜后未见明显肿大淋巴结，腹膜后大血管未见穿行。肝实质回声均匀，未见占位。

超声提示：腹膜后畸胎瘤。

病例 2

超声检查所见：骶骨与直肠之间探及低回声包块，大小约 5.6cm×4.7cm×6.9cm，边界清晰，回声相对均匀，未见囊状无回声及强回声。直肠受压向左前移位。自骶尾部探查见肿块组织包绕尾骨尖向臀部软组织延伸，并延伸至骶尾部椎管内，椎管内可探及条块状低回声，横断面约 1.0cm×0.9cm，长约 3.4cm。盆、腹腔未见肿大淋巴结。肝脏实质回声均匀，未见占位。双肾盂、盏及输尿管未见扩张，膀胱充盈前移，壁不厚，内壁光整。胆囊、胰腺、脾脏未见明显异常。

超声提示：骶尾部恶性畸胎瘤，侵犯延伸至骶尾部椎管内。

(三) 肾母细胞瘤

【诊断要点】

(1) 肾母细胞瘤是小儿最常见的原发于肾脏的恶性肿瘤。好发年龄在 5 岁以下，平均年龄 3 岁，新生儿罕见。

(2) 约 95%的病例因腹部包块就诊，约 10%患儿有肉眼血尿。

(3) 超声表现

①肿块位于肾脏一极，呈类圆形或分叶状突出肾轮廓之外，边界清楚，包膜完整，可见残肾与肿物呈“握球征”(图 12－6－6)。肿块可起自集合系统内，于肾盂内塑形生长。

②肿块为中低回声的实性区与大小、数量不等的囊状无回声相混(图 12－6－7A)。

③肿块呈高、中、低混合回声，未见囊状无回声。

④肿块以囊状无回声为主，呈多房分隔囊腔(图 12－6－7B)，分隔薄厚不均，仅见少许或无明显实性成分。

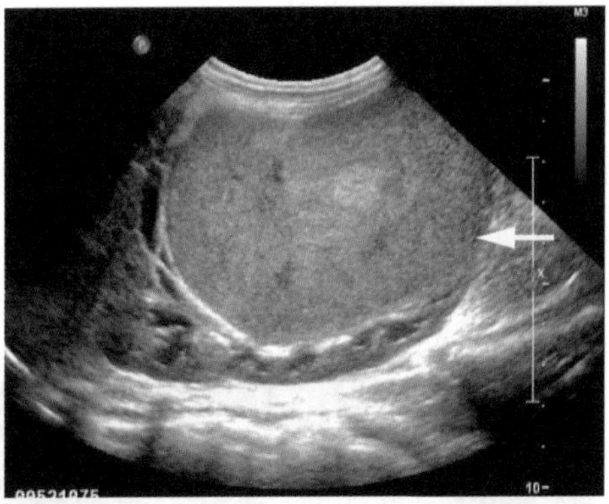

图 12－6－6　肾母细胞瘤(实性)

纵切扫查右肾下极巨大肿块(箭头)，中等回声，边界清晰，残肾与肿瘤呈握球状

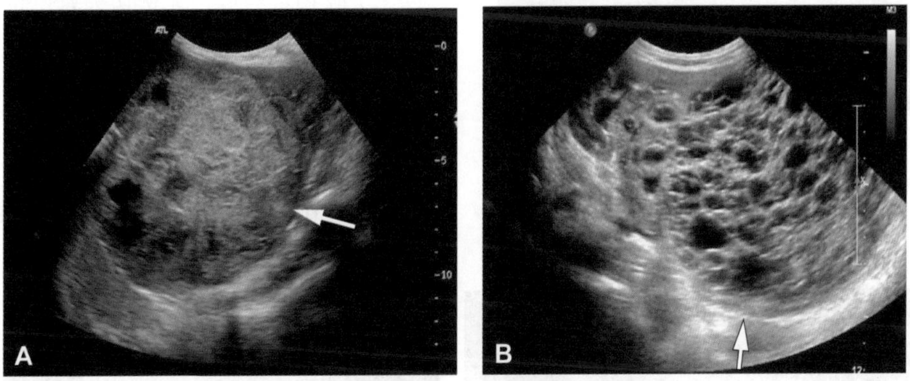

图 12－6－7　肾母细胞瘤(A 为囊实性，B 为囊性)

A. 左肾内可见实性为主肿块(箭头)，内可见小囊腔.残肾与肿瘤呈握球状；B. 左肾内肿瘤呈蜂窝状囊性改变(箭头)

⑤钙化少见，占 3%～5%，多位于曾经坏死区边缘。

⑥患侧肾静脉及下腔静脉可探及瘤栓。

【注意事项】

(1) 肾母细胞瘤是原发于肾内的肿瘤，与神经母细胞瘤侵犯肾脏不同，二者注意区分不要混淆。

(2) 肾母细胞瘤可累及双肾，一侧肾脏发现肿瘤时要注意观察对侧肾脏有无病灶。

【病例示范报告】

超声检查所见：左肾下极实质内可探及类圆形肿块，边界清晰，包膜光整，大小约 10.2cm×9.6cm×11.4cm。包块以中低回声为主，内夹杂多发小囊状无回声，残肾与包块呈握球状。左肾静脉内可见中等回声，一直延续至下腔静脉肝后段，下腔静脉内中等回声条块，横切面约 1.0cm×0.8cm，长约 5.2cm。残肾实质回声未见异常，集合系统轻度扩张，肾盂前后径约 1.2cm。右肾大小约 7.8cm×4.0cm×2.9cm，实质回声未见异常。腹膜后未见明显肿大淋巴结。肝实质回声均匀，未见占位。胆囊、胰腺、脾脏未见异常。腹腔内未见无回声区。

超声提示：左侧肾母细胞瘤，合并左肾静脉及下腔静脉充满型瘤栓。

（四）肝母细胞瘤

【诊断要点】

（1）肝母细胞瘤是最常见的小儿肝脏恶性肿瘤。患儿多因偶然发现腹部包块就诊，触诊包块坚硬。进展期患者可表现为面色苍黄，食欲不佳。好发年龄为1～3岁。

（2）约95%以上的患儿血AFP增高，一般多大于1210μg/L。

（3）超声可探及肿物来源于肝脏，肿物可位于右叶、左叶或左右叶均受累，可占据大部分肝脏，也可自肝内突向肝外生长，表现为大部分肿块位于肝外。

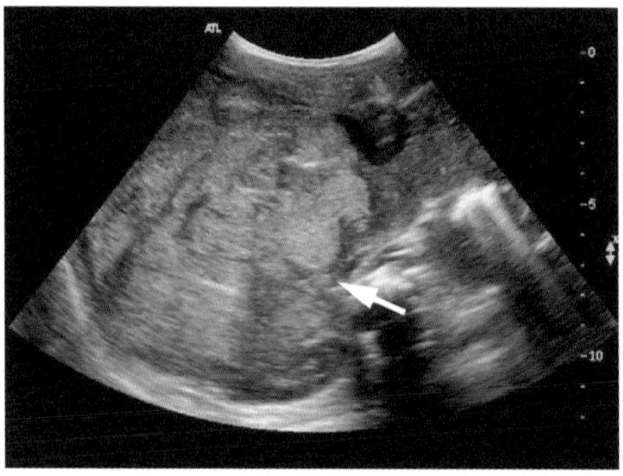

图12－6－8　肝母细胞瘤

肝右叶不均匀高回声瘤块（箭头），内呈多结节状

（4）单发巨块型肿瘤有包膜，形态不规则，回声偏高不均匀（图12－6－8），高频探头观察时，移动探头肿块内有多结节感，结节内可有微小囊状无回声。肿瘤内也可有大块钙化（图12－6－9A）。

（5）肿物可与肝门无密切关系，也可包围第一、二肝门，使下腔静脉肝后段明显受压粘连不易显示。门静脉及分支内可见中等回声瘤栓，但较少见。

（6）肿物以外的肝组织内可有单发或多发的低回声结节状肝内转移灶（图12－6－9B）。

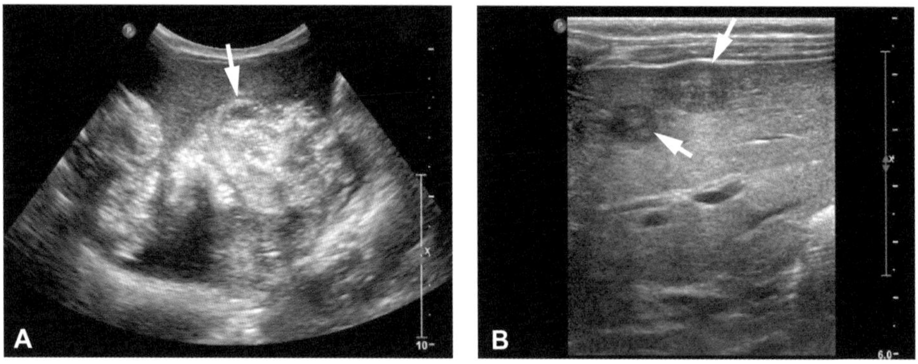

图12－6－9　肝母细胞瘤

A. 肝内高回声为主肿物，包块可见大片钙化（箭头）；B. 余肝实质内可见低回声结节状转移灶（箭头）

【注意事项】

（1）探及肿瘤的同时注意观察肿瘤与第一、二肝门和肝静脉、门静脉的关系及注意有否瘤栓。

（2）少部分肝母细胞瘤需要与肝脏婴儿型血管内皮细胞瘤鉴别，必要时可结合增强CT延迟扫描综合判断。

【病例示范报告】

超声检查所见：肝实质内可见中高回声包块，占据肝右叶及左内叶，大小约9.7cm×11.5cm×10.8cm，边缘凹凸不光整，边界清晰，动态显示包块呈多结节状，高频探头观察结节内可见细小囊状无回声。肝右静脉及肝中静脉显示不清，肝左静脉紧贴肿块边缘呈弧形受压。第一肝门受压移位，门脉主干紧贴肿物前缘，门脉右支与肿物关系密切。第二肝门被肿物占据，门静脉及下腔静脉内未见异常回声，残余肝实质回声均匀。腹部未见明显肿大淋巴结，胰腺、胆囊、脾脏及双肾未见异常。

超声提示：肝母细胞瘤，门脉主干紧贴肿瘤前缘，门脉右支与瘤体关系密切，肿瘤累及第二肝门。门静脉及下腔静脉内未见瘤栓。

（五）睾丸生殖细胞瘤

【诊断要点】

(1) 阴囊无痛性包块，触之较硬。

(2) 超声于睾丸实质内可探及包块。

(3) 包块边界清晰，多呈圆形或椭圆形。

(4) 睾丸畸胎瘤实质回声不均匀(图 12-6-10)，可见不规则囊状无回声及强回声后伴声影。

(5) 睾丸内胚窦瘤呈相对均匀低回声(图 12-6-11A)，囊状无回声少见，CDFI 瘤体内血供丰富(图 12-6-11B)。

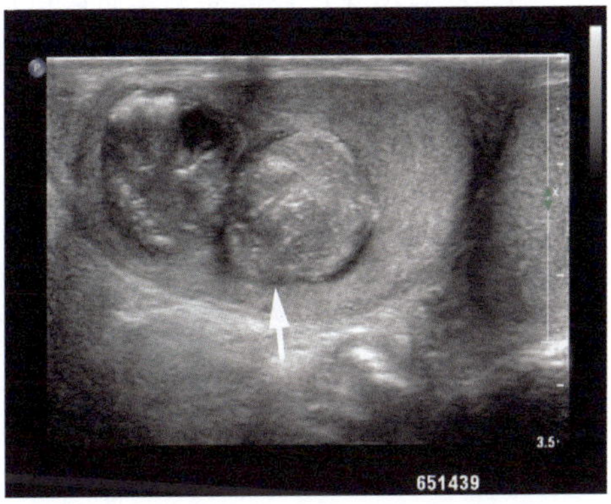

图 12-6-10　睾丸畸胎瘤

左睾丸实质内混杂回声包块(箭头)，呈双结节状，内可见小囊腔及散在斑点状钙化，边缘可见正常睾丸实质

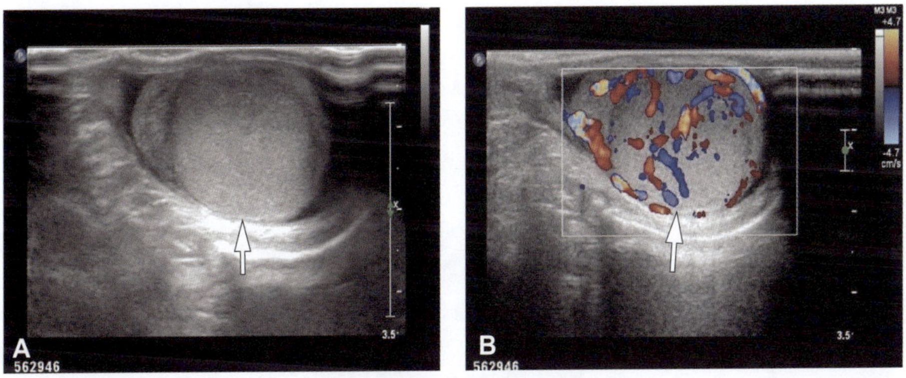

图 12-6-11　睾丸内胚窦瘤

A. 睾丸实质内等回声包块(箭头)，边界清晰，回声均匀，周围环绕正常睾丸实质；B. CDFI 显示瘤体内血供丰富(箭头)

【注意事项】

(1) 探查睾丸包块的同时要注意观察双侧腹股沟及腹膜后有无肿大淋巴结，肝脏有无转移灶。

(2) 注意观察对侧睾丸，避免漏诊双侧睾丸病灶。

【病例示范报告】

病例 1

超声检查所见：左侧睾丸实质内可见混杂回声肿块，大小约 1.2cm×1.0cm×1.5cm，边界清晰，内可见不规则囊状无回声及不规则强回声后伴声影。肿块上极可见残存正常睾丸实质，包块未突出睾丸轮廓。右侧睾丸大小约 2.0cm×1.4cm×1.2cm，实质回声均匀，CDFI

血流信号未见异常。双侧腹股沟区及腹膜后未见肿大淋巴结，肝实质回声均匀，未见占位。

超声提示：左侧睾丸畸胎瘤。

病例 2

超声检查所见：左侧睾丸实质内可见中等偏低回声包块，大小约 1.8cm×1.3cm×1.5cm，边界清晰，回声大致均匀，未见囊状无回声及斑块状强回声。CDFI 显示肿物内血流信号丰富。肿块上方可见残存正常睾丸实质。右侧睾丸大小约 1.8cm×1.2cm×1.1cm，实质回声均匀，CDFI 血流信号未见异常。双侧腹股沟区及腹膜后未见肿大淋巴结。肝脏不大，实质回声均匀，未见占位。

超声提示：左侧睾丸内胚窦瘤。

第十三章　介入性超声

第一节　概　　述

介入性超声是介入性放射学的分支。介入性超声的主要特点是在实时超声监视或引导下，完成各种穿刺活检、置管引流、局部治疗等操作。由于具有实时性、操作简便且安全准确、费用低廉、无放射性等许多优点，已被临床广泛应用，在现代临床医学中占有重要地位。

一、超声引导穿刺活检

【超声仪器和穿刺引导设备】

各种新型超声仪器相继问世，图像实时性及分辨率不断提升，穿刺引导设备不断改进升级，针对不同穿刺部位专用探头的出现，大大促进了介入性超声的发展。

穿刺探头由探头及导向器两部分组成。穿刺探头有线阵扫描、相控阵扫描、凸阵扫描、腔内扫描等，专用穿刺探头有中央凹槽式、侧进式等。导向器可保证穿刺针沿预定的穿刺方向刺中目标，减少徒手操作的盲目性，提高穿刺的准确度。导向器既可为固定式，即只有一种进针角度，又可为可调式，即根据需要选择不同角度进针。

【穿刺针具】

组织活检针也称组织切割针，针的口径、长度和针尖设计多种多样。常用类型有内槽型切割针、抽吸式活检针、斜面型或三叉型等切割针。穿刺针型号的选择主要取决于临床穿刺目的。细针取材主要用于细胞学分析，但也可以用于组织学检查。粗针通常用于获取较大标本进行组织学分析和细胞学分析。为了获取足够的材料对一些恶性肿瘤（如淋巴瘤）、许多良性肿瘤和大部分慢性弥漫性实质疾病（如肝硬化、肾小球肾炎）进行明确诊断和分型，应采用粗针穿刺活检。常用穿刺针有自动和手动两种，自动的、装有弹射装置的活检枪，以非常快的速度向前发射中间针芯和切割鞘，快速切割获取组织；手动切割针利用负压、切割旋转获得组织。两种方法各有优势。

【技术原则】

穿刺实施前，应先利用水槽或仿体进行穿刺实验，以验证该探头及导向器引导穿刺的准确性。穿刺活检过程中，针尖位置和针道清晰显示，才能保障穿刺的准确性。选择恰当的穿刺途径，能够缩短穿刺距离、提高命中率，并降低并发症。上腹部及肋间穿刺要注意避免损伤肺或胸膜腔，穿刺路径避免经过大血管、胆管及含有污染物的消化道，尤其是结、直肠。

【操作方法】

穿刺前告知患者穿刺目的、风险和益处等，获得患者的知情同意。

活检通常在门诊进行。穿刺前需进行血常规及凝血功能检查，合格者可进行穿刺活检。腹部脏器活检建议空腹8～12h。

穿刺前要选择适当的穿刺目标，当多脏器病变时，选择较安全的脏器取材。一个脏器多发病灶时，选择有代表性的病灶，选择病灶有活性的区域取材能够提高成功率。确定目标后需选择合适的穿刺途径和进针角度。建议使用引导装置，穿刺针沿着预定的方向和角度进针。徒手引导的方式有很大灵活性，穿刺针可以在没有引导系统的情况下自由地从皮肤表面进入到目标区域，但多次调整可能会引起并发症的发生。徒手引导法可在活检过程中微调，很有经验的医师或目标较大时可以使用，初学者、病灶小、位置深、病灶周围结构复杂时，建议使用引导装置。

活检前在穿刺部位进行局部麻醉。在连续的实时超声监视下，沿预定途径进针。当针尖到达病灶区时，迅速获取组织。根据穿刺目的、部位，选择不同针型及穿刺次数，在获得足够诊断的组织或细胞标本情况下，尽量减少进针次数。活检结束后，应观察患者 1～2h，监测生命体征，确认安全后允许患者离院。要书面告知患者穿刺后注意事项，嘱其不适时及时来院就诊。

【细胞学检查及病理组织学检查】

在超声引导下对目标病变穿刺活检，获得组织学或细胞学标本，经过制片、染色，在显微镜下观察组织和细胞形态，可作出较精确的病理诊断和疾病分型，为临床治疗和评价预后提供重要依据。

取材、制片和显微镜读片是影响病理诊断的重要环节。理想的组织学标本是组织块足够大、取自最有代表性的部位，外形呈细条状。理想的细胞学标本是细胞量足够多、细胞无溶解破碎，取材有代表性。当标本完全为坏死组织、组织细胞量过少或破碎时，难以完成诊断。

细胞学检查可较快速进行，通过对细胞形态、细胞核形态等观察，判断细胞良、恶性，分化差、典型的恶性肿瘤细胞学容易被识别诊断。但细胞学标本无法观察组织结构特征，无法进行组织学分型诊断。有些肿瘤需要观察较多视野，根据核分裂象多少和总体分化程度，才能较准确区分是低度恶性肿瘤还是生长活跃的良性肿瘤。这时组织学标本的获得和组织病理诊断尤为重要。组织学检查能够解决细胞学检查不能解决的一些问题，在临床诊断中发挥重要作用。但组织学检查不能完全取代细胞学检查，两种检查方法应相互补充。

【注意事项与并发症】

现代医学影像技术的进步是经皮穿刺活检在临床广泛应用的基础。超声实时监视、准确引导，是保障穿刺途径不损伤大血管、重要脏器的技术关键。穿刺活检对组织的损伤程度，与穿刺针直径有关。理论上，动物实验及临床观察显示，较小直径穿刺针对组织损伤较少。在获得足够诊断标本的前提下，宜采用先细针后粗针原则。大样本、多中心研究显示，穿刺活检并发症发生率很低，因此穿刺活检是安全的。文献报道的并发症有出血、针道种植、感染、胆汁瘘、胰腺炎、血气胸、过敏等，常见并发症及注意事项如下。

1. 出血和血肿

细针穿刺活检时，出血和血肿的发生率为 0.04%～0.05%，穿刺引起出血的病例多有凝血异常或其他基础病。凝血功能异常、血小板过低、有出血倾向的患者，应列为穿刺禁忌。巨大肿瘤有自发破裂可能，如肝癌、肝血管瘤等，应选择通过正常肝组织的部位进针。

2. 针道种植

因穿刺活检发生肿瘤细胞扩散或沿针道种植的发生率极低，不影响其在临床应用。肿瘤种植部位主要是腹壁、皮肤，因此使用套管针可显著降低穿刺活检出针时沿针道播散的可能性，尤其可以避免腹壁和皮肤的肿瘤种植。

3. 感染

穿刺活检后引起感染或感染扩散极罕见，仅见脓肿穿刺后发生腹膜炎的报道。在穿刺过程中，应遵守无菌操作原则，穿刺途径应尽可能避开消化管，尤其是结肠，尽可能减少对感染灶穿刺进针的次数，利用经腹壁的套管针，以减少沿针道污染的机会。

二、超声引导置管引流

【技术原则】

超声引导置管引流技术在临床应用广泛，主要包括经皮肝穿刺胆管造影及置管引流术，超声引导下胆囊造瘘术，经皮肾盂穿刺造影与肾造瘘术，胸部及盆、腹部积液与脓肿穿刺抽吸及置管术，心包穿刺置管引流术等。实时超声引导下进行置管引流，可以提高穿刺置管的成功率。特别是对于少量积液的穿刺引流及精细部位(如胆管)的穿刺置管，超声引导下操作不仅提高了技术成功率，而且降低了并发症的发生率，大大提高了医疗的有效性和安全性。穿刺置管过程中，应选择恰当的穿刺途径，穿刺过程需清晰显示针尖位置和针道，置管过程严格按照诊疗常规操作，是保障技术成功的重要步骤。在穿刺置管过程中，要注意避免损伤重要脏器和组织，防止发生并发症。

【针具与导管】

依据穿刺目的不同、拟置管引流部位不同，可选择不同规格型号的穿刺针具及留置导管。一步穿刺置管法的针具包括穿刺针、针芯及外套管等，两步穿刺置管法的针具包括穿刺针、针芯、导丝、扩张器、导管等。导管前端有端孔或侧孔，依据置管部位及目的不同酌情选择。例如，在脓肿引流或肾盂引流时，应选择多个侧孔的引流管。

【操作方法】

在进行经皮穿刺置管前，需与患者沟通并获得知情同意。穿刺置管前需进行血常规及凝血功能检查，检查正常者方可进行。

无论进行何种穿刺置管，操作前需对欲穿刺置管部位进行仔细超声检查，以确定有无安全、合适的穿刺途径，并确定穿刺点。消毒铺巾后，在穿刺部位进行局部麻醉。在连续实时超声监视下，沿预定途径进针。当针尖到达目标区域时，拔出针芯，将注射器针筒连接于穿刺针进行抽吸，内容物顺利抽出后留置导管。一步穿刺置管法操作简便，适合较大管腔置管引流；两步穿刺置管法需要置入导丝，再放置引流管，适合精细导管内置管。

置管结束后，患者应留观并监测生命体征。置管后要告知患者注意事项，嘱其不适时及时就诊。

【注意事项与并发症】

1. 注意事项

严格掌握各部位置管引流的适应证和禁忌证，严格遵守介入性超声操作规范，操作过程始终在超声引导下完成，置管后严密观察患者生命体征，及时识别并处理并发症。

2. 并发症

穿刺引流置管部位不同，相关并发症不尽相同，各部位主要并发症简要介绍如下。

(1) 经皮肝穿刺胆管造影　胆汁瘘、胆汁性腹膜炎、出血、胆管炎、败血症。

(2) 经皮肝穿刺胆管引流术　胆汁瘘、胆汁性腹膜炎、出血、感染。

(3) 肾盂穿刺置管引流　出血、肾周血肿、尿外渗、邻近器官损伤等。

(4) 胸膜腔穿刺　气胸、出血、感染、肺叶损伤等。

(5) 腹膜腔穿刺　肠管损伤、腹膜炎、出血、血肿。

(6) 脓肿经皮插管引流　菌血症、出血、气胸或脓胸、肠瘘、腹膜炎及针道周围感染等。

三、超声引导局部治疗

超声的高分辨率及实时性，具备可靠、准确的引导能力，使超声引导下介入治疗成为可能。理论上讲，只要超声能够显示的病变，有安全的介入治疗途径，便可实施局部介入治疗。目前超声引导局部治疗已在临床各科室，包括消化科、妇产科、泌尿科、胸科、内分泌科等得到广泛应用，在腹部、盆腔、胸部、浅表器官、头颈部等疾病的综合治疗中发挥着不可替代的作用。

在腹部疾病中，最常用的是超声引导下囊性病变硬化治疗，包括肝肾囊肿硬化治疗，常用硬化剂为无水乙醇、醋酸等，是一种有效、安全的治疗方法。超声引导经皮治疗肝癌、肾癌等实体肿瘤的方法包括局部物理和化学消融，物理消融是指用热消融和冰冻消融治疗肿瘤，化学消融是指用无水乙醇、醋酸等化学药物消融灭活肿瘤的方法。超声引导注药可治疗血管瘤等肝脏良性肿瘤。超声引导局部热凝固消融治疗是肝、脾外伤微创治疗新技术。另外，无法手术的晚期胰腺癌或腹膜后肿瘤，因腹腔神经丛受侵犯，患者常常疼痛难忍，超声引导将无水乙醇注入腹腔神经丛周围，能达到缓解疼痛的目的；超声引导下注入放射性粒子、药物、使用海扶(HIFU)等也可治疗晚期胰腺癌等恶性肿瘤。

在妇产科应用中，超声引导可硬化或注药治疗卵巢囊肿、巧克力囊肿，对异位妊娠可准确注药杀胚，免除手术创伤。子宫肌瘤、腺肌瘤可进行超声引导下微波治疗、HIFU 治疗、注射药物或热盐水治疗等，过程安全且疗效良好。术后出现盆腔包裹性积液、积脓时，可在超声引导下穿刺、抽液并注药治疗。

超声引导定位下进行体外冲击波碎石、在超声引导下置入放射性粒子治疗前列腺癌是泌尿科较常应用的技术。超声引导下经皮射频及微波消融可治疗周围型肺肿瘤；超声引导下向肿瘤内注射放疗或化疗增敏剂，可提高肿瘤总体疗效；超声引导还可进行乳腺肿物微创旋切术、甲状腺结节的物理化学消融等等。总之，超声引导下局部治疗技术已经成为临床诊治的重要组成部分，发挥着越来越重要的作用。

第二节　胸部介入性超声

一、胸壁、胸膜病变

【适应证】

(1) 影像学检查或其他检查方法无法确定性质的胸壁、胸膜病变。

(2) 手术、放疗或化疗前需确定肿瘤性质、组织学类型或转移癌原发组织来源者。

【禁忌证】

(1) 严重出血倾向者。

(2) 近期内严重咳血、呼吸困难、剧烈咳嗽或患者不能合作者。

(3) 超声显示不清者，或超声显示的病变受肋骨遮挡，缺乏合适进针入路者。

【术前准备】

(1) 术前检查血常规、凝血功能等。

(2) 穿刺前均应做胸部 X 线、CT 检查或 MRI 检查，根据 X 线、CT 或 MRI 显示的病变位置从不同角度进行全面超声扫查，了解病灶位置、范围、形态、内部结构与周围肺组织的位置关系，确定穿刺部位和进针路线。

(3) 术前向患者做好解释工作，签署介入手术知情同意书，教会患者屏气等，便于配合手术。过分紧张者，术前 30min 肌内注射地西泮10mg。

(4) 准备仪器与器械　一般选取频率 2.5～3.5MHz 的低频凸阵探头引导，若为浅表肿瘤（如胸壁肿瘤）可选择频率 7～10MHz 高频线阵探头、20～16G 穿刺针、活检枪、穿刺引导架、探头无菌保护套等。

【操作方法】

(1) 根据术前 X 线、CT 或 MRI 检查显示病变部位选取体位，经超声多切面扫查定位，确定穿刺点、穿刺路径、进针深度，避开大血管和周围正常肺组织。

(2) 常规消毒、铺巾，2%利多卡因局麻，超声扫查再次确定穿刺点、穿刺路径及进针深度，尖刀破皮。

(3) 嘱患者屏气，将穿刺针迅速刺入病灶内或增厚的胸膜内，扣动扳机，完成一次活检。针槽内组织条置于滤纸片并浸泡于福尔马林溶液送组织学检查，将针芯内残余组织成分涂片 2～3 张，福尔马林溶液固定送细胞学检查。一般取 2～3 针。

(4) 术后局部加压包扎，平卧 1～2h，避免剧烈咳嗽及运动，注意观察有无气胸等并发症发生。

【注意事项与并发症】

1. 注意事项

(1) 选取皮肤至穿刺部位距离最短的穿刺路径，全程实时监测，当针尖显示不清时，禁止盲目进针或发射取样，根据探头平面位置结合声像图可调整进针角度直至清晰显示针尖。

(2) 对于较小的病变，可采用大角度倾斜进针或与胸壁平行的方向进针，以增加穿刺针尖到病灶的距离。

(3) 应在肋骨上缘进针，避免伤及肋间血管与神经。

(4) 尽量选择病灶边缘，血流信号较丰富并能避开大血管及病灶内坏死液化区域取样，多部位穿刺，以提高穿刺成功率与确诊率。

(5) 使用自动活检枪活检时，一定要估计好射程，并且必须确保在射程内没有肋骨、血管和含气肺组织。

(6) 制作细胞学涂片时涂片要薄而均匀，组织条需保持完整。

2. 并发症

(1) 气胸　为胸壁及胸膜穿刺活检的主要并发症，由于超声能实时监控进针途径和深度，避开含气肺组织，可最大限度减少气胸的发生。小量气胸不需治疗，可自行吸收恢复，中、大量气胸应行胸腔闭式引流。

(2) 出血　由穿刺过程中未能避开大血管所致。少量出血在局部加压包扎后可自行停止。大量出血应嘱患者平静呼吸，避免剧烈咳嗽，必要时可加用止血药物。

(3) 感染　注意无菌操作，术后应用抗生素预防，一般可避免发生。

(4) 肿瘤种植转移　发生率极低。

二、超声引导肺占位病变穿刺活检

【适应证】

(1) 超声能显示的周围型肺肿瘤及合并肺不张的中心型肺肿瘤。

(2) 纤维支气管镜难以到达或取材失败的周围型肺肿瘤。

(3) 手术、放疗或化疗前需确定肿瘤性质、组织学类型或转移癌的原发组织来源者。

【禁忌证】

(1) 严重出血倾向者。

(2) 近期内严重咳血、呼吸困难、剧烈咳嗽或患者不能合作者。

(3) 有严重心肺疾病者。

(4) 超声难以显示的病变，部分可显示病变，但受肋骨遮挡，缺乏合适进针入路者。

(5) 伴有大量胸腔积液的肺肿瘤。

【术前准备】

参考胸壁、胸膜病变。

【操作方法】

(1) 根据术前 CT 或 MRI 检查显示病变部位选取体位，经超声多切面扫查定位，确定穿刺点、穿刺路径及进针深度，避开大血管和周围正常肺组织。

(2) 常规消毒、铺巾，2%利多卡因局麻，超声扫查再次确定穿刺点、穿刺路径及进针深度，尖刀破皮。

(3) 嘱患者屏气，将穿刺针迅速刺入病灶内，扣动扳机，完成一次活检。针槽内组织条置于滤纸片并浸泡于福尔马林溶液送组织学检查，将针芯内残余组织成分涂片 2～3 张，福尔马林溶液固定送细胞学检查。一般取 2～3 针。

(4) 术后局部加压包扎，平卧 1～2h，避免剧烈咳嗽及运动，注意观察有无气胸等并发症发生。

【注意事项与并发症】

1. 注意事项

(1) 选取皮肤至穿刺部位距离最短的穿刺路径，全程实时监测，当针尖显示不清时，禁止盲目进针或发射取样，根据探头平面位置结合声像图可调整进针角度直至清晰显示针尖。

(2) 应在肋骨上缘进针，避免伤及肋间血管与神经。

(3) 尽量选择病灶边缘，血流信号较丰富并能避开大血管及病灶内坏死液化区域取样，多部位穿刺，以提高穿刺成功率与确诊率。

(4) 若合并胸腔积液量较大，可先行胸腔积液穿刺抽吸再行穿刺活检。

(5) 制作细胞学涂片时涂片要薄而均匀，组织条需保持完整。

2. 并发症

气胸、出血、感染、肿瘤种植转移。

三、超声引导纵隔肿瘤穿刺活检

【适应证】

(1) 超声能显示的纵隔肿瘤。

(2) 手术、放疗或化疗前需确定肿瘤性质、组织学类型，或转移瘤需要明确原发组织学来源者。

【禁忌证】

(1) 后纵隔病灶。

(2) 患者肥胖、肺气干扰、骨骼的遮盖致超声无法显示病灶者。

(3) 位置较深、体积较小且靠近大血管或心脏者，穿刺活检有较大风险者。

(4) 重型肺气肿、肺源性心脏病及严重呼吸功能障碍患者。

(5) 剧烈咳嗽，无法控制者。

(6) 意识或精神障碍，无法配合者。

【术前准备】

参考胸壁、胸膜病变。

【操作方法】

(1) 根据术前 CT 或 MRI 检查显示病变部位选取体位，经超声多切面扫查定位，确定穿刺点、穿刺路径及进针深度，避开心脏、大血管和肺组织。

(2) 常规消毒、铺巾，2%利多卡因局麻，超声扫查再次确定穿刺点、穿刺路径及进针深度，尖刀破皮，嘱患者屏气，将穿刺针迅速刺入病灶内，扣动扳机，完成一次活检。针槽内组织条置于滤纸片并浸泡于福尔马林溶液送组织学检查，将针芯内残余组织成分涂片 2～3 张，福尔马林溶液固定送细胞学检查，一般取 2～3 针。

(3) 术后局部加压包扎，平卧 1～2h，避免剧烈咳嗽及运动，注意观察有无出血、气胸等并发症发生。

【注意事项与并发症】

1. 注意事项

(1) 纵隔病灶一定要明确与大血管、心脏的关系才可穿刺。

(2) 操作敏捷，尽量缩短穿刺针在病灶内的停留时间。

(3) 纵隔肿瘤组织来源复杂，如淋巴瘤的各种亚型的确定及胸腺瘤的诊断，不仅需要细胞形态学的检查，还需结合免疫组织化学测定。

(4) 前纵隔肿块常用经胸骨旁进针路径，必须注意避免伤及内乳动脉，否则可能引起致命的出血。

(5) 较大病灶往往伴有坏死，需借助彩色多普勒超声选择血流信号丰富又能避开大血管分支的区域，多角度、多点取材，以提高组织病理学确诊率。

(6) 穿刺标本往无菌滤纸上放置时避免挤压，组织挤压后对于淋巴瘤、胸腺瘤及小细胞未分化癌的鉴别将更加困难。

(7) 由于胸部病变受到肋骨、胸骨及锁骨的影响，需要选择尽可能小的探头，置于骨间隙，使探头表面完全与皮肤接触，避开骨骼干扰，使穿刺针与超声声束角度尽可能小，与皮肤近垂直方向进入。

(8) 在保障安全的前提下，尽量采用较粗口径的穿刺针得到足量的标本，也是获得确切诊断的重要条件。但对于直径≤3.0cm 的肿块宜选用细针穿刺，避免刺伤正常肺组织造成气胸等。

2. 并发症

气胸、出血、感染、肿瘤种植转移。

四、超声介导肺肿瘤消融治疗

(一) 超声引导肺肿瘤射频、微波消融治疗

肺脏是实体恶性肿瘤的好发和转移的部位，手术切除肺癌仍然是根治的主要手段，但肿瘤发现时多数患者已失去手术机会，能早期诊断而行手术根治切除者不多，肺转移肿瘤目前缺乏有效的治疗手段，超声引导肺癌热消融治疗可达到减瘤，减轻患者临床症状，延长生存时间目的。

【适应证】

(1) 全身状态差不能耐受或拒绝手术切除者、手术切除后复发者、其他器官肿瘤转移至肺者。

(2) 超声能显示的周围型肺肿瘤及合并肺不张的中心型肺肿瘤。

(3) 一般用于肿瘤直径≤5cm 单发结节，或多发结节<3 个。

【禁忌证】

(1) 严重心肺功能不全者。

(2) 凝血功能障碍不能控制者。

(3) 特殊部位如靠近心脏、大血管者应慎用微波及射频消融治疗。

(4) 严重胸腔积液者、巨大肺癌或弥漫性肺癌、血液系统病变和妊娠等。

(5) 装有心脏起搏器者，应避免射频消融治疗。

【操作方法】

消融治疗前给予患者适当的镇静剂，建立静脉通道，监测患者血压、心率、呼吸及周围血氧饱和度。患者取仰卧或侧卧位，确定肿瘤的大小、部位并选择穿刺点和进针路径。多采用局部浸润麻醉加静脉镇静镇痛剂，必要时静脉全身麻醉。消融治疗按照先肿瘤深部后浅部及多切面定位的原则制订治疗方案和顺序，布针考虑从三维空间热场上覆盖病灶，采用由深至浅分段、多点、多部位消融病灶和周围部分正常肺组织，治疗结束后对针道行凝固，避免出血或针道转移。术后包扎伤口，嘱患者卧床休息，严密观察生命体征。病灶位置特殊，如靠近心脏、大血管者消融应慎重，对这些区域可联合化学消融，但应注意剂量和注入速度，以免乙醇渗入气道引起呛咳。

【并发症】

(1) 疼痛　多为穿刺局部轻、中度疼痛，数天后可缓解。

(2) 发热　常由肿瘤坏死产生的吸收热所致，一般体温<38.5℃，无需特殊治疗。

(3) 气胸　少量气胸可自行恢复，中、大量气胸应行胸腔闭式引流，术中、术后注意观

察患者是否有喘憋、呼吸困难等情况。

(4) 出血　包括胸腔内出血及咯血，若肿瘤内或周边有大血管穿行，可先选取大功率将其凝固，对于有出血倾向者，术前、术后应用维生素 K 和立即止血等。

【疗效评价】

主要包括患者临床症状、体征改善及化验检查等；治疗前后影像学判断肿瘤大小改变及肿瘤坏死情况等，增强 CT/MRI 病灶不强化或超声造影病灶无增强，表明病灶完全灭活，增强 CT/MRI 病灶部分强化或超声造影病灶不均匀增强，表明灭活不全。必要时可再次活检了解肿瘤组织病理学改变。

(二) 超声介导肺肿瘤无水乙醇治疗

无水乙醇使肺癌组织细胞脱水，发生凝固坏死，造成组织硬化和纤维化，达到治疗肿瘤的目的。进入肿瘤血管的无水乙醇可引起肿瘤血管内皮细胞坏死和血小板聚集，血管闭塞，进一步引起肿瘤缺血；破坏细胞蛋白质、核酸等大分子物质及恶性肿瘤细胞产生的大分子活性物质。

【适应证】

参见超声引导肺肿瘤射频、微波消融治疗。

【禁忌证】

参见超声引导肺肿瘤射频、微波消融治疗。

【操作方法】

(1) 常规消毒、铺巾、局麻后超声引导下 21G 或 18G PTC 针穿刺至肺肿瘤底部，拔出针芯，注入无水乙醇，边旋转边退针，注入无水乙醇使酒精均匀分布到整个瘤体。

(2) 每周 1～2 次，每次注入 4～20ml，一次注入量不宜过大。

【并发症】

醉酒样症状，发热，呛咳，胸痛、少量气胸等。

(三) 超声介导肺肿瘤化疗药物治疗

参见“超声介导肺肿瘤无水乙醇治疗”。超声介导肺肿瘤化疗药物治疗，可以使肿瘤内化疗药物浓度数倍或百倍于静脉给药，对肿瘤杀伤作用大，副作用小，优于单纯静脉给药，可改善患者生活质量，延长患者寿命，有效率达 50%～70%。与无水乙醇比较，痛苦小，易接受，并发症少。但是由于受间质影响，药物很难均匀分布到整个肿瘤，影响疗效。

第三节　消化系统介入性超声

一、消化系统病变穿刺活检

【适应证】

临床需要获得病理诊断时，凡是超声扫查可显示的实质性病灶或结构，可以通过安全的穿刺路径，且无禁忌证的患者，均可实施超声引导下穿刺活检。需进行穿刺活检的常见消化系统病变如下。

(1) 肝、脾、胰腺等消化系器官占位性病变需要作细胞或组织学诊断。

(2) 怀疑急慢性肝炎、肝硬化、肝脂肪变性、肝血吸虫病等。

(3) 其他原因需要的消化系统组织器官活检。

【禁忌证】

(1) 患者无法配合，如频繁咳嗽、躁动等。

(2) 患者有严重出血倾向。

(3) 病灶紧邻重要脏器结构或大血管，或穿刺进针路径上有重要脏器结构或大血管且无法规避时。

(4) 可疑动脉瘤和脏器表面的血管瘤等。

(5) 对因淤血而引起明显肿大的肝脏或脾脏，应避免穿刺。

(6) 患者合并其他严重疾病或全身状况衰竭者时，应谨慎考虑穿刺活检。

【术前准备】

(1) 术前常规检查血常规及出、凝血时间，以评估患者的凝血功能。

(2) 术前禁食、禁水 8～12h。

(3) 对免疫功能低下或感染性病灶进行穿刺前后使用抗生素。

(4) 向患者说明穿刺步骤与配合方法，解除患者思想负担。术前需签署知情同意书。

【操作方法】

(1) 穿刺前先用进行穿刺的超声探头扫查，了解病灶部位、大小、形态及其与周围脏器、血管的关系。确定穿刺体位和穿刺路径。在不妨碍穿刺操作的前提下，使患者处于最舒适和稳定的生理体位。穿刺路径包括穿刺深度和角度，应力求避开可见的血管、胆道等重要器官。

(2) 操作者必须戴帽子、口罩和消毒手套，穿刺部位皮肤常规消毒、铺巾。用已消毒的穿刺探头再次核定穿刺点，局部浸润麻醉。

(3) 在超声实时监视下，经皮肤将活检针刺入病灶部位。穿刺过程中，要保证穿刺目标始终显示在监视屏上，并同时显示进针情况和针尖位置。

(4) 活检针到达预定深度后，根据选用的活检针，按照相应的方法切割组织，获得标本。

(5) 如为细胞学检查，则将标本涂在载玻片上，并使用另一边缘平滑的玻璃片平推载玻片上的标本，使其均匀分布在载玻片上，并用几滴 95%乙醇溶液作浸泡固定，以备染色作细胞学检查。如为组织学检查，则将标本浸入无水乙醇或 10%甲醛溶液中，送病理诊断。

【注意事项与并发症】

消化系疾病穿刺活检是安全的，主要并发症见本章第一节。为了避免并发症的发生，应注意以下事项。

(1) 对肝脏和脾脏等受呼吸影响移动幅度较大的器官穿刺时，进针过程中尽可能使患者保持在平静呼吸的屏气状态。穿刺针穿过脏器被膜要迅速且不停顿，防止因呼吸划破肝脏或脾脏等表面导致大出血。

(2) 胰腺穿刺时，为防止发生胰腺炎或胰液外漏所致的腹膜炎，一定要注意避免通过扩张的胰管取材，要在病灶较深部位取材。在标本满足诊断前提下减少穿刺次数。

(3) 胆管、胆囊肿物穿刺时，注意选择适宜的穿刺路径。胆囊穿刺应选择经肝脏胆囊床进针，胆管肿物穿刺要避免胆汁瘘发生。

(4) 脾是最少进行活检的腹部器官，减少穿刺次数可减少出血风险。

(5) 为提高穿刺活检诊断的阳性率，可在超声造影引导下对可疑病变或有活性部位进行更为精确的穿刺。

(6) 消化系统病变穿刺后，特别是经过消化管取材后，患者应继续禁食 4～6h，注意观察血压、脉搏和腹部情况以监测有无出血等并发症的发生。

二、腹水、积脓穿刺引流

【适应证】

原则上，凡是超声扫查可以显示的腹水、积脓，并且可以选择到安全的穿刺路径，均可作为超声引导下穿刺引流的适应证。

【禁忌证】

(1) 患者无法配合，如频繁咳嗽、躁动等。

(2) 患者有严重出血倾向。

(3) 未明确诊断的含液性病变。

(4) 穿刺路径需经过大血管、重要脏器、结肠等消化管。

【术前准备】

与消化系统病变的穿刺活检相同。

【操作方法】

(1) 穿刺前准备、消毒和麻醉均与穿刺活检相同。

(2) 穿刺针尖进入穿刺目标后，可稳住针鞘，轻轻拔出穿刺针芯，在穿刺针鞘尾端装上注射器针筒，轻轻抽吸，观察针筒内是否有穿刺目标的内容物。

(3) 确定抽吸出穿刺目标的内容液后，根据所选择穿刺引流装置，将引流管置入目标位置。

(4) 引流管置入可选择套管法或导丝导入技术。

(5) 根据引流液体稠厚程度，选择合适型号引流管。稠厚脓肿需选择较粗引流管。

(6) 确认引流管仍在目标区域后，用手术缝线在距离穿刺点 1cm 处缝合固定穿刺导管。最后，将引流管与外接引流装置连接固定。

【注意事项与并发症】

1. 注意事项

(1) 脓肿引流原则上不能途经任何空腔脏器，尽量避开非感染性的实质性器官。

(2) 在脓肿置管引流困难时，可选择脓肿抽吸，可多次进行。

(3) 对于膈下脓肿或左外叶近心缘处的肝脓肿穿刺时，选择路径需避开胸膈角和膈窦，防止刺入胸腔或心包，引起脓胸、化脓性心包炎。

(4) 位于肝表面脓肿，尽可能选择通过一段正常肝组织的路径，避免在肝表面的脓肿处直接穿刺进针，否则易导致脓液外漏污染腹腔。

(5) 留置导管期间，应密切随访，每天用生理盐水或抗生素冲洗脓腔，减低脓液黏度，保持导管通畅。

2. 并发症

(1) 出血　在超声引导下穿刺引流，虽然伤及大血管的情况很少见，但必须引起高度重视。在脾脏周围穿刺时，尤其需小心谨慎，避免盲目进针导致出血。

(2) 感染扩散　对未充分液化的脓肿、弥漫性感染灶穿刺，用不适当的高压冲洗，有可能使病原菌进入血循环，引起菌血症甚至脓毒血症。

(3) 气胸、脓胸和化脓性心包炎　对膈下脓肿进行穿刺引流时，进针点过高可能误伤胸膜、肺组织或心包，导致发生气胸、脓胸和化脓性心包炎。因此，穿刺点应选择在第 7 肋间以下较适宜。

(4) 其他并发症　如肠穿孔、肠瘘等，多由于穿刺路径选择不当或监视引导不准确引起。

三、经皮肝穿刺胆系造影及置管引流

(一) 经皮肝穿刺胆管造影

经皮肝穿刺胆管造影(PTC)是胆道系统的一种直接造影方法，使用实时超声引导穿刺胆管，大大提高了穿刺准确度。

【适应证】

(1) 梗阻性黄疸　明确病因、了解梗阻部位及病变范围。

(2) 胆管结石　了解结石数量、分布及胆管有无狭窄及扩张。

(3) 胆道畸形　如先天性胆管囊状扩张症或胆管狭窄。

(4) 胆道术后。

(5) 临床怀疑胆系疾病但有 X 线造影禁忌或逆行胆管造影不能明确诊断者。

【禁忌证】

(1) 对碘造影剂过敏者。

(2) 凝血机制障碍者。

(3) 大量腹水或肝、肾功能衰竭者。

(4) 肝内胆管内径小于 4mm 或不扩张为相对禁忌证。

【术前准备】

(1) 做碘过敏试验、进行凝血功能化验、测定血小板计数等。

(2) 准备穿刺器具及适量造影剂。

(3) 患者穿刺造影当日禁食、水。

(4) 术前签署知情同意书。

【操作方法】

(1) 原则上应选择扩张显著、贴近腹壁的肝内胆管分支。一般选择左外下支胆管穿刺较为合适。若左外下支扩张不明显，可选择左支主干或右前下支胆管。

(2) 常规取仰卧位或侧卧位，调整体位使目标胆管尽可能位于最高点，尽量垂直进针或以较小的偏斜角进针。

(3) 消毒铺巾后，作局部浸润麻醉。

(4) 在实时超声监视下，嘱患者屏气，左手微调探头，待胆管壁显示最为明亮、清晰时，固定探头不动，右手迅速进针。此时在监视器上可见针尖呈强回声并沿引导线前进，触及胆管壁时可见向下的轻压迹，此时稍加压即有突破感，针尖即位于胆管内。

(5) 缓慢拔出针芯后可见胆汁溢出，或接注射器回抽见胆汁流出，此时穿刺成功。

(6) 抽出的胆汁可送细菌培养或细胞学检查。抽出一定量胆汁后，缓慢注入稀释的造影剂。造影剂用量应视胆管扩张程度而定，以在 X 线下可满意观察胆管病变情况为宜。显影满意后可拍片并做下一步操作，如置管引流。

(7) 梗阻部位较高或肝内多发结石者，注入造影剂后可能仅一侧或局部胆管显影，此时可根据需要，另选多点进行穿刺，力求左右各级胆管显影满意。

【注意事项与并发症】

1. 注意事项

(1) 卧床 12h 并禁食。

(2) 密切观察血压、脉搏、体温及腹部情况。

(3) 合理使用抗生素及维生素 K 等药物。

(4) 留有引流置管者应加强引流管护理并记录出入量，保证引流通畅。

2. 并发症

腹腔内出血、胆汁瘘、胆汁性腹膜炎、胆系感染导致败血症及中毒性休克等。强调用细针而不是用粗针是该技术的一项重要原则。穿刺后将胆汁抽吸或置管引流可减少胆道张力，之后进行胆道造影可减少并发症的发生。为预防术后感染，必要时规范使用抗生素。

(二) 经皮肝胆管穿刺置管引流(PTCD) 和经皮肝胆囊穿刺置管引流术(PTGBD)

【适应证】

(1) 梗阻性黄疸。

(2) 不可切除的肿瘤，包括胆管癌、胰头癌、壶腹癌及肝门区肝癌及转移癌等。

(3) 胆石症、急性胆囊炎急救时。

【禁忌证】

PTCD 和 PTGBD 常作为抢救性措施或晚期肿瘤的姑息性疗法，因而绝对禁忌证较少。以下为相对禁忌证。

(1) 严重出血倾向者。

(2) 肝内多发转移瘤者。

(3) 大量腹水并波及穿刺置管范围内。

(4) 系膜胆囊禁行 PTGBD。

【术前准备】

经皮肝穿刺胆系置管引流常用到如下器具：穿刺针、导丝、扩张鞘、引流管等。

由于患者多有梗阻性黄疸，凝血功能多受损，术前应合理使用如维生素 K 等纠正凝血异常。患者穿刺造影当日禁食、水。术前签署知情同意书。

【操作方法】

(1) 胆管穿刺方法同前述 PTC。

(2) PTCD 时选择右侧 6～7 肋间进针穿刺右肝管较常用，因该段胆管较为平直固定，超声能够清晰显示，且门脉位于其背侧，穿刺时不易损伤。另外该段胆管与穿刺针夹角较小，穿刺成功后置管一般较为顺利。

(3) 穿刺胆管成功后，将针尖斜面转向肝门，将导丝经穿刺针插入，抵达梗阻部位后，将穿刺针拔除。

(4) 沿导丝使用扩张鞘进行扩张后，将引流管顺导丝置入胆管内，拔除导丝，固定引流管，外接引流袋。

(5) 置管后，若引流管位置不满意或引流不畅，可适当调整或再次引入导丝调整处理。

(6) 胆囊穿刺置管时，应选择经肝脏胆囊床途径。

【注意事项与并发症】

1. 注意事项

(1) 术后患者应卧床 24h，注意观察生命体征及引流液的量和性质，注意患者腹部情况。术后合理使用抗生素及维生素 K 等。

(2) 正常人每日约可排出胆汁 600ml，其中含有大量电解质，有条件时应将胆汁收集并经鼻饲管回输入肠道。若引流量突然减少或每日低于 100ml 时，应及时了解引流管位置及通畅情况。

2 并发症

胆汁瘘、胆汁性腹膜炎、出血是胆系穿刺置管的主要并发症。为了降低并发症，应尽可能减少进针次数、避免误伤大血管、重新穿刺时针不必退出肝包膜外。

四、超声引导下肝癌经皮消融治疗

肝癌是全球第五位常见癌症，全球每年新发病例有 50 万～100 万人，其中 50%以上发生在中国。肝癌治疗基本分为手术治疗和非手术治疗。肝癌非手术微创消融治疗近年发展迅速，疗效不断提高，在临床中发挥着重要作用。肿瘤消融治疗技术是指采用物理或化学方法直接毁损肿瘤的局部治疗技术，包括射频、微波、激光、高强度聚焦超声、冷冻(氩氦刀)、局部注射(无水乙醇、醋酸、热蒸馏水)等，治疗途径可以经皮、腹腔镜、开腹进行，超声引导下经皮治疗，可准确定位消融，微创且安全有效。常用方法简要介绍如下。

(一) 肝癌局部热治疗

1. 射频消融

射频消融(RFA)是通过组织阻抗产生热能，热能的积累超过细胞耐受而引起热凝固坏死。RFA 可用于实体瘤治疗，在原发性肝癌及肝转移癌治疗中应用广泛，已成为原发性小肝癌的根治手段之一。

(1) 原发性肝癌适应证　①≤3 个癌灶，最大灶≤3.0cm；②单发乏血供肝癌直径≤5.0cm；③肝功能 Child－Pugh A 或 B 级。

(2) 肝转移癌适应证　单发转移癌＜5.0cm；多发转移癌数目≤3 个，最大灶≤3.0cm；更多转移灶可姑息性分批射频治疗，需与临床治疗联合应用。

(3) RFA 禁忌证　病灶紧贴肝门部、胃肠、心膈面等重要组织器官(特别是术后患者)，凝血功能明显障碍、不可逆转的 Child－Pugh C 级者。

RFA 可治疗复发性肝癌；可与手术联用，扩大手术切除适应证；与血管栓塞化疗联用提高局部和远期疗效；也可作为肝移植等待期的治疗手段。随着仪器及技术的进步，超声引导下治疗较大肝癌、特殊部位肝癌等有望在临床推广应用。

2. 微波凝固治疗

微波凝固治疗(MCT)利用微波自身热效应，导致蛋白质发生热凝固。将微波天线插入肿瘤组织，便能获得一定范围的组织完全坏死。MCT 治疗肝癌的适应证与禁忌证基本同 RFA，最适宜≤3 个癌灶，最大灶≤3.0cm 患者，多次穿刺可治疗较大肿瘤。有报道 MCT、RFA 治疗肝癌后，机体的细胞免疫功能增强。

3. 激光治疗

激光治疗（ILT）是一种破坏范围较小的肿瘤消除方法，适用于精细部位、较小肿瘤、原位癌等。在影像学方法引导下，将细光导纤维经穿刺针内鞘插入到肿瘤部分，在一定波长下释放低功率加热。其特征是肿瘤局部加热，癌组织被选择性杀伤，而周围正常细胞不受损伤。

4. 高强度聚焦超声治疗

高强度聚焦超声治疗（HIFU）利用超声波的穿透性和可聚焦性，靶区组织内高能超声波产生热效应、空化效应和机械效应，可破坏体内深部肿瘤组织。不需穿刺，可适形地治疗各种肝癌，但受骨骼、肝脏随呼吸移动的影响，在临床应用时受限。目前 HIFU 多用于不能切除的中晚期肝癌。动物实验表明，HIFU 处理后的肝癌组织表现为热细胞毒坏死和纤维化。可见，HIFU 治疗肿瘤不仅是一个物理损伤致细胞坏死的病理过程，还是一系列细胞因子及免疫细胞参与的复杂病理生理过程。

（二）冷冻治疗（CST）

利用液氮的低温效应导致组织细胞坏死，在冻结–融解周期中产生一系列破坏性反应及继发改变是冷冻治疗的基本原理。细胞致死的条件是 −35℃以下维持 3～5min，肿瘤细胞比正常组织对冷冻更为敏感。

氩氦刀是目前冷冻治疗肝癌一种有效方法，它具有 4 个或 8 个单独控制的热绝缘中空超导刀，可输出高压常温氩气（冷媒）或高压常温氦气（热媒）。氩氦刀制冷或加热只局限在刀尖端部，刀杆绝缘良好。其治疗肝癌的适应证同 RFA 和 MCT。实验研究显示氩氦刀冷冻无论在消融靶区面积、肿瘤完全消融率方面，均优于 RFA 和 MCT，但冷冻消融对肝功能有一定损害，不良反应及并发症较其他消融手段多，目前多应用于中晚期肝癌。

（三）肝癌瘤内注射治疗

1. 无水乙醇治疗（PEI）

PEI 操作简便、安全、费用低廉，治疗小肝癌疗效肯定，是一种较广泛应用的肝癌经典治疗方法，特别适用于基层或热消融补充治疗。无水乙醇注入肿瘤后弥散入细胞，使细胞脱水、蛋白质变性，发生凝固坏死。无水乙醇还会进入肿瘤的营养动脉，引起瘤周肝实质梗死而致肿瘤完全坏死。

在超声引导下将穿刺注射针直接刺入肿瘤内，通过针尖或侧孔注入无水乙醇。随着乙醇向周围组织浸润，浸润区域呈强回声。无水乙醇注入总量需根据肿瘤大小计算，可分次进行注射，一次最多不超过 15ml 为宜。PEI 对血管丰富的肿瘤及大肿瘤疗效较差，与血管栓塞化疗、射频微波等热消融联合使用，可提高疗效。

2. 醋酸注射治疗（PAI）

利用醋酸强大的腐蚀作用，使其浸润区域形成坏死。注射后 2～3 天周围即有纤维包绕。由于醋酸的浸润穿透力较无水乙醇更强、浸润范围大，有报道称醋酸注射疗效优于 PEI。

3. 高温蒸馏水（PHDI）或高温生理盐水注射疗法（PSIT）

把煮沸的生理盐水或蒸馏水注入肿瘤内，使局部肿瘤组织发生热凝固坏死，从而达到杀死肿瘤的目的。此法最大的优点是安全性高，一次注射量可在 30ml 以上，不会引起无水乙醇和其他药物的毒性反应，适用于肝功能差或某些特殊部位的肿瘤。高温蒸馏水不仅具有高温效应，其低渗作用也可持续发挥抗癌作用。

五、超声引导下消化道囊性病变的治疗

【适应证】

(1) 直径大于 5cm 的单发或多发囊肿。

(2) 囊肿引起明显临床症状者。

(3) 囊肿压迫周围脏器引起并发症，如胆道、肠道梗阻等。

(4) 囊肿合并感染。

(5) 有破裂危险或发生扭转的囊肿。

(6) 胰腺假性囊肿。

(7) 有活性的肝棘球蚴囊肿。

【禁忌证】

除穿刺活检的禁忌证外，还应包括以下情况。

(1) 与胆道、胰管相通的囊肿。

(2) 不能排除血管瘤或动脉瘤的囊性病变。

(3) 胆管囊性扩张。

(4) 多囊肝一般不做硬化治疗，除非囊肿较大并出现明显压迫症状。

【术前准备】

与消化系统病变的穿刺活检相同。

【操作方法】

(1) 穿刺前准备、消毒和麻醉均与穿刺活检相同。

(2) 确定进针点和路径后，按常规超声引导程序穿刺。

(3) 当穿刺针抵达囊肿壁时，迅速将穿刺针刺入囊肿内，并保持针尖在囊腔中部。抽液和注药全过程应在超声监视下进行，根据囊肿缩小的情况，随时调整针尖位置，以免脱出。

(4) 根据需要，对抽吸标本进行实验室和其他相关检查。

(5) 常用囊肿硬化药物有无水乙醇、四环素、多西环素等。

(6) 使用硬化剂的量与囊肿大小、每次抽吸残余量有关。使用无水乙醇应防止过敏和酒精中毒。

(7) 可一次穿刺多次抽吸注药冲洗；较大囊肿可置管，每日抽吸注药治疗。

【注意事项】

(1) 穿刺肝脏囊肿或脓肿时，应先通过一部分正常肝组织；穿刺胰腺囊肿、假性囊肿或脓肿时，禁忌通过正常胰腺组织。

(2) 注入硬化剂前，应确保穿刺针在囊内。如无法确定时，可在超声监视下注入适量生理盐水，以观察针尖是否在囊腔内。

(3) 注入硬化剂前，必须明确囊肿不与胆道、胰管相通。对不能排除者，术前应常规做胆道造影检查加以明确。根据囊液的性状及颜色，也可判断其是否与胆道相通，如囊肿与胆道相通，则囊液内因含胆汁而呈黄绿色。

(4) 抽吸囊液过程中勿使空气进入囊腔内。空气进入囊腔内，一方面会使硬化剂接触不到气泡所在囊壁而影响疗效，另一方面会严重干扰超声图像。

(5) 使用无水乙醇做硬化剂时，要询问患者是否对乙醇过敏。即使患者无过敏史，注射

过程中也要注意观察和询问患者反应，对合并高血压、冠心病等心脑血管疾病患者更应特别小心。

(6) 囊肿合并感染时，治疗后囊内应注入相应抗生素并保留，必要时采用置管引流。明确的脏器脓肿，尽可能采取置管引流。脾脓肿少见，置管引流时出血的风险较大。

(7) 棘球蚴囊肿硬化治疗时，可在穿刺前 1 周开始服用抗棘球蚴药物。穿刺前 1 天患者服用地塞米松或阿司咪唑等抗过敏药，亦可在穿刺前半小时肌内注射地塞米松，防止发生过敏性休克。

(8) 阿米巴性肝脓肿药物治疗无效或有脓腔破裂的征象，可进行经皮脓肿引流。

(9) 硬化治疗术后，短期内囊肿可能无缩小反而增大。此种情况可能与治疗后的炎性反应或渗出有关。操作者应向患者充分解释以解除患者思想负担，并嘱其定期随访。6 个月后囊肿仍无缩小，方可认为无效。

第四节　泌尿系统介入性超声

一、弥漫性肾病的穿刺活检

【适应证】

(1) 弥漫性肾病患者(如慢性肾小球肾炎、肾病综合征等)，需要获取组织病理学诊断，明确肾脏疾病的病理诊断、具体分型和病变进展，指导临床诊断和治疗。

(2) 患者出现原因不明的急性肾功能衰竭，需要明确病因者。

(3) 移植肾患者，获取肾脏组织以明确排异情况。

(4) 慢性肾病患者，经一段时间的临床治疗后，可作为评价疗效及预后的方法。

【禁忌证】

(1) 患者一般状况差，存在重大心、肺疾患，呼吸不能配合，不能配合完成穿刺过程者。

(2) 患者凝血功能差，血小板＜5 万/mm^3，凝血酶原活动度＜60%。

(3) 肾周大量积液，影响进针。

(4) 弥漫性肾病晚期，肾脏极度萎缩，几乎没有肾皮质组织，即使取出组织条也难以获得有效的病理结果者。

(5) 难以选取合适的穿刺路径。

【术前准备】

术前应向患者解释主要治疗步骤，对患者详细交代病情，做好心理辅导，向患者说明进行该项操作的主要步骤、意义和配合方法，征得患者的同意，并签署知情同意书。患者需完善心电图、凝血功能、心肺功能、肝肾功能及两侧肾脏常规超声等检查，并提供简要病史，便于评价患肾及对侧肾脏情况，确定无明确禁忌证存在。

【操作方法】

1. 仪器

用超声诊断仪做引导，选择合适的穿刺探头、配套引导架及自动活检枪，根据病理需要选择 18～16G 穿刺针。

2. 方法

(1) 首先用常规超声扫查局部及对侧肾脏组织，明确患肾位置、大小、深度以及周围脏器情况，初步确定取材位置，选择合适的进针路径、穿刺深度和角度。

(2) 根据选择好的进针路径，嘱患者摆好相应体位，一般选择俯卧位(或侧卧位)。可视情况在腹部下方垫一枕头或硬物，便于固定肾脏位置。

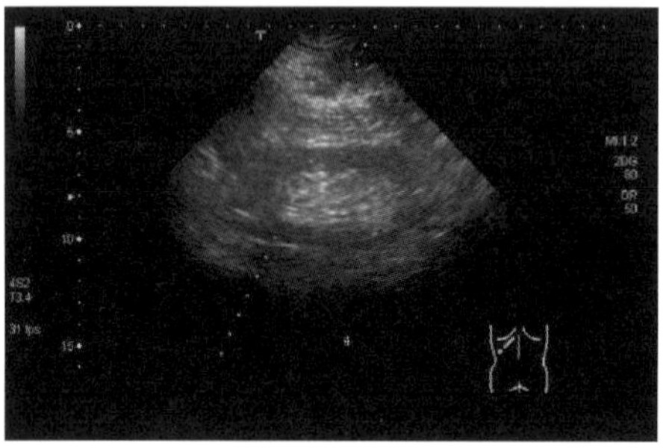

图 13－4－1　示患者俯卧位，选择穿刺路径，使穿刺线经过肾脏皮质

(3) 术者需穿消毒衣，戴消毒帽子、口罩及无菌手套。穿刺区域用碘伏做常规皮肤消毒，消毒面积需覆盖进针点周围约半径 10cm 范围，铺无菌洞巾。换用带穿刺架的无菌穿刺探头，再次根据之前选定的进针路径选取具体穿刺点位置(图 13－4－1)。

(4) 2%利多卡因局部逐层注射麻醉。随后在实时超声监测下沿引导架孔槽方向进针，使针尖达到预定区域，并通过超声声像图确认穿刺深度，嘱患者屏气，扳动活检枪，切取活检组织。如有需要也可以多次操作，切取 2～4 条组织活检。完成穿刺后迅速退针，将切取的组织条及时固定送检。

(5) 术后应严密观察认真护理，患者卧床制动 24h，监测血压、心率、呼吸，并定时观察腹部情况，有条件者可复查超声，防止术后出血。

【注意事项】

(1) 术前应严格掌握适应证，确认患者凝血功能、肝肾功能，防止适应证掌握不当导致的严重并发症。

(2) 超声引导下肾脏穿刺活检术是一种相对安全的活检方法，但作为一种有创操作，仍存在一定的临床风险，因此应重视术前及术中的沟通，向患者本人或家属阐明操作的必要性和风险，争取患者配合，并签署知情同意书。

(3) 术中应慎重选择穿刺路径，选择肾脏皮质较厚处作为穿刺目标。穿刺针即将到达肾脏包膜时应小心谨慎，与肾被膜保持距离，嘱患者屏气后再前移，迅速扳动活检枪，避免损伤肾包膜。操作中应严格遵守无菌原则。

(4) 术后应先压迫止血 20min，防止术后出血。肾脏为富血供器官，术后应耐心观察，注意术后护理，密切监测血压、心率及尿色。如有少量血尿，一般为一过性，口服止血药常可缓解。如出现肾周血肿，较小血肿可无需治疗，较大血肿需视具体情况止血或手术治疗。

二、肾脏肿物的穿刺活检

【适应证】

经影像学检查发现肾脏肿物，性质不明者，需要获取肿物的病理学诊断，以指导临床诊断，确定治疗方案。

【禁忌证】

(1) 患者一般状况差，心肺功能不全或恶病质，体质虚弱，不能耐受和配合操作。

(2) 患者有出血倾向或凝血机制障碍者。

【术前准备】

术前应对患者交代病情，讲解该项操作的意义和主要步骤，征得患者同意并签署知情同意书。患者需完善心电图、凝血功能、肾功能等检查，确定无明确禁忌证存在。

【操作方法】

1. 仪器

用超声诊断仪做引导，选择合适的穿刺探头、配套引导架及自动活检枪，根据病理需要选择 18～16G 穿刺针。

2. 方法

(1) 首先常规超声扫查目标肿物及周围肾脏组织，明确肿物的具体位置、肿物大小以及毗邻情况。初步选择合适的进针路径、穿刺深度和角度。

(2) 嘱患者摆好合适体位，根据选择好的进针路径，一般选择侧卧位或俯卧位。

(3) 术者需穿消毒衣，戴消毒帽子、口罩及无菌手套。局部皮肤用碘伏消毒，消毒面积需覆盖进针点周围约半径 10cm 范围，铺无菌洞巾。换用带穿刺架的无菌穿刺探头，再次根据之前选定的进针路径选取穿刺点具体位置。

(4) 用 2%利多卡因对局部皮肤、皮下、腹膜局部麻醉。随后在实时超声监测下沿引导架孔槽方向进针，使针尖达到病灶内或病灶边缘的预定位置，扳动活检枪，切取病灶组织。活检后迅速退针，将切取的组织条及时固定送检。

(5) 穿刺后至少应观察 24h，严密观察和护理，监测血压、心率、呼吸，并定时观察腹部情况。必要时 3h 后复查超声，确认无腹腔出血。

【注意事项】

(1) 术前应严格掌握适应证，确认患者凝血功能及肾功能，防止适应证掌握不当导致的严重并发症。由患者本人或家属签署知情同意书。

(2) 术中应慎重选择穿刺路径，操作中应严格遵守无菌原则。

(3) 术后应耐心观察，注意术后护理，防止术后出血。一旦发生并发症，应按照治疗常规及时止血处理。

三、肾囊肿的穿刺硬化治疗

【适应证】

(1) 肾囊肿直径＞4cm。

(2) 肾囊肿无论体积大小，如果产生压迫症状，如肾动脉受压、肾盂积水等，或影响肾功能，需要临床干预治疗。

(3) 囊肿合并感染者。

(4) 囊肿位置适于穿刺，患者一般状况可，凝血功能良好，无特殊心、脑、肺疾患，无其他严重合并症。

【禁忌证】

(1) 患者一般状况差，体质虚弱，不能耐受固定体位者。存在重大心、肺疾患，呼吸不能配合，剧烈咳嗽、躁动、难以承受治疗过程，或合并有其他严重疾病，不能配合完成穿刺过程者。

(2) 患者凝血功能差，血小板<5 万/mm^3，凝血酶原活动度<60%。穿刺入路有大血管等不能避开者。

(3) 肾盂旁囊肿，且囊肿和肾盂相通者。

(4) 酒精过敏者不宜行酒精硬化治疗

(5) 对于复杂性囊肿，应力求先明确诊断，以避免因盲目穿刺硬化治疗造成意外。

【术前准备】

术前应对患者交代病情，讲解该项操作的意义和主要步骤，征得患者同意并签署知情同意书。患者需完善心电图、凝血功能、肾功能等检查，确定无明确禁忌证存在。

【操作方法】

1. 仪器

用超声诊断仪做引导，选择合适的穿刺探头、配套引导架及穿刺套管针、延长管、注射器。

2. 操作方法

(1) 首先常规超声扫查局部脏器组织，明确囊肿位置、大小、深度以及与周围脏器的毗邻关系，选择合适的进针路径、穿刺深度和角度。

(2) 根据选择好的进针路径，嘱患者摆好相应体位，一般选俯卧位，以方便暴露治疗部位。

(3) 术者戴帽子、口罩，戴消毒手套，消毒患者局部皮肤，铺无菌洞巾，局部注射 1%或 2%利多卡因浸润麻醉。

(4) 用引导探头，尽量选择没有肾实质的地方，直接进针(如图 13－4－2A)，根据超声屏幕引导线进一步确定进针入路，随后根据囊肿大小、部位选择合适规格的 PTC 针。嘱患者屏气，在显示器直视下进针，穿刺针进入囊肿内，原则上针尖应进入囊肿中心部位。可在屏幕上观察到针尖的位置随囊液减少而调整针尖位置，尽量抽尽囊液(图 13－4－2)。

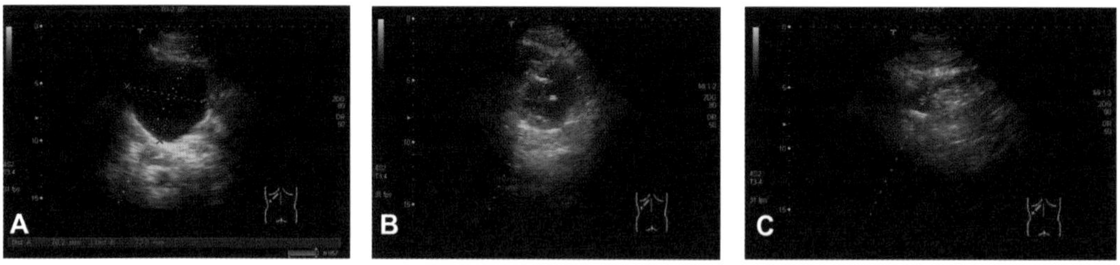

图 13－4－2　同一患者的囊肿穿刺硬化过程

A. 囊肿穿刺前，患者俯卧位，选择合适穿刺路径，使穿刺线穿过囊肿中央部位；B. 囊肿穿刺抽液及硬化剂注入过程中，囊肿体积逐渐减小，操作过程中应尽量使针尖始终位于囊肿中央部位，以避免损失周围正常肾脏组织；C. 治疗完成后，治疗前被囊肿挤压移位的肾脏回到正常位置，囊肿基本消失，可以拔针包扎

(5) 单纯穿刺抽液者此时即可通过穿刺针抽取囊液，液体较多者可置管引流。需要注射硬化剂者，应在针尖安全的前提下，尽量抽出囊液，随后向囊腔内注入硬化剂治疗。

(6) 硬化治疗方法主要有经典保留法和冲洗法。

①保留法：在抽出囊液后，向囊腔内注入相当于囊腔容积 1/5～1/4 量的无水乙醇，为保证安全性，乙醇总量一般不超过 100ml。乙醇在囊腔内保留时间为 20min～4h 不等，保

留期间患者应变换体位，以确保囊壁与酒精充分接触。硬化完毕，抽尽囊腔中残留的乙醇，结束治疗(即单阶段保留法)。若囊肿较大，可视具体情况即刻或隔日重复硬化(即多阶段保留法)。该法对小囊肿治疗效果好，对较大囊肿由于保留酒精量的限制，疗效差，常导致复发，推荐用冲洗法。

②冲洗法：抽净或抽出绝大部分(90%以上)囊液后，每次用10～50ml不等的乙醇注入囊腔，注入后抽出，反复多次注入冲洗直至抽出液澄清(视为囊内乙醇浓度在90%以上)，最终尽量抽净囊内乙醇溶液。冲洗法由于其囊壁与乙醇溶液的接触时间较短，安全性高，因此可适当提高乙醇用量，但应视患者囊肿大小、数量、对乙醇的敏感程度及肝肾功能等控制总体用量(以控制在200ml以内为宜)。应用该方法时注意：需将注入的乙醇尽量全部吸出，否则大量乙醇聚集在体内，将导致乙醇过量反应。实践证明应用乙醇冲洗置换法治疗单纯性囊肿，安全性好，疗效可靠，建议推广应用。

【注意事项】

(1) 肾囊肿在酒精硬化前，一定确认囊肿和肾盂不通，除在术前影像学证实不通及尿常规无蛋白外，术中一定要做酒精蛋白试验，酒精蛋白试验(+)后，方可注入酒精。

(2) 肾囊肿硬化前，一定要明确是单纯性囊肿，对于非单纯性囊肿(囊性肿瘤或囊肿合并感染、出血等)不要盲目硬化，以免耽误病情。

(3) 穿刺针的选择：小囊肿一般选择21G PTC针，大囊肿可选择18G或19G PTC针。穿刺入路上一定要避开大血管。小量出血，可用无水乙醇硬化止血，止血后，一定将囊液抽吸干净，以免术后囊肿分隔，失去再次治疗机会。大量出血建议用组织胶快速止血。

(4) 囊肿硬化治疗术后建议观察4h，4h后复查腹腔无出血，血压、心率、呼吸等体征正常方可离院。

四、多囊肾的穿刺治疗

【适应证】

多囊肾患者一般属穿刺硬化治疗禁忌。一方面，因多囊肾患者腹腔内囊肿聚集，张力大且囊液量大，易导致囊液渗漏至腹腔；另一方面，穿刺虽可降低局部一个囊肿的张力，但附近囊肿很快长多长大，压迫张力较低的局域，难以从实质上产生疗效。部分患者也可行超声引导下穿刺治疗，暂时缓解症状，但一般不注入硬化剂，抽出囊液即可。

(1) 多囊肾患者，局部一个或数个囊肿生长过大，产生压迫症状，如肾动脉受压导致血压升高，胆道受压影响肝功，或早期功能尚存的多囊肾因囊肿压迫肾盂积水影响肾功能等，迫切需要临床干预缓解症状。

(2) 向患者解释病情后患者仍强烈要求治疗，根据临床表现可酌情选用。

(3) 囊肿合并感染者。

【禁忌证】

(1) 患者一般状况差，或存在重大心、肺疾患，不能配合完成穿刺过程者。

(2) 患者凝血功能差，或穿刺入路有大血管不能避开者。

(3) 多囊肾患者囊肿大小相差不多，局部张力虽大，但经病情评估即使穿刺仍无法有效改善症状者。

【术前准备】

术前应对患者交代病情，征得患者同意并签署知情同意书。患者需完善心电图、凝血功能、心肺功能、肝肾功能等检查，确定无明确禁忌证存在。

【操作方法】

1. 仪器

用超声诊断仪做引导，选择合适的穿刺探头、配套引导架及穿刺套管针、延长管，注射器。

2. 操作方法

(1) 首先常规超声扫查局部脏器组织，明确多囊肾的大小、囊肿数量，并对残留正常肾脏组织的情况进行评估，确定穿刺的目标囊肿，并选择合适的穿刺路径。

(2) 根据选择好的进针路径，嘱患者摆好相应体位，一般选择侧卧位或俯卧位，以方便暴露治疗部位。

(3) 术者戴帽子、口罩及消毒手套，消毒患者局部皮肤，铺无菌洞巾，局部注射 1%或2%利多卡因浸润麻醉。

(4) 用引导探头，根据超声屏幕引导线进一步确定进针入路，根据目标囊肿大小、部位选择合适规格的 PTC 针。嘱患者屏气，在显示器直视下进针，穿刺针进入囊肿内，原则上针尖应进入囊肿中心部位。可在屏幕上观察到针尖的位置，随囊液减少而调整针尖位置，尽量抽尽囊液(图 13－4－3)。

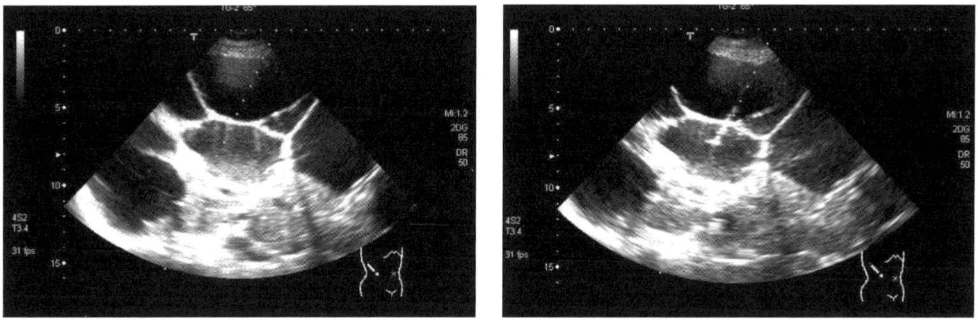

图 13－4－3　同一多囊肾患者的囊肿穿刺硬化过程

A. 囊肿穿刺前，患者取左侧卧位，暴露右侧肾区，可见右侧肾区被大小不等无回声囊腔占据。选择一个压力较大的囊肿作为本次治疗的目标，选取合适穿刺路径，使穿刺线穿过目标囊肿中央部位；B. 囊肿穿刺抽液及硬化剂注入过程中，沿穿刺线进针，穿刺针针尖位于囊肿中央部位

(5) 多囊肾患者多选用单纯穿刺抽液治疗，不注入硬化剂。穿刺进针到达既定位置后即可通过穿刺针抽取囊液，液体较多者可置管引流。

【注意事项】

(1) 多囊肾是一种先天性疾病，超声引导下穿刺抽液只是减轻肾脏压力、延缓肾功能衰减的一种治疗方法，并不能根治多囊肾。部分患者抽液后囊肿可在短时间内再次长大，或随着病情进展，周围其他囊肿长大，也会产生压迫症状。因此应对患者详细交代病情使患者理解，并签署知情同意书。

(2) 多囊肾的治疗一定要严格掌握适应证。超声引导下穿刺抽液仅可针对一个或几个较大的囊肿进行减压治疗，对于多数是小囊肿的多囊肾，并不适合该项治疗。

(3) 多囊肾患者随病情进展可逐渐累及肾功能，因此治疗中要格外注意保护正常肾脏组织。特别是对于中晚期患者，肾脏区域几乎为囊肿所取代，正常肾组织极少，更应该着重保护肾组织，避免对其的损伤和破坏。

(4) 多囊肾患者应用硬化剂疗效不佳，且硬化剂可能损伤残余肾组织功能，因此不提倡应用。如视临床情况确实需要采用硬化治疗，务求抽净全部硬化剂，不可保留，以免影响残留肾脏的功能。

五、肾盂穿刺造影

【适应证】

(1) 尿路梗阻或尿路肿瘤等原因导致肾脏积水，需行造影显示尿路情况。

(2) 患肾因肾功能不全等原因，导致静脉肾盂造影不显影或显影不良。

【禁忌证】

(1) 患者一般状况差，体质虚弱，不能耐受该穿刺及检查过程。

(2) 患者凝血功能异常，穿刺易导致肾脏出血难以止血。

(3) 造影剂过敏者。

【术前准备】

术前向患者交代病情，做好心理辅导，说明该项操作的步骤、意义和配合方法，签署知情同意书。患者需完善心电图、凝血功能、肝肾功能等检查，确定无明确禁忌证存在。由患者本人或家属签署知情同意书。

【操作方法】

1. 仪器

超声诊断仪，穿刺探头、配套引导架及套管针，留置引流管。

2. 操作方法

(1) 扫查局部肾脏组织，明确肾脏梗阻情况、积水情况，选择合适的进针路径、穿刺深度和角度。

(2) 根据选择好的进针路径，嘱患者摆好相应体位，一般选择俯卧位或侧卧位，以方便暴露患肾。

(3) 术者需穿消毒衣，戴消毒帽子、口罩及无菌手套。穿刺区域用碘伏做常规皮肤消毒，消毒面积需覆盖进针点周围约半径 10cm 范围，铺无菌洞巾。换用带穿刺架的探头，再次根据之前选定的进针路径选取穿刺点具体位置，使穿刺引导线通过肾盂积水的无回声暗区内（图 13－4－4）。

(4) 2%利多卡因局部麻醉。随后在实时超声监测下沿引导架孔槽方向进针，使针尖达到肾盂积水的中心位置。拔出针芯，可视临床情况决定是否抽出部分尿液减压或送检。

(5) 随后将装有造影剂的注射器连接 PTC 针，注入造影剂，然后拍摄 X 线片，显示尿路情况。

【注意事项】

(1) 术前需确认患者无造影剂过敏。

(2) 术中应慎重选择穿刺路径，操作中应严格遵守无菌原则。

(3) 术后应耐心观察，注意术后护理，防止术后出血。

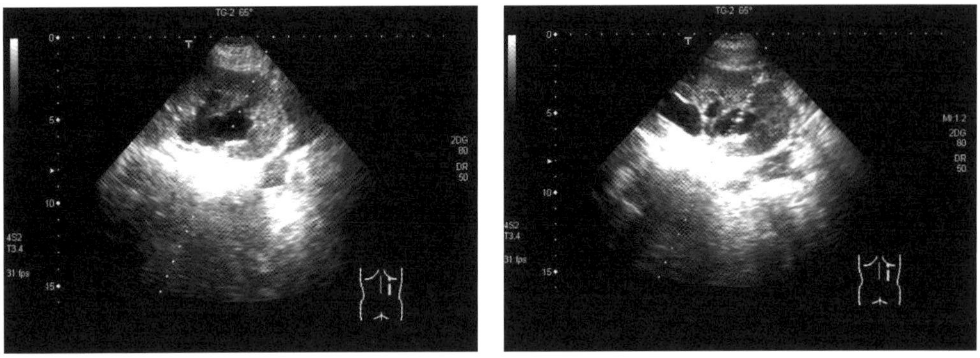

图 13－4－4　同一患者的肾盂穿刺过程

A. 穿刺前，肾盂积水分离，患者取俯卧位，选择进针路径，使穿刺线穿过肾盂中央的无回声区；B. 肾盂穿刺成功，从图中可看到，穿刺针沿穿刺线走行，针尖位于积水区域中心

六、肾盂穿刺置管引流

【适应证】

(1) 上尿路梗阻导致的急性肾功能不全，为保护肾功能，可选用超声引导下肾盂穿刺置管引流，该方法可在短时间内解除梗阻，为后续治疗争取时间。

(2) 恶性肿瘤晚期等情况下的尿路梗阻导致肾盂积水，肾盂穿刺置管引流可作为姑息治疗，创伤小，对保护肾功能效果明显。

(3) 肾脏积脓时，单纯药物治疗效果不佳，可置管穿刺抽出脓液，必要时用无菌盐水冲洗或局部注入抗生素，以达到快速控制感染的目的。

【禁忌证】

(1) 患者一般状况差，或凝血功能差，不能配合完成穿刺过程者。

(2) 难以选取合适的穿刺路径。

【术前准备】

术前向患者交代病情，解释主要治疗步骤及该项治疗的意义，争取患者的配合并签署知情同意书。患者需完善心电图、凝血功能、肾功能等检查，确定无明确禁忌证存在。

【操作方法】

1. 仪器

超声诊断仪，穿刺探头、配套引导架及套管针，留置引流管。

2. 操作方法

(1) 首先扫查局部肾脏组织，明确患肾位置及肾脏积水、积脓的具体情况，选择合适的进针路径、穿刺深度和角度。

(2) 根据选择好的进针路径，嘱患者摆好相应体位，一般选择俯卧位或侧卧位，以方便暴露患肾。

(3) 术者需穿消毒衣，戴消毒帽子、口罩及无菌手套。穿刺区域用碘伏做常规皮肤消毒，消毒面积需覆盖进针点周围约半径 10cm 范围，铺无菌洞巾。换用带穿刺架的无菌穿刺探头，再次根据之前选定的进针路径选取穿刺点具体位置，使穿刺引导线通过肾盂、肾盏积水较深处。

(4) 2%利多卡因局部麻醉。随后在实时超声监测下沿引导架孔槽方向进针，使针尖达到肾盂积水的中心位置。拔出针芯，若有尿液流出，即可确定穿刺针位于积水区域。可先抽取尿液，缓解局部肾脏压力。随后插入导丝，拔出穿刺针，扩皮，沿导丝置入导管。

(5) 导管内可抽出尿液，证明导管已顺利置入肾盂中。接尿袋持续引流即可。术后应严密观察护理，制动，监测血压、心率、呼吸，并定时观察腹部情况，有条件者可于 3h 后复查超声，防止术后尿液渗漏。

(6) 对于感染性积脓、脓肿患者，可抽尽脓液，注入生理盐水或抗生素溶液冲洗脓腔，必要时可反复多次冲洗。最后可根据临床保留部分抗生素，发挥局部抗感染的治疗作用。

【注意事项】

(1) 感染性肾脓肿穿刺，需同时抗感染治疗，避免因穿刺引发进一步的感染扩散。

(2) 肾脏穿刺应格外注意预防术后出血。术前严格纠正凝血功能，停用抗凝药。术后患者需制动一段时间，严密观察。

(3) 对于严重积水的肾脏，不可一次抽取过多尿液，应逐渐引流缓慢减压，避免肾脏压力急剧下降导致的并发症。

七、前列腺穿刺活检

【适应证】

(1) 经直肠超声检查发现前列腺异常，疑有占位性病变者。

(2) 肛查前列腺触及硬结或腺体质地较硬者。

(3) PSA＞4 pg/L。

(4) 患者神志清楚，能够配合医嘱摆好体位，并进行吸气、屏气等动作。

【禁忌证】

(1) 患者一般状况差，心、肺功能不全，或体质虚弱，不能耐受和配合操作。

(2) 患者有出血倾向或凝血机制障碍者。

【术前准备】

术前应对患者交代病情，征得患者同意并签署知情同意书。患者需完善心电图、凝血功能、心肺功能、肝肾功能等检查，确定无明确禁忌证存在。术前 3 天给予甲硝唑 0.2g，每日 3 次，诺氟沙星 0.2g，每日 3 次口服预防性抗感染。穿刺前灌肠，排空肠内容物。

【操作方法】

1. 仪器

用超声诊断仪做引导，直肠探头、配套引导架及自动活检枪，根据病理需要选择 18～16G 穿刺针。

2. 操作方法

(1) 患者左侧卧位或仰卧位，屈膝抱腿，暴露肛门。穿刺前应常规行肛门指检，初步明确前列腺质地、软硬程度、病灶部位，并选择合适的进针路径。

(2) 术者需穿消毒衣，戴消毒帽子、口罩及无菌手套。0.25%碘伏消毒，超声探头外套无菌乳胶防护套，安装穿刺架。扫查前列腺，明确取材部位。

(3) 一般在前列腺正中两侧的基底部、中部及尖部沿穿刺线各穿刺一针，至少穿刺 6 针。目前标准一般采用 13 针穿刺法。即在从前标准的系统 6 针（尖部、中部、底部各 2 针）基础上，前列腺的中间部位增加3针（中间底部、中间中部、中间尖部各1针），6针法两外侧各增加2针（外侧中部和外侧底部）。如发现病灶，需在结节内部加穿1～2针。

（4）穿刺后撤出探头，迅速以碘伏纱布压迫局部进针点，并置于直肠内，防止出血。保留1～2h后观察无出血可取出。穿刺后应严密观察和护理，给予喹诺酮类抗生素口服3天。

【注意事项】

（1）超声引导下前列腺穿刺活检术，在操作的各个环节均应格外注意预防和控制感染。术前应彻底清洁灌肠，术前、术后常规口服抗生素，发现术后有发热、寒战等症状者及时抗感染治疗。术前及术中都应严格遵守无菌原则。

（2）肛门指检应作为活检前的常规检查步骤。

（3）术中取材应保证数量，有可疑病灶可增加取材。

第五节　妇产科介入性超声

一、羊膜腔穿刺

主要用于有医学指征的孕16～22周$^{+6}$的产前诊断

【适应证】

（1）孕妇预产期年龄≥35岁。

（2）有染色体异常患儿生育史。

（3）夫妇一方有染色体异常。

（4）单基因病患儿或先天性代谢病患儿生育史。

（5）母血清生化筛查高风险。

（6）超声检查发现胎儿异常。

（7）其他需要抽取羊水标本检查的情况。

【禁忌证】

（1）先兆流产。

（2）术前两次测量体温（腋温）高于37.2℃。

（3）有出血倾向（血小板≤70×10^9/L，凝血功能检查有异常）。

（4）有急性盆腔或宫腔感染征象。

（5）无医疗指征的胎儿性别鉴定。

【术前准备】

（1）术前完善血常规、凝血五项、HIV抗体、HBsAg、抗梅毒抗体、ABO血型和Rh因子。如Rh（－），告知胎母输血风险，建议术后24h内抗D球蛋白预防注射；HBsAg阳性患者可考虑乙肝免疫球蛋白术前预防注射阻断。

（2）术前测量体温，腋温低于37.5℃者方可手术。如两次体温在37.5℃以上者，穿刺暂缓。

（3）准备羊膜腔穿刺并发症抢救所需的药品，严格掌握适应证及禁忌证。

【操作方法】

(1) 孕妇排空膀胱，取仰卧位，常规消毒铺巾。

(2) 超声定位穿刺部位。

(3) 将20或21号腰穿针以垂直方向刺入宫腔，拔出针芯，见有淡黄色清亮羊水流出(图13-5-1)，接20ml注射器，抽取2ml后弃，继之抽取羊水20～30ml。插入针芯，拔出穿刺针。术毕超声观察胎心及胎盘情况。

(4) 穿刺后局部消毒，并辅以无菌敷料。

(5) 抽出羊水注入无菌试管，送实验室接种。

(6) 穿刺后观察孕妇30min左右，如无异常情况，告知注意事项后返回。

(7) 如两次穿刺未获羊水时应中止手术，1周后再次手术。

【注意事项】

(1) 术前超声定位胎盘位置，穿刺时尽量避开胎盘附着部位；如必须通过胎盘，建议进针迅速。

(2) 穿刺次数不宜多于3次，以免引起流产及损伤。

(3) 仔细核对羊水采集瓶或培养瓶上标本编号及孕妇姓名。

(4) 向孕妇说明可能发生的并发症，如出血、羊水渗漏、感染、胎儿受损、流产、胎死宫内等。

(5) 保持敷料干燥24h，24h内禁沐浴。

(6) 术后酌情保胎，休息；嘱孕妇出现腹痛、阴道流血、阴道流液等情况时及时就诊。

(7) 禁止性生活及免体力活动2周。

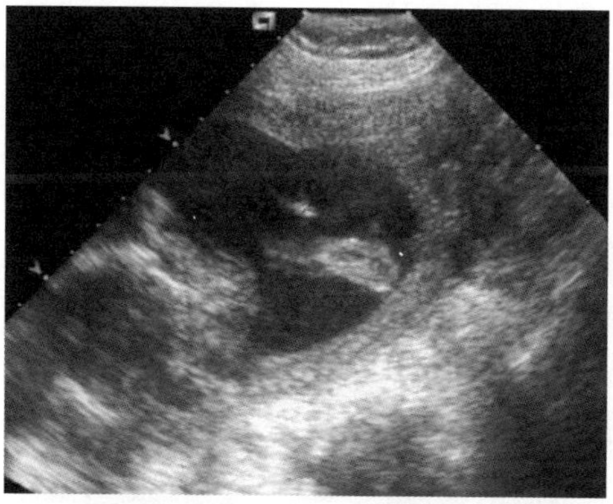

图13-5-1 超声引导下羊膜腔穿刺取羊水，可见穿刺针的整个路径及针尖位置

二、脐血管穿刺取血

【适应证】

主要用于有医学指征的孕18周以后的产前诊断。

(1) 胎儿核型分析。

(2) 胎儿宫内感染的诊断。

(3) 胎儿血液系统疾病的产前诊断及风险评估。

(4) 胎儿宫内生长受限的监测与胎儿宫内状况的评估。

(5) 胎儿贫血的宫内输血治疗。

(6) 其他需要抽取脐血标本检查的情况。

【禁忌证】

(1) 先兆晚期流产。

(2) 术前两次测量体温(腋温)高于37.2℃。

(3) 有出血倾向(血小板≤70×10^9/L，凝血功能检查有异常)。

(4) 有盆腔或宫腔感染征象。

(5) 无医疗指征的胎儿性别鉴定。

【术前准备】

(1) 术前核对适应证及孕周、有无穿刺禁忌证，完善并签署知情同意书。

(2) 完善血常规、凝血五项、HIV 抗体、HBsAg、抗梅毒抗体、ABO 血型和 Rh 因子。如 Rh(–)，告知胎母输血风险，建议术后 24h 内抗 D 球蛋白预防注射；HBsAg 阳性患者可考虑乙肝免疫球蛋白术前预防注射阻断。

(3) 术前测量体温，腋温低于 37.5℃者方可手术；如两次体温在 37.5℃以上者，穿刺暂缓。

(4) 准备脐血管穿刺并发症抢救所需的物品，如吸氧设备、药物(如阿托品)等。

(5) 严格掌握适应证及禁忌证。

【操作方法】

(1) 孕妇排空膀胱，取仰卧位，常规消毒铺巾。

(2) 超声检查了解胎儿情况，测量双顶径以核对孕周，定位胎盘及脐带入胎盘处位置，以便选择穿刺部位。

(3) 换取 B 超消毒穿刺探头，选择穿刺点及角度并固定。

(4) 在超声引导下将 22G 穿刺针经腹壁及子宫穿刺入脐血管内(图 13–5–2)。

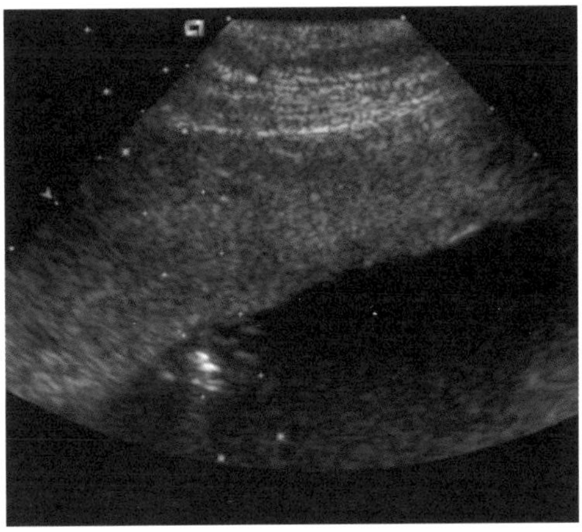

图 13–5–2　超声引导下脐静脉穿刺取脐血，可见穿刺针沿引导线刺入脐静脉血管腔内

(5) 拔出针芯，接注射器抽取需要量的脐血。

(6) 拔针后立即观察脐带穿刺点有无渗血，并记录胎心情况。

(7) 必要时术后再次 B 超，复查胎儿情况及穿刺点有无血肿形成。

(8) 如果引导套针两次穿刺均未穿入脐带，则为穿刺失败，应停止操作。再次脐血操作时间应一周以后进行。

【注意事项】

(1) 取血量一般为＜8ml。

(2) 引导套针穿刺次数不得多于两次，以免引起流产等并发症。

(3) 仔细核对样本及患者个人信息。

(4) 如穿刺操作时间较长，需注意胎心变化，如有胎心减慢，需停止操作。

(5) 术后观察 30min，保持敷料干燥 24h。

(6) 术后根据孕周酌情保胎。

(7) 嘱孕妇出现腹痛、阴道流血、阴道流液等情况时及时就诊。

(8) 禁止性生活及免体力活动 2 周。

三、超声引导下绒毛穿刺活检

【适应证】

主要用于有医学指征的孕 11 周以后的产前诊断。

(1) 孕妇预产期年龄≥35 岁。

(2) 有染色体异常患儿生育史。

(3) 夫妇一方染色体结构异常。

(4) 有单基因病患儿或先天性代谢病患儿生育史。

(5) 21－三体综合征、18－三体综合征产前筛查高风险。

(6) 超声检查发现胎儿异常。

(7) 其他需要抽取绒毛标本检查的情况。

【禁忌证】

(1) 先兆流产。

(2) 术前两次测量体温(腋温)高于 37.2℃。

(3) 有出血倾向(血小板≤70×10^9/L，凝血功能检查有异常)。

(4) 有急性盆腔或宫腔感染征象。

(5) 无医疗指征的胎儿性别鉴定。

【术前准备】

(1) 穿刺前认真核对孕周，确认有无穿刺禁忌证，签署知情同意书。

(2) 术前完善血常规、凝血五项、血小板、HIV 抗体、HBsAg、抗梅毒抗体、血型。

(3) 术前测量体温，腋温低于 37.5℃者方可手术。两次体温在 37.5℃以上者，穿刺暂缓。

【操作方法】

1. 经腹壁途径

(1) 孕妇排空膀胱，取仰卧位，常规消毒铺巾。

(2) 超声定位穿刺部位。

(3) 在超声引导下，将 18G 绒毛活检穿刺套针经腹壁及子宫穿刺入胎盘，拔出针芯，将活检针经引导套针内送入胎盘绒毛组织部位(图 13－5－3)。

(4) 接含 5～10ml 生理盐水的 20ml 注射器，负压 10～15ml 的上下移动活检针以吸取绒毛组织。

(5) 拔针后立即观察胎盘部位有无出血及胎心情况。

(6) 如一次活检的绒毛量不够，可再次将活检针送入引导套针内进行抽吸，直到获取需要量的绒毛标本。

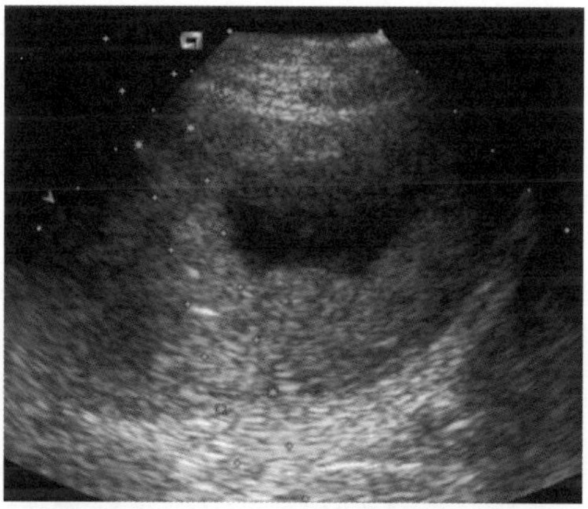

图 13－5－3　超声引导经腹壁取绒毛，可见活检针经引导套管针刺入胎盘内

(7) 如果引导套针两次穿刺均未穿入胎盘绒毛组织则为穿刺失败，一周后重新行绒毛取材术。

2. 经阴道途径

(1) 孕妇排空膀胱，取膀胱截石位，常规消毒铺巾。

(2) 在超声引导下，将导管经宫颈穿刺入胎盘。

(3) 接含 2～4ml 生理盐水的 20ml 注射器，以 5～10ml 左右的负压吸取绒毛组织，取绒毛量一般不超过 25mg。

(4) 术毕超声观察胎心及胎盘情况。

(5) 如两次穿刺均未吸出绒毛组织则应中止手术，1 周后重新手术。

【注意事项】

(1) 术前必须超声评价胎儿情况，若已有胎儿异常（如胎停育等），不宜行绒毛取材术。

(2) 引导套装穿刺次数不得多于两次，以免引起流产等并发症。

(3) 仔细核对绒毛标本及孕妇个人信息。

(4) 向孕妇说明可能发生的并发症。

(5) 保持敷料干燥 24h。

(6) 术后酌情保胎，嘱孕妇出现腹痛、阴道出血、阴道流液等情况时及时就诊。

(7) 禁止性生活及免体力活动 2 周。

四、羊水减量术及羊膜腔灌注术

【适应证】

(1) 单胎羊水过多致患者不适、26 周以后诊断双胎输血综合征或双胎输血综合征 I 期患者可行超声引导下的羊水减量术。

(2) 未足月胎儿，羊水过少（连续 2 次 B 超测羊水指数≤5cm）需延长孕周；足月胎儿，羊水过少宫颈条件不成熟；近预产期，宫颈条件成熟，羊水过少者，可促宫颈成熟前实施灌注，避免临产后由于羊水过少致脐带受压，胎儿窘迫。羊膜腔灌注用于未足月胎儿，尤其是 34 周之前仍需慎重，可有医源性早产风险。

【禁忌证】

(1) 术前两次测量体温（腋温）高于 37.2℃。

(2) 有出血倾向（血小板≤70×10^9/L，凝血功能检查有异常）。

(3) 有盆腔或宫腔感染征象。

【术前准备】

(1) 查血常规、HIV 抗体、HBsAg、抗梅毒抗体、ABO 血型和 Rh 因子，如 Rh（–），查间接 Coombs 试验，告知胎母输血的风险，建议准备抗 D 球蛋白。

(2) B 超了解胎儿、羊水量及胎盘附着情况。

(3) 穿刺前后酌情应用宫缩抑制剂。

【操作方法】

(1) 孕妇排空膀胱，取仰卧位（双胎输血综合征者及单胎羊水过多者，取轻度左侧斜位，背部使用靠背枕），常规消毒铺巾。

(2) 超声定位穿刺部位。

(3) 将 16G 穿刺针在超声引导下刺入双胎输血综合征受血儿或单胎胎儿羊膜腔，拔出枕芯，穿刺针接尿袋，羊水减量通常每次不超过 800～1500ml，术毕超声观察胎心及胎盘情况。

(4) 超声定位下使用 22G 的羊水穿刺针经腹穿刺，垂直进针，快速沿着穿刺引导线经皮肤进入腹壁各层，突破子宫壁后刺入羊膜腔。拔出枕芯，回抽见羊水确认位置；无羊水时可先推注 10～20ml 37℃的生理盐水试探，若无明显阻力，且羊膜腔内出现雪花状漂浮物及液性暗区，可确认针尖进入羊膜腔内。连接注射器输入 37℃的生理盐水，一般灌注 300～

500ml 至超声显示羊水指数超过 8cm。妊娠 28～33^{+6} 周灌注者穿刺后先抽取 2ml 羊水行泡沫实验，若阴性，则灌注时羊膜腔内注入地塞米松 10mg 促胎肺成熟。术毕，撤回针芯，穿刺部位局部压迫 5～10min。

【注意事项】

(1) 向孕妇说明可能发生的并发症。

(2) 住院治疗。

五、超声引导下卵泡穿刺取卵

【适应证】

体外受精胚胎移植治疗中卵母细胞获取。

【禁忌证】

(1) 阴道急性炎症期。

(2) 盆腔急性炎症期。

(3) 凝血功能障碍。

【术前准备】

1. 物品准备

阴道 B 超，阴道穿刺架消毒备用，取卵手术包消毒备用(内含阴道消毒用大棉签、窥器、圆缸、小杯、卵圆钳、腿套、中单和大孔巾)、16G 双腔穿刺针、负压吸引器、卵泡液运输管和恒温试管架。

2. 外阴阴道冲洗

温生理盐水冲洗外阴；大量温生理盐水反复冲洗阴道，确保干净。

3. 麻醉

根据情况可选镇痛或静脉麻醉。

【操作方法】

(1) 患者取截石位，调整手术床的位置，确保患者和手术者均有较舒适的体位和位置。手术者洗手后，穿手术衣，戴手套，铺巾。

(2) 阴道 B 超了解双侧卵巢和盆腔情况，先行一侧卵巢穿刺。避开血管和肠管，根据 B 超穿刺线确定进针位置，在卵泡超声声像图最清晰的位置进针，同时以 100～125mmHg 的压力抽吸卵泡液。逐个将卵泡抽吸完毕后，再行另一侧卵巢卵泡穿刺。

(3) 术后检查阴道穿刺点有无出血，如有出血可用纱布压迫止血或卵圆钳钳夹止血。

【注意事项】

(1) 进针时注意避开血管、肠管和膀胱，避免脏器损伤，避免损伤血管而造成大出血。

(2) 尽量一次进针抽完全部卵泡，避免反复多次进针。

(3) 卵母细胞对温度变化极敏感，抽出的卵泡液要特别注意保温。

(4) 术后抗生素预防感染。

六、盆腔肿块穿刺活检

【适应证】

(1) 临床表现符合晚期妇科恶性肿瘤无法耐受手术或需先期化疗的盆腔包块或大网膜

肿块。

(2) 盆腔炎表现、抗炎治疗效果不佳的盆腔包块。

(3) 妇科检查呈冰冻骨盆、边界不清的盆腔包块。

(4) 妇科肿瘤术后又出现的性质不明的盆腔包块。

(5) 疑似恶性肿瘤、宫颈活检阴性的宫颈包块。

(6) 需除外转移癌的肿大盆腔淋巴结。

(7) 病灶浸润性生长、血供丰富，需明确是子宫内膜异位或恶性肿瘤的盆腔病变。

【禁忌证】

能够耐受手术治疗的各种卵巢肿瘤不应穿刺活检。

【术前准备】

(1) 化验血常规、凝血四项、血清四项(乙肝、丙肝、艾滋、梅毒)无异常。

(2) 患者签署穿刺活检知情同意书，交代可能出现的异常情况。

【操作方法】

(1) 选择穿刺路径　经腹壁或经阴道，选最短路径并能避开肠管及血管等脏器。

(2) 局部碘伏消毒，铺无菌巾。

(3) 超声探头消毒或无菌隔离护套隔离，安装穿刺引导架。

(4) 经腹壁穿刺进行局部麻醉(经阴道穿刺无需麻醉)。

(5) 选择包块血供丰富的区域作为靶目标进行穿刺。

(6) 采用自动活检枪、18G 活检针在超声实时引导下沿穿刺引导线穿刺(图 13－5－4，图 13－5－5)，获取组织 2～3 条。

(7) 将组织条置于无菌滤纸片上用 10%福尔马林固定后送病理科检查。

【注意事项】

(1) 穿刺活检的取材成功率可达 98%以上，获得病理诊断的概率可达 95%以上，少数病例穿刺后仍可能无法明确诊断。

(2) 穿刺活检可能引起穿刺部位出血，必要时需进行局部按压。

(3) 穿刺活检可能会导致肿瘤的针道种植转移。

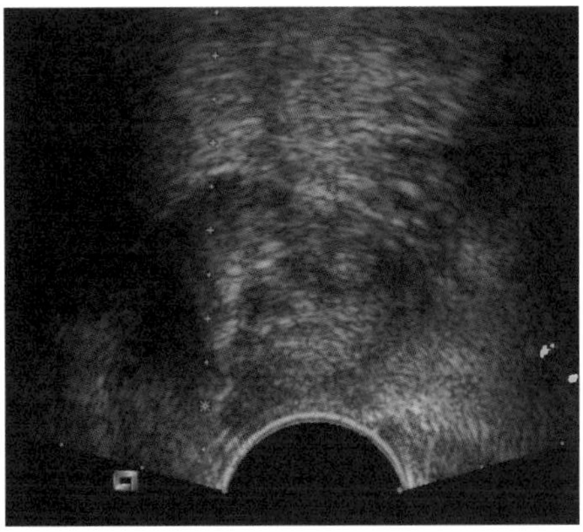

图 13－5－4　经阴道超声引导下宫颈包块活检，病理证实为子宫内膜异位

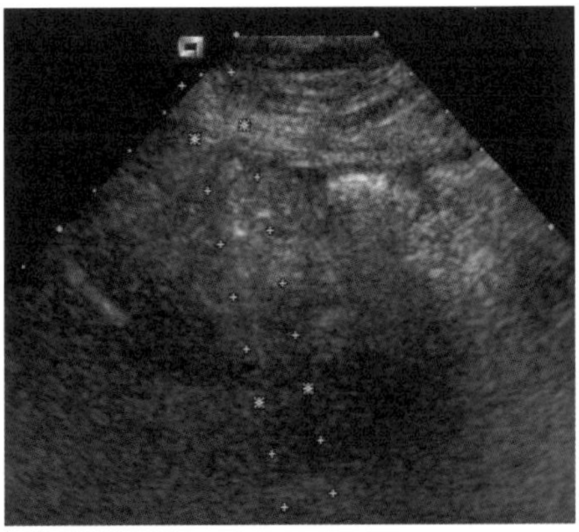

图 13－5－5　大网膜包块经腹壁超声引导下活检，可见活检针位于包块内

七、宫腔声学造影

【适应证】

(1) 阴道超声怀疑宫腔内病变。

(2) 阴道超声怀疑宫腔先天性异常。

(3) 临床怀疑宫腔粘连。

(4) 临床怀疑宫内节育器嵌顿。

【禁忌证】

(1) 阴道急性炎症期。

(2) 盆腔急性炎症期。

【术前准备】

(1) 查血常规无异常，白带清洁度Ⅰ～Ⅱ度。

(2) 患者签署宫腔声学造影检查知情同意书，交代可能出现的异常情况。

【操作方法】

(1) 患者排空膀胱取截石位，常规消毒铺巾。

(2) 在腹壁超声监视下，将双腔球囊导管经宫颈插入宫腔内达宫颈内口上方。

(3) 向球囊内注入生理盐水 1.0～2.0ml，使其充盈以堵塞宫颈内口。

(4) 在经阴道或经腹壁超声监测下经导管缓慢注入造影剂(生理盐水)以膨胀宫腔，当宫内无回声区形成良好背景时即于子宫纵、横切面进行全面扫查，观察宫腔内及整个子宫的情况(图 13－5－5，图 13－5－6)。

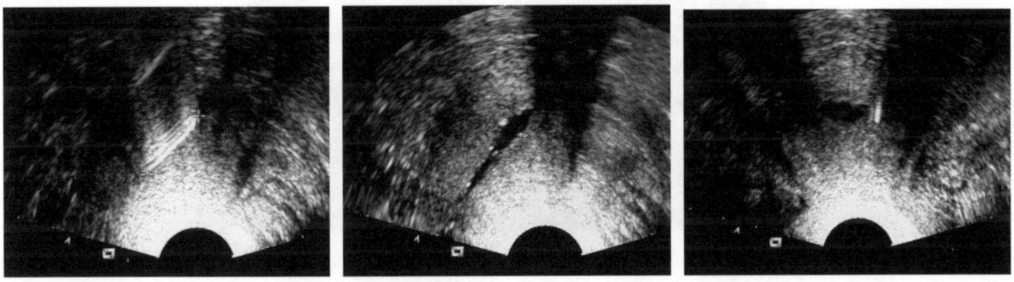

图 13－5－6　宫内节育器嵌顿

A. 造影前阴道超声未发现异常；B. 宫腔造影时宫腔内未见节育器；C. 造影检查确认

(5) 发现宫腔占位病变时，测量其大小、蒂部宽度、观察其位置、形态、活动度，CDFI 显示病灶内部血流分布情况。

(6) 检查程序结束前，抽出导管前端球囊内液体。

【注意事项】

(1) 造影检查时间宜在月经干净后 1 周内，且无性生活。

(2) 造影管插入不宜过深(刚过宫颈内口即可)，以免引起疼痛或影响造影检查效果。

(3) 为避免感染等不良反应，可在注入宫腔内的生理盐水内加入庆大霉素及地塞米松。

八、输卵管声学造影

【适应证】

原发或继发不孕，怀疑输卵管梗阻者。

【禁忌证】

(1) 阴道急性炎症期。

(2) 盆腔急性炎症期。

【术前准备】

(1) 查血常规、阴道衣原体无异常，白带清洁度 I ～ II 度。

(2) 患者签输卵管声学造影检查知情同意书，交代可能出现的异常情况。

【操作方法】

(1) 患者排空膀胱取截石位，常规消毒铺巾。

(2) 在腹壁超声监视下，将双腔宫腔造影管经宫颈插入宫腔内达宫颈内口上方。

(3) 向球囊内注入生理盐水 1～2ml，使其充盈堵塞宫颈内口。

(4) 启动仪器超声造影条件，将声学造影剂声诺维(SonoVue)溶液(浓度 1mg/ml)匀速注入宫腔，经阴道二维超声追踪观察造影剂沿输卵管流动及盆腔弥散情况或经阴道三维超声采集容积数据重建宫腔及输卵管的三维图像来判断输卵管是否通畅(图 13－5－7)。

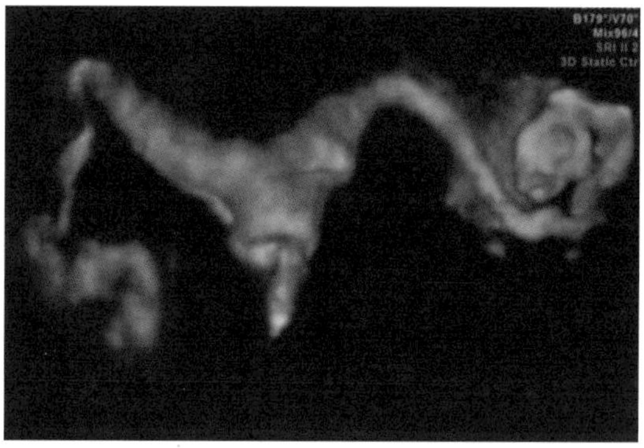

图 13－5－7　输卵管三维超声造影检查显示双侧通畅

(5) 退出超声造影条件，向宫腔内注入抗生素生理盐水溶液(生理盐水 15ml+庆大霉素 8 万 U+地塞米松 5mg)，观察宫腔内有无畸形、息肉、黏膜下肌瘤及粘连带等异常。

(6) 抽出球囊内的生理盐水，拔出造影管。

【注意事项】

(1) 造影检查时间在月经干净后 3～7 天内，且无性生活。

(2) 造影管插入不宜过深(刚过宫颈内口即可)，以免引起疼痛或影响造影检查效果。

(3) 需配备具有经阴道二维或三维超声造影功能的高档彩色多普勒超声仪器。

第十四章 超 声 造 影

将与人体组织具有不同声学特性的物质(超声造影剂)注入人体内，从而实现血流和组织回声增强的超声检查称为超声造影。我们通常所指的多为血管内超声造影，此外还有一些体腔内超声造影，包括胃肠、子宫腔等。

1968 年，Gramiak 和 Shah 首次发现经导管注射震荡后的生理盐水可增强主动脉及心室腔内的反射，从而更清晰显示其内部结构。此后，学者们做了大量研究，开发出可经外周静脉注射并可通过肺循环的微气泡声学造影剂。近年来，随着一些超声新技术的开发，超声造影更成为研究的热点并已广泛应用于临床。参考欧洲生物医学超声学会联盟发布的 2012 年版超声造影肝脏应用指南及 2017 年版超声造影非肝脏应用指南、中国医师协会超声医师分会发布的 2012 年及 2017 年版《中国超声造影临床应用指南》以及临床应用研究结果，本章对超声造影的非心脏应用做简要介绍。

第一节 概 述

一、原理

多数造影剂通过改变声衰减、声速和增强后散射等，改变声波与组织间的基本作用，即吸收、反射和折射，使得所在部位的回声信号增强。另一方面，造影剂的密度、压缩性、浓度、颗粒体积及声波发射频率等均影响造影效果。1980 年，Melter 等首次以实验证实微气泡是产生回声增强效应的基础。气体微泡一般均由微囊包裹；微囊的选材、厚度与内部的气体成分等形成了各种不同造影剂的特性。造影剂中气体的声特性阻抗极低，通常仅为血液的 1/1000～1/4000，入射超声在微泡与血液间的反射系数均可达 99.6%以上；同时微泡直径远小于超声波长，因而呈现大量散射。在血管中大量高反射系数的散射子流动，可用 B 型灰阶或彩色血流成像灵敏地显示。

超声造影剂一方面可以更有效地显示细小血管和低速血流，另一方面，由于造影剂中的微气泡在体内血流中也可作为一种标记物(示踪剂)，成为动态观察血流动力学的标志，使作为形态学诊断工具的超声又成为具有检测生理功能的新手段，从而扩大了其应用范围。

二、超声造影技术

各种造影显像技术在很大程度上影响着成像效果，并根据成像方式的不同具有不同的应用范围。

1. 基波 B 型显像

此模式下，造影剂增强后散射信号，显示为灰阶水平的提高，可使二维显像清晰度提高。

2. 谐波B型显像

二次谐波显像是在探头基础频率下发射声波，而在两倍于该频率下接收的技术。造影剂的非线性增强效果提高了信噪比，使得一些毛细血管的血流回声可与组织回声区分开来。此外，谐波显像减少近场伪像及旁瓣伪像；同时由于其横向声束比基波要缩窄，提高了横向分辨力。

3. 谐波能量多普勒显像

造影剂的应用使血流信号得到增强，因此能量多普勒显像中探测到更细小血管的低速血流。但组织运动也会产生多普勒信号，甚至强于造影剂，会同血流信号混淆，这就导致了闪烁(flash)伪像。若与谐波技术联合应用则可减少这种伪像。

4. 间歇式谐波显像

这一技术将触发显像与谐波显像相结合，可提高谐波信号强度，探测到微血管床内低速血流，提供了血流灌注的重要信息。基本原理是以较高机械指数(MI)间歇式发射声波，每一次脉冲(同方向)可引起造影剂微泡发生破裂或震荡，瞬间增强散射。间歇期为数秒钟，可使大量微泡进入扫查区血管内，常用的有心电触发和时间触发两种方法。

5. 脉冲反向谐波显像

二次谐波显像可通过发射及接收窄谱信号，减少基波与谐波的频率重叠部分，提高系统对造影剂的敏感性，但这同时也会降低图像的分辨力。而脉冲反向谐波显像则大大克服了这一缺点，它连续发射两组时相相反的声波，返回后，基波(即主要来自组织的反射)由于时相相反而抵消，非线性部分(即微气泡振动产生的谐波)则得到加强。因此，这一技术可在全频带宽上接收谐波信号，不仅大大提高了对造影剂信号的敏感性，也得到了较好的图像分辨力，且不受心脏搏动的影响。同时，在低MI下发射声波，可延长造影剂微气泡寿命并避免了间歇显像，提高了图像质量，从而实现了连续动态观察病灶的灌注过程。近场及远场同时得到加强，不受焦点设置的影响，因此穿透力得到明显提高。

6. 次谐波显像与C^3造影技术

次谐波显像是在特定条件下，微气泡振荡产生发射频率 1/2 的次谐波，接收后使造影剂–组织比提高。

C^3技术则是提取了造影剂谐波信息的三种频率成分，即$1/2f_0$(f_0为基波频率)、f_0及$2f_0$，综合处理后融合成像，去除来自组织的信号和背景噪声信号，而检出所有来自造影剂的信号，使造影剂的敏感性和空间分辨率得到提高。

三、超声造影操作方法

(1) 常规二维和彩色多普勒超声检查感兴趣区域，根据患者的不同情况调整体位、探头位置、增益、脉冲重复频率(PRF)、壁滤波，在基波状态下将切面及图像调至最佳。

(2) 保持探头位置、体位等不变，将仪器切换至所需的造影条件，调整好所需参数；同时制备好造影剂，必要时先建立静脉通道。

(3) 经外周静脉(通常选择肘正中静脉)一次推注或连续滴注准备好的造影剂，同时嘱患者屏住气，观察感兴趣区的回声及血供等情况，得到满意的造影结果后可转而观察其他可以区域。若一次注射结果不满意，可在安全剂量内再次注射。

(4) 为尽量延长造影剂的寿命，争取造影时间，可选择采用心电触发、时间触发等间歇超声显像方式。

(5) 实时录像并用磁光盘等记录图像以备分析。

四、造影剂注入方法

因不同检查要求而异，一般可分为三类。

1. 团注法

高浓度的造影剂从周围静脉内一次推入，总注射时间在 5～30s 左右，用于常规造影、二次谐波成像等。

2. 泵式连续推注法

较低浓度造影剂由专用推注泵从周围静脉内缓慢推入，多用于低功率造影动态连续显示成像。观察血管内造影剂流入及区域灌注、研究“充盈 – 廓清”曲线等。

3. 腔内注射

较低浓度造影剂经专用管道注入目标管腔内，如宫腔造影、输卵管造影、胆管造影等。

五、超声造影的安全注意事项

微气泡造影剂在声场作用下会产生细胞膜穿孔效应、微血管破裂、炎细胞浸润等多种生物学效应，因此，虽然目前应用的低 MI 超声造影检查是相对安全的，但仍应尽可能减少超声辐照时间及造影剂用量，特别是在 MI 较高（>0.3）时。

目前我国使用的声诺维静脉注射后不良反应发生率低于 0.1%，包括面部潮红、头痛、皮疹、瘙痒，注射部位局部发热、红斑等，国外报道的致命性过敏反应率为 0.0001%，国内尚未报道相关死亡病例。造影剂注射前应对患者情况进行评估，同时应常规配备复苏设备并有经过培训的专业人员在场。

声诺维的禁忌证如下。

(1) 对造影剂中任何成分过敏者禁用。

(2) 伴有右向左分流的心脏病患者、重度肺高压患者（肺动脉压>90 mmHg）、未得到控制的原发性高血压患者和成人呼吸窘迫综合征患者禁用。

(3) 不应与多巴酚丁胺合并用于对多巴酚丁胺使用有禁忌的心血管功能不稳定的患者。

(4) 妊娠和哺乳期妇女禁用。

第二节　超声造影剂

超声造影剂的发展自 CO_2 微气泡到糖化微粒悬浮液的自由空气微泡，至包裹微气泡造影剂，目前国际上临床使用的均为过氟化物气体微泡造影剂。

声诺维（SonoVue），磷脂包裹的 SF_6 气体微泡，常温下为含 SF_6 气相及三种微泡壳稳定剂的注射冻干粉剂，使用时注入适量生理盐水溶解，充分混匀后形成乳白色微泡混悬液即可使用，微泡数目 $(2.0～2.5)\times10^8$/ml，微泡平均直径 2.5μm。单次静脉推荐注射剂量为 0.03 ml/kg，平均终末半衰期为 12min，超过 80% 的 SF_6 气体由肺部呼出。

Definity（Luminity），外覆单层磷脂壳膜的八氟丙烷（C_3F_8）微泡，震荡后为乳白色微泡混悬液，平均直径 2μm，微泡数目 1.6×10^{9}/ml，单次静脉推荐注射剂量为 0.01ml/kg。

Sonazoid，磷脂包裹的全氟丁烷（C_4F_{10}）微泡，平均直径 2.6μm，常温下为白色粉末，复水后使用，微泡数目（2.0～5.0）$\times10^{8}$/ml，单次静脉推荐注射剂量为 0.015ml/kg，具有微泡谐波频谱宽、嗜网状内皮系统的特点，体外 Kupffer 细胞对 Sonazoid 微泡的吞噬率可达 99%。

第三节　超声造影的肝脏临床应用

超声造影明显提高了超声检测肝脏肿瘤内低速血流的敏感性，提高了对肝内良、恶性病灶的鉴别诊断能力，提高了对微小病灶的检出率，并可无创而敏感地对肝肿瘤介入治疗进行准确评估。同时，还大大提高了诊断者的信心，已成为了肝脏占位的常规诊断方法之一。

【适应证】

1. 肝局灶性病变的定性诊断

(1) 常规超声偶然发现的肝脏占位。

(2) 慢性肝炎或肝硬化基础上的病灶或可疑病变。

(3) 有恶性肿瘤病史的肝内病变或可疑病变。

(4) MRI/CT 或者细胞学/组织学结果不能确诊时。

(5) 鉴别诊断门脉血栓。

2. 肿瘤的排除或评估等

(1) 排除肝转移癌或脓肿的全肝超声扫查。

(2) 作为增强 CT 和（或）增强 MRI 的补充，评估转移性肝癌的数目和位置。

(3) 对肿瘤患者进行随访和监测。

(4) 其他影像学不能确诊或无其他检查计划的可疑胆管细胞性肝癌。

(5) 可疑的肝外伤病例。

3. 局部消融治疗的监测

(1) 作为增强 CT 和（或）增强 MRI 治疗前分期和评估目标病灶内血供情况的补充方法。

(2) 引导在未增强超声上边界显示不清或不完全清晰病灶的穿刺针定位。

(3) 消融后即刻进行治疗效果的评估，并引导对残留的未被消融肿瘤区域即刻补充治疗。

(4) 当有增强 CT 和（或）增强 MRI 的禁忌证或结果不明确时，用来随访评估肿瘤复发。

【操作方法】

(1) 二维超声及彩色多普勒超声对肝脏及肝内病灶进行扫查，识别病灶。

(2) 为患者建立外周静脉通路。

(3) 固定探头于病灶显示的最佳切面，将成像模式转换为造影模式，并调整其增益抑制肝实质结构的显示，而大血管结构及膈肌等维持在可见水平。

(4) 团注超声造影剂，并随之冲注 5～10ml 生理盐水。

(5) 连续扫查 60～90s 来评估动脉相和门脉相，延迟相可采用间断扫查，直至造影剂微泡信号消失（4～6min）。

【检查内容】

注入造影剂后，对肝脏超声造影（CEUS）的动态影像信息可结合时相（表 14－3－1）。从以下几方面进行分析：病灶开始增强的时间，即造影剂到达时间；开始增强的部位，即外周、周边抑或全部病灶等；增强的模式，如弥漫性、向心性、离心性等；增强的强度，即与周围组织对比的回声强度，为高增强、等增强或低增强等；增强持续时间；廓清的方式等。

还可将造影过程输入相应软件，进行时间－强度曲线分析，得到定量或半定量的分析指标，从而对增强过程进行客观分析和判断。

表 14－3－1　肝脏 CEUS 时相

时相	注射造影剂后时间(s)	
	开始	结束
动脉期	6～18	30～45
门脉期	30	120
延迟期	120	微泡消失(约 360)

某些造影剂还存在血管后期(Kuffer 期)，从注射后 10min 开始持续 1h 或更长。

【注意事项】

(1) 因有、无肝硬化患者的肝肿瘤疾病谱不同，因此诊断时应分别考虑，同时，临床诊断中应充分结合患者的其他临床资料，对病变作出较为全面客观的诊断。

(2) 限于超声造影的分辨力，此技术所能探查的肝内最小病灶直径为 3～5mm。

(3) 对于膈下及深在病灶，超声造影同样具有局限性，可配合患者体位的改变及扫查手法，以减小漏诊的可能。

(4) 镰状韧带及其周围脂肪组织呈低增强，应注意与肝内肿瘤鉴别。

【超声造影表现】

1. 常见肝局灶病变的超声造影增强表现

(1) 肝脏恶性局灶性病变的超声造影增强表现　肝脏恶性局灶性病变一般表现为动脉期高增强，门脉期/延迟期消退至低增强。具体见表 14－3－2。肝细胞性肝癌超声造影见图 14－3－1，图 14－3－2；结肠癌肝转移超声造影见图 14－3－3。

表 14－3－2　肝脏恶性局灶性病变的超声造影增强表现

病变类型	动脉相	门脉相	延迟相
(A) 无肝硬化			
转移癌			
典型征象	环状增强	低增强	低增强
附加征象	整体增强，高增强，内可见无增强区		
肝细胞性肝癌			
典型征象	整体高增强	等增强	低增强
附加征象	可有无增强区	可有无增强区	可有无增强区
肝内胆管细胞癌			
典型征象	环状增强，内可见低/无增强区	低/无增强	低/无增强
附加征象	可有无增强区，不均匀增强，高增强	可有无增强区	可有无增强区

续表

病变类型	动脉相	门脉相	延迟相
(B)肝硬化			
肝细胞性肝癌			
典型征象	整体高增强	等增强	低增强(轻或中度)
	较大者内部可有无增强区	可有无增强区	
附加征象	提篮状/扭曲的血管分布可有无增强区		等增强
	增强的瘤栓		
	低/无增强	无增强	无增强
癌栓			
典型征象	门脉和(或)肝静脉内有增强的癌栓	低增强	低增强

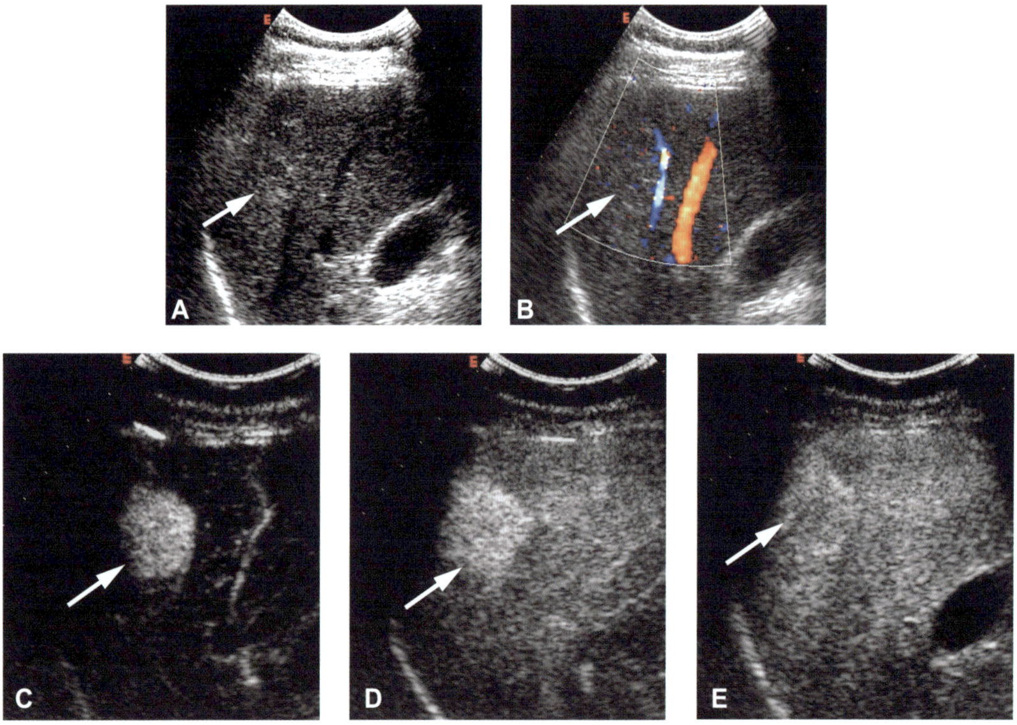

图 14－3－1　肝细胞性肝癌超声造影(1)

A，B. 右肝近膈顶部等回声结节(箭头)，未见明确血流信号；C～E. 超声造影(22s，35s，165s)，动脉相快速增强，延迟相仍呈等增强

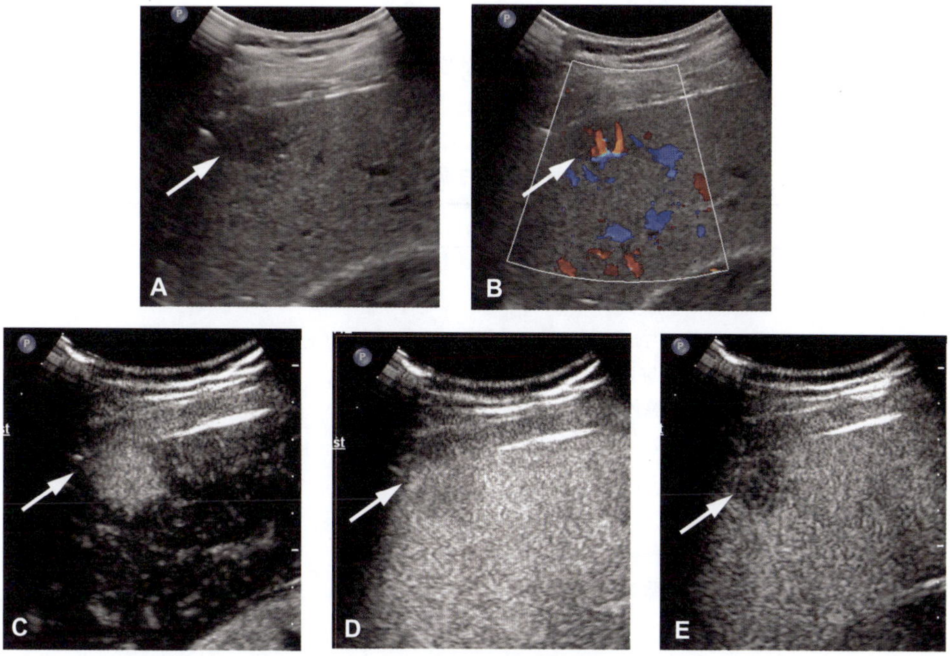

图 14-3-2　肝细胞性肝癌超声造影(2)

A，B. 右肝低回声结节，边界欠规则，内部回声不均，内探及较丰富血流信号；C～E. 超声造影(21s，1min30s，4min)，动脉相快速增强，门脉相增强信号即快速廓清，延迟相明显低增强

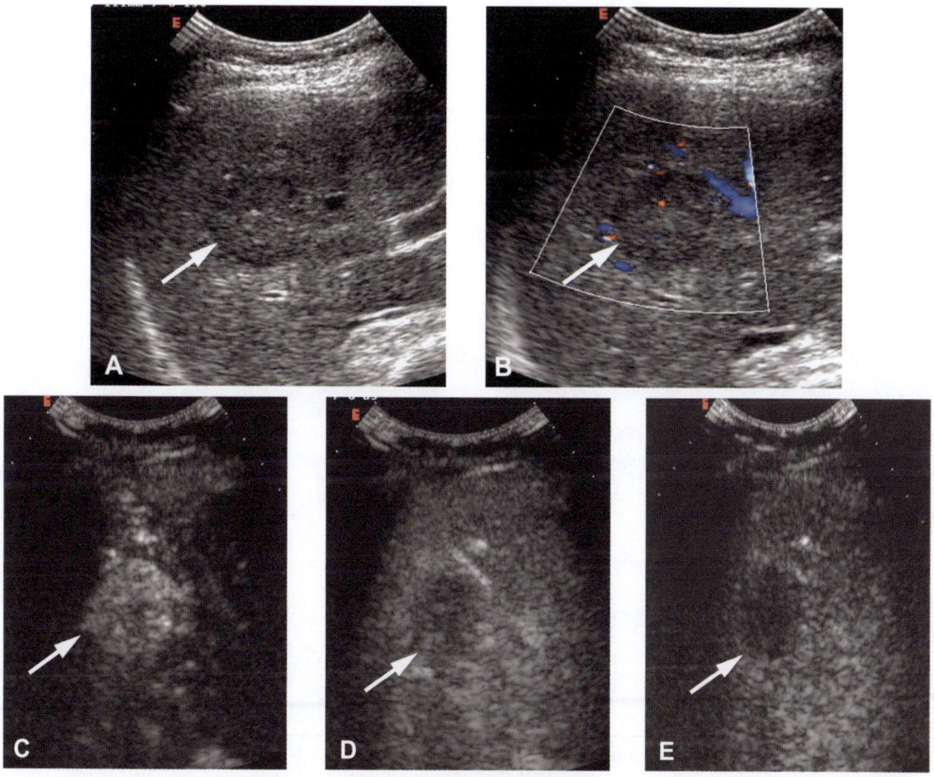

图 14-3-3　结肠癌肝转移超声造影

A，B. 右肝可见一中等回声结节，内见点状血流信号；C～E. 超声造影(19s，50s，80s)显示动脉相病灶弥漫增强，门脉相增强信号开始退出，延迟相病灶呈境界清晰低回声

(2) 肝脏恶性局灶性病变的超声造影增强表现　肝脏恶性局灶性病变一般表现为动脉期高或等增强，门脉期/延迟期维持不变或持续等增强，或者三期均呈无增强。具体见表 14－3－3。肝血管瘤超声造影见图 14－3－4。

表 14－3－3　肝脏良性局灶性病变的超声造影增强表现

病变类型	动脉相	门脉相	延迟相
(A) 无肝硬化			
血管瘤			
典型征象	周边结节状/环状增强	部分/整体向心性填充	整体增强，内可有无增强区
附加征象	小病灶可呈快速、均匀/向心性整体增强		
局灶性结节性增生			
典型征象	离心式、早期、快速整体高增强	高增强	等/高增强
附加征象	轮辐状动脉 滋养动脉	中央瘢痕无增强	中央瘢痕无增强
肝细胞腺瘤			
典型征象	整体高增强	等增强	等增强
附加征象	内可见无增强区	高增强 内可见无增强区	轻度低增强 内可见无增强区
肝脓肿			
典型征象	环状增强，中央无增强	环状高/等增强，中央无增强	环状低增强呈、中央无增强
附加征象	分隔样增强 肝段增强	分隔样增强 肝段增强	
局灶性脂肪缺失			
典型征象	等增强	等增强	等增强
局灶脂肪浸润			
典型征象	等增强	等增强	等增强
单纯性囊肿			
典型征象	无增强	无增强	无增强
局灶坏死结节			
典型征象	无增强/周边可见少许环状增强，内部无增强	无增强	无增强
门脉血栓			
典型征象	无增强	无增强	无增强
(B) 肝硬化			
再生结节(包括异型增生结节)			
典型征象	等增强	等增强	等增强
附加征象	低增强		

肝硬化伴有单纯性肝囊肿、血管瘤及肝脓肿时，与无肝硬化背景下同类病灶具有相同增强表现，其他病变在肝硬化中则较为少见。

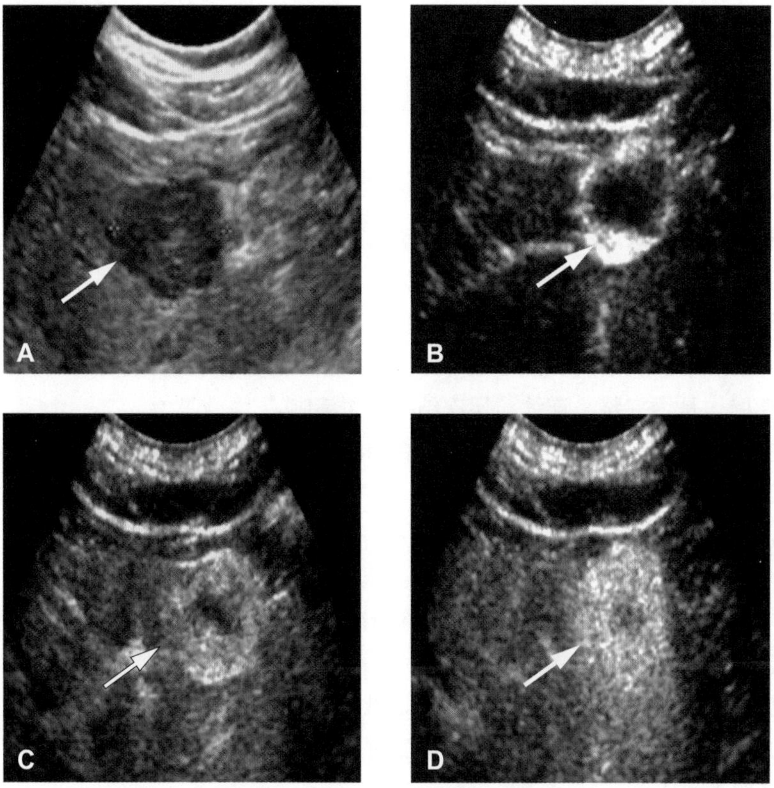

图 14－3－4　肝血管瘤超声造影

A. 右肝低回声结节，内部可见网状中等回声，边界清晰，欠规则；B～D. 超声造影（41s，65s，78s）显示自病灶周边开始向中心填充式的特征性增强方式

2. 超声造影在肝脏的其他临床应用

（1）引导靶向穿刺及治疗　常规超声显示不清的病灶，可在 CEUS 清晰显示病灶及边界引导穿刺及消融治疗，提高穿刺活检或治疗的准确率。

（2）肝脏肿瘤消融治疗的监测　治疗前、治疗中及治疗后均可应用 CEUS 用于治疗靶目标的定位，评估治疗是否成功，监测并判断局部治疗的疗效。

（3）肝移植围手术期的评估　移植术前了解血管的通畅性，明确病灶，辅助排除肝移植禁忌证，选择合适的受体或供体。移植术后及时发现肝脏血管、胆道并发症，如血栓形成、血管狭窄、假性动脉瘤，胆道狭窄、缺血性胆管炎等，评价肝动脉血栓或狭窄支架植入术后疗效。

第四节　超声造影的胆囊临床应用

【适应证】

（1）胆囊内不移动的胆泥、血块或声影不明显的结石等与隆起性病变或实质性占位病变鉴别。

（2）胆囊息肉型病变的良、恶性鉴别（胆固醇性息肉、局灶性腺肌增生症、腺瘤等良性病变与息肉型胆囊癌鉴别）。

(3) 胆囊厚壁型病变的良、恶性鉴别(胆囊炎、腺肌增生症等良性病变与厚壁型胆囊癌鉴别)。

(4) 胆囊癌浸润范围及肝转移的判断。

(5) 胆囊炎急性发作怀疑穿孔。

【检查内容】

(1) 时相　开始注入造影剂至第 30s 为动脉期，第 31s 至不少于 180s 为静脉期。

(2) 增强强度　胆囊病变的增强强度理论上以正常胆囊为参照，但由于胆囊壁较薄且易受病灶的影响，临床实践中多以肝实质为参照。

(3) 病变的观察　观察病变的增强开始时间、增强强度、内部血管分布特征、增强模式。

(4) 胆囊壁　是否完整、连续，层次结构是否清晰。

(5) 肝实质　病变与周边肝实质分界是否清晰，肝实质是否有异常增强或廓清，是否有直接浸润或转移性病灶。

(6) 其他基本检查方法同肝脏。

【注意事项】

(1) CEUS 可提高一些胆囊病变的超声诊断准确率，但如果常规超声可作出明确的诊断时并不建议使用 CEUS。

(2) 胆囊 CEUS 建议使用 1.2～2.4ml 声诺维，但使用高频探头扫查时可以应用 4.8ml。

(3) 增强晚期扫查肝脏，以排除胆囊病变对肝脏的直接浸润或转移。

【超声造影表现】

1. 胆囊炎

(1) 囊壁增厚明显者可观察到内外壁早增强，呈“双边征”；囊壁增厚不明显者可见均匀全层增强；均与肝脏及周围组织分界清晰。

(2) 造影剂增强信号消退较周围肝实质早，静脉期呈低增强。

(3) 部分急性胆囊炎病例可见胆囊内壁或外壁的增强出现不连续现象，穿孔时可见胆囊壁中间出现节段性的无增强带，同时可见胆囊周围腹腔内片状无增强区。

(4) 胆囊炎反复发作也可表现为囊壁层次不清，内壁或外壁与周围组织分界不清。

(5) 囊内结石、胆泥或血块等均为无增强。

(6) 周边肝实质也可因充血性改变出现片状增强，甚至可合并脓肿出现。

2. 胆囊息肉

(1) 病灶与胆囊壁同步、均匀、高增强(图 14－4－1)，早于肝实质；通常在 50s 后消退，呈均匀低增强。

(2) 增强后可见与囊壁相连的基底部较窄。

(3) 内部血管多为点状分布，较大者可见短线状分布，典型者可见细小的血管自肉基底部伸入息肉内。

(4) 基底部胆囊壁连续无中断。

(5) 较大的胆囊息肉与腺瘤依然鉴别困难，但＞10mm 的息肉表现出等增强或不均质增强时，可能提示腺瘤而非胆固醇性息肉；增强显示基底部的宽度也对鉴别诊断有较高价值。

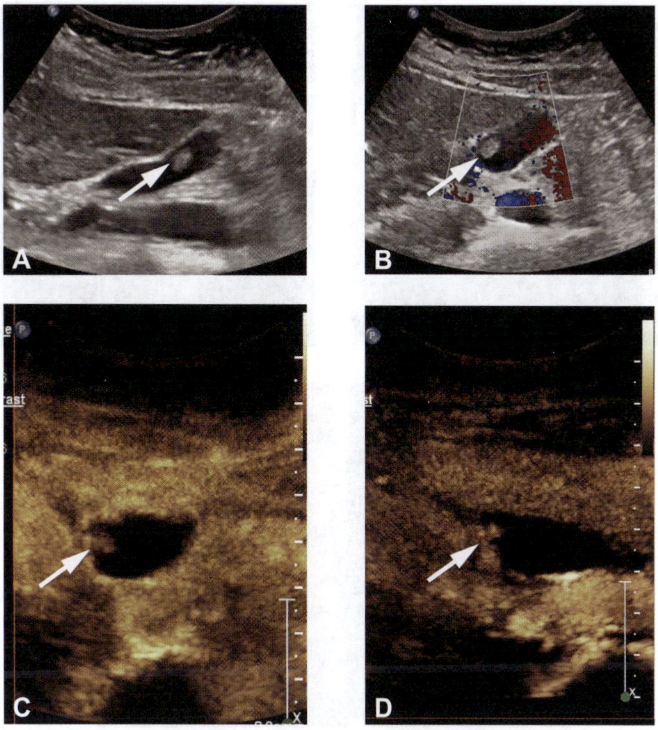

图 14－4－1　胆囊息肉超声造影

A，B. 胆囊壁不规则增厚隆起样病变，内未见血流信号；C，D. 超声造影（19s、2min58s）显示动脉相病灶同步快速增强，静脉相持续增强

3. 胆囊腺肌增生症

（1）病变处动脉期常表现为稍高或等增强，可见内外壁均连续完整（图 14－4－2）。

（2）病变内增强多欠均匀，内可见小灶性无增强，甚至呈蜂窝样。

（3）部分病变周边可见环状高增强，内部低－无增强。

（4）静脉期多减退为低增强。

4. 胆囊癌

（1）多数（85%）的胆囊癌病灶呈动脉相快速高增强（图 14－4－3）。

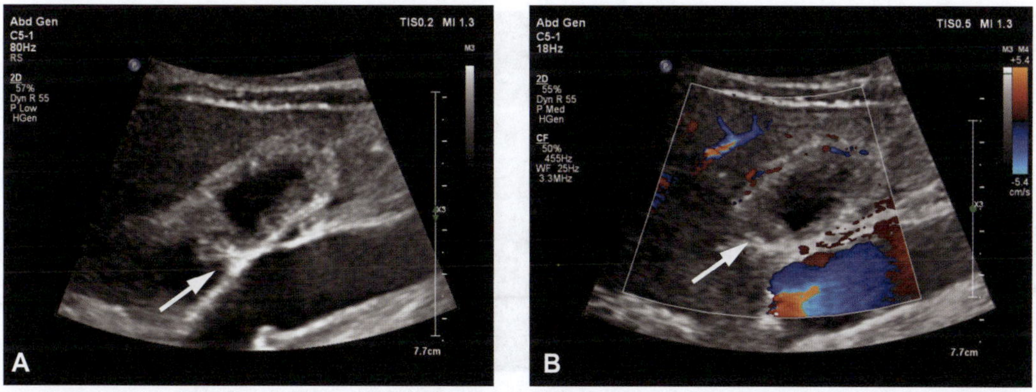

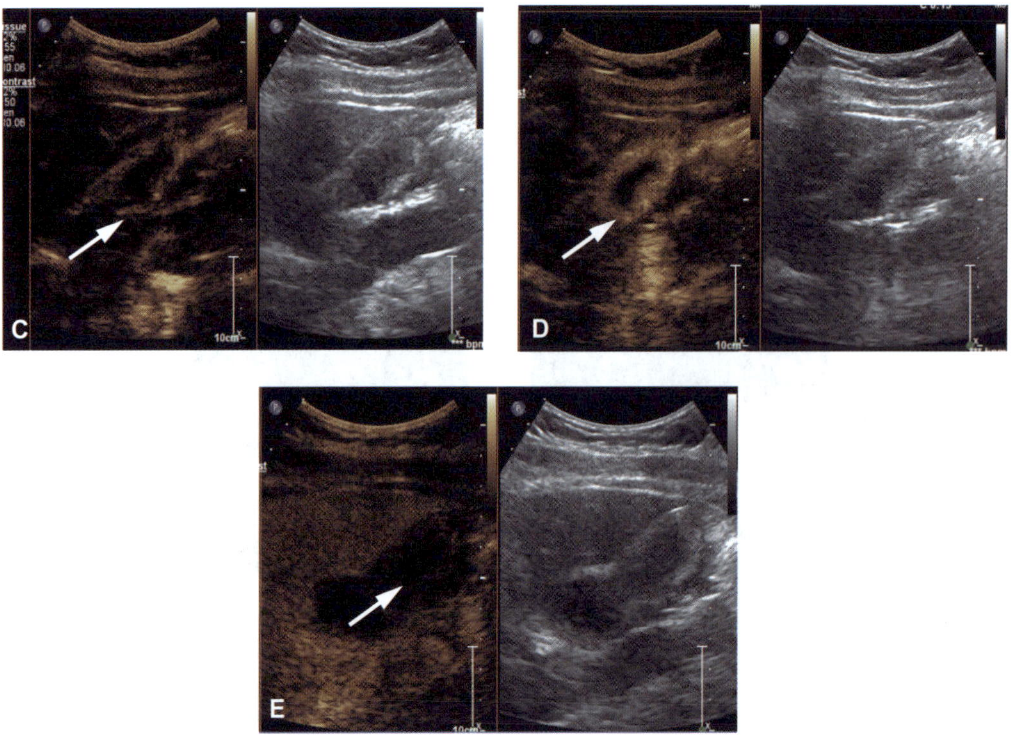

图 14－4－2　胆囊腺肌增生症超声造影

A，B. 胆囊壁增厚，内见细小无回声，可见少许血流信号；C～E. 超声造影(19s、2min58s)显示动脉相病灶同步增强，静脉相减退，外壁连续完整

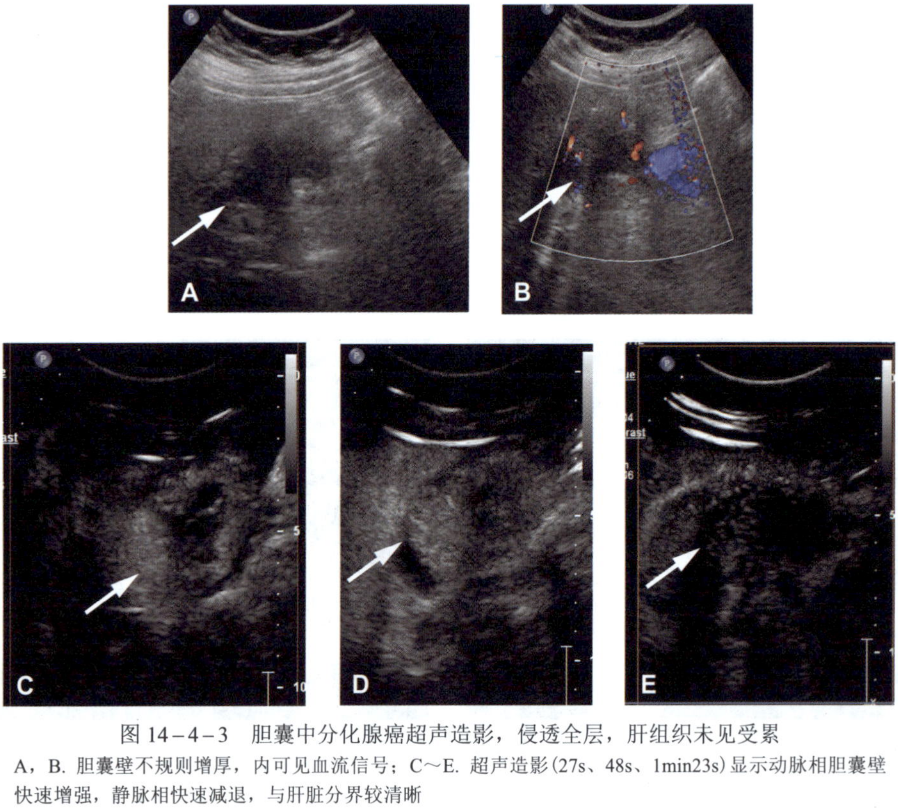

图 14－4－3　胆囊中分化腺癌超声造影，侵透全层，肝组织未见受累

A，B. 胆囊壁不规则增厚，内可见血流信号；C～E. 超声造影(27s、48s、1min23s)显示动脉相胆囊壁快速增强，静脉相快速减退，与肝脏分界较清晰

(2) 典型特征为 35s 内快速廓清。

(3) 部分可见病灶基底部胆囊壁连续性破坏，周围肝组织受侵犯甚至可见肝内转移灶（图 14－4－4）。

(4) CEUS 可用于鉴别肿瘤与不移动的胆泥沉积，后者完全无增强。

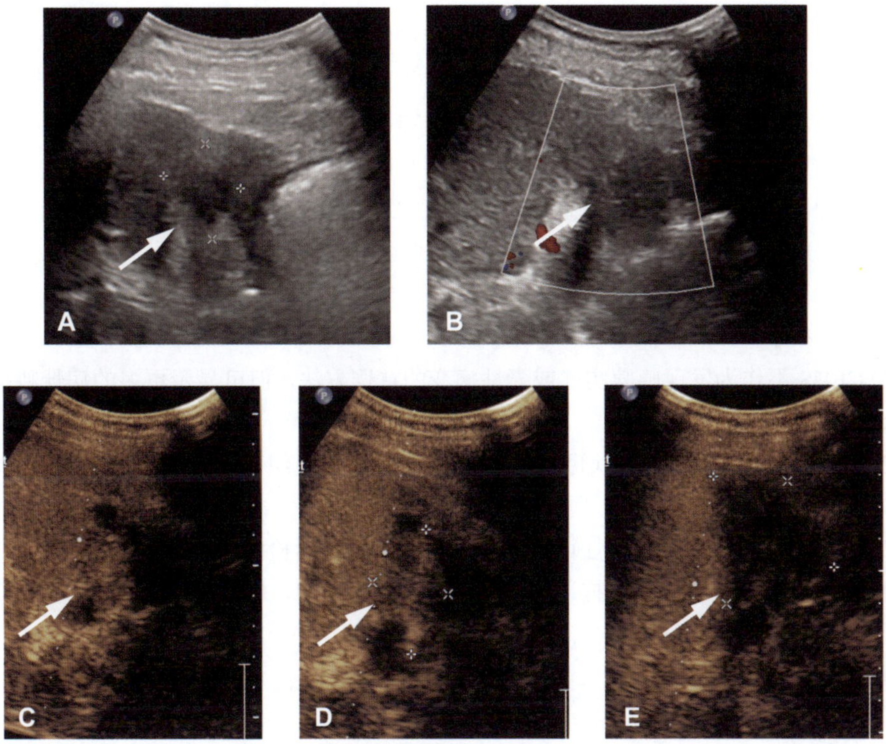

图 14－4－4　胆囊癌侵及肝脏超声造影

A，B. 胆囊区可见一边界不清低回声，内未见明确血流信号；C～E. 超声造影（21s、29s、2min7s）显示动脉相病灶快速增强，静脉相快速减退，静脉相后期显示侵及肝脏病灶呈境界清晰低增强

第五节　超声造影的胰腺临床应用

【适应证】

(1) 对于超声可显示的胰腺实性病变，CEUS 可用于诊断导管腺癌。

(2) 鉴别胰腺导管腺癌与神经内分泌肿瘤。

(3) 鉴别胰腺囊性肿瘤与假性囊肿。

(4) 鉴别胰腺肿物内有血供的实性成分与无血供液化坏死成分。

(5) 确定胰腺病灶的大小、边界以及与周边血管的关系。

(6) 诊断急性坏死性胰腺炎及其随诊观察。

(7) 随诊观察未能确诊的胰腺囊性病变。

(8) 有助于提高经皮超声引导胰腺肿物穿刺的准确率。

(9) 评估胰腺移植的缺血性及其他血管病变。

(10) 评估胰腺肿物化疗的血供变化。

【检查内容】

(1) 时相　胰腺增强通常于腹主动脉增强后即刻开始，注射造影剂后动脉相 10～20s，静脉相 31～120s，静脉相后期 121s～4min(此时相可用于肝脏扫查，以排除可能存在的转移灶)。

(2) 增强强度　与正常胰腺实质的回声强度相比，分别为无、低、等、高增强。

(3) 增强速度　与正常胰腺实质的增强速度相比，分别为快速、同步、缓慢增强。

(4) 静脉相后期进行肝脏扫查，以发现可能存在的转移灶。

(5) 观察胰腺肿物增强的同时，还应当观察与确认胰腺周边血管的关系。

(6) 胰腺囊性病变超声造影应重点观察病灶的边界、囊壁是否光滑，壁上有无结节状增强，囊壁、分隔及乳头状突起的增强及减退方式，病灶与主胰管的关系。

(7) 其他基本检查方法同肝脏。

【注意事项】

(1) CEUS 不作为发现胰腺实性或囊性病变的首选方法，但可显示更多的病灶特征，有助于诊断。

(2) 胰腺局灶病变的 CEUS 增强模式基于与邻近胰腺组织对比，因此，观察增强过程时需将二者均纳入显示范围。

(3) 首次活检阴性的胰腺病灶可经 CEUS 引导以提高活检的阳性率。

(4) 胰腺炎超声造影应重点描述胰腺实质增强是否均匀，是否可见无增强坏死区，是否合并无增强的假性囊肿。

【超声造影表现】

1. 胰腺炎

(1) 急性水肿性胰腺炎超声造影后，胰腺与周围组织分界尚清晰，实质局部回声增强，未见明显无灌注区。

(2) 急性出血坏死性胰腺炎超声造影表现为胰腺实质呈不均匀增强，可见散在灶状或片状不规则无增强区(图 14－5－1)，胰腺与周围组织界限不清，表面不光滑呈毛刺状。胰周及腹膜后炎性改变及并发症，如胰周、肾旁前(后)间隙、肾周间隙积液，胰腺内或胰周假性囊肿等在超声造影表现为组织的无灌注或低灌注区。

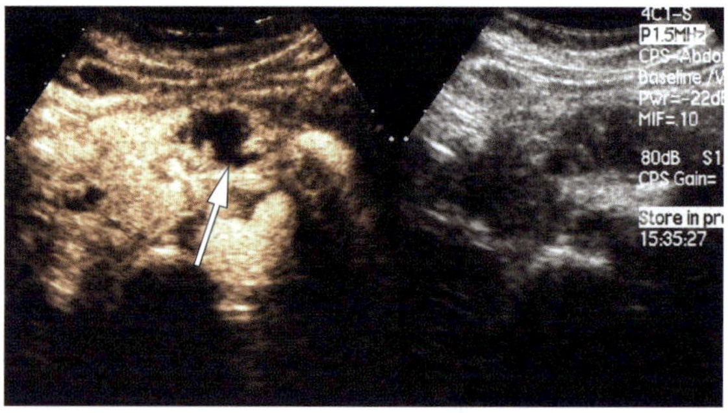

图 14－5－1　急性出血坏死性胰腺炎超声造影，增强后胰腺内可见坏死区域

超声造影显著提高了对急性胰腺炎坏死灶的检出率。在急性胰腺炎严重度评价上也具有很高的临床价值。

超声造影可对肿块型慢性胰腺炎与胰腺癌进行鉴别诊断。肿块型胰腺炎超声造影早期表现为局灶性增强，与周围实质增强回声程度相似；后期呈低增强，造影剂廓清时间与胰腺实质一致(图 14-5-2)。胰腺癌超声造影多表现为增强强度低于胰腺实质的低增强病灶，造影剂减退时间早于胰腺实质。

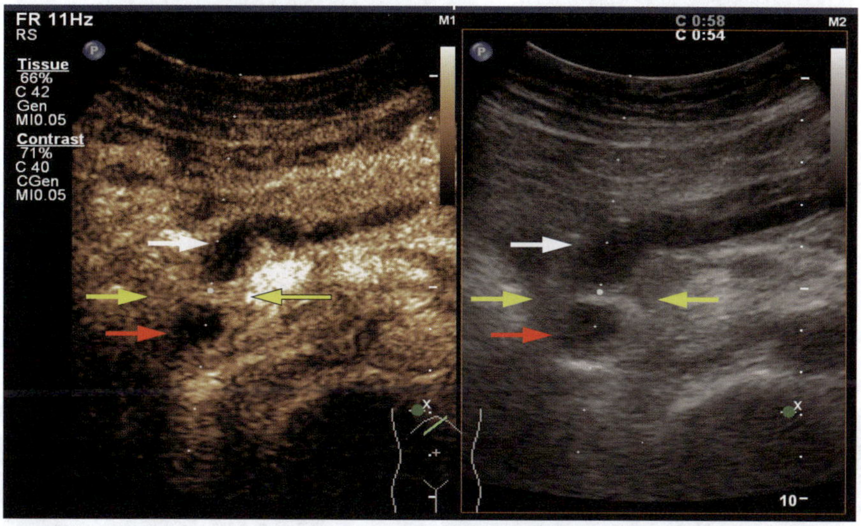

图 14-5-2　主胰管(箭头)和胆总管(红箭头)均增粗，胰头占位(黄箭头所示)，增强后始终呈等增强

(3) 弥漫型自身免疫性胰腺炎(AIP)的超声造影表现为增强早期和晚期均为弥漫性、中等强度的增强。局灶型 AIP 的超声造影多表现为肿物与胰腺实质同步增强、同步减退，且呈均匀增强。

2. 胰腺假性囊肿

胰腺假性囊肿形态呈类圆形或不规则形，囊壁较厚并常有囊内纤维分隔，超声造影囊腔无增强，囊壁和分隔均无明显增强，无增强壁结节。胰腺假性囊肿诊断还需结合外伤、胰腺炎等病史。

3. 胰腺浆液性囊腺瘤(SCA)

SCA 超声造影增强水平与胰腺实质接近，造影剂到达肿瘤后，囊性结构显示更加清晰(图 14-5-3)，囊壁及囊内分隔动脉期呈蜂窝状高增强，囊壁薄，几乎无乳头状隆起，静脉期呈低增强。极度微囊化的 SCA 造影表现类似于血供丰富的实体病变。

4. 胰腺黏液性囊性肿瘤

多数黏液性囊腺瘤/癌 CEUS 内部实质与周围胰腺组织同时增强，内部均见囊性无增强区，动脉期增强程度等于或稍高于胰腺实质。囊腺瘤边界清晰，囊壁较厚，囊内分隔较薄，静脉期增强程度稍低于胰腺实质。囊腺癌边界模糊，囊壁较厚，囊内分隔亦较厚，壁上可见乳头状增强灶，增强消退较快，静脉期增强程度低于胰腺实质(图 14-5-4)。

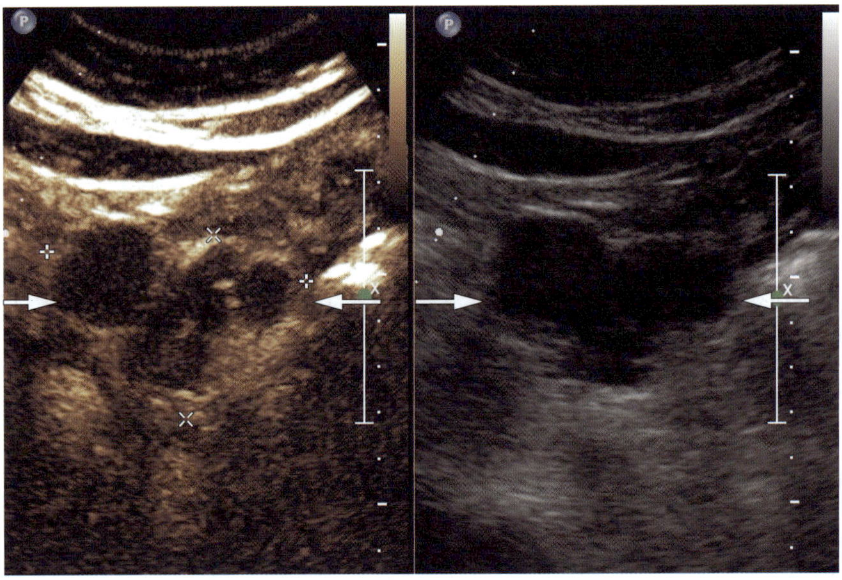

图 14－5－3　胰腺浆液性囊腺瘤

胰体部囊性占位(箭头)，边界清晰，呈分叶状，超声造影显示囊壁及分隔清晰光滑

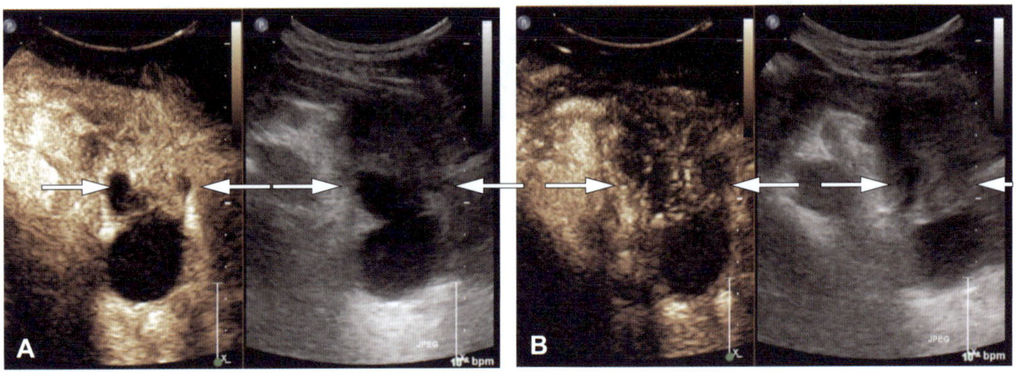

图 14－5－4　胰腺黏液性囊腺癌(箭头)

A. 动脉期，病变实性部分与胰腺实质呈同步等增强(18s)；B. 静脉期，病变实性部分增强程度低于胰腺实质(81s)

5. 胰腺导管内乳头状黏液性肿瘤(IPMN)

超声造影可显示 IPMN 内的分隔和乳头状突起的强化，但是附壁结节的判断目前仍是 IPMN 超声诊断中的难点，主要是一些小结节与黏液结节难以区分。然而其可靠的诊断还是依据肿瘤与胰管相通，超声造影对一些病例也可更好地显示病灶与主胰管的关系。

6. 胰腺实性假乳头状瘤

胰腺实性假乳头状瘤动脉期多见造影剂不均匀充填。肿瘤的包膜呈环状增强，病灶内部呈片状等增强或低增强，部分可见分隔样强化。静脉期造影剂大多快速减退，病灶呈低增强。病灶内出血坏死的囊性区域则始终显示为无增强区(图 14－5－5)。

7. 胰腺导管腺癌

与周边正常的胰腺实质相比，多数(90%)胰腺癌呈不均匀低增强，少数呈等增强。胰腺癌病灶内的造影剂退出明显早于胰腺实质，病灶内部出现液化、坏死时，可出现局部造影剂充盈缺损(图 14－5－6)。

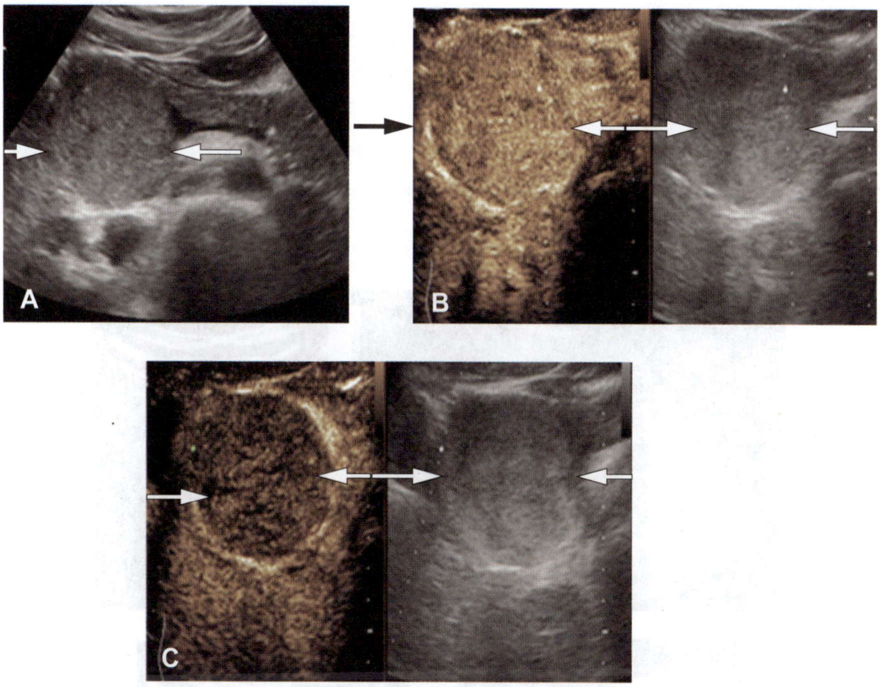

图 14－5－5　胰腺实性假乳头状瘤

A. 超声显示胰头实性占位（箭头）；B. 增强后动脉期肿瘤呈等增强、包膜呈环状高增强；C. 静脉期肿瘤呈低增强、包膜仍高增强

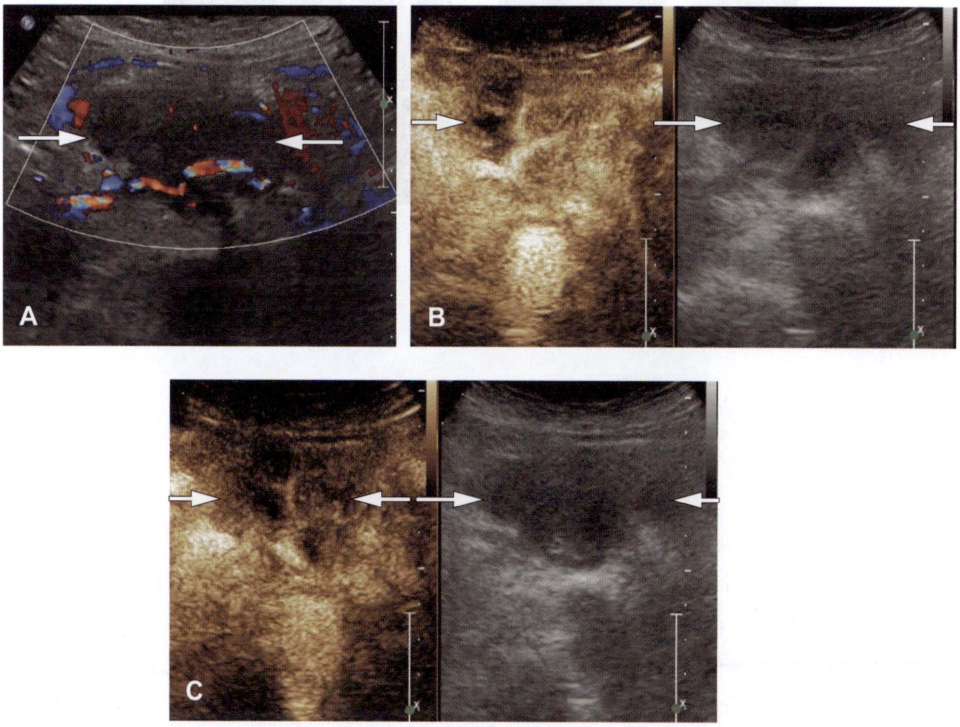

图 14－5－6　胰头癌

A. 胰头占位（箭头）包绕肝总动脉及脾动脉近心段；B. 超声造影动脉相，病灶呈不均匀低增强，内部见散在低－无增强区（20s）；C. 超声造影静脉相，病灶较快减退（63s）

与常规超声相比，CEUS 能够更清晰地显示出胰腺癌病灶的大小、边界及与周边血管的关系。但是，关于评估其可切除性，与常规超声的作用是相同的。

8. 神经内分泌肿瘤

因为神经内分泌肿瘤富血供，典型的超声造影表现为早期的边界清晰快速高增强或等增强(图 14-5-7)。病灶较小者多数为均匀增强，但病灶出现囊性变及坏死时，可表现为不均匀增强。但也有少部分肿瘤因为间质含量高，表现为低增强。

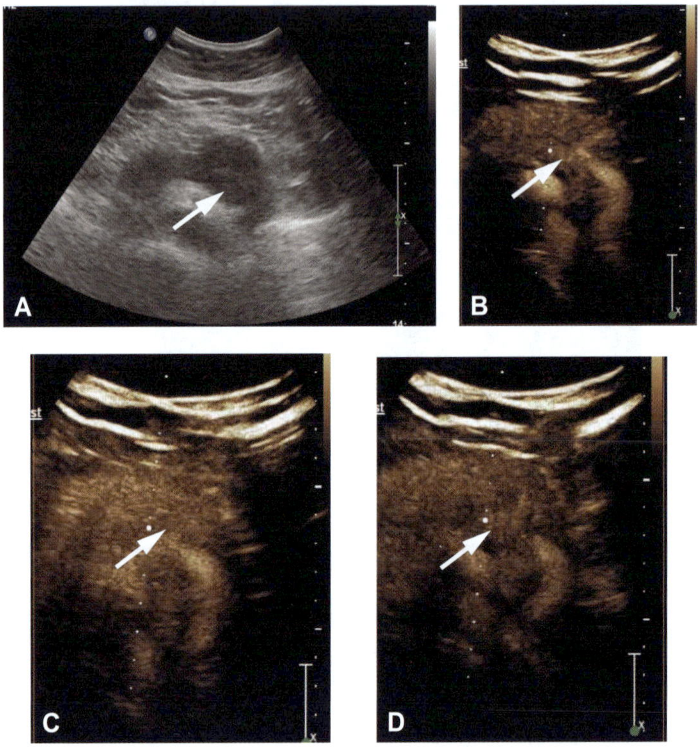

图 14-5-7 胰腺神经内分泌肿瘤(箭头)

A. 胰腺内边界清晰的低回声占位，超声造影动脉相快速均匀增强(14s)；B～D. 静脉相持续增强(14s、41s、1min30s)

第六节 超声造影的肾脏临床应用

【适应证】

(1) 肾脏局灶性病变的定性诊断。

①先天性肾结构异常(如肾柱肥大、亚肾连接不良等)与实性肾肿瘤的鉴别诊断。

②肾实质囊实性占位性病变的鉴别诊断。

③肾集合系统内占位性病变的检出与鉴别诊断。

(2) 肾血管性病变的评估。

(3) 慢性弥漫性肾病变的血流灌注定量分析。

(4) 肾脏肿瘤介入诊疗中的应用。

【操作方法】

同本章第三节。

由于肾脏血供丰富，声诺维®一般常规推荐剂量 1.0～1.2ml，可根据患者体型及所用仪器型号酌量增减，单次过多的用量反而会影响深部病变的观察。

【检查内容】

1. 肾脏 CEUS 的时相

(1) 肾实质增强期　注入造影剂后 10～15s 肾皮质开始增强，为皮质增强期；随后 (20～40s)，造影剂自肾髓质周边向内部灌注，即由髓质周边开始增强至造影剂完全充填肾髓质，为髓质增强期。于 40s～50s 后，肾皮质和髓质增强水平相当，整个肾实质呈较均匀高增强 (40～120s)。

(2) 肾实质消退期　造影剂由肾髓质开始减退，至肾实质内造影剂微泡完全消失。

2. 观察内容

主要从造影增强开始时间和增强随时相变化、增强强度、增强模式、增强持续时间、廓清方式等方面观察。肾脏造影的常见增强模式包括均匀增强、不均匀增强、囊性无增强、囊性周边厚环状增强、囊性周边结节状增强、囊性周边及分隔增强、囊状持续高增强等。前两种增强模式多见于肾实性占位性病变，而肾囊性或囊实性局灶性病变超声造影表现主要见于后五种增强模式。

【注意事项】

(1) 受检者的年龄、血管状态、肾血流灌注情况等对肾脏超声造影会有影响。

(2) 肝脏、脾脏的造影增强会影响肾上极的观察，需注意扫查切面的角度调整。

(3) 肾脏实质性肿瘤缺乏特异性超声造影表现，在良、恶性鉴别诊断中目前仍存在一些困难，需与临床资料和常规超声相结合进行分析。

【超声造影表现】

1. 肾脏实质性局灶性病变

各类肾脏实质性局灶性病变的典型超声造影表现见表 14－6－1。早期周边环状高增强和内部小的无增强坏死区是典型肾细胞癌的特征性超声造影表现。肾脏肿瘤性病变与肾脏先天性变异具有不同的超声造影表现，易于鉴别。

肾血管平滑肌脂肪瘤超声造影见图 14－6－1，肾透明细胞瘤超声造影见图 14－6－2。

表 14－6－1　肾脏实质性局灶性病变的典型超声造影增强表现

病变类型	增强模式	实质增强期	实质消退期
肾血管平滑肌脂肪瘤	均匀，较大者可不均匀	等或低增强	等或低增强，缓慢消退
肾嗜酸细胞瘤	均匀	高增强	低增强，缓慢消退
肾透明细胞癌	常不均匀，特征为周边环状高增强，有时可见无增强的坏死区	等或高增强，早于或同步于周边肾皮质	等或轻度低增强，缓慢消退
乳头状肾细胞癌	不均匀	低增强	低增强
肾盂移行细胞癌	均匀或不均匀	等或低增强，晚于肾皮质	低增强
肾盂内血凝块	无增强	无增强	无增强
肥大肾柱	均匀	等增强，与肾实质同步	等增强，同步消退

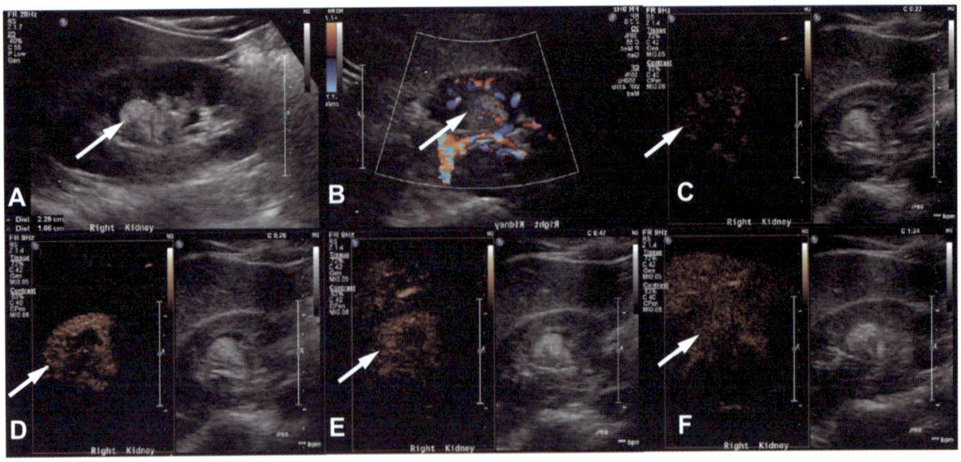

图 14-6-1　肾血管平滑肌脂肪瘤

A，B. 右肾中上部不均匀中高回声结节，内见散在条形血流信号；C～F. 超声造影（22s、26s、47s、1min24s），肾实质增强期呈不均匀等增强，消退缓慢

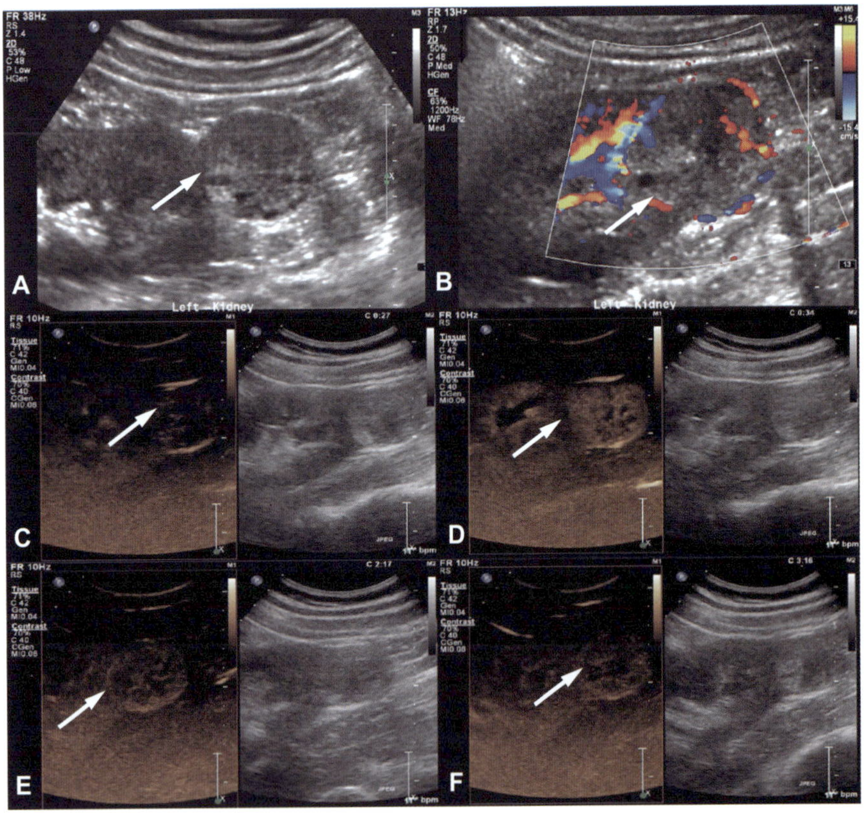

图 14-6-2　肾透明细胞癌

A，B. 左肾下极实性占位，血流信号丰富；C，D. 肾实质增强期病灶快速增强，周边可见环状高增强，内部可见无增强的蜂窝状坏死区；E，F. 肾实质消退期病灶缓慢消退，仍可见周边环状增强及内部无增强区

2. 肾脏囊性局灶性病变

(1) 良性肾囊肿单纯性肾囊肿无造影增强。复杂性肾囊肿 CEUS 典型表现是病灶内整个造影过程无增强，实质增强期可见囊壁增强，囊壁纤细均匀，内部无间隔或少许纤细的间隔增强。

(2) 多房性囊性肾细胞癌 CEUS 的典型表现包括实质增强期周边及分隔高或等增强，分隔多，且囊壁及分隔厚薄不均，呈蜂窝状。

(3) 典型肾脓肿 CEUS 表现为周边厚环状增强，在实质增强期脓肿壁早于周边肾实质开始增强，且表现为等或高增强，消退期多消退为低增强。内部液化区呈不规则无增强腔。

3. 超声造影在肾脏其他疾病方面的应用

(1) 肾血管性病变的评估，包括提供肾动脉狭窄、动脉瘤和动静脉瘘的形态学信息、鉴别肾静脉血栓和癌栓、显示肾梗死区等。

(2) 肾肿瘤介入诊疗中的应用，包括术前了解肿瘤血流灌注特点、引导穿刺活检，肾脏肿瘤消融治疗的术中引导、术后即刻评估及远期随访等。

(3) 超声造影定量分析在肾脏中的应用。CEUS 时间强度曲线分析的引入有助于定量分析肾移植术后、肾弥漫性病变和肾脏肿瘤化疗前后肾内血流的灌注情况。

(4) 其他，如肾外伤、肾周肿物的来源鉴别、特殊类型肾囊肿(如肾盂源性囊肿)的硬化治疗等方面，超声造影均可提供有价值的诊断信息。

第七节　超声造影在妇产科的应用

【适应证】

(1) 子宫内膜病变(如子宫内膜癌、内膜息肉、黏膜下肌瘤以及妊娠清宫术后残留物等)的诊断和鉴别诊断。

(2) 子宫肌瘤和腺肌瘤的鉴别诊断。

(3) 子宫肌瘤介入治疗的疗效评估。

(4) 妊娠滋养细胞疾病的诊断与鉴别诊断。

(5) 卵巢及附件肿物良、恶性鉴别诊断。

(6) 判断输卵管通畅性。

【操作方法】

(1) 仪器条件　采用经腹或经阴道超声检查，仪器设置同本章第三节。

(2) 体位　见第八章妇科。

(3) 方法　同本章第三节。

(4) 标准断面及测量　同第八章妇科。

【检查内容】

造影通过显示病变的血流灌注，进而显示病变的范围、部位及与周围脏器的毗邻关系等，提供常规超声不能显示或显示欠清的信息。

正常子宫的超声造影特点：子宫造影增强的显像顺序依次为弓形动脉(肌层外 1/3)→放射状动脉(肌层内 2/3)→螺旋小动脉(内膜层)。增强信号由粗条状逐步分支为细条状，最后呈散点状。子宫内膜的增强随月经周期而变化；有时子宫前后壁肌层的增强表现不完全相同。

对于子宫病变，重点观察造影增强时相、增强模式、洗出顺序等。一般来说，子宫内膜癌增强早于子宫肌层，内膜息肉增强晚于肌层或与肌层同步，子宫黏膜下肌瘤增强时相多样。增强模式方面，子宫肌瘤由外周向中央增强；子宫内膜息肉中央向周边增强；子宫内膜癌的滋养血管先增强，随即整个病灶快速增强。

正常卵巢的超声造影完全显示了卵巢的血流灌注，增强由卵巢中央实质开始，向周边灌注，优势卵泡和黄体囊肿壁的信号强于其余卵泡。

对于附件区病变应观察造影灌注形态(血管走行及丰富程度)，判断病灶的囊实性，还可用相关软件得出时间–强度曲线，观察曲线形态、计算造影参数。

【注意事项】

造影的洗进期是各类病变观察的关键时期，此时探头宜保持不动；洗出期可做扫查，有助于发现更多病变或观察造影切面以外感兴趣切面的血流灌注特征。造影切面一般选择病灶的最大切面，并包含其滋养血管。

【超声造影表现】

1. 子宫肌瘤

子宫肌瘤的增强可早于、同步或晚于周边肌层；廓清早于肌层。达峰后显示肌瘤假包膜高回声，边界清晰。造影还可显示浆膜下和黏膜下肌瘤之瘤蒂，并帮助诊断某些常规超声上显示不清的小肌瘤和等回声肌瘤。

2. 子宫内膜癌

子宫内膜癌病灶增强通常早于正常子宫肌层(受累肌层除外)，肿瘤滋养血管增强早、管径粗、分支多，在肿瘤内部走行紊乱而密集，并于癌灶内部快速达到峰值强度，达峰时造影剂信号充满除坏死区、血凝块和积液之外的病灶内(图 14–7–1)。癌灶的洗出顺序多样。

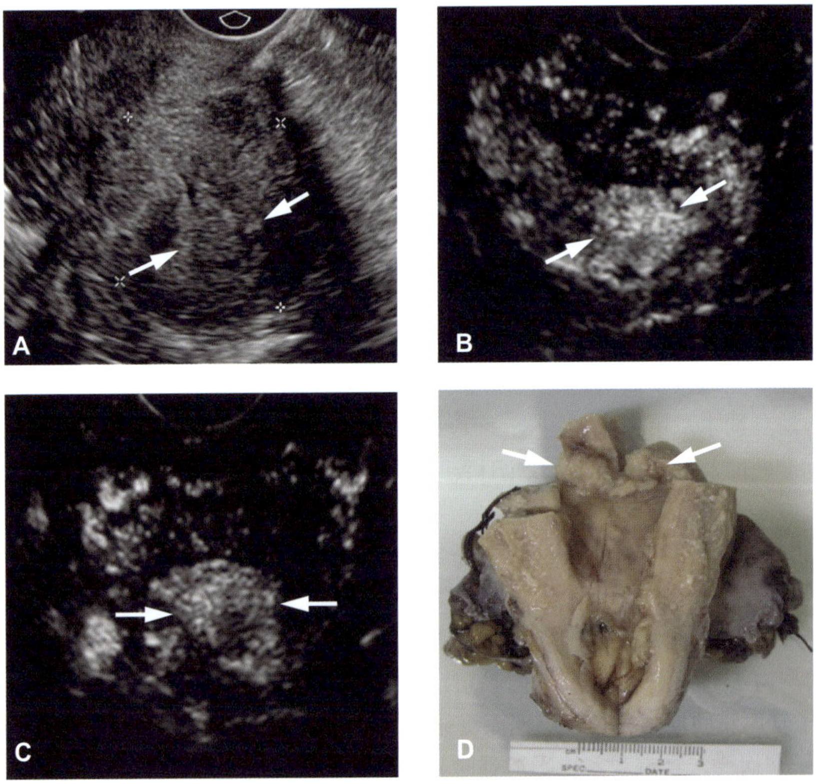

图 14–7–1　子宫内膜癌

A. 常规超声子宫纵切面显示宫腔内低回声病变(箭头)；B，C. 超声造影子宫纵切面(B)及横切面(C)显示肿瘤及位于宫底部位的滋养血管(箭头)，肿瘤增强早于周边肌层，使之易于观察。D. 病理提示为Ⅰb 期、高分化子宫内膜样癌，病变部位(箭头)与造影观察一致造影对于清宫术后小病灶的显示具有帮助。

判断子宫内膜癌肌层浸润深度时，可以弓形动静脉作为深浅肌层的分界标志进行判断，造影对于弓形血管的显示也有一定帮助。

超声造影可帮助评价子宫内膜癌的宫旁浸润。当其侵犯卵巢时，常规超声可显示卵巢增大，呈实性低回声团块；而造影可以显示卵巢内丰富的血供及坏死区。

3. 滋养细胞肿瘤

常规超声能够诊断具有典型动静脉瘘表现的滋养细胞肿瘤并显示其部位；而以坏死为主、无动静脉瘘等表现的滋养细胞肿瘤(主要是绒毛膜癌)的诊断则较为困难，容易误诊为子宫肌瘤或腺肌症。超声造影则能够清晰显示出绒癌所致无增强坏死区及其范围、形态等，同时病变周边呈环状增强，达峰时强度高于肌层。对于治疗中的病例，造影可显示肿瘤内血流灌注情况，从一定角度评价肿瘤治疗效果，为临床决策提供更多信息。

4. 附件区病变

良性病变微血管不丰富，血管形态规则；恶性肿瘤则见粗大、迂曲的肿瘤血管和极丰富的微小血管。应用时间–强度曲线初步分析发现，良、恶性病变的曲线形态存在差异，恶性组造影增强强度及廓清时间显著大于良性组。造影能够提高操作者对于病变良、恶性鉴别的诊断信心。特别是病变内部含有常规超声未探及血管的实性组织成分时，造影无增强可使操作者作出病变为良性的诊断(图 14–7–2)；而当病变的实性成分内含有造影增强时，则可能成为诊断其为恶性病变的有力支持。但超声造影对于盆腔炎性包块、结核与恶性肿物间的鉴别仍然不能令人满意，有待进一步实践。

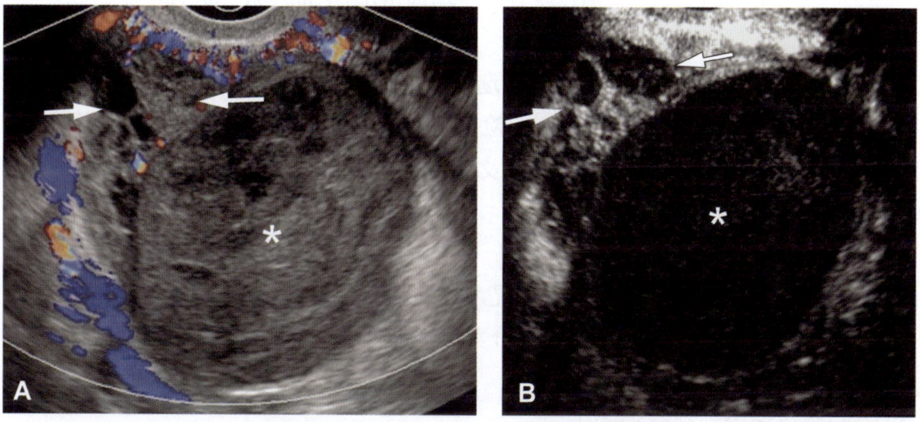

图 14–7–2　卵巢子宫内膜异位囊肿

A. 左侧附件区可见混合回声 5.8cm×5.0cm×3.5cm，形态规则，边界清晰，内见中等回声(*)，CDFI：其内未见血流信号。其旁可见少许卵巢样组织(箭头)；B. 造影显示病变内部无增强(*)，囊壁可见环状增强，周边卵巢实质及卵泡可见增强

5. 宫腔输卵管超声造影成像

传统的输卵管通畅性评价的影像学手段是碘油造影，然而，该检查存在着某些包括放射性在内的局限性。近年来，借助经阴道超声造影四维成像技术的发展，宫腔输卵管超声造影成像检查已经逐渐开展起来。

该检查主要步骤如下。

（1）经过宫腔或宫颈置管。

（2）推入经过生理盐水稀释的超声造影剂(通常按照静脉用造影剂 1:10 比例稀释)，同时启动经阴道超声造影四维成像过程，推注造影剂大约 20ml 后停止，存图。

（3）在二维造影模式下显示双侧卵巢，观察卵巢周边造影剂包绕情况以及盆腔造影剂的分布。

（4）分析四维造影图像，调试 X 轴以及增益等参数，显示子宫宫腔、双侧输卵管以及盆腔内造影剂的分布，判断输卵管通畅度(图 14－7－3)。

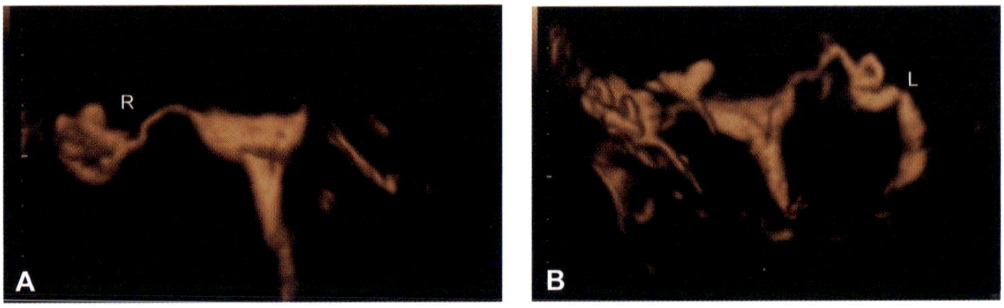

图 14－7－3　宫腔输卵管超声造影

A. 患者的右侧输卵管全程，走行自然，通畅性好；B. 同一患者的左侧输卵管中远段增粗、迂曲，远段无造影剂流入盆腔；而右侧输卵管远段可见造影剂流入盆腔。提示：右侧输卵管通；左侧输卵管中远段积水、不通

第八节　超声造影的肠道临床应用

超声造影虽然不是诊断肠道疾病的首选检查方法，但是超声造影可以实时动态地观察组织的微血管灌注信息，进而提高病变的检出率及诊断率，为临床提供更丰富的诊断信息，已经成为临床不可缺少的重要影像学方法及超声医学的研究热点。

【适应证】

(1) 肠道占位性病变的定性诊断。

(2) 评估恶性肿瘤肠壁浸润及转移情况，辅助临床分期。

(3) 炎性肠病的诊断与鉴别诊断，评价炎症活动性。

(4) 监测肠道肿瘤术后复发/残余肿瘤，评价炎性肠病治疗效果。

(5) 诊断肠道瘘管，观察瘘管走向。

(6) 超声造影引导精准穿刺活检。

(7) 辅助 CT 或 MRI 等其他影像学诊断。

(8) 诊断及监测肠移植后发生的移植物抗宿主病。

【操作方法】

(1) 检查前准备　患者禁食 4～6h 以上，直肠病变者口服泻剂或清洁灌肠。

(2) 采用经腹凸阵探头(≥7.5MHz)或端扫式直肠腔内探头，通过灰阶超声及彩色多普勒超声对肠道病灶进行初步扫查，确定超声造影感兴趣区。

(3) 为患者建立外周静脉通路。

(4) 固定探头于病灶显示的最佳切面，切换至造影模式，适当调节深度及增益，聚焦设置于图像最深部。

(5) 团注超声造影剂(声诺维约 4.8ml)，并随之冲注 5ml 生理盐水。

(6) 实时观察病灶 2min，怀疑肠道恶性病变者可延迟扫查肝脏，除外转移灶。必要时，间隔 20min 对病灶行二次造影。

【检查内容】

(1) 时相　从开始注入造影剂至第 30s 为动脉期，第 31～120s 为静脉期。

(2) 增强模式　根据造影剂分布特点分为均匀和不均匀增强；根据造影剂填充方向分为向心性、离心性和弥漫性增强。

(3) 增强强度　与周围组织对比，分为低增强、等增强和高增强。

(4) 病灶内部血管分布特征。

(5) 定量分析　选择病灶内感兴趣区(ROI)，利用软件生成时间-强度曲线，进一步得到增强开始时间(AT)、达峰时间(TTP)、增强强度(EI)、曲线下面积(AUC)等参数。

【注意事项】

(1) 因超声无法探查到所有的肠管且受肠道内气体干扰影响大，需结合患者临床表现、实验室检查及其他影像学检查综合诊断。

(2) 经腹超声需要选择 7.5MHz 以上的凸阵探头以较清晰地显示肠壁 5 层结构。

(3) 超声造影检查时，还要注意病变部位的周围组织，有无异常结构、脓肿及瘘道等形成，防止漏诊。

(4) 超声造影同样具有局限性，可配合患者体位的改变及扫查手法，以减小漏诊的可能。

【超声造影表现】

常见肠道病变的超声造影增强表现见表 14-8-1，图 14-8-1 至图 14-8-3。

表 14-8-1　肠道病变的超声造影增强表现

病变类型	动脉相	静脉相
克罗恩病	全层肠壁高增强	
活动期	或管壁自内向外逐渐增强	缓慢退出
	肠壁低/无增强	高增强
非活动期	或管壁自外向内逐渐增强	低/无增强
癌	快速高增强 内部均匀/不均匀强化	高于周围正常肠壁
间质瘤		
中低危	弥漫性均匀性高增强 无造影剂未灌注区 无不规则粗大肿瘤血管	缓慢退出 低增强
高危	离心/向心性不均匀高增强 可见造影剂未灌注区 可见不规则粗大肿瘤血管	缓慢退出 低增强
淋巴瘤	弥漫性均匀性高增强 少见造影剂未灌注区	低增强
转移瘤	快速高增强 液化坏死区无增强	低/等增强
移植肠	低增强 造影剂自肠壁进入肠腔需警惕移植物抗宿主病	低增强

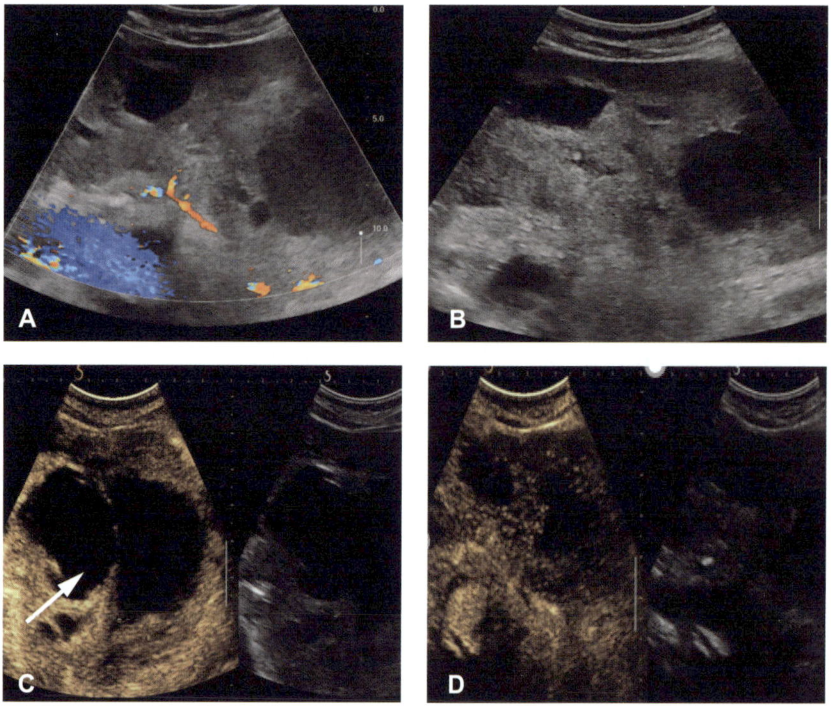

图 14-8-1　胃肠道间质瘤(高危)

A，B. 上腹部囊实性肿物，内见多发不规则无回声区，周边见粗大血流信号；C，D. 超声造影(20s，90s)，动脉相向心性高增强，可见粗大扭曲肿瘤血管，见大片造影剂未强化区(箭头)，静脉相呈低增强

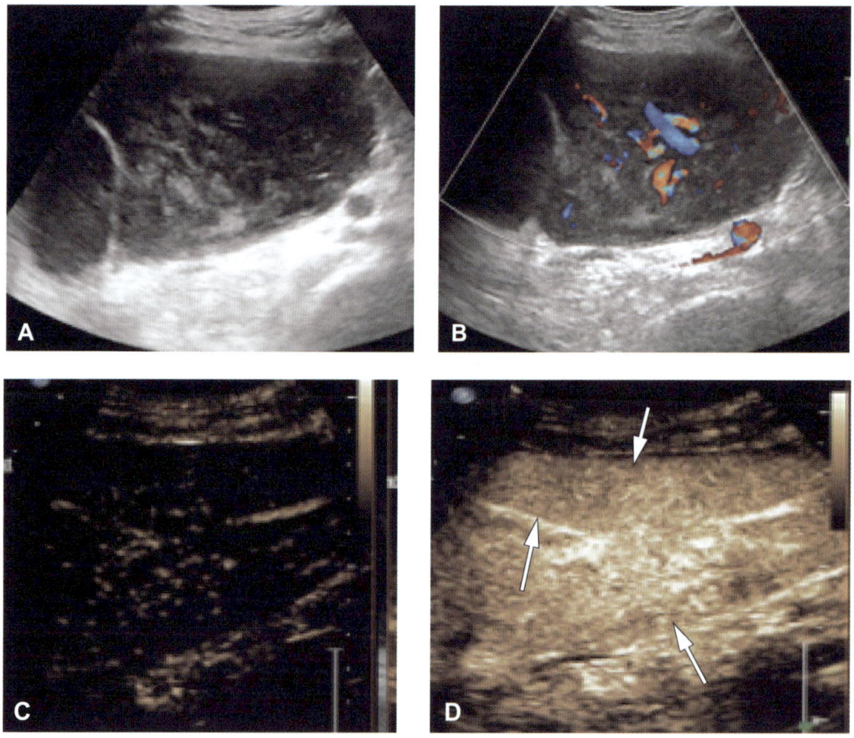

图 14-8-2　小肠帽带细胞淋巴瘤

A，B. 右侧腹腔见低回声肿物，边界清晰，内部回声均匀，周边及内部见血流信号；C，D. 超声造影(17s，28s)，动脉相弥漫性高增强，均匀增强，见粗大肿瘤血管(箭头)

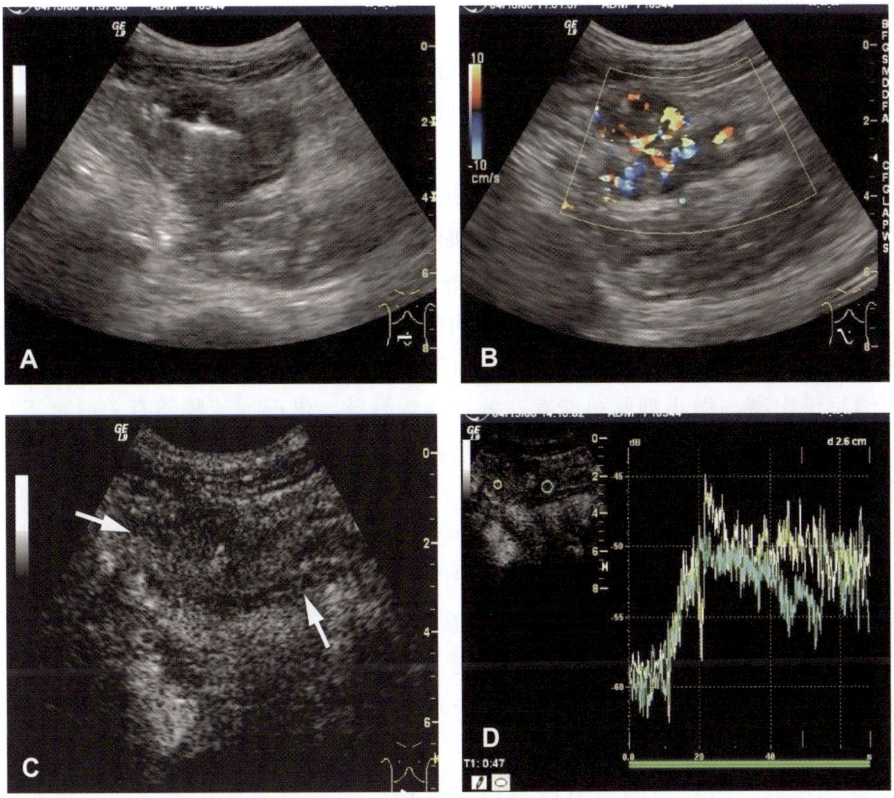

图 14-8-3 直肠低分化腺癌小肠转移癌

A，B. 病变部位小肠管壁全周增厚，呈“假肾征”改变，周边及内部血流信号丰富；C，D. 超声造影动脉相呈快速高增强，为快进慢出增强模式

第九节 超声造影的乳腺临床应用

综合文献及北京协和医院的研究，简述乳腺超声造影的临床应用研究。乳腺实时灰阶超声造影和微血管显像使用 L8-4 线阵探头，机械指数 0.06～0.10，单点聚焦置于病灶的深缘。检查时选定病灶血流最丰富切面，固定探头位置尽量保持观察切面不变，勿加压，连续实时观察病灶的动态灌注过程。

乳腺实时灰阶超声造影增强形式主要包括增强程度、增强方向和增强形态。增强程度分增强高于周围腺体和增强接近于周围腺体。增强方向分为向心性增强和非向心性增强(包括离心性、弥漫性增强)，向心性增强指增强从外周开始，向中心进展。增强形态分类方法较多，可分为完全/不完全增强(有造影剂灌注缺损区)；均匀/不均匀增强；整体性/树枝状/环状/点、线状增强；增强边界清晰/模糊；病灶内有/无粗大增强血管；病灶周边有/无放射状增强、有/无血管扩张、有/无血管扭曲；及病灶周边放射状血管数目。

良、恶性乳腺肿瘤增强程度无显著差异，增强形式有所不同：恶性肿瘤以不均匀、不完全增强、树枝状、环状及整体性增强多见，也可以表现为均匀增强，增强可呈向心性，病灶内可见粗大增强血管，病灶边界模糊，周边血管常扩张、扭曲，呈放射状增强，周边血管数目高于良性。良性病变以点、线状增强多见，也可以无增强、增强不明显或呈完全均匀增强，边界清晰，周边无扩张、扭曲血管。

应用造影剂声学定量软件，可以绘制病灶感兴趣区造影剂灌注的时间－强度曲线。感兴趣区最好选择病灶造影剂灌注最明显的区域，并尽量避免超过病灶的边界，以免受邻近乳腺腺体灌注的影响。良、恶性乳腺肿瘤增强的时间－强度曲线有一定特点：恶性肿瘤呈快进慢出型或快进快出型，廓清曲线呈单相或多相；良性病变呈慢进快出型，或慢进慢出型，廓清曲线呈单相。恶性肿瘤的增强开始时间、达峰值强度时间早于良性病变，原位癌和高分化浸润癌达峰值强度时间略长。恶性肿瘤的峰值强度、增强持续时间、平均增强强度、上升支斜率和曲线下面积均大于良性病变。时间－强度曲线在一定程度上体现了肿瘤的血管特征。恶性肿瘤灌注呈快进型与血管丰富和动、静脉瘘导致异常高速的血流有关；廓清呈慢出型与微小静脉可能存在癌栓导致静脉、淋巴回流障碍有关；廓清呈快出型与动静脉瘘有关；廓清曲线呈多相与肿瘤内血管血流动力学差异有关。恶性肿瘤较良性病变增强峰值高、增强持续时间长和曲线下面积大与其血管丰富及造影剂在盲端和扭曲血管内淤积有关。良、恶性肿瘤时间－强度曲线重叠很大，甚至有研究认为良、恶性肿瘤时间－强度曲线差异无显著性，有待更多病例的验证。

乳腺超声微血管显像增强形式分为以下五类。

(1) 无增强　病灶回声与造影前基本相同，无可以观察到的回声变化。

(2) 周边增强　仅病灶的周边增强，中央无明显增强；或病灶的周边和中央均有增强，但周边增强的范围和(或)强度明显大于中央。

(3) 均匀增强　病灶内的所有区域得到较均一的弥漫增强，增强的强度基本一致(图 14－9－1)。

(4) 部分增强　病灶某一部分呈较均一的弥漫增强。

(5) 不均匀增强　病灶内各增强区分布不均一，强度不一致。

无增强提示良性，诊断敏感性 18.3%、特异性 97.7%、准确性 51.5%。无增强主要与肿瘤血管生成少有关，是乳腺良性病变特征性的增强形式。假阳性见于导管内癌，原因是导管内癌可以靠组织间的扩散活动获取营养而无新生血管形成。周边增强提示恶性，诊断敏感性 39.5%、特异性 98.3%、准确性 73.8%。周边增强体现了恶性肿瘤的血管分布特点：肿瘤边缘部位的血管丰富，最大微血管密度在肿瘤边缘 0.5～15.0mm 处，多数在肿瘤边缘 2.5mm 内，提示边缘部位是肿瘤细胞侵袭活跃的部位；而肿瘤中央微血管密度相对减少，甚至局部缺血缺氧坏死。假阳性见于中央有脓肿形成的乳腺炎。均匀增强、部分增强、不均匀增强不能用于鉴别良、恶性肿瘤。

超声造影还不能取代常规彩色多普勒超声和超声引导下活检来鉴别乳腺肿瘤的良、恶性，但仍有其独到之处，在鉴别乳腺癌术后复发和瘢痕、诊断导管内癌、引导活检和监测肿瘤放、化疗的疗效等方面具有优势。

乳腺超声造影不足之处在于：实时灰阶超声造影模式下，背景几乎没有组织回声，如果再没有其他(如韧带强回声)做参考，检查切面可能偏移。对于乳腺来说，造影剂增强持续时间较短，无法观察整个乳腺。造影的图像分辨力不佳，小病灶容易漏诊。呼吸、探头移动会产生运动伪像。

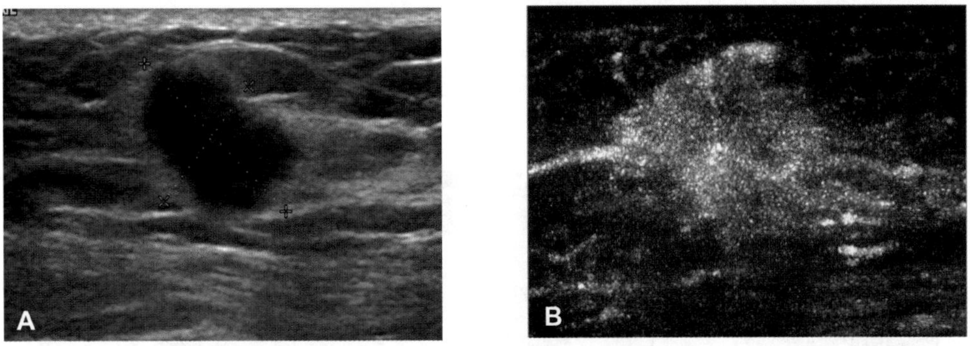

图 14－9－1　乳腺病灶的超声造影

A. 造影前乳腺病灶，1.2×0.9cm，形态不规则，边界不清，周边见强回声晕，术后病理为浸润性导管癌；B. 造影后乳腺病灶呈均匀增强

第十节　甲状腺结节超声造影

北京协和医院自 2005 年开始利用 SonoVue 超声造影来评估甲状腺结节。结合文献及北京协和医院的部分研究结果，就甲状腺结节病理生理基础、造影增强形式、定量评估时间－强度曲线、血管生成评价以及局限性与未来展望进行简单叙述。

临床应用范畴：用于甲状腺疑难病例的诊断，即灰阶和彩色多普勒血流显示对甲状腺结节良、恶性鉴别困难的病例，可以明确提高诊断效率。还可用于甲状腺结节的超声引导下穿刺活检，甲状腺结节射频消融术前、术中及术后病灶的评估。需要指出的是，超声造影对甲状腺滤泡癌与甲状腺良性滤泡病变(包括结节性甲状腺肿腺瘤样变、甲状腺腺瘤、甲状腺滤泡癌)的鉴别作用不大。

1. 甲状腺结节造影增强形式

北京协和医院参照乳腺、肝脏、肾脏的超声造影增强形式分类标准，分别对造影后甲状腺结节的边界、形态、增强面积、增强水平和增强方向五方面特征进行观察。研究表明，超声造影增强模式对甲状腺结节的诊断有重要帮助。甲状腺结节内部微泡增强模式分为四大类：均匀增强、不均匀增强、环状增强和无增强。环状增强为良性病变的诊断标准，敏感性为 83%，特异性为 94%。甲状腺恶性结节最常见的增强模式为不均匀增强，以不均匀增强诊断恶性结节的敏感性为 88%，特异性为 92%(图 14－10－1)。

2. 时间－强度曲线定量评估

定量评估实性器官的实质灌注对于判断组织性质、活性及判断血管生成重塑药物疗效具有重要的意义。超声造影定量评估组织灌注的原理是微泡的浓度与微泡信号强度之间存在线性关系，使用特定软件(如 Qlab)进行定量分析即可绘制出时间－强度曲线。有研究表明不同甲状腺良、恶性结节的廓清曲线形态不同，93%的良性病变为规则单向，89%恶性病变为不规则和多向。

3. 超声造影甲状腺应用的局限性和未来展望

超声造影不能获得 CT 或 MRI 的宽幅图像，因此，在观察多个病灶时需要反复多次注入造影剂。另外，它同传统超声相比，费时并具有操作者依赖性。

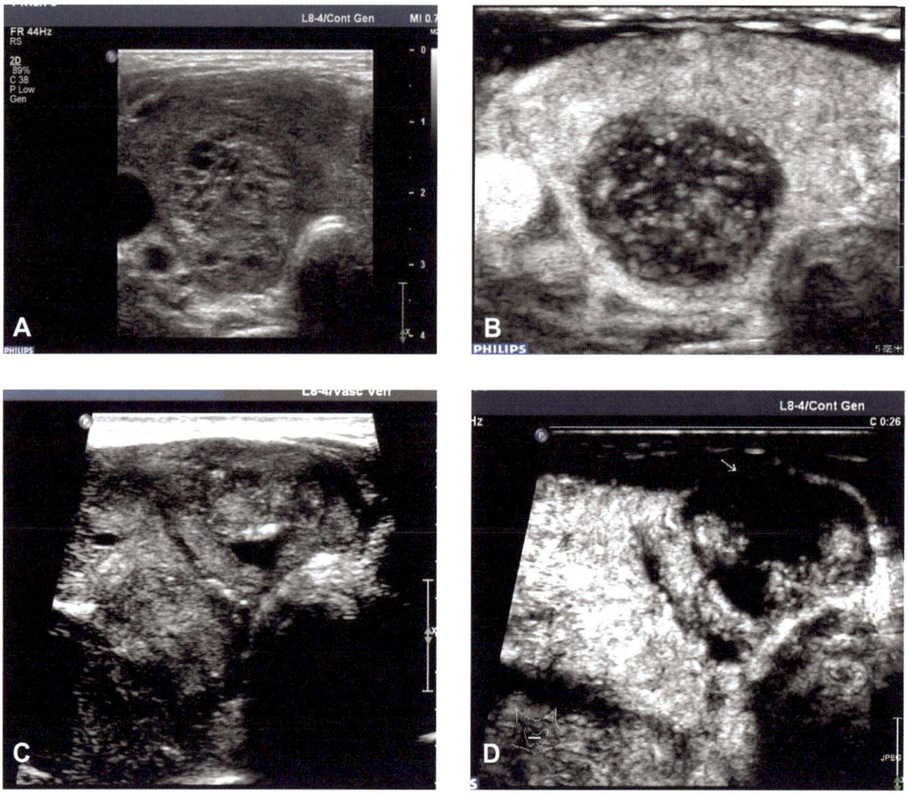

图 14-10-1　甲状腺结节灰阶超声图像及超声造影图像

A. 灰阶：右叶囊实性回声，周边有晕；B. 超声造影：环状增强。病理：结节性甲状腺肿合并囊性变；C. 灰阶：甲状腺右叶近峡部囊实性回声，内部可见粗大钙化及点状钙化；D. 超声造影：不均匀增强；病理：甲状腺乳头状癌

第十一节　超声造影的其他应用

超声造影除前述应用外，在临床上还可应用于膀胱肿瘤的鉴别、睾丸肿瘤、创伤、节段性梗死、脓肿等的诊断，脾脏病变的发现以及一些良性病变的诊断、副脾的诊断、脾梗死，评估颈动脉斑块新生血管以提示斑块稳定性、大血管解剖关系的确定、大血管炎性疾病的评估、腹主动脉瘤腔内修复术的随诊以及内瘘的发现和分型，部分实性脏器创伤的评估及随诊，脑外科术中评估神经肿瘤、血管与神经关系等。

除了静脉注射超声造影剂以观察外，研究表明还可适用于体腔内给药，例如膀胱内滴注诊断膀胱输尿管反流，导管内灌注以确定其位置、腔体范围及连续性，皮内注射的淋巴管造影术等。

还有学者们采用纤维素及悬浊液作为上胃肠道的造影剂，与水相比，这种口服造影剂提高了肠壁及腹部解剖结构的显示，提高上腹部正常及异常结构的显示。

随着超声造影剂和超声造影技术的不断发展，特异性靶器官造影剂、载体造影剂等将成为未来超声界的研究热点，超声诊断及治疗水平必将得到显著提高。